Nursing Diagnosis
Application to Clinical Practice
12th Edition
Lynda Juall Carpenito-Moyet, R.N., M.S.N., C.R.N.P.

カルペニート
看護診断マニュアル
第4版

編集
リンダ J. カルペニート＝モイエ

監訳
新道幸恵
NPO法人 看護アカデメイア幸理事長

医学書院

●編者

Lynda Juall Carpenito-Moyet, R. N., M.S.N,. C.R.N.P.
Family Nurse Practitioner, ChesPinn Health Services, Chester, Pennsylvania
Nursing Consultant, Mullica Hill, New Jersey

ほか14名の分担執筆

【謹告】

本書には薬剤の適応，副作用，投与法について記していますが，これらには変更がありうることが前提となっています．したがって，読者が薬剤を使用される際には必ず，添付文書等製薬メーカーからの情報を確認したうえで使用されるようお願いいたします．本書の記述を実施して生じたいかなる結果，過誤や遺漏について，著者，編集者，出版社，販売店のいずれも責任を負うものではありませんし，記載されている内容に関して，明示であるか黙示であるかを問わず，いかなる保証もいたしません．加えて，本書の刊行から生じる人・物への危害・毀損についても，法的責任を負うものではないことをお断りいたします．

Authorized translation of the original English language edition Lynda Juall Carpenito-Moyet "Nursing Diagnosis — Application to Clinical Practice, 12th edition" published by arrangement with Lippincott Williams & Wilkins／Wolters Kluwer Health Inc., USA.
Copyright © 2008 by Lynda Juall Carpenito-Moyet
Copyright © 2006, 2004 by Lynda Juall Carpenito-Moyet
Copyright © 2002, 2000, 1997, 1995, 1993, 1992 by Lynda Juall Carpenito
Copyright © 1989, 1987, 1983 by J.B. Lippincott Company
© First Japanese edition 1995, Second Japanese edition 2000, Third Japanese edition 2005, Fourth Japanese edition 2008 by Igaku-Shoin Ltd., Tokyo.
All rights reserved. This book is protected by copyright. No part of this book may be reproduced or transmitted in any form or by any means, including as photocopies or scanned-in or other electronic copies, or utilized by any information storage and retrieval system without written permission from the copyright owner, except for brief quotations embodied in critical articles and reviews.

Printed and bound in Japan

カルペニート　看護診断マニュアル

発　行　1995年12月 1日　第1版第1刷
　　　　2000年 2月 1日　第1版第3刷
　　　　2000年 6月15日　第2版第1刷
　　　　2004年 1月15日　第2版第3刷
　　　　2005年 3月15日　第3版第1刷
　　　　2008年 7月 1日　第4版第1刷
　　　　2020年11月15日　第4版第9刷

編　者　リンダ　J．カルペニート＝モイエ
監訳者　新道幸恵
　　　　しんどうさちえ
発行者　株式会社　医学書院
　　　　代表取締役　金原　俊
　　　　〒113-8719　東京都文京区本郷1-28-23
　　　　電話 03-3817-5600（社内案内）

印刷・製本　三美印刷

本書の複製権・翻訳権・上映権・譲渡権・貸与権・公衆送信権（送信可能化権を含む）は株式会社医学書院が保有します．

ISBN978-4-260-00610-1

本書を無断で複製する行為（複写，スキャン，デジタルデータ化など）は，「私的使用のための複製」など著作権法上の限られた例外を除き禁じられています．大学，病院，診療所，企業などにおいて，業務上使用する目的（診療，研究活動を含む）で上記の行為を行うことは，その使用範囲が内部的であっても，私的使用には該当せず，違法です．また私的使用に該当する場合であっても，代行業者等の第三者に依頼して上記の行為を行うことは違法となります．

JCOPY　〈出版者著作権管理機構　委託出版物〉
本書の無断複製は著作権法上での例外を除き禁じられています．複製される場合は，そのつど事前に，出版者著作権管理機構（電話 03-5244-5088，FAX 03-5244-5089，info@jcopy.or.jp）の許諾を得てください．

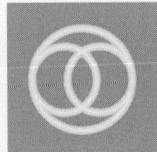
翻訳者

石鍋　圭子	前茨城キリスト教大学大学院実践看護学分野教授
恵美須文枝	亀田医療大学看護学部看護学科教授
大久保功子	東京医科歯科大学大学院保健衛生学研究科教授
角濱　春美	青森県立保健大学健康科学部看護学科教授
小山　敦代	聖泉大学看護学部教授／学長
坂江千寿子	佐久大学看護学部教授
新道　幸恵	NPO法人看護アカデメイア幸理事長／京都橘大学特任教授
高谷　嘉枝	姫路大学看護学部看護学科特任教授
竹花　富子	看護師／翻訳家
谷口　初美	福岡女学院看護大学教授／副学長
津田　紀子	神戸大学名誉教授／前滋慶医療科学大学院大学教授
中村由美子	前青森県立保健大学健康科学部看護学科教授
松浦　正子	日本赤十字豊田看護大学教授
吉田　智美	滋賀県立総合病院緩和ケアセンター副センター長（がん看護専門看護師）

（五十音順）

編集委員

石鍋 圭子　　　前茨城県立医療大学保健医療学部教授
恵美須文枝　　　東京慈恵会医科大学医学部看護学科
大久保功子　　　東京医科歯科大学大学院保健衛生学研究科
齋藤 春美　　　宮城県立看護大学看護学部母性看護学教室
小山 眞理代　　　新潟大学医歯学総合病院　学長
城江千鶴子　　　広島大学医学部保健学科
鈴木　幸恵　　　NPO法人看護アカデメイア副理事長、東京海洋大学非常勤
高谷　嘉枝　　　聖泉大学看護学部看護学科准教授
辻元 篤子　　　お茶の水女子大学
谷口 初美　　　福岡教育看護大学看護学部　講師
轡田 祥子　　　保健学博士　地域連携医療推進センター大学病院
中村由美子　　　福岡県立大学看護学部看護学科准教授
松葉 祥石　　　山口大学大学医学部附属病院看護部
吉田 睦美　　　和歌山県立医科大学看護学部ナースセンター講師（前厚生労働省国際課）

（五十音順）

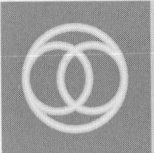

分担執筆者

Susan Bohnenkaup, RN, MSN, CNS, BC, CCM
Clinical Nurse Specialist
University Medical Center
Tucson, Arizona
(Impaired Oral Mucous Membrane)

Lateefah A. Collingwood, RN, MS, NNP
Nursing Outcomes Coordinator
Carondelet Health Network
Tucson, Arizona
(Ineffective Breastfeeding, Sudden Infant Death Syndrome, Parenting Diagnoses)

John M. Dugan, RN, BSN
Manager, Intensive Care
Carondelet Health Network
St. Joseph's Hospital
Tucson, Arizona
(Collaborative Problems except Reproductive)

Janet J. D'Urss, RN, BSN
Coordinator Shared Governance
Carondelet Health Network
Tucson, Arizona
(Impaired Urinary Elimination)

Margaret Edwards, RN, MSN, CAN BC
Director, Behavioral Health
Carondelet Health Network
Tucson, Arizona
(co-authored with Lori Minus: Anxiety, Ineffective Coping, Post-Trauma Syndrome, Disturbed Self-Concept, Risk for Self-Harm, Disturbed Sensory Perception, Disturbed Thought Processes, Risk for Violence)

Pauline Green, PhD, RN
Professor
Howard University
Washington, D.C.
(Contamination)

Ida M. Heath, RN, MS, GNP-C
Nurse Practitioner
Norwest Medical Center Urgent Care
Arizona Community Physicians (Private Practice)
Tucson, Arizona
(Confusion, Wandering, Caregiver Role Strain)

Donna Jarzya, MS, APRN-BC
Acute Pain Clinical Specialist
Carondelet Health Network
St. Joseph's Hospital
Tucson, Arizona
(Impaired Tissue Integrity, Risk for Infection, Imbalanced Nutrition, Activity Intolerance, Ineffective Sexuality Patterns, Risk for Ineffective Respiratory Function)

Lori Minus, BSN, RN-C
Manager, Behavior Health Services
Carondelet Health Network
St. Mary's Hospital
Tucson, Arizona
(co-authored with Margaret Edwards: Anxiety, Ineffective Coping, Post-Trauma Syndrome, Disturbed Self-Concept, Risk for Self-Harm, Disturbed Sensory Perception, Disturbed Thought Processes, Risk for Violence)

Laura V. Polk, DNSc, RN
Associate Professor
College of Southern Maryland
La Plata, Maryland
(Contamination)

Michael Ryan, RN, MSN
Manager Spiritual Care and Mission Integration
Carondelet Health Network
Tucson, Arizona
(co-authored with Lynda Juall Moyet: Grieving, Spiritual Distress, Impaired Religiosity, Moral Distress)

Ann Sprengel, RN, EdD
Associate Professor
South Eastern Missouri University
Cape Girardeau, Missouri
(Hopelessness, Powerlessness)

Janet Weber, RN, EdD
Professor
Southeast Missouri University
Cape Girardeau, Missouri
(Hopelessness, Powerlessness)

Theresa Wilson
OB Clinical Nurse Educator
Carondelet Health Network
Tucson, Arizona
(Reproductive Collaborative Problems, Hyperbilirubinemia)

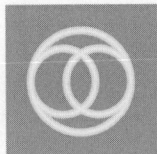

第4版監訳者の序

　近年，後期高齢者の医療制度の問題が論議されています。この問題に象徴されるように，少子高齢社会を背景として，我が国の医療費の逼迫状態は厳しく，保健，医療，福祉のあらゆる分野に変革をもたらしています。医療の現場においては，入院期間の短縮，稼働率の目標設定の上昇，在宅診療への移行などが病院経営の大きな課題になってきています。一方では，質の保証を第三者機関に認定されることによって，利用者の病院選びを呼び込むことに積極的な病院も出てきました。病院の医療や看護ケアの質の保証をしながら医療費の問題に対応するための方策として，電子カルテの導入とチーム医療に取り組んでいるところが漸増しています。そのような医療現場における変革に，「看護診断」の活用が重要な役割を持ち始めてきたと言っても過言ではないでしょう。

　NANDAが開発し，精選して，全世界に普及してきた「看護診断」は看護の専門的な判断に基づいた看護実践に不可欠なものとなってきています。このことは，看護がチーム医療の中で看護の専門性および独自性を発揮することでチームに貢献できる場を確保することにつながっています。また，「看護診断」は当初からカルテの電子化を意識して，開発されたという経緯もあって，今日の我が国における電子カルテ導入の動向に看護が乗り遅れることなく適用される機会を提供しているようです。このことは，それまでに「看護診断」を活用してこなかった病院において，電子カルテ導入を機会に「看護診断」を取り入れるという現象ももたらして，現場に少なからず，混乱を招くことにもなっているようです。「看護診断」を用いて看護を実践するということの利点は，全人的なケア，言い換えれば心理社会的なニーズをしっかりと把握した上で，その人に必要なケアを提供するということであり，看護の専門的な判断，つまりクリティカルシンキングのプロセスを経て導き出された「看護診断」に基づいたケアを行うことを意味します。カルテの電子化の潮流に棹さし，チーム医療の中に看護が確たる地位を得るためのものとして「看護診断」が活用されることを願うものです。

　本書はL. J. Carpenito-Moyetの"Nursing Diagnosis — Application to Clinical Practice"の第12版の翻訳本です。著者はこの12版でいくつかの改訂を行っています。その最も大きな改訂は第2部であり，1. 個人の看護診断，2. 家族/家事家政の看護診断，3. 地域社会の看護診断，4. ヘルスプロモーション/ウエルネス型看護診断の4つのパートに区分して，それぞれのパートに関連の看護診断を配置するという構成にされたことです。このことによって，本書が読者に一層利用しやすくなったと思われます。もう1つの大きな改訂は，NOC，NICが加えられたことです。各診断毎に，目標の前に関連のある主なNOCの成果分類を示し，看護介入の前に関連のある主なNICの介入分類を示しています。また，看護介入に関する理論的根拠が前版までは「看護介入」の後にまとめて記述してあったのですが，この版では，必要に応じて看護介入毎に，R：として看護介入の理論的根拠が記述されています。

　本書の看護診断名の翻訳に当たっては，『NANDA-I 看護診断と分類 2007-2008』（監訳　日本看護診断学会，訳　中木高夫）の翻訳の表現を用いました。また，前版で用いていた訳語を読者にとってわかりやすい表現にするという観点から次の2つの訳語を訂正しました。Key Conceptsを「鍵概念」と訳していましたが，本版では「重要概念」に修正し，関連因子の1つであるMaturationalの訳を「成熟的因子」から「発達因子」に修正しました。この修正に

つきまして読者の皆様のご理解を賜り，本書が日常の看護活動の参考書として活用されることを祈念しています。

　最後に，本書の発行につきましては医学書院看護出版部の藤居尚子様並びに制作部の皆様の多大なるご尽力と忍耐によるものであることを付記し，深謝申し上げます。

2008 年 5 月末日

新道幸恵

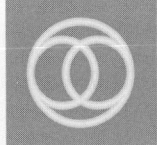# 第1版監訳者の序

　わが国の臨床における患者中心の看護を目標にした実践の歴史は，既に約30年を経過している．その歴史は，個々の患者のケアニーズを把握する方法を模索し，活用可能な基礎理論を探し，あるいは開発をめざし続けた歴史であるともいえる．

　臨床では，患者個々のケアニーズを把握し，そのことを明確にし，チームメンバーに伝え，チーム全体が一貫した継続的なケアを行うことをめざして，日々看護を続けている．しかし，患者を全人的に捉えてケアニーズを探ること，明確にしたケアニーズをチームメンバー全員が共通認識できるような表現で，伝えることの困難さを多かれ少なかれ持っている．

　「看護診断」は，臨床の看護婦が感じていた困難さ，言い換えれば，患者中心の看護実践における基本的な問題を解決する方法を提示している．すなわち，看護診断を臨床において使用するということは，NANDA承認の診断ラベルを使用することであり，そのラベルの背景には，患者を全人的に捉える臨床判断およびそのプロセスが存在する．したがって，それを個々の患者の看護過程の展開に使用することは，次のようなプロセスを経て，臨床判断をし，それに基づいて看護を実践・評価することを意味する．すなわち，ユニタリーパーソンとしての患者の全体像を把握するための情報を収集すること，看護，人間，環境，健康などに関する理論を基礎知識として，看護の経験と直感を支えとして，情報の分析・統合をくり返し，その結果として，看護診断を導き出し，それに対応した診断ラベルをNANDA承認の診断ラベルの中から選択して一定のルールに従って診断結果を表示する．

　NANDA承認の診断ラベルを使用することによって，チームメンバーはもちろんのこと，それ以外のケアに継続的に関わることになる看護婦に個々の患者のケアニーズについての共通認識を可能にする．

　看護診断は，患者のケアニーズと実践されるべき看護ケアの方向性を示すものである．したがって，それに対応したケアプランを立てて，そのプランに従って，看護を実践する努力が試されて，初めて，看護診断を中核においた看護過程を展開することの意義が生じる．

　臨床において，看護診断に基づいたケアプランを立案し実施することが，患者に必要な最善のケアを提供することにつながるためには，アセスメントのためのみでなく，診断ごとのケアプランについての知識やその実施に必要な技術についての十分な学習やトレーニングが必要と思われる．

　本書は，第1部で，看護診断の基本的概念や看護過程における看護診断の位置づけ，看護診断の北アメリカにおける発展過程などを詳細にかつ具体的に論じている．更に，ここでは，著者が構築した二重焦点臨床実践モデルが紹介されている．このモデルのなかで，看護婦がクライエントや家族にケアを実践する際には，1つの焦点として看護診断があり，他の焦点として共同問題があることを明らかにしている．

　第2部では，看護診断ラベルごとに，診断の定義，定義上の特性，診断上の留意点，診断表現上の誤り，関連因子，焦点アセスメント基準を取り上げて，述べている．これらを参考にすることよって，正確な診断を導き出す手がかりを得ることができ，ひいては，看護婦の臨床判断能力を高める契機にすることもできよう．本書の記述は，更に，看護ケアの原理と理論的根拠，達成基準(患者目標)，看護介入へと続く．これらの内容には，診断に対応したケアプランの立案に当たっての必須な知識が含まれている．これまでの看護活動において，なじみが少ないか，苦手としていた領域のニーズを表現した看護診断ラベルを選択し

たときには特に，そのケアプランの立案に役立ち，看護実践を幅広く，深いものへと導く手だてを得ることになろう．

　第3部は，共同問題マニュアルになっていて，身体系の9つのシステムをカテゴリーとし，各々のもとに発生頻度の高い50の共同問題が分類されて述べられている．カテゴリーごとには，生理学上の概要，定義，診断上の留意点，焦点アセスメント基準，重要な検査アセスメント基準の内容が，共同問題ごとには，定義，ハイリスク集団，看護目標，看護介入，理論的根拠の内容が，記述されている．更に，これらの共同問題は関連する看護診断と併用することの意義についても触れられている．

　臨床の看護実践における看護診断と共同問題の役割と機能の相違を正確に認識し，効果的に使用することで，臨床の看護婦が目標とするクライエントのニーズに対応したケアを継続的に提供することを可能にし，患者に満足をもたらす質の高い看護を提供することにつながると信じている．

　臨床において，個別な患者の看護過程を展開するに当たって，正確な診断が導き出され，それに対応した看護ケアが提供されることに，本書が寄与することを期待したい．

　本書の翻訳は，神戸大学医学部付属病院の看護部でPOS・看護診断を導入した際，その参考文献にする，というのが動機である．本稿を終わるに当たって，次の方々に，心から感謝の意を述べたい．翻訳に多人数で関わっており，そのうえ翻訳の初心者も含まれているという事情もあって，医学書院には多大のご迷惑をおかけした．特に看護出版部の前部長の秋田正雄氏，七尾清次長，藤居尚子氏，制作部の田中晟喜氏には忍耐と深甚なるご尽力を頂いた．また，神戸大学医学部付属病院の元看護副部長の車田桂子姉，元事務員の多田ゆみ子さんには，翻訳依頼や翻訳原稿の整理など煩雑な作業を根気よく担当していただいた．

1995年11月

新道幸恵

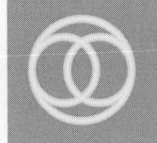

原著者の序

　保健医療者と看護専門職に急激な変化が起こっている。病院は看護スタッフの数を削減する一方，クライエントの病気の重症度は増している。多くの看護師だけでなく一部の教師も，看護診断の実用性を疑問視している。残念ながら，いまだに看護診断は従来のケア計画と一心同体である。今こそ，この結合体双生児から脱するときであり，そうすることで別々に機能できる。看護診断は看護のサイエンス（科学）とアート（技）を明らかにする。そして，医師にとっての医学診断と同様，看護にとって看護診断は必須のものである。また，看護診断は文献や研究，臨床家の考えにおいて，看護の知識を整理するのに役立つものである。この分類の重要性を軽視してはならない。看護診断に卓越している臨床家であれば，クライエントの怒りについて，恐怖や不安，無力感や霊的苦悩など，いくつかの仮説を立てて説明することができるのである。

　学生時代に教わったケア計画は理論的な演習である。これは悪いことではないが，学生が進級するにつれ，この理論的なケア計画は臨床で使えるものになる必要がある。看護診断は臨床で使えるものとして示されなければならない。医師がほかの医師に専門知識について意見を求めることがあるように，看護診断の専門家である看護師も意見を求められる必要がある。したがって，保健医療施設は相談ができるよう，その施設にいる看護診断に卓越した人々のリストを作成するとよい。

　教師をはじめ，看護部長や看護管理者，臨床家はそれぞれの役割を果たす必要がある。変化は避けられないので，その役割を文書化することへの要請は現実的ではない。文書化の指示を考え，分析する時間などない。看護は医学と同様，文書化の要請について判断する権利を守らなければならない。

　看護がいつもどおりの仕事を続けていると，私たちが望んでいる看護，つまりクライエントが必要としている看護は消滅してしまう。看護は常に，私たちが知っていることではなく，していることや書いていることによって定義される。

　アセスメント基準から具体的な看護介入まで，本書は看護に焦点を当てている。したがって，本書は創造的な臨床看護ができるように臨床看護実践の概要をまとめ，整理している。本書は看護の教科書をそのまま移し替えたものではなく，さまざまな臨床の場にいる看護師に必要な情報を，時間のかかる文献検索をすることなく提供している。また，学生にとって，彼らが学んだ理論的な知識を臨床実践に応用しようとする際に役立つと思われる。さらに，経験のある看護師にとっては，これまで学習したことを思い出すのに役立ち，これまでは無視したり，理解できなかった臨床状況に介入する際に役立つものと思われる。

　著者は，看護の機能を系統立てたり，看護の範囲を定めるための分類システムが必要であることに賛同している。そのような分類システムを使用することは，研究活動を促進し，看護師や消費者（クライエント・家族），他の医療従事者とのコミュニケーションを促すことができる。なんといっても，医学はその分類学を発展させるのに100年以上を費やしてきた。看護の場合，全国的な活動は1973年に始まったばかりである。地方や州，全国レベルにおいて，本書によって看護診断カテゴリーを利用し，発展することに読者が刺激されることを期待している。

　本書の初版が発行されて以来，看護診断の使用がアメリカ，カナダ，ヨーロッパの各地に急増してきた。一方，看護実践の場では，看護診断を使用し始めたばかりの人から30年以

上も使いこなしている人までさまざまである。さまざまなレベルの人が使用することから，初学者からは次のような疑問が出されている。
- 診断ラベルは実際には何を意味しているのか
- どのようなアセスメントの質問が看護診断を導き出すのか
- 類似の診断をどのように区別するのか
- 特定のクライエントの診断をどのように立てればいいのか
- 診断記述を決めた後，どのように介入すればよいのか
- 看護診断に従ってどのようにケア計画を立てればいいのか

経験のある看護師の質問は上記とははるかに異なる。
- 看護診断は看護ケア計画に1つだけ記述すべきなのか
- 看護診断の記述に医学診断を入れるべきなのか
- 看護診断を使用するうえで倫理的問題はどのように扱うのか
- 出血の危険性のあるクライエントを示すためには，どのような問題表現をすべきなのか
- どのように効果的に看護診断を使うことができるのか
- 健康な人にはどのような看護診断を使用すべきか
- クリティカルパスウェイによる看護診断が必要か

本書（原著第12版）はこのような疑問に答えようとしている。

第1部 第1章は，看護診断に関する問題点や論点に関するものである。つまり，看護診断における倫理的かつ文化的問題について説明している。多くの専門分野からなる医療チームの一員としての看護師の一貫した言語について述べている。

第2章は，看護診断の歴史的展開と北米看護診断協会（NANDA）の実績に焦点を当てている。この章では，看護診断の概念，分類およびタキソノミー（分類学）の問題について述べている。また，NANDAの検討過程について説明し，NANDAのタキソノミーの発展について述べている。

第3章では，看護診断を実在型，リスク型，可能性型に区別している。さらに，ウエルネス型とシンドローム型の看護診断も示している。診断を表記するための概略や診断表現上の誤りを避けるためのガイドラインも掲載されている。また，第2章でもNANDAで承認されていない診断の使用や看護診断に付随する実践でのジレンマについて説明している。

第4章は，二重焦点臨床実践モデルについて説明している。この章には看護診断と共同問題のアセスメント，目標，介入，評価との関連性について詳しく述べている。

第5章は，ケア計画のプロセスについて説明し，さまざまなケア計画のシステムについて検討している。優先順位の確定，看護目標対クライエント目標，ケースマネジメントおよび看護の責務などがあげられている。看護診断と共同問題に対する介入の違いについても述べている。さらにこの章では，看護ケアの評価をクライエントの状態の評価と区別して明確に説明している。多くの専門分野が協力して行うケア，たとえば記述を増やさずケア計画の臨床での利用を増やすための3層ケア計画システム，について述べている。また，看護記録の見本を多数掲載した。

この版では，第2部を大々的に改訂した。下記のように，4つのパートに分けている。

Part 1：個人の看護診断
Part 2：家族/家事家政の看護診断
Part 3：地域社会の看護診断
Part 4：ヘルスプロモーション/ウエルネス型看護診断

各パートで，序文，特定集団に対するアセスメント，重要概念，著者の注釈，各集団に対

する具体的な診断を記している。

各診断は，次のような項目によって展開されている。
- 定義
- 診断指標または危険因子
- 関連因子
- 著者の注釈
- 診断表現上の誤り
- 妊産褥婦への留意点
- 小児への留意点
- 高齢者への留意点
- 文化的考察

「著者の注釈」と「診断表現上の誤り」は，看護師が診断を裏づける概念を理解し，ある診断をほかの診断と区別し，誤診を避けることができるようにしたものである。すべての診断には妊産褥婦，小児，高齢者の重要概念が追加情報としてある。「文化的考察」は固定概念をなくし，文化の多様性を考慮できるようにするためのものである。

各看護診断には一般的看護介入とその根拠を示している。必要な場合は，妊産褥婦，小児，高齢者を焦点にした看護介入とその根拠も示されている。各看護診断は臨床でよくみられる状況に関連する1つか，それ以上の特定の看護診断を伴っている。診断の目標には関連のある看護介入が示されている。その介入は自然科学や応用科学，薬理学，栄養学，精神保健および看護研究から導き出された看護独自の領域における活動を表している。

各看護診断にはNICの主な介入分類とNOCの成果分類を示している。このような項目を取り入れたのは，電子カルテによるケア計画を展開するうえで役に立つからである。なお，目標，指標，介入については，NICやNOCのものではなく，本書の著者が作成したものである。

それぞれの主題については，読者に最新の文献と研究結果を提供するように努めた。学生はしばしば5年以上古い文献を使わないよう指導されているが，これは非常に問題である。ある主題についての最初の論文や研究が，10年経過していても，その主題の体系的知識として残っていることがある。ある著者や研究者が原著論文を利用している場合，それよりも古い論文を引用しているものである。このようなことに著者は同意できないが，そのような場合にはどちらの引用も明示すべきである。したがって，本書全体に，さまざまな年代，その多くは5年以上の古い論文からの引用に，読者は気づくであろう。看護師やそれ以外の読者のために，診断について説明したウェブサイトを書き加えた。

第3部は共同問題のマニュアルである。ここでは9つの一般的な共同問題が，それぞれ次の項目で述べられている。
- 定義
- 著者の注釈
- 診断上の留意点
- 焦点アセスメント基準
- 重要な検査/診断アセスメント基準

9つの一般的な共同問題の下位には，関連する52の具体的な共同問題が次の項目で論じられている。
- 定義
- ハイリスク集団
- 看護目標

●一般的看護介入

著者は多くの読者からの意見や助言を歓迎している。出版社もしくは著者(e-mail:Juall46 @ msn. com)のどちらかにご連絡いただきたい。

Lynda Juall Carpenito‒Moyet, R.N., M.S.N., C.R.N.P.

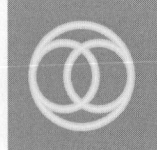

謝辞

　本書(原著第12版)は，編集担当者である Lippincott Williams & Wilkins の Michelle Clarke と Jean Rodenberger の強い支えのおかげで発行の運びとなりました。また，今回も Tom Gibbons が企画編集部長として私を励ましてくれました。そして，原稿作成で多大なる支援をしてくれた息子の妻，Heather には大変感謝しています。神は私に娘を授けてはくださらなかったけれども，大変すばらしい嫁をくださいました。本当にありがとう，Heather。

　今回の改訂は困難を極めました。と申しますのも，夫の Jorge が 2006 年 7 月 7 日に突然この世を去ったからです。Michelle Clarke の我慢強さとやさしさ，技能がなければ，本書の発行は不可能でした。また，Linda Gallagher にも感謝申し上げます。Donna Zazworsky, Ginny Arcangele, Tracey Shriner, Tere Bryant, そして弟の Gene が私の背中を押してくれました。心より感謝申し上げます。

　本書に対する支援は国内外で続いており，これまでに 10 か国語で翻訳されました。

　最後に，デトロイトのみなさん(Jo Ann Maklebust, Mary Sieggreen, Linda Mondoux)にお礼を申し上げたいと思います。彼らは，私が初版を執筆している間，精神的に支えてくれました。Rosalinda Alfaro‐LeFevre は 1983 年に本書の必要性を認識し，実際に出版できるよう援助してくれました。

　私事ではありますが，息子の Olen Juall Carpenito とその妻，Heather は私に 2 つの贈り物をくれました。孫の Olen, Jr. と Aiden です。彼らこそが私の一番の誇りです。

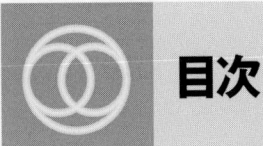

目次

第1部　看護過程における看護診断

はじめに ……………………………………………………………………… 新道幸恵　2

第1章　看護診断：問題と論点 ……………………………………… 新道幸恵　3
- なぜ，我々がいつも使っている言葉を使用してはいけないのか　3
- ケア計画の立案は時間の浪費である　4
- 他の専門領域の人は看護診断を理解しない　4
- クライエントは看護診断を理解しない　6
- 看護診断はナースプラクティショナー，看護麻酔士，看護助産師には必要とされていない　6
- 看護診断は文化的な差異を考慮していない　7
- 看護診断は倫理に反する　8
- 看護診断はクライエントの秘密を侵す可能性がある　9
- 要約　11

第2章　看護診断の発展 ……………………………………………… 新道幸恵　12
- 看護診断の定義　12
- 看護診断は過程か成果か　13
- NANDA インターナショナル　13
- NANDA 分類法　14
- 要約　14

第3章　看護診断の種類と構成要素 ………………………………… 新道幸恵　15
- 実在型看護診断　15
- リスク型・ハイリスク型看護診断　15
- 可能性型看護診断　16
- ウエルネス型看護診断　17
- シンドローム型看護診断　18
- NANDA 非承認の診断　19
- 診断表現の種類　20
- 要約　21

第4章　看護診断：何が看護診断であり，何が看護診断ではないのか …… 新道幸恵　23
- 共同問題の理解　25
- 共同問題の診断表現　25
- 看護診断と共同問題の相違　26
- 要約　30

第5章　看護診断とケア計画 ………………………………………… 吉田智美　31
- データ収集の様式　31
- 焦点アセスメント　33
- ケア計画は必要か　34
- ケア計画のプロセス　34
- 計画　34

　　　　看護介入の指示　40
　　　　看護介入の焦点　41
　　　　看護指示　42
　　　　実践　43
　　　　評価　43
　　　　学際的な(多くの分野からなる)ケア計画　45
　　　　ケア計画のシステム　46
　　　　問題リスト/ケア計画　50
　第6章　ケア計画完成までの10の段階 ……………………………… 新道幸恵　51

第2部　看護診断マニュアル

Part 1　個人の看護診断

序説 ……………………………………………………………………… 新道幸恵　56
活動耐性低下 …………………………………………………………… 石鍋圭子　57
　　慢性閉塞性肺疾患(COPD)に続発する，必要な適応技術についての不十分な
　　　知識に関連した　62
　　心機能障害に続発する，必要な適応技術についての不十分な知識に関連した　65
適応障害 ………………………………………………………………… 津田紀子　67
不安 ……………………………………………………………………… 大久保功子　68
　　死の不安 …………………………………………………………………………… 77
体温平衡異常リスク状態 ……………………………………………… 竹花富子　79
　　高体温 ……………………………………………………………………………… 83
　　低体温 ……………………………………………………………………………… 85
　　非効果的体温調節機能 …………………………………………………………… 87
　　　新生児の子宮外環境への移動に関連した　88
血糖不安定リスク状態 ………………………………………………… 石鍋圭子　89
便失禁 …………………………………………………………………… 小山敦代　90
非効果的母乳栄養 ……………………………………………………… 恵美須文枝　92
母乳栄養中断 …………………………………………………………… 恵美須文枝　98
心拍出量減少 …………………………………………………………… 小山敦代　98
家族介護者役割緊張 …………………………………………………… 竹花富子　99
　　家族介護者役割緊張リスク状態 ……………………………………………… 106
安楽障害 ………………………………………………………………… 松浦正子　108
　　急性疼痛 ………………………………………………………………… 松浦正子　114
　　慢性疼痛 ………………………………………………………………… 松浦正子　126
　　悪心 ……………………………………………………………………… 小山敦代　128

コミュニケーション障害		松浦正子	131
難聴の影響に関連した　137			
失語症が表現や解釈に及ぼす影響に関連した　139			
外国語の障壁に関連した　141			
言語的コミュニケーション障害			142
混乱		松浦正子	144
急性混乱			144
慢性混乱			152
便秘		松浦正子	157
身体不動性が腸蠕動に及ぼす影響に関連した　163			
知覚的便秘			164
汚染：個人		谷口初美	165
汚染リスク状態：個人			170
非効果的コーピング		津田紀子	171
防御的コーピング			180
非効果的否認			182
物質乱用あるいは物質依存に対する認識が欠如していることによって示されるように，自分自身の行動の意味を受け入れる能力の障害に関連した　185			
意思決定葛藤		竹花富子	188
下痢		小山敦代	195
不使用性シンドローム		角濱春美	199
気分転換活動不足		角濱春美	206
自律神経反射異常亢進		角濱春美	211
自律神経反射異常亢進リスク状態			215
エネルギーフィールド混乱		竹花富子	215
消耗性疲労		大久保功子	218
恐怖		大久保功子	225
体液量不足		竹花富子	230
体液量過剰		竹花富子	236
体液量平衡異常リスク状態		竹花富子	241
悲嘆		坂江千寿子	242
予期悲嘆			251
悲嘆複雑化			254
成長発達遅延		大久保功子	257
発達遅延リスク状態			265
成長不均衡リスク状態			266
成人気力体力減退			266
リスク傾斜健康行動		津田紀子	269
非効果的健康維持		小山敦代	272
喫煙の影響と利用できる自助資源についての不十分な知識に関連した　284			
ストレッサーに反応して増えた食物摂取量と摂取に対して不十分なエネルギー消費に関連した　286			
絶望		高谷嘉枝	291
人間の尊厳毀損リスク状態		谷口初美	300

乳児行動統合障害（乳児行動組織化障害） ……………………… 大久保功子　303
　乳児行動統合障害リスク状態（乳児行動組織化障害リスク状態） ……………　310
感染リスク状態 ……………………………………………………… 高谷嘉枝　311
感染仲介リスク状態 ………………………………………………… 竹花富子　319
　　HIV伝播のリスク軽減に関する知識不足に関連した　324
身体損傷リスク状態 ………………………………………………… 竹花富子　326
　　環境災害に対する認識不足に関連した　333
　　成熟年齢に続発する環境災害に対する認識不足に関連した　338
　　起立性低血圧に続発するめまいに関連した　340
　誤嚥リスク状態 …………………………………………………………………　342
　転倒リスク状態 …………………………………………………………………　345
　中毒リスク状態 …………………………………………………………………　346
　窒息リスク状態 …………………………………………………………………　346
　身体外傷リスク状態 ……………………………………………………………　347
　周手術期体位性身体損傷リスク状態 …………………………………………　347
不眠 …………………………………………………………………… 角濱春美　352
　睡眠剝奪 …………………………………………………………………………　358
ラテックスアレルギー反応 ………………………………………… 石鍋圭子　359
　ラテックスアレルギー反応リスク状態 ………………………………………　361
坐位中心ライフスタイル …………………………………………… 石鍋圭子　362
肝機能障害リスク状態 ……………………………………………… 石鍋圭子　364
孤独感リスク状態 …………………………………………………… 津田紀子　365
非効果的治療計画管理 ……………………………………………… 竹花富子　369
身体可動性障害 ……………………………………………………… 石鍋圭子　376
　床上移動障害 ……………………………………………………………………　384
　歩行障害 …………………………………………………………………………　385
　車椅子移動障害 …………………………………………………………………　386
　移乗能力障害 ……………………………………………………………………　387
ノンコンプライアンス ……………………………………………… 小山敦代　388
栄養摂取消費バランス異常：必要量以下 ………………………… 大久保功子　394
　　（特定の事柄）に続発する食欲不振に関連した　404
　　食べ物を調達することが困難あるいはできないことに関連した　406
　歯生障害 ………………………………………………………… 石鍋圭子　408
　嚥下障害 ………………………………………………………… 竹花富子　408
　非効果的乳児哺乳パターン …………………………………… 竹花富子　413
栄養摂取消費バランス異常：必要量以上 ………………………… 竹花富子　417
　栄養摂取消費バランス異常：必要量以上の潜在的状態 ……………………　420
末梢性神経血管性機能障害リスク状態 …………………………… 角濱春美　420
心的外傷後シンドローム …………………………………………… 津田紀子　425
　心的外傷後シンドロームリスク状態 …………………………………………　429
　レイプ-心的外傷シンドローム …………………………………………………　430

無力	竹花富子	437
非効果的抵抗力	竹花富子	443
組織統合性障害		444
皮膚統合性障害		450
圧迫, 摩擦, 剪断力, 浸軟の影響に関連した　453		
口腔粘膜障害		455
口腔粘膜障害リスク状態；不適切な口腔衛生や口腔衛生を実行できないことに関連した　459		
移転ストレスシンドローム	角濱春美	463
保健医療施設への転院, または長期療養施設への入所に伴う変化に関連した　469		
非効果的呼吸機能リスク状態	竹花富子	472
人工換気離脱困難反応		478
人工換気離脱困難反応リスク状態		484
非効果的気道浄化		486
非効果的呼吸パターン		488
非効果的役割遂行	津田紀子	490
セルフケア不足シンドローム	竹花富子	491
摂食セルフケア不足		496
入浴／清潔セルフケア不足		498
更衣／整容セルフケア不足		500
道具使用セルフケア不足		502
排泄セルフケア不足		505
自己概念混乱	竹花富子	507
ボディイメージ混乱		515
自己同一性混乱		520
自己尊重混乱		520
自己尊重慢性的低下		522
自己尊重状況的低下		524
自己尊重状況的低下リスク状態		526
自己損傷リスク状態	大久保功子	527
自己虐待リスク状態		537
自己傷害（自傷）		538
自己傷害リスク状態（自傷リスク状態）		538
自殺リスク状態		539
感覚知覚混乱	竹花富子	542
非効果的セクシュアリティパターン	大久保功子	548
出産前後の変化に関連した　559		
性的機能障害		562
社会的相互作用障害	坂江千寿子	563
社会的孤立	坂江千寿子	570
慢性悲哀	坂江千寿子	571
霊的苦悩	坂江千寿子	574
宗教や霊的な信条と処方された治療計画との矛盾に関連した　586		
霊的苦悩リスク状態	坂江千寿子	588

道徳的苦悩 ……………………………………………………… 谷口初美　588
　　　信仰心障害 ……………………………………………………… 谷口初美　592
　　　信仰心障害リスク状態 ………………………………………… 谷口初美　595
　ストレス過剰負荷 …………………………………………………… 石鍋圭子　596
　乳児突然死症候群リスク状態 …………………………………… 大久保功子　598
　術後回復遅延 ………………………………………………………… 小山敦代　600
　思考過程混乱 ………………………………………………………… 石鍋圭子　601
　　　記憶障害 …………………………………………………………………… 611
　非効果的組織循環（領域を特定する：腎, 脳, 心肺, 消化器）…… 竹花富子　614
　　　非効果的末梢血管組織循環 ……………………………………………… 616
　片側無視 ……………………………………………………………… 竹花富子　621
　排尿障害 ……………………………………………………………… 竹花富子　625
　　　成熟性遺尿症 ……………………………………………………………… 631
　　　機能性尿失禁 ……………………………………………………………… 633
　　　反射性尿失禁 ……………………………………………………………… 637
　　　腹圧性尿失禁 ……………………………………………………………… 638
　　　持続性尿失禁 ……………………………………………………………… 640
　　　切迫性尿失禁 ……………………………………………………………… 643
　　　溢流性尿失禁 ……………………………………………………………… 645
　対他者暴力リスク状態 …………………………………………… 大久保功子　647
　徘徊 …………………………………………………………………… 石鍋圭子　654

Part 2　家族/家事家政の看護診断

　序説 …………………………………………………………………… 津田紀子　657
　家族コーピング妥協化 ……………………………………………… 津田紀子　669
　家族コーピング無力化 ……………………………………………… 津田紀子　670
　　　家庭内虐待によって明らかなように,（特定の状況）に関連した　671
　　　小児虐待やネグレクトによって明らかなように,（特定の状況）に関連した　674
　　　家族コーピング無力化ハイリスク状態；高齢者のケアに伴う複数のストレッサーに
　　　　関連した　676
　家族コーピング促進準備状態 ……………………………………… 津田紀子　678
　汚染：家族 …………………………………………………………… 中村由美子　679
　　　汚染リスク状態：家族 …………………………………………………… 679
　家族機能破綻 ………………………………………………………… 中村由美子　680
　家族機能障害：アルコール症 ……………………………………… 中村由美子　683
　家族機能促進準備状態 ……………………………………………… 中村由美子　687
　ペアレンティング促進準備状態 …………………………………… 中村由美子　687
　ペアレンティング障害 ……………………………………………… 恵美須文枝　688
　　　親/乳児/子間愛着障害リスク状態 ……………………………………… 692
　　　親役割葛藤 ………………………………………………………………… 696
　　　　子どもの病気や入院の影響に関連した　698
　非効果的家族治療計画管理 ………………………………………… 津田紀子　701
　家事家政障害 ………………………………………………………… 高谷嘉枝　702

Part 3　地域社会の看護診断

序説	谷口初美	705
地域社会コーピング促進準備状態	津田紀子	710
非効果的地域社会コーピング	津田紀子	712
非効果的地域社会治療計画管理	津田紀子	714
汚染：地域社会	谷口初美	717
汚染リスク状態：地域社会		720

Part 4　ヘルスプロモーション/ウエルネス型看護診断

序説	谷口初美	721
健康探求行動	高谷嘉枝	722
効果的母乳栄養	恵美須文枝	725
母乳栄養促進準備状態	谷口初美	726
安楽促進準備状態	松浦正子	727
意思決定促進準備状態	竹花富子	728
体液量平衡促進準備状態	竹花富子	729
悲嘆促進準備状態	高谷嘉枝	729
希望促進準備状態	高谷嘉枝	730
免疫能促進準備状態	石鍋圭子	730
乳児行動統合促進準備状態(乳児行動組織化強化準備状態)	大久保功子	731
知識獲得促進準備状態(知識を特定する)	津田紀子	733
栄養促進準備状態	大久保功子	734
パワー促進準備状態	谷口初美	734
信仰心促進準備状態	谷口初美	735
セルフケア促進準備状態	竹花富子	736
自己概念促進準備状態	竹花富子	736
霊的安寧促進準備状態	坂江千寿子	737
効果的治療計画管理	津田紀子	738
治療計画管理促進準備状態	津田紀子	739
排尿促進準備状態	竹花富子	740

第3部　共同問題マニュアル

はじめに	吉田智美	742
潜在的合併症：心臓/血管系機能障害	吉田智美	743
PC：心拍出量減少		744
PC：律動異常		745
PC：肺水腫		747
PC：深在静脈血栓症		748
PC：血液量減少		749
PC：筋区画症候群(コンパートメント症候群)		750
PC：肺塞栓症		752
潜在的合併症：呼吸器系機能障害	吉田智美	754
PC：低酸素血症		755
PC：無気肺, 肺炎		756
PC：気管気管支狭窄		758
PC：気胸		759
潜在的合併症：代謝/免疫/造血器系機能障害	吉田智美	760
PC：低・高血糖		761
PC：負の窒素平衡		763
PC：電解質平衡異常		765
PC：敗血症		770
PC：アシドーシス(代謝性, 呼吸性)		771
PC：アルカローシス(代謝性, 呼吸性)		773
PC：アレルギー反応		774
PC：血小板減少症		775
PC：日和見感染		777
PC：鎌状赤血球症クリーゼ		778
潜在的合併症：腎/泌尿器系機能障害	吉田智美	780
PC：急性尿閉		781
PC：腎不全		782
PC：腎結石		785
潜在的合併症：神経/感覚器系機能障害	松浦正子	787
PC：頭蓋内圧(脳圧)亢進		788
PC：痙攣発作		790
PC：眼圧亢進		791
PC：神経遮断薬悪性症候群		792
PC：アルコール離脱症状		794

潜在的合併症：消化管/肝臓/胆道系機能障害 ……………………… 松浦正子 796
  PC：麻痺性イレウス ……………………………………………………… 797
  PC：消化管出血 …………………………………………………………… 797
  PC：肝機能障害 …………………………………………………………… 799
  PC：高ビリルビン血症 …………………………………………………… 801

潜在的合併症：筋骨格系機能障害 …………………………………… 松浦正子 802
  PC：病的骨折 ……………………………………………………………… 803
  PC：関節脱臼 ……………………………………………………………… 804

潜在的合併症：生殖系機能障害 …………………………………… 大久保功子 805
  PC：出産前出血 …………………………………………………………… 806
  PC：切迫早産 ……………………………………………………………… 807
  PC：妊娠高血圧 …………………………………………………………… 809
  PC：Nonreassuring Fetal Status ………………………………………… 810
  PC：産後出血 ……………………………………………………………… 812

潜在的合併症：薬物療法の有害反応 ………………………………… 竹花富子 813
  PC：抗凝固薬療法の有害反応 …………………………………………… 814
  PC：抗不安薬療法の有害反応 …………………………………………… 816
  PC：副腎皮質ステロイド薬療法の有害反応 …………………………… 817
  PC：抗腫瘍薬療法の有害反応 …………………………………………… 819
  PC：抗痙攣薬療法の有害反応 …………………………………………… 821
  PC：抗うつ薬療法の有害反応 …………………………………………… 822
  PC：抗不整脈薬療法の有害反応 ………………………………………… 824
  PC：抗精神病薬療法の有害反応 ………………………………………… 826
  PC：降圧薬療法の有害反応 ……………………………………………… 828

付録
  A. 機能的健康パターンに基づく看護診断グループ ………………… 竹花富子 833
  B. 入院時看護データベース …………………………………………… 竹花富子 836

参考文献 …………………………………………………………………………… 840
索引 ………………………………………………………………………………… 857

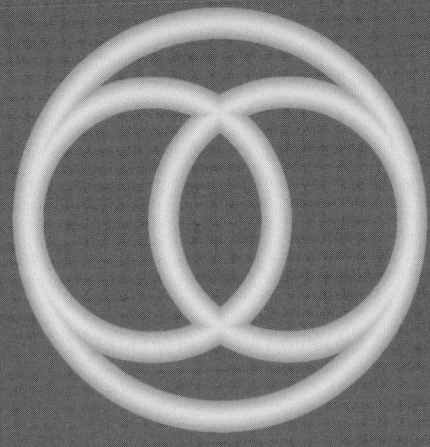

第 1 部

看護過程における看護診断

Nursing Diagnosis in the Nursing Process

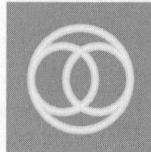

はじめに

「看護は，本来個人（病気の人または健康な人）が，必要な強さや意思や知識があるときには自力で行うことができる活動状態へと，健康またはその回復（または平和な死）に向けて役立つ援助をすることである。また，個々人が指示された治療に従い，できるだけ速やかに援助を必要としなくなるようにすることも看護である*」。

人は，絶えず環境と相互作用し，個人の相互作用パターンを作り出す開放システムである。このパターンはダイナミックであり，個人の行動と健康に影響を及ぼす生活過程（身体的，精神的，社会文化的，発達的，霊的）と相互作用する。健康は，過去や現在の相互作用によって影響され，ダイナミックで絶えず変化し続ける状態である。健康とはクライエントによって認められるウエルネス（wellness）な状態である。そのような状態であれば，生物学的な疾病の存在のいかんにかかわらず健康と認められる。

社会の健康ニーズはここ10年間で変化してきた。したがって，医療消費者（個人，家族，地域社会）についての看護師の見解も変えなければならない**。人は，この相互作用パターンの顕在的または潜在的な変調が健康を危うくするときだけでなく，より高いレベルの健康を得るために援助を望むときにもクライエントになる。医療消費者を呼称するのに，患者という言葉の代わりにクライエントという言葉を使用するのは，自由に援助を求めたり，選択したりする自立的な人格という意味を示すためである。クライエントは単なるサービスの消極的な受け手ではなく，自分の選択やその選択の結果に対して責任をとれる積極的な参加者である。人は自分自身をよく知っており，ヘルスケアを求めたり，拒否したりする責任をもっている。家族という言葉は，クライエントに対して支援システムとして役立つ人を示すのに使用する。集団という言葉は，地域社会を示すと同時に，高齢者市民センターなどのような支援システムを示すのにも用いる。

二重焦点臨床実践モデルは，看護診断と共同問題という2つの構成要素をもつ看護独自の責任を示すものである。看護診断は，看護師がケア計画を達成させるために独自に介入を指示することができる状況に対する個人，家族，集団の反応を表したものである。それとは対照的に，共同問題は，看護師と医師の両者によって指示された介入を用いて，看護師が実施，管理する生理的（身体的）な合併症である。看護以外の専門家は誰も，看護診断を扱い，共同問題を管理することはできない。

二重焦点臨床実践モデルによって，看護師は個人，家族または地域社会の健康状態や合併症の危険性を表す分類システムをもつことができる。このシステムを使用することによって，看護師は，個人や集団の健康状態を簡潔に，系統的に表すことができるうえ，各々の状態の特有な側面に対処することもできる。

---

* Henderson, V.& Nite, G.(1960)：*Principles and practice of nursing*(5th ed.). New York：Macmillan より
** Carpenito, L.J.& Duespohl, T.A.(1985)：*A guide to effective clinical instruction*（2nd ed.）. Rockville, MD: Aspen Systems より

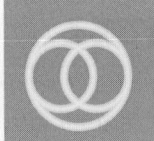

第1章 看護診断：問題と論点

看護診断は，ほとんどの看護師にある種の感情を引き起こした。その反応としては，無関心から興奮，拒否から科学的な研究への強い熱意までさまざまである。看護診断は，ほぼ25年にわたる専門的な看護実践の容認された一部分であるという事実にもかかわらず，これを使用するのを拒み続ける看護師たちがいる。本章は，そのことについて最も一般的に言われているいくつかの理由を，下記の問題を含めて探っていく。

- なぜ，我々がいつも使っている言葉を使用してはいけないのか
- ケア計画の立案は時間の浪費である
- 他の専門領域の人は看護診断を理解しない
- クライエントは看護診断を理解しない
- 看護診断は，ナースプラクティショナー，看護麻酔士，看護助産師には必要とされていない
- 看護診断は文化的な差異を考慮していない
- 人間の行動をラベルづけするのは倫理に反している
- 看護診断は，クライエントの秘密を侵す可能性がある

なぜ，我々がいつも使っている言葉を使用してはいけないのか

看護師がいつも使っている言葉とは何なのか，糖尿病？　早産？　肺炎？　困難？　囊胞性線維症？　長年，看護師は自分たちが扱っているクライエントの問題を説明するために，医学診断だけを用いてきた。しかし，看護師は医学診断では，特別のニーズのあるクライエントのケアを継続できるほど詳細には，クライエントの多くの問題を説明していないということが徐々にわかってきた。

早くから，AbdellahとLevine（1965, p.25）は，看護実践を説明するために看護の専門用語が必要であることを指摘していた。

「看護科学の発展のために重要なのは，看護診断を行い，クライエントに特定の反応をもたらす看護行為を処方する看護師の能力である。看護診断は，看護ケアを受けている個々のクライエントや家族が示す，看護問題の性質と程度を明確にするものである。看護診断を行い，問題の解決のために行われる一連の看護行為を決定することは，専門看護師の独自の機能である」。

第1回看護診断分類会議が開かれた1973年までに，看護行為を分類するいくつかの試みがなされていたが，継続されなかった（HendersonのニーズAbdellahの21の看護問題，など）。

看護師は，常にクライエントの問題に関して医学，呼吸療法，理学療法など，他の専門領域との間に共通の用語を共有している，という事実がある。このような用語には，低カリウム血症，血液量減少性ショック，高血糖症，頭蓋内圧亢進などがある。このような専門用語の名称を言い換えようとする試みは，無謀であり不必要である。たとえば，不整脈は心拍出量の低下，高血糖症は炭水化物の代謝の変調，というような言い換えは必要ない。

本書の著者は，すでに確立している専門用語が共同問題（例．「潜在的合併症：高血糖症」），あるいは看護診断（例．〈褥瘡リスク状態〉）として適切であれば使用すべきであると考えている。看護は，クライエントの状態や問題を自分以外の看護師および看護師以外の専門領域の人たちに明確に伝える専門用語を使い続ける必要がある。

では，看護師の専門用語について考察してみよう。看護師は，先ほど述べた共有する用語に加えて，看護師が診断し処方するクライエントの問題に関する共通の言語か名称のラベルをもっているのか，看護診断が出現するまで看護師は次のようなクライエントの問題をどのように表現していたのか。

- 自分で着替えができない。
- 治療法の選択が困難
- 感染の危険性
- 母乳栄養問題
- 非効果的な咳嗽
- 精神的・宗教的な葛藤

看護師は前記の用語を使用したり，しなかったりするが，問題を説明するための別の方法をたくさんもっていることが多い。たとえば，ある看護師は，褥瘡の危険性のあるクライエントを説明するのに次のような用語を使用する。

- 不動状態
- 昏睡状態
- 圧迫性潰瘍
- 赤みがかった皮膚
- 失禁
- ベッドで寝返りができない。
- 褥瘡
- 麻痺

これらのリストを見ると，用語の一貫性がないことがはっきりする。あるものは徴候と症状であり，あるものは原因となる因子であり，あるものは危険因子，そしてあるものは問題である。

特に経験を積んでいる看護師は，自分たちの望む方法でクライエントの問題が説明できることを望んでいる。経験のある看護師は一貫性のない用語を解読することはできるだろうが，看護教員や教科書，スタッフナースが同じ状態を説明するのに異なった言葉を使うとしたら，看護専門職は看護学を学生にどう教えたらよいのか。

医学の場合を考えてみよう。肝硬変と肝臓癌の両者の病態を説明するのに，「肝機能の障害」という用語が使用されたとしたら，医学生はその両者の違いを理解することができるだろうか。医学は，その科学を教えるのに，またクライエントの問題を他の専門領域の人々に伝達するために，標準分類システムを使用している。看護学もそのようにする必要がある。

看護師もこれまで，いくつかの問題に関しては共通の言語をもっているが，この用語は看護師が診断し処置するすべてのクライエントの反応を説明するには不完全である。看護診断でラベルづけされるいくつかの反応(例.〈意思決定葛藤〉,〈無力〉)は，15年前までの看護文献にはなかったことを強調しておこう。これらの反応の公式分類である看護診断は研究を進歩させ，看護文献にその存在を大きくさせてきた。たとえば，1982年には〈無力〉に関する文献は2件であったが，その数は1994年までに113件に増えた。

ケア計画の立案は時間の浪費である

学生はしばしば臨床看護師から学生のケア計画は臨床看護に有用ではないと聞かされる。学生のケア計画と臨床実践におけるケア計画とを識別することは重要である。

学生がケア計画を立案するのは，クライエントが問題解決のために，さらにケアの優先順位を決め，個別的なケアをするためである。つまり，学生のケア計画は一人の特定のクライエントのケアを行う学生への道しるべなのである。これらのケア計画のほとんどは，標準的で，特定の問題や状況を予想したケアである。学生は，クライエントのケアを行った後で，ケア計画を補足や削除するなどの改変が可能である。学生の学習が進むにつれて，基礎的で標準的なケアが少なくなり，ケア計画は一層簡潔になっていく。

このようなケア計画は，臨床看護実践では必要ない。予測的で標準的なケアは経験のある看護師であればよくわかっている。看護師がある状況に必要なケアに馴染みがない場合は，参考文献やオンラインでこのケア計画を調べる。

看護師がほかの看護師のためにケア計画を立案するのは，その看護師に標準的なケア以上に必要な追加のケアに気づかせることが必要なときのみである。このような補足をするためには，この手順が使いやすい。

例を示すと，心筋梗塞(MI)のある男性をケアしているとき，看護師はその患者の2人の兄弟がMIで死亡したと聞いた。看護師はその患者の問題リストに，MIおよびMIによって2人の兄弟が死亡したことに関連した不安という診断を追加する。

他の専門領域の人は看護診断を理解しない

Seahill(1991)によれば，多くの学問領域にわたる小児精神科収容施設での看護診断の使用には問題があった。というのは，そのような施設では「全人的クライエント」という概念をもち，各学問領域間の効果的な情報分担の重要性を強調していたか

表 1-1　看護以外の専門領域に有用な看護診断の例

理学療法	言語療法
・セルフケア不足 ・身体損傷リスク状態 ・身体可動性障害 ・ノンコンプライアンス ・片側無視 ・消耗性疲労	・コミュニケーション障害 ・嚥下障害 ・思考過程混乱
作業療法	栄養療法
・気分転換活動不足 ・消耗性疲労 ・家事家政障害 ・道具使用セルフケア不足	・栄養摂取消費バランス異常：必要量以上 ・栄養摂取消費バランス異常：必要量以下 ・嚥下障害 ・摂食セルフケア不足
社会福祉	呼吸療法
・家族介護者役割緊張 ・家族コーピング無力化 ・意思決定葛藤 ・家族機能破綻 ・家事家政障害 ・道具使用セルフケア不足 ・社会的孤立	・誤嚥リスク状態 ・呼吸機能障害リスク状態 ・非効果的気道浄化 ・人工換気離脱困難反応

らである。この主張の妥当性を検証してみよう。この議論のために，医療専門領域を医学，有資格の医療専門職，無資格の医療職の3つに分ける。

■ 医学

看護師にとって医学診断のある側面を理解することは大切なことであるので，看護師は医学診断を学び，病態と治療の最新の変化を知っておくことに専心してきた。しかし，本来医師が医学的病態を定義するので，「看護師が，たとえばDICを理解できると思う？（いや，できないさ）おそらく，ほとんどは理解していないだろう」と何回彼らが言ったことか。

医師にとって〈霊的苦悩〉，〈意思決定葛藤〉などの看護診断を理解することが重要であるならば，医師は，看護師と同じように関連する知識を求めることができる。看護師も，クライエントと看護師が優先事項として確認した看護診断については医師と情報を共有すべきである。さまざまな専門領域からなる会議が，情報を共有する機会なのである。看護診断にはプライマリケアをしている医師などには有用であるものもある。

■ 有資格の医療専門職

看護に加えて，免許を必要とする医療専門職に，理学療法，作業療法，言語療法，栄養療法，呼吸療法，レクリエーション療法および社会福祉がある。これらの専門領域の各々は，ある場合は，独立した専門分野として，またある場合は，多くの専門職種からなるケアチームの一員として，クライエントのケア計画に関与している。これらの専門領域は看護診断の用語を導入し，彼らの専門領域に適用可能な看護診断を使用するように奨励する必要がある。表1-1に，看護以外の専門領域に有用な看護診断の例を示す。

看護診断用語を看護以外の専門職と共有することは，看護の役割を強化することになり，多くの専門的アプローチを強化することができる。しかし，看護以外の専門職は，看護師が行うべき介入を決定するために看護診断を使用すべきではない。たとえば，理学療法士が〈身体可動性障害〉という看護診断を使用するに際しては，理学療法に関する介入だけを書き，看護に関する介入は書かない。さまざまな専門職によるケア計画の作成については第5章を参照。

■ 無資格の医療職

米国およびカナダにおける急性期，慢性期，地域のヘルスケア施設の大部分では，看護ケアは登録

看護師(RN)，准看護師(LPN)，登録看護師助手，看護助手，技師によって提供されている。そこで重要なことは，看護チームのすべてのメンバーが看護診断を理解していることではなく，各チームメンバーがどの介入に各自の責任があるのかを理解していることである。たとえば看護助手は，なぜクライエントは体位変換を2時間ごとに必要とするのか，なぜクライエントは食後トイレに行くのに介助を必要とするのか，についての説明を求められるが，機能性尿失禁と完全尿失禁の違いについての説明は求められない。

クライエントは看護診断を理解しない

　クライエントや家族が，看護診断とその関連目標および計画された介入を理解して同意することは重要なことである。看護師はクライエントと家族に，看護診断は看護師に情報を伝達するための用語に一貫性を与えるために開発されたことをよく説明する必要がある。看護師は医学診断がクライエントの問題や心配事を，看護師とクライエントの観点から表現していないことを説明することができる。看護師は，特定の専門用語を使用するか否かにかかわらず，クライエントと家族の学習能力やレディネス(準備状態)，文化的背景，教育レベルなどに合わせて説明を行わなければならない。そうすることで理解や意思決定を促すことができる。

看護診断はナースプラクティショナー，看護麻酔士，看護助産師には必要とされていない*

　高度な看護実践は，今日看護界および法律制定の公聴会において，熱い論議の的になっている。多くの州の看護局では，高度な看護実践の定義について規定あるいは検討中である。たとえば，フロリダ州看護局は高度な登録ナースプラクティショナーを「観察，薬物療法の変更，決定された治療計画書に従い，臨床場面に合致した適切な治療法を行うことができるように教育された人」と規定している(1988, p.16)。『ナースプラクティショナー』誌の2006年号は，医療還付金と処方の権限の法制化，そして高度で専門的な看護実践に携わる看護師の法的権限の根拠を提示した。現在，この州がナースプラクティショナーにいくつかの処方の権限を認めている。12の州において，ナースプラクティショナーは独自に処方することができる(Pearson, 2006)。過去10年間において，処方と治療計画作成の権限を特定の看護師へ付与したことが，高度な看護実践に結びつくことになった。

　実際には，ナースプラクティショナーには医学的問題を診断し，治療を開始する責任がある。しかし，クライエントが再発を繰り返すようだと，ナースプラクティショナーはそれ以外の医学的診断はないか，あるいは，その問題をもたらすクライエントの悪い健康習慣(例. 不十分な休息や栄養)を見つけるため，さらにデータを集める必要がある。

　ナースプラクティショナーは急性と慢性の病状を診断し，治療する。さらに，患者の健康習慣と機能的な状態を総体的にアセスメントする。そのため，ナースプラクティショナーのクライエントの問題リストには，医学診断と看護診断が含まれている。

　たとえば，52歳の男性を診察中に，男性は背部痛を訴え，高血圧があり，アルコール中毒によって意識朦朧になったことがあると話した。この男性のアルコール中毒について問診したところ，仕事の後，毎日多量の飲酒をしていたことが明らかになった。しかし，彼は自分に問題があることを否定している。この男性の問題リストには次のものが含まれる。

①原因不明の背部痛
②高血圧
③慢性アルコール中毒
④非効果的否認

　高度で専門的な看護師は，多彩な状況(例. 医学診断，個人的または発達上の危機)に対するクライエントの反応を診断(つまり看護診断)することによって，優れた看護実践の能力を示すことができる。高度で専門的な看護師であれば，次のような問題を調べることができる。

---

* Carpenito, L.J.(1992, February). *Are nurse practitioners expert nurses?* Paper presented at the 11th Annual National Nursing Symposium, Advanced Practice Within a Restructured Health Care Environment, Los Angeles.

- クライエントの機能は脳血管性障害の後でどのように変化したか
- 病気の新生児が数か月の入院を必要とすることによって、家族はどう変化したか、あるいは、どれくらい問題を生じやすくなったのか

看護と比較して医学は、多発性硬化症や糖尿病といった慢性疾患のクライエントや家族に提供できるものは少ない。クライエントの最も一般的な苦情は、彼らが受けている医学的ケアに関してではなく、疾患以外の問題に関する対処についての不満にむしろ焦点が当てられている。看護師はそのような問題に対処して、クライエントの医療に対する満足度を上げるのに最善の位置にいる。

複雑な看護診断には、普通の登録看護師の業務の範囲をこえているものもある。そのような高度で専門的な看護診断の例としては、
- 家族機能障害
- 無力
- 非効果的コーピング
- 道徳的苦悩

看護師は、仕事をしながら高度な看護診断とその治療について学ぶことができない。むしろ、看護師は、高度で専門的な看護診断をいかに実践へ適用するかを身につけるために、それらの理論と概念を勉強する必要がある。看護学には医学と同じように、厳密性、科学性、あるいは学習の困難さがある。高度で専門的な実践において看護師が看護診断用語を使用しないで、看護診断の概念だけを用いるならば、看護としての自分たちの業務を定義することができない。

看護診断を扱わないナースプラクティショナー、看護麻酔士、看護助産師は、必要以上に医学に焦点を当てている。この実践を評価するために、高度で専門的な実践をしている看護師は次のことを問うべきである。私は複雑な医学的問題について医師に相談しているか。医師は複雑な看護診断について私に相談しているか。もし答えが否であるなら、看護師はなぜそうなのか理由を探るべきである。その問題は医師側の態度にあるのか、看護師は看護診断とその治療をきちんと説明していないのではないか、あるいは、看護師が看護を実践していないのか。

ナースプラクティショナー、看護麻酔士、看護助産師が自分たちの実践を、看護の高度で専門的な学位を必要とすること、プロトコールに従って特定の医学的問題の診断を行い治療すること、看護診断を行って治療すること、と定義しないならば、そのような看護師は5年後も依然として自分たちの役割を定義するのに苦闘しているだろう。Carpenito(1995)は看護診断を、ナースプラクティショナーの専門領域とプライマリケアを行っている医師の専門領域を区別するために使用している。図1-1にこの関係を示した。

看護診断は文化的な差異を考慮していない

看護診断、特に北米看護診断協会（NANDA）分類は文化的考察が弱いと批判されている。Leininger(1990)によれば、NANDA分類に対する大きな懸念は、「理論的文化的観念、状態、および多様な文化における実践を含めて、極めて限定された国際的あるいは比較文化的データに基づいた分類法を使用し、推進し、実践しているという問題」である。彼女はさらに次のようにも述べている。看護師は、「多くの文化に特有の病気やその文化に結びついたシンドロームがあることを記録し理解する必要がある」。というのは、ヘルスケアやウエルネスおよび病気についての表現は、それぞれの文化によって異なるからである。

NANDAは米国および世界中の看護師の看護診断作業の情報センターである。NANDAに承認された看護診断は、主に英米文化の価値、規範、基準に基づいている。他の文化に関連づけて述べられたり、伝えられたりすることはなかった。いうまでもなく、米国は非常に多くの異なった文化のるつぼである。しかし、NANDA分類はこの文化的多様性を取り入れていない。

看護診断は、北米におけるこの広範な文化的多様性をどう説明するのか。特殊な文化を深く理解している看護師だけが、看護診断を関連づけるための文化特有の診断指標と危険因子を開発することができる。たとえば、アメリカ先住民の看護師とアメリカ先住民のクライエントのケアをするアメリカ先住民でない看護師は、NANDAの診断を検討し生来のアメリカ文化との妥当性を判断することができる。彼らはNANDA分類に対して必要な

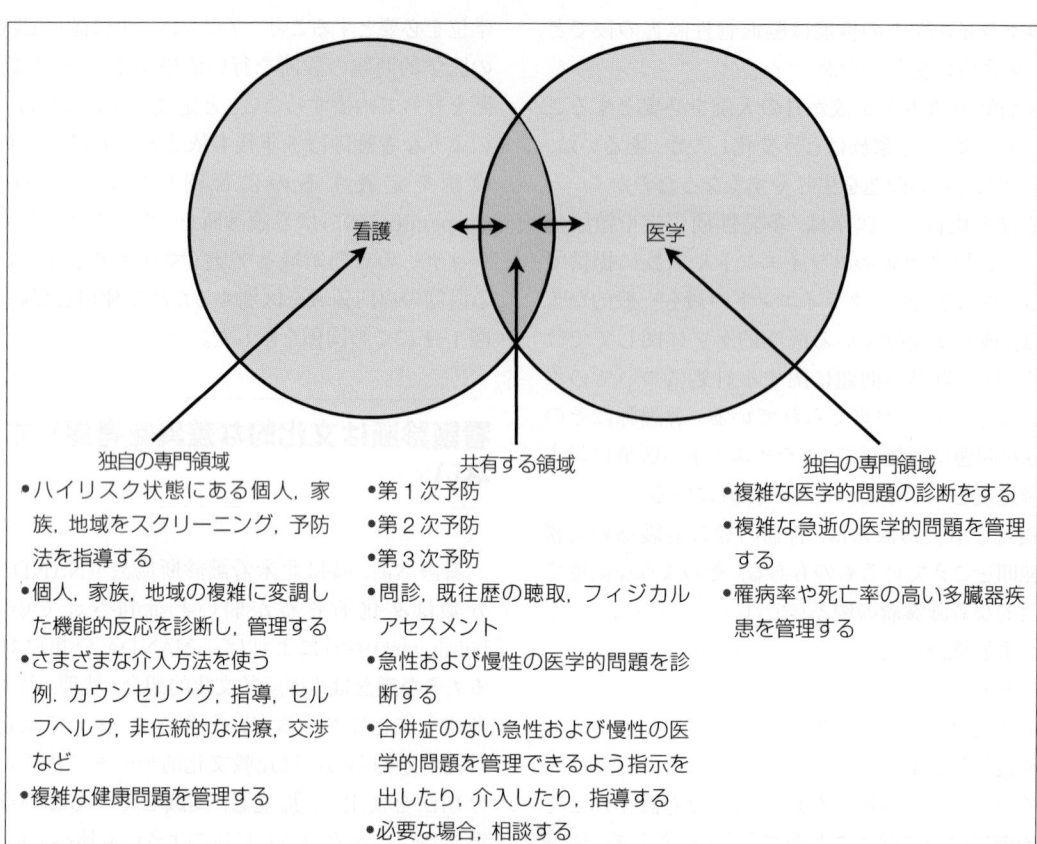

図1-1　プライマリケアナースプラクティショナーの領域とプライマリケア医の領域
(© 1995, Lynda Juall Carpenito;written permission needed to duplicate)

追加と改定を発議することができるし，また，現在のNANDAリストにない文化的に特異な反応を開発して提出することもできる。

現在，看護診断に関する多くの教科書が米国以外の国で翻訳され使用されている。このような翻訳は米国以外の文化をもつ看護師によってなされているが，重要な文化的差異が説明されていないことがかなりある。看護診断が概念として有用であると判断される場合，米国以外の国の看護師は自分たち独自の文化に適切な看護診断を開発する必要がある。次の2つの書物は，特に米国以外の文化的見地からの看護診断を説明している。

- フランス系カナダ人の見地からのもの：Planification des Soins Infirmiers（Grondin，ほか，2005）
- スペイン人の見地からのもの：Diagnostico de Enfermeria（Luis，2004）

看護診断はクライエントや家族の反応，価値や健康に対して，看護師が独自の文化的見地に基づいて行う判断ではない。看護診断はクライエントや家族が自分たちの文化的見地から問題であると感じる反応を示すものである。たとえば，ある文化は運命論を信じている。つまり，人の運命と健康は外の力でコントロールされていると信じているのである。この信念になじみのない看護師は，問題を〈無力〉と診断してしまうであろう。第2部では「文化的考察」という項目を設け，看護師が文化的な多様性についての正しい知識を深められるようにした。

看護診断は倫理に反する

看護診断は，問題に基づく看護実践を強化し，専門家の傲慢を助長するものとして，また「看護師に他者の生き方，自己のみつめ方，他者とのかかわり

方について価値判断すること」(Mitchell, 1991, p.102)を求めているものとして批判を受けている。看護診断が貧弱な非倫理的な看護ケアの原因になっていた，という文献にある事例研究は興味深い(Mitchell, 1991)。この事例を詳細に検討した結果，容認できない看護ケアの原因は看護診断にあるのではなく，看護師にあることがわかった。確かに，満足できない，無責任で，倫理的でない看護ケアは看護診断が出現する前からあった。

Mitchell(1991)によれば，「クライエントの健康の定義が看護師のそれと一致しないと，そのクライエントの健康の価値観は非効果的，不適応，あるいは機能不全として判断される(p.100)」。クライエントの反応を非効果的，不適応，あるいは機能不全とする看護師の判断は，その問題に対するクライエントの見解と看護師の知識および専門性に基づいていなければならない。クライエントの非効果的反応は，看護師にとって非効果的ではなくて，むしろクライエント自身にとって非効果的であるという意味なのである。

説明のために，喪失に適応できない状態，長期にわたる否認，うつ状態，情動的反応の遅延という診断指標を有する看護診断〈悲嘆〉について考えてみよう。看護師はどのように悲嘆複雑化を診断するのか，悲嘆の徴候と症状は人によって異なる。問題は誰に対する悲嘆複雑化か，クライエントにか，家族にか，あるいは看護師にか，である。悲嘆複雑化とは，悲嘆している人が病的でなければならない。たとえば，子どもを亡くした母親が子どもの死後1年間毎日墓地を訪れるとしたら，それは病的であろうか。看護師は病的であると判断するには，この墓参りがほかに必要な楽しい活動の妨げになっているかを，クライエントとともに調べなければならない。墓地を訪れないとしたら何をするだろうか。訪れる回数を減らしたらどうなるだろうか。そのような対話を通してのみ看護師とクライエントは，クライエントの悲嘆が病的であるのか，あるいはその訪問が慰めであり効果的コーピングメカニズムとしてクライエントが理解しているのか，を確認することができる。

看護診断はクライエントの秘密を侵す可能性がある

看護師やそれ以外の医療専門職は，一般にケアをしながらクライエントの重要な個人的利害関係に関与している。米国看護師協会の倫理規定によれば，「看護師はクライエントの秘密に関する情報を守秘することによって，プライバシーに対するクライエントの権利を保護する」としている。しかし，看護過程をすべてのクライエントに適用せよという業務命令は，時に看護師に葛藤をもたらす。アセスメントや診断記述に記録された情報には，クライエントのプライバシーや選択，秘密に関する権利を危うくするものがある。看護診断の記述は，クライエントや家族，あるいは集団を考えたり扱ったりするうえで，決してほかの人に否定的な影響を与えるように用いてはならない。看護診断が害を及ぼさないものであると保証するために，看護師には十分な注意が望まれる。

看護師は看護診断を行い看護治療を処方する責任がある。診断過程とケア計画立案には，診断を書いたり，診断を扱ったり，必要なときに診断を見ることが許可されていることを確かめる責任が伴う。

クライエントが個人的な情報や感情を看護師と共有すると，この情報は自動的にクライエント記録やケア計画に残されるのだろうか。看護師はクライエントに対して2つの基本的な義務を負うことになる。つまり，適切な看護診断をすることとクライエントの秘密を保護することである。看護師はすべての看護診断が明確になっていると確信できる限り，クライエントの看護診断の内容すべてをほかの看護師に伝える義務はない。

次の事例をみてみよう。

ジャクソンさん(45歳，女性)は，卵巣癌の治療のため入院した。彼女は看護師に，「私が崇拝する神様がこのようなことをなされた。私は神様を恨みます」と告げた。さらに話をしてみると，彼女は動揺し，これまでの信条が変化していることがわかった。これらのアセスメントデータから，看護師は彼女に対する看護診断を，「発病と宗教的信仰との葛藤に関連した〈霊的苦悩〉」とした。しかし，看護師は，彼女が明らかにした彼女にとって秘密の情報をどう扱えばいいのか。看

護師は以下のような方法で〈霊的苦悩〉と診断したジャクソンさんを援助することができる。
① 彼女の霊的苦悩に対処するうえで，継続的な援助をするため利用できる地域資源を知らせる。
② 彼女の感情を把握するために援助を続け，話し合いの内容（彼女の実際の言葉を示す引用符を使用しないで）を記すために看護記録を使用する。
③ 看護診断〈霊的苦悩〉をケア計画に記入し，適切な介入を展開する。
④ 適切な霊的助言者を紹介する。

選択1：退院後の健康管理のために問題をクライエントに戻すことになる。問題の性質とクライエントのほかの問題との優先度によっては，クライエントや家族が退院後に利用できる，最も適切な資源に関する情報を提供する。しかし，看護師は単に問題から手を引くためにこの選択をすることには慎重でなければならない。

選択2：看護師は問題を特に暴くことをしないで，クライエントとその問題について話し合いを続ける。この選択に伴う問題は，クライエントのケア計画にこの問題を看護診断として記入できないことにある。結果として，看護師がある理由によってそのクライエントをケアすることができなくなるとしたら，この診断は扱われなくなる可能性がある。

選択3：問題を看護診断としてクライエントのケア計画に組み入れる。その結果，その問題はすべての看護スタッフによって取り扱われる。打ち明けられた非常に重大な情報の秘密を守るために，看護師はクライエントの言葉を正確にそのまま引用しないで，若干の修正を加える必要がある。

看護診断をケア計画上に文章化するに際して，もう1つのジレンマが生じる可能性がある。クライエントや家族が信頼しているプライマリナースが，フルタイムで看護診断に携われない場合にはどうするのか。プライマリナースは診断を扱うためにクライエントの秘密を侵すことなく，どのように自分以外の看護師を巻き込むことができるのか。プライマリナースは自分がいないときに別の看護師が介入できるように，クライエントの受け入れを促す必要がある。クライエントがほかの看護師を拒む場合，クライエントの秘密を守りながら，看護師はこのことを経過ノートに記録する必要がある。たとえば，

「私の不在中は別の看護師が彼女の霊的関心について介入することの可能性についてジャクソンさんと話し合ったところ，彼女は私以外の看護師の関与を拒否した。彼女の意思が変わった場合の連絡先を知らせておいた。」

この経過ノートは看護師の責務であり，看護師のクライエントに対する責任である。

ほとんどの場合において，看護師はクライエントの許可なしに秘密の情報を家族の人たちに明かしてはいけない。しかし，「守秘の例外が必要になることがある。つまり，クライエントが看護師と共有している情報が，クライエントやクライエント以外の人の生命を脅かす危険性のある場合である」（Curtinほか，1982）。

選択4：霊的葛藤のあるクライエントに関して一般にとられる行為である。しかし，クライエントに紹介する前に，看護師はそのような紹介をクライエントが受け入れるかどうかを確かめる必要がある。最初にクライエントと相談しないで受け入れるはずだと考えることは問題である。クライエントは特定の看護師と非常に個人的な情報を共有することを選んだので，その看護師は問題を抱えているクライエントを援助する義務がある。宗教的な指導者や看護師以外の専門職がそのクライエントに有益であると思う場合は，看護師はクライエントにその選択を勧めるべきである。その場合の対話の例を次に示す。

「ジャクソンさん，私たちはあなたの病気に対する心配事と，そのことであなたの霊的な信条がどのように変化したのかについて話し合ってきました。私は，あなたと同じような心配事を抱えているクライエントに大変役立つ人を知っています。私はその人にあなたを訪問するように頼みたいのですが，あなたはそれについてどう思いますか」

このような話し方は明らかにジャクソンさんの選択を求めている。クライエントと家族に利用可能な社会的資源を教える義務が看護師にあるのと同様に，クライエントにはこれらの資源を受け入れるか，拒否するかの権利がある。

要約

　看護診断については，賛成者と反対者の間で大変な論争の火花が散っている。看護診断に反対している人たちは，プライマリケアの提供者として孤軍奮闘し，自分たちの看護師-クライエント関係に看護診断は必要ないと思っている場合が多い。彼らが治療的介入をする場合，現象を処理することになる。彼らは看護診断は必要ないと思っているが，クライエントの反応を分析する必要はある。その反応は彼らに今後の介入の方向性を示すものである。介入が看護師-クライエント関係の一部でない場合，おそらく看護師-クライエント関係というものは存在しないであろう。看護活動とは，問題の軽減または排除，危険因子の軽減，問題の予防，より健康的な生活の促進のために，クライエント，家族，地域に対して援助することである。

　看護診断は，看護の科学を組織化する枠組みを看護に与えることができる。しかし，看護診断を十分な注意と配慮でもって用いるのは個々の看護師の責任である。

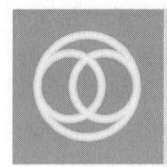

第2章　看護診断の発展

看護診断分類やリストが開発される前，看護師はクライエントの問題をどのような言葉を使って述べようとしたのか。看護師はたとえば手術から回復中のクライエントを「虫垂手術」と呼び，別のクライエントを「糖尿病」や「困難なクライエント」と呼んでいた。明らかに，糖尿病の人についての知識が，血糖の問題や，感染に注意を向け，医学診断から導き出した一般的な問題や危険因子に焦点を当てていた。糖尿病もしくは手術後のクライエントが，看護の注意を必要としている問題をもっていたとしても，この問題は診断をつけられないままにされた。1972年より以前は，看護師は（医学診断以外には）クライエントの問題を述べる用語をもっていないばかりか，そのような問題を見い出すアセスメントのための質問ももっていなかった。

医学に普遍的な共通用語が必要であるということは，200年以上も前から認められていた。医師がその臨床状況を述べるのに自分勝手に適当な用語を使用した場合，

- 医師同士，あるいは看護師と，どのようにしてコミュニケーションできるであろうか
- 研究はどのようにして行われるであろうか
- 新しく臨床医になった人たちはどのように教育されるであろうか
- どの介入がクライエントの状態の改善に役立つかを判断するのに，データが系統的に検索できないと，質の改善はどのようにできるのであろうか

たとえば，後天性免疫不全症候群（AIDS）という正式な病名が規定される前は，その疾病を定義し，研究することは困難で，おそらく不可能であった。診療記録には，AIDSのクライエントを示すために，敗血症，脳出血，肺炎などさまざまな診断名と死亡の原因が記録されていた。現在は世界中のどの医師も同じ医学診断用語を使用している。新しい診断が開発されるたびに，すべての臨床医がその同じ用語を使用している研究にアクセスできる。

看護の分類システムにより，看護が責務を有する知識体系は明らかになる。看護診断の責務と自律性の関係は，次のように表現することができる。

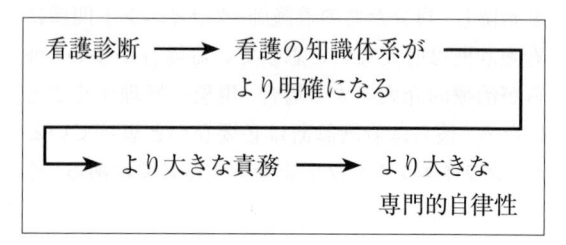

```
看護診断 ──→ 看護の知識体系が
              より明確になる
   ↑              │
   │              ↓
より大きな ←── より大きな責務
専門的自律性
```

看護診断の定義

辞書の定義によれば，診断とは，その本質を把握するために物事を注意深く，批判的にみることである。したがって問題は，看護師が診断できるかどうかではなく，看護師は何を診断できるのかである。

1953年に，「看護診断」という用語がV.Fry（1953）によって紹介された。彼女は，そのとき，診断とは看護ケア計画を展開するのに必要な段階であると述べている。その後20年間，看護診断は文献で時々目にするだけであった。しかし，1973年（看護診断分類の全国グループの第1回会議がもたれた年）から現在に至るまで，文献に現れる頻度は10倍も増えた。

1973年に，米国看護師協会（ANA）は『看護実践の基準（The Standards of Practice）』を出版した。それは，1980年のANAの社会政策声明（ANA Social Policy Statement）に引き継がれた。それには，看護を「現存する，または潜在的な健康問題に対する人間の反応を診断し，処置することである」と定義している。ほとんどの州の看護実践法はANAの定義に従って看護を述べている。

1990年3月のNANDAの第9回大会の総会で，看護診断の公式の定義が承認された（NANDA, 1990）。

「看護診断は，顕在的・潜在的な健康問題・生活過程に対する個人，家族，地域の反応についての臨床判断である。看護診断によって，看護師は責務を有する成果を達成するための看護介入を選択する

根拠が得られる」。

この定義は，看護師が行う1つの判断を他のすべての判断から区別するために，非常に重要である。この判断あるいは看護診断は看護師の責任であり，成果を得るために介入を規定することである。

さらに，看護診断が疾病やライフイベントに対する反応であることを強調することも重要である。以前には，看護師は病状や治療に対する反応に焦点を当てることが多かった。今日では，看護師はペアレンティング，高齢の親，学校適応不全のようなライフイベントに対する反応を診断し，扱っている。

看護診断は過程か成果か

文献を検索してみると，看護診断という用語は，時代に関係なく，次の3つの意味内容で使用されてきた。

①看護過程の第2段階として：この段階では，看護師はアセスメントの段階で収集したデータを分析し，健康状態を評価する。データ分析から引き出した結論には看護診断につながるものもあるが，つながらないものもある。この過程の結果には，看護師が主に対処する問題と複数の専門家によって対処される問題とがある，ということを認識していることが重要である。たとえば，あるクライエントをアセスメントしている間に，看護師は，〈身体損傷リスク状態〉という看護診断を行うと同時に，発作，肺炎，高血圧症という医学的問題を示す観察結果を記録することがある。看護過程の第2段階を表すのに，看護診断という用語を使用することは紛らわしく，看護師にすべての結論や問題を看護診断に従って述べようとするといった望ましくない影響をもたらす可能性もある。

②診断ラベルや表題のリストとして：1973年の看護診断の第1回大会以降，看護診断という用語は，看護師が法的に診断し，対処することができる健康問題を示すラベルとして適用された。これらのラベルは，〈不安〉など一群の症状や徴候についての，あるいは〈身体損傷リスク状態〉など易損性の増大についての，簡潔な記述である。

③2部分あるいは3部分からなる表現：看護師は看護診断という用語を，ある状況や健康問題に対する個人，家族，集団の反応を表す，2部分か3部分からなる表現として使っている。

したがって，看護診断という用語が，問題の確認，(NANDAによって開発されたような)診断ラベルの分類システム，あるいは個別化された記述のいずれの意味で使用されているかを明確に示すことが必要になってきている。

誤用や混乱を避けるために，著者は次の用語を使用することを勧める。

- 看護過程の第2段階に対して：診断
- 診断ラベルや表題のリストに対して：診断ラベルまたは看護診断
- 診断の記述に対して：看護診断

NANDAインターナショナル

看護診断の第1回大会が1973年に開かれたときの目的は，看護の知識を明らかにし，コンピュータ化にふさわしい分類システムを確立することであった。この大会から，看護診断の分類のための全国集団が生まれた。この集団は，米国とカナダのさまざまな地域から，実務，教育，研究などの専門家として代表する看護師によって構成されている。

2003年，その組織はNANDAインターナショナルと改名した。NANDAはリストに追加する看護診断を見直したり受け入れたりするだけでなく，以前承認した看護診断も検討している。NANDAは最初の大会以来，あらゆる国の看護師の会員を増やしてきた。

1990年の3月に，NANDAの学会誌『看護診断』の第1巻が創刊された。この学会誌は，看護診断の開発，改良，適用を促進すること，および看護知識の開発と分類に関する問題を討議する場となることを目的としている。現在，雑誌名は『看護診断：看護の言語と分類の国際雑誌(Nursing Diagnosis：The International Journal of Nursing Language and Classification)』となっている。

表 1-2　分類法Ⅱの領域と定義

領域 1	ヘルスプロモーション	健康あるいは機能の正常の自覚であり，その健康や機能の正常性のコントロールを維持したり，強めたりすることに用いられる方略
領域 2	栄養	組織の維持と修復，エネルギーの産生などを目的に栄養を摂取し，吸収し，利用する活動
領域 3	排泄と交換	体から産出される老廃物の分泌と排泄
領域 4	活動/休息	エネルギー源の産出や保存，消費，バランス
領域 5	知覚/認知	注意，見当識，感覚，知覚，認識，コミュニケーションを含む人間の情報処理システム
領域 6	自己知覚	自己についての自覚
領域 7	役割関係	人々や集団との肯定的あるいは否定的な関係や連携および関係を表す手段
領域 8	セクシュアリティ	性同一性，性機能，生殖
領域 9	コーピング/ストレス耐性	人間の出来事や経過に取り組むこと
領域 10	生活原理	行為，思考，態度の基礎となっており，真実であり固有の価値であると見なされている行動，習慣，慣例についての信条
領域 11	安全/防御	危険，身体損傷，免疫システムの障害がないこと，喪失からの保護，安全/安心の確保
領域 12	安楽	精神的，身体的，社会的な健康または安心の感覚
領域 13	成長/発達	体の大きさや器官系の年齢相応の増加，および発達指標の獲得

〔NANDA（2001）．看護診断：定義と分類 2001-2002．Philadelphia NANDA〕

NANDA分類法

　分類法とは1つの類別で，基準，原則，手順および規則を含む体系的分類の理論的研究である。第3回全国大会の初期の理論家たちやその後のNANDA分類委員会の業績によって，診断分類システムに概念的枠組みがつくられ始めた。この枠組みは「NANDA看護診断分類法Ⅰ」と名づけられた。その分類法は人間の反応の9つのパターンで構成されている。2000年に，NANDAは新しい分類法Ⅱを承認した。それは13領域，106クラス，155の診断を有する（NANDA, 2001）。

　表1-2は13領域とそれぞれの定義を示している。第2レベル，つまりクラスはアセスメント基準として有用である。第3レベル（診断概念）は臨床看護師には最も有用である看護診断ラベルである。専門用語は一貫性をもたせて，たとえば，〈栄養の変調〉は，〈栄養摂取消費バランス異常〉に変更された。1つの領域の例を以下に示す。

領域 4	活動/休息	
クラス 1	睡眠/休息	
診断概念	00095	不眠
	00096	睡眠剝奪

要約

　看護診断の分類システムの開発は，過去30年間継続されている。この間，「看護は実際に分類システムを必要としているのか」という当初の疑問は，「そのようなシステムを科学的に正しい方法でどのように開発できるのか」という疑問に変わってきた。ANAはNANDAをこの分類システムを開発するための公式の組織として認定した。いろいろな問題があるにもかかわらず，多くの素晴らしい臨床看護師，看護研究者，それ以外の看護の専門職者，組織機関などの協働によって，この発展途上の分類システムは次第に，看護のアートと科学の両面を反映してきている。

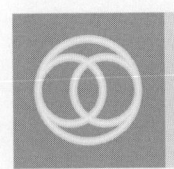

第3章　看護診断の種類と構成要素

看護診断の種類には，実在型，リスク型，可能性型，ウエルネス型，そしてシンドローム型がある。

実在型看護診断

実在型看護診断は，主要な診断指標が存在することで確認された状態を示す。この看護診断にはラベルと定義，診断指標，関連因子の4つの構成要素がある。

ラベル(診断名)
ラベルは診断の意味を伝える明瞭で簡潔な用語であること。

定義
定義は診断ラベルに明快さを加える。また，類似の診断とその診断とを区別する。

診断指標
実在型看護診断で，診断指標は臨床的な手がかり，その看護診断を示す一群(クラスター)の主観的・客観的症状や徴候によって示される。

診断指標は，今日，必須のものと副次的なものとに分けられている。

- **必須データ**：研究されていない診断では，少なくとも1つは診断の妥当性が存在しなければならない。研究されている診断では少なくとも1つは，分類の80～100%のもとに存在していなければならない。
- **副次的データ**：このような指標は，証拠となるが存在しないこともある。

第2部の看護診断は，指標を明らかにするための研究がなされているものとそうではないものがある。表1-3は〈防御的コーピング〉という診断名の研究によって明らかにされた診断指標の必須なものと副次的なものを示している(Norrisほか，1987)。

関連因子
実在型看護診断で，関連因子は健康状態の変調に影響する原因や寄与因子である。その因子は4つのカテゴリーに分類される。

- **病態生理因子(生物学的または心理学的)**：免疫能の低下や不十分な末梢循環などがその例である。
- **治療関連因子**：薬物治療，診断検査，手術，処置
- **状況因子**：環境，家庭，地域社会，施設，個人，生活経験，役割
- **発達因子**：子どもや高齢者など，年齢に関連した影響

リスク型・ハイリスク型看護診断

NANDAによって定義されているように，リスク型看護診断は，「ある個人・家族・地域社会が，同じ状況または類似の状況にある他者よりも疾患や問題を起こしやすい状態にあるという臨床判断」である。

可能性または危険性という概念は，臨床上実用的である。看護師の日課はハイリスク状態でない人々の問題を予防している。たとえば，術後のクラ

表1-3 〈防御的コーピング〉の診断指標の頻度得点

診断指標	
必須データ(80～100%)	
明白な問題・弱点の否定	88%
非難・責任の投影	87%
失敗を正当化する	86%
少しの批判に過敏に反応する	84%
副次的データ(50～79%)	
誇張	79%
他者に対する傲慢な態度	76%
人間関係の確立・維持が困難	74%
敵意のある笑いまたは嘲笑	71%
現実に対する認識の検証が困難	62%
処置や治療に従ったり関与することがない	56%

〔Norris, J. & Kunes-Connell, M. (1987). Self-esteem disturbance: A clinical validation study. In McLane, A. (ed.). *Classification of nursing diagnoses: Proceedings of the seventh NANDA national conference*. St. Louis: C.V.Mosby〕

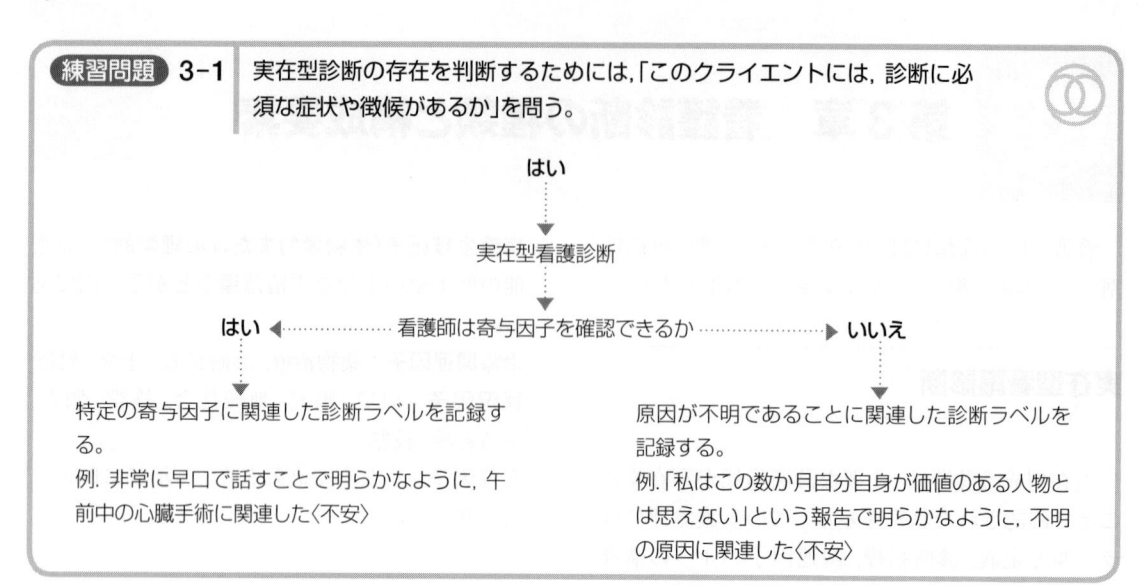

> **練習問題 3-1** 実在型診断の存在を判断するためには，「このクライエントには，診断に必須な症状や徴候があるか」を問う。
>
> ↓はい
>
> 実在型看護診断
>
> ↓
> はい ← 看護師は寄与因子を確認できるか → いいえ
>
> ↓ ↓
>
> 特定の寄与因子に関連した診断ラベルを記録する。
> 例．非常に早口で話すことで明らかなように，午前中の心臓手術に関連した〈不安〉
>
> 原因が不明であることに関連した診断ラベルを記録する。
> 例．「私はこの数か月自分自身が価値のある人物とは思えない」という報告で明らかなように，不明の原因に関連した〈不安〉

イエントはすべて，「切開に伴う防御壁の喪失に関連した〈感染リスク状態〉」にある。術後のクライエントに対するこの一般的な看護診断は存在することが予測されており，したがって，クライエントのケア計画に入れる必要はないが，病棟のケア基準の1つではある（第5章参照）。リスク状態の概念は，年齢や妊娠などの状態により損傷を受けやすい健康な人々にも非常に有用である。妊婦は損傷のハイリスク状態ではないが，妊娠後期にはリスク状態にある。

■ ラベル

リスク型看護診断では，健康状態に変調をきたしているクライエントを簡潔に表すには「～リスク状態」という表現がなされる。

■ 定義

実在型看護診断と同様，リスク型看護診断も，その定義が診断の意味を明確に表現している。

■ 危険因子

リスク型とハイリスク型の看護診断の危険因子は，クライエントや集団の「易損性（疾患や問題を起こしやすい状態）」を増大させる状況を示している。これらの因子は，いくぶん危険な状態にある同じ母集団の中からハイリスクのクライエントや集団を区別する。実在型の診断を裏づけるものは症状と徴候である（例．「仙骨の2 cm大の紅斑性の損傷による痛みに続発する可動性の障害に関連した〈皮膚統合性障害〉」）。それとは対照的に，ハイリスク型の診断を裏づけるものは危険因子である（例．「痛みによる可動性の障害に関連した〈皮膚統合性障害リスク状態〉」）。

■ 関連因子

リスク型看護診断の関連因子は，前述した危険因子と同様である。リスク型看護診断の表現の構成要素は，この章の後半で述べる。

可能性型看護診断

可能性型看護診断は，疑わしい問題を表した診断であり，データの追加が必要とされるものである。残念ながら多くの看護師が，仮説的なものを表すのを避けるように教育されてきた。科学的な意思決定において，仮説を立てることは弱点でも優柔不断のしるしでもなく，そのプロセスの本質的な部分である。必要な情報を収集し，分析して，健全な科学的な結論に到達するまで，判断を保留しなければならないこともある。医師は除外（R/O）と記述して仮のものであることを示す。看護師もデータ収集と評価が終了し，確定するか除外するまでは，仮としておく必要がある。NANDAが可能性型看護診断を取り入れていないのは，分類上の問題ではなく，すべてのNANDA承認の診断でまにあうからである。可能性型看護診断という用語を用いることによって，看護師は，確定診断を裏づけるデータはあるが，なお不十分であることがわかる。可能性型看護診断には次の2つの部分から

練習問題 3-2 リスク型診断の存在を判断するために,「このクライエントには,診断に必須の徴候や症状があるか」を問う。

```
                          いいえ
         はい ←──── 危険因子の確認 ────→ いいえ
          ↓                                ↓
     リスク型看護診断      はい ←── 問題があることが疑わしいのか ──→ いいえ
          ↓                  ↓                                  ↓
    危険因子に関連した診断ラベル   可能性の看護診断              この時点では問題がない
    に「～リスク状態」と記す。       ↓                             ↓
    例. 動けないことと疲労に関連し   さらにデータ収集するか除外        モニターする
    た〈皮膚統合性障害リスク状態〉     ↓
                              診断ラベルに「可能性」と記
                              す。例. 疲労と右手のIVに関
                              連した〈摂食セルフケア不足
                              の可能性〉
```

なる記述がある。
- 可能性型看護診断
- 看護師がその診断を疑うに至ったデータに「関連した」

たとえば,「多発性硬化症(MS)の増悪によって最近,役割責任を喪失したことに関連した〈自己概念混乱の可能性〉」。

ある看護師が可能性型看護診断と記録すれば,ほかの看護師はその仮の診断を裏づけたり,除外するためにより多くのデータをアセスメントするよう心がけるようになる。追加のデータを収集した後で,看護師は次の3つのうちのいずれかの行動をとる。
- 主要な症状や徴候を確認し,実在型の診断にする。
- 潜在的な危険因子の存在を確認し,リスク型の診断ラベルをつける。
- この時点で,診断(実在型またはリスク型)の存在を除外する。

ウエルネス型看護診断

NANDAによれば,ウエルネス型看護診断とは,「特定の健康状態から一層高いレベルの健康状態に向かう個人,集団,地域社会についての臨床判断である」。個人または集団についてウエルネス型看護診断(1992, p.84)をするためには,次の2つの手がかりが存在しなければならない。
- より高いレベルのウエルネス(健康)への希求
- 現在の有効な状態あるいは機能

ウエルネス型看護診断の診断記述は,ラベルのみを含む1つの部分からなる表現形式である。ウエルネス型看護診断のラベルは,個人や集団が望む高いレベルのウエルネスにつけられ,「～促進準備状態」で表現される(例.〈家族機能促進準備状態〉)。

ウエルネス型看護診断に関連因子はない。ウエルネス型の診断は,希望や能力があれば,より高いレベルの機能が可能であると思っているクライエントや集団に対してのみつけられる。

ウエルネス型看護診断の目標は,介入の方向性を示すものである。
- **看護診断**:家族機能促進準備状態
- **目標**:家族は以下のことができるようになる。
  - 1週間に5日間は一緒に食事をする。
  - 家族の決定に子どもを交える。
  - お互いのプライバシーを尊重していることを報告する。

Stolte(1996, p.9)は「ウエルネス型看護診断は,ウエルネスのパターンや健康な反応,クライエントの強みに焦点を当てたアセスメントデータから引き出された結論である」と述べている。介入は保健行動の獲得や発達課題の達成に焦点を当てる。

表1-4 機能的健康パターンに基づいた肯定的な機能のアセスメントの表現

機能的パターン	肯定的な機能のアセスメントの表現
1. 健康知覚-健康管理パターン	1. 肯定的な健康知覚　効果的な健康管理
2. 栄養-代謝パターン	2. 効果的な栄養-代謝パターン
3. 排泄パターン	3. 効果的な排泄パターン
4. 活動-運動パターン	4. 効果的な活動-運動パターン
5. 睡眠-休息パターン	5. 効果的な睡眠-休息パターン
6. 認知-知覚パターン	6. 肯定的な認知-知覚パターン
7. 自己知覚パターン	7. 肯定的な自己知覚パターン
8. 役割-関係パターン	8. 肯定的な役割-関係パターン
9. セクシュアリティ-生殖パターン	9. 肯定的なセクシュアリティ-生殖パターン
10. コーピング-ストレス耐性パターン	10. 効果的なコーピング-ストレス耐性パターン
11. 価値-信念パターン	11. 肯定的な価値-信念パターン

　1973年以来,多くの看護師は,NANDAのリストは変調あるいは機能不全が主でウエルネスをほとんど強調していないと懸念している(Gleitほか,1981；Popkess-Vawter, 1984；Stolte, 1996)。健康なクライエントを対象にして業務を行っている看護師は大勢いる。たとえば,子どもをもったばかりの親や児童・生徒や大学生の保健サービス,健康な乳児クリニックなどの看護師である。看護師は病人を対象にしても,ストレス管理,運動プログラム,栄養カウンセリングなどの介入を通して,最善の健康を追い求めることへの援助も行っている。

　強みは患者が回復し,ストレッサーに対処し,元の健康な状態,あるいはできるだけ入院や病気や手術する前に近い状態に回復する助けとなる属性または因子である(Carpenito-Moyet, 2007, P84)。強みの例を次に示す。

- 肯定的な支援システム
- 高い動機付け
- 経済的な安定
- 意識清明,記憶力のよさ

　強みはウエルネス型の診断とは異なる。表1-4は,11の機能的健康パターンの肯定的側面をあげたものである。看護師とクライエントが機能的健康パターンにおいて望ましい機能であると判断した場合,その結論はアセスメントの結論であって,それ自体は看護診断ではない。看護師は,これらのデータをクライエントが機能のより高いレベルに達するよう援助するために活用する。また,変調のある機能あるいは変調のリスクのある機能への介入計画の作成に使用する。

　入院時のアセスメントツールに,肯定的な機能のアセスメントの記述を各機能的健康パターンの下に組み込むことができる。睡眠-休息パターンの例を示した。

```
睡眠-休息パターン
 習慣：8時間/夜＿＿＿〈8時間 ×　〉
    8時間＿＿＿午前仮眠＿＿＿午後仮眠
    睡眠後休息感　×　ある＿＿＿なし
 問題：　×　なし＿＿＿早起き＿＿＿
   不眠＿＿＿悪夢
   ☒効果的な睡眠休息パターン
```

シンドローム型看護診断

　シンドローム型看護診断は,看護診断の中では興味深いものである。この診断は,ある出来事や状況に関連した,予測される実在型看護診断もしくはハイリスク型看護診断の1つのクラスターを構成する。たとえば,Carlson-Catalino (1998)は24の看護診断を確認するために,虐待後急性期にある被虐待女性について探索的質的研究を使用した。この研究により,被虐待女性シンドロームの診断が裏づけられた。医学の場合,シンドロームは症状や徴候であって,診断ではない。

　看護師がシンドローム型診断を開発するには,慎重を要する。さらに,クライエントと看護師の相互作用の必要性を示すほかの看護診断を決定するためにクライエントと対話しなければならない。シ

> **練習問題 3-3** クライエントをアセスメントし，機能の問題がないことを調べる場合，「その人あるいは集団は，問題のハイリスク状態か」を問う。
>
> 完全な機能的な健康スクリーニングアセスメント
>
> 効果的/肯定的 ◀……効果的あるいは非効果的なパターンの確認……▶ 非効果的
>
> クライエントか集団が易感染性の機能的パターンにあるか　　はい，ケア施設に入所中　　焦点アセスメントを完了させる
>
> 「〜リスク状態」という表現を用いて特定の看護診断を使用。たとえば：服薬物と食事療法に続発する，食欲不振に関連した〈栄養摂取消費バランス異常リスク状態〉
>
> いいえ
> クライエントまたは集団が機能的パターンにおいてより最善に機能するために取り組むことを望んでいるか　　はい　　ウエルネス型看護診断を使用。例.〈栄養促進準備状態〉あるいは〈健康探求行動：栄養の強化〉

ンドローム型診断の臨床的な利点は，卓越した看護アセスメントと介入が必要な，複雑な臨床状態に看護師の目を向けさせる点である（McCourt, 1991）。

シンドローム型看護診断の記述は，一般的には1つの部分で構成され，診断ラベルに要因あるいは寄与因子を含んでいる（例.レイプ−心的外傷シンドローム）。NANDA看護診断には5つのシンドローム型診断がある。レイプ−心的外傷シンドローム，不使用性シンドローム，心的外傷後シンドローム，移転ストレスシンドローム，状況環境解釈障害性シンドロームである。これらのシンドローム型診断は，徴候や症状のクラスターであって，これらのいくつかのシンドローム型診断は，看護診断のクラスターには沿っていないが，徴候と症状のクラスターを有している。

たとえば，レイプ−心的外傷シンドロームは，下記の看護診断に再構成される。

- 不安
- 不眠
- 恐怖
- 非効果的セクシュアリティパターン
- 悲嘆
- 疼痛

不使用性シンドロームは次の看護診断クラスターを有する。

- 便秘リスク状態
- 呼吸機能障害リスク状態
- 感染リスク状態
- 血栓症リスク状態
- 活動耐性低下リスク状態
- 身体損傷リスク状態
- 身体可動性障害
- 思考過程混乱リスク状態
- ボディイメージ混乱リスク状態
- 無力リスク状態
- 組織統合性障害リスク状態

NANDA非承認の診断

看護師がNANDA承認の診断のみを使用すべきかどうかの問題は，議論の火花を散らし続けている。NANDA承認の診断のみを使用するよう指定している施設や看護学校もあるが，これらの拘束を支持しない所もある。

Alfaro（1990），Gordon（1990），Carpenito（1990）など，NANDA非承認の看護診断の使用を奨励している著者もいる。施設や看護学校は，NANDA承認の看護診断と同様に，施設や学校によって使用を承認されている診断も含めた診断リストを所有してよいのではないか。このようなリス

表1-5 診断表現の種類

1つの部分からなる表現
- ウエルネス型看護診断
  例.〈ペアレンティング促進準備状態〉
    〈栄養促進準備状態〉
- シンドローム型看護診断
  例.〈不使用性シンドローム〉
    〈レイプ-心的外傷シンドローム〉

2つの部分からなる表現
- リスク型看護診断
  例. 危険についての認識の欠如に関連した〈身体損傷リスク状態〉
- 可能性型看護診断
  例. 術後の孤立行動についての夫の報告に関連した〈ボディイメージ混乱の可能性〉

3つの部分からなる表現
- 実在型看護診断
  例. 2cm大の仙骨創によって示されるように、骨盤骨折に続発する持続性の身体可動性障害に関連した〈皮膚統合性障害〉

トがあれば，看護師はよく理解できない，混乱する可能性のあるラベルを使用せずにすむ。

看護師や教職員あるいは学生は，NANDA非承認の看護診断を，さらに臨床で展開させるため，施設や学校のリストに含めるよう提案することができる（もちろん，提出される診断はすべて，適切な構成要素：定義，診断指標，あるいは危険因子を含んでいなければならない）。看護診断提案のガイドラインについては，付録A（p.833）を参照。NANDA非承認の診断を施設や学校のリストに入れることは，用語の混乱を避ける一方で，系統的で，科学的な看護診断の開発を促進することになる。

診断表現の種類

クライエントや集団の健康状態を表す診断は，1つ，2つまたは3つの部分からなる。1つの部分からなる表現は，ウエルネス型とシンドローム型の看護診断のように，診断ラベルだけからなる。2つの部分からなる表現は，可能性型とリスク型の看護診断のように，診断ラベルと健康状態の変化に寄与しているか，寄与するであろう因子からなる。実在型看護診断を説明する場合は3つの部分からなる表現で，診断ラベル，寄与因子，診断の症状と徴候が含まれる。表1-5は，診断表現の種類を示したものである。

診断表現のしかた

3つの部分からなる診断表現は，次の要素を含む（次頁上の図参照）。

「～に関連した」という表現は，第2（寄与因子）と第3（症状と徴候）の部分からなる診断表現において，表現の第1（診断ラベル）と第2（寄与因子）の部分の関係性を示している。

診断表現の第2の部分を特定すればするほど，介入もまた特定される。たとえば，〈ノンコンプライアンス〉という診断がそれ自体で述べられるときには，普通，クライエントが協力しないという否定的な意味になる。看護師がそのノンコンプライアンスをある因子に関連づけると，この診断は，まさに違った意味になる。たとえば，

- ノンコンプライアンス：「私は血圧の薬を中止した」という言葉に示されるように，薬の副作用（性欲の減退，倦怠感）に関連した〈ノンコンプライアンス〉
- ノンコンプライアンス：「忙しいときは診察の予約を守れない」という言葉に示されるように，週1回の血圧測定の必要性を理解できていないことに関連した〈ノンコンプライアンス〉

原因不明

看護診断の診断指標は存在するが，原因や寄与

徴候	原因	問題
〜によって明らかなように	〜に関連した	
症状と徴候	寄与因子	診断ラベル

因子が不明な場合は，その表現は「原因不明」というフレーズを含み，次のように記述される。

- 恐怖：早口で話したり，足早に歩いたり，「私は悩んでいる」という言葉に示されるように，不明な原因に関連した〈恐怖〉

「不明な原因」という用語を使用することは，看護師に，現在の問題に介入しながら同時に寄与因子をアセスメントすることへ注意を向けさせることになる。

ある因子が存在する，あるいはある因子と看護診断との間に関係があるのではないか，という疑問が看護師に生じたならば，「可能性」という用語が使用される。例．「夫婦関係の不一致の可能性に関連した〈不安〉」。

「〜に関連した」という句（フレーズ）を使用する必要性のない例外は，シンドローム型看護診断で〈レイプ-心的外傷シンドローム〉と〈不使用性シンドローム〉である。さらに多くの具体的な診断を開発するにつれて，看護師は「〜に関連した」という表現を使用する必要がなくなるかもしれない。そして将来，多くの看護診断は〈機能性尿失禁〉や〈死の不安〉など単一の部分からなる表現になる可能性もある。

■ 診断表現上の誤りの防止

ほかの技術と同じように，診断名を書くには，知識と練習が必要である。診断の表現の正確さと有用性を高めるために（さらには，看護師のフラストレーションを緩和するために），一般的な誤りは避けなければならない。看護診断は，次のことに対して新しい用語を使っていない。

- 医学診断：例．糖尿病
- 病理学：例．脳組織の酸素付加の低下
- 治療や用具：例．栄養管
- 薬物治療の副作用
- 診断検査：例．心臓カテーテル
- 状況：例．妊娠中，臨死

看護診断の記述は，次の観点で書かれるべきではない。

- 手がかり：例．泣く，ヘモグロビン値
- 推論：例．呼吸困難
- 目標：例．自力で人工肛門のケアを行う。
- クライエントのニーズ：例．移動時に歩くことの必要性，恐怖を表出する必要性
- 看護ニーズ：例．包帯交換，血圧のチェック

次のような，法的に勧められない記述，または価値判断を含む記述は避ける。

- 夫に頻繁に叩かれることに関連した〈恐怖〉
- 姑からの嫁に対する継続的ないびりに関連した〈家族コーピング無力化〉
- 母親の低い知的能力に関連した〈ペアレンティング障害リスク状態〉

看護診断は医学診断と直接関連づけてはならない。たとえば，「多発性硬化症に関連した〈自己概念混乱〉」，または「心筋梗塞に関連した〈不安〉」といったように。医学診断を使用することで看護診断を明確にできる場合，次のように，「〜に続発する（伴う）」という表現形式を用いる。

「母親が毎日私の家に通って来る」，「私は，もはや私の家の責任者であることはできない」などの言葉で示されるように，多発性硬化症に続発する役割責任の喪失に関連した〈自己概念混乱〉

要約

表面的には，看護診断は専門的な看護の問題に対して便利で，簡単な解決法にみえる。このような印象があるため，多くの看護師が看護診断を使用するようになったが，いまだに診断を看護実践に取り入れていない看護師も多い。看護診断を看護実践に取り入れることは，集団で行うことでもあり，また個人でも行うことである。集団としては，看護専門職は看護診断の構造を開発し，特定の診断を確認し，改良し続けている。個人としては，看

> **練習問題 3-4** 次の診断の表現を調べ，それが正しく記述されているか否かを確認しなさい。
>
> ① AIDS に関連した〈不安〉
> ② 泣いていること，睡眠できないというエピソードに関連した〈慢性悲哀〉
> ③ 高血圧に続発するめまいに関連した〈身体損傷リスク状態〉
> ④ 子どもが頻回に泣き叫ぶことに関連した〈ペアレンティング障害〉
> ⑤ 腸運動が1週間に1回であるとの報告に関連した〈便秘リスク状態〉

護師は診断の根拠と確認，また関連する倫理的問題に苦闘している。集団的にも，個人的にも，これらの苦闘は続いていくであろう。

練習問題 3-4 の解答

1▶ 間違い：AIDSの関連因子は，介入が必要であることを伝えるものではない。この場合，AIDSが新しい診断なのか，その病気が悪化したのか，を問う。

2▶ 間違い：泣くことや睡眠ができないことはある問題の症状や徴候であって，関連因子ではない。正しい表現は，「泣くことや睡眠ができないことによって明らかなように，多発性硬化症による喪失が継続することに関連した〈慢性悲哀〉」である。

3▶ 正しい

4▶ 間違い：子どもが頻回に泣き叫ぶことは問題の徴候であって，関連因子ではない。正しい表現は，「子どもが頻回に泣くことによって明らかなように，不明の原因に関連した〈ペアレンティング障害〉」である。

5▶ 間違い：週ごとの腸の運動は便秘の徴候であって，リスク型診断の関連因子ではない。正しい表現は，「週1回の腸の運動によって示される，不明の原因に関連した〈便秘〉」である。

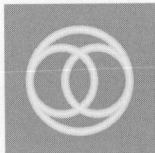

第4章 看護診断：何が看護診断であり，何が看護診断ではないのか

第2章で述べたように，看護診断についてのNANDAの公式の定義は，次の通りである。「看護診断は，顕在的・潜在的な健康問題・生活過程に対する個人，家族，地域の反応についての臨床判断である。看護診断によって，看護師は責務を有する成果を達成するための看護介入を選択する根拠が得られる」(NANDA, 1990)。しかし，看護介入を必要としている他の臨床状況（看護診断によってカバーされていない状況）はどうなるのか。そのような状況は，看護実践のどの領域で起こりやすいのか。

看護診断や介入と一緒に，看護実践も，看護以外の医療専門分野と協調的な関係がある場合が多い。そのような協調によって，看護師は，追加の介入を看護ケア計画に付け加えることがよくある。どのような協調関係にもみられるように，機能と活動は重なり合うことがある。

1983年に，Carpenitoは専門看護師の臨床的な焦点を表す実践モデルを紹介した。この二重焦点臨床実践モデルは，看護師が介入する2つの臨床状況を明らかにしている。1つは，看護師が主なケア提供者として介入する状況，そしてもう1つは，看護以外の専門領域と協調して介入する状況である。このモデルは，看護実践の焦点を設定するばかりでなく，看護と他の医療専門分野とを区別する上で役立つ。

看護の知識は，生物学，医学，薬学，心理学，栄養学，そして理学療法学を含む多様な科学領域から引き出されたものである。看護とそれ以外の専門分野との違いは，他の学問領域に比べて，看護の焦点がかなり奥深いというところにある。

図1-2は他の専門職者と比較した知識の多様性を示している。確かに，栄養士は栄養の領域において，薬剤師は治療的な薬学の領域において，看護師よりも専門的である。しかし，どの看護師も，栄養や薬学の知識を用いてクライエントとかかわっており，ほとんどの臨床状況では，それで十分である（看護師の知識が，ある状況や看護実践に不十分である場合には，適宜専門家の助言を求めている）。

看護以外の学問領域は，看護ほど知識的基盤が広くない。また，これまで看護の代わりに他の学問領域の人たちを代用しようとすると，コストがかかり最終的には成功しなかった。したがって，看護実践で使えるモデルはどのようなものでも，看護師が介入する多様な状況を含んでいる必要があり，さらに看護以外の専門家が対処する必要のある看護における状況も，明らかにしなければならない。これらの状況は次の5つのカテゴリーに分類される。

①病態生理的（心筋梗塞，境界型人格障害，火傷）
②治療関連的（抗凝固薬，透析，動脈造影法）
③個人的（死，離婚，転居）
④環境的（人員過剰な学校，手すりのない階段，げっ歯類の動物）
⑤発達的（仲間のプレッシャー，親子関係，加齢）

看護は，状況に対するクライエントや集団の反応に関して指示を出し対処する。

図1-3に示したように，二重焦点臨床実践モデルは，クライエントや集団の反応を看護診断または共同問題のどちらかに分類している。看護診断と共同問題は，看護師が扱う反応の範囲を規定する。

看護実践のあらゆる面に看護診断を当てはめようとすることは，看護診断の誤用をもたらす可能性がある。

共同問題として状況を分類することによって，そのような問題を最小限にすることができ，さらに看護実践の範囲を明確にできる。

二重焦点臨床実践モデルの主な仮定は次のとおりである。

●クライエント
- 個人や集団，地域社会に注意を向ける。
- 自己治癒力をもっている。
- たえず環境と相互に関係している。
- 個人の優先順位に応じて意思決定している。
- バランスをとりながら，全体的に1つにまとまっている。
- 個々の価値観や尊厳を有している。
- 自分の健康についてはエキスパートである。

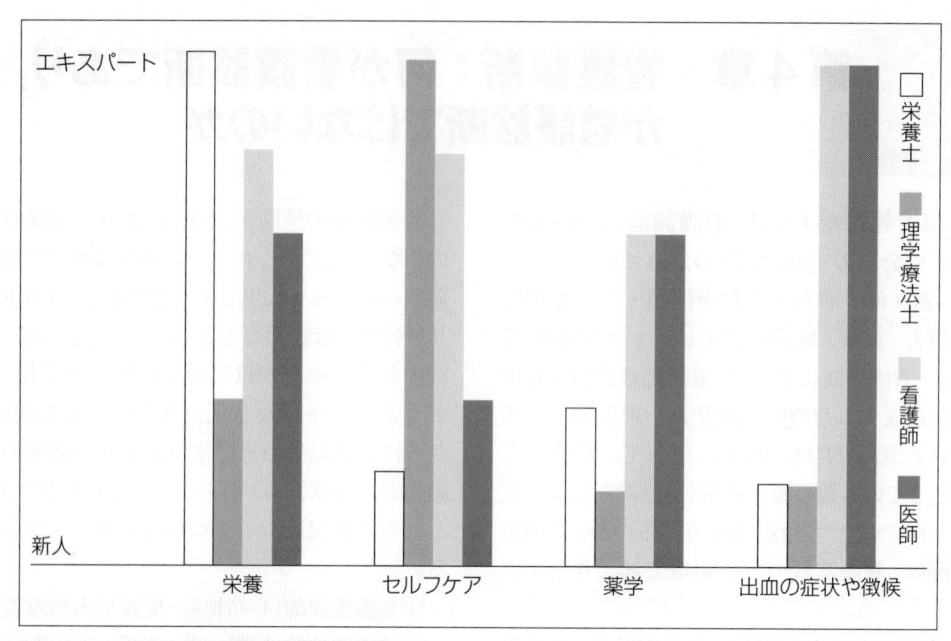

図1-2　専門職別の知識の種類の比較

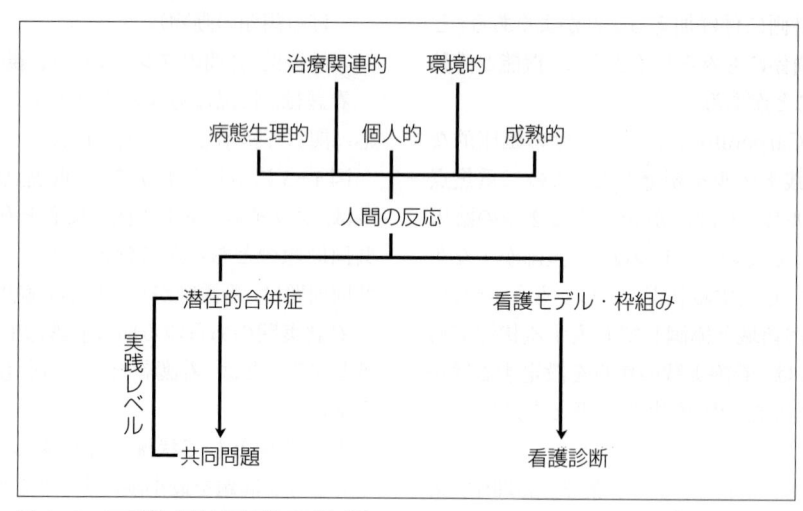

図1-3　二重焦点臨床実践モデル(© 1985, Lynda Juall Carpenito)

◉**健康**
- 流動的で，絶えず変化するものである。
- クライエントによって規定される。
- 最適なウエルビーイングを表現したものである。
- クライエントの責任である。

◉**環境**
- クライエントに影響をもたらす，あるいはクライエントによって影響される外的因子，状況，人のことである。
- 物理的・生態学的状況やライフイベント，治療法も含む。

◉**看護**
- 健康を改善，回復，維持するために，あるいは平和な死に到達するために援助が必要な場合に，クライエントが入手するもの(Hendersonほか，1960)。
- 自己治癒の意思決定や実践に責任を負っていることをクライエントに確信させる。
- 機能低下をもたらす，あるいはもたらす可能

状況：	心筋梗塞後の律動異常で入院した人	心筋梗塞後の正常な洞リズムで入院した人
	↓	↓
診断：	PC：律動異常	PC：律動異常
	↓	
看護の焦点：	律動異常の状態を継続的に観察し，症状発現を管理する	発症を継続的に観察し，必要時に症状発現を管理する

図1-4　共同問題の種類の例

性のある環境的要因を軽減したり，取り除いたりする。

共同問題の理解

Carpenito（1999）は次のように定義している。「共同問題は，看護師が病態の発生や変化を知るために観察するある特定の生理学的な合併症である。看護師はその合併症の出現を最小限にするため，医師が指示した介入法や看護師が指示した介入法を用いて共同問題を管理する」。

「ある特定の」という表現は，すべての生理学的合併症が共同問題ではないことを示している。看護師が合併症の発生を予防したり，主要なケアを行うことができるなら，その診断は看護診断である。以下にその違いを例示する。

看護師が予防できる	看護診断
褥瘡	皮膚統合性障害リスク状態
血栓性静脈炎	末梢血管組織循環障害リスク状態
不動性の合併症	不使用性シンドローム
誤嚥	誤嚥リスク状態
看護師が治療できる	**看護診断**
1〜2度の褥瘡	皮膚統合性障害
嚥下障害	嚥下困難
無効な咳	非効果的気道浄化
看護師が予防できない	**共同問題**
発作	発作
出血	出血

医学診断と違って，看護診断は発症を診断し，状態の変化を管理する責任を，看護師が第一義的に有している状況を示す。看護のかかわりを必要としない状況になれば，クライエントは看護ケアから離れる。

共同問題の場合，看護は生理学的な合併症の発現や状態を観察し，さらに医師が処方した介入や看護が指示した看護介入によってもたらされた変化に焦点を当てる。看護師は，共同問題と看護診断の双方に対して独自の意思決定をする。しかし，看護診断に対して看護は望ましい結果に到達するために確実的な治療を指示し，共同問題に対しては看護と医学の両面からの確実的な治療が指示される，という違いはある。

たとえ出血を予防できなくても，早期発見することによって大出血を防ぐことはできる。看護師は尿出血や尿量の減少などの身体的な問題を早期に見つけることができる。

共同問題の診断表現

共同問題は，診断ラベル「潜在的合併症（またはPC）」という表記から始まる。たとえば，以下のとおりである。

- 「潜在的合併症：腎不全」
- 「潜在的合併症：消化性潰瘍」
- 「潜在的合併症：喘息」

このラベルは，共同問題に対する看護の焦点が，ある特定の生理学的因子や事象の重症度を軽減することにある，ということを示している。看護師は「潜在的合併症：高血圧」という診断を問題リストかケア計画上で目にすれば，このクライエントが高血圧であるか，高血圧のハイリスク状態であるこ

とがわかる。どちらの場合であっても，看護師はその共同問題の状態に関する報告を受け，そのクライエントの血圧に関する基本的なデータを得ようとする。クライエントが実際に高血圧であるのか，単にその危険性があるだけかを判断するために，その用語を変更することは必要ないし，現実的ではない。というのは，ほとんどのクライエントは血圧が変動しているからである。図1-4はこの違いを示している。

看護師が1群の合併症を管理している場合，共同問題は以下のように一緒に記録する。
- 「潜在的合併症：循環器」
- 「ペースメーカー挿入の潜在的合併症」

看護師は，特定の原因を示すため共同問題を以下のように表現することもできる。
- 「潜在的合併症：長期間の抗生物質療法に関連した高血糖」

しかし，ほとんどの場合，そのようにつなげて表記する必要はない。

共同問題を表記する場合，看護師は「潜在的合併症」という言葉が抜けていないことを確認しなければならない。この言葉は，その治療には看護師が指示した介入が必要とされることを示している。その言葉がないと，共同問題は医学診断と間違えられる可能性がある。その場合，看護のかかわりは，病気の診断と治療に第一義的責任を有する専門分野である医学より下位に位置づけられることになる。

看護診断と共同問題の相違

看護診断と共同問題はどちらも，看護過程の全段階アセスメント，診断，計画，実施，評価を含む。しかし，両者は看護師からのアプローチが異なる。

■ アセスメントと診断

看護診断の場合，アセスメントで実在型看護診断の症状と徴候の存在やリスク型看護診断の危険因子を確認するためデータを収集する。共同問題のアセスメントは生理学的に安定しているか，不安定になる危険性があるかを判断することに焦点を当てる。看護師は，クライエントが合併症にかかりやすくなる状況にある，あるいはクライエントがすでに合併症にかかっているという場合，共同問題の診断をする（図1-5）。

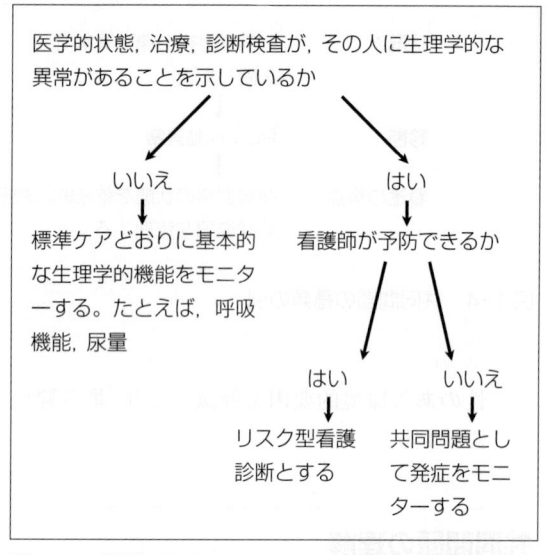

図1-5 選別のためのアセスメント

共同問題は，特定の病態や治療に関連して発生する，あるいは発生する可能性のある問題である。たとえば，腹部の術後のクライエントは，出血，尿閉などの問題を引き起こす危険性がある。このような問題に対するクライエント特有の危険性をアセスメントするために，また罹患や死亡を防ぐために早期に問題を確認するために，専門的な看護知識が必要とされる。

医学診断は看護師には有用な問題表現ではない。たとえば，糖尿病という医学診断は問題に焦点を当てていない。その代わり低血糖や高血糖が使用される。時には，医学診断と共同問題は発作や高カリウム血症のように同じ用語が用いられる。最も重要なことは看護師はその状態をモニター（予防ならびに早期発見）できるか？ということである。看護師は糖尿病ではなく，高血糖あるいは低血糖をモニターする。

個々のクライエントはユニークな存在であるため，看護診断を確認することは共同問題を確認することよりも難しい。しかし，このことは看護診断のほうがより重要である，ということを意味するものではない。重要性は個々のクライエントによって決まる。

■ 目標

看護診断と共同問題は，期待される結果に対する意味合いが異なる。BulechekとMcCloskey

> **練習問題 4-1** 次のケア計画を読みなさい。
>
> 次のケア計画を読みなさい。
> 手術中の水分喪失と術後の出血の可能性に関連した〈体液量不足リスク状態〉
> 目標：クライエントは血圧，脈拍が正常範囲内で，出血もみられない。
> 介入：
> ①静脈注射による水分補給を継続的に観察する。
> ②1時間ごとにバイタルサインをはかる。
> ③出血の量を見るためドレッシングを調べる。
> ④1時間ごとに排尿量を調べる。
> ⑤必要に応じて変化を医師に知らせる。
> 　このクライエントをケアしている間に，排尿量が増え，心拍数が上がった。どうすればよいか。(解答は章末を参照)

(1985)は，目標を「看護介入を選択するための指導基準であり，看護介入を評価するための基準」としている。彼らはさらに次のように述べている。診断とケア計画との間には容易に確認できる論理的な結びつきが必要であり，処方された活動によって，クライエントが明確にされた「期待される結果」を満たすことができなければならない。したがって，目標と看護介入は，看護師が取り扱う共同問題から看護診断を区別するために重要である。

クライエントの目標は，共同問題には不適切である。共同問題の目標は，看護師が看護介入の有効性や適切性を評価できないものである。共同問題は看護目標を有する。たとえば，

PC：低血糖

看護目標：看護師はクライエントの低血糖の初期の徴候や症状をモニターし，状態が安定するように共同で介入する。

　指標：空腹時血糖　70〜110 mg/dL
　　　意識清明，見当識あり

　　指標はモニタリングの基準として使用される。

■ 看護介入

看護介入は2つの種類，すなわち看護師が処方するものと，医師が処方するもの(医師から委任されるもの)とに分類される。この種類に関係なく，看護師にはこれらを適切に実施する法的な責務があるので，すべての看護介入は鋭い看護判断を必要とする。

看護診断と共同問題のどちらに対しても，看護師は看護介入に関しては独自に決定する。しかし，これらの決定の特質は異なる。看護診断に対しては，看護師は目標に到達するための主要な治療を独自に処方する。共同問題に対しては，看護師は医師に相談し，医師が処方した看護介入ならびに看護師が処方した介入を実施する。

基本的治療法 primary treatment とは，目標達成のために最も効果的な介入法である。しかし，基本的治療法は診断された状態を治療するための唯一の介入ではない。たとえば，切開創の痛みに関連した〈身体可動性障害〉という看護診断のクライエントには，次の介入が含まれる。

- 動作や歩行の必要性を説明する。
- 咳や深呼吸をしたり，起き上がったり，向きを変えたりする前に，どうやって切開創を保護するかを教える。
- 「鎮痛薬が必要であれば投与する」とされている場合，痛みが出てきたときにはすぐ薬を要求するようクライエントに説明する。
- 痛みの緩和が十分であるかを評価して，不十分であれば医師に連絡して，処方量を増やしたり，与薬間隔を短くする。
- クライエントの安楽のレベルが最も高いときに，活動，入浴，歩行を計画する。
- 歩行の目標をクライエントと話し合い，設定する。

このような介入はすべて看護師が処方する。このクライエントに対して医師が処方するのは，デメロール75 mgの4時間おきの筋肉内注射である。この薬物療法は，クライエントの術後の痛みを管理するのに重要であるが，それ自体は基本的な治療法ではない。

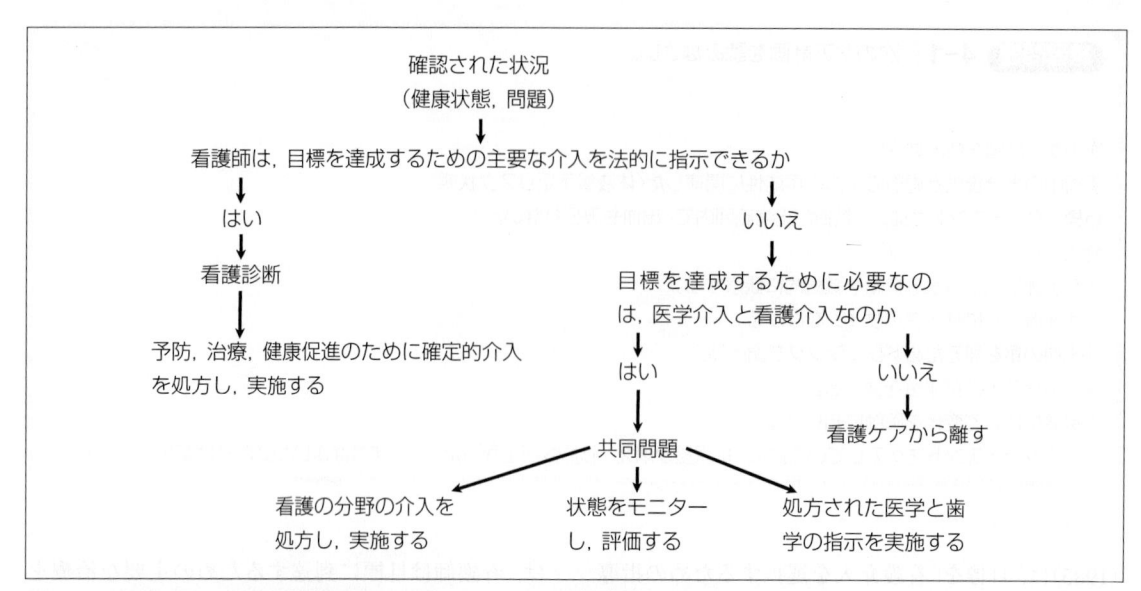

```
                    確認された状況
                   (健康状態, 問題)
                         ↓
    看護師は, 目標を達成するための主要な介入を法的に指示できるか
         ↓                                    ↓
        はい                                  いいえ
         ↓                                    ↓
       看護診断                    目標を達成するために必要なの
         ↓                        は, 医学介入と看護介入なのか
  予防, 治療, 健康促進のために確定的介入       ↓              ↓
  を処方し, 実施する                       はい            いいえ
                              ↓              ↓
                           共同問題        看護ケアから離す
              ↙              ↓              ↘
   看護の分野の介入を    状態をモニター   処方された医学と歯
   処方し, 実施する     し, 評価する     学の指示を実施する
```

図1-6 看護診断と共同問題の相違(© 1990, Lynda Juall Carpenito)

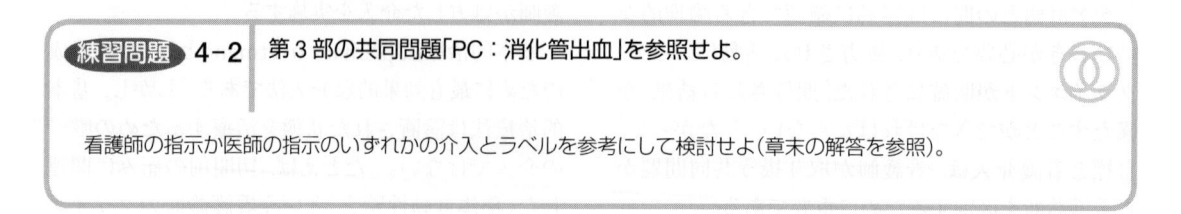

練習問題 4-2　第3部の共同問題「PC：消化管出血」を参照せよ。

看護師の指示か医師の指示のいずれかの介入とラベルを参考にして検討せよ(章末の解答を参照)。

看護診断と共同問題との違いを図1-6に示す。

モニタリングと予防

モニタリングは介入とみなしてよいのか。介入は患者の状態を回復させ, 問題を予防するために行われる。モニタリングの概念には, 必要データを継続的に収集することという意味が含まれている。つまり, クライエントの状況が変化したか(良くなった, 悪化した, 改善しなかった, あるいは正常範囲内を維持している)を評価するためのデータを得ることである。モニタリングはクライエントの健康状態を改善したり, 問題を予防したりはしない。むしろ, 介入が必要なのか, また, どのような介入が必要かを決定するのに必要な情報を提供する。モニタリングは問題を探ることであり, すべての看護診断と共同問題に関連している。

- 実在型看護診断に対して：クライエントの回復の状態をみる。
- リスク型看護診断に対して：クライエントの問題の徴候をみる。
- ウエルネス型看護診断に対して：生活様式の変化にクライエントがかかわっているかをみる。
- 共同問題に対して：問題の発生または存在する問題の状態の変化をみる。

モニタリングは介入ではなく, 活動そのものである。便宜上, 第2部と第3部では, モニタリングを診断のための介入に含めている。

予防と問題の発見

看護師は, ある種の生理学的な合併症, たとえば褥瘡や侵襲的な挿入管からの感染などは予防することができる。予防は問題を明らかにすることとは違う。看護師は出血や発作を予防しないが, そのかわり, モニターをして合併症が重症になることを予防したり, あるいは死に至ることさえも予防する。医師は, 看護の知識や継続的な観察, 判断なしには共同問題を処理することはできない。共同問題に対して, 看護師はモニタリングに加えて, 体位の変換, クライエントへの指導, 特定のプロトコールなどの指示を行う。

練習問題 4-3

事例1
スミス氏は35歳の男性で，自動車事故による脳振盪の可能性があるため入院した。医師の指示は，清澄流動食と1時間ごとの神経学的アセスメントである。入院時の看護師のフローチャートには次のように記されていた。
- 見当識があり，覚醒している。
- 瞳孔は6 mm，均等で，光に反応する。
- 血圧は120／72，脈拍84，呼吸20，体温37.2℃

2時間後の看護師の経過記録は次のとおりである。
- 吐き気
- 不穏状態
- 瞳孔は6 mm，均等，光への反応は鈍い。
- 血圧140／60，脈拍65，呼吸12，体温37.2℃

問題：頭蓋内圧(ICP)亢進の可能性
ここで，基準となる質問をする。
- 問1：看護師はクライエントの目標を達成するために主要な介入を処方することが法的に可能か（目標が頭蓋内圧亢進の改善である場合）。
- 問2：目標を達成するためには，医学的介入と看護介入が必要とされるか（解答は次ページを参照）。

事例2
グリーン氏は45歳の男性で，胆嚢切除術を受けた（手術後10日目）。切開創は治癒しておらず，継続的に排膿している。看護ケアは次のとおりである。
- 8時間ごとに切開創とその周辺を綿密に観察し，清潔にする。
- 排液を入れるための小孔用と排液用のパウチを当てて，皮膚を保護する。
- 治癒を促進するために，最善の栄養と水分補給を促進する。

問題：周辺皮膚のびらんの危険性
ここで，基準となる質問をする。
- 問：看護師は目標を達成するために確定的な介入を指示することが法的に可能であるか（目標が周辺組織の無傷の維持である場合）。（解答は次ページを参照）

評価

看護師は，クライエントの状態と経過を，それぞれ共同問題と看護診断に区別して評価する。看護診断を評価するとき，看護師は，
- クライエントの状態をアセスメントする。
- 反応を目標に照らす。
- クライエントが目標の達成に向かっているかどうかを判断する。

クライエントは次のような目標を有する。たとえば，
- 6月18日までに助けを借りながら80 m歩く。

今日（6月16日），クライエントは助けを借りながら60 mほど歩いた。

その結果，看護師はクライエントが6月18日までには目標を達成するまでに回復すると判断した。

看護師は，この評価を経過記録かフローチャート上に記録することができる。それに反して，共同問題を評価するために，看護師は，
- 特定のデータを収集する。
- データを確立された基準に照らす。
- データが許容範囲内であるかどうかを判断する。

たとえば，クライエントには次のような看護目標を有する。

看護師は肺炎の徴候や症状を早期に発見し，クライエントの状態を安定させるための介入を共同で行う。
- **指標**：呼吸は1分間に16〜20，呼吸音は平静，副雑音はない。
  酸素飽和度（パルスオキシメトリー）＞95
  今日の臨床データは，呼吸18，呼吸音は平静，副雑音はなく，パルスオキシメトリー

は 98。

　　その結果，クライエントは安定していると看護師は判断した。

看護師は，その所見が意味のあるものであれば，経過記録かフローチャート上に共同問題のためのアセスメントデータを記録する。看護師は，共同問題が改善したのかあるいは悪化したのか，安定しているのか変化しないのかを評価する。さらに，処置中に変化が生じたならば，医師に知らせる。

したがって，看護診断の評価は，クライエントが目標達成に向かっているのかに焦点を当てるが，共同問題の評価は，確立された基準に照らしたクライエントの状態に焦点を当てている。評価については，第5章で詳細に述べる。

要約

WallaceとIvey（1989）によれば，「どの看護診断が最も有効であるかを理解し，また共同問題という用語が最もよく適用される状況を理解することは，看護師が注意を払わなければならない大量のデータを分類するうえで役立つ」。二重焦点臨床実践モデルはこの理解を促すためのものである。二重焦点臨床実践モデルは，他の保健医療専門職に対する看護の独自性（専門性）を明確に区別するとともに，看護師に臨床看護の焦点の論理的な根拠を提供するものである。

練習問題の解答

4-1▶ 必要な介入は医師の治療であるので，⑤医師を呼ぶこと。看護師は必要な治療を指示しないので，この状況は看護診断ではない。共同問題として「潜在的合併症：出血」と記述したほうがよい。目標は「看護師は状態の変化をモニターし，管理する」ことである。

4-2▶ 11の介入のうち，最初の5つは看護師による指示であり，後の6つは医師による指示である。医師による指示のものもあるが，11すべての介入が看護介入である。

4-3▶
事例1
問1. いいえ，看護師は頭蓋内圧亢進を治療したり，予防することは絶対にしない。看護師は確定的な治療については医師と協働する。
問2. はい，医学的介入と看護介入が必要である。

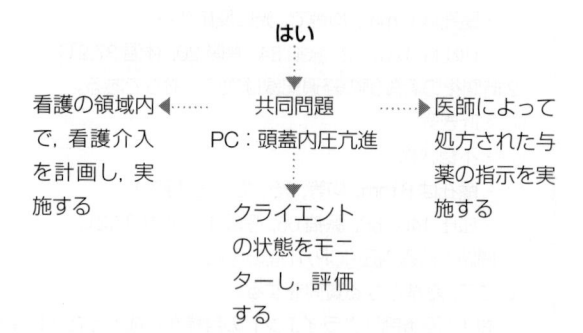

はい
↓
看護の領域内　　　　共同問題　　　　医師によって
で，看護介入　◀┄┄　PC：頭蓋内圧亢進　┄┄▶　処方された与
を計画し，実　　　　　　↓　　　　　　薬の指示を実
施する　　　　　　クライエント　　　　　施する
　　　　　　　　の状態をモニ
　　　　　　　　ターし，評価
　　　　　　　　する

このような場合，看護師は頭蓋内圧（ICP）の上昇を把握するために観察する。さらに，看護師はICPを低下させる介入を処方するが，これらの介入だけでは根本的な治療とは考えられないので，医師によって処方された治療を加えなければならない。したがって，この問題は医学と看護の共同責任である。

事例2
はい，創部の排膿によって生じる皮膚のびらんを予防する介入を処方する。
↓
看護診断
↓
化膿した創部の排膿に関連した〈皮膚統合性障害リスク状態〉

この場合，看護師は周辺の皮膚を保護するための介入を処方する。医師との協働ではない。

クライエントは1人ひとりユニークな存在であるので，看護診断とクライエントのほかの問題とを常に区別できるような基準を開発することは難しい。最終的に，その診断ラベルを使用するかしないかの決定は，各カテゴリーについてもっと精練された診断指標が開発され検証されるまでは，ひとえに個々の看護師にかかっている。

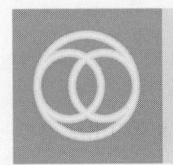

第5章　看護診断とケア計画

　クライエントは週7日，1日24時間看護ケアを必要としているので，看護師はクライエントがケア成果を達成できるようにするために，同僚や無資格看護職員に頼らざるをえない。そのため何らかの伝達手段が必要なことは明らかである。30年以上の間，その手段は手書きのケア計画や口頭による報告であったが，いずれもあまり有用ではなかった。この章では，他のケア提供者にクライエントのケアを伝達するために，今日，看護師が使用している多様な方法を述べる。

データ収集の様式

　データ収集は通常2つの形式でなされる。つまり，1つは看護の基礎的なデータ収集，すなわちスクリーニングアセスメント，もう1つは焦点アセスメントである。看護師はそれを単独で使用したり，ほかの様式と併用したりする。第3章で述べたように，看護師は2種類の反応に直面し，診断し，対処する。2種類の反応とは，看護診断で示される反応と共同問題に示される反応である。それぞれの反応は，異なったアセスメントの焦点を必要とする。

■ 初期または基礎的なスクリーニングアセスメント

　初期または基礎的なスクリーニングアセスメントは，クライエントと最初に接したとき，たとえば，入院時や初回の家庭訪問時に，事前に定められている一連のデータを収集することである。このアセスメントは「可能性の領域をせばめる」(Gordon, 1994)ための用具として役立つ。このようなアセスメントをしながら，看護師はデータが重要であるか否かを判断する。この過程については本章の終わりのほうで述べる。

　初期アセスメント様式は，系統的で，有効なデータ収集を可能にするために体系づける必要がある。付録Bのアセスメント様式は，選択肢をチェックするか丸で囲むかで示す。それによって所見を記録する時間を節約することができる。もちろん，看護師は追加の質問とコメントで常にアセスメントの内容を詳細にすることができる。ある機能的な領域は自由回答式の質問によってよりよいアセスメントがなされることもある。印刷されたデータアセスメント用紙は指示書ではなく，看護師のための1つの指針としてみなすべきである。クライエントから情報を収集する前に，看護師はそのデータで何をしようとしているのかと自問しなければならない。ある情報がクライエントに無用で不適切であれば，その収集は不必要であり，クライエントに苦しみを与えることにもなる。たとえば，末期クライエントに喫煙量や飲酒量はどれくらいかと尋ねることは，看護師に特別な目的がないなら意味がないものである。クライエントがNPO（経口摂取禁止）である場合，看護師は食事習慣のデータ収集をする必要がない。そのようなアセスメントは食事を再開するときに適応となる。

　クライエントがひどいストレス状態にある場合，看護師は必要なデータのみを収集し，別の時間かほかの日に機能的パターンの収集を行うべきである。ストレス状態にある人は，記憶が混乱していることがあるので，データ源として最適なものとはいえない場合がある。

● 機能的健康パターン

　前述したように，看護アセスメントは看護診断を確認するためのデータ収集に焦点を当てる。Gordonのシステム「機能的健康パターン」は，看護のデータ収集に卓越した，適切な形式である(1994)。データ収集が完了した後で，看護師とクライエントは良好な機能，機能の変調，機能の変調のリスク状態のいずれの状態にあるのかを判断できる。機能の変調とは，クライエント（個人または集団）が機能にマイナスの変化または望ましくないものが生じていると知覚している状態のことである。

　これらの機能的健康パターンには，次の11のパターンがある。

①健康自覚-健康管理パターン
　●健康，ウエルネスの知覚パターン

- 生活様式と健康との関係についての知識
- 予防的な健康習慣の知識
- 医学や看護の指示の厳守

②栄養–代謝パターン
- 食物・水分の摂取の通常パターン
- 食物・水分の摂取の種類
- 現在の体重, 増加と減少
- 食欲, 嗜好

③排泄パターン
- 排便パターン, 変調
- 排尿パターン, 変調
- 排泄コントロールの問題
- 補助装具の使用
- 薬の使用

④活動–運動パターン
- 運動, 活動, レジャー, レクリエーションのパターン
- 日常生活動作をする能力（セルフケア, 家事, 仕事, 食事, 買い物, 料理）

⑤睡眠–休息パターン
- 睡眠, 休息のパターン
- 質と量の認識

⑥認知–知覚パターン
- 視覚, 学習, 味覚, 触覚, 嗅覚
- 言葉遣いの適切さ
- 記憶力
- 意思決定能力とそのパターン
- 不快感の訴え

⑦自己知覚–自己概念パターン
- 自分に対する見方, 価値観
- 能力についての認識
- 情緒パターン
- ボディイメージ, アイデンティティ（自己同一性）

⑧役割–関係パターン
- 人間関係のパターン
- 役割責任
- 人間関係と役割の満足感

⑨セクシュアリティ–生殖パターン
- 月経, 生殖歴
- 性的関係の満足感, 性的アイデンティティ
- 閉経前後の問題
- 性教育の正確さ

⑩コーピング–ストレス耐性パターン
- ストレス対処能力
- ストレス耐性に関する知識
- サポート資源
- 前の年のストレスフルな生活上の出来事の件数

⑪価値–信念パターン
- 価値観, 目標, 信念
- 霊的習慣（宗教的な習慣）
- 価値観についての知覚された葛藤

付録Bに示した初期アセスメント様式は, 機能的健康パターンによってまとめられたものである。看護師が主観的および客観的なデータ収集をする際に役立つように作られている。1つのパターンに関して疑問が生じたならば, 看護師はその診断の焦点アセスメントを用いて, その診断についてのより詳細なデータを収集する。

機能的健康パターンに基づいてデータを収集する際, 看護師はクライエントや家族に質問したり, 彼らを観察したり, 評価したりする。たとえば, 認知—知覚パターンをもとに, 看護師はクライエントに聞こえにくいかどうか尋ね, 補聴器を付けているか観察し, 言葉を理解しているかどうかを評価する。

フィジカルアセスメント：機能的パターンのアセスメントに加えて, 看護師は身体系統の機能に関連するデータも収集する。フィジカルアセスメントはクライエントの全身的な検査も含めて, 生理的な状態に関する客観的データの収集である。視診, 触診, 打診, 聴診などの技術が使用される。

付録Bは, 看護師が習熟しなければならないフィジカルアセスメントの領域を示している。看護師が行うフィジカルアセスメントは明らかに「看護」に焦点を置くべきである。看護師の理念と看護の定義を吟味することによって, 看護師は看護実践の質を高めるこれらの領域の専門技術の開発に努める必要がある。

機能的健康パターンとフィジカルアセスメントを分けるのは, 単に組織的な目的のためだけである。有用でない看護アセスメントの枠組みは, 実際のデータ収集を限定してしまう。人間の存在は開放システムであるため, 1つの機能的健康パターンにおける良好な機能あるいは機能の変調は, 常に他の身体系統の機能または機能的健康パターンの機能に影響を与える。

焦点アセスメント

　焦点アセスメントは，看護師とクライエントまたは家族によって，あるいはクライエントの状態によって決められた特定のデータを得ることである。初めて会う術後のクライエントの状態（バイタルサイン，手術創，水分補給，安楽）を評価する場合，看護師が焦点アセスメントを行う。継続しているアセスメントである。

　焦点アセスメントは，収集されたデータが確認あるいは除外を必要とする潜在的な問題があることを示している場合，初期面接中にも行われることがある。たとえば，初回の基礎的な面接中に，看護師はあるデータ（S_1，S_2）が看護診断を示していることを疑う。そして，看護師は一時的な仮の診断を考える。次に，看護師は一時的な診断を確認，あるいは除外するために追加のデータ（焦点アセスメント）を収集する。この過程は次のように示される。

　診断の手がかりとしてデータを選定することは複雑な認知活動である。1つの診断をするために一連の手がかりを1つのグループにまとめることは，一層困難なことである（Gordon，1994）。たとえば，クライエントのだらしない髪，汚い爪とみす

練習問題　5-1

　ジーン氏61歳は，神経系の手術のために入院した。彼は末梢血管疾患とパーキンソン病の既往がある。看護師の初期アセスメントで，機能的健康パターン「活動 - 運動パターン」と筋骨格系機能のフィジカルアセスメントをもとに下記のような所見が明らかになった。

活動 - 運動パターン
「セルフケア能力」
　　0＝自立　　1＝補助具　　2＝他者による援助　　3＝他者または補助具による援助　　4＝依存，不能

	0	1	2	3	4
食べる，飲む	✓				
入浴			✓		
更衣，整容			✓		
排泄			✓		
ベッド上の可動性			✓		
移動			✓		
歩行		✓			
階段の昇降	✓				
買い物					✓
料理					✓
家事					✓

「補助具」　＿＿なし　　＿＿松葉杖　　＿＿ポータブルトイレ　　✓歩行器
　　　　　＿＿杖　　＿＿スプリント（副子），固定器　　＿＿車椅子　　＿＿その他＿＿＿＿＿＿＿＿＿＿＿＿＿＿

フィジカルアセスメント
「筋骨格系」
　関節可動域：✓十分　＿＿その他＿＿＿＿＿＿＿＿＿＿＿＿＿＿＿＿＿＿＿＿＿＿＿＿＿＿＿＿＿＿
　バランスと歩行：＿＿安定　✓不安定
　握力：✓均等　＿＿強い　＿＿弱い・麻痺（＿＿右＿＿左）
　足の筋力：＿＿均等　＿＿強い　✓弱い・麻痺（✓右＿＿左）

上のアセスメントデータを調べなさい。どのデータが重要であるのか（答えはこの章の最後）。

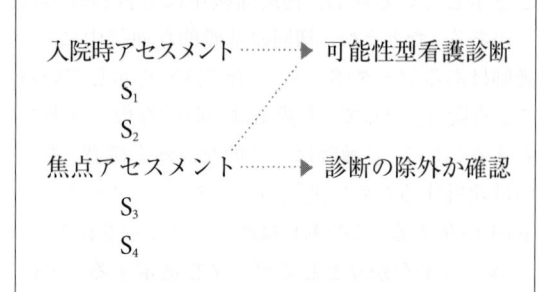

```
入院時アセスメント ………▶ 可能性型看護診断
    S₁
    S₂
焦点アセスメント   ………▶ 診断の除外か確認
    S₃
    S₄
```

ぼらしい服装は,「身だしなみの悪さ」としてまとめられるが,ほかの手がかりがあれば〈セルフケア不足〉という看護診断を裏づけることができる。看護師はこれらのデータが身だしなみの悪さを表していると推論できるが,クライエントの悪い身だしなみと,自分で身だしなみを整えることができないこと,自分で身だしなみを整えたいという欲求がないこと,身だしなみの悪い習慣が長いこと,との間に関連があるかもしれないということを理解していない場合がある。明らかに重要なデータが,実際には診断にとって重要ではないこともある。たとえば,このクライエントが「このような風体ですみません。ガソリンスタンドで働いていて,そのまま走って来たものですから」と言った場合などである。

第2部では,診断を確認したり,除外したりするために収集する必要のあるデータを明確にするため,焦点アセスメント基準によって各看護診断を説明している。診断指標や危険因子を確定したり排除する質問もあれば,関連因子を確認するための質問もある。

ケア計画は必要か

今日,看護師が他のケア提供者にクライエントのケアを伝達するために使用している方法には多様なものがある。クリティカルパスウェイやコンピュータによるケア計画システムのマニュアル,標準ケア計画のマニュアルは,手書きのケア計画に置き換わってきた。

クリティカルパスウェイと標準ケア計画には,クライエントの内科・外科的問題に関連した普通の介入と,予想される診断とそれに関連する目標が記されている。このようなシステムのおかげで,看護師はルーチンケアを繰り返して記載せずにすむ。

標準ケア計画やクリティカルパスウェイのケア概要には,クライエントが受ける権利のある信頼できるケアを提示すべきである。

ケア計画のプロセス

ケア計画のプロセスを論議する前に,看護師は,必要とされるケアの期間だけでなく,ケアのタイプを明確にしなければならない。救急部門や短期入院手術,回復室のように,8時間未満の看護ケアを受ける人は,それぞれ特別な医学診断を有していたり,特別な処置を必要としている。看護ケアはクライエントの状態や入院期間に応じて修正する必要があるが,それを標準ケア計画やパスウェイに組み込む必要がある。この予測されるケアに加えて,クライエントのニーズや入院期間に従って修正しなければならない。このことは,急性疾患や手術で入院している人にもあてはまる。

長期ケアや地域・在宅ケア,あるいは介護施設やリハビリテーション病棟のように急性でない場合,看護師は通常,個別化したケア計画をクリティカルパスウェイや標準ケア計画に追加しなければならない。看護師とクライエントとの関係が長くなればなるほど,個別的な計画にするためのデータは多くなる。

慢性疾患(多発性硬化症)やリハビリテーションの必要性(脳卒中),末期疾患などで急性症状の発現のある人には,異なった対応が必要である。そのようなクライエントにはケア計画と問題リストが必要になる。

計画

ケア計画とは,ケアを提供することではなく,ケアを立案することである。看護過程のこの立案段階には,次の3つの要素が含まれている。
①診断の優先順位を明確にすること
②クライエント目標と看護目標を設定すること
③看護介入を指示すること

■ 診断の優先順位

実際,看護師は個人や家族,地域につけられた看護診断や共同問題をすべて,なにもかも取り扱

うわけではない。優先順位群(つまり他の看護診断や共同問題よりも優先される看護診断や共同問題群)を明確にすることで，看護師は目標達成に向けて最善の方向づけができる。優先すべき診断と，重要な診断とを区別することは絶対に欠かせない。

- 優先すべき診断とは，今対処しなければ，目標の達成を妨げることになるか，あるいはクライエントの機能に悪影響を及ぼすような看護診断や共同問題のことをいう。
- 優先しない診断とは，現在の機能を低下させることなく，処置を後回しにできる看護診断や共同問題のことをいう。

第3章で述べたように，リスク型看護診断とハイリスク型看護診断の概念を明確にする必要がある。リスク型診断は，ある状況にあるすべてのクライエントにある危険性を示している。たとえば術後のクライエントには〈感染リスク状態〉などがある。術後のクライエントのリスク型診断は，クリティカルパスウェイや標準ケア計画にみられる。

救急医療の現場では，クライエントは特定の目的をもって入院してくる。つまり急性疾患に対する手術や処置である。このような状況では通常，特定の看護介入を必要とする看護診断あるいは共同問題が適応となる。

Carpenito (1995)は，このようなグループを示すのに診断クラスター(diagnostic cluster)という用語を用いている。すなわち，このクラスターはクリティカルパスウェイや標準ケア計画にみられるものである。

たとえば，以下は腹部手術を受けるクライエントの診断クラスターである(Carpenito, 2004)。

診断クラスター

術前
看護診断
- 手術の経験，コントロールの喪失，予測できない結果，術前ルーチン，術後訓練や活動，術後の変化や感覚に対する不確かな知識に関連した不安/恐怖

術前
共同問題
　PC：出血
　PC：血液減少性/ショック
　PC：臓器摘出/離開
　PC：麻痺性イレウス
　PC：感染(腹膜炎)
　PC：尿うっ滞
　PC：血栓性静脈炎

看護診断
- 麻酔後および痛みに続発する身体不動性に関連した〈呼吸機能障害リスク状態〉
- 手術に続発する組織侵襲部位に関連した〈感染リスク状態〉
- 身体構造の外科的妨害，腸内ガス，身体不動性に関連した〈急性疼痛〉
- 創傷治癒に要求される蛋白質やビタミンの増加および痛み，嘔気，嘔吐，食事制限に続発する摂取量の低下に関連した〈栄養摂取消費バランス異常リスク状態：必要量以下〉
- 身体不動性や麻酔，麻酔薬の影響に続発する腸蠕動低下に関連した〈便秘リスク状態〉
- 麻酔や組織酸素欠乏，不十分な水分と栄養摂取に続発する痛みや衰弱に関連した〈活動耐性低下〉
- 手術野，制限(食事，活動)，薬物，合併症の徴候と症状，あるいはフォローアップケアについての知識不足に関連した〈非効果的治療計画管理リスク状態〉

以下の質問は，クライエントや家族に，看護介入の必要のある診断(診断クラスターとは別に)が追加されるかどうかを判断するのに役立つ。

- 初期状態に関連した看護診断または共同問題は何か(例. 手術)。
- モニタリングが必要な医学的な状態が共存することに関連した共同問題の追加があるか(例. 低血糖症)。
- 現在は管理できない，または予防できなくても，クライエントの機能的状態を回復できる，あるいはクライエントの機能低下状態に影響を及ぼす看護診断の追加があるか(例. 便秘ハイリスク状態)。
- クライエントが優先させたいと思っている問題は何か。

クライエントの問題リストのために診断クラスターにない診断を看護師はどのように選ぶのか。看護職員の数は限られており，看護ケアの時間が

練習問題 5-2

スタンリー氏は76歳の男性で，出血性潰瘍の治療のための緊急胃手術を行うため入院した。スタンリー氏には糖尿病と末梢血管疾患もあった。機能アセスメントを終えた後，看護師は以下のことを明らかにした。
- 歩行の低下
- トイレまで歩いて行く時，時折失禁する。
- 介護者としての責任の重さと意欲的でない夫に嘆く妻

上記のデータを用いて，看護介入が必要な看護診断や共同問題を計画しよう。この分析をもとに4つの質問を参照し，スタンリー氏と彼の家族には，看護介入を必要とする別の診断があるかどうかを判断しなさい。スタンリー氏の優先するリストは次のとおり。

PC：尿閉
PC：出血
PC：循環血流量低下／ショック
PC：肺炎（うっ血）
PC：腹膜炎
PC：血栓性静脈炎
PC：麻痺性イレウス
PC：内臓摘出術
PC：離開
細菌進入を防ぐ最前部である縫合部の離開に関連した〈感染リスク状態〉
術後麻酔，術後の不動状態，疼痛に関連した〈呼吸機能障害リスク状態〉
麻酔，組織の低酸素，水分／栄養の不足による疼痛や衰弱に関連した〈身体可動性障害〉
疼痛，嘔気，嘔吐，食事の制限による摂取量の減少と創部回復に必要な蛋白質／ビタミン量の増加に関連した〈栄養摂取消費バランス異常リスク状態〉
在宅ケア，切開部のケア，合併症の徴候と症状，活動制限，フォローアップケアについての知識不足に関連した〈非効果的治療計画管理リスク状態〉
――― 術後の標準ケア計画から（診断クラスター）

PC：低血糖／高血糖 ――― 糖尿病の既往から

浴室へ歩いて行くとよく失禁するという報告に関連した
　〈機能性尿失禁の潜在的状態〉
夫の状態悪化と家族介護者としての多様な責任に関連した
　（妻の）〈家族介護者役割緊張ハイリスク状態〉
――― 入院時の看護アセスメントから

末梢血管疾患と自発性の低下による歩行の変調と体調不全に関連した
　〈身体損傷ハイリスク状態〉
――― 末梢血管障害の既往と長引く不動状態の報告から

徐々に減りつつあるため，看護師は優先事項である看護診断や，クライエントの問題リストにあげる必要のない診断を明確にする必要がある。明確にされた優先しない診断は，退院後に管理に関して紹介される。たとえば，心筋梗塞で入院した50ポンド（23 kg）の過体重のクライエントに対して，看護師は当然心機能に及ぼす肥満の影響を説明しようとしたり，退院後は減量プログラムに関する地域の資源へクライエントを紹介しようとする。その場合，退院要約記録には指導と紹介が記入される。つまり，減量に関連した看護診断は，クライエントの問題リストに表示する必要はない。

> **練習問題 5-3** 以下の目標を検討してみよう。
>
> クライエントは以下のようになる。
> - バイタルサインが落ちつく。
> - 電解質が正常範囲内になる。
> - 心律動と心拍数が正常範囲内になる。
> - 手術後の出血が許容範囲内になる。
>
> このクライエントをケアしている間に，心律動が異常になり，手術創から出血し始めた。何をすればよいのか。
> ①看護介入を変更する。
> ②目標を見直す。
> ③診断を変更する。
> ④医師が処方する介入を行うため医師を呼ぶ。
> 　（解答はこの章の最後）

　練習問題 5-2 のスタンリー氏と妻には，おそらくこのほかにも多くの重要だが優先事項ではない看護診断があると思われる。しかし，入院期間が限られているため，この時点で回復を妨げるこれらの問題に対して看護資源を使わなければならない。しかし看護師は，将来に目を向けさせるようにしながらクライエントと家族と一緒に重要な診断について話し合うことができる（例．地域のサービス機関への紹介）。

　問題リストでは診断に番号をつけるが，これは，優先順位を示すのではなく，看護師が問題リストに診断を書き入れた順番を示している。看護診断あるいは共同問題に絶対的な優先順位をつけると，番号 1 は自動的に最優先であるという間違った前提につながる。周知のように，臨床場面における優先事項はクライエントの状態が変化すれば直ちに変わる。そのため看護師は，リストの中で定期的に優先順位が変わることを考えて，問題リスト全体を優先事項としてみる必要がある。

クライエント目標と看護目標の作成

　クライエント目標（達成基準）と看護目標は，クライエントの進行（成果）あるいは看護師の行為（経過）を評価するための基準あるいは物差しである。Alfaro（2005）によれば，「クライエント目標は，看護ケアが提供された後に，クライエントや家族，集団が示す好ましい状態（変化した，あるいは維持された状態）の測定可能な行動を記述しているものである」。一方，看護目標は，状況や診断に対する看護師の責務を示す測定可能な行為を記述しているものである。第 4 章で述べたように，看護診断にはクライエント目標があり，共同問題には看護目標がある。

　クライエント目標はケア計画の効果を測定する基準となる。看護診断に対する達成基準は，看護師による（独自の）介入によって達成され維持される好ましい状態を表しているので，この達成基準によって看護診断と共同問題を区別することができる。

　状況によっては，複数の専門職のかかわりが必要になることもある。たとえば，極度の不安を抱えているクライエントに，医師は抗不安薬を処方し，作業療法士は気分転換活動を行い，看護師は薬物を用いない不安軽減法，つまり，リラクセーション運動やより効果的な問題解決方法を指導する。Gordon（1994）によれば，「看護診断は看護師が対処できる健康問題であるという定義は，看護職でない専門職者がかかわってはいけない，ということを意味しているわけではない。重要なことは，看護師の指示した介入が，そのクライエントに設定された成果をもたらすことができるかどうかということである」。

　クライエント目標が達成されなかったり，あるいは達成に向かう進み具合が顕著でない場合，看護師は目標達成の可能性を再評価し，以下の質問をしながら，看護ケア計画を再検討しなければならない（Carpenito, 1999）。
- 診断は正しいか。
- 目標は相互理解のもとで設定されていたか，

クライエントは目標設定に関与していたか。
- 計画を実現するのにもっと時間が必要か。
- 目標は変更する必要があるか。
- 計画は変更する必要があるか。
- 医師が指示した介入が必要か。

共同問題の目標

初めのほうで述べたように，共同問題のクライエント目標を立てることは不適当であり，看護師に対して間違った責務を示す可能性がある。逆に，共同問題は看護目標を含み，看護目標は医師が指示した介入と看護師が指示した介入が必要な状況に対する看護責務を示している。この場合の責務は以下のとおりである。①生理的に不安定な状態をモニターする，②作業規定やプロトコールを参考にする，あるいは適切な介入に関する指示を得るために医師に相談する，③症状や病態の重症度を管理したり軽減するための特別な介入を実施する，④クライエントの反応を評価する。

共同問題の看護目標は「看護師は問題を管理し，最小限にする」と書くことができる。以下は，共同問題と対応する看護目標の例を示している。

共同問題	看護目標
PC：出血 PC：体液・電解質平衡異常	看護師は，出血や体液・電解質平衡異常の徴候/症状を早期にとらえるためにモニターし，クライエントを安定させるために共同して介入する。

看護診断の目標

クライエント目標は，予測される問題の解決，問題解決に向けての進展の証拠，よりよい健康状態への進展，あるいは望ましい健康または機能の維持を示している。

看護師とクライエントは，望ましい変化や維持のための介入を方向づけ，介入に関する効果や妥当性を測定するのにそのような目標を用いる。看護師は，肯定的な結果を方向づけ，測定するため，さらに合併症を防ぐために目標を立てる。また，目標は，クライエントに以下の事柄ができるようになるための介入を示している。

- 安楽（身体的・心理的・社会的・霊的な）とコーピング（対処）能力を増進することで健康状態を改善する（例．クライエントは活動と炭水化物必要量の関係を話し，1日に4回，廊下の端から端まで介助なしで歩くことができる）。
- 現在の最良の健康レベルを維持する（例．クライエントは恐怖心を常に打ち明ける）。
- 重要他者と最適なレベルで付き合う（例．クライエントは自分の職場復帰についての心配事を夫と話し合いたい意向を示す）。
- 健康状態の悪化に対してうまく適応する（例．クライエントは歩行中，けがをしないよう周囲をよく見るようになる）。
- 末期疾患に対してうまく適応する（例．クライエントは食欲不振や嘔気があっても，なんとか過ごすことができる）。
- 医療提供者と協働し満足感をもっている（例．クライエントは自分のコロストミーケアに関する質問をする）。

一方，目標には，クライエントに否定的な変調が生じないようにするための介入も必要である。たとえば，

- 合併症（例．クライエントは床上安静を課せられたことによる合併症を起こさない。継続した無傷の皮膚，全方向の可動，ふくらはぎの柔らかさがない，清明な肺野によって証明される）
- 障害（例．クライエントは浮腫を軽減するために左腕を枕の上に乗せてスポンジボールで指の運動をする）
- 不当な死（例．新生児は夜間に無呼吸モニターを装着される）

目標の要素

目標の主な特徴は以下のとおりである。
- 長期あるいは短期
- 測定可能な行動
- 具体的な内容と時間
- 達成可能であること

長期目標とは数週あるいは数か月かかると予測される目標であり，短期目標とは長期目標に到達するための踏み台として，達成されることが期待される目標（Alfaro, 2004）である。

長期目標は，長期ケア施設のすべてのクライエントをはじめ，リハビリテーション病棟や精神保健病棟，地域看護領域，外来のクライエントの一部に使われている。

> **練習問題 5-4** 以下の目標を検討してみよう。
>
> クライエントは以下のようになる。
>   ①妻の死を受け入れる。
>   ②高血糖の徴候と症状を述べる。
>   ③低血糖の徴候と症状がわかる。
>   ④正しくインスリンを投与する。
>   ⑤低脂肪食の重要性を理解する。
> 見たり聞いたりすることで，評価できる目標はどれか（解答はこの章の最後）。

自殺リスク状態の看護診断のクライエントに対して（Varcarolis, 2007）

- **長期目標**
  - クライエントは，生きたいと述べる。
- **短期目標**
  - クライエントは，苦しい気持ちを話し合う。
  - クライエントは，最初のセッションの終わりまでに看護師に自殺しないと約束する。

測定可能な行動は，目標が達成されたときに起こるだろうと期待されたクライエント，家族の正確な行動を記述する動詞で表現する。その行為・行動とは，看護師が見たり聞いたりすることによって，それを確認できるものである（その他の感覚─触覚，味覚，嗅覚─も，目標達成を測定するために使用されることもあるが，まれである）。使用する動詞が，見たり聞いたりできる結果を表現しなければ，たとえば，「クライエントは不安をほとんど経験しない」などの場合，看護師は測定可能な行動を示す動詞に変えることができる。たとえば，「クライエントは不安をほとんど訴えない」といったように。

目標達成は，下記のことによって容易に測定できる。

- 徴候や症状の緩和を測定可能な状況として表すためには，「〜によって明らかなように」という表現を使う。たとえば，「歩く速度が遅くなることによって明らかなように，クライエントは不安をほとんど経験しない」。また，「運動後3分して安静脈拍76/分に戻ることによって明らかなように，クライエントは運動に対する耐性を示す」。
- 正常範囲内（WNL）という言葉を加える。たとえば，「クライエントは正常範囲内にまで回復を示している」。

学生は，クライエントからWNLとは何かを尋ねられることがある。たとえば，クライエントが，無傷で，傷口がほぼくっついており，異常なドレナージがまったくないかほとんどないことによって証明されるようにWNLの治癒を示す。測定可能な目標を立てる過程について，図1-7に示す。

目標は，内容や時間を明確にする必要がある。そこで，3つの要素が目標を明確にするために追加される。それは内容，修飾語，達成時期である。内容とは，クライエントがすること，経験すること，あるいは学ぶことで，飲む，歩く，咳をする，言葉にするなどである。修飾語は目標を特定したり，個別性をつけ加える。修飾語は通常形容詞か副詞である。つまりそれらは，何を，どこで，いつ，どのように，を示すものである。

目標達成のための期間には，以下の3つの選択肢がある。

①退院までに（例.診断に関する心配事についてゆっくり妻と話し合いたい意向を示す）
②継続して（例.傷ついていない皮膚の状態のままである）
③何日までに（例.金曜日の午前中までに介助つきで廊下の半分を歩く）

最終的に，目標は達成されなければならない。つまりクライエントは，自分自身の年齢，状況，精神状態や動機づけに基づいた目標を達成できなければならないという意味である。

個別的な目標

第2部では，それぞれの看護診断に対する目標が，測定可能な言葉で述べられているが，修飾語をつけてそれぞれのクライエントにとって特異的な

```
① 看護ケアが提供された後，クライエントや看護師が起こってほしいと思う活動や行動を書きなさい
② あなたはその活動や行動が起こっているのを見たり聞いたりできますか
         │はい                                    │いいえ
    目標は行動として    見たり聞いたりできる動        あるいは    見たり聞いたりできる
    測定可能である    詞に変更する                            修飾語をつける
                                                        （〜によって明らかなように）
```

図1-7　測定可能な目標を立てる段階

ものにしなければならない。目標は，観察と測定を必要とするところを看護師に示している。以下は，リハビリテーション病棟にいるクライエントのために目標を書き改められた，診断名〈疼痛〉に対する目標の例である。

◉**目標**：クライエントは退院までに痛みが軽減し，体の動きが回復したと報告する。

◉**個別的な目標**

クライエントは下記のことができる。
①介助なしに入浴する。
②痛みの軽減を報告する（0〜10のスケールで5以下）。
③午前11時から午後2時までと，午後5時から午後9時まではベッドから出ていられる。

■ **可能性型看護診断の目標**

目標は，看護ケアを受けた後のクライエントの期待される変化を示しているので，看護師が共同問題や可能性型看護診断に対する目標を立てるには不適切である。以下の，看護診断と関連する目標の例を参考にされたい。

◉**看護診断**：右手に静脈注射がされていることに関連した〈摂食セルフケア不足の潜在的状態〉

◉**目標**：クライエントは自分で食事をする。

上記の例から容易にわかるように，この目標には問題がある。クライエントが実際にその問題をもっているかどうかがわからないとき，可能性型看護診断に対するクライエント目標はどのように書けるだろうか。したがって，可能性型看護診断に対する目標は示すことができないので書き込まない。

看護介入の指示

第4章で述べたように，看護介入には2種類ある。それは看護師が指示する（独自の）ものと，医師が指示する（委任された）ものである。看護師が指示する独自の介入は，自分自身あるいはほかの看護スタッフがケアを行うために看護師によって出された指示である。医師に委任された介入は，看護スタッフが実施するために医師によって出された指示である。医師の指示は，看護師に対する指示というよりも，指示があったときに看護師が実施するクライエントに対する指示と考えられる。

どちらの介入にも独自の看護判断が求められる。というのは，介入が独自なものであれ，委ねられたものであれ，看護師は法律的に，その行為を開始するのが適切かどうかを判断しなければならないからである。表1-6は，2つの介入を伴う看護ケア計画の例を示している。

看護師は適宜ソーシャルワーカーや栄養士，理学療法士など他の専門職に相談することができるし，相談すべきであると認識しておくことが大切である。しかし，この関係は相談するだけである。看護診断に対する介入がこのような相談の結果によるものである場合は，看護師は自分以外の看護スタッフが介入できるよう看護ケア計画にこれらの指示を書き入れる（他分野の人々との話し合いや看護ケア計画における彼らの役割は，この章の後半で述べる）。

BulechekとMcCloskey（1989）は，看護介入を「クライエントのために看護師が行うあらゆる直接的なケア・治療」と定義している。「これらの治療は，看護診断に基づく看護師主導の治療，医学診断に

表1-6 看護師の処方による介入と委任された介入

ケア基準	
潜在的合併症(PC)：頭蓋内圧亢進	
NP	①頭蓋内圧亢進の徴候と症状をモニターする
	・脈拍の変化：60/分以下の徐脈
	100/分以上の頻脈
	・不規則な呼吸：長い無呼吸期を伴った遅い呼吸
	・血圧の上昇あるいは緩やかに上昇した体温に伴う脈圧の拡大
	・体温の上昇
	・反応のレベル：基準からの多様な変化(意識清明，嗜眠状態，昏睡状態)
	・瞳孔の変化(大きさ，均等，対光反射，動き)
	・眼の動き(人形の目，眼振)
	・嘔吐
	・頭痛：持続性，痛みの増強，体動・起立による悪化
	・微妙な変化：落ちつきのなさ，強制呼吸，無意味な運動や精神的な混乱
	・感覚異常，麻痺
NP	②下記のことを避ける
	・頸動脈マッサージ
	・腹臥位
	・頸部屈曲
	・極端な頸部の回転
	・バルサルバ操作
	・等尺運動
	・用手刺激(肛門部)
NP	③頭部を軽度挙上した体位を保持する
NP	④体位を急に変えない
NP	⑤静かな落ちついた環境を保つ(柔らかな明かり)
NP	⑥活動が中断されないように計画する
NP	⑦摂取と排泄：正確に計算するため注入ポンプを使用する
NP	⑧便軟化剤の使用について相談する
Del	⑨指示どおりの水分制限を維持する(2～3日間は1日1,000 mLまでに制限する)
Del	⑩指示に従って定期的に水分を摂取する
Del	⑪薬物投与を開始する〔投与する場合，浸透圧利尿薬(例．マンニトール)，コルチコステロイド(例．デキサメタゾン，メチルプレドニゾロン)などが考えられる〕

(Del：委任された介入，NP：看護独自の介入)

基づく医師主導の治療，そして基本的な日常生活機能が行えないクライエントの基本的な日常機能の代行を含んでいる」。この定義は，すべての看護介入を看護診断と結びつけている。本書では，すべての看護介入を看護診断および共同問題と結びつけている。図1-8は，BulechekとMcCloskeyが示した看護介入の6つの基本的なタイプに，本書の著者が変更を加えたものである。

看護介入の焦点

第4章で述べたように，看護介入の主な焦点は，実在型，リスク型，可能性型の看護診断および共同問題によってそれぞれ異なる。

実在型看護診断に対して，介入は以下のことを目指す。
● 寄与因子を減らしたり取り除く。
● より高いレベルのウエルネスを促進する。
● 状態をモニターし，評価する。

リスク型看護診断に対して，介入は以下のこと

```
           ┌─ ① 看護診断(および共同問題)を行うためのアセスメント活動 ─┐
           ├─ ② (状態を評価)するための(観察)活動 ─────────────┤
    看護  ├─ ③ 看護主導型の治療 ──────────────────────        共同
    診断  ├─ ④ 医学診断に対する医師主導型の治療 ─────────────  問題
           ├─ ⑤ 日常の基本的な機能活動：クライエント自身が自分で行うことができず，医学診
           │    断と看護診断のどちらにも関連しないが，看護師が行うもの
           └─ ⑥ 看護治療や医学治療の効果を評価する活動。これらは診断のためではなく評価の
                目的で行われるがアセスメント活動でもある
```

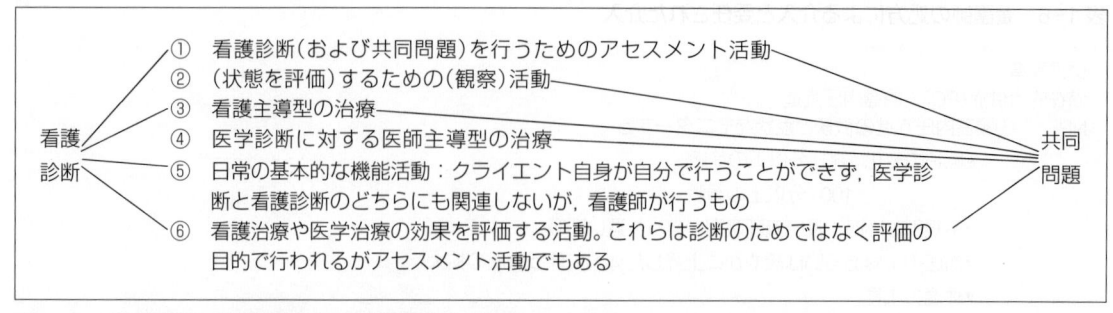

図1-8　看護診断と共同問題に対する看護介入の関係
〔Bulechek, G. & McCloskey, J., Nursing interventions: Treatments for potential nursing diagnoses. In Carroll-Johnson, M. (ed.). *Classification of nursing diagnosis: Proceedings of the eighth national conference*. Philadelphia: J.B. Lippincott より。カッコ内の表示は著者による変更〕

を目指す。
- 危険因子を減らしたり取り除く。
- 問題が生じるのを防ぐ。
- 状態をモニターし，評価する。

可能性型看護診断に対して，介入は以下のことを目指す。
- その診断を除外あるいは確認するために追加のデータを収集する。

共同問題に対して，介入は以下のことを目指す。
- クライエントの状態の変化をモニターする。
- 看護師および医師の指示した介入で，状態の変化を管理する。
- 反応を評価する。

看護指示

看護のための具体的な指示である「看護指示」には，以下のことが含まれている。
- 日付
- 指示的な動詞
- 何を，いつ，どれくらいの回数，どれくらいの期間，どこで
- 署名

■ 看護師が寄与因子を扱えなかったらどうなるか

看護介入によって，看護診断に関連した因子を減らしたり除去したりすることができないときもある。文献では，病因あるいは寄与因子を減らしたり除去したりする方向で，看護師は直接介入することが明記されている。特に，看護師が寄与因子に対処することができない場合は，看護診断は不正確であると考えられている。それは問題である。診断ラベルはより特異的なラベルを展開しているので，看護師は看護が扱うことができない寄与因子を伴った看護診断に遭遇することがある。たとえば，「免疫不全に関連した〈感染リスク状態〉」を考えてみよう。看護師は，免疫不全に対する処方はしないが，この問題をもつクライエントに対して感染予防を行うことはできる。場合によっては，ラベル自体が介入を方向づけ，病因や寄与している因子が含まれないこともある。たとえば，以下のこのようなカテゴリの例がある。
- 嚥下障害
- 機能性尿失禁
- 感染リスク状態

以下は，この関係を図示している。

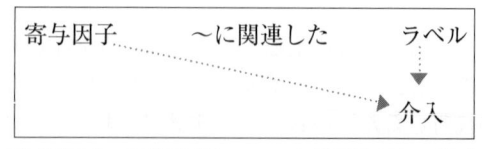

```
┌─────────────────────────────────┐
│ 寄与因子  ～に関連した    ラベル │
│       ⋱                    ⋮    │
│         ⋱                  ▼    │
│                           介入  │
└─────────────────────────────────┘
```

看護師は，看護診断ラベルや関連因子に対する明確な治療を処方できなければならない。「視覚の進行性喪失に関連した〈感覚知覚混乱〉」という診断を考えてみよう。

看護師はこの診断のどちらの部分への介入も記載することはできない。このようなことが起こった場合，この問題を示している介入を記載する。介入を検討し，どの問題を治療するのかを決める。

たとえば，

視覚の進行性喪失に関連した〈感覚知覚混乱〉
介入：
クライエントの気持ちを共有できるようにする。
怪我をしない方法を説明する。
これらの介入に関連すると思われる診断は，「進行性視覚喪失に関連した〈恐怖〉」である。

実践

看護過程の実践には，看護介入を実践するのに必要な技能を活用する，という要素がある。実践に必要な技能と知識は，通常次のことに絞られる。
- クライエントのために（代わって）活動を行う，あるいはクライエントを支援する。
- 新しい問題を明確にしたり，状態あるいは存在する問題を観察するために看護アセスメントを行う。
- クライエントの健康あるいは障害の管理についての新しい知識をクライエント自身が得られるように指導する。
- クライエントが自らのヘルスケアについて意思決定するのを支援する。
- 適切な指示を得るために他の医療専門家にゆだねたり，相談する。
- 健康問題を解決したり，取り除いたり，軽減したりするための治療活動を行う。
- 活動を自分でするようにクライエントを支援する。
- クライエントがリスクや問題を明確にしたり，できることを見つけ出せるよう支援する（Alfaro, 1998）。

看護師は，これらの技能を備えているだけではなく，自分が管理している看護職員のこれらの技能に関してアセスメントし，教え，評価する必要がある。多くの場合，看護師はケア計画を立案することに責任はあるが，実際にケアを実施することに対しては責任がない。つまり，看護師は，委任や主張，評価，そして変化や動機理論の知識についての管理技能をもつことが求められる。看護師は，これらのことに関して適切な文献を参照する必要がある。

評価

評価には，考慮すべき事柄が3つある。
- クライエントの状態の評価
- 目標達成へ向けてのクライエントの経過の評価
- ケア計画の状態と流れの評価

看護師は，クライエントの状態を定期的に評価する責任がある。毎日評価する必要があるクライエントもいれば，たとえば，神経学的な問題をもつクライエントは，1時間ごとあるいは持続的に評価する必要がある。看護師は，看護診断と共同問題に対しては異なった評価を行う。

看護診断の評価

クライエント目標（達成基準）は，看護診断の評価を行うのに必要である。看護師とクライエントが一緒になってクライエント目標を設定した後，看護師は以下のことを行う。
- クライエントの状態をアセスメントする。
- クライエントの反応を達成基準と比較する。
- クライエントが目標達成に向かっているか否かを判断する。

図1-9〔A〕は，看護診断の評価過程を表している。

たとえば，目標が「クライエントは6月5日までに廊下の半分の距離を介助なしに歩くことができる」であれば，看護師は看護介入に対するクライエントの反応を，「どれくらいの距離を歩きましたか」，「介助は必要でしたか」と尋ねて観察する。それから看護師は，設定された目標と介入後のクライエントの反応を比較する。

看護師はクライエントの反応をフローチャートあるいは経過記録に記録することができる。フローチャートは，バイタルサインや皮膚の状況，副作用の有無，創部のアセスメントなど臨床データを記録するために使われる。経過記録は，カウンセリングに対する反応，クライエントに対する家族の反応，その他の例外的な反応など，フローチャートに表示されない反応を記録するために用いられる。

共同問題の評価

共同問題にはクライエント目標がないので，看護師は看護診断とは異なった評価をする（図1-9〔B〕）。共同問題に対して，看護師は以下のことを

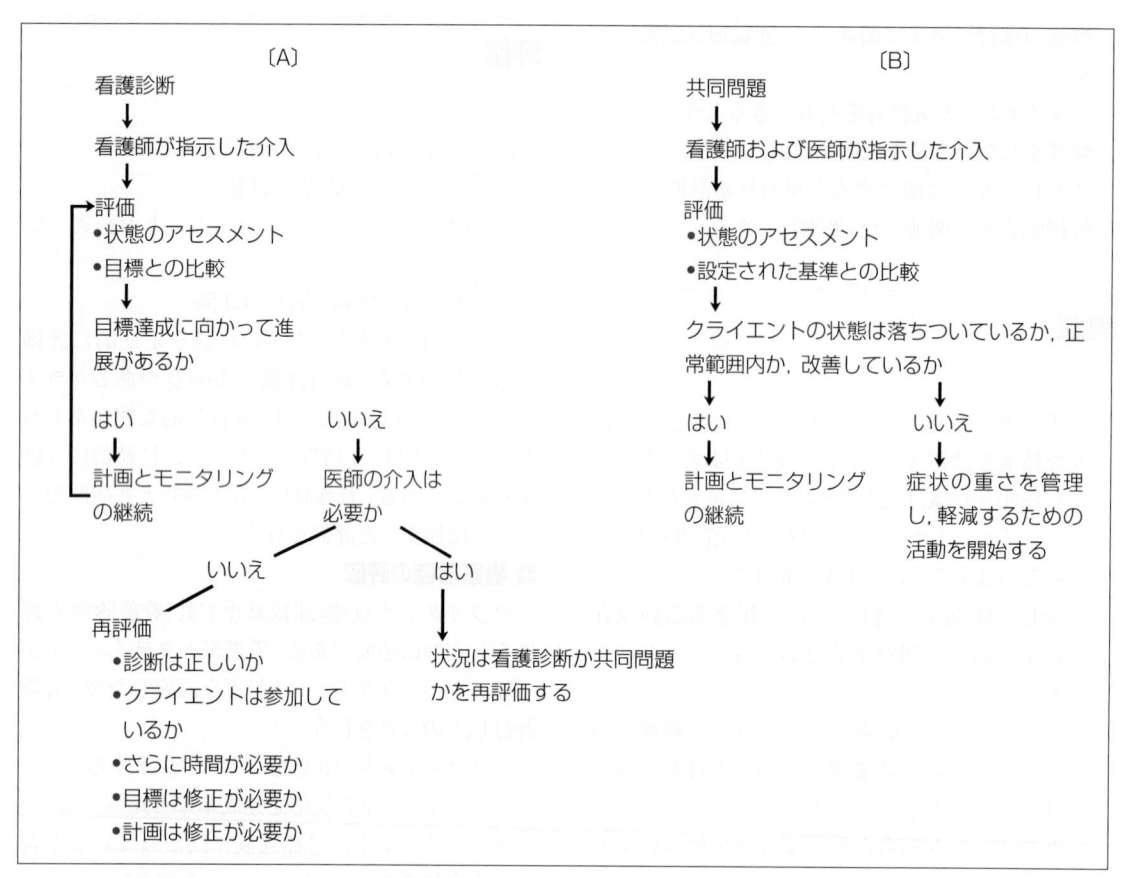

```
〔A〕                                          〔B〕
看護診断                                       共同問題
  ↓                                            ↓
看護師が指示した介入                             看護師および医師が指示した介入
  ↓                                            ↓
評価                                           評価
 •状態のアセスメント                             •状態のアセスメント
 •目標との比較                                  •設定された基準との比較
  ↓                                            ↓
目標達成に向かって進                            クライエントの状態は落ちついているか，正
展があるか                                     常範囲内か，改善しているか
  ↓      ↓                                    ↓      ↓
 はい    いいえ                                はい    いいえ
  ↓      ↓                                    ↓      ↓
計画とモニタリング  医師の介入は                計画とモニタリング  症状の重さを管理
の継続            必要か                       の継続            し，軽減するための
                                                                活動を開始する
         いいえ    はい
          ↓        ↓
         再評価    状況は看護診断か共同問題
          •診断は正しいか    かを再評価する
          •クライエントは参加して
           いるか
          •さらに時間が必要か
          •目標は修正が必要か
          •計画は修正が必要か
```

図1-9　看護診断と共同問題に関する評価過程を示している意思決定の樹（ディシジョン・ツリー）

行う。①クライエントの状態をアセスメントする，②決められた基準とデータを比較する，③そのデータが許容範囲内であるかどうかの判断をする，④クライエントが安定している，よくなっている，よくなっていない，悪化しているという結論を出す。

たとえば，共同問題「潜在的合併症：高血圧」に対して，看護師は血圧測定を行い，血圧の正常範囲と比較する。正常範囲内に下がっていれば，看護師はクライエントが正常な血圧を示していると判断する。血圧が正常範囲より高ければ，看護師はクライエントの以前の血圧測定値を調べる。もしこれが最近の変化ならば，医師かナースプラクティショナーに相談する。

看護師は，共同問題に対するアセスメントデータはフローチャートに記録し，重大な，すなわち異常な所見に関しては，状況に対する看護介入とともに経過記録を使って記録する。

ケア計画の評価

ケア計画の評価は，クライエントの経過あるいは状態の評価から導き出された結論によって左右される。クライエントの反応を検討後，看護師は次の質問をする。

看護診断
- 診断はまだ存在しているか
- リスク型診断あるいはハイリスク型診断がまだ存在しているか
- 可能性型診断は確定されているか，あるいは除外されているか
- 新しい診断は追加される必要があるか

目標
- 達成されたか
- 現在のケアの焦点を反映しているか
- もっと具体的な修飾語をつけ加えることが可能か
- クライエントは受け入れることができるか

- **介入**
  - クライエントに受け入れられているか
  - クライエントに特定のものであるか
  - 看護スタッフに対して明確に指示を与えているか
- **共同問題**
  - 継続的なモニタリングの必要性が示されているか

問題と介入を見直す際,看護師は評価を記載するときの評価欄,すなわち経過記録に以下の決定の1つを記録する。

- **継続**：診断はまだ存在している。目標と看護介入は適切である。
- **修正**：診断はまだ存在している。しかし,目標あるいは看護指示は修正が必要である。そこで修正されたものが記録される。
- **除外・確定**：可能性型診断は,追加の情報収集により確定されたか,除外されている。目標と看護指示が書かれる。
- **達成**：目標は達成されている。そのため,ケア計画のその部分は中止される。
- **再燃**：解決されていた診断が再燃する。

クライエントケアを担当あるいは指示している看護師によって小さな修正が毎日ケア計画上で行われる。黄色のフェルト製のマーカー(Hi-Liter)は,不要となった計画の部分を黄色でマークし,計画の修正を示すことのできるペンである。黄色にマークされた部分は塗りつぶされることなく読むことができるため,看護師は絶えず以前に計画された内容を参考にすることができる。さらに,そのマークはコピー機による複写の妨げにならない。評価記述の例は,この章の後半に示す。

学際的な(多くの専門分野からなる)ケア計画

個人,家族あるいは集団のケアは,普通少なくとも2つの専門分野,時にはそれ以上によって行われる。このケアを上手に調整することは,社会資源を最大限に利用するために,またケアの重複を避けるために重要である。看護師は,クライエントについての知識やクライエントとともに過ごす時間が多いので,複数の専門分野がかかわるケアを調整するには最適の立場にある。ケースマネジメントモデルはこの考え方に賛同している。

多くの専門分野によるケア計画を調整していくには,さまざまな段階がある。

- 定期的に学際的なケア計画カンファレンスを実施する。
- 学際的な問題リストを作成する。
- 学際的なケア計画を作成する。

これらの行動の中には看護師にとって問題となるものもある。この章の初めに述べたように,ケア計画は,クライエントにケアを提供するに際して看護スタッフに対する指示として働く。看護以外の分野―理学療法,社会福祉,栄養などのスタッフが看護ケア計画を書く必要があるのか。そうであるならば,彼らは,看護師に対して介入を書いたり,あるいは彼らの専門分野に特有の介入を書いたりする必要があるのか。

看護以外の専門分野のサービスが必要なとき,医師はそのサービスに対する相談を指示する。その後,必要とされたスタッフは,看護でない彼らの専門分野に特に関連した目標と介入をもつケア計画を作成する。この計画を,学際的なクライエントケア計画の一部とすべきだろうか,答えはイエスである。しかし,どの部分が特定の専門分野に適応されるかがその計画に明示してあるときのみである。

医師の指示した介入は,薬物投与記録,治療記録,カーデックスなど適切な書類にチャートから移される。医師の指示した介入は,看護ケア計画に入れる必要はない。

看護師は,他の看護専門職によって指示された介入を実施する責任がある。ある看護師が他の看護師のケア計画に異議があれば,その2人の看護師は意見の相違について相談し,話し合う必要がある。それが不可能であるならば,異議のある看護師は,その看護指示を削除あるいは変更することができる。専門職の慣例として,問題があれば,異議のある看護師は前任の看護師にその変更を説明する覚え書きを残す。

看護師以外の専門分野の人は,看護ケア計画について看護スタッフに介入を追加する必要があるのか。看護や医学以外の分野が看護診断に対する看護管理に関して提案があるとき,看護師はこれ

表1-7　人工股関節置換術後のクライエントに関する学際的なケア計画例

看護診断：痛み，腫脹，倦怠感，拘束性の補助具，指示された活動制限に関連した〈身体可動性障害〉
目標：クライエントは1日3回，歩行器を用いて15分間歩き，適切な体位や移動技術をやってみせるまで活動を増やすことができる
看護介入
　PT　　　①クライエントの能力に応じた運動プログラムを作る
　　　　　②定期的に運動を行う
　PT／Nsg　③ボディメカニクスや移動技術を教える
　　　　　④自立を促す
　PT／Nsg　⑤歩行器具の使用を教え，指導する

（PT：理学療法士，Nsg：臨床看護師）

らの提案を専門家のアドバイスとしてみなす。看護師はこれらの提案を看護ケア計画に取り入れることもあれば，入れないこともある。この状況は，相談を受けた医師と似ている。その医師は意見は述べるが，他の医師のクライエントに関する医学的指示は書かない。

　他の専門分野からの提案に基づいたケア計画によって看護師が介入する場合，看護師はその指示の由来をその専門家の名誉のために明記するのが専門職者としての礼儀である。たとえば，

　　　「食事の後と午後8〜9時に，腕の関節可動域運動を緩やかに行う，RPTのC.Levyによって示されたように。」

　これまで，看護診断と共同問題は看護ケアの焦点を記述するため，もっぱら看護師が使用してきた。しかし，看護診断および共同問題は，理学療法，呼吸療法，社会福祉，作業療法，食事療法，言語療法といった，医師以外の分野にとってのケアの焦点も記述できる。

　看護以外の専門分野は，その分野によって指示され，提供される介入の計画を作成して，標準化されたケア計画にその分野特有の介入を加えることができる。また，自分たちの介入に対してケア計画を変更したり，追加することもある。表1-7は，学際的なケア計画を示している。すべての看護診断または共同問題は，必ずしも看護師以外が指示する介入を必要としていないことがわかる。

　学際的なカンファレンスは，クライエント，家族，集団の状態や進展の経過を見直し，評価するのにすぐれた手段である。ある施設では，そのようなカンファレンスをすべての適応可能なクライエントに対して行っている。

ケア計画のシステム

　ケアの基準は，特定の状況を設定し，予測したケアを記述している詳細なガイドラインである。それは看護師に医学的介入を行うよう指示しているものではなく，予測される一般的な看護介入を検索するための効果的な方法である。また，ケアの基準は，ある特定の状況で典型的に起こる問題群（実在する，あるいはリスクのある），診断クラスターを示したものである。効率的で，専門的で，有用なケア計画システムには，ケアの基準，クライエントの問題リスト，追加の標準ケア計画を含んでいる。

■ 標準化

　あらゆる概念あるいはシステムがそうであるように，標準ケア計画の形態には利点も欠点もある。利点は下記のとおりである。
- ルーチンの看護介入を書く必要性がない。
- 新しい職員，あるいはパートタイム職員にその病棟のケア基準を説明できる。
- 看護スタッフに特別な記録の必要条件を指導できる。
- 質向上プログラムや資源管理の基準をもたらす。
- 看護師がケアの記録をすることよりも，ケアを提供することにより多くの時間を使える。

欠点は以下のとおりである。
- 必要とされる個別の介入に重点が置かれることがある。
- 看護師が追加の問題ではなく，予測できる問題に目を向けてしまうおそれがある。

臨床現場に標準ケア計画が導入された際，多く

表1-8 内科的問題により入院した成人に対する一般的な診断クラスター

共同問題
PC：心血管系
PC：呼吸器系
看護診断
不慣れな環境，ルーチン検査，診断検査や治療，コントロールの喪失に関連した〈不安〉
病態，与薬，治療，診断検査に伴う，不慣れな環境，身体的・心理的な制約に関連した〈身体損傷リスク状態〉
環境での微生物の増加，人から人への伝染の危険，侵襲性の検査や治療に関連した〈感染リスク状態〉
感覚，認知，運動性，耐久力あるいは動機の問題に関連した〈セルフケア不足〉
治療，倦怠感，環境や普段と違う食事，治癒に必要となる蛋白質・ビタミンの増加に伴う食欲減退に関連した〈栄養摂取消費バランス異常リスク状態：必要量以下〉
水分・食事摂取の変化，ルーチンや活動レベル，薬の影響，情緒的なストレスに関連した〈便秘リスク状態〉
不慣れな騒がしい環境，習慣的な就寝時間の変化，情緒的なストレス，日内リズムの変化に関連した〈不眠〉
宗教的なサポートシステムからの分離，プライバシーの欠如，霊的な儀式ができないことに関連した〈霊的苦悩リスク状態〉
ルーチンの破壊，役割責任の変化，仕事の増加に伴う倦怠感や面会時間の規定に関連した〈家族機能破綻〉

の看護師が上記のような欠点を経験した。

これらの問題が生じた場合，解決方法は標準ケア計画を削除することであった。それらを削除した場合，フォローアップのケア計画の監査で，看護師が従来はケア基準に含まれていた内容，たとえば2時間ごとに体位の変換をするとか，あるいは鎮痛薬を投与する，などを書き込んでいることが明らかにされた。

看護師も，ケアの標準化を二流の看護すなわち専門的でない看護としてみなすように教育されてきた。ケアの基準すなわち標準ケア計画とは，ある状況で必要とされることを予測した責任のある看護ケアのことである。看護師はこれらの予測を科学的とみるべきである。標準ケア計画の使用によって問題が生じた場合，その解決方法は，それを変えることではなく，その使い方が間違っていたことを問題にすることである。

看護実践の記録は，ケア計画書に行うのではなく，記録されるデータの種類によって，フローチャート，グラフィックチャート，看護経過ノートに行う。

ケアの基準

ケアの基準はケアの理想的なレベルではなく，看護師が提供できるケアを示すものである，ということを覚えておいてほしい。前に述べたように，看護師はクライエントの問題すべてに，あるいは問題の大半に対して対処できるわけではない。むしろ，看護師はクライエントの最も重大な問題に焦点を当てるべきである。その医療施設で扱わない問題は，退院後の介入のためにクライエントと家族の両者に説明しておく必要がある。減量や禁煙プログラム，心理カウンセリングなど地域の機関への紹介が，退院後に必要となる場合もある。看護師は，クライエントの重症度，入院期間，資源の利便性をもとにして，現実的なケア基準を作る必要がある。非現実的な，理想的な基準は看護師に葛藤を招くだけであり，看護師が提供できないケアに対して法的な責任を取らせるだけである。

ケア計画システムは，ケアの3つの層あるいはレベルから構成される。

- レベルⅠ：病棟の一般ケア基準
- レベルⅡ：診断クラスター，あるいは単一診断の標準ケア計画
- レベルⅢ：追加のケア計画

レベルⅠ：病棟の一般ケア基準

レベルⅠのケア基準は，すべての，または大多数のクライエントに必要とされる病棟での予測された一般的なケアである。この基準には，特定の状況に適用される看護診断と共同問題(診断クラスター)がある。表1-8は，一般内科病棟におけるケア基準に関する診断クラスターの例を示している。各病棟〔整形外科，腫瘍(オンコロジー)，小児，外科，麻酔回復，新生児，救急，精神科など〕にそれぞれ病棟のケア基準を用意すべきである。

レベルⅠの基準は，看護師にとってそれぞれのクライエントケアの参考となっている。この基準はすべてのクライエントにあてはまるので，看護師は個々のクライエントのケア計画に一般的なケア基準を伴う看護診断や共同問題を書く必要がない。その代わり，一般的な基準によって必要であればすべてのクライエントにケアが実施される，という施設の方針が示されている。

ハイリスクの概念は，病棟の基準レベルとしては使用できない。このレベルでは，すべて，あるいは大多数のクライエントは危険性はあるが，ハイリスク状態ではない。たとえば，手術後はすべてのクライエントは，感染リスク状態であるが，全員がハイリスク状態にあるわけではない。

レベルⅠのケア基準を記入する際に，看護師は異常なデータ，あるいは重要な問題が生じない限りフローチャートへ記入する。ケア基準はクライエントの記録の一部ではないが，記録にはそのクライエントにどの基準が選ばれたのかを明記する。個々のクライエントに関する看護診断と共同問題の優先順位を表している問題リストは，この目的のためのものである。

■ レベルⅡ：標準ケア計画

レベルⅠの病棟ケア基準に加えてクライエント，家族あるいは集団に提供されるケアを示す既定のケア計画ということから，レベルⅡの標準ケア計画は一般病棟基準の補足になる。そのため，内科病棟に入院したクライエントは，入院するという特定の状況に対して，レベルⅠの病棟基準とレベルⅡの標準ケア計画の両方に基づいた看護ケアを受けることになる。

レベルⅡの標準ケア計画は，診断クラスターか単一の看護診断，あるいは共同問題のいずれかを含んでいる。たとえば，〈皮膚統合性障害ハイリスク状態〉，あるいは「PC：体液・電解質平衡異常」などがある。図1-10は，共同問題「PC：低血糖・高血糖」に対するレベルⅡの標準ケア計画を示している。

診断クラスターのレベルⅡの基準は，医学的問題，外科的介入，あるいは内科的治療のために存在し優先すると予測される，追加の看護診断や共同問題を含んでいる。たとえば，股関節全置換術を受

看護目標：看護師は，低血糖あるいは高血糖の症状発現を最小限にし，管理する

① 低血糖の徴候と症状をモニターする
- 血糖70 mg/dL以下
- 蒼白で，湿った，冷たい皮膚
- 頻脈，発汗
- イライラした状態，興奮
- 頭痛，不明瞭言語
- 協調運動不能
- 嗜眠傾向
- 視覚の変化
- 空腹，嘔気，腹痛

② 必要であればプロトコールに従う〔例．濃縮糖（経口，静注）〕

③ ケトアシドーシスの徴候と症状をモニターする
- 血糖300 mg/dL以上
- 血漿ケトン陽性，アセトン臭
- 頭痛，頻脈
- クスマウル呼吸（呼吸深大），血圧の低下
- 食欲不振，嘔気，嘔吐
- 多尿，多飲

④ ケトアシドーシスが起こった場合，プロトコールに従う（例．輸液の静注，インスリン静注の開始）

⑤ 症状発現が重篤な場合，バイタルサイン，尿量，比重，ケトン，血糖，電解質を30分ごと，あるいは必要時観察する

⑥ フロー記録に血糖値やほかのアセスメントデータを記録する。経過記録に異常の症状や反応を記録する

図1-10 「PC：低血糖・高血糖」に関するレベルⅡの標準ケア計画

NURSING PROBLEM LIST/CARE PLAN

NURSING DIAGNOSIS/ COLLABORATIVE PROBLEM	STATUS	STANDARD	ADDENDUM	EVALUATION OF PROGRESS			
Med Unit Standard	9/20 A	✔		9/21 P/LJC	9/22 P/Pw	9/23 P-GA	
PC: Hyperthermia	9/20			S/LJC	S/Iw	S-GA	
PC: Hyper/Hypoglycemia	9/20 A	✔					
Acute Pain	9/20 A	✔	✔				

STATUS CODE:　　　A = Active　　R = Resolved　　RO = Ruled-out
EVALUATION CODE:　S = Stable, I = Improved, *W = Worsened, U = Unchanged, *P = Not Progressing,
　　　　　　　　　　P = Progressing

Reviewed With Client/Family ___9/21 LJC___ , _____ , _____ , (Date)

ADDENDUM CARE PLAN

Nsg Dx/ Coll Prob	Client / Nursing Goals	Date/ Initials	Interventions
Acute Pain	—	9/23 LJC	1. Provide a gentle back rub in evening. 2. Leave blanket at foot of bed for easy access.

Initials/Signature
1. *LJC Lynda J. Carpenito*　　3.　　　　　　5.　　　　　　7.
2. *Pw Poti Wychoff*　　　　　4. *G. Arcangelo*　6.　　　　　　8.

図1-11　看護問題リスト，ケア計画の例

けて1日経ったクライエントの問題リストとケアの方法が，次に示されている。

このクライエントがさらに糖尿病であれば，次の単一の診断基準「PC：低血糖・高血糖」がクライエントの問題リストに加えられる。

看護スタッフが細かな病棟基準にうまく適応すれば，レベルIの病棟基準についての診断は，それぞれのクライエントの問題リストあるいはケア計画から除かれる。つまりこの基準が，その病棟に

PC：関節脱臼
PC：神経血管の損傷
PC：塞栓（脂肪，血液）
身体可動性障害
皮膚統合性障害ハイリスク状態
身体損傷ハイリスク状態
非効果的治療計画管理ハイリスク状態

レベルIIの基準からのクライエントの問題リスト（人工股関節全置換術後）

いるすべてのクライエントに適用されるということになる。

■ レベルⅢ：追加のケア計画

追加のケア計画は，個々のクライエントに必要なレベルⅠとレベルⅡの基準に追加される介入を記載している。これらの特定の介入は，標準ケア計画に追加されたり，レベルⅡの標準ケア計画やレベルⅠの病棟基準に含まれない追加の優先的な看護診断あるいは共同問題と一緒にされることもある。

多くの入院中のクライエントに対して，看護師はケアの基準を用いて確実に初期ケアを指示することができる。その後の看護師-クライエント関係を通じて得られたアセスメント情報が，確実に目標を達成させるためクライエントのケア計画に特別に追加されることもある。看護師は，標準計画の追加・削除，あるいは適切な目標と介入を付した追加診断を手書き，あるいは（コンピュータの）自由な形式で追加することができる。

問題リスト/ケア計画

初めに述べたように，問題リストは，看護スタッフがクライエントに対して管理する看護診断と共同問題の優先順位を表している。ウエルネス型診断に適応させるために「診断」という用語が，「問題」という用語の代わりに使われる（診断リスト/ケア計画）。

問題リストは，看護の管理を受けている看護診断ならびに共同問題を明確にする永久的なチャート記録であり，また，ケアの基準や標準ケア計画，追加のケア計画などに基づく看護介入の情報源でもある。図1-11は，1型糖尿病の病歴があり，肺炎の治療のために内科病棟に入院しているクライエントの看護問題リスト/ケア計画の例を示している。この例は，クライエントの優先する診断群ならびに，看護師が〈急性疼痛〉という診断のもとに標準ケア計画に加えた追加の介入を示している。

練習問題の解答

5-1▶ 重要なデータ：
5つの活動をするのに援助が必要である。
3つの活動を遂行することができない。
歩行器で歩く。
不安定な歩行をする。
右足が弱い。

5-2▶
可能性型看護診断
〈セルフケア不足〉
〈身体損傷リスク状態〉
〈不使用性シンドローム〉

5-3▶ 唯一の適切な選択は④である。内科医の処方する介入が必要とされる場合，目標は達成されないため，問題は共同問題である。その目標は看護目標であり，クライエント目標ではない。37ページに掲載されている目標は，「看護師は，身体的状態の変化を監視し，合併症を最小にする」に変更する必要がある。

5-4▶ 目標②と④は見たり聞いたりすることができる。「受け入れる」，「わかる」，「理解する」は，見たり聞いたりできない。知識や理解を測定するためには，対象者が看護師に，自分が何を知っているのか話す（聞く）か，あるいは何かのやり方を実演する（見る）必要がある。

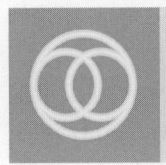

第6章　ケア計画完成までの10の段階

これまで，看護過程の5つの段階を学んできた。読者の方々は，受け持ちのクライエントのケアを計画する(ケア計画)手順を学ぶことになる。

■ 第1段階：アセスメント

クライエントと会って話をする前にケア計画を書かなければならない場合は，第2段階に進む。ケア計画を立案する前に，受け持ちのクライエントと面談する場合は，教師に勧められた書式を用いてアセスメントを完成させる。アセスメントを完成させたら，次のことを明らかにする必要がある。

- 強み
- 危険因子
- 機能上の問題

強みは患者が回復し，ストレッサーに対処し，元の健康な状態，あるいはできるだけ入院や病気や手術する前に近い状態に回復する助けとなる属性または因子である。

クライエントの強みはいくつかの困難な活動を行うための動機付けに使用される。強みの例は下記の通りである。

- 効果的な霊の枠組み
- 効果的なサポートシステム
- セルフケア遂行能力
- 摂食の問題がない。
- 効果的な睡眠習慣
- 意識が清明で，記憶力がある。
- 経済的な安定
- ほとんど常にリラックスできる能力
- 意欲がある。
- 肯定的な自己尊重
- 内的コントロールの場
- 自己責任
- 自己効力

あなたの受け持ちクライエントの強みのリストを作ること。

危険因子とは，治癒し，ストレッサーに対処し，入院や病気，手術前の元の健康状態に回復する能力を妨げる状況，個人的な特性，障害，病状である。

危険因子の例は次の通りである。

- サポートシステムがない，もしくは非効果的
- 規則的な運動をほとんど，もしくはまったくしていない。
- 栄養習慣が不適切，もしくは乏しい。
- 学習困難
- 否認
- 乏しいコーピングスキル
- コミュニケーションの問題
- 肥満
- 消耗性疲労
- 英語(日本であれば日本語)を話し理解する能力が不十分
- 記憶の問題
- 聴覚の問題
- 入院前のセルフケアの問題
- 歩行困難
- 経済的な問題
- 否定的な自己効力

あなたの受け持ちクライエントの危険因子リストを作ること。

■ 第2段階：受け持ち当日のアセスメント

受け持ちクライエントのスクリーニングアセスメントを終わらせていない場合は，できるだけ早くクライエント，家族，担当看護師に次の質問をし判断する。

- 入院前
  ▶ クライエントはセルフケアをできていたか。
  ▶ クライエントは助けを必要としていたか。
  ▶ クライエントは助けなしに歩いていたか。
  ▶ クライエントは記憶に関する問題はなかったか。
  ▶ クライエントは聴覚に関する問題はなかったか。
  ▶ クライエントはたばこを吸っていたか。
- クライエントを一層弱らせる何らかの状態や病気があるか。
  ▶ 転落

- ▶感染
- ▶栄養/水分摂取のバランス異常
- ▶褥瘡
- ▶重度の不安やパニック不安
- ▶生理的な不安定状態（例．電解質，血圧，呼吸機能，治療上の問題）
- ●受け持ちクライエントに会うときには，次のような危険因子のいずれかが存在するかどうかを調べる。
  - ▶肥満
  - ▶コミュニケーションの問題
  - ▶運動困難
  - ▶不適切な栄養状態
- ●インデックスカードに重要なデータを書き込み，第3段階に進む。

■■ 第3段階：初期計画を立案する

クライエントが医学的な問題で入院している場合は，一般的な医学的なケア計画Aオンラインを参照する。クライエントが手術のために入院している場合は，一般的な手術ケア計画Bオンラインを参照する。これらの一般的なケア計画は，通常考えられるクライエントが必要とするケアを示している。書きすぎを防ぐためには，どのように一般的なケア計画を使用することができるのかを，教師に尋ねる。

■■ 第4段階：一般的なケア計画の共同問題を検討する

- ●表示された共同問題を参照する。これらはあなたがモニターする必要のある合併症である。あなたのクライエントが有している状態や処置に関連しているものはいずれも削除してはいけない。さらに，あなたはどのくらいの頻度でバイタルサインを取り，摂取と排泄や包帯交換等を記録するべきかを加える必要がある。その回数については，担当看護師に尋ね，その回数について記入してあるカーデックスを調べること。
- ●共同問題のそれぞれの介入について検討する。あなたのクライエントにとって安全ではないあるいは禁忌である介入にはどのようなものがあるのか。たとえば，あなたのクライエントに浮腫があり，腎臓に問題があるとした

ら，水分摂取量は多すぎる。ここでは，看護師や教師に支援を依頼すること。
- ●標準計画の共同問題に目を通す。さらに共同問題のうち，あなたが医学的あるいは治療上の問題と判断したすべてを見直す。たとえば，クライエントが糖尿病であれば，次のような共同問題の追加が必要である。
  - ▶PC：低血糖/高血糖

■■ 第5段階：標準計画の看護診断を検討する

標準計画の各看護診断に目を通すこと。
- ●診断はあなたの受け持ちのクライエントに当てはまるか。
- ●あなたのクライエントはこの診断を悪化させるような何らかの危険因子をもっているか（あなたのインデックスカードを見る）。

一般的な医学的ケア計画には次のような例がある。病状や薬物療法，治療，診断検査に続発する馴染みのない環境や心身の制約に関連した〈身体損傷リスク状態〉

あなたのクライエントの危険因子についてリストを見直す。リストの中にクライエントの身体損傷をもたらすような寄与因子はあるか。たとえば，歩行や視覚に問題があるか。めまいがあるか。

クライエントが末梢血管疾患（PVD）に関連した不安定な歩行をしているならば，次の診断を加えるとよい。馴染みのない環境や末梢血管疾患に続発する不安定な歩行に関連した〈身体損傷リスク状態〉

各看護診断ごとの介入に目を通すこと。
- ●介入はあなたのクライエントに妥当であるか。
- ●あなたはそのような介入を提供する時間があるか。
- ●あなたの受け持ちクライエントに不適当あるいは禁忌の介入はどれか。
- ●何か特定の介入を追加することができるか。
- ●危険因子のために何らかの介入を修正する必要があるか（インデックスカードを見る）。

看護診断に対して表示した目標に目を通すこと。
- ●目標はあなたのクライエントに適切か。
- ●クライエントはあなたがケアを行う日に目標達成を示すことができるか。
- ●あなたはより多くの時間を必要とするか。
- ●もっとクライエントに特有の目標を設定する

必要があるか。

クライエントに不適切な目標は削除する。クライエントが目標を達成するためにより多くの時間を必要とするならば，"退院までに"と追記する。クライエントがある日付までに目標を達成することができるならば，その目標の後に"（日付を記入）までに"と書く。

先と同じ診断「馴染みのない環境や末梢血管疾患に続発する不安定な歩行に関連した〈身体損傷リスク状態〉を使用して，次の目標を検討する。

クライエントはADL（日常生活動作）を行う際に助けを求める。

● 指標
- 身体損傷リスク状態を高める因子を明らかにする。
- 適切な安全方法について述べる。

あなたがケアを行う日にクライエントが目標をすべて達成できた場合は，すべての目標にその日付を書き加える。クライエントが目標を達成できないならば，あなたはその主な目標に日付を加えることができるが，そのクライエントが達成できない指標はすべて削除する。または，その目標を修正して記入する。

家族はクライエントの身体損傷リスク状態を高める因子を明確にする。

次のことを覚えておくこと。あなたはクライエントに直接接するまではクライエントのケア計画を個別化することはできないが，このクライエントに関するあなたの事前知識（例．医学診断，複数の病状）に基づいて介入を追加したり削除したりすることはできる。

▪▪ 第6段階：ケア計画を立案する（記述，または印刷する）

ケア計画を次のような手順で立案する。
- オンライン上にある一般的なケア計画をあなたのパソコンに入力する。そして，あなたのクライエントに特定のケア計画にするために削除し，加筆（色を変えたり，文字のフォントを変えたりして）する。
- この本の一部分を複写し，あなたのクライエントに特定なケア計画にするために加筆や削除を行う。
- ケア計画を記述する。

どのような選択が好ましいのかは教師に尋ねること。教師があなたの分析を明確に理解できるよう色や文字のフォントを使用する。あなたがなぜ加筆したり削除したのかの理論的根拠を示す。

▪▪ 第7段階：初期計画を完成させる

今，あなたは共同問題と看護診断のケア計画を有している。しかし，あなたのクライエントが入院したときの初期の状態にはどちらを使用するのか。あなたの受け持ちクライエントが手術を受ける健康な成人である場合，あるいは急性の医学的問題があって入院したが，あなたがまだ第1段階のどの重要な因子をもアセスメントしていない場合，あなたは初期計画を完成させて，第10段階に進む。

▪▪ 第8段階：追加の危険因子

あなたが第1段階と第2段階で確認した危険因子（インデックスカードに）をクライエントが有している場合，これらの危険因子が問題を増悪させて受け持ちクライエントを易損性にさせるかどうかを検討する。次の質問は，クライエントや家族が看護介入を必要とする追加の診断を有するか否かを決定するのに役立つ。
- モニターを必要とする病状（例．低血糖）に結びつく追加の共同問題があるか。
- 今対応しなかったり予防しなければ，回復が遅れたりクライエントの機能的な状態に影響するような，看護診断はほかにあるか（例．便秘リスク状態）。
- クライエントが優先事項と認めている問題は何か。
- 重要な看護診断はどれか。それ以外の看護診断への処置は機能的な状態を損なわなければ延期される。

あなたは退院後の援助のためにクライエントを紹介することによって，優先リストにはない看護診断を扱うことができる（例．カウンセリング，体重減少プログラム）。

優先順位の確認は非常に重要だが難しい概念である。入院期間が短縮され，そのうえ多くのクライエントが一度に複数の慢性疾患に罹患しているため，看護師はクライエントごとにすべての看護診断を扱うことはできない。看護師は，対処しなければクライエントが悪化するか治癒に向かわないよ

うな看護診断に焦点を当てなければならない。あなたのリストを検討するためには教師に相談すること。あなたの選択の理論的根拠を示すための準備をする。

▪▪ 第9段階：クライエントの状態を評価する（ケアを提供した後で）
◉共同問題
共同問題に対する看護目標を検討する。
- クライエントの状態をアセスメントする。
- データを確立した基準（指標）と比べる。
- そのデータが許容範囲内であるか否かを判断する。
- クライエントが安定しているか、よくなっているか、よくならないのか、悪くなっているのかの結論を出す。

あなたのクライエントは安定しているか、あるいはよくなっているか。
- よくなっている場合、クライエントを引き続きモニターし、指示通りの介入をする。
- よくなっていない場合、劇的な変化があるのか（例：血圧上昇と尿量の減少）

あなたは医師あるいは上級実践看護師に知らせたか。あなたはクライエントのモニタリングの回数を増やしたか。臨床の指導者と受け持ちクライエントの担当看護師と共同問題の状態に関するあなたの評価について意見交換する。

◉看護診断
各看護診断の目標や達成基準に目を通すこと。クライエントは目標に明示されている活動を示したか、あるいは述べたか。もしそうならば、あなたの計画に達成と入力（記録）する。そうではなく、クライエントがさらに時間が必要であるならば、目標とする日付を変更する。時間の問題ではないならば、クライエントが目標を達成しなかった理由を検討しなさい。目標は
- ほかに優先するものがあったため、現実的ではなかった。
- クライエントに受け入れられなかった。

▪▪ 第10段階：ケアを施設の様式、フロー記録、経過記録に記入する

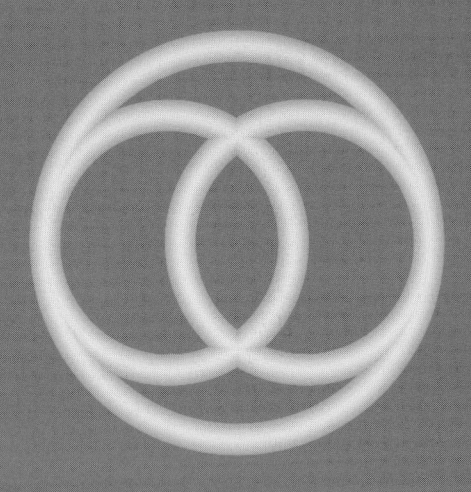

第2部

看護診断マニュアル

Manual of Nursing Diagnoses

Part 1
個人の看護診断
Individual Nursing Diagnoses

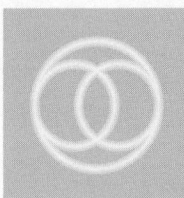

この看護診断マニュアルは，看護診断から構成されている．第2部では，4つのパートに分け，看護診断を該当するカテゴリーに分類している．
- Part 1：個人の看護診断
- Part 2：家族/家事家政の看護診断
- Part 3：地域の看護診断
- Part 4：ヘルスプロモーション/ウエルネス型看護診断

各診断には，最初にNANDAが必要とする3つの要素を記述している．
- 定義
- 診断指標，徴候と症状，または危険因子
- 関連因子：実存型看護診断を引き起こす可能性のある病態生理因子，治療関連因子，状況因子，発達因子によって構成されている．

さらに，次の要素が加えられている．
- 著者の注釈：診断の概念や臨床での使い方を明確にしている．
- 診断表現上の誤り：診断名を作成する際のよくある間違いとその修正のしかたを説明している．
- 重要概念：「一般的留意点」「小児への留意点」「妊産褥婦への留意点」「高齢者への留意点」「文化的考察」の項目に分けて，診断や介入について具体的に説明している．
- 焦点アセスメント基準：「主観的データ」と「客観的データ」があり，看護師が診断を確認したり除外するのに役立つ特定のデータを収集する上での指針となる．

各診断には一連の介入がある．介入は病因や寄与因子にかかわらず，診断ラベルや達成基準に関連した治療に焦点を当てている．介入は特に以下のように看護師の行動を方向付けている．
- 原因や寄与因子を明確にする．
- その因子を軽減したり取り除いたりする．
- 特定の活動を促進する．
- 健康教育を行ったり，他の専門機関や専門家に紹介する．

看護診断の中には1つ以上の特定の看護診断を含んでいるものがある．その特定の看護診断は看護で頻繁に使われているため選ばれたものであって，特定のカテゴリーを示すものではない．たとえば，〈活動耐性低下〉には以下のような具体的な寄与因子がある．
- 慢性閉塞性肺疾患に続発する必要な適応技能についての知識不足に関連した
- 心機能障害に続発する必要な適応技能についての知識不足に関連した
- ベッド上安静の長期化に関連した

また，小児，妊産褥婦，高齢者など対象を特定している介入を有する看護診断もある．

看護診断に関連のある参考文献を本書の最後に掲載した．インターネットのサイトも適宜載せている．

訳者注1　これまでの『カルペニート看護診断マニュアル』では，看護介入の後にまとめて理論的根拠が示されていたが，今回より各介入のすぐ後に，Rと表記して介入の根拠を示している．

訳者注2　このたびの改訂で，目標の前にはNOC（Nursing Outcome Classification；看護成果分類）を，看護介入の前にはNIC（Nursing Intervention Classificaiton；看護介入分類）を表記し，看護の内容を明確にしている．

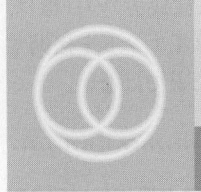

活動耐性低下

Activity Intolerance

活動耐性低下
▶ 慢性閉塞性肺疾患(COPD)に続発する,必要な適応技術についての不十分な知識に関連した
▶ 心機能障害に続発する,必要な適応技術についての不十分な知識に関連した

【定義】

活動耐性低下:期待される,あるいは必要とされる活動に耐え得るクライエントの生理的許容量の低下(Magnan, 1987)。

【診断指標】

■■ 必須データ(必ず存在)
活動に対する生理的反応の変調
- 呼吸
  ▶ 呼吸困難
  ▶ 呼吸数の極端な増加
  ▶ 息切れ
  ▶ 呼吸数の減少
- 脈拍
  ▶ 微弱
  ▶ 脈拍数の減少
  ▶ 脈拍数の極端な増加
  ▶ 安静後3分以内に活動前の状態に戻らない。
  ▶ リズムの変化
- 血圧
  ▶ 活動に伴って上昇しない。
  ▶ 拡張期血圧の15 mmHg以上の上昇

■■ 副次的データ(おそらく存在)
- 脱力感
- 疲労
- 顔面蒼白またはチアノーゼ
- 混乱
- めまい

【関連因子】

酸素供給を阻害し,身体の調整不良をもたらし,クライエントの身体的・心理的能力を上まわるエネルギーを必要とする因子が〈活動耐性低下〉の原因になる。以下によくみられる因子を列挙する。

■■ 病態生理因子
- 酸素供給の低下に関連するもの。以下の因子に続発する。
  ▶ 心臓系
    心筋症
    うっ血性心不全
    不整脈
    狭心症
    心筋梗塞
    弁膜性心疾患
    先天性心疾患
  ▶ 呼吸器系
    慢性閉塞性肺疾患(COPD)
    気管支肺形成不全
    無気肺
  ▶ 循環器系
    貧血
    末梢動脈性疾患
    循環血液量減少症
- 代謝需要の増加に関連するもの。以下の因子に続発する。
  ▶ 急性あるいは慢性の感染
    ウイルス性感染
    単核細胞症
    内分泌および代謝性障害
    肝炎
  ▶ 慢性疾患
    腎疾患
    肝疾患
    炎症性疾患
    筋骨格系疾患

神経系疾患
- 不適切なエネルギー源に関連するもの。以下の因子に続発する。
  - ▶肥満
  - ▶不適切なダイエット
  - ▶栄養不良

■■ 治療関連因子
- 代謝需要の増加に関連するもの。以下の因子に続発する。
  - ▶悪性疾患
  - ▶手術
  - ▶診断のための検査
  - ▶治療スケジュールおよび治療の頻度
- 酸素供給の低下に関連するもの。以下の因子に続発する。
  - ▶循環血液量減少(症)
  - ▶長期の床上安静

■■ 状況因子(個人・環境)
- 活動不足に関連するもの。以下の因子に続発する。
  - ▶うつ状態
  - ▶座位中心のライフスタイル
  - ▶動機の欠如
- 代謝需要の増加に関連するもの。以下の因子に続発する。
  - ▶補助具(歩行器,杖,装具)
  - ▶過剰なストレス
  - ▶疼痛
  - ▶環境上の障害(例.階段)
  - ▶極端な気候条件(特別に暑い,湿度が高い)
  - ▶大気汚染(例.スモッグ)
  - ▶気圧(例.標高の高い土地へ最近移転した)

■■ 発達因子
　高齢者は,加齢に伴い知覚の低下だけでなく,筋力の衰えや柔軟性の低下もきたしている。これらはすべて,身体能力に対する自信を喪失させ,直接的あるいは間接的に活動耐性低下の原因となる可能性がある。

著者の注釈

　〈活動耐性低下〉とは,体に変調をきたしたクライエントを表す診断である。このようなクライエントは,体力や耐久力を増す治療を受けることになる。また,〈活動耐性低下〉の目標は,活動への耐性を増すことであり,一方,〈消耗性疲労〉の目標は,疲労状態に順応できるようクライエントを援助することであり,耐久力を高めることではない。

診断表現上の誤り

⦿新しい心筋梗塞の発症に続発する活動増加に伴う不整脈の出現に関連した〈活動耐性低下〉

　このようなときのクライエントの目標は,活動耐性を増すことではなく,活動によって現れる心臓の反応をモニターし,心拍出量の減少を予防することである。このような状況では,共同問題「PC:心拍出量減少」として,表現するほうが適切である。

⦿化学療法に続発する消耗性疲労に関連した〈活動耐性低下〉

　化学療法に関連して起こる消耗性疲労は,安静により改善されるものではなく,さらには,耐久力を高めるための看護介入を受け入れる余地のない状態である。診断名を修正すると次のようになる。「化学療法の副作用に続発する貧血および化学的変化に関連した〈消耗性疲労〉」

重要概念

■■ 一般的留意点

①耐久力とは,細かい作業を持続して行える能力とされている。〈消耗性疲労〉とは,細かい作業を持続できない状態のことをいう。概念的には,〈消耗性疲労〉は耐久力とは相反するものである。看護介入では,運動,動作,移動などをコントロールする筋力を最大限効率的に活用することによって,作業による消耗性疲労の出現を遅らせるように注意が向けられる。

②一定レベルの行動機能を維持する能力は,体力,筋の協調性,反応時間,機敏さ,活動への動機などの個人的因子と,活動の頻度,時間,強度などの活動関連因子によって左右される。

③健康な人では,呼吸という仕事量は非常に限られている。しかし,COPDのクライエントでは,おそらく平常の呼吸回数より5～10倍の増加がみられる。このような条件では,呼吸活動だけに必要とされる酸素が,全酸素消費量の大部分を占めることになる。

④床上安静による影響は急速に現れ,もとの状態に戻るまでに数週間あるいは数か月を要する。生活範囲をベッド上に制限されたすべてのクラ

イエントが，床上安静による体調不良としての〈活動耐性低下〉の危険性がある。

■■ 小児への留意点
①活動耐性低下の危険性が特にある子どもは，呼吸器疾患，心疾患，貧血，慢性疾患を伴っている(Wong, 2003)。

②研究では，心疾患をもつ子どもにおける中程度の運動訓練は安全であるとともに，子どもの血行動態や運動時間に有益な変化をもたらす，と報告されている(Balfour, 1991)。

■■ 高齢者への留意点
①高齢者の心拍出量の低下は，年齢に関連した変化ではなく，疾患に関連した過程であると考えられる(Miller, 2004)。Fleg (1986)は，30歳代と80歳代の健常者を対象とした研究で，安静時の心拍出量に年齢差はみられなかった，と報告している。

②最大酸素消費量(VO_2max)は，25～75歳において10年間で5～10%減少することを研究が示している。かなり運動をしている人でも，VO_2maxは年齢とともに減少するが，運動をしていない人のVO_2maxが10年間に10%減少することに比較すると，減少の割合はその半分にすぎない。活動中の筋への血液供給の効率が低下する，あるいは筋量の減少によって，筋が酸素を取り出し，活用するのが困難になってくるといった変化がみられる。

③75歳までに，洞房結節(SA node)にペースメーカーを入れている人は10%にすぎないが，ペースメーカーが運動中の伝導遅延を招く原因とされている。

④不動状態の長期化や自分で活動を制限しすぎるための活動低下は，精神状態に変調をきたしたり，病態生理学的な変化をもたらし，結果として活動耐性を低下させることがある(Cohenほか, 2000)。

⑤筋量の低下は筋力の低下をきたし，その結果，耐久力の低下をもたらす。筋力は20～30歳に最大となり，65歳では最大時の80%にまで減少する(Cohenほか, 2000)。

⑥加齢とともに，胸壁の硬度が高まり肺の膨張は減少して，その結果，組織の酸素化が減少する。この現象は，活動耐性の低下に直接的な影響を及ぼしている。

焦点アセスメント基準

活動耐性低下のアセスメントは，活動の開始前から始まり，活動中も継続的に進められ，活動後の評価で終了する，という流動的な過程である。活動前のアセスメントで，看護師は血圧，脈拍，呼吸の「安静時」の基準値を測定する。活動中のアセスメントでは，ある特定の器官系統に異常があれば，その器官系統で活動耐性低下を示す徴候や症状に焦点を当ててアセスメントを行う(例．肺疾患では労作性呼吸困難，心疾患では狭心症，神経筋疾患では痙攣の増強)。活動後の評価では回復時間をアセスメントする。血圧，脈拍，呼吸が活動前の状態に回復するのに必要な時間は，活動に対する生理学的耐性を表す。

■■ 主観的データ
◉診断指標をアセスメントする。
①衰弱
②倦怠感
③呼吸困難

◉関連因子をアセスメントする。
①外的な刺激の欠如
②活動する能力に対する自信の欠如
③活動することを妨げる疼痛
④活動することで外傷や疾患を悪化させることへの恐怖

■■ 客観的データ
◉診断指標をアセスメントする。
①体力および平衡機能をアセスメントし，以下の能力を評価する。
- 自力によるベッド上での体位変換
- 直立姿勢の保持
- 立ち上がり
- 日常生活活動(ADL)の実施
- 歩行
- 座位の確保および保持

②活動に対する反応をアセスメントする。
- 安静時のバイタルサインを測る(表2-1)：脈拍(脈拍数，リズム，性状)，呼吸(呼吸数，深さ，努力性呼吸の有無)，血圧
- クライエントに活動してもらう。
- 活動直後のバイタルサインを測る。
- 3分間の休息をとり，再度バイタルサインを測る。安静時のバイタルサイン(表2-1)と比較

表 2-1　活動に対する生理的反応（予測と異常）

	脈拍	血圧	呼吸
安静時			
正常	60～90	＜140/90	＜20
異常	＞100	＞140/90	＞20
活動直後			
正常	脈拍数↑ 緊張　↑	収縮期血圧↑	呼吸数↑ 呼吸の深さ　↑
異常	脈拍数↑ 緊張　↑ リズム不整	収縮期血圧の低下 または変化なし	過剰 呼吸数↓または↑
活動3分後			
正常	安静時の脈拍＋6拍以内の増加		
異常	安静時の脈拍＋7拍以上の増加		

する。
■顔面蒼白，チアノーゼ，混乱，めまいのアセスメントを行う。

◉**関連因子をアセスメントする。**
- 状況に関連する因子
  - ▶個人的な要素
  - ▶逃避行動を中心とした対処行動
  - ▶不十分なソーシャルサポート
- 環境に関連する因子
  - ▶社会的孤立
  - ▶感覚遮断
  - ▶過剰な感覚刺激
  - ▶極端な気象条件
  - ▶不十分な休息と睡眠
- 疾病に関連した因子
  - ▶心肺系障害
  - ▶神経障害
  - ▶栄養欠乏症
  - ▶体液・電解質不均衡
  - ▶筋骨格系障害
  - ▶慢性疾患
- 治療に関連した因子
  - ▶床上安静あるいは不動状態の強要
  - ▶手術
  - ▶診断学的検査
  - ▶介護者の期待
  - ▶薬物療法
  - ▶体力のいる補助具の使用
  - ▶治療スケジュール
  - ▶食事療法

このほかの「焦点アセスメント基準」の情報は，http://thepoint.lww.com. を参照

NOC
活動耐性

目標▶
　クライエントは，最適な活動レベルに到達する。

指標▶
- 活動耐性低下を悪化させる因子を見い出す。
- 活動耐性低下を軽減させる方法を見い出す。
- 活動後3分以内で，血圧が正常範囲を保持する。

NIC
活動療法，エネルギー管理，運動促進，睡眠強化，共同目標設定

【**一般的看護介入**】

◉**活動に対するクライエントの反応をモニターし，その反応を記録する。**
①安静時の脈拍，血圧，呼吸を測定する。
②脈拍の数，リズム，性状を観察する（たとえば，脈拍が100以上の異常な徴候がある場合，活動増加の適否について医師と相談する）。
③クライエントに活動してもらう。
④活動後，直ちにバイタルサインを測定する。

⑤3分間の休息をとり，その後，再度バイタルサインを測定する。

⑥活動中に次のような反応がみられた場合には活動を中止する。
- 胸痛，めまいの訴え，混乱
- 脈拍数の低下
- 収縮期血圧が上昇しない。
- 収縮期血圧の低下
- 拡張期血圧が15 mmHg程度増加する。
- 呼吸反応の低下

⑦次のような場合には，活動の強度を軽くしたり持続時間を短くする。
- 安静時の脈拍数に比べ6拍以内の増加に戻るまでに，3〜4分以上を要する。
- 活動後の過度な呼吸数の増加

R：活動に対するクライエントの反応は，活動前と後の血圧，脈拍，呼吸数を比較することによって評価できる。同様に，回復時間と比較する。

R：活発な活動は脈拍を50程度増加させる。3分以内で安静時の脈に戻れば，そのままの活動量で十分である。

R：その活動レベルで中断や減少を必要とする臨床反応は，心機能あるいは呼吸機能が低下している証拠である。

◉ **徐々に活動を増やす。**
①活動をゆっくり実施させたり，休憩時間や援助を増やしてこれまでよりも短時間実施させることによって活動耐性を高める。
②床上安静の長期化あるいは身体の不動状態を強いられることによる悪影響を最小にする。
- 少なくとも1日2回，関節可動域運動（ROM）を実施する。クライエント自身で実施できない場合は，看護師が他動的な関節可動域運動を行う。
- 等尺運動を勧める。
- 禁忌でない限り，積極的に寝返りや起き上がりを自分で行うよう勧める。
- 筋力の増強をはかることによって，必要とされる座位保持のバランスや耐久力を高める。
- 第1回目の離床を15分間から始め，徐々に耐久力を高める。
- 1日3回離床させ，毎日15分程度離床時間を長くしていく。

- 移乗の練習をする。移乗の際には，可能な限りクライエント自身が積極的に身体を動かせるようにする。
- 補装具を用いて，あるいは用いないで歩行するよう促す。
- クライエントが立とうとしているときは援助する。
- 膝関節の固定性が悪いために，立位がとれない場合は歩行できる状態でない。このような場合は，適切な介助で立ち上がりの練習をさせる。
- 安全な歩行の仕方にする（歩き方がぎこちなく見えても，安定感がある場合にはそのままその歩き方を継続させる。クライエントのそばに付き添い，「うつむかないで，まっすぐに前を向いて歩くように」など，わかりやすい指示を与える）。
- 歩行速度をクライエント自身に決めさせる。
- 安全を確保し，転倒を予防するために十分な援助を提供する。
- 履き心地のよい靴を履くように勧める（スリッパでは，足部をしっかりと支えることができない）。

R：活動耐性は，活動の頻度，時間，強度の順に適応することによって，最終的には望ましいレベルにまで達することができる。活動頻度の増加は，活動時間と強度（作業量に必要な）の増加よりも先に起こる。活動強度は，活動時間と活動頻度を減らすことで増強できる。短時間でより集中した活動への耐性が身につくにしたがって，活動頻度を再度増加させることができる。

◉ **活動耐性低下がクライエントの役割責任，職業，経済面に，どのように影響するかを話し合う。**

R：活動をしようとする意思は，知識，価値観，信念，知覚された活動能力によって左右される（Magnan，1987）。

◉ **十分に睡眠がとれるようにする**（詳細は〈睡眠パターン混乱〉を参照）。

①クライエントの日常のスケジュールに従って，安静時間を計画する（1日を通じて，活動の合間にも安静時間を設定しなければならない）。
②食後1時間は休息できるように援助する（休息にはさまざまな方法がある。たとえば，うたた寝を

したり，テレビを見たり，あるいは足をあげて座位をとる）。
R：活動耐性低下の症状は，安静にすることによって緩和される。1日のスケジュールは，活動と休息の時間を交互に取り入れるように考慮し，また過剰なエネルギーの消耗を避けるように調整，計画される。

◉「できる」と心から信じるよう励ます。
①転倒への恐れ，衰弱しているという感覚，視力障害など，自信を損なった要因を明確にする。
②クライエントや家族とともに活動を動機づけることを探す。クライエントが何を大切にしているかを考える。たとえば，
- 孫たちと一緒に遊ぶ。
- 仕事に復帰する。
- 釣りに行く。
- 手工芸などの作業を行う。

③クライエントに，活動スケジュールと機能的な活動目標を設定させる。クライエントの目標設定があまりに低い場合，たとえば「8 m 歩くというあなたの目標は，低すぎるみたいですね。15 mに延ばしましょう。私も一緒に歩きます」といった形で協議する。
④昼食をとるために椅子に座る，外を眺めるために窓まで歩く，ジュースをとりに台所まで歩くなど，目的を伴う活動を計画する。
⑤クライエントが進歩を実感できるように援助する。有効な動機づけの方法として賞賛や激励を過小評価してはいけない。ケースによっては，クライエントにこれまでの経過を記録させることが，進歩を実証する助けになることがある。
R：個人に合わせた方法によって，やる気を促すことができる。
R：活動耐性低下の看護介入は，活動に参加するよう促し，治療しながらクライエントが望んでいる活動レベルに到達させることである。

◉心配事や関心を分かち合えるよう家族を励ます。
①現在の状態や治療，病気の予後に関するクライエントや家族の知識をアセスメントする。
②将来や役割責任の変化に関する心配事や関心をクライエントと家族で分かち合うよう励ます。

活動耐性低下
▶ 慢性閉塞性肺疾患（COPD）に続発する，必要な適応技術についての不十分な知識に関連した

NOC
活動耐性

目標 ▶
クライエントは，最適な活動レベルに到達する。

指標 ▶
- エネルギーを節約するための効率的な呼吸法を実際に行う。
- 活動に応じた効率的な呼吸調整ができる。

NIC
一般的な介入と同様，禁煙援助，栄養管理，呼吸の状態：気道開通，知識：病気の治療

【看護介入】
次に述べる看護介入は，COPD が原因で，活動耐性低下をきたしているクライエントにあてはまるものである。これらの看護介入は，活動耐性低下の一般的なケースに対して取られる介入方法とあわせて用いられる（前項の「一般的看護介入」を参照）。

◉寄与因子を取り除いたり，減らしたりする。
①知識不足
- 指示された治療計画に対する理解度をアセスメントする。健康教育の進行に伴い家族も含めわかりやすく具体的な指導を行う。
- 特に，肺の衛生法や適切な呼吸法の知識についてアセスメントする。
  R：呼吸リハビリテーションは，COPD に伴う不安やうつを緩和させることができる。

②日常の不適切な肺の衛生法
- 肺を浄化するために毎日の咳嗽スケジュールを遵守することが重要であること，またこれは生涯続けなければならないことを説明する。
- 適切な咳嗽法を指導する。
  - できるだけ上体を起こして座り，ゆっくり深

呼吸を行う。
- ●横隔膜呼吸を行う。
- ●3〜5秒間息を止め，できるだけゆっくり口から息を十分に吐き出す（息を吐き出すと同時に，胸部および腹部は下へ引き下げられる）。
- ●2度深呼吸を行い，息を止め（口や咽頭の奥からではなく）胸の奥から力を入れて強く咳をする。2度短く強い咳をする。
- ●咳嗽後は安静にする。
- ■食前および就寝前の1日4回，30分間の咳嗽法の練習を行うよう指導する。咳嗽法の練習の後や食前は，15〜30分間安静にする。
- ■咳嗽を行う前に，吸入法や体位ドレナージ法，叩打法の効果を検討する。気道を拡張し，気道内分泌物を希薄にさせるためのエアゾール式気管支拡張薬の使用効果についてアセスメントする。
- R：気道の浄化や防御は，安静時や活動中の組織への酸素供給を満たすために極めて重要である。

③不十分な呼吸法
- ■活動を増やしたときや精神的・身体的ストレスがあるときには，意識的にコントロールされた呼吸法（口すぼめ呼吸や腹式呼吸）を行うよう指導する。
- ■呼吸法を指導する前に，身体的・精神的リラクセーション技法を詳しく指導しておくと大変役立つ。
- ■望ましい呼吸法をやってみせて，指導者の呼吸パターンをクライエントに模倣させ，呼吸法が実際に行えるように教える。
- ■口すぼめ呼吸では鼻から息を吸い，7秒間「プ」を発音するときの口の形をつくり，軽く唇を閉じながらゆっくりと息を吐き出す。往々にして進行性肺疾患のクライエントは，この方法を自然に身につけている。
- ■腹式呼吸を指導する。
  - ●看護師はクライエントの肋骨基部下の腹部に両手を置き，クライエントが息を吸う間そのままにしておく。
  - ●吸気時には，肩の力を抜き，鼻から息を吸い込み，看護師の手に向かって胃を押し上げるようにする。そして1，2秒息を止めて肺を拡張させ，息を吐き出す。
  - ●呼気時には，看護師は肋骨基部に置いた手にわずかに力を入れ，クライエントは口からゆっくり息を吐き出す。
  - ●看護師と一緒に数回，呼吸練習を行う。次に，クライエント自身で肋骨基部に自分の両手を置き練習を行う。
  - ●クライエントは一度，この呼吸法を覚えたら，1時間に数回この方法を練習する。
- R：身体リラクセーション技法は筋緊張を最小限にする。リラクセーションは，前胸部や肩から頸部にかけての効率の悪い動きを取り除くための呼吸法を指導するうえで欠くことのできない準備段階である。
- R：COPDのクライエントは，呼吸パターンの再訓練を含む特別な呼吸訓練や，通常の日常活動を支援する全身運動プログラムによって，効果を得ることができる（Bauldoffほか，1996）。
- R：呼吸筋の機能を改善する治療計画は，最も効果が現れると考えられる筋群について，クライエント各自に合わせて作成する必要がある。COPDの初期には，横隔膜に焦点が当てられる。一方，症状が進行している場合，胸郭の吸気筋群と呼気筋群に焦点が当てられる。

④不十分な活動レベル
- ■次の点を考慮してクライエントの活動レベルをアセスメントする。
  - ●現在の活動/休息パターン
  - ●1日のエネルギー需要の分布状況
  - ●クライエントが最もきついと感じる活動
  - ●活動参加への増加が望まれる，あるいは必要とされる領域についてのクライエントの認識
  - ●現在実施している適応技術の効果
- ■活動への参加を困難にしている，または制限していると思われる家庭や職場での物理的障壁を確認する（例．階段が何段もある）。
- ■頻繁に行う作業に関しては，仕事量が少なくてすむ方法を確認する（例．野菜などの食事の準備は，立った状態で行うより，座った状態で行う。頻繁に用いる台所用品は，不必要に頭上の高い所や，かがまなければ取れないような

場所を避け，カウンターの上に置く)。
■障壁を克服するために，休息と活動が交互にとれる方法を確認しておく(例．洗面や歯磨き中にも休息がとれるように浴室の洗面台の近くに椅子を置く)。
■活動中に短時間の休息を頻回にとれるような計画は，長時間の休息をとった後に突然エネルギーを必要とするような計画よりも，クライエントにとって消耗が少なく，活動をうまく行ううえで有効である。
R：症状に限定した耐久力トレーニングは，活動を遂行するための能力の改善と息切れの自覚を少なくするのに効果的であることが明らかになった(Punzalほか，1991)。効果的に活動する能力を高めるために最低限必要とされる運動時間と回数は，20〜30分を1週間に3〜5回である。しかし，すべてのクライエントがこの運動療法に適応するとは限らないため，呼吸器専門医に相談する必要がある。

⑤健康を損なう行動
■症状悪化および進行性疾患に至る因子を避けるよう指導する〔過度の(免疫)アレルゲン，公害〕。
■喫煙をやめさせる。禁煙はCOPDの包括的ケアプログラムで最優先事項である。
■クライエントが喫煙する場合，食事や活動の前の喫煙はやめさせる。
■禁煙や節煙を望んでいるクライエントについては，「喫煙に関連した〈非効果的健康維持〉」の一般的看護介入を参照
R：身体リラクセーションの原理を取り入れ，肺の衛生，呼吸調節法や十分な栄養と水分補給，作業の簡素化によるエネルギー温存，禁煙を含めた統合的なプログラムによって，活動耐性を最大限に高めることができる。

◉活動に対するクライエントの反応をモニターする。
焦点アセスメント基準の客観的データを参照
◉徐々に活動を増加させる。
①日常動作をいくらか増やせることをクライエントに伝えて，励ます。
②呼吸調節法を指導する。
③活動中の努力呼吸を軽減させるために，呼吸法を活用するように勧める。
④安楽な体位での呼吸調節法を身につけた後に，活動の増加を開始する。
⑤座位や立位を保持している間でも，呼吸パターンの調節が維持できるように教育する。
⑥ベッドから椅子への移乗や歩行中も，呼吸調節が持続して行えるようにする。
⑦歩行中，吸いながら2歩進み，吐きながら4歩進むという2：4のリズムで歩行することによって，大半のクライエントは規則的な呼吸を維持する方法を習得できる。
⑧クライエントにとって活動中，消耗の少ない呼吸調節がうまくできるようになるまでは，さらに激しい活動レベルには進むことはできない。
R：COPDのクライエントは，呼吸パターンの再訓練を含む特別な呼吸訓練や，通常の日常活動を支援する全身運動プログラムによって，効果を得ることができる(Bauldoffほか，1996)。

◉セクシュアリティについて話し合うことを勧める。
①活動耐性低下がセクシュアリティに与える影響について話すよう，クライエントを促す。
②〈非効果的セクシュアリティパターン〉を参照
◉健康教育を行う。
①喀痰の色調，量，臭気の変化に注意して観察し，万一，喀痰に変化がみられた場合には，専門家にみてもらうよう指導する。
②COPDのクライエントは感染しやすいため，徴候を早期に発見し，治療については医師に相談しなければならないことを説明する(初期に抗生物質による治療が必要になることがしばしばある)。
③毎年インフルエンザ予防接種が必要かどうかについて検討する(一度きりの肺炎球菌のワクチン接種の効用が近年問題とされてきている。したがって，個別に実施する必要がある)。
④次のことを指導する。暖かく，乾いた衣類を身につける。人込みや，ひどいタバコの煙，有毒で刺激性のガスは避ける。寒い日や暑い日，湿度の高い日の外出は避ける。エネルギー消費を調整するために，仕事と休息とレクリエーションのバランスを保つ。
⑤十分な栄養をとり続けることの重要性を強調する(高カロリー，高ビタミンC，高蛋白，制限がない限り1日に2〜3Lの水分摂取)。

⑥吸入器の使用方法や洗浄方法など，ケアに関するクライエントの知識を評価する。
⑦特に在宅酸素療法を行わなければならない場合，火災の危険性を認識させ，家庭用消火器の設置の必要性を説明する。
⑧胸壁を安定させるのに必要な呼吸筋の働きを少なくするために，腕を固定することが重要であることを説明する（Bauldoffほか，1996；Breslin，1992）。
⑨呼気時に下肢の運動を行うと，固定されていない腕の持久力を増強できることを説明する（Bauldoffほか，1996；Breslin，1992）。
R：上肢が固定されていないと，運動により引き起こされる呼吸筋の仕事量の増加と胸壁を支える呼吸筋群非換気リクルートメントなど，呼吸の生理学的需要を喚起する（Breslin，1992）。上肢を使用する間，上肢を何かで支えておくことは，横隔膜の動きを減らし（Martinezほか，1989），呼吸の耐久力を増やし（Bauldoffほか，1996），上肢の運動耐久力を増強させる（Celliほか，1988）ことが研究により明らかにされている。上肢を固定すること（例．ひげを剃ったり，食事をするときには，テーブルに肘をつくなど）は，自立を高め，機能的な呼吸能力を改善することになる（Bauldoffほか，1996）。

◉**必要に応じて，専門機関を紹介する。**
①継続的な健康管理を行うために，地域看護師（保健師）に紹介する。
②COPDのクライエントのニーズに合わせた包括的な運動プログラムについて，理学療法士に相談する。
③地域支援グループや肺に障害をもつクライエントについての文献を紹介する。

活動耐性低下

▶ 心機能障害に続発する，必要な適応技術についての不十分な知識に関連した

NOC
活動耐性

目標▶
クライエントは，活動が増えても，脈拍数，呼吸数，血圧を前もって決められた範囲内に維持できる。

指標▶
● 心負荷を増やす要因を明確にする。
● 日常生活動作（ADL）を行うのに必要な適応技術を説明する。
● 倦怠感，息切れ，胸痛など，活動を中止する手がかりを明確にする。

NIC
一般的な介入と同様，禁煙援助，体重減量援助，知識：病気の治療，栄養管理

【看護介入】

◉**原因・寄与因子をアセスメントする。**
関連因子を参照

◉**寄与因子を減らしたり，取り除いたりする。**
①特に4つのEに関連した知識および行動をアセスメントする：食習慣（eating），労作（exertion），外的環境（exposure），精神的ストレス（emotional stress）（Day, 1984）。
■食習慣
● 食事制限に関する知識をアセスメントする。
● 指示された塩分制限食を守ることの重要性を説明する。
● 調味料の代わりにハーブやスパイスを用いた味つけを探す。
● 十分な夜間の休息を促すために夕食は軽く摂取するよう勧める。
● 最初のうちは，消化および咀嚼しやすい食物を与える。
● 食事時間はほかの活動に支障をきたさないように予定に組み込む。
● 嫌いなものは避け，好きなものを提供する。
● 社会文化的影響を考慮する。
■労作
● エネルギーの消耗や心負荷を軽減させるために，活動の改善方法を教育する〔例．活動

は休み休み行い，1日のうち休憩時間を入れ，食後は1時間の休息をとる。活動を行う際は，立位で行うより座位で行うほうがよい。作業を行う際には，心臓の状態を回復させるために，5分間行ったら3分間休息をとる。万一，労作性の疲労や心臓性低酸素症の徴候（明らかな脈拍数の増加，呼吸困難，胸痛）が出現したときには，活動を中止する］。
- 等尺運動など，ある種の労作を避けるよう指導する。たとえば，上肢を使って身体を起こしたり，物を運ぶ，またバルサルバ操作（例．ベッドから起き上がる際に腰を強く曲げたり，排便中に努責をかける）などである。

■外的環境
- 不必要に極端な環境に身をさらさないよう指導する。異常に暑くじめじめした，あるいは極端に寒い気候条件に身を置くことは，必要以上に心臓に負担をかけることとなり，避けなければならない。
- 気温の低い日には，暖かい衣服を身につけるよう指導する（例．重ね着をすることによって，寒さを防ぐ工夫をする）。

■精神的ストレス
- 精神的なストレッサー（例．家庭内，職場，社会的な場）を明確にできるよう援助する。
- 精神的ストレスに対する通常の反応について話し合う（例．怒る，意気消沈する，回避する，討論する）。
- 精神的ストレスが循環器系に及ぼす影響について説明する（例．心拍数，血圧，呼吸数の増加）。
- ストレスを処理したり減らしたりするためのさまざまな方法について話し合う（例．計画的な問題解決方法，リラクセーション技法，ヨガあるいは瞑想，自律訓練法，定期的な運動）。

R：医学的に管理された運動，食事制限，ストレス管理，さらには極端な環境への出入りを制限するなどの統合的なプログラムによって，活動耐性を最大限に高めることができる。

R：心機能障害のクライエントは，活動へのかかわり方を加減することによって，活動耐性をかなり高めることができる（例．ゆっくり活動したり，等尺性の作業を避けたり，さらには頻繁に休息をとり，動的な作業の持続時間を制限したりする）。

②次の点を考慮してクライエントの最近の活動レベルをアセスメントする。
- 現在の活動/休息パターン
- 1日のエネルギー需要の分布状況
- クライエントが一番したいと望んでいる活動
- 活動への積極的な参加が望まれる，あるいは必要とされる領域についてのクライエントの認識

③喫煙について話し合う。
- 喫煙の心血管系への影響についてクライエントと話し合う（例．心負荷を増強させ血管を収縮させる）。
- 活動前または活動直後には，喫煙しないように教育する。
- 喫煙本数を減らす方法について話し合う（「喫煙に関連した〈非効果的健康維持〉」を参照）。
- 成功するためには，少なくともいくつかの試みが必要かもしれないと助言する。

R：タバコは，女性にとって予防できる死亡の主要な原因である（Sarna ほか，2004）。

④体重超過および肥満
- 標準身長−体重表，または人体計測値を用いて，測定した身長，体重を照合させ，体重超過，あるいは肥満であるかについてアセスメントする（〈栄養摂取消費バランス異常：必要量以下〉の項での身長−体重表および人体計測基準値を参照）。

R：心機能障害のクライエントは，多くの場合ライフスタイルに適応したり，活動への参加を調整したり，または活動に対する身体反応を慎重にモニタリングすることによって，活動および活動耐性のレベルを高めることができる。

◉**活動に対するクライエントの反応をモニターして**（p.60−62 の「一般的看護介入」を参照），**自己測定の方法を教育する。**
①安静時の脈拍を測定する。
②活動中および活動直後に脈拍を測定する。
③活動終了の3分後に脈拍を測定する。
④次のような徴候が現れた場合，活動を中止し報告するよう指導する。

- ■ 活動中の脈拍の減少
- ■ 112回/分以上の脈拍
- ■ 不規則な脈拍
- ■ 3分後の脈拍数が安静時脈拍数より6拍以上増加している場合
- ■ 呼吸困難
- ■ 胸痛
- ■ 動悸
- ■ 労作性の疲労感

R：活動への反応は，活動前と後の血圧，脈拍，呼吸数を比較することによって評価できる。同様に，回復時間と比較される。

◎ **徐々に活動を増加させる。**
① 治療や移動動作，食事など労作を要する時間帯の前後において安静時間がとれるよう考慮する。
② 急激な心負荷の増強を予防するために，活動や移動動作を徐々に増やすように指導する。
③ 活動を増加させる場合，クライエント自身が活動に耐えることが可能であると自覚しているかアセスメントする。
④ 現実的に達成可能な短期の活動目標を設定して援助を行う。
⑤ 活動量のわずかな増加であったとしても，クライエントに新たな自信をもたせることは，クライエントの気分を高め，自信を取り戻す効果がある。

R：活動への反応は，活動前と後の血圧，脈拍，呼吸を比較することによって評価される。同様に，回復時間と比較される。

R：モニターされる運動プログラムは，中程度の心不全をもつ人の運動能力と生活の質を改善する。

◎ **必要に応じて，健康教育と専門機関への紹介をする。**
① 長期的な運動プログラムを立てるために主治医，あるいは専門医に相談する。また，利用可能な地域の心臓リハビリテーションプログラムを活用するために専門機関と連絡をとるよう指導する。
② クライエントと家族に食事制限について説明する。教育用パンフレット，あるいは制限食のための調整食品に関する文献を参考資料として手渡す。
③ 指示されている薬物療法の与薬量，副作用，服薬方法，保管方法について説明する(例. 利尿薬，血管拡張薬)。

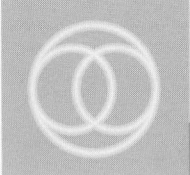

適応障害*

Impaired Adjustment

【定義】

適応障害：クライエントが自分の健康状態の変化に合わせて，ライフスタイルや行動を変容できない状態。

【診断指標】

■ 必須データ(必ず存在)

健康状態の変化を受容できない，または問題解決や目標設定にかかわることができないことを言葉に出して表す。

■ 副次的データ(おそらく存在)

自立しようとしない；健康状態の変化に関するショック，不信，あるいは怒りの長期化；将来に対する思考の欠如。

---

*この診断名は〈リスク傾斜健康行動〉に改訂された。

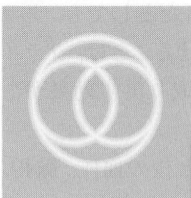

不安

Anxiety

不安
死の不安

【定義】

不安：とても恐ろしい，心細いといった漠然とした感じ。行動的，情緒的，認知的，身体的症状をもたらす外的・内的刺激に対する反応。

【診断指標】

■■ 必須データ（必ず存在）

生理的・情緒的および認知的側面の3つの領域から症状として現れる。症状は不安の程度によってさまざまである(Whitley, 1994)。

生理的側面
- ▶心拍数と呼吸数の増加
- ▶血圧の上昇
- ▶散瞳
- ▶発汗
- ▶身体の震え
- ▶声の震え，調子の変化
- ▶悪心または嘔吐
- ▶動悸
- ▶下痢
- ▶頻尿
- ▶倦怠感および衰弱感
- ▶不眠
- ▶口渇
- ▶顔面紅潮または顔面蒼白
- ▶落ちつきがない。
- ▶身体の痛みと疼痛（特に胸部，背部，首部）
- ▶立ちくらみ，めまい
- ▶のぼせ，冷え
- ▶知覚異常
- ▶食欲不振

情緒的側面
- ●以下のような感情を述べる。
  - ▶懸念
  - ▶無力感
  - ▶神経質
  - ▶自信の喪失
  - ▶コントロールの喪失
  - ▶緊張，「興奮」している。
  - ▶リラックスできない。
  - ▶不幸の予想
- ●以下のような状態がみられる。
  - ▶イライラする，がまんできない。
  - ▶怒りの爆発
  - ▶泣く
  - ▶他人のせいにする傾向
  - ▶おびえたような反応
  - ▶自己や他者に対する批判
  - ▶引きこもり
  - ▶積極性の欠如
  - ▶自己卑下
  - ▶アイコンタクトがとれない

認知的側面
- ▶集中できない。
- ▶周囲への注意が欠ける。
- ▶物忘れ
- ▶物思いに沈む。
- ▶過去のことばかり考える。
- ▶思考途絶（思い出せない）
- ▶取り越し苦労
- ▶没頭
- ▶学習能力の低下
- ▶混乱

【関連因子】

■■ 病態生理因子

食物や空気，安楽，安全など，人間の基本的なニ

ーズを妨げるあらゆる因子
■ **状況因子**(個人・環境)
- 自己概念に対する実際の脅威，あるいは認識された脅威に関連するもの。以下の因子に続発する。
  ▶地位や面子の変化
  ▶他者から認められない。
  ▶失敗（あるいは成功）
  ▶大切な財産を失う。
  ▶倫理的なジレンマ
- 重要他者の実際の喪失，あるいは認識された喪失に関連するもの。以下の因子に続発する。
  ▶死
  ▶離婚
  ▶文化的圧力
  ▶転居
  ▶一時的または永久的な離別
- 生物学的統合性に対する実際の脅威，あるいは認識された脅威に関連するもの。以下の因子に続発する。
  ▶臨終
  ▶暴力
  ▶侵害行為
  ▶疾病
- 環境の実際の変化，あるいは環境が変わったとの認識に関連するもの。以下の因子に続発する。
  ▶入院
  ▶転居
  ▶自然災害
  ▶退職
  ▶安全にかかわる事故
  ▶難民問題
  ▶環境汚染
  ▶投獄
  ▶軍や政治の展開
- 社会経済状態の実際の変化，あるいは変化したとの認識に関連するもの。以下の因子に続発する。
  ▶失業
  ▶新しい仕事
  ▶昇進
  ▶転勤
- 自己の理想主義的な期待や非現実的な目標に関連するもの

■ **発達因子**
- 乳児・幼児
  ▶分離に関連するもの
  ▶なじみのない環境や人に関連するもの
  ▶仲間との関係の変化に関連するもの
- 思春期
  ▶自己概念に対する脅威に関連するもの。以下の因子に続発する。
    性的な発達
    仲間との関係の変化
- 成人
  ▶自己概念に対する脅威に関連するもの。以下の因子に続発する。
    妊娠
    キャリアの変化
    子育て
    加齢の影響
- 高齢者
  ▶自己概念に対する脅威に関連するもの。以下の因子に続発する。
    感覚機能の喪失
    運動機能の喪失
    経済的な問題
    退職による変化

著者の注釈……………………………………

〈不安〉や〈恐怖〉という看護診断は，これまで多くの研究者によって検討されてきた（Jones ほか，1984；Taylor-Loughran ほか，1989；Whitley，1994；Yokom，1984）。この2つの診断を区別するには，脅威を明確にできるかどうかがかなめになる。脅威が明確であれば診断は〈恐怖〉であり，そうでなければ〈不安〉である（NANDA, 2001）。しかし，臨床家にとって，この区別が有効であるという証拠はない（Taylor-Loughran ほか，1989）。

不安は，人の価値体系あるいは安心感を得るパターンへの脅威に対する反応で，懸念や心配の漠然とした感情である（May, 1977）。具体的な状況（例．手術や癌）をわかってはいても，自己に対する脅威は，とらわれている懸念や心配と関連している。つまり，その状況は脅威そのものではなく，その脅威のもとである。それとは対照的に，恐怖とはその人の防御的反応として，特定の脅威や恐れ（例．

空を飛ぶ,高い所,ヘビ)に関連して懸念を感じることである.脅威が取り除かれれば,その恐怖の感情は消えてしまう(May, 1977).恐怖は,その人にとって危険性を示す,明らかに特定可能な外部刺激に脅かされる,あるいは恐いと感じることであり,不安とは異なる.人生で不安は避けられず,問題を解決するために,あるいは危機をのりこえるために,行動を起こすようその人を動機づけすることにより,多くの肯定的機能を促進する.

不安と恐怖は心臓血管系の興奮,瞳孔散大,発汗,振戦,口渇など,交感神経系と同じような反応を生じさせる.不安には消化機能が亢進する副交感神経系の反応もある.反対に,恐怖は消化機能の低下を伴う.恐怖を感じている人は脅威の危険性を回避したり,立ち向かったり,軽減するために,行動上は警戒心や集中力が高まる.一方,不安のある人は,緊張が高まり,何となく落ち着かず,眠れなかったり,くよくよしたりする.また,容易に避けることも,立ち向かうこともできない状況に対して無力感を抱いたり,呆然としたりする.

臨床的には,ある状況に対する反応として,不安と恐怖が同時に存在する場合もある.たとえば,手術に向かっている人は,痛みの恐怖と癌と診断される可能性への不安がある.Yokom(1984)によれば,「恐怖はその状況を回避したり,恐怖を与えている対象を取り除いたり,あるいは保証することで緩和できる.不安は,その存在を認めることや,逃げるよりも立ち向かうほうが得られる価値が大きいと確信することによって軽減される」.

診断表現上の誤り

●手術が近づくことに関連した〈恐怖〉

手術の予定は,クライエントの安心感や健康,価値,自己概念,役割機能,目標達成,人間関係など,多くの脅威のもとになる.これらの脅威は,軽度の心配からパニック状態まで漠然とした感情を生じさせる.脅威を単なる手術として特定するのでは,あまりに単純すぎる.個人的な脅威も確認しなければならない.さらに,クライエントの心配には(教えることで除去できる)恐怖によるものもあるが,そうではない感情は不安に関連している.こうした状況は避けられないので,不安を調整するために,看護師は,クライエントの対処機制を支援する必要がある.

重要概念

■ 一般的留意点

①不安とは,健康,財産,価値,環境,役割機能,ニーズの充足,目標の到達,人間関係,安心感に影響を及ぼす,自己概念に対する特定できない脅威によって起こる感情である(Miller, 2004).どのくらい脅威を知覚しているか,また,その感情に対処しようとする努力がうまくいくかいかないかといった認識によって,不安の強さが違ってくる.

②不安は恐怖よりも深いレベルで襲ってくる(Varcarolis, 2006).また,人格の中核に影響を及ぼし,自尊感情と自己価値を感じることを妨げる.

③人は,不安を軽減したり取り除くために,対人関係のメカニズムと精神内部のメカニズムの両方を用いる.対処方法の効果は行動そのものではなく,その人個人とその状況に左右される.

④コーピングに関する「対人関係のパターン」は,以下のとおりである.
- 行動化:不安を怒りに代えて表現することである.これは明らかに表面に出ることもあれば,何かに隠されていることもある.
- 無気力あるいは引きこもり行動:自分自身の不安によって現実から引きこもる,あるいは動けなくなってしまうこと
- 身体化:不安を身体症状に置き換えること
- 建設的な活動:学ぶことや問題解決に不安を利用すること(例.目標を設定する,新しい技術を身につける,情報を探す)

⑤通常,防衛機制といわれる「精神内部のメカニズム」は,不安を抑えて自尊感情を保護している.例としては,抑圧,昇華,退行,置き換え,投影,否認,転換,合理化,抑制,同一視などがある.

⑥人は,適応できてもできなくても,対処行動の範囲を広げる.不適応の対処機制の特徴には,決断できない,葛藤,反復および固執,疎外,二次的利得がある.

⑦不安は正常な不安,急性不安(状態不安),慢性不安(特性不安)に分類される(Varcarolis, 2006).正常な不安は生きていくには不可欠である.試験のために遅れないとか勉強するというように,不安は建設的な行動を増進する.

⑧急性または状態不安は安心感を脅かすような，今にも起ころうとしている喪失あるいは変化に対する反応である。例としては，スピーチの前，あるいは身内や親しい友人を亡くす前に心配することである。
⑨慢性または特性不安は，日常的に続いているような不安である。子どもでは，慢性不安は思いもよらない刺激に対する一生消えない心配あるいは過剰反応として現れる。大人では，慢性不安は集中力低下，不眠，対人関係の問題，慢性疲労として現れる。
⑩不安のある人は思い込みが激しすぎたり，悲惨な結末を想定したり予測しがちである。認知的な問題の結果として，注意や集中の困難，客観性の欠如，過覚醒などが生じる。
⑪不安がクライエントの能力に及ぼす影響はその程度によって異なる。
  ●軽度
    ▶知覚と注意力は高まる，覚醒状態
    ▶問題状況に取り組める。
    ▶過去の経験，現在の経験，将来のことを統合できる。
    ▶学習および合意確認の利用
    ▶軽い緊張を緩和する行動（爪かみ，髪をよじる）
    ▶不眠
  ●中程度
    ▶多少認知が狭まる。選択的不注意だが指示されることはできる。
    ▶集中することがやや困難。学習にもより努力を要する。
    ▶現在の経験を昔の観点でとらえる。
    ▶周囲で起きていることに気がつかないことがある。適応や分析は多少困難
    ▶声/話す速度が変化する。
    ▶呼吸数および心拍数の増加
    ▶振戦，震え
  ●重度
    ▶ゆがんだ知覚。細かいことに気をとられ，指示されても注意を向けることができない。
    ▶重度の学習障害。かなり注意散漫，集中できない。
    ▶現在の経験を昔の観点でとらえる。現在の状況を理解することがほとんどできない。

▶機能が低下。コミュニケーションは理解が困難
▶過呼吸，頻脈，頭痛，めまい，吐き気
▶完全な自己陶酔
●パニック状態
▶不合理な理由で，些細なことを大げさにとる。
▶学習不能
▶経験を統合することが不可能。現在のことにしか関心が向けられない，状況を見たり理解することができない，考えを思い出せない。
▶機能不能。通常運動神経系の活動が増加するか，わずかな刺激にさえ予想外の反応をする。コミュニケーションは理解不能
▶切迫した破滅感（呼吸困難，めまい・失神，心悸亢進，悪寒，息苦しい，知覚異常，冷えのぼせ，発汗）
▶コントロールの喪失，死，病気と結びついた考え。
⑫ Lyons（2002）は，ストレスの多いライフスタイルにつながる5つの因子として，理想主義的な自己への期待，非現実的な目標，有害な思考，否定的な自己の話，先送りを明らかにした。

■ 小児への留意点
①小児の不安の徴候は，発達段階や性格，過去の経験および親とのかかわりによって大きく異なる（Wong, 2003）。小児期および青年期における不安の最も一般的な徴候は，運動活動量が増加することである。不安の徴候は発達に応じてとらえることができ，次のようなことに反映される。
●出生～9か月まで：生理的機能の崩れ〔例. 睡眠障害，コリック（痙攣性腹痛）〕
●9か月～4歳まで：主な原因は重要他者の喪失および愛情の喪失である。したがって，不安は親が置き去りにしたときの怒りとして，身体的な疾患，落ち着きのなさ，退行現象（親指を吸ったり，体を揺する），排泄訓練の退行に現れる。
●4～6歳まで：主には身体的な損傷に対する恐れである。自分がいけないことをすると悪いこと（例. 病気）が起きると信じたり，頭痛，腹痛など身体的な症状が出る。

- 6〜12歳まで：多弁，強迫的な行動（例．1つの作業を何度も繰り返す）
- 青年期：6〜12歳のときと同じ徴候に加えて，拒絶的な行動

②両親からの分離，日常生活習慣の変化，なじみのない環境，痛みを伴う処置，親の不安などが子どもの不安を高める（Wong, 2003）。看護師は不安があるかどうかを知るために，機能的健康パターンの変化についてアセスメントする必要がある。

③学童期や思春期の子どもたちの不安のもとは，学校関係の因子（例．学業，仲間からの圧力），分離，社会的な境遇，家族などと関連する（Oski, 2001）。

④回避性障害，過剰な不安，分離不安および学校恐怖症を抱えている子どもは，精神保健の専門家に紹介する必要がある。

■ 妊産褥婦への留意点
①妊婦は何らかの情緒不安定を経験する。
②自分や胎児の健康に対する危惧，陣痛に対する心配，親としての責任，パートナーとの関係などさまざまな不安要因がある（Pillitteri, 2003）。

■ 高齢者への留意点
①高齢者は"神経の不調"，落ちつかない気持ちなどの神経的な訴えで不安を表すことがある（Mohr, 2003）。
②さらに不安の徴候や症状には，うろうろする，そわそわする，睡眠や食事のパターンが変わる，疲労，痛み，不眠，胃腸の不調などの訴えがある（Miller, 2004）。
③老年期において初めて始まった不安は，うつ状態，認知症，身体的な疾患，薬物中毒のような別の症状を連想させる。恐怖症，特に広場恐怖とGAD（全般性不安障害）は最も一般的な老年期の障害である。初回の治療では，高齢のクライエントがその薬物を許容できるか確めるために，成人に対する投与量よりも少ない量で始める必要がある（Varcarolis ら, 2006）。

■ 文化的考察
①文化背景が異なる人や家族は，自分とは違う文化の医療提供システムの中でヘルスケアを求める際に多くの課題に直面する。通常の不安（例．なじみのない人，慣習，予後がわからない）に加えて，言葉の壁，プライバシー，サポートシステムからの分離，費用に対して不安を抱くこともある（Andrews ほか, 2003）。
②親族のケアをあてにする文化をもつ人たちは，より人間的な看護ケアを期待し，科学的で高度な技術を駆使したケアは期待しない場合がある（Andrews ほか, 2003）。
③文化にはそれぞれ不安を表出し対処するための適切な方法を規定するルールがある。文化的視点のある有能な看護師はステレオタイプのクライエントに注意を向けるのではなく，そのこと（文化的ルール）に気づくべきである（Varcarolis ほか, 2006）。

焦点アセスメント基準

■ 主観的データ
◉診断指標をアセスメントする。
①動悸，呼吸困難，口渇，嘔気，発汗
- きっかけとなる要因
- 頻度
- 持続時間

②感情：極度の悲しみと無力感，罪悪感，危惧，拒絶されているまたは孤立，対処する能力がない，崩壊する，考えが空回りする。

③通常の対処行動
「特別な状況（例．怒り，失望，喪失，拒絶など）に通常どのように対処していますか」
「似たような状況に直面したとき，これまでどうしていましたか」
「あなたがそうするとどうなりますか」（関連した対処機制）

■ 主観的・客観的データ
◉診断指標をアセスメントする。
①全体的な外観
- 顔の表情（例．悲しみ，敵意，無表情）
- 服装（例．几帳面，だらしがない，人目を引く，風変わり）

②面接中の行動
- コミュニケーションパターン
  ▶まとまりがない。
  ▶適切
  ▶問題の否認
  ▶疑い深い
  ▶妄想
  ▶幻覚

- 思考の流れ(例.適切,集中困難)
- 非言語的行動
  - 言葉の内容に合った感情/合わない感情
  - 身振り,マンネリ,しかめつら
  - 姿勢
③相互作用スキル
- 看護師との関係
  - 依存を示す。
  - うまくかかわる。
  - 自分本位/弁解がましい
  - 引きこもり/自己へのこだわり
  - 敵意
- 重要他者との関係
  - 家族全員あるいは誰かとのかかわり
  - 1人あるいは,全員に対する敵意
④現在の対処行動
- 「行動化」を示した行動
  - 中傷する。
  - 自分でできる仕事を他者に指図してさせる。
  - 言い争う。
  - 落ちつきがない。
  - おびえさせる。
  - 行ったり来たりする。
  - 儀式的行動
  - 喫煙,飲酒,麻薬
- 無気力あるいは回避行動
  - 引きこもる。
  - 自己について語ることを避ける。
  - うつ状態の徴候をみせる。
  - 症状・徴候を軽くとらえる。
  - 拒絶ばかりする。
  - 解離をおこす。
  - 注意をそらす。
  - 儀式的行動ばかりする。
  - 眠る。
  - 遮断する。
- 身体化(身体症状の出現)
  - 頭痛
  - 呼吸困難
  - 筋緊張
  - 蕁麻疹,湿疹
  - 食欲不振
  - 大腸炎
  - 失神
  - 月経障害

このほかの「焦点アセスメント基準」の情報は,http://thepoint.lww.com を参照

NOC
不安のレベル,コーピング,衝動的行動の自己コントロール

目標▶
クライエントは,心理的および生理的安楽が増大したと話す。

指標▶
- 自分自身の不安と対処パターンを述べる。
- 効果的な対処機制を用いる。

NIC
不安軽減,衝動コントロール訓練,予期ガイダンス

【一般的看護介入】

〈不安〉に対する看護介入は,その不安の原因および寄与因子のいかんにかかわらず,不安をもつすべての人に適用できる。

⊙ **現時点での不安レベルを下げるために援助する。**
①不安レベルが軽度,中等度,重度,パニックのいずれなのかをアセスメントする(「重要概念」を参照)。
- 安心感と安楽を提供する。
- クライエントのそばに付き添う。
- 詰問したり決断を求めたりしない。
- 現在の対処機制を支援する(例.クライエントが話したり泣いたりできるようにする)。クライエントの防衛や正当化に対立したり,議論したりしない。
- ゆっくりと静かに話す。
- 援助者自身の懸念を自覚し,相互的不安(不安の伝播)避ける。
- 共感的な理解を伝える(例.穏やかな態度,タッチ,泣けるようにする,語る)。
- 解決策が見つけられると言って安心させる。
- 感じていることは悪いことではないと伝える。
- パーソナルスペースに注意する。
②不安が重度あるいはパニックレベルの場合
- 落ちついた照明で刺激の少ない静かな環境を提供する。
- 冷静に接する。

- ■短くて，簡単な文章でゆっくり話す。
- ■簡単な指図をする。
- ■現在に焦点を合わせる。
- ■過剰な刺激を取り除く（例．静かな部屋に連れて行く）。同じように不安をもつ他者（例．ほかのクライエントや家族）との接触を制限する。
- ■温かい入浴，背中のマッサージ，アロマセラピー，音楽などのリラクセーションを手助けする物理的な手段を提供する。
- ■必要であれば，薬物療法の可能性について医師に相談する。
- ■運動の機会を提供する（例．早歩き）。

③過呼吸を起こしている，あるいは呼吸困難になっている場合（DeVito，1990）
- ■呼吸法を実演して見せ，一緒にその方法をクライエントにさせる。
- ■クライエントの恐怖を認め，努力をプラスの方向に強化する。
- ■呼吸困難が普段よりひどいときには，それを認める。
- ■無力感を抱いていることを認める。クライエントに「落ちつきなさい」といった指示はしない。1人きりにしてはいけない。
- ■呼吸困難の急性症状を呈している間は，すべての動作に手をさしのべる。
- ■急性症状を呈している間は，その防止方法について話し合ってはならない。
- ■急性症状でなければ，リラクセーション技法（例．テープ，イメージの誘導）を教える。
- R：看護戦略は不安の程度によって異なる（Tarsitano，1992）。
- R：意思決定に参加することは，クライエントに自分をコントロールしているという感覚をもたせ，対処能力を強化することができる。コントロールの喪失という認識は，無力感，さらには絶望感をもたらすことになる（Courtsほか，2001）。
- R：看護師から現実的なフィードバックと安心感を与えられながら，情緒的サポートを得たり，励まされたりすることで，クライエントは恐怖を明らかにしたり，言葉で表現できるようになる。
- R：不安を抱えたクライエントは視野が狭まり，学習能力が低下する。そのようなクライエントは，筋肉の緊張や途中覚醒の増加による症状をきたしている場合がある。
- ■不安は不安を呼ぶ傾向があり，不安の増大，緊張，精神的肉体的苦痛の悪循環に陥ってしまう。
- R：不正確な情報に基づいた恐怖には，正確な情報を提供することで取り除くことができるものもある。非常に強い不安を抱えていたりパニックに陥っているクライエントは，学習したことを覚えていられない。
- R：研究によると，家族成員をケアに巻き込むとクライエントの協力や，その経験に対する肯定的な適応が増加する（Leske，1993）。

◉不安が軽減したときに，自分の不安を理解できるようクライエントを援助する。

①回避される必要のない変化に対して，中程度の不安はプラスの働きを促すことにもなることを，クライエントが理解するのを助ける。
②不安についてのアセスメントの確認を求める（例．あなたは今，落ちつかない感じですか）。
③「はい」と答えた場合は，学習プロセスを続行する。不安を認められないときは，できるまで支援を続ける。
④学習ができるときに，通常の対処機制を確認する。「動揺したときには，いつもどうしていますか」（例．読書をする，問題について話し合う，距離を置く，薬物を使う，社会的支援を探す）
⑤満たされていないニーズあるいは期待をアセスメントする。不安を感じる直前に，どのようなことを経験したかを思い起こし，記述することを奨励する。
⑥次のことを話し合うことにより，認識された脅威の再評価を手伝う。
- ■期待は，現実的なものでしたか。理想的すぎませんか。
- ■期待がかなう可能性はありましたか。
- ■その一連の出来事の中の，どこで変更が可能だったのですか。

⑦同じような不安の実例を思い起こし，分析するよう奨励する。
⑧先延ばしや有害な思考のような，不適切な対処機制の替わりに利用できる代替案を探す。
⑨ストレスの多い状況を避けることができないときに用いる，不安を断ち切る方法を教える。

- ■顔を上げる。
- ■呼吸を調整する。
- ■肩を降ろす。
- ■ゆっくり考える。
- ■声の調子を変える。
- ■自分に指示を与える(できれば声に出す)。
- ■運動をする。
- ■「顔をゆるめて」と言って顔の表情を変える。
- ■視点を変え,距離を置いて状況を眺めることをイメージする(Grainger, 1990)。
- R:言葉にすることは,不安を分かちあい,誤解を解くための機会となる。
- R:効果的な対処についてクライエントをほめることは,将来の肯定的な対処反応を強化することになる。
- R:リラクセーション法は,ストレスに対する体の反応をコントロールしているという感覚を強化する(DeMarco-Sinatra, 2000)。

◉問題のある対処機制を軽減あるいは取り除く。
①抑うつ,引きこもり(〈非効果的コーピング(個人)〉を参照)
②暴力的な行為(〈暴力リスク状態〉を参照)
③否認*
- ■共感的な理解を示す雰囲気を作り出す。
- ■不安の程度を下げることを手伝う。
- ■現在の状況に焦点を置く。
- ■現在の事実についてフィードバックする。うまくできたことを確認する。
- ■出来事について詳細に話してもらう。誰が,何を,いつ,どこでといったことに重点を置く。

④器質的な根拠のわからない多くの身体的な訴え(Maynard, 2004)
- ■感情の表出を促す。
- ■症状がないときに肯定的なフィードバックする。
- ■その症状がつらいということを認める。
- ■外の環境(例.ボランティア,人を助けること)に興味をもつように奨励する。
- ■訴えを聴く。

---
*否認は,防衛的な機能をもたらすので,必ずしも不適応とはいえない。
**怒りは,欲求不満や不安に対する反応であり,怒りのすべてが必ずしも問題であるとはいえない。問題解決のために使われることもある。

- ■クライエントが受ける二次的利得を評価し,そのサイクルを断ち切るように試みる。単に身体的な訴えへの反応だけでなく,クライエントを定期的にみる。
- ■症状と関連させずに話し合いを行う。
- ■1つ1つの訴えに対して「何かをしようとする」のを避ける。必要であれば,制限を設ける。

⑤怒り**(例.要求行動,操作)(成人については〈非効果的コーピング(個人)〉を参照)
⑥非現実的な自己への期待(Lyon, 2002)
- ■現実的な目標や下位目標の設定を手伝う。
- ■挫折を許容する。
- ■肯定的なひとりごとを利用する。
- ■有害な思考で「考えることをやめる」。
- ■時間をやりくりする。

⑦有害な思考(Lyon, 2002)
- ■できごとに否定的な意味づけをすることを避ける。
- ■「他者の心を読むこと」を避ける。
- ■全か無か,白か黒かと考えることを避ける。
- ■最悪の状況にすることを避ける。
- ■問題に焦点を定め,他人のせいにすることを避ける。
- ■肯定的な経験を過少評価することを避ける。
- ■弾力性とは,大きなストレスや逆境にもかかわらず,すぐ立ち直り,うまく対処し,標準以上に機能できるようにするために作用し合う能力と特性を持ちあわせていることである(Tusaieほか, 2004)。
- ■弾力性のある人の特性は楽観的で,機知に富み,ユーモアがあり,実存的信念をもち,自分のユニークさを正しく自己認識している点である(Tusaieほか, 2004)。
- ■弾力性を支える環境要因は,認識された社会的支援,あるいはつながっている感覚である(Tusaieほか, 2004)。
- R:情緒的な苦痛が身体的な症状に転化することを,身体化という。
- R:身体化の根底にある心理学的な概念には身体感覚の拡充,病気である必要性,家族の誰か1人が患者であると確認される必要性,刺激のないときの知覚経験が背後にある。

◉必要に応じて,健康教育や専門家への紹介をする。
①慢性的な不安や不適応な対処機制をもっている

と確認された人に対しては，精神科の治療につなげるために専門家に紹介する。
②疾患や付随する治療に関しては専門用語ではなく，理解しやすい言葉で指導する。
③不安が学習を妨げることがあるので，繰り返し説明する。
④身体的な健康の維持について指導する（例．栄養，運動，排泄）。
⑤アサーティブトレーニングを指導（紹介）する。
⑥リラクセーション技法の用い方について指導する（例．アロマセラピー，水療法，音楽療法，マッサージ）。
⑦足のマッサージやリフレクソロジーの利点を説明する（Grealish ほか，2000；Stephenson ほか，2000）。
⑧建設的な問題解決を指導する。
⑨緊急介入のために電話番号を教えておく。緊急直通電話，精神科救急室，必要なときに呼び出しに応じる職員。
R：リラクセーション技法は，ストレスに対する体の反応をコントロールしているという感覚を強化する（DeMarco-Sinatra，2000）。
R：マッサージ，アロマセラピー，水療法などの補助療法は，ストレスや不安を調整するうえで有用である（Keegan，2000；Wong ほか，2001）。
R：運動は効果的に不安を軽減する（Blanchard ほか，2001）。
R：音楽療法は，不安を軽減するうえで効果的な看護介入である（Wong ほか，2001）。
R：乳癌のサバイバーでは，運動が状態不安を軽減する効果的な方法である（Blanchard ほか，2001）。

■■ 小児への看護介入
行動
①年齢相応の簡単な単語とイラスト，指人形，人形，見本を使って出来事を説明する。
②下着を付けたり，お気に入りのものやおもちゃを持つことを許容する。
③子どもといるときに，親・養育者が不安を処理できるよう援助する。
④子どもが不安に対処するのを援助する（Wong，2003）。
　■信頼関係を築く。
　■親からの分離を最小限にする。
　■感情の表出を促す。
　■子どもを遊びに巻き込む。
　■新しい経験（例．処置，手術）に対して子どもに心の準備をさせる。
　■心地よくするためのケアを提供する。
　■退行を許容する。
　■ケアへの親の関与を奨励する。
　■親の懸念を和らげ，親に情報を提供する。
⑤怒っている子どもの援助
　■子どもに自分の怒りを話すことを奨励する（例．「注射されるときどんな気持ち？」）。
　■子どもに怒ってもいいと話す（例．「私は自分の思いどおりにならないと時々怒るのよ」）。
　■無難な方法で怒りを表現することを子どもに奨励し，それを許容する（例．大きな声で話す，家の周りを走り回る）。
R：子どもたちは，怒りをコントロールし，受け入れられる方法で表出することの奨励とその機会を必要としている（例．特定のゲームで遊ばないことに決める，特定の人としか遊ばないと決める，バタンとドアを閉める，あるいは怒って声を荒げる）。許されない怒りの表現には，物を投げる，人を叩く，物を壊すなどである。自分の怒りを表出することが許されなかった子どもは，敵意を表出したり，世界を敵意に満ちたものとして受け取る可能性がある。
R：両親がそばにいることは，身近で，安定したサポートとなる。
R：親の不安は子どもの不安に影響する。

■■ 妊産褥婦への看護介入
行動
①妊娠および親になることに関する期待や心配について話し合う。このような心配について女性同士で話し合ったり，パートナーとだけで話し合ったりし，さらに必要ならば両者一緒に話し合う。
②非現実的な期待を明らかにする手助けをする。
③不安とその正常性を認める（Lugina ほか，2001）。
　■産褥1週：疲労感を苦にし，乳房，陰部，感染を心配している。
　■産褥1週：赤ちゃんの目，呼吸，体温，安全，泣きを心配している。

- 産褥6週：自分と赤ちゃんに対するパートナーの反応を心配している。
- R：看護師が現実的なフィードバックを行い，大丈夫だと保証することができれば，情緒的サポートを提供し，気持ちを共有することがクライエントの恐怖を明らかにし，言葉で表す手助けになることがある。
- R：不正確な情報による恐怖は，正確な情報を提供することで緩和する。

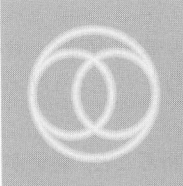

死の不安
Death Anxiety

【定義】
死の不安：自己の存在に対する現実の，あるいは想像上の脅威を知覚することで生じる不快や恐怖を漠然と感じている状態。

【診断指標】
- 自分自身の死が重要他者に及ぼす影響について思い煩っている。
- 死が迫っていることに関連した問題をめぐる無力感を感じている。
- 死が迫っている際に身体的能力あるいは/また精神的な能力を喪失することの恐怖
- 死が迫っていることで予想される痛みへの恐怖
- 死が迫っていることによる苦悩への恐怖
- 深い悲しみ
- 死が迫ってくる経過の恐怖
- 末期的な病気で自分は何もできない場合に，ケア提供者が頑張りすぎることに対する心配
- 自分自身の死のあらゆる面のコントロールの全面的喪失
- 死や死が迫っていることに関連した否定的な考え
- 終末が長引くことへの恐怖
- 早すぎる死の恐怖

【関連因子】
差し迫った死がこの診断の根拠である。追加因子は死の不安につながる。

状況因子（個人・環境）
- 負担になっている恐怖に関連するもの
- 管理できない痛みの恐怖に関連するもの
- あきらめることの恐怖に関連するもの
- 解決されない葛藤に関連するもの（友人，家族）
- 無意味な自分の人生という恐怖に関連するもの
- 社会的離脱に関連するもの
- 無力感と弱さに関連するもの
- 自分の死が受けいれられないことに関連するもの
- 死後の命についての不確かさに関連するもの
- より高潔な力との出会いの不確かさに関連するもの
- より高潔な力の存在に対する不確かさに関連するもの
- 死にゆく過程をたどることに関連するもの
- 他の人に対する死のインパクトの予測に関連するもの

著者の注釈
NANDAの分類にある〈死の不安〉は，ラベルに病因を付けることで診断カテゴリーを作成している。病因のついた何千もの診断ラベルにNANDAのリスト（例．分離不安，失敗不安，旅行不安）は通じる。多くの診断ラベルは同じことの繰り返しになる。たとえば，閉所恐怖症としての恐怖，旅行中の下痢としての下痢，終末時の意思決定葛藤という意思決定葛藤といった具合いである。

本書の著者はラベルに病因をつける必要がある場合でも，シンドローム型診断以外には診断ラベルに病因をつけないよう推奨している。シンドローム型診断には，関連因子はない。

診断表現上の誤り

〈不安〉を参照

重要概念

死が予測されるクライエントにかかわっているリハビリテーションカウンセラー153名の反応を研究したものでは，22％の人が，生命を脅かす病気のクライエントとかかわることは，決して好きではないと報告している。年齢が若い（44歳未満）回答者ほど，死の不安得点の値は高かった。教育プログラムやサポートグループは，医療従事者の死の不安を軽減するうえで役に立つ（Hunt, 2000）。

焦点アセスメント基準

〈不安〉と〈悲嘆〉を参照
このほかの「焦点アセスメント基準」の情報は，http://thepoint.lww.com を参照

NOC
尊厳死，恐怖の自己コントロール

目標 ▶
本人が不安あるいは恐怖が消失したと言う。

指標 ▶
- 死期が近いことに関する感情を打ち明ける。
- コントロールと自己知覚を高める2つの活動を確認する。

NIC
コーピング強化，情緒支援，霊的支援

【看護介入】

①自分の世界観を再構築するよう奨励する（Taylor, 2000）。
- クライエントが死の意味について感じていることを言葉にできるようにする。
- 感情に正解や間違いはないことをアドバイスする。
- とらえ方は自分次第であることをクライエントにアドバイスする。
- 苦闘していることを認める。
- 葛藤が解決するかもしれない方法を説明する（例．手紙，電話）。
- 精神的な助言者あるいは魂の友人と語ることを勧める。

②以下のことを促す。
- 人生の物語や思い出を語る。
- 遺産を残すことについて話し合う。寄付，遺言書，録音したメッセージ

③祈り，瞑想，日記に書くなど，自分を振り返る活動を奨励する。
- できれば，以前から楽しめていた絵を描く，音楽，木工，キルトのような活動をするよう勧める。
- 耳を傾けること，人のために祈ること，病気から得られた教訓を分かち合うこと，遺品を作ることによって，人々への愛の贈り物のお返しをする。

④除去できない症状を徹底的に管理する。
- 嘔気
- 嘔吐
- 麻痺
- 疲労
- 痛み

⑤本人が希望する場合，緩和ケアや生前指示を説明し，そのプロセスを支える。

R：人は死と直面し，世界観を再構築しているとき，つらいことを考えないようにすることで，つらいこととのバランスをとることがある（Taylor, 2000）。

R：失敗しても成功してもその人が意味を見い出せるような支援方法こそが，不安や抑うつを軽減することができる。

R：興味，想像力，創造性をかきたてたり回復させたりすることは，QOLを向上させる（Brant, 1998）。

R：症状が緩和されない場合は，家族にとって痛ましい死や，不要で余分な苦痛を強いることになる（Nelsonら, 2000）。

⑥情緒的に霊的に正直になるよう友人や家族を勇気づける

R：クライエントについての話をするのではなく，クライエントに対して話しかけるよう家族と友人を励ますために，あらゆる試みがなされるべきである（Brant, 1998）。

R：明確な説明が，意思決定を支え，不安を軽減することになる（Silveriaら, 2000）。

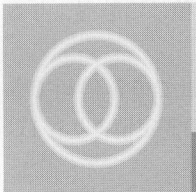

体温平衡異常リスク状態

Risk for Imbalanced Body Temperature

体温平衡異常リスク状態
　高体温
　低体温
　非効果的体温調節機能
　▶ 新生児の子宮外環境への移動に関連した

【定義】

体温平衡異常リスク状態：体温を正常範囲内（36〜37.5℃）に維持できない危険性がある状態（Smeltzerほか，2004）。

【危険因子】

危険因子の存在（「関連因子」を参照）

【関連因子】

■■ 治療関連因子
● 冷却の影響に関連するもの
　▶ 非経口輸液，輸血
　▶ 冷却用毛布
　▶ 透析
　▶ 手術室

■■ 状況因子（個人・環境）
● 以下の因子に関連するもの
　▶ 寒気・雨・雪・風への曝露，炎熱・日光・湿気への曝露
　▶ 気候に不適当な衣服
　▶ 住居や冷暖房費を支払う経済的余裕がない。
　▶ 肥満またはいそう
　▶ 飲酒
　▶ 脱水，栄養不良

■■ 発達因子
● 非効果的な体温調節に関連するもの。年齢の両極（例. 新生児，高齢者）に続発する。

著者の注釈

〈体温平衡異常リスク状態〉には，〈高体温〉，〈低体温〉，〈非効果的体温調節機能〉のいずれか，あるいはすべての危険性があるクライエントが含まれる。これらの診断のうちの1つ，たとえば，〈低体温〉ではあるが，〈高体温〉ではないクライエントには，具体的な問題を示す診断名（〈低体温リスク状態〉）を用いるほうが有効である。上記3つの診断のうち，2つ以上の危険性があるクライエントには，〈体温平衡異常リスク状態〉の診断が適切である。看護ケアの焦点は，看護処置による介入（例. 毛布の枚数の調節，環境温度の調節）でコントロールできる危険因子が，正常体温のクライエントに現れた場合に，これを明らかにして対処することにより，異常な体温を予防することである。体温の変化が，看護および医学的介入を必要とする病態生理的合併症に関連している場合には，その問題は共同問題（例.「潜在的合併症（以下PCとする）：視床下部の損傷に関連した重度の低体温」）と診断される。この場合のケアの焦点は，モニタリングをして有意な体温変動を早期に発見し，報告できるようにすることと，指示された共同介入の実施である（例. 保温用または冷却用ブランケットの使用）。〈高体温〉および〈低体温〉の著者の注釈も参照する。

重要概念

■■ 一般的留意点

① 身体には2つの主要なコンパートメント（仕切り）がある。それは，皮膚および皮下組織で構成される「外皮（shell）」と，内部の生命器官や消化管お

よび大型の筋群で構成される「核心(core)」である。熱転移には，この外皮系と核心が関与している。外皮系は常温でも核心が低温の場合があり，その逆の場合もある。
②体温調節は，4つのメカニズムが関与する動的なプロセスである(Porth，2006)。
- 伝導(conduction)：熱が身体から低温のものへ，動きを伴わずに直接移動すること(例．細胞および毛細血管から皮膚と衣服へ)
- 対流(convection)：循環による熱の移動(例．温かい核心部から末梢部へ，皮膚周囲の空気の動きが皮膚へ)
- 放射(輻射)(radiation)：皮膚と環境との間で起こる熱の移動
- 蒸発(蒸泄・気化)(evaporation)：皮膚や衣服が湿潤し，水蒸気によって熱が環境へ奪われるときに起こる熱の移動

③熱産生は核心で行われる。これは，視床下部からの神経支配により温度受容器が刺激されて起こる。
④正常体温は，核心(中心)温度36.6〜37.5℃と定義される(Smeltzerほか，2004)。
⑤熱の放散と産生は個人差があり，体表面積，末梢血管運動系の状態，皮下組織の量などの影響を受ける。
⑥悪寒は熱を大量に産生しようとする身体の生理的な反応であり，重大な生理的反応が生じる。
- 酸素消費量が正常値の2〜5倍に増加する。
- 代謝必要量が400〜500%増加する。
- 心筋の働き，二酸化炭素の生成，皮膚の血管収縮などが上昇し，最終的には乳酸の生成が増加する。
- 体温の信頼性は，検温の方法の正確度，測定器具に影響を及ぼす変数，測定部位などに左右される。

⑦口腔温の測定値は信頼性が高いとはいえない(その理由は，体温計と粘膜との接触が不十分，口腔内の空気の動き，測定前の喫煙や飲水など，変数が多いからである)。口腔温の測定値は核心温度よりも0.5℃低い(Giulianoほか，2000)。
⑧直腸温の測定値は，影響を及ぼす変数が比較的少ないので口腔温よりも信頼性が高く，核心温度の正常体温よりも0.5℃高い。また，36.5℃未満の体温は核心温度というよりは，末梢体温の測定値である。直腸温の測定値は口腔温よりも1℃高い。
⑨腋窩温の測定値は皮膚温としてのみ信頼できる。腋窩温の測定値は口腔温の測定値よりも1℃低い。

■ 高体温
①身体は発汗量増加や末梢血管拡張によって熱の放散(放熱)を高め，高温環境に対応する。
②代謝率が上昇すると体温が上昇し，体温が上昇すると代謝率が上昇する。
③発熱は感染や炎症，疾病などの発症を示す主要な徴候である。診療を受けずにアスピリンやアセトアミノフェン(解熱・鎮痛薬)で治療すると，医療処置を受けるべき重要な症状が潜伏してしまう可能性がある。
④血液は身体の冷却水である。脱水によって血液量が減少すると発熱しやすくなる。

■ 低体温
①身体は熱の放散(放熱)を防ぎ，熱の産生を高めようとするメカニズム(機構)によって低温環境に対応する。
- 筋収縮
- 心拍数の増加
- 悪寒と血管拡張
- 末梢血管収縮
- 筋肉の血管拡張
- サイロキシンとコルチコステロイドの放出

②重度の低体温は致命的な心律動異常を起こすことがあるので，医師に知らせなければならない。
③手術後に低体温(核心温度が35℃未満)が起きた場合は，安全で効果的な復温(保温)が行われないと，多くの深刻なマイナス作用が現れる(心筋および脳の機能低下，呼吸性アシドーシス，血液および免疫機能の障害，寒冷利尿)(Howellほか，1992)。また，低体温になると血圧が低下するので，ショックが誘発される。
④血管が拡張すると放熱が進み，低体温が起こりやすくなる。

■ 小児への留意点
①小児のほぼ全員が，時には37.8〜40℃の発熱を体験する。正常な小児は一般に発熱によって障害が起こることはない。痙攣を起こしやすい小児は，発熱した小児のおよそ4%にすぎない(Hunsberger，1989)。18歳未満の小児で流行

性感冒の症状に伴う発熱がある場合は，致命的なライ症候群を発症する危険性があるので，アスピリンやアスピリン含有製剤は絶対に使用してはならない。
②新生児は放熱が起こりやすい。その理由は次のとおりである(Vardaほか，2000)。
- 身体の質量に比べて体表面積が大きい。
- 基礎代謝率が高い。
- 絶縁体の役目をする脂肪組織が少ない。
- 環境条件(分娩室，新生児室)

③悪寒を伴わない熱産生は褐色脂肪体(血管に富んだ脂肪組織)で行われる熱産生メカニズムであり，新生児のみにみられる。皮膚温が低下しはじめると，刺激が温熱受容体から中枢神経系へ伝達される(Mayほか，1994)。次にこのメカニズムの順序を示す。

> 中枢神経系──→交感神経系を刺激する──副腎と褐色細胞体の神経終末からノルエピネフリンが放出される──→熱産生

④小児の発熱はすべてが必ずしも治療対象になるとは限らない。熱中症に関連した発熱は，微温湯または冷水によるスポンジ清拭で治療できる。今まで健康状態が良好で，熱性痙攣の既往がなく，脅威となる疾患もない小児が発熱(40℃未満)した場合は，治療せずに経過をみることも可能であり，望ましい場合にはアセトアミノフェンによる治療も可能である。スポンジ清拭は小児の不快感を増強することがある。
⑤年少児と，重度の肝臓疾患や解熱薬に過敏症の既往がある小児には，解熱薬の代わりに微温湯によるスポンジ清拭が適用される。

高齢者への留意点
①成人は極度の低温や高温にさらされなければ低体温や高体温を起こすことはないが，高齢者はほどほどの低温や高温環境でも低体温や高体温を起こしやすい(Miller，2004)。
②低温に対する身体の適応能力に障害を及ぼす老年性変化には，血管収縮力の効率低下，心拍出量の減少，皮下組織の減少，発汗作用の遅延および減退などがある(Miller，2004)。
③高齢者は発汗が始まる閾値が高く，発汗が起きても発汗作用の効率が低下している。
④高齢者は寒さや暑さを感じる知覚が鈍っているので，予防行動を開始するための刺激が不足しやすい。
⑤口渇のメカニズムは高齢とともに効率が悪くなり，同時に腎臓の尿濃縮力の効率も低下するので，温熱による脱水の危険性が高くなる。
⑥活動が低下したり不動状態(寝たきり状態)になると，悪寒の機能が抑制され，熱を産生する筋肉の活動も低下するので，低体温を起こしやすくなる。
⑦熱中症のクライエントの70%は60歳を超える高齢者である。

焦点アセスメント基準

主観的データ
◉ 診断指標をアセスメントする。
- 症状歴：皮膚温の異常，精神機能の変調，頭痛，嘔気，傾眠傾向，めまい
- 発症

◉ 関連因子をアセスメントする。
①高体温
- 脱水
- 最近，免疫の有無が不明なまま，伝染病にさらされていないか(例．ワクチンを受けずに，あるいは初めてかかる麻疹)。
- 最近，日光や温熱，湿度に過度にさらされたことはないか。
- 最近，活動過多ではないか。
- 放射線，化学療法，免疫抑制療法
- 飲酒
- 判断力の障害
- 家庭環境
  ▶ 換気は適切か。
  ▶ 空調は適切か。
  ▶ 室温は？
- 薬物療法
  ▶ 利尿薬
  ▶ 抗コリン薬
  ▶ 中枢神経抑制薬
  ▶ 抗うつ薬
  ▶ 血管収縮薬
  ▶ 服用頻度は？　最後に服用したのはいつか。
②低体温
- 最近，寒気・湿気にさらされていないか。
- 身体の不動状態

- 判断力の障害
- 薬物療法
  - ▶血管拡張薬
  - ▶中枢神経抑制薬
- 家庭環境
  - ▶暖房，毛布
  - ▶着衣(例. ソックス，帽子，手袋)
  - ▶住居

③高体温や低体温を誘発しやすい問題
- 喫煙
- 糖尿病
- 繰り返し起こす感染症
- 循環器系の問題(特定の)
- 運動障害
- 神経疾患
- 凍傷の既往
- 心血管系障害，末梢血管疾患

■ 客観的データ
◉ 診断指標をアセスメントする。
①バイタルサイン
- 正常なベースラインの体温
- 現在の体温
- 異常な呼吸数
- 異常な心拍数，リズム
- 異常な血圧

②精神状態
③皮膚および循環の状態
④脱水の徴候
- 口渇，舌の溝，口唇の乾燥
- 尿比重の上昇

このほかの「焦点アセスメント基準」の情報は，http://thepoint.lww.com を参照

NOC
体温調節

目標 ▶
　患者は，年齢に応じて正常範囲内の体温を維持する。

指標 ▶
- 体温の変動を予防するための対策を報告する。
- 悪寒，発汗，戦慄，皮膚の冷感などの有無を報告する。

【看護介入】

①必要に応じて(1〜4時間ごとに)体温をモニターする。重症疾患の成人，新生児，乳児には，モニターを使用して持続的に体温を監視する。
②可能であれば，口腔体温計を使用する。
③室温を 22.2℃ に保つ。すきま風を防ぐ。
④清拭中は，露出部位を最小限にする。清拭後は，吸湿性ブランケットで覆う。
⑤栄養状態と水和状態を最適なレベルに保つ。
⑥新生児の介入は，〈非効果的体温調節機能〉を参照
⑦体温の変動を防ぐための介入は，〈低体温〉と〈高体温〉を参照

　R：体温を持続的にモニターすると，体温の変化を早期に発見できるので，心血管系合併症の予防が可能になる(Smith，2004)。

　R：口腔温は，鼓膜温や腋窩温よりも信頼性が高い(Giuliano ほか，2000)。

　R：これにより，放射による熱の喪失を防ぐことができる。

　R：これらの介入により，蒸発による熱の喪失を減少できる。

　R：脱水を起こすと，体液が減少するので体温が低下しやすくなる。発熱時には，代謝機能を維持するためにカロリーを増やす必要がある(Edwards，1999)。

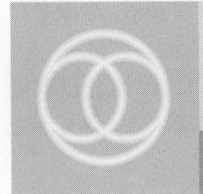

高体温

Hyperthermia

【定義】

高体温：外因により，口腔温 37.8℃ または直腸温 38.8℃ を超える発熱が持続するか，その危険性がある状態．

【診断指標】

■ 必須データ（必ず存在）
- 体温が口腔温で 37.8℃ を，直腸温で 38.8℃ を超える状態

■ 副次的データ（おそらく存在）
- 皮膚の紅潮
- 触知可能な熱感
- 呼吸数の増加
- 頻脈
- 悪寒，鳥肌
- 脱水
- 局所または全身の疼痛（例．頭痛）
- 倦怠感，疲労感，脱力感
- 食欲不振

【関連因子】

■ 治療関連因子
- 発汗機能の低下に関連するもの．薬物療法に続発する（薬物を特定する）．

■ 状況因子（個人・環境）
- 次の因子（状態）に関連するもの
  - ▶ 温熱や日光への曝露
  - ▶ 気候に不適切な服装
  - ▶ 空調機器の不備
- 循環低下に関連するもの．次の因子に続発する．
  - ▶ 肥満またはるいそう
  - ▶ 脱水
- 過激な活動に必要な水分の摂取不足に関連するもの

■ 発達因子
- 非効果的な体温調節に関連するもの．年齢に続発する．（〈非効果的体温調節機能〉を参照）

著者の注釈

〈高体温〉は，体温が正常範囲よりも高い人々を，〈低体温〉は，低い人々を対象にした看護診断である．このような状態の一部は，たとえば不適切な服装，温熱や寒冷への曝露，脱水などの外因を調整する看護介入によって治療が可能である．看護ケアは，軽度の低体温および高体温の予防や治療が中心になる．医学と看護の両面からの介入が必要な，生命にかかわる重度の低体温と高体温は共同問題として，「PC：低体温」または「PC：高体温」と記述する必要がある．

感染，その他の障害（例．視床下部）や治療（例．低体温室）などが原因で体温が上昇した場合は，共同で治療する必要がある．この場合に看護師は，看護診断〈安楽障害〉と，共同問題「PC：低体温」あるいは「PC：高体温」を使用することができる．

診断表現上の誤り

◉ 手術中の薬剤性代謝亢進に関連した〈高体温〉

これは生命にかかわる先天性疾患の悪性の高体温を説明したもので，麻酔薬と脱分極性筋弛緩薬を使用したために代謝異常を引き起こした状態である．したがって，共同問題「PC：悪性高体温」を使用するほうが緊急検査や看護師および医師による共同治療が必要な状況を，より適切に示すことができる．

◉ 敗血症に続発する循環性エンドトキシン（内毒素）の視床下部への作用に関連した〈高体温〉

体温が上昇したクライエントに対する看護ケアは，急性期ケアでは，看護指示と医師の指示による体温の測定と管理，そして看護指示による安楽の援助が中心となる．したがって，共同問題「PC：敗血症」に加えて看護診断〈安楽障害〉を使用すると，看護師が対処する状況を的確に示すことができる．共同問題「PC：敗血症」は，看護師および医師の処方した介入により，看護師がモニターして管理す

べき生理学的合併症を示している。

焦点アセスメント基準

〈体温平衡異常リスク状態〉を参照
このほかの「焦点アセスメント基準」の情報は，http://thepoint.lww.com を参照

NOC
体温調節

目標▶
クライエントは，正常体温を維持する。

指標▶
- 高体温の危険因子を明らかにする。
- 高体温の危険因子を軽減する。

NIC
発熱処置，体温調節，環境管理，体液管理

【一般的看護介入】

◉ 誘因になる危険因子を除去するか軽減する。

① 脱水
- 摂取量と排泄量をモニターし，好みの飲物を提供して水分出納バランスを維持できるようにする。
- 脱水を防ぐため，十分な水分摂取（心疾患や腎疾患で禁忌でない限り，少なくとも1日2,000 mL 摂取）を維持することの重要性を指導する。水分摂取必要量の指標として，口渇感に頼らないことの重要性を説明する。
- 炎天下で中程度の運動をする場合の水分補給量は，次のとおりである（De Fabio, 2000）。
    - ▶ 25.5～29℃　　約 450 mL
    - ▶ 29～32℃　　約 680 mL
    - ▶ 32℃以上　　約 900 mL
- 〈体液量不足〉も参照
- カフェインやアルコールは避ける。

② 環境温，運動
- 衣類やベッドカバーが環境や予定された運動に対して暑すぎないかアセスメントする。
- 熱の喪失を促進するため，余分な衣類や毛布を取り除く（できれば帽子，手袋，靴下を脱ぐ）。緩めの綿の衣服を着用するよう勧める。
- 空調装置，除湿器，扇風機，冷却浴，冷湿布などを適宜利用する。
- 暖かい日や運動をするときには，水分摂取量を増やすことの重要性を指導する。炎天下での運動は避けるようアドバイスする。
- 炎天下では，日除けの帽子や日傘を使用する必要性を指導する。

R：体温は活動レベルと環境温に大きく左右される。湿度が高くなると，身体に及ぼす寒さや暑さの影響も大きくなる。

R：頭部，顔面，手足の露出は，体温に大きな影響を及ぼす。露出した血管分布領域では，暖気は血管から皮膚へ，皮膚から大気中へと伝導し，冷気は大気中から皮膚へ，皮膚から血管へと伝導する。

R：衣服やブランケットを余分に使用すると，身体に生来備わっている体温下降能力を抑制することになる。余分な衣服やブランケットを取り除くと，身体の本来の体温下降能力が高まる。

R：発熱時は代謝機能を維持するために，カロリーと水分の摂取量を増やす必要がある。

R：カフェインやアルコールは利尿作用があるため，脱水を助長させる。

◉ 必要に応じて健康教育をする。

① 小児や高齢者は，高体温の危険性が高いことを説明する。

② 高体温や熱中症の初期徴候を指導する。
- 皮膚の灼熱感
- 倦怠感
- 頭痛，錯乱状態
- 食欲不振

③ 気温の高い日には，皮膚の乾燥を予防するために1日数回，石けんを使用しないで冷水浴をするように指導する。

④ 身体，特に腋窩や鼠径部に氷のうや湿ったタオルを貼用するよう指導する。

⑤ 暑い日には，アルコール，カフェイン，ボリュームのあるしつこい食事は避ける必要があることを説明する。

⑥ 持続性の高体温は報告する必要があることを強調する。

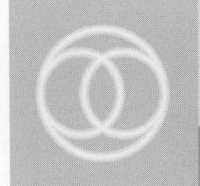

低体温
Hypothermia

【定義】

低体温:外因に対する抵抗力が低下したために,直腸検温で35.5℃未満の体温が持続する状態,またはその危険性がある状態*。

【診断指標**】

■ 必須データ(80～100%)
- 直腸検温で35.5℃未満に体温が低下
  - ▶皮膚の冷感
  - ▶蒼白(中程度)
  - ▶悪寒(軽度)

■ 副次的データ(50～79%)
- 精神錯乱,傾眠,不穏状態
- 脈拍および呼吸数の減少
- 悪液質,栄養不良

【関連因子】

■ 状況因子(個人・環境)
- 以下の因子に関連するもの
  - ▶寒気,雨,雪,風にさらされた状態
  - ▶気候に不適切な衣服
  - ▶住居費や暖房費を支払う経済的余裕がない。
- 循環低下に関連するもの。以下の因子に続発する。
  - ▶極度の体重超過または不足
  - ▶飲酒
  - ▶脱水
  - ▶不活動状態

■ 発達因子
- 非効果的な体温調節に関連するもの。年齢に続発する(例.新生児,高齢者)。

著者の注釈

重症の低体温(直腸検温で35.0℃未満)は,心筋や呼吸器の機能低下といった病態生理学的に重大な結果を招く可能性があるので,看護師は医師に測定値を報告するよう勧告されている。ほとんどの場合は,軽度の低体温(直腸検温で35.0～36.0℃)がより重症の低体温に進行しないように看護師の処方による介入を行う。一般に,看護師は〈低体温リスク状態〉を確認し治療する責任がある。〈体温平衡異常リスク状態〉の著者の注釈も参照する。

診断表現上の誤り

〈体温平衡異常リスク状態〉および〈高体温〉を参照

焦点アセスメント基準

〈体温平衡異常リスク状態〉を参照
このほかの「焦点アセスメント基準」の情報は,http://thepoint.lww.com を参照

NOC
体温調節

目標▶
クライエントは,体温を正常範囲内に維持する。
指標▶
- 低体温の危険因子を明らかにする。
- 低体温の危険因子を少なくする。

NIC
低体温処置,体温調節,体温調節:手術中の環境管理

【一般的看護介入】

- **危険因子をアセスメントする。**
  関連因子を参照

---

*体温が直腸検温で35℃未満の場合は,体温を回復するために共同管理が必要になるので,医師に報告しなければならない。

**Carroll, S.M.(1989):Nursing diagnosis:Hypothermia. In R.M. Carroll-Johnson(ed):*Classification of nursing diagnoses*:*Proceedings of the eighth conference.* Philadelphia, J.B. Lippincott より

◎体温と環境温をモニターする。
◎可能であれば，原因や誘因を軽減したり，取り除く。
①低温環境に長時間さらされる場合
- 家庭の室温をアセスメントする。
- 室温を 21 ～ 24℃に保つようにするか，セーターを重ね着するよう指導する。
- 熱の喪失を防ぐために帽子，手袋，暖かい靴下や靴を着用することの重要性を説明する。
- 気温が非常に低いときには外出を控えるよう勧める。
- ベッドに電気毛布や暖かい毛布，敷布団やフランネルシーツを用いる。
- クライエントの身体が冷えきってしまう前に，温浴をさせる。
- 熱の喪失を防ぐため，目のつまったニットの肌着を着用するよう指導する。
- 朝は身体の代謝が最も低いので，普段より厚着をする必要があることを説明する。
- 社会福祉サービスに相談して経済的援助，暖かい衣類や毛布，シェルター（簡易宿泊施設）の情報を明らかにする。
- 体温が実際に低下する前に，熱の喪失を防ぐことの重要性を指導する。
- 暖かい靴下，セーター，手袋，帽子を入手する。

②神経血管系，末梢血管系の疾患
- 室温を 21 ～ 23℃に保つ。
- 四肢の循環が十分（末梢の脈拍が十分に触知できる）かアセスメントする。
- 熱の喪失を防ぐため暖かい手袋や靴下を着用するよう指導する。
- 身体が温まらないとクライエントが感じるときは，温浴をするよう指導する。
  R：蒸発，対流，伝導，放射による放熱を最小限にすると，著しい熱の喪失を予防できる（Puterbough, 1991）。

◎必要であれば，健康教育を始める。
①低体温の危険性は年齢と関係があることを説明する。
②低体温の初期症状を指導する；皮膚の冷感，蒼白，脱色，発赤
③1 日にコップ 8 ～ 10 杯の水分を摂取し，少量の食事を頻回に温かい飲み物と一緒にとる必要があることを説明する。
④厳寒期は，飲酒を避けるよう説明する。

◎手術中に熱の喪失を軽減する。
①毛布を温める。
②露出する部位を限定する。
③薬液（静脈内輸液，洗浄液）を温める。
④吸入用の気体を温めて加湿する。
  R：手術中に正常レベルの体温を維持したクライエントは，合併症がきわめて少ない。これは，病院の経費節約にもなる（Mahoney ほか, 1999）。
  R：体温が最も低下するのは，手術開始直後の 1 時間である（Bernthal, 1999）。

■■ 小児・高齢者への看護介入

◎新生児や高齢者に対して
①室温を 21 ～ 23℃に保つ。
②放熱を予防する必要がある場合は，帽子や手袋，ソックスを着用するよう指導する。
③新生児や乳幼児，高齢者は放熱を起こしやすいことを家族に説明する（〈非効果的体温調節機能〉も参照）。

◎手術中の低体温に対して
①手術中の出血を減少するために低体温が望ましい場合を除き，小児と高齢者には次の介入を考慮する（Puterbough, 1991）。
- 問題が起こる前に手術室の温度を上げる。
- ポータブルの放射（輻射）式暖房用ランプを使用して，手術中の保温に努める。
- クライエントが手術室へ入室したら，温かいブランケットで覆う。
- 可能な場合は，温めたマットレスを使用する。
- 術前処置中および手術中は，できるだけクライエントの体表面を覆う。
- 術前処置（皮膚消毒）セット，血液，輸液溶液，麻酔薬，洗浄液を温める。
- 湿ったガウンとドレープは乾燥したものと交換する。
- 頭部を十分に覆う。
- 術後も引き続き保温を目的とした介入を継続する。
  R：手術室としては普通の低温環境でも，小児と高齢者は低体温を起こすことがある（Miller, 2004；Wong, 1998）。
  R：クライエントは長時間に及ぶ手術室の低温環境にさらされたり，低温の静脈内大量輸液

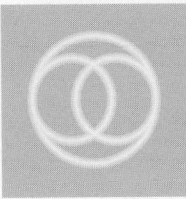

を受けているので，手術直後は低体温を起こしやすい。

非効果的体温調節機能
Ineffective Thermoregulation

【定義】
非効果的体温調節機能：有害な外因の存在や外因の変化により，安定した正常な核心(中心)体温を維持できない状態，あるいはその危険性がある状態。

【診断指標】
■ 必須データ(必ず存在)
環境要因に反応する代謝性代償調節の機能制限に関連して起こる体温の変動

【関連因子】
■ 状況因子(個人・環境)
- 以下の因子に関連するもの
  ▶ 環境温の変化
  ▶ 冷たい，湿った物(衣類，小児用ベッド，用具)
  ▶ 家屋の不備
  ▶ 体表面(皮膚)の湿潤
  ▶ 気候に不適切な衣類(厚着，薄着)

■ 発達因子
- 代謝性代償調節の機能制限に関連するもの。年齢(例. 新生児，高齢者)に続発する。

著者の注釈
〈非効果的体温調節機能〉は，環境の広範囲な温度変化に対して，安定した核心体温の維持が困難なクライエントに使われる診断である。この診断は，高齢者と新生児に最も一般的に適用される。体温調節には熱の産生と放散とのバランスが関与している。看護ケアは，外因を調整し(例. 衣服と環境条件)，体温を正常範囲内に維持することと，予防法の指導が中心になる。

診断表現上の誤り
⊙視床下部腫瘍の影響に関連した〈非効果的体温調節機能〉
視床下部に腫瘍が発生すると，体温調節中枢に影響が現れるので，体温が変動する。この場合には，継続的な体温測定と，変化に対して適切な看護および医療処置による速やかな対応が必要である。したがって，共同問題「PC：低体温・高体温」を使用したほうが，この状況を適切に表すことができる。

⊙体温の変動に関連した〈非効果的体温調節機能〉
体温の変動は，診断を明確に表示したもので，関連因子ではない。体温の変動の原因が，年齢に伴う代償性調節機能の低下によるものであれば，診断は「体温の変動により証明された，年齢に続発する温熱や寒冷への順応能力の低下に関連した〈非効果的体温調節機能〉」と記述できる。

焦点アセスメント基準
■ 客観的データ
⊙診断指標をアセスメントする。
①皮膚
- 色調
- 爪床
- 皮膚温
- 皮疹

②温度
- 環境温〔家屋，小児(環境，放射熱，保育器)〕
- 体温〔成人，小児(直腸温，口腔温)，新生児(腋窩温)〕

③呼吸
- 呼吸数
- リズム
- 陥没呼吸
- 呼吸音

④心拍数
このほかの「焦点アセスメント基準」の情報は，http://thepoint.lww.com を参照

非効果的体温調節機能
▶ 新生児の子宮外環境への移動に関連した

NOC
体温調節

目標 ▶
- 乳幼児は，体温を 36.4 ～ 37℃に維持する。
- 親は，家庭で熱の喪失を予防する方法を説明できる。

指標 ▶
- 熱の喪失を高める状況（場面）を列挙できる。
- 入浴中に熱の保存法を実演できる。
- 乳幼児の体温の測定法を実演できる。

NIC
体温調節，環境管理，新生児モニタリング，バイタルサイン・モニタリング

【看護介入】

◉ **誘因をアセスメントする。**
①熱の喪失を起こす環境源
②知識不足（介護者，両親）

◉ **熱の喪失が起こる環境源を軽減したり，取り除く。**
①蒸発に対して
- 分娩室では，温めたタオルで皮膚や毛髪を素早く乾燥させ，暖かい新生児室に入れる。
- 沐浴時は室温を暖かくする。
- 乳児の身体を部分ごとに洗って水分を拭き取り，蒸発（気化・蒸泄）を少なくする。
- 湿ったおむつや寝具に接触する時間を最小限にする。

②対流に対して
- 分娩室のすきま風を最小限にする。
- 新生児を直接風に当てない（空調装置，換気扇，窓，保育器の操作口）。

③伝導に対して
- ケア用具をすべて温める（聴診器，測定用具，ケア提供者の手，衣類，ベッドリネン，小児用ベッド）。
- 小児はできるだけ母親の近くに寝かせ，熱の保存をはかる（同時に，母子関係のきずなも育む）。

④放射に対して
- 分娩室では小児を母親の隣に寝かせる。
- 室内には熱を吸収する物を最小限にする（金属類）。
- 小児用ベッドや保育器は，できるだけ（戸外と接する）壁や窓から離れた位置に置く。
- 乳児を入れる前に保育器を温める。
- R：新生児は次の機序で熱を喪失する（May ほか，2003）。
  - 蒸発（皮膚面の水分が蒸発するときに起こる熱の喪失）
  - 対流（冷気が皮膚上を流れるときに起こる熱の喪失）
  - 伝導（皮膚面に冷たいものが直接触れるときに起こる熱の移動）
  - 放射（熱が乳児から冷たいものがある方向へ，直接触れずに移動する）

◉ **新生児の体温をモニターする**（Pillitteri，2003）。
①最初は安定するまで 30 分ごと，その後は 4 ～ 8 時間ごとに腋窩温をアセスメントする。
②体温が 36.3℃未満の場合
- 毛布を 2 枚使用して，小児を覆う。
- 頭部にメリヤス地の帽子をかぶせる。
- 周囲に熱の喪失源がないかをアセスメントする。
- 低体温が 1 時間以上続く場合は医師に報告する。
- 寒冷ストレスによる合併症をアセスメントする。たとえば，低酸素症，呼吸性アシドーシス，低血糖症，体液および電解質平衡異常，体重減少など。

③体温が 37℃を超える場合
- 毛布を軽く掛ける程度にする。
- キャップを着用している場合は，脱がせる。

- ■周りに熱を発生する物がないかアセスメントする。
- ■高体温が1時間以上続く場合は医師に報告する。
- R：新生児は出生直後のわずかな時間に著しい熱の喪失が起こり、体温が1〜3℃下降することがある。水分を拭き取り、温かいブランケットで覆い、産着を着せると、このような熱の喪失を減少できる（Vardaほか、2000）。
- R：早産児や出産時低体重児は予備の代謝貯蔵物質（例．グリコーゲン）が減少しているので、熱を喪失しやすい。
- R：腋窩温は、5分間測定しなければならない。最も正確な体温の測定値は、口腔温である（Fallis, 2000）。
- ◉健康教育をする。
  ①小児が温度変化（寒冷および温熱）の影響を受けやすい理由をケア提供者に指導する。
  ②環境の熱喪失源を説明する。
  ③入浴時に、熱の喪失を防ぐ方法を実演する。
  ④家庭では、必ずしも定時に体温をチェックする必要はないことを指導する。
  ⑤小児に熱感、嘔気、神経過敏がみられる場合には、次の手順に従って体温をチェックするよう指導する。
  - ■体温計を振って水銀を下げる。
  - ■体温計を大腿部にはさむ。
  - ■そのまま11分間待つ。
  - ■目の高さで目盛りを読む。
  - ■体温が37.5℃を超えている場合には医療専門家に相談する。
- R：両親は、乳幼児ケア中に家庭環境で蒸発、対流、放射による熱喪失の予防法について指導を受ける（Wong, 2003）。

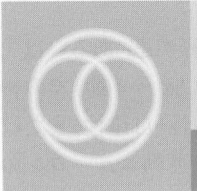

血糖不安定リスク状態

Risk for Unstable Blood Glucose

【定義】

血糖不安定リスク状態：血糖／糖濃度の正常範囲から逸脱する危険性のある状態。

【危険因子】

- ●糖尿病管理の知識不足（例．行動計画）
- ●発達段階
- ●食事摂取量
- ●不適切な血糖モニタリング
- ●診断受容の欠如
- ●糖尿病管理（例．行動計画）へのアドヒアランス欠如
- ●糖尿病管理（例．行動計画）の欠如
- ●与薬管理
- ●身体活動レベル
- ●身体的な健康状態
- ●妊娠
- ●急激な成長の時期
- ●ストレス
- ●体重増加
- ●体重減少

著者の注釈

この新しい看護診断は、医学との共同介入を必要とする状況を示している。本書の著者は、この診断の代わりに、共同問題「PC：低／高血糖」を使うことを勧める。学生は指導者に助言を求めなければならない。

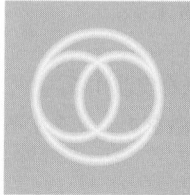

便失禁

Bowel Incontinence

【定義】

便失禁：不随意的な便の排泄という特徴として現れる，正常な排便習慣が変化している状態。

【診断指標】

■ 必須データ（必ず存在）
- 不随意的な便の排泄

【関連因子】

■ 病態生理因子
- 肛門括約筋の障害に関連するもの。以下の因子に続発する。
  - 肛門または直腸の手術
  - 肛門または直腸の損傷
  - 産科的損傷
  - 末梢神経障害
- 認知障害に関連するもの
- 直腸の過度の膨満に関連するもの。慢性の便秘に続発する。
- 肛門括約筋の随意調節の欠如に関連するもの。以下の因子に続発する。
  - 進行性神経筋障害
  - 脊髄損傷
  - 脊髄圧迫
  - 多発性硬化症
  - 脳血管発作
- 蓄積機能の障害に関連するもの。以下の因子に続発する。
  - 炎症性腸疾患
  - 慢性直腸疾患

■ 治療関連因子
- 蓄積機能の障害に関連するもの。以下の因子に続発する。
  - 結腸切除術
  - 過照射後直腸炎

■ 状況因子（個人・環境）
- 直腸刺激の認識，解釈，および反応不能に関連するもの。以下の因子に続発する。
  - 抑うつ状態
  - 認知障害

診断表現上の誤り

◉ 軟便に関連した〈便失禁〉

軟便は便失禁の原因ではなく，便失禁の証明になる。病因が不明の場合は，診断は「軟便により示されるように，不明の病因に関連した〈便失禁〉」と記載すべきである。病因が明らかな場合は，「S4損傷に伴う肛門括約筋の弛緩に関連した〈便失禁〉」として病因を示す。

重要概念

■ 一般的留意点

①直腸や大腸，肛門の疾患，長年の便秘あるいは直腸の過度の膨張，神経性の直腸の変化の3つが主な便失禁の原因である。

②脊髄完全損傷，脊髄損傷，神経疾患，あるいは先天性奇形は仙髄反射弓（仙椎S2〜4節）での神経遮断を引き起こし，無反射性（自律性）または弛緩性排便をもたらす。下位運動ニューロンの損傷として知られているこの部位での弛緩性麻痺は，排便反射作用の喪失，肛門括約筋機能の喪失（弛緩性肛門括約筋），および球海綿体反射の喪失を生じる（Demata, 2000）。

③仙髄反射中枢と弛緩性肛門括約筋が遮断され，便が直腸穹に貯留すると，直腸刺激なしに便失禁が生じる可能性がある。便は非常に軟らかいと漏れ出たり，あるいは貯留することがあり，（取り出さないと）便秘傾向になる。結腸の内因性の収縮能力はあるが，腸の蠕動運動が鈍いと直腸穹に便の貯留をきたすことになる（Demata, 2000）。

④仙髄分節（S2〜4）（T12〜L1〜2脊椎レベル）より高位で生じる中枢神経系の完全な損傷や外傷は，反射性神経因性排便を生じることとなる。仙髄反射中枢と脳との間の上行性感覚神経の信

号が途絶えるため，便意を感じる能力が機能しなくなる。脳からの下行性運動神経の信号も途絶えるため，肛門括約筋に対する随意的コントロール機能が失われる。仙髄反射中枢は維持されているため，指刺激や器具の使用による刺激反応排便プログラムを使用することは可能である(Demata, 2000)。

∷ 高齢者への留意点
①高齢者の場合，便意を促す直腸充満の感覚が鈍ることがある(Demata, 2000)。

焦点アセスメント基準

〈便秘〉を参照(Hickey, 2006)
このほかの「焦点アセスメント基準」の情報は，http://thepoint.lww.com を参照

NOC
排便の自制，組織の統合性，排便

目標 ▶
クライエントは，軟らかな形状便を1日おき，または3日おきに排泄する。

指標 ▶
- 排便方法を述べる。
- 必要な水分と食品を説明する。

NIC
便失禁ケア，排便訓練，排便管理，皮膚サーベイランス

【一般的看護介入】

◉ 寄与因子をアセスメントする。
関連因子を参照

◉ クライエントのケアに関与できる能力をアセスメントする。
①神経学的状態
②機能的能力
R：便通を維持させるには，クライエントにその意思が必要である。また，肛門直腸の感覚が損なわれていないこと，排便を我慢できること，恥骨部直腸と外肛門括約筋を収縮できること，トイレへ行けることが必要である。
R：便失禁は入院中の高齢者や慢性疾患の人によく起こる問題である。知覚障害があると腸の排泄の合図を認識できなくなる。また，長期の便秘で便が漏れ出すこともある。それ以外の便失禁の原因には，直腸括約筋の異常がある。

◉ 適切な一定の排便時間を計画する。
①5日間あるいは排便パターンが確立するまでは毎日の排便プログラムを作成し，その後は1日おきのプログラムへと移行する(朝または夕)。
②プライバシーを守り，ストレスのない環境を提供する。
③排便パターンを確立する間，安心感を与える。また，恥ずかしいという気持ちにさせない。
R：長期の便秘や便のつまった状態では，便による腸の膨張が過度になる。この場合，断続的に反射刺激が起こり，括約筋を弱めることになる。便失禁には詰まった便の周囲から下痢便が漏れ出る場合と，直腸にたまった便が漏れ出る場合がある(Chassagne ほか, 2000)。

◉ 効果的な排便方法を指導する。
①機能的に可能なら立位か座位の姿勢を取らせる。機能的に不可能なら(例．四肢麻痺)，左側臥位の姿勢を取らせる。
②機能的に可能なら，うまく援助器具(例．拡張棒や指刺激器，便座を高くしたコモード，潤滑油と手袋)を使用する。
③上肢の運動機能と腹部の筋肉組織の神経支配が健常である場合は，適切な排便促進方法を指導する。
- バルサルバ手法
- 前屈姿勢
- 両手で体を押し上げるようにして座る。
- 腹部マッサージ
- 骨盤底の運動

④必要に応じて，衛生対策に必要な道具を準備して援助する。
⑤排便の時間，便の性状，使用した援助方法，および不随意的な排便の回数などを含む，排便スケジュールの記録またはフローシートをつける。
R：便量を増やし，便を通過させる腹圧を高める方法によって排便を促進できる。
R：指による刺激によって，腸の蠕動運動や排泄反射を起こすことができる。
R：骨盤底の運動は恥骨部直腸や外肛門括約筋を強化させることができる。

◉ 適切な排便に必要な食事量と水分量を説明する。
①毎日コップ8～10杯の水分
②量と繊維に富んだ食事

③特別な食事上の指導は〈大腸性便秘〉を参照
R：排便抑制には便の硬さと量が重要になる。大量のゆるい便では，排便を抑制することができなくなる。一方，少量の硬い便では，排便に必要な腸の膨張や刺激がなくなる。

◉**腸の蠕動運動に対する運動の効果を説明する。**
クライエントの機能に応じた適切な運動が決められるように援助する。
R：運動は胃腸の動きを高め排便機能を促進させる。

◉**必要に応じて，健康教育をする。**
①便軟化薬，緩下薬，坐薬，および浣腸の弊害を説明する。
②便づまりと便秘の症状と徴候を説明する（〈自律神経反射異常亢進〉を参照）。
③退院前に，排便プログラムの教育を行う。クライエントが機能的に可能なら，排便プログラムによって自立できるよう援助する。そうでないなら，必要に応じて援助器具や介助を取り入れる。
④便が皮膚に及ぼす影響とその予防方法を説明する（〈下痢〉の看護介入参照）。
R：緩下薬は予定外に腸の蠕動運動を引き起こしたり，腸の刺激に対する反応を損なわせたり，不随意な排便を生じさせたりする。また，浣腸は腸を過度に伸展させ，腸の刺激に対する反応を低下させる。食事や水分を適切に摂取していれば，便軟化薬は必要ない。

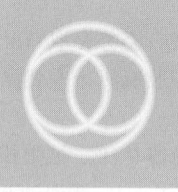

非効果的母乳栄養

Ineffective Breast-feeding

【定義】

非効果的母乳栄養：母親や乳幼児が母乳栄養を行う過程で不満や困難を感じている状態，あるいはその危険性がある状態。

【診断指標】

不満足な母乳栄養過程
- 不適切な母乳の与え方をしている，またはそのように感じられる。
- 乳児が正しく母親の乳房に吸いつけない（扁平乳頭）。
- 乳児の不適当な母乳摂取が観察できる。
- 授乳を続けられない。
- 母乳栄養を始めて1週間を過ぎても乳頭が痛む。
- 母乳を飲んだ後，1時間以内に乳児がむずかったり，泣いたりする。母乳を与える以外にはあやしても反応しない。
- 乳児がしっかりと吸いつきたがらず，反り返ったり泣きわめいたりする。
- 乳児が吸啜を持続させられない。

【関連因子】

■ 病態生理因子
- 乳児の吸啜困難に関連するもの。以下の因子に続発する。
  ▶ 唇裂，口蓋裂
  ▶ 未熟児
  ▶ 乳房手術の既往
  ▶ 陥没乳頭，催乳反射の低下

■ 状況因子（個人・環境）
- 母体の疲労に関連するもの
- 母親の不安に関連するもの
- 母親が母乳栄養に対してためらっていることに関連するもの
- 多児出産に関連するもの
- 不適切な栄養摂取に関連するもの
- 不適切な水分摂取に関連するもの
- 母乳栄養がうまくいかなかった経験に関連するもの
- パートナーや家族の援助がないことに関連するもの
- 知識不足に関連するもの
- 母親の病気，乳児の病気に続発する母乳栄養

の中断に関連するもの
- 仕事のスケジュールや職場での弊害に関連するもの

著者の注釈

　母乳栄養を管理する中で，看護師は〈非効果的母乳栄養リスク状態〉の診断を用いながら〈非効果的母乳栄養〉が生じる要素を減少，あるいは排除しようとしたり，問題を起こしやすい状態にする要素を減らすように努力する。

　出産後の早い時期には，母親に経験がない限り，看護師がその母親の母乳栄養に問題がないと結論を出すには，あまりにも時間経過が短すぎる。多くの母子に対する「母乳栄養の経験がないことに関連した〈非効果的母乳栄養リスク状態〉」という看護診断は，母乳栄養の問題を予防することに焦点を当てた看護を示している。「リスク」は，すべての母親に指摘されるものではない。

診断表現上の誤り

◉催乳反射の徴候がないという訴えに関連した〈非効果的母乳栄養〉

　催乳反射の徴候がないことを母親が訴えたり，看護師が観察した場合には〈非効果的母乳栄養〉の看護診断が有効になる。しかし，それを引き起こす因子が不明であれば，その診断は「催乳反射の徴候がないという情報や，母親の授乳に関する心配で示されるように，不明の原因に関連した〈非効果的母乳栄養〉」と記述する。

　看護師が非効果的母乳栄養を引き起こす因子を確認した場合は，それを付け加えることができる。看護師はその特定の状況に対して，早まって一般的な病因に焦点を当てるよりも，考えられるさまざまな要因をアセスメントすべきである。

重要概念

■ 一般的留意点

①母親の健康と栄養の状態，乳児の健康状態，エストロゲンとプロゲステロンの影響で生じる乳腺細胞の発達などの因子が複雑に作用しあって乳汁分泌が生じる。
②乳汁の産生と催乳反射は，下垂体ホルモンとプロラクチンとオキシトシンによってコントロールされ，乳児の吸啜と母親の情緒によって刺激される。
③多くの薬物は母乳中に排出される。その薬物には乳児にとって有害なものもある。母親が薬を受け取る前に（処方されたものでも，薬局で買ったものでも），医療専門家（看護師，医師，薬剤師）に相談するように指導する。
④児に対する母乳栄養の利点は以下の点である。
- ▶消化しやすい。
- ▶栄養的ニーズを満たしている。
- ▶アレルギーや喘息を減少させる。
- ▶初期免疫のための抗体とマクロファージを与える。
- ▶消化管感染を減少させ，便通をよくする。
- ▶歯ならびをよくする。
- ▶1年間授乳を続けた場合，学童期の感染症が減少する（呼吸器，聴覚器）。
- ▶若年性糖尿病においては，母乳は明らかに糖尿病の発症を遅らせることができる。おそらく成人期の発症も遅らせる。
- ▶母乳で育った子どもは乳幼児突然死症候群が起こる率が少ない。
- ▶便の臭いが悪くない。
- ▶吐物に酸っぱい臭いがせず，衣服が汚れない。

⑤母親にとっての母乳栄養の利点は次のとおりである。
- ▶子宮の収縮をよくし，産褥の回復を早める。
- ▶乳癌の危険を減少させる。
- ▶授乳しながら，より多くの休息の時間がとれる。
- ▶準備に手間がかからず，費用もかからない。
- ▶母と子のきずなをより強める。

⑥母乳栄養の欠点は以下のことである。
- ▶ほかの誰かに代わってもらうことができない。
- ▶母乳栄養は母子にとって，学習の1つのプロセスである。授乳の技術を学び，適応するには2〜3週間が必要である。
- ▶母乳はほとんど完全に消化されるので，空腹になるのは早く，生まれたばかりの児は，人工乳より頻回の授乳を必要とする。

■ 小児への留意点

①思春期の食習慣は，身体的外観や心理社会的プレッシャーに影響されるので，授乳中の10代の母親とその乳児は，リスク状態に置かれやすい（National Academy of Sciences, 1991）。

焦点アセスメント基準

主観的データ
◉関連因子をアセスメントする。
①母乳栄養の既往(母親自身,姉妹,友人)
②援助者(パートナー,友人,姉妹,親)
③日常の栄養摂取
- カロリー
- カルシウム
- ビタミン補給剤
- 基礎食品群
- 水分
- 服薬

④乳房手術の既往

客観的データ
◉診断指標をアセスメントする。
- 乳房の状態(柔らかい,硬い,うつ乳)
- 乳頭(亀裂,痛み,陥没)

このほかの「焦点アセスメント基準」の情報は,http://thepoint.1ww.com を参照

NOC
母乳栄養の確立:乳児,母乳栄養の確立:母親,母乳栄養の維持,知識:母乳栄養

目標▶
- 母親が,達成の満足や効果的母乳栄養の自信を報告する。
- 母親が,人の助けを借りず効果的な母乳栄養を行う。

指標▶
- 母乳栄養を妨げる要因を明確にする。
- 母乳栄養を促進する要因を明確にする。
- 効果的な授乳姿勢をとる。
- 授乳中の児をリラックスさせる。

NIC
母乳栄養援助,母乳栄養カウンセリング

【一般的看護介入】

◉原因や寄与因子をアセスメントする。
①知識の欠如
②役割モデルの欠如
③援助の欠如(パートナー,医師,家族)
④不快なこと
- 乳漏れ
- うつ乳
- 体液のコントロール喪失
- 乳頭の痛み

⑤戸惑い
⑥母親の態度と誤った考え
⑦母乳栄養に対する社会的圧力
⑧ボディイメージの変化
⑨セクシュアリティの変化
⑩育児に拘束されているという気持ち
⑪ストレス
⑫母乳栄養の決定を納得していない。
⑬眠そうで,反応しない乳児
⑭疲労
⑮乳児との分離(未熟児または病気の乳児,病気の母親)
⑯職場での障害

◉気楽な雰囲気で話し合う。
①知識をアセスメントする。
- 母親が母乳栄養のクラスに参加したか
- 母乳栄養について何か読んでいるか
- 赤ん坊に母乳を授乳している友人がいるか
- 本人の母親は母乳栄養を行ったか

②根拠のない社会通念や誤った考えについて説明する。
- 母親に予期している困難をあげるように求める。根拠のない社会通念は以下のとおり。
  - 私の乳房は小さすぎる。
  - 私の乳房は大きすぎる。
  - 私の母親は母乳栄養ができなかった。
  - 母乳がよいかどうか,どうやって知るのか。
  - 赤ん坊が十分に飲んでいるかどうか,どうやって知るのか。
  - 私が神経質になっているのを赤ん坊がわかるかもしれない。
  - 私は復職しなければならないが,短期間での母乳栄養はどんな意味があるのか。
  - 私にはもう何の自由もない。
  - 授乳をすると乳房が垂れてしまう。
  - 乳頭が陥没しているので授乳ができない。
  - 夫は私の乳房にもう興味をもたないかもしれない。
  - 授乳をすれば,太ったままになる。
  - 帝王切開をした場合は授乳ができない。

R：母親やパートナーの心配事を聞くことで，優先すべき問題に焦点を当てることができる。

③母親の知識を深める。
- 誤った考えを明確にする。
- 母乳栄養の過程を説明する。
- 文献を紹介する。
- ビデオを見せる。
- 母乳の利点と欠点を話し合う。
- 母乳栄養の母親たちを集めて育児や彼女たちの心配を共に話し合わせる。

④母乳栄養か人工栄養かの母親の意思決定を援助する。

R：育児体験の少ない母親は常に肯定的なフィードバックが必要である(Pillitteri，2003)。

R：母乳栄養はきわめて個人的な選択であるが，十分な情報がないままに決定すべきではない(Pillitteri，2003)。

◉ **最初の授乳のときに母親を援助する。**

①リラックスさせる。
- 心地よい姿勢にする。姿勢を整えるために枕を使う(特に帝王切開の母親)。
- 座っている間，膝を持ち上げるために足台や電話帳を使う。
- リラックスする呼吸法を行わせる。

②さまざまな姿勢をとらせる。
- 座る。
- 横になる。
- フットボールをかかえるように。
- 肌と肌が触れ合うように。
- 揺りかご風抱き方：乳児のおしりに手をかけ，乳児の身体を母親のほうに向けるように指導する(乳児にとってより安全)。揺りかご風抱き方は，頭を固定して力を抜く。

③母親に吸啜反射を実際に示しながら説明する。
- 乳児が乳房に吸いつくためにどのように吸啜反射を使うかを説明する。
- 親指を上にして乳房の下に手を置き，どのようにして乳房を支えるか母親に示す。この方法で，母親は乳児の口に直接乳首を向けることができる(ハサミのような持ち方は母乳の出を抑えるので避けること)。
- 乳児が乳輪部を十分に含み，単に乳頭部だけを捕らえていないことを確かめる。
- 正確に吸いついているかどうか，あごの動きを観察する。
- 乳児が乳首を嚙んでいたり，口唇だけで吸ったりしていてはいけない。
- 授乳後，傷の観察をする。

④徐々に授乳の時間を増やしていくよう母親を指導する。
- 片方ずつ10分から始める。
- 次の3〜5日でその長さを増やしていく。

⑤両方の乳房を授乳させるように指導する。
- 授乳のたびに始める乳房を替える。

⑥実際に行って見せる。
- 乳房が乳児の鼻のじゃまをしないように，指をどのように使うか。
- 乳房から乳児を放す前に，口を開かせるため乳児の口腔内に指を入れて乳房を離す
- 乳児の目覚めさせ方(2回目の母乳を与える前に必要になる)

⑦ゲップについて説明する。
- 母乳栄養の乳児には必ずしもゲップは必要ないことを教える。
- 乳児が授乳の間にむずかったり，いっぱい飲んだような場合には，ゲップをさせて，それからまた授乳を続けてみる。

R：乳汁分泌は分泌と射乳反射の2つのメカニズムからなる。乳汁量を増やすための手法(たとえば，授乳後に乳房を空にする)を母親に指導する。

R：母乳栄養の成功は身体的・精神的な援助に大きくかかわっている。身体的な援助には快適さの促進や適切な技術指導などが含まれる(Pillitteri，2003)。

R：催乳反射が不十分なのは，母親が緊張し神経質になっている，乳房に痛みを感じている，母乳が足りない，乳房が緊満している，または，乳児の授乳姿勢が不適切であったり，吸啜運動が不十分であることなどが原因となる(Reederほか，1997)。

◉ **入院中に，継続的に援助する。**

①他の医療チームのメンバーが，どのような問題やニーズにも気づいていられるように，ケア計画を立てる。母乳栄養を行っている母親が，医療提供者からそれぞれ違った意見を受け取って混乱しないように，一貫した計画を立てる。

②柔軟な授乳スケジュールにし，計画的に決めら

れた授乳にしない。乳児の大きさやニーズに応じて，24時間内に10～12回の授乳を行うようにさせる（頻繁な授乳は乳汁うっ滞の予防や軽減になる）。
③母子同室を促す。
④授乳中のプライバシーを保つ。
⑤母親からの質問に応じる。
⑥問題があっても肯定的な態度で応じる。
⑦授乳は母と子の学習の機会であり，日ごとに母と子がともに向上していくことを確認して母親を安心させるようにする。
R：母親は母乳栄養の体験を強化するために，継続的な支援を必要としている。

● 特殊な問題に対処する方法を指導する（ラクテーションコンサルタントの援助を必要とする場合もある）。
①乳汁うっ滞
- 昼も夜も，乳房に合ったブラジャーをつける。
- 授乳の前に15～20分温湿布をする。
- （必要に応じて）授乳を頻回に行う。
- 授乳をする前にたまっている乳汁を出すように，手でしぼるか，手動か電動のポンプを使う。
- 乳房をマッサージし，搾乳をする前に温かいタオルを当てる。
- 要求に応じて母子同室にして母乳を与えるようにする。
R：適切な吸啜位置や動きのために，十分な時間を与える。

②乳首の傷
- 授乳後5～10分間温湿布をする。
- 乳首を温かくし，乾燥した状態にしておく。
- 片方の乳房の授乳を5～10分に減らす。硬くなってたまっているほうの乳房から飲ませる。短い授乳を何回も行うようにする。児の抱き方を変えながら行うようにする。授乳が終わるごとに，乳房を乾燥させる。
- 授乳パッドはいつも乾燥させておく。
- 乳頭に乳汁を塗って保護し（乳汁には傷を治す性質がある），空気にさらして乾燥させる。
- ブレストシールドはどうしようもないときの手段として用い，授乳が終ったら取り外す。
- 乳頭の痛みは，7～10日間で解消することを説明する。
R：ブレストシールドからの授乳は母乳量が減っていくので，きまりとして推奨してはいけない。新生児がブレストシールドからの授乳を好むようになることもある（Auerback, 1989）。

③うっ乳，乳腺炎
- 乳房の一部に痛みや圧痛がある場合は，授乳のたびに温湿布を行う。
- 授乳を始める前から授乳中に，乳房の底部から乳首に向けて静かにマッサージをする。
- 授乳を頻繁に行い，授乳中には位置を替える。
- しばしば，休憩をとる。
- 48時間以上うつ乳が続く場合は，抗生物質治療についてナースプラクティショナーか助産師，あるいは医師に相談する。
- 乳腺炎の徴候と症状をモニターする：寒気，疼痛，疲労感，38℃以上の発熱
R：早期の自己管理で合併症を防ぐことができる。

④乳児が乳頭をくわえることが困難な場合
- 乳房の下側に手指を当てて，カップのように乳房を支える。
- 母子ともに楽な姿勢をとる（児の腹部側を母親の身体に向ける）。
- 哺乳反射を起こすために児の頬をつつく。
- 少し乳汁を手でしぼり出して児の口腔内に入れる。
- 授乳の前に，乳頭が突出するように乳首を丸くもむ。
- 陥没乳頭を突出させるために，授乳と授乳の間に乳頭シールを使う。シールは催乳反射が出てきたら取り外す。
- 乳児の吸啜力をアセスメントする：吸啜の発達には援助が必要な場合がある。必要があれば，ラクテーションコンサルタントを活用する。
R：授乳中の児は，リラックスして，正しい向きの抱き方で，乳輪に舌が正しく置かれ，乳輪を圧迫する十分な吸啜運動をし，飲み込む音が聞こえる必要がある（Shiragoほか, 1990）。

● 体型の変化に関する感情の表出を促す。
- 多くの女性は乳汁が漏れてコントロールできないことを嫌う。しかし，このような状態は一時的であることを説明しておく。
- 授乳パッドを使うよう指導する。使い捨てパッ

ドを用いる場合は，刺激を防ぐために防水用のものは使わない。木綿の(洗える)もののほうが母親の刺激を少なくする。
- ■乳房を「性的対象」から栄養のための器官に替える。このことは性的関係に影響を及ぼしてくる。パートナーが乳頭を吸うと乳汁が出る。性的興奮は乳汁分泌をもたらす。児が吸啜すると「性的」感覚が生じる。このことは女性に罪悪感や困惑を起こさせる。ほかの母親たちとの話し合いを勧める。その話し合いには少なくとも1回はパートナーにも参加してもらい，母親やパートナーの感情と，夫婦が母乳育児にどのくらい影響を及ぼしているかアセスメントする。
- ■授乳中の自己意識について，母親の気持ちを調べる。
  - ●どこで授乳をするか
  - ●授乳中，周りにどんな人がいるか
  - ●いつ，どこで授乳をするかということに対する夫の反応はどうか
- ■公共の場で授乳をするときの，ショールの使い方を実際にやって見せる。
- ■母乳栄養が子どもにとって正常で，自然で，最善のことであるということを気づかせる。
  R：対話によって母乳栄養を阻む可能性のある不安を遠ざけることができる。

⦿母子の家族全体を援助する。
①兄弟の反応
- ■母乳栄養への気持ちと問題の予測を検討する。上の子どもは乳児に接することで嫉妬する場合がある。母親はこのようなときには上の子どもに本を読んでやることにする。
- ■上の子どもが乳児の世話をしたがる場合もある。上の子にも児の世話をさせてみる。たいていの場合，それを嫌うことはない。
- ■上の子の特性を強調する。自由，動き，選択

②疲労とストレス
- ■状況を調べる。
- ■母親には，自分と乳児のことを何よりも優先して考えるように勧める。
- ■最初の4週間は親戚の訪問を制限するように勧める。
- ■最初の4週間は援助や支援が必要である。援助者には可能な限り，母親を助けるように勧める。
- ■「スーパーウーマン」になろうとしないで，友人や家族や親戚に援助を直接求めたり，誰かを雇うことなどを話す。

③拘束感
- ■感情を表出するように促す。
- ■援助者を探す。ほかの人たちでも児に授乳をすることができるように，ポンプで搾乳をする。
- ■搾乳した母乳は室温で8時間，冷蔵庫で3日，冷凍庫では6か月間貯蔵ができることを教える(注：免疫物質が壊れてしまうので，決して，凍った母乳を電子レンジで解凍しないようにする)。
- ■授乳間隔を次第に長くしていく(4週間は2時間ごと，それから3か月間は3〜4時間ごと)。
  R：自宅で生じる可能性のある問題に備えている母親は，母乳栄養により一層自信があり，母乳栄養を続けられる傾向にある(Ertemほか，2001)。

⦿必要に応じて，専門家や専門機関へ紹介する。
①次のような必要があれば，ラクテーションコンサルタントを紹介する。
- ■自信の欠如
- ■母乳栄養をためらっている。
- ■乳児の吸いつきや乳頭のくわえ方に問題がある。
- ■体重の低下や排尿がない場合
- ■職場での障害
- ■乳頭の傷が長引く。
- ■乳房に熱くて柔らかい部分がある。

②ラ・レチェ・リーグを紹介する。
③出産教室の指導者やクラスメンバーを紹介する。
④母乳栄養をしている母親たちを紹介する。
  R：会社主催の母乳プログラムによって，働く母親たちは，希望する限り母乳栄養を続けることができる(Ortizほか，2004)。

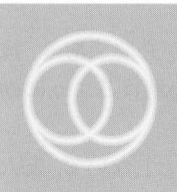

母乳栄養中断
Interrupted Breast-feeding

【定義】

母乳栄養中断：乳房から乳児に母乳を与えることが不可能，あるいは不適切なために，母乳栄養を行う過程が中断される状態。

【診断指標】

■ **必須データ**(必ず存在)
- 部分的に，あるいはまったく乳児が母乳による栄養を摂取していない。

■ **副次的データ**(おそらく存在)
- 母親が，乳児の栄養のニーズを満たすために母乳の産生を維持し，授乳したい(やがては授乳したい)と望んでいる。
- 母親と児の分離
- 搾乳と母乳保存についての知識不足

【関連因子】

- 母親または乳児の病気
- 早期産
- 母親の就労
- 母乳栄養の禁忌(例．薬物摂取，真性母乳黄疸)
- 乳児を早急に離乳させなければならない必要性

著者の注釈

この診断は状況を示すもので，反応を表したものではない。看護介入は母乳の中断を治療するのではなく，中断の影響に対して行われる。その状況は〈母乳栄養中断〉であり，その反応にはいろいろなものがある。たとえば，母乳栄養の継続や搾乳ポンプの使用が禁忌の場合，看護師は〈悲嘆〉という看護診断を用いて，母乳栄養体験の喪失に焦点を当てなければならない。

母乳栄養が搾乳とその保存，教育および援助を伴って継続される場合は，その看護診断はたとえば，「母親の就業に伴う母乳栄養の継続性の問題に関連した〈非効果的母乳栄養リスク状態〉」である。継続に困難がある場合は，その診断は「特定の状況と知識不足に伴う母乳栄養の中断に関連した〈非効果的母乳栄養〉」となる。

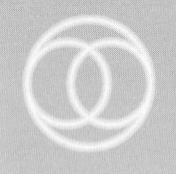

心拍出量減少
Decreased Cardiac Output

【定義】

心拍出量減少：心臓から拍出される血液量の減少により，心機能の低下をきたしている状態。

【診断指標】

- 血圧下降
- 急速な脈拍
- 落ちつきがない。
- チアノーゼ
- 呼吸困難
- 狭心症
- 不整脈
- 乏尿
- 易疲労性
- めまい
- 浮腫(末梢性，仙骨部)

著者の注釈

この看護診断は看護師が多くの責任を課されて

いる状況を表している。心拍出量の減少をきたしているクライエントは，活動耐性の低下，睡眠休息の混乱，不安および恐怖など機能を障害するようないろいろな反応を示すことがあり，また身体的には不整脈，心原性ショック，うっ血性心不全などの合併症を発症する危険な状態にあるともいえる。

〈心拍出量減少〉の診断が臨床で用いられる場合，通常，目標が明記される。
- 収縮期血圧　100 mmHg 以上
- 尿量　30 mL/時以上
- 心拍出量　5 以上
- 心拍数および心拍リズムが正常範囲以内

このような目標は，看護ケアを評価するための要因を示したものではなく，クライエントの状態を評価するためのものである。これらの目標は，看護師あるいは医師によって処方された介入を実施していくうえで看護師が用いる観察基準であるため，〈心拍出量減少〉は看護診断としては不適切である。看護師はこの看護診断を用いなくても，看護診断として取り扱う，あるいは共同問題として取り扱うことで，関連した状況をより明確に表現することが可能である。（さらに情報が必要であれば，「心機能障害に続発する必要な適応技術の知識不足に関連した〈活動耐性低下〉」および第3部の「PC：心・血管系」を参照）

診断表現上の誤り

◉不整脈に関連した〈心拍出量減少〉

この診断では，継続的なモニタリング，生理的変化の早期発見，敏速な医療および看護介入の着手，身体反応の評価が必要である。看護師は，医師および自分たちによって処方された介入を行いながら，この状況を管理しなければならないため，共同問題「PC：不整脈に関連した心拍出量の減少」として取り扱うほうが適している。

◉脊髄性ショックに続発する血管拡張および徐脈に関連した〈心拍出量減少〉

前例のように，これは看護介入の効果を測定する際に，看護師がその結果を記述することができない状況を表している。そのため，この状況の場合，共同問題として「PC：脊髄性ショック」と記述すべきである。

看護師は，この共同問題によってクライエントが脊髄ショックをきたしている，あるいはその危険性のあることがわかる。状況の変化を記録することによって，また初期のアセスメントを通して，現状を解決することができる。

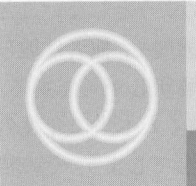

家族介護者役割緊張

Caregiver Role Strain

家族介護者役割緊張
家族介護者役割緊張リスク状態

【定義】

家族介護者役割緊張：他者のケアをする過程で，ケア提供者が身体的，情緒的，社会的，経済的に負担を感じている状態。

【診断指標】

以下の訴えがあったり，観察される。
- 時間や身体的なエネルギーが不十分
- 必要とされる介護活動の実施が困難
- 介護の責任と他の重要な役割（例．仕事，親族関係）との葛藤
- 被介護者の今後の健康と介護能力に関する不安
- 介護者が病気になったり死亡した場合の，被介護者のケアに対する不安
- うつ気分，怒り

【関連因子】

■■ 病態生理因子
- 過酷なケアや複雑なケアの必要性に関連するもの。以下の因子に続発する。
  - ▶ 衰弱状態(急性,進行性)
  - ▶ 進行性の認知症
  - ▶ 依存症
  - ▶ 慢性精神疾患
  - ▶ 予測できない疾病過程
  - ▶ 精神・身体障害

■■ 治療関連因子
- 24時間の介護責任に関連するもの
- 時間のかかる活動に関連するもの(例.透析,移動)

■■ 状況因子(個人・環境)
- 被介護者や自己,他者の家族介護者への非現実的な期待に関連するもの
- 非効果的なコーピングパターンに関連するもの
- 身体的健康障害に関連するもの
- 過去の希薄な人間関係や家族機能の障害歴に関連するもの
- 家族介護が必要な期間に関連するもの
- 孤立に関連するもの
- 休息,レクリエーション,財源などの不足に関連するもの
- 支援の欠如や支援が利用できないことに関連するもの

■■ 発達因子
- 乳児,小児,思春期の過酷なケアの必要性に関連するもの。以下の因子に続発する。
  - ▶ 精神障害(特定する)
  - ▶ 身体障害(特定する)

著者の注釈

米国には,220万人の無償の介護者がいる(Stoneほか,1987)。こうした介護者は,あらゆる年齢のクライエントに,また恒久的障害をもつ子どもたちなどに,生涯にわたってケアを提供している。被介護者には身体障害や精神障害があり,これらの障害は一時的なものもあれば,永久的なものもある。障害には,永久的でも安定しているもの(例.視覚消失)もあるが,進行性の退行を示すもの(例.アルツハイマー病)もある。

ケア行為と介護はすべての親密な人間関係に本来備わっているもので,「妻−夫,子−親のような確立された役割の状況下で見受けられる」(Pearlinほか,1990,p.583)。介護は,環境によっては「親しい関係にある者同士が,互いに普通に援助し合う状態から,異常なほど不平等な負担へと変わる」ことがある(同書)。そうなると介護は状況をくまなく支配する最も重要な要素になる(同書)。

慢性悲哀は,精神疾患の人々や慢性疾患の子どもの介護者と結びつけて考えられてきた。詳細は〈慢性悲哀〉を参照。

〈家族介護者役割緊張〉は,介護が家族介護者の身体的・精神的健康に及ぼす負担とそれが家族介護者とケアを受ける家族や社会システムに及ぼす影響を意味する。〈家族介護者役割緊張リスク状態〉はきわめて重要な看護診断である。というのも,看護師はハイリスク状態の人を見極め,この容易ならぬ事態を防ぐための援助ができるからである。

診断表現上の誤り

⦿ 家族介護者に対する自己や他者の非現実的な期待によって明らかな,抑うつ状態や家族に対する怒りに関連した〈家族介護者役割緊張〉

厳しい責任を数多く抱えている家族介護者は,自分に援助が必要なことを認めようとしないことがあまりにも多い。このような態度を,他者は彼らが援助を必要としていないと解釈しがちである。家族介護者はさらに孤立し,誰1人本当に介護の負担を気にかけてくれないと感じてしまう。その結果,抑うつ状態や怒りを招く。したがって,この診断は,非現実的な期待を関連因子として示し,結果的な症状を証拠として示す形に書き直さなければならない。適切な場合は,次のようにデータを引用すると,診断の表記に役立つ。抑うつ的な感情と「私の負担を理解していない」家族への怒りによって明らかな,家族介護者に対する自己および他者の非現実的な期待に関連した〈家族介護者役割緊張〉

重要概念

■■ 一般的留意点

① 全米女性の健康情報センター(National Women's Health Information Center, 2006)に

よると，米国では4家族中1家族，すなわち2,240万世帯が，50歳以上家族員のケアをしている。
②メットライフ社マチュアマーケット研究所（MMI：MetLife Mature Market Institute）と，全米介護者アライアンス（National Alliance for Caregiving）の研究では，現役就労者の介護労働による生産性喪失によって米国のビジネス界が被る損失額は，年間171〜336億ドルに達すると報告されている。介護者のほぼ40％は男性で，およそ15％は1時間以上の遠距離通勤をしながら介護を提供している。
③高齢者が増加し，慢性疾患のクライエントの寿命が高度医療によって長くなるにつれて，医療のニードは高まっている。400万人に及ぶアルツハイマー病のアメリカ人のうち，70％以上が家庭で生活している（Winslowほか，1999）。このような人々への在宅医療の提供は，もっぱら家族の1人に委ねられることが多い。これらの介護者は，女性（例.妻，娘，息子の嫁）が70％を占めている。
④家族介護者は，特に進行期慢性疾患患者のケアと緩和および終末期ケアの状況下で重要な役割を担っている（Hauserほか，2004）。
⑤負担は，家族介護者の性別，年齢，社会的支援，所得，資源などと，ケアを受ける家族の認知および機能の制限と関係している（Winslowほか，1999）。
⑥介護責任は，仕事や家族に対する義務としばしば対立する（Lund，2005）。
⑦Smithら（1991）の報告によれば，以下の問題（優先順）が家族介護者によって明らかにされた。
  ■コーピングスキルの向上（例.時間管理，ストレス管理）
  ■家族問題（兄弟間の葛藤，他の役割との葛藤）
  ■被介護者のニーズに対する反応（情緒的，身体的，経済的）
  ■公式・非公式なサポートを引き出すこと
  ■罪の意識や無能感
  ■長期計画
  ■被介護者との人間関係の質
⑧行動面の問題が多い慢性疾患の家族や友人に対する介護は，家族介護者が遭遇する状況の中で最もストレスが高い。
⑨ソーシャルサポートは次のように説明できる。
  ■情緒面のサポート（心配事，信頼）
  ■評価面のサポート（自己価値の肯定）
  ■情報面のサポート（有効なアドバイス，問題解決に対する情報）
  ■手段的（ケア提供）または有形の援助（金銭，雑用の手伝い）
⑩介護者のストレスは1つの事象ではなく，「環境，経験，反応，資源などの要因が混じり合った事象である。これらの要因は，介護者間で大きな相違があるので，介護者の健康と行動に及ぼす影響もさまざまである」（Pearlinほか，1990，p.584）。
⑪家族の人数は，プライマリ家族介護者を補佐する非公式な2次的介護者の人数に影響を及ぼす。プライマリ介護者が配偶者の場合は，ケア活動を助けてくれる2次的家族介護者がいない場合が多い。配偶者から介護を受けている高齢者は，成人した子どもから介護を受けている高齢者に比べて，受けている援助が約15〜20％人日少なかった（注：「人日」は，1人1日分の仕事量の単位）（Millerほか，1991）。
⑫家族介護者の犠牲的行為に依存する医療政策は，介護者が負わされる情動的，社会的，身体的，経済的コストを無視する場合にのみ，費用に対する効果が最高になる（Winslowほか，1999，p.285）。

■■ 小児への留意点

①在宅ケアが必要とみなされる子どもは以下のとおりである。
  ●人工呼吸器に依存
  ●長期の静脈栄養や薬物療法が必要
  ●終末期疾患
  ●栄養面（例.経管栄養）や呼吸器系（例.気管切開，吸引）の援助が必要
  ●無呼吸のモニタリング，透析，尿路カテーテル，人工肛門用バッグの交換などが毎日，あるいはほぼ毎日必要
②子どもと家族は在宅ケアの基盤を提供し，ケアの方向を示す看護師には協力する。
③無呼吸モニター（監視装置）を装着している早産児の家族介護者は，装着していない早産児の家族介護者よりも疲労が激しかった。この疲労は，モニター装着後1か月を超える新生児の家族介護者が高く，モニターを装着していない新生児

の介護者は低かった。また，この疲労が日常生活活動（ADL），社会生活，レジャーなどの障害になっていた。

焦点アセスメント基準

■ 主観的データ
◉ **診断指標をアセスメントする。**
①次の責任をどの程度十分にやり遂げているのか。
  - 介護の責任
  - 家事の責任。介護以外の生活
  - 仕事の責任
  - 家族としての責任
②平常時の疲労感を0～10段階尺度で（0＝疲労していない，元気，10＝完全に疲労困憊）測定する。それは，日中の時間帯や曜日によって変化するのか，変化する場合はその理由。
③家族の介護責任のほかにもさまざまな責任を果たそうとして，ストレスを感じていないか。
④ふだんの情動的状態をどのように説明できるか（冷静，ストレス状態，怒りっぽい，不安，抑うつ状態，疲労困憊，罪の意識）。
⑤ストレスが非常に強くなると，どのようなことをするのか。
⑥最も懸念していることは何か。
  - 現在について
  - 将来について
⑦最後に食事に出かけたのはいつか。
⑧最近楽しかったことは何か。

◉ **関連因子をアセスメントする。**
①家族介護者の既往歴
  - ライフスタイル
    ▶ 典型的な1日の生活様式
    ▶ 職歴
    ▶ 毎週の趣味
    ▶ 余暇活動
  - 健康
    ▶ 日常生活活動（ADL）を遂行する能力
    ▶ 慢性疾患
  - 家族構成員
    ▶ 両親，配偶者
    ▶ 子ども，兄弟姉妹
    ▶ 近親者
    ▶ 姻戚
    ▶ 祖父母
  - 経済的資源
    ▶ 資源
    ▶ 過不足（現在，将来）
②被介護者の特性
  - 認知能力（例．記憶，会話）
  - 問題行動（Pearlinほか，1990）
    ▶ 徘徊
    ▶ 脅迫的
    ▶ 口ぎたない言葉を使う。
    ▶ 失禁
    ▶ 疑い深い。
    ▶ 男性・女性らしさの欠如
    ▶ 涙もろい。
    ▶ 質問や要求を繰り返す。
    ▶ 介護者にまとわりつく。
    ▶ 抑うつ状態
    ▶ 夜間に起きている。
③被介護者が援助を必要とする活動
  - 入浴
  - 着衣の着脱，整容
  - 食事
  - 排泄
  - 運動
  - 服薬
  - 移動
  - 洗濯
  - 買い物
④家族介護者と被介護者の関係
  サポートシステム
  - 誰が？（家族，友人，聖職者，サービス機関，団体）
  - 何を？（訪問，息抜き，雑用，共感）
  - 頻度
  - 家族介護者の責任を果たすために失ったもの
⑤慢性疾患の子どもに関連したケアの問題
  - 親の問題
    ▶ 病児のしつけ
    ▶ 健康な兄弟姉妹のしつけ
  - 家族の適応
    ▶ 生活の調整
    ▶ 休暇
    ▶ 日常の管理
    ▶ 就労調整
  - サポートシステム

▶学校の問題
▶教会，ユダヤ教会堂，モスク，宗教集団

NOC 家族介護者のウエルビーイング，役割遂行，家族介護者の潜在的持久力，家族コーピング，家族の結束

目標▶

家族介護者は，負担を軽減するプランを報告する。

指標▶

- 介護責任に関する欲求不満を共有する。
- サポート源を1つ明らかにする。
- できれば，日常生活を改善できそうな変更を2つは明らかにする。

目標▶

家族は週単位のサポートまたは援助プランを立案する。

指標▶

- サポートを増やす方法を2つ述べる。
- 毎日の責務について家族介護者に共感を伝える。

NIC 介護者支援，レスパイト(息抜き)・ケア，コーピング強化，家族結集，共同目標設定，サポートシステム強化，予期ガイダンス

【一般的看護介入】

◉原因または寄与因子をアセスメントする。

①状況に対する洞察力不足
②非現実的な期待(家族介護者，家族)
③手助けを求めようとしない，または求められない。
④意に満たない人間関係
⑤不十分な資源(例．人的，経済的)
⑥社会的孤立
⑦不十分な余暇
⑧競合する役割(配偶者，ペアレンティング，仕事)

R：Lindgren(1990)は，家族介護者の燃えつき症候群は情緒的な消耗と達成感の低さに関連していると報告した。また，自分たちの成果を賞賛された家族介護者は燃えつき症候群のレベルが低いことが報告された。

R：家族介護者のストレスの最も危機的な期間は2～4年間である(Gaynor，1990)。

◉共感を示し，有能な介護者としての意識を高める。

①家族介護者が感情を共有できるようにする。
②介護責任の難しさを強調する。
③家族介護者の力量を賞賛する。
④介護の影響(抑うつ状態，燃えつき症候群)を定期的に評価する。

R：介護者の負担に対処するには，「負担が重すぎたり当人の力量を超えると思われるような内外からの明確な要求を管理するために，認知面でも行動面でも変幻自在な努力が絶えず必要とされる」(Lazarusほか，1984)。

R：Lindgren(1990)は，家族介護者の燃えつき症候群は情緒的な消耗と達成感の低さに関連していると報告した。また，自分たちの成果を賞賛された家族介護者は燃えつき症候群のレベルが低いことが報告された。

◉状況について現実的な評価を促進する。

①介護をしてきた期間を判断する(Winslowほか，1999)。
②今後3か月間，6か月間，1年間の家族介護者の生活を説明させる。
③現在のスケジュールや責任が身体的健康，精神状態，人間関係に及ぼす影響について話し合う。
④介護責任に伴うプラスの成果を話し合う(自己，被介護者，家族にとって)。
⑤行動が悪化していないか評価する。

◉状況を洞察する力を促進する。

①家族介護者に「典型的な1日」を説明させる。
  - 介護内容
  - 家事
  - 家庭外の仕事
  - 役割責任
②次のことを説明させる。
  - 家庭での余暇活動(毎日，毎週の)
  - 家庭外での社会活動(毎週の)
③必要に応じて話し合いに家族を関与させる。
④ヘルパーを力量不足とみなしたり，いてもいなくても大差ないとみなすことの危険性について話し合う。
⑤認知症になると記憶喪失が起こるので，結果的に次の症状が現れることを説明する(Young，2001)。
  - 同じ質問を繰り返し尋ねる。

- ■物忘れをする。
- ■記憶喪失を否定する。
- ■記憶力が不安定になる。

R：LazarusとFolkman（1984）は，コーピングの成功に必要な資源はエネルギーや信念，約束事，健康，社会的技能，ソーシャルサポート，物的資源であることを明らかにした。

R：Pruchnoら（1990）は，配偶者の介護をしている女性が抑うつ状態に陥ると，身体的な健康が6か月以上にわたって低下することが予想される，と報告した。家族介護者が提供するケアの総量は，抑うつレベル，負担感，健康などにはほとんど影響を及ぼしていなかった。

◎**回復力**（「重要概念」を参照）**と質の向上について家族と介護者に説明する**（Tusaieほか，2004）。
①楽観主義
②創造性
③ユーモア
④霊的信念

◎**家族介護者が自分の求めている援助活動を明らかにできるよう援助する。**
①被介護者のニーズ（清潔，食事，処置，身体の可動性；〈セルフケア不足〉を参照）
②洗濯
③掃除
④食事
⑤買い物，お使い
⑥交通手段
⑦予約（医師，美容院）
⑧庭仕事
⑨家屋の修繕
⑩息抜き（週当りの時間数）
⑪金銭の管理

R：Shields（1992）は，家族と家族介護者の葛藤の主な原因はニーズが満たされないことであると述べた。家族が問題解決法を用いて介護者の訴えに実際に対応していても，介護者は自分の負担を他人に認めてもらいたいと願っていることがある。この場合には，介護者の態度は提案をことごとく拒絶しているようにみえるので，家族を困惑させる。その結果，家族介護者は感謝も支援もされていないと感じて落ちこみ，家族は家族介護者に対して怒りを覚えたり拒否されていると感じるようになる（Shields，1992）。

◎**（家族介護者以外の）家族を状況の評価に関与させる**（Shields，1992）。
①欲求不満を共有できるようにする。
②家族介護者の感謝されたいというニーズを共有する。
③介護者に強いられる立場上の負担を定期的に認めることの重要性について話し合う。
④アドバイスをせずに傾聴することの利点を話し合う。
⑤ソーシャルサポートのタイプを区別する（情動，評価，情報，手段）。
⑥情動的サポートと評価的サポートの重要性を強調する。
- ■定期的な電話
- ■はがき，手紙
- ■訪問

⑦「多くの場合，解決すべき問題などなく，共有すべき苦痛のみ存在する」ことを強調する（Shields，1992，p.31）。
⑧介護者自身が楽しむ機会（例．休暇，日帰り旅行）を「許可」する必要性について話し合う。
⑨「何か手伝いましょうか」という言葉に応える機会を家族介護者に与える。

R：多くの研究者が，家族介護者の役割緊張を軽減したり予防する最も有意味な因子として，一貫性のあるソーシャルサポートを明確化している（Clippほか，1990；Givenほか，1988；Lindgren，1990；Pearlinほか，1990；Shields，1992）。

◎**情報や手段に関するサポートをアセスメントできるよう援助する。**
①活動に対する援助の求め方について，ロールプレイを行う（例．「今週は予約が3件あるので，1件引き受けてくれませんか」，「私の夫をみてくれる代わりに，週1～2回，あなたの子どもの面倒をみましょうか」）。
②ボランティアで援助してくれそうな人や団体をすべて明らかにする；家族（兄弟姉妹，いとこ），友人，隣人，教会，地域のグループ
③たいていの人は「ちょっとした援助」をすると，いかに気分が良くなるのかを話し合う。

- 必要に応じて，いつ，どのような場合に，別の援助源（例．ナーシングホーム）が必要になるのか話し合う。
① ナーシングホームへの入居という意思決定に伴うストレスを軽減する因子を評価する（Hagen, 2001）。
  - 罪の意識レベルの低下
  - 関係の自立
  - 他人からのサポートを利用できる可能性
  - 孤独に対する恐れの低下
  - ナーシングホームに対する肯定的または中立的な姿勢
  - ケアの負担がない前向きな生活感
- 必要に応じて，健康教育や専門機関への紹介をする。
① 仕事，睡眠，余暇，栄養などのバランスを考えて，家族介護者の健康を守る必要性を強調する。
② 他の家族介護者と情報を共有することの利点を説明する。
  - サポートグループ
  - 他の家族介護者と電話で友人になるシステム
③ 利用できる地域の資源を明確にする。
  - カウンセリング
  - ソーシャルサービス
  - デイケア
④ 理学療法士や作業療法士の家庭訪問を受けられるよう手配して，環境を評価できるようにする（安全性，補助具，家屋の改造など）。
⑤ 専門看護師の家庭訪問や理学療法を受けられるよう手配して，コミュニケーション，時間管理，介護などを改善する対策を立てられるようにする（Corearan ほか，2001）。
⑥ ほかの人たちにも積極的な働きかけをして，国や地方自治体などの公的機関と私的機関からの経済的支援の財源を増やし，在宅介護を向上できるようにする。
  R：家族を施設に入居させると，入居に関連したストレッサーを多数抱えることになる。〔例．経済的な圧迫，身の回り品の運搬，情緒的緊張，敗北感（Hagan, 2001）〕。
  R：罪の意識，在宅介護に対する否定的態度，生活体験にもとづく自己（人柄），関係の自立，孤立に対する恐怖，既在のサポートに対する認識などは，ナーシングホームへ入居させるかどうかの意思決定過程に影響を及ぼす（Hagan, 2001）。

小児への看護介入

- 子どもの病気，経過，予後，ケア関連のニーズなどに対する両親の知識と懸念を判断する。
① 次のことに及ぼす介護責任の影響を明らかにする。
  - 私生活（仕事，余暇，休息）
  - 結婚（1人の時間，コミュニケーション，意思決定，配慮）
  R：家族の結束力を促進する対策を講じると，孤立感や孤独感が軽減する。
② 健康な兄弟姉妹の次のニーズを親が満たせるよう援助する。
  - 病気の兄弟姉妹についての知識と自分自身の健康との関係
  - 怒り，不公平感，当惑感の共有
  - 病気の兄弟と自分の将来に関する話し合い（例．家族計画，ケアの責任）
  R：病気の子どもと健康な兄弟姉妹の発達課題に取り組むと，成長，発達，自立，コーピング技術の習得などの機会を提供できる。
③ 兄弟姉妹が状況に適応できるよう援助する方法を話し合う。
  - 適当なときに家族の意思決定に参加させる。
  - 病児状態について継続的に情報を提供する。
  - 日常生活をいつもどおりに続ける（例．食事，休暇）。
  - 家庭生活の変化に備える。
  - 友だちとの活動を勧める。
  - 病児を家族の中心にしない。
  - 介護における日常的な援助はどのようなものが現実的か判断する。
  - 1人で過ごすための時間を計画する。
  - 家庭の状況について教師に助言する。
  - 発達上のニーズを満たす（特定のニーズについては〈成長発達遅延〉を参照）。
  R：家族の結束力を高めて個々の家族のニーズを満たす対策により，効果的なストレス管理を促進することができる（Williams, 2000）。
- 介護活動は疲労しやすく，時が経つにつれて過労に陥ることを忠告する（Willams, 2000）
① 家族介護者の疲労を軽減する対策を検討する（Williams, 2000）。
  - 配偶者のサポート

- 兄弟姉妹に対する小児ケア
- 家事の手伝い
- 介護者の睡眠を十分に確保するための準備

R：家族に予測可能なストレッサーを明らかにできるよう援助すると，家族はコーピング法を計画できる。

R：責任のバランスを保つために，家族全員に特定の技術を学習するよう勧める。

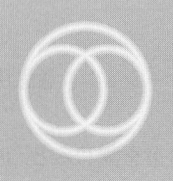

家族介護者役割緊張リスク状態

Risk for Caregiver Role Strain

【定義】

家族介護者役割緊張リスク状態：他者を介護する過程で，身体的，精神的，社会的，経済的な負担を感じる危険性が高い状態。

【危険因子】

危険因子の存在（関連因子を参照）

【関連因子】

身体障害や精神障害があるため，セルフケアに定期的な援助や付き添いが必要なクライエントの主な家族介護者の責務。それに加えて，次の因子が1つあるいはそれ以上存在する。

- 過酷なケアや複雑なケアの必要性に関連するもの。次の因子に続発する。
  ▶ 被介護者の特徴
    セルフケア活動を遂行できない。
    セルフケアに対する動機づけの欠如
    認知的問題
    心理的問題
    非現実的な期待
  ▶ 家族介護者，配偶者の特性
    非効果的なコーピングパターン
    身体的健康レベルの低下
    自分自身に対する非現実的な期待
- 過去の希薄な人間関係，家族機能障害の既往に関連するもの
- 他人（社会，他の家族メンバー）の家族介護者に対する非現実的な期待に関連するもの
- 介護が必要な期間に関連するもの
- 孤立に関連するもの
- 不十分な息抜き，不十分な気分転換，不十分な経済状態に関連するもの

著者の注釈

〈家族介護者役割緊張〉を参照

診断表現上の誤り

〈家族介護者役割緊張〉を参照

重要概念

〈家族介護者役割緊張〉を参照

焦点アセスメント基準

〈家族介護者役割緊張〉を参照

NOC
〈家族介護者役割緊張〉を参照

目標 ▶

家族介護者は，介護責任を担いながら社会活動を継続する方法について計画を述べる。

指標 ▶

- 自分にとって重要な活動を明らかにする。
- 少なくとも2人から援助を得たい意向を述べる。

NIC
〈家族介護者役割緊張〉を参照

【一般的看護介入】

◉ 家族介護者の役割緊張の原因を説明する。
関連因子を参照

- 4種類のソーシャルサポートを説明し，すべてを活用する；情動，評価，情報，手段
- **プライマリ家族介護者とともに日常的な責任の意味について話し合う**(Irvinほか，1997)。
① 自分にも被介護者にも現実的な目標を設定するよう勧める。
② 息抜きや短期間の気晴らしの必要性を話し合う。
③ 介護者に援助の申し出を受け入れるよう勧める。
④ 援助をしてほしいと言葉で表現する。「家族は私に援助が必要なことは知っているはずだ」という考え方や殉教者のような行動は避ける。
⑤ 他者を「十分な戦力」にならないとみなしていないか注意する。
⑥ 過去に起きた争いは今後も消えないことを話し合う。解決に努めたり，今現在を重視する。
⑦ 日常的な健康増進活動の重要性を強調する(〈健康探求行動〉を参照)。
- 休息 - 活動のバランス
- 効果的なストレス管理
- 低脂肪，高複合炭水化物の食事
- 支援的なソーシャルネットワーク
- 年齢に合ったスクリーニングの実践

⑧ ユーモアのセンスを維持する。笑いをもたらす人たちと付き合う。
⑨ 不平を言いすぎないよう注意する。不平ばかり言っていると，関係者全員を憂うつにさせ，敬遠されやすい。
⑩ 他人が何かをしてくれるまで待つのではなく，友人や親族に電話連絡や訪問をするようアドバイスする。
- **関係者が状況を評価できるよう援助する。**
① 放置できない問題は何か。適切な情報を提供し，質問に答えることで，家族に現実的な見通しをもたせる。
② 選択肢は何か。家族のまとまりを保ち，ストレスを軽減するために，家庭での役割を再編し，優先順位を設定できるよう援助する。
③ 在宅ケアのストレス要因(身体的，精神的，環境的，経済的)について話し合いをする。
④ 抑うつ状態を助長する孤立行為を防ぐために，息抜きが重要であることを強調する。
⑤ プライマリ家族介護者をケアする責務を，介護を担当していない家族と話し合う。
⑥ 援助の資源をどこに求めるのか。必要であれば，家族に地域の施設や在宅ケア組織，経済的援助の資源を教える(〈家事家政障害〉を参照)。
- **家族全員で病気の家族のケアをする意味について話し合う。**
① 利用できる資源(経済的，環境的)
② 24時間の責務
③ 他の家族に及ぼす影響
④ 悪化する可能性
⑤ 責任分担(同居者，兄弟姉妹，隣人)
⑥ 長期にわたる争いが激化する可能性
⑦ ライフスタイルに及ぼす影響
⑧ 別の方法，または助けとなる選択肢(例. 地域を基盤とする提供者，集団生活，ナーシングホーム)
- **家族介護者が自分の望んでいる援助活動を明らかにできるよう援助する。**
〈家族介護者役割緊張〉を参照
- **情報的なサポートや手段的なサポートを利用できるよう援助する。**
〈家族介護者役割緊張〉を参照
- **必要に応じて健康教育を行い，専門機関に紹介をする。**
〈家族介護者役割緊張〉を参照

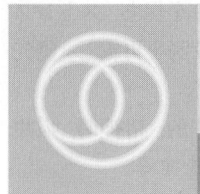

安楽障害*

Impaired Comfort

安楽障害
  急性疼痛
  慢性疼痛
  悪心

【定義】

安楽障害：有害な刺激に反応して，不快な感覚を生じている状態。

【診断指標】

必須データ（必ず存在）
- 不快感を述べたり，示したりする。

副次的データ（おそらく存在）
- 急性疼痛に伴う自律神経の反応
  - 血圧上昇
  - 脈拍数増加
  - 呼吸数増加
  - 発汗
  - 瞳孔散大
- 疼痛部位をかばう姿勢
- 苦痛のある表情
- 泣く，うめく
- 腹部の重圧感
- 悪心
- 嘔吐
- 不快感
- 瘙痒感

【関連因子】

あらゆる因子が安楽障害を起こす可能性がある。以下に最も一般的なものを列挙する。

病態生理因子
- 分娩時の子宮収縮に関連するもの
- 分娩，出産時の会陰部の外傷に関連するもの
- 子宮の退縮と乳房の緊満に関連するもの
- 組織の損傷と反射性筋痙攣に関連するもの。以下の因子に続発する。
  - 筋骨格系疾患
    - 骨折　　　　関節リウマチ
    - 拘縮　　　　脊髄損傷
    - 痙攣
  - 内臓疾患
    - 循環器系　　消化器系
    - 腎臓　　　　呼吸器系
    - 肝臓
  - 癌
  - 血管疾患
    - 血管攣縮　　静脈炎
    - 閉塞　　　　血管拡張（頭痛）
- 以下の炎症に関連するもの
  - 神経
  - 関節
  - 腱
  - 筋肉
  - 滑液包
  - 関節周囲の組織
- 接触感染症に続発する疲労，倦怠感，あるいは瘙痒感に関連するもの。
  - 風疹
  - 水痘
  - 肝炎
  - 単核球症（単球増加症）
  - 膵炎

---

*この診断は，現在 NANDA のリストには含まれていないが，問題を明確にし有用であるのでここに載せている。

- ●癌の作用に関連するもの（癌を特定する）
- ●腹部の痙攣，下痢，嘔吐に関連するもの。以下の因子に続発する。
  - ▶胃腸炎
  - ▶インフルエンザ
  - ▶胃潰瘍
- ●炎症と平滑筋の痙攣に関連するもの。以下の因子に続発する。
  - ▶腎結石
  - ▶消化管の感染症

■■ 治療関連因子
- ●組織の外傷と反射性筋痙攣に関連するもの。以下の因子に続発する。
  - ▶外科的手術
  - ▶熱傷
  - ▶事故
  - ▶診断学的検査（静脈穿刺，侵襲的造影，生検）
- ●悪心，嘔吐に関連するもの。以下の因子に続発する。
  - ▶化学療法
  - ▶麻酔
  - ▶副作用（特定する）

■■ 状況因子（個人・環境）
- ●発熱に関連するもの
- ●体動不能，不適切な姿勢に関連するもの
- ●過度の活動に関連するもの
- ●局所の圧迫（ギプスによる圧迫，弾性包帯）に関連するもの
- ●アレルギー反応に関連するもの
- ●化学的刺激に関連するもの
- ●満たされない依存的欲求に関連するもの
- ●ひどく抑圧されている不安に関連するもの

■■ 発達因子
- ●組織の損傷，反射性筋痙攣に関連するもの。以下の因子に続発する。
  - ▶新生児：痙攣性腹痛
  - ▶新生児および幼児期前期：乳歯の萌出，耳の痛み
  - ▶幼児期中期：繰り返す腹痛，成長期の手足の神経痛
  - ▶思春期：頭痛，胸痛，月経困難症

著者の注釈
最近のNANDAの診断リストにはないが，〈安楽障害〉は瘙痒感，体動不能，絶飲食状態などさまざまな不快な感情を表現できる。悪心や嘔吐のあるクライエントに対して，看護師は〈安楽障害〉，〈安楽障害リスク状態〉，〈栄養摂取消費バランス異常リスク状態：必要量以下〉のどれが適切な診断であるかをアセスメントしなければならない。短期間の悪心や嘔吐（例．術後）は，「麻酔または鎮痛薬の影響に関連した〈安楽障害〉」と表すのが最も適切である。悪心，嘔吐によって栄養摂取が障害される危険性が高い場合，「（状況を特定する）に続発する悪心，嘔吐に関連した〈栄養摂取消費バランス異常リスク状態：必要量以下〉」を用いる。〈安楽障害〉は，放射線療法など状況や治療に関連した不快な状態を表す際に使用できる。

診断表現上の誤り

⦿ 体動不能に関連した〈安楽障害〉
体動不能は安楽が損なわれた状態の原因にはなるが，看護診断〈不使用性シンドローム〉が体動不能によって不利益をきたしている状態，あるいはきたす危険性が高い状態にあることを表現している。このように〈安楽障害〉は〈不使用性シンドローム〉に含まれる場合もあるので，この場合は〈不使用性シンドローム〉を用いる。

⦿ 化学療法に続発する悪心，嘔吐に関連した〈安楽障害〉
悪心や嘔吐は安楽が妨げられている状態の徴候や症状であり，寄与因子ではない。〈安楽障害〉は化学療法による不快な状態を示す際に使用されている。たとえば，「悪心，嘔吐，食欲不振，倦怠感の訴えによって示されるように，骨髄および嘔吐中枢の刺激に対する化学療法の影響に関連した〈安楽障害〉」。

重要概念

■■ 一般的留意点
①瘙痒感（かゆみ）は，最もよくみられる皮膚の変調である。それは抗原に対する皮膚の徴候として現れたり，あるいは癌，肝臓や腎臓の機能障害や糖尿病のような全身性疾患の症状や徴候として現れる。
②瘙痒感は，皮膚にのみ生じるむずむずした感じや苦痛な状態，しきりに掻くといったことで表現される。

③圧迫や疼痛，接触に対する信号と瘙痒に対する信号とは同じ神経細胞から伝わっているが，これらの感覚はそれぞれが異なって知覚し伝えられる(Branovほか，1989b)。
④瘙痒感は，蛋白分解酵素が表皮下神経を刺激して生じるものであるが，これらの酵素は1次的な刺激，あるいは2次的なアレルギー反応のいずれかによって表皮から放出される(Porth, 2006)。
⑤灼熱痛に対して機能している非有髄神経は，瘙痒感に対しても機能している。瘙痒感が相当強くなると焼けるように熱く感じることがある(Porth, 2006)。
⑥身体の開口部周辺部は最も敏感にかゆみを感じやすい。これは知覚終末神経が集中していて，外部からの汚染にさらされやすいことと明らかに関連している(Porth, 2006)。

■■ 高齢者への留意点
①皮脂欠乏症(皮膚の過度な乾燥)は，高齢者に最もみられるかゆみの原因である。発生率は，指標と気候の違いによってさまざまであるが，40〜80%と幅広い。掻いてできた表皮の小さな傷は，加齢に伴う免疫系の変化により感染の危険性を高める可能性がある(Miller, 2004)。

■■ 文化的考察
①疼痛は一般的に認知されるものである。「疼痛は文化的なものによって影響されやすく，非常に私的な経験である」(Ludwig-Beymer, 1989, p.283)。
②米国に勤務する看護師は圧倒的に白人で，中流階級の女性が多い。彼女らは，「いかなる状況であっても，強い感情を表に出すよりも自制するほうが望ましい」(Ludwing-Beymer, 1989, p.294)と信じるよう社会化されている。看護師は特定の文化の型にはまらず，幅広く疼痛表現を受け入れることが重要である(Ludwing-Beymer, 1989)。
③疼痛表現に関連する文化的水準は，家族から子どもへと伝えられる(Ludwig-Beymer, 1989)。
④Zborowski (1952)の疼痛体験における文化の影響についての権威ある研究によると，疼痛の事象やその意味，反応は，文化的に習得され，文化特有のものである。Zborowski (1952)は，痛みに対する解釈や反応についての文化的相違について次のように報告している。

- 第3世代アメリカ人：感情表現しない。言外の意味に関心をもつ。情緒反応に支配される。
- ユダヤ人：疼痛の意味に関心がある。容易に疼痛を軽減しようとする。頻繁に他者に対して疼痛を表現する。
- アイルランド人：疼痛を個人的な出来事としてみる。無表情，無感情
- イタリア人：直ちに疼痛を軽減しようとする。現在志向である。
- 日本人：自制心を重んじる。疼痛を表現せず，疼痛の軽減を求めない。
- スペイン人：現在志向。民間薬を頻繁に使用する。苦痛は肯定的な精神的体験であると考えられている。
- 中国人：徴候を無視することがある。ほかにとりうる健康習慣を用いる。
- アフリカ系アメリカ人：疼痛は神の意志であるという支配的文化や信念によって冷静に反応することがある。
- 中国人女性は，出産時の痛みで大声を出すと，自分や家族の名誉を汚してしまうと信じている(Weber, 1996)。
- 南部や中部アメリカの女性は，出産時の痛みを激しく表現すればするほど，児に対する愛情も強くなると信じている(Weber, 1996)。

焦点アセスメント基準
この看護アセスメントは，疼痛に対するクライエントの適応状態を判断するための情報を得ることを目的としており，疼痛の原因や疼痛が存在するかどうかを判断するためのものではない。

■■ 主観的データ
◉ **診断指標をアセスメントする。**
①疼痛
- 不快な場所はどこか，放散するか(小児には場所を示すように言う)。
- いつから痛みがあるか。
- 不快の原因について。不快の原因は何だと考えられるか。
- 不快とそのパターンを話すように促す。
  - 時間
  - 持続時間
  - 頻度(持続的，断続的，一時的)

- 性質，強さ
■ 疼痛の程度を聞く。最も調子のよいとき，疼痛軽減処置後，最も調子の悪いとき。疼痛を評価するための一貫したスケールや言葉，あるいは行動を使用する。
■ 成人には0～10までのスケールを用いて，口頭や視覚で表現する(0＝疼痛なし，10＝最も強い痛み)。
■ 小児には発達年齢に応じたスケールを用いる。アセスメント対象年齢もしくはそれより若い年齢のスケールを用いる。ただし，該当する子どもの年齢も含める。
  ▶ 3歳児以上：笑顔から泣き顔まで段階的に連なる顔の絵のスケール(Oucherスケール)を用いる(Beyer, 1984)。
  ▶ 4歳児以上：4枚の白いチップを用い小児が感じている疼痛の大きさを聞く(疼痛なし＝チップなし)(Hester, 1979)。
  ▶ 6歳児以上：0～5，または0～10に等級づけられた数値付のスケール(口頭または視覚で)を用いる。胸部や背部など身体の部分を空白にした絵を用いる。そして小児に3色のクレヨンを用いて軽い痛みの部分，中等度の痛みの部分，最も大きい痛みの部分はどこか色づけさせる(Eland Color Tool)。
■ 通常痛みに対してどのように反応するか(泣く，怒る，黙る)。
■ そのほかに不快な症状があるか(悪心，嘔吐，しびれ)。

② 疼痛がもたらす影響
■ 不快について誰かに話すか(配偶者，友人，医師，看護師)。誰に話したいか。次にあげる因子が不快に影響を及ぼすかどうかについて，増強，軽減，影響なしの表現で示すように指示する*。
  - 酒
  - 刺激物(例．カフェインなど)
  - 食事
  - 温熱刺激
  - 寒冷刺激
  - 振動
  - 圧迫
  - 安静
  - 移動，活動
  - 睡眠と休息
  - 排便
  - 緊張
  - 明るい光
  - 大きな音
  - 仕事に行くこと
  - 湿気
  - 天候の変化
  - マッサージ
  - 臥床
  - 気分転換(例．テレビ)
  - 排尿
  - 性交
  - 軽い運動
  - 疲労
■ 次にあげる事柄にこれまで疼痛はどのように影響したか。また，どのような影響が予測されるかを尋ねる。
  - 仕事－活動パターン(仕事・家庭での活動，レジャー・遊び)
  - 関係－関連(1人でいたい，誰かといたい)
  - 睡眠パターン(入眠困難，睡眠持続困難)
  - 食事パターン(食欲，体重増加・減少)
  - 排泄パターン(便通，便秘・下痢，排尿)
  - 月経
  - セクシュアリティパターン(リビドー，機能)

③ 疼痛に対する文化的影響(Weber, 1996)
  - 出身地
  - 滞在期間
  - 母国語
  - 理解/会話の能力
  - 解釈力
  - 宗教的慣習(輸血，特有の衣服，男性の付き添い)
  - 食べ物，飲み物の好み
  - 清潔習慣

④ 瘙痒感
  - 発症時期，増強させるもの，部位，軽減させるもの，アレルギー歴(本人，家族)

⑤ 悪心，嘔吐
  - 発症時期，期間
  - 頻度，程度

---
*The McGill Pain Questionnaire より引用

安楽障害

- 嘔吐物(量, 性状)
- 軽減方法

客観的データ(急性・慢性の疼痛)
◉ 診断指標をアセスメントする。
①行動
- 気分：落ちついている, うめいている, 泣いている, しかめっつら, 歩き回る, 落ちつきがない, 引きこもり
- 目の動き：固定, キョロキョロする, 開いている, 閉じている, 知覚, 時間と場所の見当
②筋骨格系の徴候
- 疼痛部位の可動性：十分, 制限・防御的, 動かない
- 筋肉の緊張：痙攣, 柔軟, 振戦(疼痛をがまんしようとして)
③皮膚の徴候
- 色(発赤)
- 温度
- 湿潤・発汗
- 浮腫
④呼吸循環器系の徴候
- 循環：心拍数, 血圧, 動悸
- 呼吸：呼吸数, リズム, 深さ
⑤感覚の変化
- 知覚異常
- 感覚異常
⑥発達の徴候
- 新生児：過敏症, 食事や睡眠の変化, 沈んだ表情, 全身の動き
- 幼児：過敏症, 食事や睡眠の変化, 攻撃的行動(蹴る, かむ), 体を揺する, 乳離れしない, 歯をくいしばる。
- 幼稚園児：過敏症, 食事や睡眠の変化, 攻撃的行動, 疼痛を言葉で表現する。
- 学童：食事や睡眠の変化, 遊びパターンの変化, 疼痛を言葉で表現する, 疼痛を否定する。
- 思春期：気分の変化, 極端な行動(「行動化」), 尋ねられれば言葉で答える, 食事や睡眠の変化

このほかの「焦点アセスメント基準」の情報は, http://thepoint.lww.com を参照

NOC
症状コントロール

目標 ▶
クライエントは, 症状のコントロールが良好であると報告する。

指標 ▶
- 症状が軽減したと報告する。
- 症状を軽減する方法について述べる。

NIC
瘙痒管理, 発熱処置, 環境管理：安楽

【一般的看護介入】
◉ 不快の原因についてアセスメントする。
①瘙痒感
②発熱
③長期のベッド上臥床

◉ 瘙痒感を軽減し, 快適さを促進する。
①皮膚を乾燥させないように清潔を保つ。
- 頻繁に入浴する。
  - できれば冷水を使用する。
  - 低刺激性の石けん(カスタイル, ラノリン), または石けんの代用物を用いる。
  - 皮膚を乾燥させ, こすらない。
- パウダーを最初に手のひらにかけて皮膚に軽く叩きながらつける(固形パウダーの使用は避ける)。真菌性皮膚障害がある場合は, 抗真菌性あるいは抗イースト性のパウダーを用いる(マイコスタチン, あるいはコルチミンクリーム)。
- 掻いた傷あとは, ココアバターを用いて毎日マッサージする(Field ほか, 2000)。
  R：掻いた傷あとをマッサージすることにより, 瘙痒感, 疼痛, 不安が軽減する(Field ほか, 2000)。
  R：冷やすと血管拡張を抑制できる。

②皮膚の過度な乾燥を防ぐ。
- 禁忌でなければ潤滑剤を用いて手やガーゼで軽く叩きながら皮膚に潤いをもたせる。
- 入浴後, 皮膚の潤いを保つために潤滑剤をつける。
- 瘙痒感を和らげて痂皮や滲出液を取り除くために, 継続的または断続的に軟膏を塗布する。
- 32～38℃のお湯に20～30分間入浴する。お湯の中にオートミールパウダーやアビーノ, コーンスターチ, 重曹を入れる。

R：瘙痒感は，極端な暑さや乾燥，目の粗い生地，疲労やストレス，単調さ（気分転換の欠如）によって悪化する（Thornsほか，2000）。

③安楽を促進させて，今以上に皮膚が損傷するのを防ぐ。
- 皮膚を掻かないように指導して，掻く－かゆい－掻くというサイクルがかゆみを助長することを説明する。
- 瘙痒部位の局所的炎症に対して，局所的にステロイドクリームを塗る。軟膏の効果を高め，掻くことを予防するため，夜間は軟膏を薄く塗りラップで覆う。
- かゆみが軽減しないときは，指示に従って抗ヒスタミン薬を使用する。
- 小児や精神的錯乱状態のクライエントに対しては，必要に応じて手袋（または綿のソックス）を使用する。
- 皮膚を傷つけないように爪は短く切り，切ったあと爪やすりをかける。
- ベッドからごみなどをとる（食物のくず，固形パウダー）。
- 古い軟らかいシーツを使い，しわを寄せないようにする。ベッド用便器にはじかに皮膚が触れないようにカバーシーツを掛ける。
- 香水や香料入りのローションの使用を避ける。
- 化学性刺激物，溶液との接触を避ける。
- 衣服は低刺激性石けんで洗い，洗剤が残らないように2回すすぐ。柔軟剤は使用しない。
- 部屋の温度と湿度を低めにして，過度に暖かくならないようにする。電灯はベッド用の架台で覆う。衣類を着込まない。
- 軟膏の種類によっては，薄く塗ったり皮膚に強くすり込んだりするため，手袋をつけたり素手で塗ったりする。
- 軟膏は厚く塗るよりは薄く頻回に塗るようにする。

R：掻くことによってヒスタミンの放出を刺激し，さらに強い瘙痒感を引き起こす。

R：乾燥は終末神経を刺激し，皮膚が過敏になる。

◉**必要に応じて，健康教育をする。**
①瘙痒感を起こす原因および原因となる因子を避ける方法について説明する。
②症状が増強する因子について説明する（例．乾燥，熱）。
③症状を和らげる方法について説明する（例．禁忌でなければ1日3,000 mLの水分摂取）。
④太陽や熱に身をさらすことや保護製品についてアドバイスする。
⑤皮膚を刺激する布の使用は避けるよう指導する（ウール，きめの粗い織地）。
⑥化学性刺激物を使用するときは保護物（ゴム手袋，エプロン）を着用するよう指導する。
⑦医師の指示があれば，アレルギーテストを行う。
⑧フラストレーションについて話し合う機会を設ける。
⑨瘙痒感がストレスと関連している場合は，〈非効果的個人コーピング〉を参考にさらに介入を行う。

R：先に挙げた根拠を参照

◉**床上安静のクライエントに対して**
①頻回な体位変換が必要でなくとも，少なくとも2時間ごとに体位変換を行う。
②小さな枕や丸めたタオルを用いて四肢を支える。
③屈曲，伸展位，外転位，内転位など体位を変える。
④耐えられるならうつぶせの姿勢にする。

R：頻繁に体位変換をすることで，筋骨格の機能を維持し，拘縮を防ぐ。

■ 小児への看護介入
①手で掻いてはいけない理由を説明する。
②手で掻かないよう長袖や長ズボンを着せる。
③体温が上がらないようにあまり厚着をさせない。
④就寝前に浴槽にカップ2杯のコーンスターチを入れたぬるめのお湯に入浴させる。
⑤瘙痒による滲出性の損傷には小さなペイントブラシを使ってローションを塗る。
⑥綿の毛布あるいはシーツを使用する。
⑦綿ぼこりが出てかゆみを引き起こすような毛がふさふさしたおもちゃを置かない。
⑧かゆいときは，掻かないで軽く押さえるか（可能であれば）冷たいタオルを当てるよう指導する。

R：「一般的看護介入」に対する根拠を参照

■ 妊産褥婦への看護介入
①背筋の緊張を防ぐため，以下について指導する。
- 重いものを持ち上げない。背筋でなく，下腿筋を用いる。
- 妊娠後期には，立つとき，一足を片足より少し高めに置く。

- ヒールが5cm以下の靴を履く。
- マタニティガードルを着用し，毎日運動をする（例．散歩，ストレッチ）。
- 1日2～3回，背中を温めるか冷やす。

②血栓性静脈炎以外の原因で脚が痙攣した場合，マッサージをしないで足を屈曲するよう指導する。就寝前の腓腹筋ストレッチについてクライエントに指導する。

R：全妊婦の約50％が，姿勢の変化，骨盤靱帯のゆるみ，恥骨結合の移動による背部痛を報告している（Davis，1996）。

R：血清カルシウムの低下やリン酸塩濃度の増加によって，神経筋の刺激性が高まると考えられている。

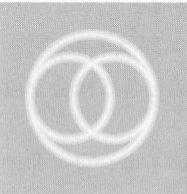

急性疼痛
Acute Pain

【定義】

急性疼痛：ひどい不快感または安楽でない感覚を1秒～6か月間保持していて，それを訴えている状態。

【診断指標】

- 疼痛の質と強さについての自己報告（すべての患者に適用）
- 自己報告することができない患者に対して
  ▶ 異常な症状，または痛みを引き起こす処置
  ▶ 大量発汗，血圧や脈拍の変化，瞳孔拡大，呼吸数の変化，防御姿勢，苦悶表情，うめき，叫び，落ち着かないなどの身体的反応
  ▶ 代替者による報告（家族，ケア提供者）
  ▶ 鎮痛に対する反応

【関連因子】

〈安楽障害〉を参照

著者の注釈

疼痛に対する看護管理には特別な課題がある。急性疼痛は看護師が看護診断として扱う反応なのか，あるいは共同問題として扱う反応なのか，急性疼痛は看護師が扱う状態をよりよく表す別の反応の病因だろうか。

看護診断の分類には，疼痛症候群や慢性疼痛症候群があるのか。たとえば，〈恐怖〉，〈非効果的家族コーピングリスク状態〉，〈身体可動性障害〉，〈社会的孤立〉，〈非効果的セクシュアリティパターン〉，〈大腸性便秘リスク状態〉，〈疲労性消耗〉などである。McCaffertyとBeebe（1989）は，人が経験する痛みに適用できる18の看護診断を例にあげている。疼痛を1つのシンドローム型看護診断としてみれば，看護師は，多くの関連した看護診断を適用できる痛みのあるクライエントに，総合的な看護診断を付けることができる。

診断表現上の誤り

◉ 手術創に関連した〈疼痛〉

手術創の痛みを（クライエントの）反応としてよりも病因とすることで，より一層看護の焦点に関連づけられる。手術のクライエントに対して，看護師は活動への参加を増したり，不安を軽減したりして痛みを和らげることに焦点を当てている。そのことは，看護診断「麻酔や不十分な水分と栄養に伴う痛みや衰弱の恐れに関連した〈身体可動性障害〉」に示される。

◉ 心筋の虚血に関連した〈疼痛〉

看護師は胸痛のある人に対してさまざまな責任をもっている。たとえば，心臓の状態を評価すること，活動を制限すること，必要に応じ薬を与えること，不安を軽減させることである。退院する前に看護師はセルフモニタリング（自己監視法）や服薬の自己管理，合併症の症状や徴候，継続ケア，必要な生活様式の修正を指導する。胸痛に対する看護援助には，看護師の指示による介入と医師の指示による介入があるため，このような状態は，「PC：心臓系」という共同問題として表す必要がある。

この共同問題はさまざまな心臓の合併症を含ん

でいる可能性がある。たとえば，不整脈，心拍出量減少，狭心症などである。さらに，2つの看護診断が加わる。その1つは，「現在の状態や想像のつかない未来，自分と重要他者とに感じられる影響に関連した〈不安〉」である。そしてもう1つは，「状態についての認識不足，合併症の症状や徴候，危険因子，行動制限，継続ケアに関連した〈非効果的健康維持〉」である。

重要概念

一般的留意点

①「疼痛は，人を打ちのめし，人生のさまざまな局面を食いつぶす体験である」(Ferrell, 1995, p.609)。
②すべての疼痛は原因に関係なく実在するものである。純粋な心因性疼痛はまれであり，また純粋な器質的疼痛も同じくまれである。ほとんどの場合，身体に感じる疼痛は，心因性のもの(心因性)と身体への刺激(器質性)が結合したものである。
③疼痛には2つの要素がある。神経生理学的感覚要素と，認識や情動を伴う認知経験的要素である。これら2つの要素の相互作用で痛みの程度が規定される。
④疼痛耐性とは，その人が耐えることができる疼痛の持続時間と強度である。疼痛耐性は個人によって異なり，個人の置かれた状況により変化する場合もある。
⑤個人の疼痛耐性に影響する因子
- 疼痛とその原因に対する知識
- 疼痛の意味
- 疼痛をコントロールする能力
- エネルギーのレベル(疲労)
- ストレスのレベル
- 遺伝因子

⑥疼痛に影響する社会的・環境的因子
- 他者との相互作用
- 他者の反応(家族，友人)
- 二次的利得
- 感覚過敏または感覚欠損
- ストレス因子

⑦疼痛の閾値とは，個人がある刺激(疼痛)が苦しいと訴える限界点である(McCaffertyほか，1989)。

⑧研究によると，生理学的な疼痛と診断された場合には，プラシーボ(偽薬)に対して反応を示すが，プラシーボに対する陽性反応で心因性の疼痛と診断はできない。
⑨疼痛は，強さではなく原因や持続期間によって急性と慢性に分けられる。
- 急性疼痛は1秒～6か月以内の短期間に持続するものである。その原因は通常，器質的疾患や外傷である。治癒することにより疼痛は和らぎ，最後には消失する。
- 慢性疼痛は6か月あるいはそれ以上長期に持続する痛みである。限局性，断続性，持続性と表現される。
- 限局性疼痛は身体的病変によって起こり完治する(例．熱傷)。
- 断続性疼痛は疼痛のない期間があり，原因がわかる場合と不明の場合とがある(例．頭痛)。
- 持続性疼痛は通常毎日起こり，原因がわかる場合と不明の場合とがある。そしてそれは通常，生命に危険はない(例．腰痛)。

⑩急性疼痛に対して，発汗，血圧上昇，呼吸数増加という生理的反応や，泣く，うめく，怒りを表すという行動的反応を示すことがある。
⑪慢性疼痛のある人は，通常生理的にも行動的にも疼痛に適応しているので，目に見える徴候は示さない場合もある。
⑫アディクションとは，「症状の出現や進展に影響を及ぼす遺伝的・心理社会的，環境的要素をもつ，主要な慢性的な神経生物学的疾患である。有害であるにもかかわらず，薬剤使用上の非コントロール性，強迫的使用，常用性といった特徴がある」(Savage et al., 2001)。
⑬アディクションリスク：有効なデータによると，医原性アディクションのリスクは，急性疼痛とがん性疼痛の治療において低い。
⑭疑似アディクションとは，「薬物渇望のようなアディクションと同様の行動を示すこともある，疼痛治療によって引き起こされた医原性症候群である」(APS, 2001)。
⑮薬剤耐性とは「長い期間にわたって，薬剤が効かない，あるいは効きにくくなってしまう状態である」(Savageほか，2001)。
⑯薬物依存とは「薬剤を突然中止した後に，薬剤の種類に特有の禁断症状によって証明される状態

である」(Savageほか，2001)。

⑰マルチモーダル療法は「3種類の無痛覚グループ（非ステロイド性抗炎症薬，オピオイド，局所麻酔）のいずれかの薬剤を含む。それぞれの鎮痛薬の低投与量は，単剤療法による重大な副作用の出現の可能性を抑える」(McCafferyほか，1999)。

■ 小児への留意点

①研究によると，成人と小児が同じ手術を受ける場合，小児は少ない薬物投与ですむと報告されている(Beyer，1984；Elandほか，1977)。ある研究では，小児の52%は術後鎮痛薬を使用せず，残りの48%は主にアスピリンやアセトアミノフェンを使用したと報告されている。

②小児の疼痛に対する反応は，発達年齢，痛みの原因となる処置や状態，対処の仕方，疼痛に対する親の反応，文化的背景，過去の疼痛体験，痛みが急性あるいは慢性であるか，などによって影響される。

- 新生児
  ▶疼痛体験を伴う環境を連想する。
  ▶刺激(疼痛)がなくなった後も長く大声で泣く。
- 幼児
  ▶身体への侵襲を怖がる。
  ▶痛みの起こる理由が理解できないか，たとえ教えられても，痛みの持続時間について思考する能力がない。
  ▶安楽のよりどころとして親の姿を求める。
- 就学前
  ▶魔術的思考あるいは空想をする(例．自分たちが思ったり，行ったりしたことが疼痛を引き起こしていると思うこと)。
  ▶疼痛を伝えるための言葉遣いの進歩
  ▶時間についての理解の限界
  ▶疼痛が消えた後，自分が経験した疼痛について人形やほかの子どもたちに話をする。
  ▶疼痛があることを否定する。特に結果が不利と思われる場合(例．注射のときがまんできないと冷やかされる)
- 学童
  ▶身体への損傷を怖がる。
  ▶疼痛の原因，種類，質，強さについて表現できる。
  ▶疼痛の強さを評価できる。
  ▶過去に経験した疼痛と関連づけて，行動を抑制しようとする。
  ▶疼痛があることを否定する。特に結果が不利と思われる場合
  ▶両親の存在が小児の疼痛表現に及ぼす影響の可能性
- 思春期：
  ▶ボディイメージをかなり重要視する。
  ▶恐怖に対する代償を過信する。
  ▶恐怖や不安は少なくないが，痛みに対して，幼い子どもと比べて「社会的に容認できる」行動で反応する。
  ▶両親の存在が小児の疼痛表現に及ぼす影響の可能性

■ 妊産褥婦への留意点

①分娩による不快感は，背部痛，下肢の痙攣，抑制，子宮の収縮などさまざまである。

②Chapman（1991）の報告によると，妊婦の夫は，分娩中の自分の役割はコーチかチームメイトか立会人になることであると考えている。

③分娩の（潜伏性の）遅延（初産婦の場合は20時間以上，経産婦の場合は14時間以上）は，しばしば子宮頸管の未熟によることが多い。それ以外の原因としては，胎児の異常位，妊娠機能不全，頭部骨盤不均衡，分娩時の早すぎる鎮静薬や鎮痛薬の使用があげられる。

■ 高齢者への留意点

①疼痛は高齢者によくみられる症状であり，あたりまえで加齢とともに避けられないものであると，高齢者自身も専門家も認めている。残念なことに，骨関節症や関節リウマチなど，高齢者によくみられる慢性疾患の疼痛に対しては，十分な対処がなされているとは言い難い。

②高齢者は長年にわたって疼痛に対する適応と耐性が高まっているため，疼痛の客観的な症状や徴候を示さないことがある。高齢者は最終的に疼痛を受け入れており，その結果，安楽と身体の可動性に対する期待が低下している。疼痛管理には，生活を通して培われた疼痛対処機構を明らかにして，強化することが大切である。効果的な疼痛管理は，個人の全面的な身体機能と情緒的満足を大いに改善することができる。

③高齢者は，薬物の代謝と排泄機能が低下しているため，麻薬性鎮痛薬の効果がなかなか出ない。

また，副作用も多くみられ，特に抗コリン作用，錐体外路系の作用，鎮静作用が顕著である。薬物投与量は少量から開始する。また，高齢者は多種の薬物を使用している場合が多いので，薬物の相互作用に注意する必要がある(Malseed, 1995)。

■ 文化的考察
〈安楽障害〉を参照

焦点アセスメント基準
〈安楽障害〉を参照

NOC
安楽のレベル，疼痛コントロール

目標▶
クライエントは，(事柄)によって証明されるように満足のゆく緩和方法を使用する。

指標▶
- 回復のための活動が増える。
- 疼痛行動が減る(行動を特定する)。

NIC
疼痛管理，服薬管理，情緒支援，教育：個別，温/冷罨法，単純マッサージ法

【一般的看護介入】

⦿ **疼痛耐性を低下させる因子をアセスメントする。**
① 他人に対する不信
② 恐怖(例. 薬物依存やコントロールを失うことへの)
③ 単調さ
④ 知識不足
⑤ 予後の不確かさ
⑥ 倦怠感
⑦ 経済的・社会的ストレス因子

⦿ **痛みを増す因子を減らしたり，取り除く。**
① 他人からの不信
- 協力的で受容的関係を築く。
  - クライエントの痛みの存在を認める。
  - 痛みに関して注意深くクライエントの訴えに耳を傾ける。
  - (痛みの有無を判断するためではなく)クライエントの痛みをもっと理解するためにアセスメントしているということをクライエントに伝える。
- 痛みや治療に対して家族が誤解していないかどうかアセスメントする。
  - 個人の経験としての痛みの概念を説明する。
  - 痛みを増強させる理由と対処方法について話し合う。
  - 家族のそれぞれの懸念を打ち明けるよう家族に勧める(例. 家族がクライエントに注意を向けすぎてしまうと，クライエントは今ある痛みを利用して二次的利得を得ようとする)。

② 知識不足，不確かさ
- わかっている場合，痛みの原因について説明する。
- わかっている場合，痛みの強さと痛みがどれくらい続くのかを話す。
- 診断学的検査や処置について，それにかかる時間や不快さ，どのような感じなのかを詳しく説明する。
- 診断，リスク，治療効果，予後に関する具体的な質問を扱う際にはクライエントを支援する。専門家あるいは主なケア提供者に相談する。
- R：痛みがあることを医療者に理解してもらおうとすることが，クライエントに不安を抱かせ，それによって疼痛が増強する。どちらもエネルギーを消耗させるものである。
- R：痛みを伴う処置についてあいまいな説明を受けるより，実際の感覚についての説明を受けるほうがストレスが少ない。

③ 恐怖
- 薬物中毒の恐怖を軽減するために正確な情報を与える。
  - 恐怖の原因をつきとめる。
  - 薬物耐性と薬物依存の違いについて説明する(重要概念を参照)。
- コントロールを失うのではないかという恐怖を軽減するよう援助する。
  - クライエントの信念や経験と合致するような疼痛管理に向けた，現実的な疼痛目標と計画を立案する際は，クライエントにも関与してもらう。
  - クライエントの苦悩体験については秘密を守る。

- クライエントをケアする医療者の人数の制限を試みる。
- どの程度の痛みなら耐えられるかを試して，クライエントがいかによくそれに耐えられたかを述べる。
- 社会的あるいは財団が存在する場合は，ソーシャルワーカーまたはケース・マネージャーにかかわってもらう。

■ 薬の効力が徐々に失われるのではないかという恐怖を軽減するために情報を提供する。
- クライエントと薬物耐性について話し合う。
- 医師と薬物耐性に関する介入について話し合う（例．薬を変更する，与薬量を増やす，服用間隔を縮める）。
- 薬の効果に加え，リラクセーション技法の効果について話し合う。

R：薬物依存は，疼痛を軽減するためではなく，一般に幸福感やそれ以外の効果を生じるための薬物投与を求めることから，強迫観念的薬物依存という特徴をもつ心理学的症候群である。薬物依存はまれであると考えられており，痛みのためのオピオイドの適切な投与が中毒を引き起こすという証拠はない。

R：非侵襲的疼痛緩和法（例．リラクセーション，マッサージ，気分転換法）は，鎮痛薬の効果を高めることができる。

R：痛みを伴う処置についてあいまいな説明を受けるより，実際の感覚についての説明を受けるほうがストレスが少ない。

R：研究によると，人間の脳からは疼痛を軽減するアヘン様の性質をもつエンドルフィンが分泌されている。エンドルフィンの分泌は，プラシーボや非侵襲的疼痛緩和法に陽性の反応を示す。

④疲労
- 疲労の原因を判定する（鎮静薬，鎮痛薬，睡眠不足）。
- 痛みがストレスの一因となること，また疲労感を増長させることを説明する。
- 最近の睡眠パターンと痛みが睡眠に及ぼす影響についてアセスメントする。
- 昼間に休む機会を与え，また夜間に睡眠が妨げられないようにする（痛みが少ないときに休ませる）。
- 就寝時に鎮痛薬の与薬量を増やすことを医師に相談する。
- 睡眠を増すための具体的な介入については〈不眠〉を参照

R：リラクセーションや誘導型心像法は，コントロールの感覚を高め，無力感や絶望感を取り除き，穏やかに気分転換させ，痛み・不安・緊張のサイクルを断ち切ることで，疼痛を効果的に管理する（Sloman, 1995）。

⑤単調さ
■ 痛みを軽減する以外の方法として，気晴らしを治療的に利用することについてクライエントや家族と話し合う。
■ クライエントが痛みから解放される程度は，痛みの存在や強さに少しも関係しないことを説明する。
■ 気晴らしは，普通，痛みに耐える力を増し，痛みの強さを抑えるが，気晴らしを止めるとクライエントは痛みや倦怠感を以前より強く感じることがある，ということを説明する。
■ 可能であれば環境を変える。

床上安静の場合
- 花や植物や絵画などで部屋を飾るように家族を促す。
- 音楽やビデオ，ゲームを提供する。
- 適当な課題を与えるために，レクリエーションセラピストに相談する。

在宅の場合
- クライエントに毎日の活動を計画するように勧め，できれば屋外へ出ることを促す。
- 新しい技術を習う可能性について話し合う（例．工作，楽器の演奏）。
- 急性疼痛時（例．痛みを伴う処置）の気晴らしの方法を教える（例．絵の中に描いてあるものを列挙させる，室内にあるものを列挙させる，壁紙の模様を数える，声を出さずに静かに数を数える）。リズミカルに呼吸をする。音楽に耳を傾け，痛みが増えるにつれてボリュームを上げる。

R：看護記録に患者の自宅でのオピオイド投与量とスケジュールを記載する。これは，オピオイド耐性患者の急性疼痛を管理するために必要なオピオイド投与量は，オピオイドを使用したことのない患者に比べて2倍から3

倍であるという点で重要である（Mitra ほか，2004；DeLeon-Cassasola ほか，1993）。適切な量の使用やマルチモーダル療法の実施において，医師と協働する。

R：クライエントとともに現実的な疼痛管理目標を立てる。

R：研究によると，人間の脳からは疼痛を軽減するアヘン様の性質をもつエンドルフィンが分泌されている。エンドルフィンの分泌は，プラシーボや非侵襲的疼痛緩和法に陽性の反応を示す。

R：非侵襲的疼痛緩和法（例．リラクセーション，マッサージ，気分転換）は疼痛緩和の薬物療法の治療効果を強めることができる。

R：特に慢性疼痛には非薬理学的介入が疼痛緩和の主な治療法である（McGuire ほか，2000）。非薬理学的介入は，クライエントに疼痛を制御している感覚をもたらす。そして積極的に治療に参加し，ストレスや不安を軽減し，気分を高め，痛みの閾値を上げる（McGuire ほか，2000）。

◉**痛みを軽減するためにどんな方法がよいかをクライエントと一緒に決める。**

①除痛法を選ぶ前に次の事柄を考える。
- クライエントの意欲（動機づけ）と取り組む力
- 好み
- その方法にとって重要な人物の支え
- 禁忌（アレルギー，健康問題）
- その方法にかかる費用，複雑さ，予防措置，便利さ

②クライエントや家族にさまざまな非侵襲的な除痛法を述べ，なぜそれらの治療が効果的なのかを説明する。

③温罨法の適応と効果*，方法と使用上の注意事項を話し合う。
- 湯たんぽ
- 電気保温パッド
- 温かい浴槽
- 体温を保つために痛い部位に薄いラップを貼る（例．肘，膝）。
- 温湿布
- 熱い夏の日ざし

④冷罨法の適応と効果*，方法と，使用上の注意事項を話し合う。

- 冷えたタオル（きつく絞った）
- 体の一部を冷水につける。
- 氷のう
- 氷枕
- アイスマッサージ

⑤メンソールを用いた治療と，マッサージや背中をさることを説明する。

⑥疼痛への対処能力に関して否定的な考えをしないようクライエントを教育する（Gaston-Johnson ほか，2000）。

⑦気を紛らせる方法を実行する（例．イメージを思い描く，音楽を聴く）。

⑧リラクセーション技法を実施する。

R：研究によると，人間の脳からは疼痛を軽減するアヘン様の性質をもつエンドルフィンが分泌されている。エンドルフィンの分泌は，プラシーボや非侵襲的疼痛緩和法に陽性の反応を示す。

R：非侵襲的疼痛緩和法（例．リラクセーション，マッサージ，気分転換法）は，鎮痛薬の効果を高めることができる。

R：特に慢性疼痛には非薬理学的介入が疼痛緩和の主な治療法である（McGuire ほか，2000）。非薬理学的介入は，クライエントに疼痛を制御している感覚をもたらす。そして積極的に治療に参加し，ストレスや不安を減少し，気分を高め，痛みの閾値を上げる（McGuire ほか，2000）。

◉**鎮痛薬によってクライエントに最善の除痛を与える。**

①経静脈または経直腸の許可が必要な場合，簡便な経口を用いる。

②不安定な吸収と不必要な痛みを引き起こす筋肉注射は避ける。

③与薬前にバイタルサイン，特に呼吸状態をアセスメントする。

④ほかの薬との相互作用で副作用の可能性のあるものについて薬剤師と相談する（例．筋弛緩薬とトランキライザー）。

⑤予防的アプローチを用いる。
- 活動しやすくするために，歩行など運動を行う前に薬を処方する。しかし，鎮静の危険性を

---

*プライマリケア医の指示が必要

評価する。
- 痛みがひどくなる前に，必要に応じ鎮痛薬を要求するようクライエントに指導する。
- 必要に応じ薬を使用するよりも，24時間を基本とした与薬をするため，医師に相談する。

R：疼痛管理は，術後すぐに必要とされるというよりも，不必要な疼痛を取り除くために，定期的に薬物投与することで積極的に個別的に行われるものである（AHCPR, 1992）。

R：予防的アプローチでは，疼痛があったときに与薬する方法（PRN）に比べて1日の総投与量を減らすことができる場合もある。また，薬物の血中濃度を一定に保ち，薬を求める回数を減らし，薬を頼んだり待ったりすることによる不安を軽減することができる（AHCPR, 1992）。

R：可能なら経口投与が望ましい。嚥下が困難な場合は水薬を与えることができる（AHCPR, 1992）。

R：頻回に鎮痛薬を注射する必要がある場合，静脈持続性注射が望ましい。刺入部痛が少なく，薬物の吸収が確実であるが，副作用（呼吸抑制，血圧低下）は起こりやすくなる可能性がある。

◉ 鎮痛薬の反応をアセスメントする。
① 鎮痛薬投与後，30分くらいに効果を評価する。
② 与薬前に痛みの程度を聞き，投与後どれくらい軽減されたかを聞く。
③ 痛みが増強し始めたことを教えるようクライエントに伝えておく。
④ 1回投与量や投与間隔を変更する必要があるならば医師に相談する。1回投与量は，効果が得られるまで1.5倍の量までは増やしてもよい（AHCPR, 1992）。
⑤ 適切な場合，医師と協力してオピオイドの使用を控える。
⑥ アジュバントや，オピオイドとアジュバントの混合によく反応する痛みを示している場合，医師にクライエントの痛みを説明する。
⑦ 内臓あるいは軟部組織の痛みは，局所にとどまらないうずきとして表現される。この痛みは，オピオイドや非ステロイド性抗炎症薬（NSAIDs）に反応する。
⑧ 骨や結合組織の痛みは，動くと強くなる鈍いうずきとして表現される。この痛みは，オピオイドにはいくらか反応するのに対し，NSAIDsには強く反応する。
⑨ 神経痛は，灼けるような，刺すような，電撃的な，銃で撃たれたような，あるいは痺れるようなものとして表現される。この痛みは，ケタミンやメタドンのような抗痙攣薬（ガバペンチン），選択的セロトニン取込み阻害剤（SSRIs），三環系抗うつ薬（TCAs），クロニジン，リドダームパッチ，N-メチル-D-アスパルテイト　レセプター拮抗剤（NMDAs）に反応する。
⑩ 筋肉の痙攣は，しめつけるような，ひっぱられるようなものとして表現され，筋肉弛緩薬に反応する。

◉ 麻薬の副作用を軽減したり，取り除く。
① 鎮静作用
- その原因が麻薬なのか，疲労や不眠なのか，麻薬以外の薬物なのかをアセスメントする（鎮静薬，制吐薬）。
- 呼吸抑制の徴候（意識レベルの低下，呼吸数8以下の減少，酸素飽和度の減少）をアセスメントし，医師またはナースプラクティショナーに報告する。
- 最初の2～3日は傾眠傾向が起こるが，その後消沈することをクライエントに話す。
- 傾眠傾向が過度になれば，投与量を少し減らすよう医師に相談する。

② 便秘
- 麻薬が腸蠕動に及ぼす作用について説明する。
- 長期投与に伴う緩下薬の使用について医師に相談する。
- さらに介入が必要なら，〈便秘〉を参照

③ 悪心・嘔吐（ほかの項の「悪心・嘔吐」も参照）
- 2～3回で悪心は減っていくということを説明する。
- 悪心のために麻薬投与を止めるということをせず，むしろ制吐薬を投与し状態をみる。
- 嘔吐が続けば，適当な制吐薬を与えるか，悪心の作用の少ない麻薬（モルヒネ）に変更するか，麻薬投与量を25％減らすかを医師に相談する。

④ 口渇
- 麻薬は唾液分泌を抑制する働きのあることを

説明する。
- 含嗽したり，無糖のサワーキャンディをなめたり，パイナップルやスイカを食べたり，さしつかえなければ，飲み物を頻回に飲むようクライエントに説明する。
- 上手な口腔衛生や歯磨きの必要性を説明する。
R：副作用の管理は，安楽レベルと薬物の使用を増加させることができる。

◉クライエントの痛みに積極的に対応するよう家族を援助する。
①クライエントの痛みに対する家族の知識や反応をアセスメントする。
②家族の誤解を正すために正確な知識を提供する（例．薬の常用，本当に痛いのか疑う）。
③家族の1人ひとりが不安や怒り，不満を話し合える機会を設ける，状況の困難さを認める。
④できるかぎり除痛法に家族を巻き込む（例．さする，マッサージ）(Grealish ほか，2000)。
⑤家族が治療に参加してくれることや，家族の関心を賞賛する。
⑥処置による痛みや診断上の痛みを最小にする。
- 痛みを予測し，痛みを伴う手順の前に患者に前投薬を与える。
- 静脈注射を始める前に，0.9％の塩化ナトリウムあるいは局所麻酔剤の皮下注射（プロトコール毎あるいは医師の指示で）で考慮する。
- 処置の間，リラクセーション技法や誘導イメージ法を指導する。
R：疼痛体験について家族の理解を助けることで積極的対処法を強化することができる(McCaffery ほか，1999)。

◉慢性疼痛症候群の可能性を減少させる。
①コントロール不十分な急性疼痛は，慢性疼痛症候群を引き起こす場合がある(McCaffery ほか，1999)。
②慢性疼痛症候群は，乳房切除術，開胸術，切断術（幻視痛）後に出現する場合がある(Perkins ほか，2000)。
③手術後に長引く疼痛は，神経系の過敏性をもたらす場合がある。このような痛みは神経因性疼痛に対する補助療法により反応する（「鎮痛薬に対する患者の反応」を参照。痛みの種類，症状，それぞれの痛みが最もよく反応する薬物療法）。
④危険因子には，手術前後にわたって持続する激しい疼痛が含まれる。
⑤神経損傷は慢性の術後疼痛に起因する要素である(Perkins ほか，2000)。
⑥医師と協働し，手術後の疼痛を最小にする。
⑦厳しい進行性の術後疼痛を伴う患者に対して，ペイン・サービスコンサルテーションに依頼するか，外来に紹介する。

◉必要に応じて，健康教育をする。
①非侵襲的疼痛緩和法（リラクセーション，気晴らし，マッサージ）についてクライエントや家族と話し合う。
②どんな方法を選択すればよいか，クライエントや家族に教える。
③クライエントが知っていたとしても，痛みの予期される進行（消失）について説明する（例．前腕骨折，外科的切開）。
④急性疼痛が軽減した後，鎮痛薬を減らしていくための説明書を患者に提示する。

小児への看護介入
◉痛みをアセスメントする。
①小児の痛みをアセスメントする。
- 可能であれば，痛みの原因に対する小児の概念を把握する。
- 痛む場所がどこなのか尋ねる。〈安楽障害〉の「焦点アセスメント基準」を参照
- 痛みの一番強いときと，一番楽なときの強さを把握する。小児の成長年齢に応じた疼痛アセスメント尺度（スケール）を使う。測定のたびに同じ尺度を同じ方法で使い，両親や医療者にもその方法で測定してもらう。また，尺度を使うことやその使い方（疼痛尺度の説明，子ども特有の言葉）を看護ケアプランの中に入れる。視覚的な尺度の場合はコピーを添付する（疼痛尺度については p.111 参照）。
- どんなことが痛みを和らげたり，ひどくするのかを尋ねる。
- 小児の痛みに対する親の評価もアセスメントに入れる。親と看護師は小児の痛みに対して異なった評価をする。親の痛みの観察のほうが，看護師より正確であることがよくある。
- 恐怖，孤独，あるいは不安が痛みに関与しているかどうかアセスメントする。
- 睡眠や遊びへの影響をアセスメントする〔注：眠ったり遊んだりする小児は，痛みを感じてい

るか(睡眠や遊びは気晴らしの1つにもなる),
鎮痛薬が適切に使われているか,のどちらか
である]．
- ■ 泣いている状態, 顔の表情, 姿勢と動きをアセスメントする．小児はタッチや治療と同様に, 環境的刺激(光や音)にも苦痛を表す．安心させるために触れたり, 言葉をかけたりする．その一方で, 安楽の効果(苦痛を増強しているか, 和らげているか)や個別的な介入をアセスメントする．

② 痛みや治療の誤解に対して小児や家族をアセスメントする．
- ■ 言葉や感覚(視覚, 触覚)を使って痛みの原因を児に説明する(例. 児に器具を手にとって見せたり, 人形を使って治療を説明したりする)．
- ■ こらしめられているのではないことを, 児にわかりやすく説明して強調する．
- ■ 信頼を強くするために, 上手な説明が必要であるということを両親に説明する．
- ■ 両親がいても児が激しく泣くこともあるが, 両親がそばにいることが信頼を強くするために重要であることを両親に説明する．
- ■ 親や年長の小児は, 痛みと鎮痛薬に対し誤った考えをもち, 麻薬の使用に恐怖感をもっている場合がある．しかし, 中等度の疼痛や激痛に対してのみの使用は中毒にはならないということを強調する必要がある．医師に処方され, 医師と看護師によって管理されている鎮痛薬は,「薬はよくない」という概念に当てはまらないことを親や年長の小児に説明する．
- R: 疼痛評価は3つの要素からなる．疼痛を引き起こす病理学的要素, 急性疼痛に対する自律反応, 小児の行動である．小児の疼痛評価は, その行動のみを基本として行ってはならない．
- R: 小児の疼痛評価に対しては, 看護師, 医師, 両親が一貫した疼痛評価基準(例. 評価スケール, 特異な挙動)を確認し, 使用すべきである．

● **正確な説明と選択の機会を与えて安心させる．**
① 開放的で誠実なコミュニケーションを行う．
- ■ 真実を話し, 説明する．
  - ● 痛みはどれくらい苦しいものなのか．
  - ● 痛みはどれくらいの間続くのか．
  - ● どんなことが痛みを和らげてくれるのか．
- ■ 脅かしてはいけない(例.「安静にしていないと, お家に帰れないよ」などと児に言ってはならない)．
- ■ よくなるためにその処置が必要であり, そうすることによって元気になるということを説明する．
- ■ 真実を話すことの重要性を両親と話し合う．以下のことについて両親を指導する．
  - ● 両親がいつそばにいなくて, いつ戻ってくるのか話す．
  - ● 両親は痛みを取り除くことはできないが, そばについていられることを児に話す(両親の付き添いが許可されていない場合を除く)．
- ■ 児がひどく痛みを感じているのを見て, 両親が何もしてあげられないという無力さを分かち合える機会を与える．
- R: 不安や恐怖, 別離が疼痛の感覚を増大することがある．

② 小児に痛みを伴う処置の準備をする．
- ■ 処置について両親と話し合う．どんなことを児に話してきたかをはっきりさせる．
- ■ 児の年齢や成長発達段階に適した言葉で, 処置を説明する(年齢に応じたニーズに関しては〈成長発達遅延〉を参照)．
  - ● 2歳児には人形やぬいぐるみで抜糸の様子を見せる．
  - ● 器具を児に触れさせてあげる．
- ■ 予測される不快を説明する(例. 児が何を思い, 味わい, 見て, 臭いを感じるか)．
  - ●「今からお注射しますからね, ちょっとちくっとしますよ, すぐ終わるからね」
  - ● 注射ではいつ痛い思いをするか説明する．それは2回あって, 1回は針を刺すとき少しと, もう1回は薬液が入っていくときであることを必ず説明する．
- ■ 処置前や処置中, 児に質問するように促す．何が起ころうとしているのか, どうしてなのかと児が考えていることを知るために尋ねる．
- ■ 3歳6か月以上の児とは次のようなことを共有する．
  - ● 看護師は, 児にじっとしてほしいこと, もし児がそれをできたらうれしいことを言う．
  - ● 痛い場合, 叫んだり看護師の腕をぎゅっと

握ってもよいことを伝える。
- 処置の後ではたとえ児がじっとしていられなかったとしても，何かほめることを探す。
- 処置の際には，親がそばにいるようにする（特に児が10歳以下の場合）。そして処置中に親にどのような役割を果たしてもらいたいか説明する（例．児の手を握ったり，話しかけるなど）。

R：7歳以下の小児に痛みを伴う手技について説明するには，口頭でのコミュニケーションでは，通常不十分で確実ではない。看護師は絵や人形を使って表現しながら説明することができる。小児に対する説明に関心をもてばもつほど，もっとコミュニケーションをとることができる。可能なら，親も交えて準備する。

③できるだけ，治療中のさまざまな痛みを軽減する。
- 児を抑制しなければならない場合は，十分な人員を確保する。そうすれば，処置が遅れることがない。
- 注射の指示が出た場合，代わりに内服薬か静脈内麻酔にできないか指示を仰ぐ。注射が行われる場合，
  - 児をじっとさせておく（2歳半か3歳以上）。
  - 児にバンドエイドを持たせることにより治療に参加させる。
  - 協力してくれたら看護師はどんなにうれしいかということを児に言う。
  - できるだけ表皮をピンと張るように引っ張る（筋肉内注射の場合）。
  - 処置後，児を慰める。
  - 処置後，何が起こってくるのかを段階に応じて話す。
- 処置中に用いる気晴らしの方法を知る機会を児に与える（事前に不快感についての知識を教えないで気を紛らわす方法を用いることは，児に不信感を抱かせるようになるため好ましくない）。
  - あやつり人形でお話をする。
  - パーティ用クラッカーを鳴らす。
  - 絵の中の物や人物の数を聞いたり，名前を聞いたりする。
  - 絵を見せたり，その中のものを尋ねたりする

（「イヌはどこにいるかしら？」）。
  - 児のペットについて聞く。
  - 看護師のまばたきの数を数えさせる。
- 就学前の児（幼児）の直腸検温は避ける。できれば電子体温計（口腔用）を用いるとよい。
- 痛みを伴う処置の間，児のプライバシーを守る。児のベッドではなく処置室を利用する。
- 児のベッドを「安全な」場所として保つ。
- 遊び場や学習室で絶対に処置をしてはいけない。

R：学童は，なぜ処置が必要か理解することができる。そこで，（疼痛）評価用具を使うことが可能である。

④鎮痛薬を用いた最適な除痛を行う。
- 痛みを伴う処置が行われる前や，活動を行う（例．歩行）前に処方する。
- 筋肉内注射から静脈内注射への変更について医師に相談する。
- 痛みの原因に対する与薬，与薬量および回数の適切性，小児の体重および反応をアセスメントする。
- 痛みをアセスメントするのに疼痛尺度を用いるとともに，行動や動作も観察する（小児は痛みを否定する場合もあるので）。できれば，個々の小児の痛みを表す行動パターンを明確にする。
- クライエントに自己調整鎮痛（PCA）の使用が可能かアセスメントする。PCAは小児の鎮痛の必要に応じて決められた鎮痛薬の静脈内投与の量を間欠的に制御する（継続的・非継続的注入）。5歳くらいの小児や身体的に器具の使えない小児の親にもPCAを使うことができる。従来のデマンド型鎮痛薬に比べると安全で，より鎮痛効果があると証明されている。
- 術後の疼痛治療のためにモルヒネの硬膜外注入を行う際には医師に相談する。硬膜外モルヒネ注入は，集中治療施設以外のところで，これまで成人と小児の両方に対して安全に行われてきている。

R：小児の疼痛評価は3つの要素からなる。疼痛を引き起こす病理学的要素，急性疼痛に対する自律反応，小児の行動である。小児の疼痛評価は，その行動のみを基本として行ってはならない。

R：小児の疼痛評価に対しては，看護師，医師，両親が一貫した疼痛評価基準（例．評価スケール，特異な挙動）を確認し，使用すべきである。

R：小児と思春期の子どもは，しばしば注射を嫌がって，疼痛があることを否定する。小児にとって鎮痛薬の経口投与は，静脈注射に次ぐ選択肢であるが，O'Brien と Konsler（1988）は，手術の疼痛に対する薬物投与の 40% は筋肉内注射であると報告している。

⑤麻薬の副作用を軽減したり，取り除く。
- ■鎮静作用
  - ●その原因が麻薬なのか，疲労，不眠，他の薬物（鎮静薬，制吐薬）なのかアセスメントする。
  - ●嗜眠傾向が強くなったら，投与量の減少を医師に相談する。
- ■便秘
  - ●なぜこの薬が便秘の原因になるのかを年長児にはわかるように説明する。
  - ●繊維質を多く含んだ食事にする〔例．果物，シリアルにスプーン 1 杯のブラン（ふすま）をふりかける〕。
  - ●毎日，コップ 8〜10 杯の水分をとるよう促す。
  - ●運動制限がある場合は，腹部の等尺運動（腹筋運動）の方法を教える（例．「ぽんぽんをひっこめてごらん，はい，ぽんぽんの力を抜いて，日中 1 時間ごとに 10 回これをしましょうね」）。
  - ●運動の記録をつけるよう児に指導する（例．運動したときは星のステッカーを貼るようチャートを作る）。
  - ●さらに介入が必要な場合は〈便秘〉の項を参照。
- ■口渇
  - ●麻薬は唾液分泌抑制作用があるということを年長児には説明する。
  - ●含嗽したり，無糖のサワーキャンディをなめたり，パイナップルやスイカを食べたり，飲み物を頻回に飲むよう説明する。
  - ●毎食後の歯磨きの必要性を説明する。

R：副作用の管理は安楽が増し，薬の服用が増える。

⑥痛みの影響のある子どもを援助する。
- ■痛みを伴う処置が終わったことを児に伝える。処置が終わったことを知らせるために小さい子どもは抱いてあげる。
- ■児の痛みのことを児と話すことにより励ます（人形を使って表現させる）。
- ■看護師の指導のもとで，児に行う痛みの伴う処置を同じ器具を用いて人形に対して行わせ，児を励ます。
- ■どのように振る舞っているかにかかわらず（暴力を振るわない限り），児がまんしていることをほめる。そして児がうまく痛みに対処していることを知らせる。
- ■痛みをがまんした記念品をあげる（例．バンドエイド，勇気をたたえるバッジ）。
- ■小児に痛みの経験の記録をつけるように教える。そして，児の行動目標を達成するたびにほうびを計画する。たとえば，児が注射の際，静かにおとなしくしていれば，ほうびとしてゴールドスター（金の星印）を渡すなど。達成しやすい目標にする。注射の際に静かにすることはすべての児には無理かもしれないが，数を数えたり，深呼吸をしたりすることなどは可能なことと考えられる。

R：体験を話す機会を与えること。

⑦児と一緒に適切な非侵襲的疼痛緩和法を始める。
- ■できるだけ動くよう励ます。痛みが楽なときは特にそうする。
- ■好きな活動を児や家族と話し合い，それらを毎日のスケジュールの中に組み入れる（例．粘土細工，お絵かき）。
- ■7 歳以上の児には，ほかのことで気が紛れることを話し，その効果を証明する。
  - ●100 まで数えさせる（またはまばたきを数えさせる）。
  - ●児が数えているとき，アキレス腱に軽く力を加える（踵をうしろに引っ張る）。
  - ●その力を徐々に増やす。
  - ●児に数えるのをやめさせる。そのとき，力は加えたままにする。
  - ●今，踵に不快を感じているか，数を数えていたとき感じたかを児に尋ねる。
- ■急性・慢性疼痛の治療に経皮的電気神経刺激

(TENS)の使用を検討する。TENS は術後の疼痛，頭痛，副作用のない処置的痛みのある小児に対して研究され使用されている。
- 非侵襲的疼痛緩和法のガイドラインを紹介する。

  R：非侵襲的な方法と組み合わせた薬理学的測定は，小児の疼痛治療に対して最も有効な意味をもつことになる。

⑧児の痛みに正しく対応するよう家族を援助する。
- 児の痛みに対する家族の知識や対応をアセスメントする（例．痛みのある児を親が支援しているか）。
- 状態によっては，児に触れたり，抱っこしてもかまわないことを両親に伝える（例．チューブや器具類があっても触れることは可能であることをやってみせる）。
- 家族の誤解を正すために正確な情報を提供する（例．痛みを伴う治療の必要性）。
- 両親が不安や怒り，不満を打ち明けられる機会を設ける。
- 状態の難しさを認識する。
- できる限り，疼痛緩和法に家族を関与させる（例．なでる，マッサージ，気晴らし）。
- 家族の参加や関心を賞賛する。
- 痛みの管理計画について話し合い，定期的に再評価する（例．疼痛軽減，疼痛増加）。

◉必要に応じて，健康教育や専門家への紹介をする。
①絶えず児や家族に説明する。
②ケアプランを用いて入院中の児に対するケアが継続できるようにする。
③必要であれば，イメージ療法，漸進的弛緩法，催眠療法のための精神保健の専門家の援助を活用する。
④小児の疼痛管理の学際的・包括的なアプローチのために，小児保健センターの疼痛サービス（疼痛チーム）を活用する。
⑤家族や子どもたちのために適切な文献を両親に紹介する（参考文献を参照）。

■ 妊産褥婦への看護介入
①妊婦に陣痛を管理するにあたって援助が得られることを伝える。妊婦の希望を聞く。
②妊婦の夫が分娩や出産に際して選んだ役割を確認する。例．コーチ，チームメイト，立会人（Chapman, 1991），ドゥーラやコーチの支援
③開始前に分娩手順をすべて説明する。
④妊婦が求める安楽の援助を提供する〔例．歩行，マッサージ，鍼治療，シャワー，入浴，温・冷湿布，催眠，イメージ療法（Pillitteri, 2003）〕。
⑤あまり早い時期に呼吸法を使わないよう教える。
⑥特定の話題についての楽しい会話や思考に妊婦を引き込む（例．ほかの子ども，友人，新しく生まれてくる児，思い出に残る休暇）。
⑦分娩進行を促進する段階
- 呼吸法の有効性を評価する。
- 痛みや不安が弱まらなければ，助産師か医師に新しい管理方法のために診察してもらう。
- 疲労の程度を評価する。
- 妊婦の夫が妻の欲求を察してどれぐらい適切にかなえているかをアセスメントする。
- 20～30分ごとに移動や体位変換をするよう励ます。
- 急がせず，穏やかに接する。
- 陣痛時，収縮のリズムに合わせて発声やうめきを試みる。

  R：産痛の程度は個々の妊婦がどう感じるかによって異なる（Lowe, 1996）。
  R：Lowe（1996）の報告によると，肯定的な対話や思考をする妊婦は，苦痛が軽い。
  R：看護師は妊婦の夫が選択する役割を信頼し，補い，管理し，支援的なケアを提供する。
  R：冷静に説明することで不安や恐怖を弱めることができる。
  R：精神的負担をかけすぎると不安と恐怖が増す。
  R：歩行は子宮収縮の回数を抑え，その効果を増進する。
  R：体位を変えることで胎児の不良位置を防いだり，修正することができ，回旋と分娩進行を促進し，腰背部痛を軽減することができる。
  R：分娩遷延が予測される場合，睡眠不足や母体の消耗を防ぎ，不安感を少なくするための新しいケアプランが必要になる。
  R：早期に呼吸法を使用すると，妊婦は体力を消耗することになる。

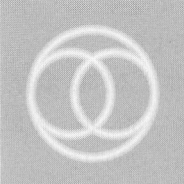

慢性疼痛

Chronic Pain

【定義】

慢性疼痛:持続的あるいは間欠的な痛みを6か月以上経験している状態。

【診断指標】

■ 必須データ(必ず存在)
- クライエントが6か月以上痛みが持続していると報告する(現在の唯一のアセスメントデータと考えられる)。

■ 副次的データ(おそらく存在)
- 不快
- 痛みによる怒り,フラストレーション,抑うつ
- 痛みの顔貌
- 食欲不振,体重減少
- 不眠
- かばうような動作
- 筋痙攣
- 発赤,腫脹,熱感
- 患部の変色
- 異常反射

【関連因子】

〈安楽障害〉を参照

著者の注釈

Semon(1977)とCrezら(2001)は,看護診断としての慢性疼痛を論じた。慢性疼痛がコーピング,睡眠,性的行動,社会化,家族プロセス,栄養,霊性,活動耐性に影響を与えることは一般に知られている。Crezらは,便秘,睡眠パターン混乱,知識不足,身体可動性障害,不安/恐怖,活動耐性,栄養摂取消費バランス異常などのリスクとして,慢性疼痛シンドロームの構成要素を報告した。著者は,慢性疼痛シンドロームは心理社会的領域における慢性疼痛の影響においてのみ表現できることを提案している。慢性疼痛が睡眠,セルフケア,栄養,排泄,活動耐性,性的行動に影響を与える場合,それぞれの診断は臨床上有効なものになる。

診断表現上の誤り

〈安楽障害〉を参照

重要概念

〈急性疼痛〉を参照

焦点アセスメント基準

〈安楽障害〉を参照

NOC
安楽のレベル,疼痛:破壊的影響,疼痛コントロール,うつ状態の自己コントロール

目標 ▶
クライエントは,疼痛が改善され,日常生活活動が増加したと述べる(特定する)。

指標 ▶
- 痛みがあることを他者にわかるよう話す。
- 非侵襲的疼痛緩和法を実行する。

目標 ▶
小児の場合,子どもらしい日常行動や遊びが増えたことを示し,痛みのコーピングメカニズムや痛みを制御する方法,痛みの原因・疾患を説明する。

指標 ▶
- 疼痛アセスメント尺度によって,もしくは,(特定の)行動によって痛みの軽減を言葉で表現する。
- 痛みを経験している間でも通常の家族の役割や関係が維持されている(特定する)。

NIC
疼痛管理,服薬管理,運動促進,気分管理,コーピング強化

【一般的看護介入】
◉痛みをアセスメントする。
◉痛みに耐える力を低下させる因子をアセスメントする。
　〈急性疼痛〉を参照
◉痛みを増強する因子を減らしたり，取り除く。
　〈急性疼痛〉を参照
◉クライエントの生活における慢性疼痛の影響について，本人や家族を通してアセスメントする（Ferrell, 1995）。
①身体的安寧（疲労，体力，食欲，睡眠，機能，便秘，悪心）
②心理的安寧（不安，抑うつ，対処能力，コントロール，集中力，有用感，恐怖，享楽）
③精神的安寧（信仰心，疑惑，肯定的な気分転換，目的意識，希望，苦悩，疼痛の意味，現実の超越）。
④社会的安寧（家族支援，家族の貧苦，愛着，職業，孤立，借金，外見，役割，親族関係）
　R：疼痛は，個人およびその家族にとって厳しい体験である。看護介入は，家族が役割と関係に及ぼす影響を理解できるよう援助することに焦点を当てる。
　R：Ferrell（1995）は，疼痛がQOLに影響を及ぼすことを確認している。特有の影響を評価することは必須である。
◉抑うつが及ぼす生活様式への影響を軽減させるようクライエントと家族を援助する。
①慢性疼痛と抑うつとの関係を説明する。
②困難な状態について話すよう勧める（クライエントや家族に）。
③注意深く聞く。
④さらに介入が必要な場合，〈非効果的個人コーピング〉を参照
　R：慢性疼痛をもつ人は，引きこもりや抑うつ，怒り，欲求不満，依存という形で痛みに反応することがある。それらはすべて，同じようにその家族に影響を及ぼす。
◉クライエントの痛みを軽減するために活用できる方法を把握するためにクライエントの相談に応じる。
　〈急性疼痛〉を参照

◉クライエントとともに適切な非侵襲的疼痛緩和法を始める。
　〈急性疼痛〉を参照
◉処方された鎮痛薬で除痛する*。
①投与方法の把握：経口，筋肉内注射，静脈内注射，座薬（重要概念参照）
②薬に対する反応をアセスメントする。
　■入院中やクライエントの場合
　　●鎮痛薬の投与後，30分して反応を評価する。
　　●投与前の痛みの強さと投与後の鎮痛の程度を評価するようにクライエントに指導する。
　　●痛みが激しくなり始めたら知らせるようにクライエントに指導する。
　　●投与量や投与間隔を変更する必要がある場合は，医師に相談する。
　■外来のクライエントの場合
　　●いつ服薬し，どの程度疼痛が緩和されたかを記録するようにクライエントに要請する。
　　●与薬量に関する質問は医師にするようクライエントを指導する。
③できるだけ早く，経口投与にするようクライエントを指導する。
　■筋肉内注射から経口投与に変更する予定を医師と相談する。
　■内服薬は筋肉内注射と同じくらい効果があることをクライエントや家族に説明する。
④どのように経口へ移行するか説明する。
　■経口投与は必要量より多い投与量（負荷量）で始める。
　■適宜，必要に応じて（PRN）の筋肉内注射は続ける。
　■経口投与量を徐々に減らす。
　■経口投与量を加減するために，クライエントの痛みの評価を用いる。
⑤治療計画にアスピリンやアセトアミノフェンを加える可能性について医師に相談する。
　R：経口投与法は，便利で，経費もかからないため好んで用いられる。筋肉内注射法は痛みを伴い，吸収される割合も不正確である。
◉麻薬の一般的な副作用を軽減したり，除去する。
　〈急性疼痛〉を参照
◉クライエントの痛みに積極的に応えるよう家族を援助する。
　〈急性疼痛〉を参照

---
*プライマリケア医の指示が必要

①慢性疼痛に伴うコーピングといった問題に対して必要であれば，家族カウンセラー，経済的問題やサービスの機関（例．米国癌協会）などに援助を求めるよう家族を指導する。

◉**最善の可動性を促進する。**
①ウォーキングやヨガ，ストレッチなど運動の重要性を話す。
　R：体操やストレッチは有効である。
②痛みが楽なときに毎日の運動の計画を立てるよう援助する。

◉**必要に応じて，健康教育と専門家への紹介をする。**
①さまざまな治療方法があることをクライエントや家族と話し合う。
　■家族療法
　■グループ療法
　■行動療法
　■バイオフィードバック
　■催眠
　■鍼療法
　■運動プログラム

∷ **小児への看護介入**
①小児の発達に合った適当なアセスメント尺度を使い，行動を評価することによって痛みをアセスメントする。アセスメントする際には小児と家族を同時に考慮する。痛みを訴えることで二次的な利益を得ようとしているのかを確かめ（例．連帯感，注意力，関心，保護，放任），ケアプランの中に確認したニーズを充足するための方法を入れる。
②短期あるいは長期の疼痛の援助目標を，小児と家族とともに設定して，定期的に評価する。（例．まったく痛みがないか，部分的に軽減しているか，痛みに伴う不安や行動を御制しているか）。
③正常な成長と発達を促進する。家族ならびに作業療法士，理学療法士，小児の生活療法士など利用可能な資源を活用する。
④遊び，学校生活，家族との関係，身体的活動などの小児の「正常な」側面を促進する。
⑤小児と家族にとって信頼できる環境を整える。
　■小児の痛みを信じる。
　■看護介入が小児を助けようとするものであることを小児にわかってもらう。
⑥さまざまな場（入院中，外来，救急部門，在宅など）で，医療提供者（看護師，医師，ペインチーム）によって，継続的ケアと痛みの管理を行う。
⑦必要に応じて，疼痛に対する援助の専門チームを利用する。（例．看護師，医師，小児生活療法士，心理療法士，作業療法士，理学療法士，栄養士）。
⑧医療専門家や小児，家族の態度から小児の疼痛管理についての神話や誤解を確認する（例．鎮痛薬の筋肉注射，麻薬の使用，アセスメント）。正確な情報を与え，効果的にコミュニケーションをする機会を与える。
⑨親や兄弟姉妹に，自分たちの経験や恐怖を互いに共有する機会を与える。
　R：〈急性疼痛〉の理論的根拠を参照
　R：痛みをもつ小児の両親は耐え難い痛み，無力さ，完全な献身，身体的な痛みの感覚，予期できないこと，苦悩，恐怖を訴える。また，終末期の病気の場合は，死を願うことさえある（Ferrell，1995）。看護介入によって，これらの感情や体験を表出させようとする。
　R：小児の年齢と認知レベルをアセスメントして，適切な説明をすることは重要である。
　R：就学前の小児は，自分の痛みは悪い行いのせいだと思い込むことがある。そのため，看護介入によって小児の自分自身をとがめる気持ちを軽減する努力をする。

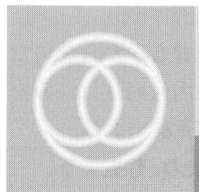

悪心
Nausea

【定義】
悪心：咽頭後部や心窩部，腹部全体に不快な波打つような感覚が起こる状態。嘔吐が起こる場合もあれば起こらない場合もある。

【診断指標】
■ 必須データ
- 「胃がむかむかする」という不快な漠然とした自覚
- 唾液の分泌亢進，蒼白，発汗，頻脈を伴うことがある。
- 嘔吐に先行する。

【関連因子】
■ 病態生理因子
- 組織障害と反射筋肉痙攣に関するもの。以下の因子に続発する。
  - ▶急性胃腸炎
  - ▶消化性潰瘍
  - ▶過敏性大腸症候群
  - ▶膵炎
  - ▶感染(例．食中毒)
  - ▶薬物過剰投与
  - ▶腎結石
  - ▶月経痛
  - ▶乗りもの酔い
  - ▶ストレス

■ 治療関連因子
- 化学療法，テオフィリン，ジギタリス，抗生物質の作用に関連するもの
- 麻酔の作用に関連するもの

診断表現上の誤り
〈安楽障害〉を参照

重要概念
■ 一般的な留意点
①悪心は，脳にある延髄の嘔吐中枢の刺激により起こる(Porth, 2002)。
②悪心，嘔吐は，情緒的な原因によると判断される場合，発達上の順応や適応に由来する可能性がある。小児は，嘔吐は受容できないことを学び，嘔吐を抑制することを覚える。小児は嘔吐しないことでコントロールを得る。小児期の状態や葛藤が再浮上してくると，大人になっても悪心，嘔吐を経験することがある。
③悪心は，脱毛，疲労に続いて3番目にみられる化学療法の副作用である(Foltzetほか，1996)。
④前回の悪心に対する処置が適切でないと，化学療法を施す前に悪心を催す(Eckert, 2001)。

■ 妊産褥婦への留意点
①妊娠中の悪心の原因は不明である。関連因子としては，疲労，ホルモンおよび神経学的・心理学的変化が含まれる(Davis, 1996)。

焦点アセスメント基準
■ 主観的データ
①発症／存続期間
  - 1日のうちの時刻，型
②頻度
③嘔吐物(量，1日のうちの時刻)
④次のものとの関連
  - 薬物
  - 活動
  - 特定の食物
  - 痛み
  - 体位
⑤軽減方法

このほかの「焦点アセスメント基準」の情報は，http://thepoint.lww.com を参照

NOC
安楽のレベル，栄養状態，体液の状態

目標▶
クライエントは，悪心が軽減したと報告する。

指標▶
- 悪心を助長しない食べ物や飲み物を示す。
- 悪心を助長する因子を説明する。

NIC
服薬管理，悪心管理，体液/電解質管理，栄養管理

【一般的看護介入】
◉ **化学療法の前後の制吐薬の使い方を教える。**
　R：化学療法を行う前，行っている間，行った後の積極的な管理は悪心を防ぐ(Eckert, 2002)。

◉ **悪心や嘔吐の症状がある間，安楽を促進する。**
①誤嚥を防止する(動けないクライエント，小児)
②クライエントや環境の清潔を保持する。
③嘔吐の後には，口腔内のケアを行う。
④クライエントの前額部，頸部，手首に冷たく湿った布を当てる。
　R：安楽な方策は嘔吐に対する刺激も軽減する。

◉ **有害な刺激物を減らす，あるいは除去する。**
① 痛み
- 食事の前に不快や苦痛を与える処置を避けるようケア計画を立てる。
- 医師の指示に従って，痛みのあるクライエントには食事の30分前に鎮痛薬を与える。
- 食事中は快適でリラックスした雰囲気を用意する（見える所に便器を置かない。急がせない）。"意外なこと"をしてみる（例．食卓に花を添える）。
- 食事時間の近くに，悪心を催すような臭いや処置をしないようケア計画を整える。

② 倦怠感
- 食事の前に休息するように指導し，援助する。
- 食事を準備するのに体力を使わないよう指導する（例．一度にたくさん作って，1食ずつ冷凍する。誰かに手伝ってもらう）。

③ 食べ物の臭い
- 可能であれば，焼いたり，揚げたり，コーヒーを入れたりするときなどの調理中の臭いを避けるよう指導する（例．散歩に出かける，冷めたままで食べられる食べ物を選ぶ）。
- 悪心が持続している間は，ほとんど調理しなくてもすむ食べ物を使うよう提案する。
- 酸っぱい食べ物を食べてみるよう提案する。
  R：不快な光景や臭いは，嘔吐中枢を刺激する。

◉ **嘔吐中枢への刺激を減らす。**
① 不快な光景や臭いを取り除く。活動を制限する。
② 嘔吐後には十分に口腔ケアを行う。
③ 嘔吐反射を抑制するために，深呼吸をしたり意識的に嚥下する方法を指導する。
④ 食後は臥床しないで座位をとるよう指導する。
⑤ 少しずつゆっくり食べるよう指導する。
⑥ 胃拡張を防ぐため，食事中の飲み物は制限する。また，食前・食後の1時間は飲み物を避ける。
⑦ ゆったりとした衣服
⑧ 新鮮な空気の中にいるか，あるいは換気扇を使用するよう勧める。
⑨ 食後は，少なくとも2時間は臥床しないよう指導する（休むときは座って休息するか，頭を足より10 cmほど高くして横たわる）。
⑩ 音楽を聴くことを勧める。
⑪ 少量のすっきりした水分と食べ物と生姜の入った飲み物を与える。
  R：音楽は気を紛らわす手段として制吐治療に使われる（Ezzoneほか，1998）。
  R：生姜は悪心の治療に効果的であることがわかっている（Thompson，1999）。

■■ **妊産褥婦への看護介入**
◉ **妊娠中の悪心（つわり）を調節するのに有効であると報告されているさまざまな介入について，指導する。**
① 疲労，油っぽい食べ物，高脂肪の食べ物，強い臭いを避ける。
② 就寝前に高蛋白質の食事や軽食をとる。
③ ガムをかんだり，あめをなめる。
④ 起床時に炭水化物（クラッカーなど）を食べる，空腹になったらすぐに食べる。
⑤ 炭酸飲料，コーラシロップ，オレンジジュース，ジンジャエール，ハーブティーなどを飲む。
⑥ 症状を和らげるために横になる。

◉ **一度の食事に1種類の食品または飲み物をとるよう指導する（例．高蛋白質の食べ物/就寝時の軽食）。悪心が軽減しなければ別の方法を試みる。**
① 指圧や鍼の利用について説明し，情報を提供する。
  R：50〜80％の妊婦が"つわり"を経験している（Davis，1996）。疲労は，妊婦の悪心や嘔吐を助長させると報告されている（Vodaほか，1982）。
  R：VodaとRandall（1982）は，就寝前に高蛋白質の軽食を摂取することで，起床時の悪心が軽くなった妊婦もいたと報告している。
  R：指圧と鍼治療は妊娠中の悪心（つわり）や嘔吐に対して効果的であることが証明されている（Steeleほか，2001；Smithほか，2002）。

コミュニケーション障害*

Impaired Communication

コミュニケーション障害
- ▶ 難聴の影響に関連した
- ▶ 失語症が表現や解釈に及ぼす影響に関連した
- ▶ 外国語の障壁に関連した

言語的コミュニケーション障害

【定義】

コミュニケーション障害：思考や考え方，要求，ニーズを他者とやりとりすることに困難をきたしている状態，あるいはその危険性がある状態。

【診断指標】

∷ 必須データ（必ず存在）
- 会話や応答が不適切，あるいはない。
- 話す能力が障害されている。

∷ 副次的データ（おそらく存在）
- 言語的メッセージと非言語的メッセージが一致しない。
- 早口
- 不明瞭な発音
- 会話中適切な言葉が出てこない。
- 弱々しく不明瞭な声
- 理解できない，あるいは誤解されるという訴え
- 構音障害
- 失語症
- 言語の障壁

【関連因子】

∷ 病態生理因子
- 脈絡のない非現実的な思考に関連するもの。以下に続発する。
  - ▶ 統合失調症
  - ▶ 妄想性障害
  - ▶ 精神障害
  - ▶ パラノイア性障害
- 会話に必要な筋肉の運動機能障害に関連するもの。あるいは，一過性の前頭葉の虚血に関連するもの。以下に続発する。
  - ▶ 脳血管系の損傷
  - ▶ 口腔または顔の外傷
  - ▶ 脳の損傷（例．分娩時，頭部外傷）
  - ▶ 中枢神経系（CNS）の抑制，頭蓋内圧の亢進
  - ▶ 腫瘍（頭部，頸部，脊髄）
  - ▶ 慢性的低酸素症，脳血流の減少
  - ▶ 神経系疾患（例．筋無力症，多発性硬化症，筋ジストロフィー）
  - ▶ 声帯麻痺/四肢麻痺
- 会話能力の障害に関連するもの。以下に続発する。
  - ▶ 呼吸器系障害（例．息切れ）
  - ▶ 喉頭部浮腫，感染
  - ▶ 口腔奇形：口蓋裂または口唇裂，咬合異常または顎骨骨折，歯欠損，構音障害
- 聴力障害に関連するもの

∷ 治療関連因子
- 会話能力の障害に関連するもの。以下に続発する。
  - ▶ 気管内挿管
  - ▶ 気管瘻孔形成，気管切開術，喉頭摘除術
  - ▶ 頭部・顔面・頸部・口腔の手術
  - ▶ 疼痛（特に口腔や喉頭部）
  - ▶ 中枢神経系（CNS）の抑制，麻酔

---

*この診断は，Rosalinda Alfaro-LeFevre によって開発された。現在 NANDA のリストには含まれていないが，問題を明確にし有用であるのでここに含めた。

状況因子(個人・環境)

- 注意力の低下に関連するもの。疲労,怒り,不安,疼痛に続発する。
- 補聴器の入手困難,補聴器の故障に関連するもの
- 心理学的障害(例.恐れ,恥ずかしさ)に関連するもの
- プライバシーの欠如に関連するもの
- 通訳してくれる人がいないこと

発達因子

- 乳幼児・小児
  - ▶感覚刺激が不十分なことに関連するもの
- 高齢者(聴力低下)
  - ▶聴力障害に関連するもの
  - ▶認知障害に関連するもの。特定の因子を続発する(因子を特定する)。

著者の注釈

〈コミュニケーション障害〉は,コミュニケーションの問題が精神疾患,あるいはコーピングの問題の徴候として現れているクライエントを表現するには有用でないと思われる。看護介入の焦点が妄想や恐怖,不安の軽減にある場合は,看護診断は〈思考過程混乱〉や〈恐怖〉あるいは〈不安〉とするのが適切である。

診断表現上の誤り

◉効果的なコミュニケーションができないスタッフに関連した〈コミュニケーション障害〉

診断表現は,不正確な看護介入や不十分な看護介入によってもたらされた問題を解決する方法として使用されるべきでない。その代わりに,「気管切開が会話能力に及ぼす影響に関連した〈言語的コミュニケーション障害〉」を用いる。ケア計画には,使用するコミュニケーションの方法を明示する。

重要概念

一般的留意点

①効果的なコミュニケーションとは,2人以上の人々の間で互いに情報(思考,認識,感情,認識)を交換する相互作用の過程である。その過程は,送り手または受け手,あるいは両者がもつ問題によって妨げられる可能性がある。

②メッセージは,言葉よりボディランゲージや声の調子によって伝わる。

③おそらく,最も基本的な人間の欲求は他者と理解し合うことであろう。コミュニケーションはクライエントに孤独ではない,話を聞いてくれる人がいるという安心感を与える。コミュニケーションの不足は不満や怒り,敵意,憂うつ,恐れ,困惑,孤独感を引き起こす。

④会話は人間が要求や欲求,感情を表現する基本的な方法である。聞き手からフィードバックされずたった1人で情報を発しているという状態は,効果的なコミュニケーションが行われているとはいえない。

⑤情報を送ることに関する問題は,以下の原因による。
  - 聞き手がしっかりと理解できるようなメッセージを送っていない(例.言語の問題,言葉の意味の問題,聞き手が聞こうとしているときに話ができない)。
  - 盗み聞きされているのではないか,批判されるのではないか,誤解されているのではないかという恐れ(例.プライバシーの欠如,親密さや信用の欠如,中立的な態度の欠如)。
  - 話していることに対する反応が気になる(例.「私は誰も傷つけたくないし,誰も怒らせたくない」)。
  - メッセージの受け手に対してさげすむような言葉を使う(例.高齢者や身体障害者に対して子どもに対するように話す)。
  - 聞く時間を十分与えなかったり,フィードバックをしない。
  - 見る,話す,動く能力を妨げるような身体的問題

⑥情報の受けることに関する問題は,以下の原因による。
  - 言語や語彙の問題
  - 疲労,疼痛,恐怖,不安,注意散漫,注意力持続の問題
  - 重要な情報であることの認識不足
  - 見る,あるいは聞く能力を妨げるような問題

⑦よい伝達者とは,事実と感情のどちらも聞けるよい聞き手でもある。

⑧「存在している」あるいは,ただ存在して応じられるということは,たとえ,わずかなことしか話

さなかったり，行動しなくても，相手をケアする効果的なコミュニケーションの方法であるといえる（Benner, 1984）。

⑨治療的コミュニケーションは，以下のことから始める。
- ■「無条件の肯定的な配慮」，クライエントに対して心から温かい気持ちの表明
- ■相手のことを気にかけ，その人の考えや感情に対する判断には立ち入らない。

⑩治療的コミュニケーションを行うには，以下のことが必要である。
- ■クライエントの「話した言葉の内的意味」から共感的な理解をする能力
- ■クライエントが本当はどう思っているのかを理解するように努め，偏見のない態度をとり続ける。
- ■偽りがなく，人間らしく，誠実である能力

⑪外国語の知識は4つの要素からなる。それはその言語を話す能力，理解する能力，読む能力，書く能力である。

⑫構音障害は会話をする際の随意筋の調整が妨げられた状態で，パーキンソン病，多発性硬化症，重症筋無力症，脳性麻痺，CNS障害などによって起こる。なお，この随意筋は食べたり嚥下することにも使われている。構音障害のクライエントは通常理解力に問題はない。

⑬表現性失語症とは，話す，書く，身振りをするなどの能力が障害されることである。

⑭受容性失語症とは，書かれた言語や話された言語の理解力が障害されることである。受容性失語症のクライエントは，完全に聞くことはできるが，理解できない，話すことができない。

⑮情緒不安（一喜一憂）は失語症クライエントにとっては普通のことである。このような行動は故意になされるのではなく，回復へと向かっていることを示している。

⑯聴力を喪失した人のうち10％は読唇術をもっているが，相手の話す言葉の40％しか認識することができない。

⑰聴力喪失や聴力障害のあるクライエントとうまくやりとりするには，発病した年齢，言語，文化的背景，教育レベルおよび難聴のタイプなどの背景を理解する必要がある。

⑱クライエントの個性や思考方法を理解し，尊重することは，対人関係を強化するような形で伝達をするのに不可欠である。

小児への留意点

①小児とのコミュニケーションは，発達段階と言語能力，認識レベルに基づいている。

②看護師とクライエントとは，多くの場合言語的コミュニケーションが行われているが，小児の言葉に関する理解を無視してはいけない。文字を書く，絵を描く，遊ぶ，ボディランゲージ（顔の表情，ジェスチャー）を使うという行動は，小児にとっては非言語的なコミュニケーションの形である。

③遊戯療法は信頼関係を築いたり，本当の気持ちを伝えるのに非常に貴重な方法である。

④小児期において言語の受容は，常に言語の表現より進んでいる。小児は言葉をはっきりと表現する以上に言葉を理解している〔〈成長発達遅延〉の項の表2-10（p.257）を参照〕。

⑤聴力喪失の小児は，以下にあげるような反応の変調を示すことがある。
- ■見当識反応（例．大声に対して驚く反射がみられない）
- ■発声，発音（例．7か月児における喃語がみられない）
- ■視覚注意力（例．口頭での説明より顔の表情に対して反応する）
- ■社会的・感情的行動（例．自分を理解してもらえないことに対するいらだちが生じる）

⑥聴力を喪失した幼児にとって，視覚や触覚を用いることは，自分の周囲についての情報を得たり，他者と相互作用し，伝達するために重要である（Koesterほか，1998）。

高齢者への留意点

①聴力喪失（難聴）は，入院している高齢者に3番目に起こりやすい状態であり，関節炎や高血圧を上まわっている（Lindbladeほか，1995）。残念なことに，補聴器代は老人医療保険で支払われず，聴力喪失のある高齢者のわずか18％しか補聴器をもっていない。補聴器を購入する困難さに対する不安から，多くの人が聴力低下を否定する。

②表2-2は聴力に影響を及ぼす年齢に関連した変化を示す（Miller, 2004）。

③65歳以上の人々の約40％は，一般にコミュニケ

表2-2 加齢による変化が聴力に及ぼす影響

変化	結果
外耳 ・長くて，多い頭髪 ・薄くて，乾燥した皮膚 ・ケラチンの増加	音響条件の障害によって耳垢がたまる可能性がある
中耳 ・鼓膜の弾力性の低下 ・硬化した小骨 ・筋肉や腱の軟弱化と硬化	音響条件の障害
内耳と神経系 ・ニューロン，内リンパ，毛細胞，血液供給の低下 ・らせん神経と動脈の変性 ・基底膜の柔軟性の低下 ・耳道の狭窄 ・中央処理システムの変性	老人性難聴 高いピッチの音を聞く能力が低下。特に背景の騒音がある場合

〔Miller, C.A. (2004): Nursing care of older adults (4th ed.), Philadelphia: Lippincott Williams & Wilkins〕

ーションを妨げるような重大な聴力障害を抱えている。
④聴力の喪失は社会的孤立と明らかに相関関係がある。グループの会話を理解することが，高齢者が聴取困難だと感じる主な場面である。何を話したのかを繰り返し尋ねることにフラストレーションを感じるため，社交の場から離れる高齢者もいる。同様に，会話に参加しなかったり，会話中に顔をそむける聴覚障害者を，人とかかわりをもちたくないのだと考え，話し合うことを遠慮する友人や家族もいる。会話中の不適切な発言やいらいらした様子，注意散漫などがみられるため，精神障害があるのではないかと思われる場合がある。
⑤高齢者は会話や話の理解を妨げる慢性疾患にかかる危険性が高い。

■ 文化的考察
①主要なアメリカ文化は，感情を表に出さない傾向があり，あまり身体的な接触がない文化である(Gigerほか，2003)。クライエントや家族が，看護師によって期待される方法や態度で意思疎通しないと問題が生じる可能性がある。
②文化によっては，うなずくことは，「あなたの話は聞こえるが，必ずしも理解したり，同意してはいない」という意味の，丁重な応答である場合がある(Gigerほか，2003)。

③タッチ(触れること)はコミュニケーションの強い形である。タッチには多くの意味があり，別の解釈がされることもある。
  ▶同性のタッチはタブーで，異性には望ましいという文化があるように，タッチの文化的使用はさまざまである(Gigerほか，2003)。
  ▶イギリスやドイツの文化では，タッチを奨励しない。
  ▶タッチの多い文化には，スペイン，イタリア，フランス，ユダヤ，南アメリカなどがある。
  ▶どの文化にも，誰が誰を，いつ，どこで触れるかというルールがある。
④主要なアメリカ文化では，アイコンタクトは明確な自己概念や率直さ，誠実さの現れと考えられている。アイコンタクトの欠如は，自己尊重の低下や罪悪感，関心の欠如としてみなされることがある。フィリピン人や東洋人，アメリカ先住民，ベトナム人のようにアイコンタクトの習慣がない文化もある(Gigerほか，2003)。
⑤クライエントや家族には，自分たちの健康や病気，医療について意思を伝えるように促す必要がある(Gigerほか，2003)。
⑥アフリカ系アメリカ人はさまざまな地域の方言がまざった英語を話す。また，アフリカ系アメリカ人には，異なる音節や子音を発音する人もいる(例．"these"に対して"des"のようにdとして発

音することがある)。このような発音の違いは、標準的でないとか文法的に間違っているとはみなされていない。さらに、「私の娘の誕生は全然よくなかった」など、言葉とその意味がまったく異なる台詞がある。彼らはこの場合、「娘の誕生は実にすばらしかった」という意味で使っている場合がある(Gigerほか，2003)。

⑦メキシコ系アメリカ人はスペイン語を話し、50以上の方言を有する。したがって、スペイン語を話す看護師は多様な方言を理解するのに困難な場合もある。男性も女性も謙虚で、彼らがよく知っている人にしか自己を表出しない。まっこうからの対立や口論は無礼であると考えられている。したがって同意は「おまかせした」という意味ではなく、礼儀正しい行為の場合もある。malojo (凶眼)と呼ばれる民間病は、特別な力をもつと考えられている人から子どもが触れられずにほめられたら、子どもに害を及ぼすと考えられている。子どもがお互いに付き合い、軽く触れることでmalojoを阻止することができる。冷やかすことは失礼なこととみなされ、非難される行為である。

⑧中国系アメリカ人は沈黙が価値があるものとし、口論や非難を避ける。彼らは、怒りや感情のコントロールができないと声のトーンが高くなるが、アメリカ人の多くは主張したいときに自然に声の調子を高める。中国系アメリカ人は「いいえ」という言葉をめったに用いず、「はい」が、「おそらく」あるいは「いいえ」を意味することがある。人の頭に触れることは大変な不作法である。中国系アメリカ人の会話はためらいがちで、あいまい、微妙である(Gigerほか，2003)。

焦点アセスメント基準

■ 主観的データ
◉ 診断指標をアセスメントする。
① クライアント、またはその家族によって表現される通常のコミュニケーションを書き留める。
- よく話す。
- 時々話す。
- 手話を使う。
- 筆記のみ
- 不適切な応答
- 話をしない、答えない。
- 話しかけられれば話す。
- 身振りのみ
  - 今日は普通に意思を伝達していると思っているか。
  - もしそうでなければ、どのような援助があればもっとうまく意思疎通ができると思っているか。
  - 一緒に話をしたい人、あるいは気持ちを表現することを援助してくれる人はいるのか。

② 聴力障害があるか。
- 聴力に関する問題
- 両方の耳か、あるいは片方の耳か。
- どれくらいの期間？ 徐々に？ 突然？
- 聴力低下に関する家族歴
- 補聴器の使用
- 騒音にさらされた経験

③ クライエントやケア提供者に対して、「まったく伝達することができない」を0、「うまく伝達することができる」を10とする「0〜10からなるスケール」を用い、伝達能力評価について質問する。

④ コミュニケーションを促進する要因を説明する。

◉ 関連因子をアセスメントする。
① 伝達能力を妨げる障害が何か存在していると感じているか。
- プライバシーの欠如
- 原因不明の恐怖
- 不適切ではないか、「ばかみたい」ではないかという恐れ
- じっくり考えたり質問するための時間がない。
- 重要他者、よく知っている人の存在が必要
- 言語、方言、あるいは文化的障壁(特定する)
- 話し合っている話題について知識が不足している。
- 疼痛、ストレス、あるいは疲労

■ 客観的データ
◉ 診断指標をアセスメントする。
① 言葉を操る能力を記述する。
- できない
- 普通
- よい

② 会話のパターン
- 早口
- 舌のもつれ
- どもる

- 弱々しい(ささやくような)声
- 言葉の壁

③理解力
- 単純な命令や考えを理解する。
- 複雑な指示や考えを理解できる。
- 時々,指示や意見に従うことができる。
- 単純な指示や意見なら従うことができる。
- 補聴器をつけていれば,命令や考え方を理解できる。
- 読唇で命令や考え方を理解できる。

④クライエントの発達年齢は?

⑤文章作成能力を記述する。
- よい
- 遅い
- できない。
- 不明瞭な考え
- 無意味な,あるいはまとまりのない考え
- 短い単純な文章を作ることができる。
- 言葉の壁

⑥視線を合わせるか。
- はい
- いいえ
- 時々
- まったく
- 目が見えない,視覚障害

⑦聴力低下(それぞれの耳を別々にチェックする)
- 外耳:奇形,腫脹あるいは圧痛,外傷
- 中耳および内耳:耳垢,分泌物,発赤,腫脹
- 聴感度力:時計のカチカチという音,あるいはささやく言葉を聞くことができる。
- 聴力低下に対して:WeberとRinneのテスト結果
- 補聴器は?:左耳,右耳

◉関連因子をアセスメントする。

①障害
- 気管切開
- 気管内チューブ

②情緒や態度
- 神経質な
- 退屈そうな
- 心配そうな
- 怒ったような
- 注意深げな
- 心地よくなさそうな
- 恐れているような
- 気持ちよさそうな
- 視線をそらす。

③寄与因子
- クライエントの伝達能力を妨げる因子があるか(「関連因子」を参照)

このほかの「焦点アセスメント基準」の情報は,http://thepoint.lww.com を参照

NOC
コミュニケーション能力

目標▶
クライエントは,伝達能力が向上したと報告する。

指標▶
- 理解力が高まったことを示す。
- 自分自身を表現する能力が上達したことを示す。
- 必要であれば,別のコミュニケーション方法をとることができる。

NIC
コミュニケーション強化,積極的傾聴,社会化強化

【一般的看護介入】

◉基本的ニーズを伝達するために使用できる方法を確認する。

①理解する,話す,読む,書く能力をアセスメントする。

②代わりの伝達手段を用意する。
- コンピュータ,メモ用紙とペン,手の合図,目のまばたき,うなずき,ベルを使っての合図などを使う。
- 頻回に使う言葉は,絵や言葉を書いたフラッシュカードを作る(例.「唇をぬらして」,「足を動かして」,「水が飲みたい」,「便器が必要です」)。
- クライエントに指さし,身振り,手振りをするよう指導する。

R:別のコミュニケーションの方法を用いることで,不安や孤独感,疎外感を軽減し,状況をコントロールしているという感覚を促進したり,安全性を高めることができる(Iezzoniほか,2004)。

◉コミュニケーションを促進させるための因子を確認する。
①受容的でプライバシーのある環境を提供する。
②落ちついた環境を提供する。
- 通常の声量で短い語句でゆっくりと話す。
- 話すときはゆっくり, しっかり唇を動かして, 1語1語はっきりと発音するよう促す。
- 外界の騒音をなくす。
- クライエントが疲れているときは会話を先延ばしにする。

③クライエントの欲求不満の程度をアセスメントし, その範囲をこえて強要しない。
- クライエントが話し始めるまで30秒間は待つ(ただし, クライエントが欲求不満状態のときや, 急な用件があるときを除く)。
- 絵や身振りを通して合図を出す。

④理解を深める方法を使う。
- できるだけクライエントと向かい合ってアイコンタクトをとる。
- 1つずつ簡単な指示や命令を出す。
- 1人だけが話をする(大勢での会話は聞き取りにくい)。
- 手振りや身振りを使うよう指導する。
- 身振りと言葉を合わせるようにする。絵を使う。
- うまく会話ができたことを伝えてから会話を終える(例. より簡単な話題に戻る)。
- メッセージが理解されたことを確認する。
- メッセージを強化するため, 書いて情報を与える。

R:コミュニケーションはあらゆる人間関係の核心部分である。自由に意思疎通できる能力が障害されると, 不満や困惑をもたらす。看護活動の焦点は, クライエントの緊張を和らげ, クライエントがいかに困難な状況にあるか理解していると伝えることにある(Underwood, 2004)。

R:看護師はクライエントを理解するためにあらゆる努力をする必要がある。わずかなことであれ, 成功するたびに不満は軽減され, 動機が高まる。

◉必要に応じて, 健康教育や専門機関への紹介をする。
①言語や聴覚学の専門家に相談する。

小児への看護介入
①年齢にふさわしい言葉や身振りを用いる〔〈成長発達遅延〉の項の表2-10 (p.257)を参照〕。
②最初のうちは親と話をして子どもには見学をさせる。徐々に子どもを会話に参加させる。
- 子どもにゆっくりと近づき, 静かでゆったりと自信に満ちた声で話しかける。
- 同じ目線の高さにする。
- 単純な言葉や短い文章を用いる。
- 現在の状況とは関連がないことについて話をする(例. 学校, おもちゃ, 髪, 衣服)。

③可能な限り選択をさせる。
④関心事や心配事を打ち明けるよう促す。
⑤小児が診察用具に触れたり使用することを許可する(例. 聴診器, 舌圧子)。
⑥小さな子どもに類推による説明をしない(例. 注射を打つと, 腕にちょっと突き刺すような感じがするでしょう)。
⑦聴力を喪失した幼児に対して, メッセージを強化するため視覚と触覚を用いる。

コミュニケーション障害
▶難聴の影響に関連した

NOC
コミュニケーション能力, コミュニケーション:解釈

目標 ▶
クライエントは, 伝達能力が改善されたと話す。または, それを示す。

指標 ▶
- 必要であれば補聴器をつける。
- 別の方法でコミュニケーションをとる。

NIC
積極的傾聴, コミュニケーション強化, 聴力低下

【看護介入】

◉どのようなコミュニケーション方法を望んでいるかをクライエントに尋ねる。

使える方法をケア計画に記録しておく（以下の方法の組み合わせとなる場合もある）。
- 書く
- 読話（読唇）
- 話す
- 身振り
- 手話

R：難聴はヘルスケア過程に必要な相互関係を混乱させる場合がある。

◉言葉のメッセージを受ける能力をアセスメントする。

①補聴器を使用している場合，その機能を確認する。
- ピーという音がするまで音量を上げてバッテリーをチェックする（ピーという音がしなければバッテリーを充電しなければならない）。
- どの程度の音量で聞こえるかを確認する（補聴器をつけている多くの人は，静かな状態にしたいがため，補聴器の音量を下げている）。
- クライエントが病棟を離れるときはできるだけ補聴器をつけてもらう（例．特別な検査や手術室）。

R：聴覚障害の高齢者の多くは補聴器をつけていない。補聴器を使用している人は絶えず清潔を維持し，電池を交換しなければならない。彼らは補聴器を使用している間，周囲の騒音が高まるため，困難をきたしているなどの状況的・環境的問題について重要他者に知らせる必要がある。

②クライエントが片側の耳だけで聞く場合は，健側の耳にゆっくり，はっきりと話す。大声で話すよりはっきり話すことが大切である。
- 健側の耳が部屋の入口のほうへ向くようにベッドを置く。
- クライエントが最もよく聞こえる側に立って話しかける（例．左側の耳がよければクライエントの左側に立つ）。

③クライエントが読唇できる場合
- クライエントのほうをしっかりと見てゆっくりと明確に話しかける。
- 光を遮るように立たない。看護師の顔を光のほうに向けてクライエントに唇がよく見えるようにする。
- クライエントの集中力を妨げるような動揺を最少にする。
- クライエントが疲れていたり，筆記による伝達を行っているときは会話は最少にする。
- 書き留めることで重要な伝達は強化される。

R：読唇は病院においては困難で骨の折れるものである。不慣れな専門用語，不安，暗い照明などが間違いを引き起こす原因になる。

④クライエントが読み書きができれば，常に紙とペンを置いておく。クライエントが手話だけわかるときはできるだけ通訳者をおく。
- すべてのコミュニケーションは，通訳者に対してでなくクライエントに対して行う（例．「ジョーンズ夫人に〜を聞いてください」とは言わない）。ケア計画に通訳者の名前と電話番号を明記する。
- クライエントがグループに入っているときは（例．糖尿病クラス），指導者に近い教室の前のほうに座らせる，または通訳者を付ける。
- 知識を得るうえでの理解度を注意深く評価する。
- 書いて情報を与える。

R：通訳ミスや誤解が生じる可能性がある場合，筆記と通訳による情報提供をする。

◉聴力や理解力を促進するための因子を活用する。

①クライエントの顔を見て一言一言はっきりと話す。

②室内の不要な音を制限する。
- 1人だけが話すようにする。
- 周囲の騒音に注意する（例．ドアを閉める，テレビ・ラジオを消す）。

③クライエントがきちんと意味を理解していないと思われるときは，もう一度繰り返して言う。

④伝達能力を高めるため，手振り，身振りを使う。

⑤社会的孤立感を少なくするため，他の耳の不自由な人々と接触をはかる。

⑥重要なメッセージはすべて話すだけでなく，書き留めておく。

⑦「はい」あるいは「いいえ」という返事以上の答えを要求する質問をすることで，クライエントの理解力を確認する。「わかりましたか」という質問は

避ける。
R：補聴器はすべての音を拡大してしまう。つまり外部音（紙をバサバサ鳴らしたり，きしませる音）は，声によるメッセージの理解を妨げる。
R：以下にあげるものは聴力障害のある人にとって利用可能なものである。
▶「DEAFNET」と呼ばれる開発中のコンピュータシステムでは，電話会社がコンピュータで受け取ったメッセージをクライエントがタイプできるようにする。そのシステムは，ボイスシンセサイザーで言語メッセージを文字に変換するものである。
▶タイプされたメッセージを電子で伝達することによって操作する電気通信装置（TDDとして知られている），赤外線システム，コンピュータ，声アンプ，拡声電話，低周波のドアベルや電話のベル，テレビ字幕解読器，ピカッと光る目覚まし時計，ピカッと光る煙探知機，補聴器，読唇や身ぶりなどがある。
▶難聴者サービスセンターは家事，職探し，旅行の手配，レクリエーション，成人教育の機会などの支援を行っており，ほとんどの地域で利用することができる。

◉**必要に応じて，専門機関に紹介をする。**
①言語や聴覚学の専門家に診察を依頼する。
R：リハビリテーション法（1973年）や米国障害者法（ADA）（1990）では，病院は聴力低下のクライエントのための設備を提供しなければならないとされている。たとえば，病院は有資格者の通訳，テレタイプのような補助用具を提供しなければならず，そうしなければ過度の金銭的あるいは他の負担を課せられる[*]。

コミュニケーション障害
▶ **失語症が表現や解釈に及ぼす影響に関連した**

失語症は，脳血管発作によって生じる表現力または理解力，あるいは両方が困難になるコミュニケーション障害である。

NOC
コミュニケーション：表現

目標 ▶
クライエントは，コミュニケーションに関する欲求不満が軽減したと述べる。

指標 ▶
● 理解力が高まったことを示す。
● 自分自身を表現する能力が上達したことを示す。

NIC
コミュニケーション強化：言語障害，積極的傾聴，不安軽減

【看護介入】
◉**言語的な表現を高める方法を活用する。**
①クライエントが話をしているときは理解しようと努める。
■十分な時間をかけて聞く。
■クライエントのメッセージを確認するため声を出して繰り返す。
■理解できたときは，その旨をクライエントに知らせる。初めは不完全な発音でも気にしない。
■間違った言葉やきたない言い回しでも気にしない。
■理解できなくても，わかったふりをしない。
■クライエントの非言語的な手がかりを観察する（例．肯定する場合は，「はい」と答え，否定する場合は，首を振る）。
■クライエントに返事をする時間を与え，妨害しない。たまに言葉を補充する。
R：じっくり聞くことで会話を促進することができる。会話が促進されると自信が増し，もっと話そうとする。
②会話を上達させるための技術を指導する。

---
[*]詳細は http://www.mweb.com/legal/legal1a.html#2. を参照。

- 手本を示しながら，クライエントにゆっくりと話すよう，また一言一言はっきりと発音するよう指導する。
- 短い語句で話をさせる。
- クライエントの話が理解できないときは，クライエントにそのことを伝える（例．「あなたの言っていることがわからないのですが」）。
- ゆっくりした速さで話すよう，あるいは話す前に一息ついてから話すよう指導する。
- 口頭でのコミュニケーションが困難なときは，メッセージを紙に書いたり絵を描いてもらう。
- 現在の話題に焦点を当てる。論争したり，感情的になったり，抽象的な，あるいは長い話は避ける。

③毎日会話の訓練をする利点について説明する。具体的な訓練について言語療法士に相談する。

R：毎日練習することで会話に力が出て速さも増してくる。また，正確さも増す。

◎クライエントの欲求不満や進歩について理解する。

①コミュニケーションがとれないことによる欲求不満について話をする。看護師とクライエントの両方に忍耐強さが必要であることを説明する。

②穏やか，かつ積極的な態度をとる（例．「一緒に努力すれば，理解できますよ」）。

③安心感を与える（例．「難しいことだと思いますが，きっと通じます」）。また，受け入れられるようなら身体に軽く触れる。

④ユーモアのセンスをもつ。

⑤泣くことを受容する（例．「失望されているのはよくわかります。泣いて吐き出してしまいましょう」）。

⑥ケアに関する意思決定をする機会を与える（例．「何かお飲みになりますか，オレンジジュースとアップルジュースのどちらにしましょうか」）。

⑦ほかの自己表現の方法を示す。
- ハミング，歌う
- 踊る，運動する，歩く
- 文章を書く，絵を描く，色を塗る
- 援助する（例．郵便を開封する，食事を選ぶ）。

◎理解力を促進するための因子を確認する。

①十分な光を当てるとともに，気が散らないように配慮する。

②クライエントが聞く準備ができてから話を始める。
- できるだけ，お互いに目を見ながら話す。
- やさしく手に触れたり「私の言うことを聞いてください」，「私はあなたと話がしたいのです」という言葉を伝えることでクライエントの注意を引く。

R：クライエントの理解力を促進することは欲求不満を軽減し，信頼を増すために有効である。声の調子は失語症のクライエントによって正確に解釈されることがある。

③看護師の話し方を変える。
- ゆっくりと，はっきりした言葉で話す。
- 成人に対する一般的な言葉で話す。
- 話題を変えたり，矢継ぎ早に多くの質問をしない。
- 要求したいことは繰り返し伝える。
- 聴力低下のあるクライエントでなければ大声で話をしない。
- 誤解を避けるため，言葉と身振りを合わせながら表現する（例．ほかの看護師はそれを見て笑わないようにする）。
- 同一の物に関しては統一した言葉を使うようにする（例．お手洗いとトイレ，ピルとお薬）。
- 話を継続できるようベッドサイドでの会話は記録に書き留める。
- クライエントの会話を上達させるため看護師が言った言葉を完全な文章で言い換えてもらう（例．これは……です）。

R：クライエントの理解力が向上することで，フラストレーションが軽減し信頼感が高まる。失語症を伴うクライエントは，声の調子を正確に解釈することができる。

④いろいろな伝達方法を使う。
- 身振り
- 指さし
- フラッシュカード
- 言っていることを示す（例．コップをとる）。
- カードにキーワードを書いて，看護師が物を見せクライエントがカードで練習できるようにする（例．紙）。

R：コミュニケーションの別の方法を選択することで不安，孤独感，疎外感を軽減させることができる（Iezzoni, et al., 2004）。

◎ケアをするときは敬意を示す。

①クライエントは機能が低下していても理解できるものと思って，クライエントがいる前でクライ

エントの状態について話をしない。
②ケアプランをきちんと守っているか医療職者が監視する。
③クライエントのそばにいるときは必ずクライエントに話しかけるようにする。
R：安らぎが増すような看護を行う。
◉必要に応じて，健康教育と専門機関への紹介をする。
①重要他者にコミュニケーション技法とその技法を繰り返し使うことを指導する。
②家族を励ましてコミュニケーション上の問題に関しての感情を共有するようにする。
③不安定な感情や不適切な言葉に対する理由を説明する。
④クライエントを含めて家族全員で決定するよう説明する。
⑤治療計画の早い時期に言語療法士に相談をする。

コミュニケーション障害
▶ 外国語の障壁に関連した

NOC
コミュニケーション能力

目標 ▶
クライエントは，ニーズや心配事を（必要時通訳を通して）伝える。

指標 ▶
- 情報を理解できることを示す。
- 欲求不満や孤独感が軽減したと述べる。

NIC
異文化交流調整，積極的傾聴，コミュニケーション強化

【看護介入】

◉**英語による伝達能力をアセスメントする***。
①クライエントが最もよく話す言葉を調べる。
②クライエントの英語を読む，書く，話す，理解する能力をアセスメントする。
③「はい」あるいは「いいえ」での応答を基準に理解力を評価しない。
　R：外国人から「はい」という返事が返ってくるときは，言っていることを理解しているというよりはむしろ相手を喜ばせようとしていることがある。

◉**通訳者がいない場合，コミュニケーションを促進する因子を確認する**。
①クライエントと向かい合い，通常の口調で明るく挨拶をする。
②はっきりと，多少ゆっくりと話す（度をすぎない）。
③クライエントが理解できなかったり答えられないときは，やりとりの方法を変える。
- 紙に書く。
- 身振り，手振りを使う。
- 絵や図を描く。
- 単語や言い回しを翻訳したフラッシュカードを作る。

④クライエントに自分の言語での言葉や挨拶をほかの人にも教えるよう働きかける（このことは，受容感情や学ぶ喜びを促進するのに役立つ）。
⑤クライエントあるいは家族の発音を訂正しない。
⑥不明瞭な単語の正しい意味を明らかにする。
⑦必要に応じて，医学用語と俗語を使い分ける（例．嘔吐・吐く）。
　R：言語の違いを乗り越えて看護師が伝達しようとする姿勢は，外国人のクライエントが同様なことをするのを勇気づける。
　R：その国の主要な言語を話せない人に対して，無視したり大声で話したりしない。
　R：人が言語を学習するときは通常1つの単語に対してたった1つの意味しか学ばないことに気づかなければならない。単語の中には「discharge（排泄する，退院する）」や「pupil（生徒，瞳孔）」のように1つ以上の意味をもつものがある。
　R：一般的な質問を通して最初のアセスメントを行う。関連がないことでもクライエントに話す時間を与える。可能であれば，間接的で自由解答式の質問をする。できれば非常に個人的な質問は後回しにする。

---

*英語が主要言語である場合

◉ **考えられる文化的な障壁を認識する。**
① クライエントに触れるときは，その行為が文化によっては適切でない可能性があることに注意する。
② 男性と女性に対する対応の仕方に違いがあることを知る（文化的相違は，男性がある問題について女性に対して話すかどうかに影響する。その逆もまた同じ）。
③ 文化の違いに対しては，批判的にならないように意識して注意する。
④ 会話するには，どのくらい距離をおいて話せばよいか注意する。
　R：看護師は文化的な考察をもち，知識をどのように伝えるか理解し，クライエントのニーズを代弁するためにどう主張するかについて理解しなければならない。文化を考察して解釈することは，外国語を単純に翻訳した言葉以上に複雑である（Gigerほか，2003）。
　R：話をする人同士の適切な距離は文化によって異なる。顔を向かい合わせて立つ場合，1mくらい離れて立つほうが気楽でよいという人もいる。
　R：身体に触れたり抱き合うような伝達の手段は，文化によって異なる。たとえば，ある文化では身体に触れることはとても親しみのある行為であるが，別の文化では身体に触れられることを嫌がる（顔を軽くたたくことは攻撃的とみなされる）。また，ある文化では，男性に対してはお互いにキスをして，女性に対しては握手をするのが適切であると考えられている。

◉ **必要に応じて，専門機関へ紹介する。**
① 病歴をとる場合や手術の同意を得る場合など，重要なことを話し合うときには，言葉の流暢な通訳者を入れる。書類などを通訳者に訳してもらうことでコミュニケーションを補強する。
② 可能ならクライエントが望むだけの時間を通訳者に与える（面会者の規則には融通をつける）。
③ 通訳者がいなければ，クライエントの言語がわかる人に面会に来てもらう計画を立てる（多くの病院や社会福祉事務所では，快く通訳をしてくれる人の名前や電話番号を登録した「言語バンク」を保有している）。
④ 必要に応じて，AT＆Tの電話通訳システムを利用する。

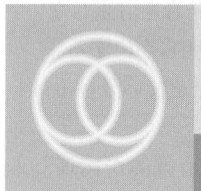

言語的コミュニケーション障害

Impaired Verbal Communication

【定義】

言語的コミュニケーション障害：言語能力は低下しているが他者の言うことは理解できる状態，あるいはその危険性が高い状態。

【診断指標】

■ 必須データ（必ず存在）
- 言葉を話せないが，他者の言うことは理解できる。
- 言語音あるいは運動企図の欠損

■ 副次的データ（おそらく存在）
- 息切れ

【関連因子】

〈コミュニケーション障害〉を参照

重要概念

〈コミュニケーション障害〉を参照

焦点アセスメント基準

〈コミュニケーション障害〉を参照

NOC
コミュニケーション：表現

目標 ▶

クライエントは，自己表現能力が改善されたことを示す。

指標 ▶
- コミュニケーションに関する欲求不満が軽減したと述べる。
- 必要であれば代替方法を用いる。

NIC
積極的傾聴，コミュニケーション強化：言語障害

【一般的看護介入】

◉ **基本的ニーズを伝達できる方法を確認する。**
〈コミュニケーション障害〉を参照

◉ **コミュニケーションを促進させる因子を確認する。**
①構音障害のある場合
- ケア提供者がよく言葉が聞こえるように，周囲の騒音を抑える(例. ラジオ，テレビ)。
- クライエントの理解力には障害がないので，会話やメッセージの仕方を変えない。成人のレベルで話す。
- クライエントに意識してゆっくりと大声で話すよう指導する(例.「話の合間には深呼吸をしましょう」)。
- 不明瞭な言葉はクライエントに繰り返してもらう。理解力を助けるための非言語的な手がかりを観察する。
- クライエントが疲労しているときは，短い応答で答えられるような質問をする。
- 会話が不明瞭なときは，クライエントに身振りを使う，メッセージを書く，コミュニケーションカードを使うよう指導する。

②話すことができない場合(例. 気管内挿管，気管造瘻術)
- 元に戻るのであれば，話せるようになることを告げて安心させる。そうでなければ，利用できる代わりの方法を説明する(例. 食道発声，手話)。
- クライエントの理解には影響がないので，会話や音量，あるいはメッセージの仕方を変えない。成人のレベルで話す。
- 理解の手がかりに読唇する。

◉ **欲求不満を軽減するための継続ケアをする。**
①欲求不満，引きこもりの症状を観察する。
- 意思疎通ができない欲求不満の問題を言葉で表現する。そして，話をしようとする看護師とクライエントがともに忍耐がいることを説明する。
- 穏やかで積極的な態度を保つ(例.「一緒に努力すれば理解できますよ」)。
- 安心感を与える(例.「困難だと思いますが，あなたにはできますよ」)。
- ユーモアのセンスをもつ。
- 泣くことを認める(例.「欲求不満になるのはよくわかりますよ。泣いてすべて吐き出しましょう」)。
- 会話する能力に制限があるクライエント(単純な要求は話せるが，長い話はできない)に対しては，感情表現や関心事を共有するため，手紙を書いたり日記をつけたりするよう指導する。
- ニーズを予測して，単純な「はい，いいえ」で返事のできる質問をする。

②特別なケア計画を維持する。
- 用いる伝達方法を書く(例.「言葉カードを使用する」，「床上式便器が必要なときは指さす」)。
- 意思の伝達の問題を軽減するため，特定の手段に関する指示を記録する(例. ベッドでの排尿を許可する)。

◉ **必要に応じて，健康教育と専門機関への紹介をする。**
①コミュニケーション技法とその技法を繰り返し使うことを重要他者に指導する。
②コミュニケーションの問題に関する感情を共有するよう家族を指導する。
③治療計画の早い時期に言語療法士に相談する。
R：〈コミュニケーション障害〉を参照

▦ 小児への看護介入

①年齢に応じた適切なコミュニケーション方法を確立する。
②発声ができない幼児の場合，最初は基本的な身振りを教える(時間，食物，家族関係，感情，動物，数，たびたびある依頼)。
③言語療法士に相談し，援助してもらう。
④コミュニケーション方法を小児に提供することの重要性について家族やケア提供者と話し合う。
R：発声ができない小児は，受容性言語や表現性言語の発達遅延の危険性がある〔例. 口頭の会話，発声〕。
R：コミュニケーションは小児の養育者と基本的な社会性を強化することで，きずなや愛情を促進する。
R：周囲の人々と意思疎通できることは，小児の独立心や自己尊重や自己実現を高める。

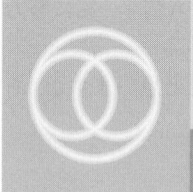

混乱*

Confusion

混乱
　急性混乱
　慢性混乱

【定義】

混乱：はっきりわからない原因や徴候によって認知，注意力，記憶，見当識などに障害が起こったり，起こる危険性が高い状態。

【診断指標】

■■ 必須データ(必ず存在)

● 以下の障害
  ▶ 意識
  ▶ 注意力
  ▶ 知覚
  ▶ 睡眠-覚醒サイクル
  ▶ 記憶
  ▶ 見当識
  ▶ 思考
  ▶ 精神運動行動(反応時間，動く速さ，会話の流暢さ，不随意運動，筆記)

■■ 副次的データ(おそらく存在)

● 誤認
● 不眠
● 興奮

著者の注釈

本書の著者は診断リストに〈混乱〉を加えて，混乱の原因や発症，期間が不明な場合に看護師がこの診断を選択できるようにした。この診断を選択することによって，看護師は急性か慢性かを性急に診断しなくてもすむ。〈混乱〉と診断した場合は注意深いアセスメントが必要になる。データ収集が終了するまでこの診断は「(裏づけとなる特定のデータ)によって示されるように，不明の原因に関連した〈混乱〉」と記述することができる。

せん妄と混乱は同じものではない(Anderson, 1999, p.497)。混乱は，不可逆性の器質的精神障害の症状である。一方，せん妄は，脅威が根本的な原因となるときに生じる，短期間の可逆的な急性混乱である。慢性混乱と急性混乱(せん妄)の記述については，重要概念の項を参照。

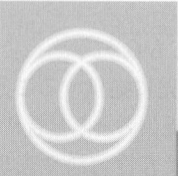

急性混乱

Acute Confusion

【定義】

急性混乱：意識，注意力，知覚，記憶，見当識，思考，睡眠-覚醒サイクル，精神運動行動などに，広範囲に変動する一群の障害が突然発症した状態〔米国精神医学会(APA)，2004〕。

---

*この診断は現在NANDAのリストにはないが，問題を明確にし，有用であるため本書では取り上げた。

【診断指標】

■ **必須データ**(必ず存在)
- 突然始まる以下の症状
  - 集中力低下
  - 失見当識
  - 支離滅裂
  - 不安
  - 不眠
  - 混乱
  - 落ちつきがない
  - 怖がる
  - 興奮
- 夜間や疲労時，新しい状況で悪化する症状

■ **副次的データ**(おそらく存在)
- 不眠
- 幻覚
- 錯覚
- 刺激に対する誤知覚

【危険因子】

危険因子の存在(関連因子を参照)

【関連因子】

低酸素脳症や脳代謝障害に関連するもの。以下の因子に続発する(Miller, 2004)。
- 体液や電解質の障害
  - 脱水
  - 体液量の減少
  - アシドーシス，アルカローシス
  - 高カルシウム血症，低カルシウム血症
  - 低カリウム血症
  - 低ナトリウム血症，高ナトリウム血症
  - 低血糖，高血糖
- 栄養不良
  - 葉酸塩あるいはビタミン B_{12} 欠乏
  - 貧血
  - ナイアシン欠乏
  - マグネシウム欠乏
- 心血管障害
  - 心筋梗塞
  - うっ血性心不全
  - 律動異常
  - 心ブロック
  - 側頭動脈炎
  - 硬膜下血腫
- 呼吸器疾患
  - 慢性閉塞性肺疾患
  - 肺塞栓症
  - 結核
  - 肺炎
- 感染症
  - 敗血症
  - 髄膜炎，脳炎
  - 尿路感染症(特に高齢者)
- 代謝疾患，内分泌疾患
  - 甲状腺機能低下症，甲状腺機能亢進症
  - 下垂体機能低下症，下垂体機能亢進症
  - 副甲状腺疾患
  - 副腎皮質機能低下症，副腎皮質機能亢進症
  - 体位性低血圧
  - 低体温，高体温
  - 肝不全または腎不全
- 中枢神経系(CNS)疾患
  - 多発性梗塞
  - 頭部外傷
  - 腫瘍
  - 発作および痙攣後状態
  - 正常圧水頭症

■ **治療関連因子**

脳代謝障害に関連するもの。以下の因子に続発する。
- 手術
- 治療薬による薬物中毒
  - 神経遮断薬
  - 麻薬
- 全身麻酔
- 薬物の副作用
  - 利尿薬
  - ジギタリス
  - プロプラノロール
  - アトロピン
  - 経口血糖降下薬
  - 抗炎症薬
  - 抗不安薬：フェノチアジン，ベンゾジアゼピン
  - バルビツール酸塩
  - メチルドパ

- ▶ジスルフィラム
- ▶リチウム
- ▶フェニトイン
- ▶市販の感冒薬(鎮咳薬,睡眠薬)
- ▶サルファ剤
- ▶シプロフロキサシン
- ▶メトロニダゾール
- ▶アシクロビル
- ▶H_2受容体拮抗薬
- ▶抗コリン薬

■■ 状況因子(個人・環境)

- ●脳代謝障害に関連するもの。以下の因子に続発する。
  - ▶アルコール,鎮静薬,催眠薬の禁断症状
  - ▶重金属中毒や一酸化炭素中毒
- ●以下の因子に関連するもの
  - ▶疼痛
  - ▶宿便
  - ▶身体不動
  - ▶抑うつ
  - ▶不慣れな環境
- ●化学物質中毒や薬物に関連するもの(特定する)
  - ▶アルコール
  - ▶コカイン
  - ▶メタドン
  - ▶塩酸メタンフェタミン
  - ▶塩酸フェンシクリジン(PCP)
  - ▶ヘロイン

著者の注釈

〈急性混乱〉と〈慢性混乱〉をNANDAの診断リストに加えることで,看護師は〈思考過程混乱〉を使うより,もっと明快な診断を使用できる。急性混乱は,変動する一群の障害が突然発症した状態である。慢性混乱は,長期的あるいは進行性の変調を示す。思考過程混乱も認知プロセスの混乱であるが,その原因はコーピングの問題や人格障害である。

診断表現上の誤り

◉高齢であることに関連した〈急性混乱〉

この診断は,混乱や老化とそれが認知に及ぼす影響を理解していないことを示している。混乱をきたしている高齢者はさまざまな混乱の原因を抱えている(例. 電解質の変調,発熱,脳梗塞,アルツハイマー病)。これら個々の状況は,医学や看護上の判断を必要とする。原因が明らかになるまでは「不明な原因に関連した〈慢性混乱〉」と表現する。

重要概念

■■ 一般的留意点

①「混乱」は,一連の認知障害を表すために看護師がしばしば使用する用語である。「人が混乱していると判断することが,まさに最初のステップである」(Rasin, 1990;Roberts, 2001)。混乱は,脳代謝における障害を表す精神身体上の概念である。脳代謝の低下は脳,特にアセチルコリンとエピネフリンの神経伝達レベルを低下させる。アセチルコリンは注意,学習,記憶,情報処理に必要である(Rasin, 1990;Roberts, 2001)。

②急性混乱すなわちせん妄は,薬物,感染,脱水,電解質不均衡,代謝異常が原因の一過性の生化学的な障害である(Foremanほか, 1999)。根本的原因が処理されれば,混乱が続くのは5日未満である。早期に発見し治療することで,不必要な長期入院を防ぐことができる。

③急性混乱にある患者の行動パターンには,機能亢進,機能低下,その両方がある(Cacchioneほか, 2003)。

④慢性混乱は,大脳皮質の進行性変性によって引き起こされる。この大脳皮質の変性を引き起こす疾患はいろいろあるが,類似した行動障害がみられる。慢性混乱の約60%がアルツハイマー病によるものであるのに対して,病理学的に多発性脳梗塞症(MID)と呼ばれるものの約10%が多発性脳梗塞形成あるいは発作によるものである。認知症の17%はアルツハイマー型老年性認知症(SDAT)とMIDとの組み合わせによって生じる。慢性混乱の残り13%はまれに,ピック病,クロイツフェルト・ヤコブ病,慢性の化学物質中毒(例. アルコール,鉛,オピオイド,コカイン)など可逆的な状態となる場合がある(Hall, 1991)。慢性混乱を伴うクライエントは,せん妄もきたす場合がある。

■■ 高齢者への留意点

①高齢期にみられる中等度から高度の認知障害は,認知症,せん妄,うつ病が原因の場合がある。看護師は,それらのアセスメントを慎重に行い,1

表2-3 薬物療法に影響を与える可能性のある加齢による変化

加齢による変化	薬物療法の影響
・体液の減少，非脂肪組織の減少，体脂肪の増加	血清濃度の上昇あるいは低下
・血清アルブミンの低下	蛋白結合剤の活動部分の増加
・腎臓や肝臓の機能低下	血清濃度の上昇
・胃酸の低下，胃pHの増加	胃pHに敏感な薬物吸収の変調
・平衡機能の変調	副作用の可能性の増加
・受容体感度の変調	治療効果の増加あるいは低下

〔Miller, C.（2004）. Nursing care of older adults（4th ed.）. Philadelphia：Lippincott Williams & Wilkins〕

つの徴候や身体所見だけで診断してはいけない。
②感染は，高齢者において，精神状態の変化を引き起こす最も一般的な原因に1つである（Bishop, 2006）。
③転倒と混乱は，肺炎に罹患した高齢者に頻繁に見られる（Janssens ほか，2004）。
④高齢者の場合，思考能力，計算能力，記憶力，判断力，問題解決能力は総合的認知能力の一般的指標であるため測定される。短期記憶は多少低下するが，長期記憶は損なわれないことが多い（Miller, 2004）。
⑤知性は高齢になっても変わらないが，情報処理に多く時間が費やされ，反応するまでの時間も長くなる。注意が散漫になり，具体的思考能力が衰え，新たな問題を処理する能力が低下するため，新しい情報の学習がいくぶん困難になることがある。しかし，高齢者は情報処理に時間をかけ，注意が散漫にならないようにし，かなり慎重に決断することで，これらの欠点を埋め合わせようとする。顕著な認知力の低下は，アテローム型動脈硬化症やニューロンの障害，それ以外の病理学的変化などの進行性疾患によって出現する（Miller, 2004）。
⑥高齢者のほとんどは認知障害が現れない。疾患の進行によって生じる重度の認知障害は，65歳以上の高齢者のわずか1%にすぎないが，85歳以上の高齢者では20%に出現する（Katzman, 1988）。
⑦加齢に伴う変化は薬物療法に影響を与え，否定的な結果を引き起こす。表2-3参照
⑧認知症とは知的機能障害であり，行動機能障害ではない。また，認知症は病気ではなく症候群で

ある（Miller, 2004）。アルツハイマー病は4番目に多い高齢者の死因で，認知症の1つである。
⑨Blazer（1986）は，一般社会で生活する高齢者の27%に抑うつの徴候があると報告した。Parmelee ら（1989）によると，ナーシングホームで生活する高齢者のうち，30%の人が軽度のうつの基準を満たしているのに対して，12%の人が強い抑うつを引き起こしていることを明らかにした。
⑩自殺は，特に認知症の早い段階に抑うつ，自己尊重の喪失，判断力の障害といった多くの原因で起こる可能性が高い。

焦点アセスメント基準

クライエントや重要他者からデータを収集する。

■ 主観的データ
①クライエントの既往歴
  ●ライフスタイル
    ▶関心事
    ▶過去および現在のコーピング
    ▶以前の機能レベル
    ▶強みと限界
    ▶教育
    ▶以前のストレスの処理レベル
    ▶職歴
    ▶アルコールや薬物の使用
  ●サポートシステム（利用可能な）
  ●医学的な問題や治療の既往（薬物治療）
  ●日常生活行動（能力および行動に対する欲求）
②症状歴（発症および期間）
  ●急性か慢性か。
  ●時間帯
  ●突然かゆっくりか。

③以下の感情をアセスメントする。
- 機能停滞期の下降
- 持続的か断続的か

③以下の感情をアセスメントする。
- 過度の悲しみや無力感
- 過去の行為への罪悪感
- 拒絶感あるいは孤立感
- 他者から強制されている。
- 無価値
- 過度の自負
- 非人格化
- 他者への不信感や疑惑
- 不安
- 非現実的な世界に住む。

④恐れをアセスメントする。
- 他者からの危害
- 監禁される。
- 思考疾走(レーシング)
- 対処することができない。
- 心が外部因子にコントロールされている。
- ばらばらに壊れる。

⑤幻覚をアセスメントする。
- 視覚
- 触覚(客観的要素を含む)
- 味覚
- 嗅覚
- 聴覚

⑥抑うつ病,認知症,せん妄に伴う以下の行動についてアセスメントする(Dellasega, 1998)。
- 抑うつ病
  ▶ 突然あるいは徐々に発生する。
  ▶ 睡眠困難
  ▶ 緩慢な動作
  ▶ 悲しみ,興味や楽しみの欠如
  ▶ 完全な記憶
- 認知症
  ▶ 徐々に,潜行性に発生する。
  ▶ 不眠や落ちつきがない場合がある。
  ▶ 徘徊行動
  ▶ 防衛的
  ▶ 記憶力が徐々に低下する。
- せん妄
  ▶ 突然の発生
  ▶ 夜間に悪化する行動
  ▶ 低/過度覚醒

▶ 幻覚,錯覚
▶ 行動の変化

客観的データ(主観的要素を含む)

①一般的外観
- 顔の表情(警戒,悲しみ,敵意,無表情)
- 服装(几帳面,見苦しい,誘惑的,風変わり)

②面接中の態度
- 内向的
- 協力的
- 注意,集中のレベル
- 不安のレベル
- 無感動
- 否定的
- 敵対
- 静か

③コミュニケーションパターン
- 適切
- 性的没頭
- 問題の否定
- 妄想
- 強迫観念
- 疑い深い。
- 自殺念慮
- 散漫
- 人を殺す計画を立てる。
- 無価値

④会話のパターン
- 適切
- 話題が別のものに飛ぶ。
- 関連性のない考え
- 細かい
- ふさぐ(思考が終結しない)。
- 結論を下すことができない。

⑤話す速度
- 適切
- 速すぎる。
- 遅すぎる。
- あわただしい。

⑥感情
- ぶっきらぼうな
- 言葉の内容と一致する。
- 悲しそうな
- 会話の内容と一致する。
- 単調な

- ●朗らかな
- ●言葉の内容とそぐわない。
- ⑦相互作用スキル
  - ●看護師と
    - ▶不適切
    - ▶敵意のある。
    - ▶詰問する，主張する。
    - ▶引きこもる，先取りする。
    - ▶よい関係
  - ●重要他者と
    - ▶すべて（あるいは何人か）の家族と関係がある。
    - ▶1人（あるいはすべて）の家族に敵意をもつ。
    - ▶相互作用を求めない。
    - ▶面会者がない。
- ⑧日常生活行動
  - ●セルフケア能力がある（観察される，報告される）。
- ⑨栄養-水分摂取状態
  - ●食欲
  - ●体重
  - ●食事パターン
- ⑩睡眠-休息パターン
  - ●睡眠のとりすぎ，あるいは不足
  - ●不眠
  - ●早朝覚醒
  - ●断続的睡眠
  - ●サイクルの逆転
- ⑪個人衛生
  - ●清潔
  - ●整容
  - ●服装
- ⑫活動運動
  - ●正常範囲内
  - ●興奮した
  - ●減少した，昏迷した

このほかの「焦点アセスメント基準」の情報は，http://thepoint.lww.com を参照

NOC
見当識，安全行動：個人，思考変調の自己コントロール，情報処理

目標▶
クライエントは，混乱の出現が減少する。

指標▶
- ●それほど動揺しない。
- ●日常生活活動（ADL）を行う。
- ●それほど闘争的でない。

【一般的看護介入】

◉**原因や誘因をアセスメントする。**
①診断検査が終了しているか確認する。
- ■臨床検査
  - ●全血球検査（CBC）と電解質
  - ●ビタミン B_{12} と葉酸塩，サイアミン
  - ●急速血漿レアギン（RPR）
  - ●Na と K
  - ●AST，ALT，ビリルビン
  - ●尿検査
  - ●甲状腺刺激ホルモン（TSH），サイロキシン（T_4）
  - ●血清サイロキシン，血清遊離サイロキシン
  - ●カルシウムとリン酸塩
  - ●クレアチニン，血中尿素窒素（BUN）
  - ●血清グルコースと空腹時血糖値
- ■診断検査
  - ●脳波（EEG）
  - ●胸部X線
  - ●CTスキャン
  - ●心電図（ECG）

②精神科的評価
抑うつ症状が出現しているかどうか評価する（〈非効果的コーピング〉の「焦点アセスメント基準」を参照）。

◉**クライエントの統合感覚を促進する。**
①混乱に対する考え方をアセスメントする（クライエント自身，介護者，重要他者）。
- ■家族，重要他者，介護者に状況とコーピングの方法について指導する。
  R：看護師や医師にとって，急性（可逆的）混乱と慢性（非可逆的）混乱とを識別することは重要である（Miller, 2004）。

②共感的で敬意に満ちたケアの基準を維持する。
- ■介護者がクライエント自身のニードに気づかないときは擁護する。
- ■同僚と一緒に役割モデルの役割を果たす。
- ■ケア提供者に混乱に関する最新の情報を提供する。

急性混乱

- ■共感的で敬意に満ちたケアを行い，そのようなケアが行われているかを観察する。
③有用で有意義な話題になるような情報を収集するよう試みる(好きなこと，嫌いなこと，興味，趣味，職歴)。面接は早朝に行う。
④重要他者と介護者に，クライエントに対して低い音程で普通の音量でゆっくりと話し(聴力低下がない限り)，1対1でアイコンタクトをとりながらクライエントに理解してもらえるように話すことを指導する。
⑤敬意を払い，仲間意識を促進する。
- ■クライエントが何を言いたいか注意を払う。
- ■有意義な意見を取り上げながら話題を進める。
- ■相手の名前を呼び，接触するたびに自己紹介する。受け入れられるようならタッチを行う。
- ■相手が好む呼び名を使う。「おじさん」，「お母さん」などの呼びかけは混乱を招いたり，受け入れられない可能性があるので，使用しない。
- ■クライエントのことを気にかけ，親しみを抱いていることをクライエントに伝える(微笑みながら，ゆっくりと話す。ユーモアや賞賛を交える。決して説き伏せるようにしてはいけない)。
- ■話した言葉や動作の背景にある感情に焦点を当てる。
⑥突然の予定変更や移動を減らす。

◉**意味のある感覚刺激を適度に与える。**
①クライエントが時間と場所がわかっていられるようにする。
- ■毎朝，日時や場所を尋ねる。
- ■大きな時計やカレンダーをクライエントに提供する。
- ■認知症が重度の場合，クライエントの視界に入る鏡をすべて外す。
- ■夜間は常夜灯や暗めの照明を使用する。
- ■間接照明を用い，日が暮れる前に電気をつける。
- ■窓越しあるいは戸外に出て，クライエントに昼間の日差しや夕暮れを見る機会を与える。
- ■カードやピンを使って休日に印をつける(例．バレンタインデーに赤いハートマークをつける)。
    R：コーピング行動には，動く，エネルギーを生産する，感じる，脳で統合するという4つの生理学的メカニズムを必要とする。「能力が低下すると，外部環境因子は行動や感情の重要な決定要素になる」(Hall, 1991)。
    R：認知症のクライエントは特定の因子を軽減したり，除去することによって機能レベルを最大に保持しようとする。特定の因子には以下が含まれる。
    ▶疲労
    ▶日課，環境，ケア提供者の変更
    ▶激しく興奮させる行動(例．人混み)，あるいは興奮させるイメージ(ぞっとするような写真や映像)
    ▶能力を超えた行動，あるいは抑制されることによる欲求不満
    ▶疼痛，不快，疾患，薬剤の副作用
    ▶競争心をあおる刺激や紛らわしい刺激(鏡，テレビ，衣装)。
②知覚障害を減らすために補助具を使用する(例．照明，めがね，補聴器)。
③クライエントが親しみをもっている物を家族に持って来てもらう(例．反射しないガラスを使った写真立てと写真，ショール)。
- ■クライエントにその写真について話をしてもらう。
- ■家庭的な話題に焦点を当てる。
    R：「機能的行動，すなわちベースライン行動は，クライエントへの外的要求(ストレッサー)がクライエントの順応レベルに調整されると，起こる可能性が高い」(Hall, 1991)。
④最近の出来事や季節に関すること(雪，川や海での遊びなど)を話し合う。自分の趣味(旅行，手工芸)について話す。
⑤手を使う活動ができるかどうかアセスメントする(例．編み物，木工)。
- ■資料を読む。テープを聞く。パズル(小冊子，コンピュータ，クロスワード)をすることができる。
- ■できれば，クライエント自身が記録をつけるようにする(例．水分水納量)。
- ■実行できる課題を与える(封筒に宛名を書く。作業療法)。
⑥食事などの課題や活動を指導する場合は，細かくステップを分けて順番に1ステップずつ指示する。
- ■皿とカップからカバーを外す。

- ナプキンなどの用具を置く。
- コーヒーに砂糖とミルクを加える。
- 食物に調味料を加える（砂糖，塩，こしょう）。
- 食物を切る。

⑦すべての活動を説明する。
- 簡単に課題の説明をする。
- それぞれの課題に関連した器具をクライエントに使用させる。
- 洗顔などの課題にクライエントを参加させる。
- 看護師が部屋を出るときや戻るときを知らせる。

R：記憶喪失や知的機能が低下するため，ケアに一貫性をもたせることが必要となる。

R：感覚系の入力は混乱を増すので過度に刺激しないよう注意深く計画する必要がある（Miller, 2004）。

◉クライエントの自己尊重を促進する。
①これまでの習慣を許可する（例．トイレでの読書）。
②義歯を入れることを勧める。
③ひげ剃りを手伝う。
④小遣いの提供を家族に依頼する。
⑤クライエント・重要他者に，クライエントの日常の整容行動について確認し，それを続けるよう促す。
⑥常にクライエントのプライバシーを守る。身体を露出する必要があるときは必要以外の部分は隠すよう配慮する（例．背部を拭くとき，タオルか毛布で身体の前面を覆う）。
⑦クライエントの好みに合った清潔方法にする（髪をとく，シャワー，入浴，爪の手入れ，化粧，制汗剤，香水）。

◉適切な役割を奨励する。
①昼間は寝衣を着用させない。スリッパではなく，靴を履かせる。
②できるだけ体を動かすよう促す。
③禁忌でなければベッド以外で食事をする。
④食事を通して社会性を促進する（例．ラウンジで4人分の食事を用意する）。
⑤楽しみにできる活動を毎日計画する（例．ビンゴ，アイスクリームサンデーの会）。
⑥意思決定に関与させる（例．着用したい衣服を選ばせる）。

R：不安は過度の自己集中や心配事によって認知能力に影響を与える。抑うつは集中力の低下，注意力の低下，否定的な期待をもたらす（Miller, 2004）。

◉混乱状態を是認しない。
①クライエントと言い争いしない。
②混乱した言動に決して同意しない。
③混乱したクライエントは，恐怖を減少させる反応に慰められる。たとえば，20年も前に母親が亡くなっているのに，「母に会いたい」と言うクライエントに対して，看護師は「お母様があなたのことを大事に思っていたことがわかります」と対応する。
④クライエントを現実に引き戻すようにする。クライエントを混乱したままの状態にしない。
⑤スケジュールを厳守する。変更が必要なときはクライエントに知らせる。
⑥クライエントの前で同僚と別の話題についての話をしない。
⑦誤解が生じないように簡単な説明をする。
⑧看護師が入室したり，退室するときは声をかける（例．「10分以内に戻ります」）。
⑨自由回答式の質問は避ける。
⑩5〜6段階ある課題は，2〜3段階の課題に変更する。

R：無条件で肯定的にみることは，環境の解釈に困難をきたしているクライエントに受容や愛情を伝える。

R：注意深く聴くことは，不安の増強を防ぎ，生理的不快を示す反応を評価するうえで重要である（Miller, 2004）。

◉クライエントに損傷が起こらないようにする。
①抑制具はできるだけ使用しない。別の方法を考える（Rateau, 2000）。
- クライエントの行動を観察してもらえるような人と同室にする。
- クライエントが混乱をきたしている間，家族や友人にそばで見守ってもらうよう協力を得る。
- クライエントがチューブ類を引っ張ろうとするときは，手首を抑制する代わりに手袋を用いる。

②〈身体損傷リスク状態〉を参照してアセスメントを行い，危険に対して環境を調整する。
③地元の警察署にある「身元不明者リスト」など，緊急医療システムに登録しておく。

R：抑制はクライエントの権利を侵害し、不安を増大する。クライエントを守ろうとするすべての試みが、抑制を選択する前に用いられなければならない。

R：感覚系の入力は混乱を増すので過度に刺激しないよう注意深く計画する必要がある(Miller, 2004)。

◉**効果的なコーピングを支援する**(Young, 2001)。
①混乱の原因について説明する。
②状況を認識できないことについて説明する。
③忍耐強さ、柔軟さ、穏やかさをもち続けることの必要性について説明する。
④大人として対応することを強調する。
⑤行動は障害の一部で、随意的なものではないことを説明する。

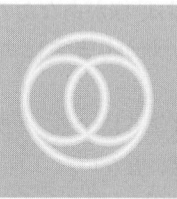

慢性混乱
Chronic Confusion

【定義】

慢性混乱：知力や人格の低下が長期にわたって進み、回復不能な状態。

【診断指標】

■ 必須データ(必ず存在)

- 認知能力と知力の喪失
  - ▶記憶の喪失
  - ▶時間感覚の喪失
  - ▶選択、意思決定が不能
- 問題解決、推論することができない。
  - ▶知覚の変調
  - ▶言語能力の喪失
  - ▶判断力の低下
- 感情や人格の喪失
  - ▶感情の喪失
  - ▶抑止力の低下
  - ▶鋭敏な感覚の喪失、がまんができない。
  - ▶認知能力の喪失(他者、環境、自己)
  - ▶自己没頭の増強
  - ▶精神病的顔貌
  - ▶反社会的行動
  - ▶エネルギー予備力の喪失
- 意思や計画性の喪失
  - ▶一般的な計画能力の喪失
  - ▶目標設定、計画能力の障害
- ストレス閾値の進行性の低下
  - ▶意図的徘徊
- ▶暴力的行為、興奮性の行動、不安行動
- ▶強迫的な反復
- ▶無意味な行動
- ▶引きこもり行動、逃避行動

【関連因子】

■ 病態生理因子(Hall, 1991)

- 大脳皮質の進行性変性に関連するもの。以下の因子に続発する。
  - ▶アルツハイマー病
  - ▶多発性脳梗塞(MID)
  - ▶アルツハイマー型とMIDの混合
- 脳代謝、構造、統合性の障害に関連するもの。以下の因子に続発する。
  - ▶ピック病
  - ▶クロイツフェルト・ヤコブ病
  - ▶毒性物質の注入
  - ▶退行性神経疾患
  - ▶脳腫瘍
  - ▶ハンチントン舞踏病
  - ▶末期疾患(AIDS、癌、心不全、肝硬変、腎不全、慢性閉塞性肺疾患)
  - ▶精神障害

著者の注釈

〈急性混乱〉を参照

診断表現上の誤り

〈急性混乱〉を参照

重要概念 ●●●●●●●●●●●●●●●●●●●●●●●●●●●●●●●

① 〈急性混乱〉を参照
② 進行性認知症には，4つの徴候がある(Hall, 1991)。
- ■ 知性の喪失
  - ● 記憶喪失(当初は最新の記憶の喪失)
  - ● 時間感覚の喪失
  - ● 問題解決や判断力の喪失
  - ● 選択することができない。
  - ● 視覚的・聴覚的刺激の識別能力の変調
  - ● 表現性言語と受容性言語の喪失
- ■ 情動的人格の喪失
  - ● 情動の喪失
  - ● 注意力の持続時間の短縮
  - ● 抑制がきかなくなる。
  - ● 感情的になりやすい。
  - ● 機転がきかない。
  - ● 自己没頭の増加
- ■ 意思や計画性の喪失
  - ● 計画能力の喪失
  - ● 手段的機能の喪失(例. 金銭管理，郵送，買い物)
  - ● 機能の喪失(例. 入浴，衣服の選択)
  - ● エネルギー予備力の喪失
  - ● 失行状態
  - ● 欲求不満，関係の拒否
- ■ ストレス閾値の進行性の低下
  - ● 混乱したあるいは興奮した夜間徘徊
  - ● 無意味な行動
  - ● 暴力的行為，興奮行動，不安行動
  - ● 強迫的な反復

③ 抑うつと認知症はどちらも認知障害を引き起こす。抑うつは治療可能であるため，根本的な原因を見極めることが重要である(Miller, 2004)。

■■ 焦点アセスメント基準

〈急性混乱〉を参照

NOC
認識能力，見当識，思考変調の自己コントロール，サーベイランス：安全性，情緒支援，環境管理，転倒予防，鎮静法

目標 ▶

クライエントは，最大限に自立して治療環境に参加する。

指標 ▶

- ● 欲求不満が軽減する。
- ● 闘争性の出現が消失した状態になる。
- ● 抑制の使用が少なくなる。
- ● 夜間に睡眠時間を増やす。
- ● 体重を安定または増加する。

NIC
認知刺激，鎮静法，リアリティ・オリエンテーション(現実性見当識づけ)，環境管理：安全

【一般的看護介入】

◉ 〈急性混乱〉の看護介入を参照
◉ 混乱が出現する以前のクライエントの状態についてアセスメントする。

① 教育レベル，職歴
② 趣味，ライフスタイル
③ コーピングスタイル

R：クライエントの個人的な経歴をアセスメントすることで最近の行動パターンを洞察し，クライエントに関心があることを伝えることができる(Hall, 1994)。

R：クライエントについての具体的な情報は個別的ケアを高める(Hall, 1994)。

◉ ベースライン行動を知るため，クライエントの状態を観察する。

① 1日の中でクライエントの状態が最も良い時間帯
② 単純な質問に対する反応時間
③ 気晴らしの許容範囲
④ 判断能力
⑤ 自己の障害に対する洞察
⑥ 抑うつの症状や徴候
⑦ 日課

R：ベースライン行動は，活動や毎日の決まったケアの計画を立てるために用いられる(Hall, 1994)。

◉ クライエントのまとまりの感覚を促進する(Miller, 2004)。

① コミュニケーションをクライエントの能力レベルに合わせる。
- ■ 「赤ちゃん言葉」やクライエントを見下すような口調は避ける。

慢性混乱

- 非常に簡単な文章を用いたり，一度に1つの考えを提示することが必要になる場合もある。
- クライエントが理解できない場合は，同じ言葉で文章を繰り返す。

②肯定的な言い方をする。「〜しない」などの表現は避ける。

③安全性の問題がなければ，クライエントと口論しない。

④「あなたは何をしたいですか」というような一般的な質問は避ける。代わりに，「散歩したいですか，それとも絨毯の上に横になりますか」と聞く。

⑤クライエントが表現しようとしている感情に敏感になる。

⑥クライエントが返答できないとわかる質問は避ける。

⑦可能であれば，言語的コミュニケーションを強化するよう促す。

⑧否定的な反応が予想されなければ，注意や関心を得るためにタッチを用いる。

⑨アイコンタクトと明るい表情を保つ。

⑩どの感覚がクライエントの知覚を支配しているのかを判断する（聴覚，運動覚，嗅覚，味覚）。望ましい感覚を通して伝達する（Feil, 1992）。

R：認知症を伴うアルツハイマー病は，コミュニケーション能力（例.受容的・表現的）に影響を受ける（Hall, 1994）。

◉**クライエントの安全性を高める。**

①クライエントがIDカードを携帯しているか確認する。

②クライエントが希望すれば，自由に歩きまわれるように環境を調整する。

③環境を整える。

④薬液や洗浄液，その他の毒性化学薬品は，クライエントの手に届かない場所に保管する。

⑤クライエントがナースコールを操作できない場合は，別の方法を用いる（例.ベル，ナースコールの延長）。

⑥不意にベッドの配置を変えない。

R：認知症のクライエントは，日課をもつことで，認識的な（計画する能力と連続活動）損失を補う。

R：過剰な刺激，刺激の不足，あるいは紛らわしい刺激は，感覚判断が障害されることによって身体的な機能障害を引き起こす可能性がある（Hall, 1994）。

◉**抑制具はできるだけ使用しない。別の方法を考える。**

①クライエントの行動が治療（例.経鼻胃チューブ，尿管カテーテル，静脈ライン）の妨げになる場合は，治療法が適切かどうかを再評価する。

- 静脈注入療法
  - ガーゼで緩くチューブ類を覆う。
  - 持続静脈注入療法の代わりに断続的なアクセス装置を考慮する。
  - 脱水があれば定期的に水分の経口摂取を始める。
  - できるだけ抑制が少なくてすむ部位を使う。

- 尿管カテーテル
  - 失禁の原因を探る。
  - 失禁のタイプに適した介入を始める。〈排尿障害〉を参照
  - 貯尿袋は足の上に置くより，足の間にカテーテルを通し，袋はベッドの端に置く。ベルクロバンドは，カテーテルを足に沿って保持する。

- 経鼻胃チューブ
  - 外鼻孔にかかる圧力を頻回にチェックする。
  - 腹帯をゆるく当てて経鼻胃チューブを覆う。
  - クライエントがチューブ類を引っ張るときは，手首を抑制する代わりに手袋をはめる。
  - 不穏状態が疼痛と関係していないかを明らかにする。鎮痛薬を使用する場合は，用量を調整して副作用を少なくする。
  - クライエントを監視してくれるような人と同室にする。
  - クライエントが混乱をきたしている間，家族や友人にそばで見守ってもらうよう協力を得る。
  - クライエントに何かを持たせる（例.ぬいぐるみ）。

R：身体的な機能障害にみられる一時的な変化の特徴は，認識や社会との接触（例.親しい人の顔が認識できない，引きこもり，好戦的，がんこ）にある（Hall, 1994 ; Miller, 2004）。

◉**クライエントが闘争的である場合，恐怖や欲求不満の原因をつきとめる。**

①疲労

②日課，環境，ケア提供者の変更

③身体的ストレッサー，疼痛，感染，急性疾患，不

快
④誤った刺激や不適切な刺激
⑤機能的能力以上のことを要求されるプレッシャー
　R：疲労は，身体的な機能障害を頻繁に引き起こす。
　R：身体的ストレッサーは，身体的な機能障害を引き起こす場合がある(例．尿路感染，カフェイン，便秘)。
◉身体的な機能障害や突然の機能低下が出現した場合
①クライエントを姓で呼ぶ。
②個々の依存的態度を受容する。
③慣習的な社会行動を求めることで注意をそらす(例.「スミスさん，ジュースはいかがですか」)。
④機能が障害された出来事が過ぎた後，その出来事を相手と話し合う。
⑤観察した行動や結果について記録する。
◉身体的な安楽と基本的な健康上のニーズを確実に維持する。
　〈セルフケア不足〉を参照
◉クライエントにとって好ましい刺激を提供するための方法を選択する。
①音楽療法
　■クライエントの好みを明らかにする。最低30分間，興奮する前にこの音楽をかけて，クライエントの反応をみる。
　■食事中に静かで聴き慣れた音楽を流す。
　■文化的・道徳的な好みを考慮した歌の集いを設定する。
　■療法中，音楽を流す(理学，作業，言語)。
　■クライエントに音楽の練習をさせる。
　■ゲストを招いた催しを設定する。
　■クライエントが作った歌集を使う(大きな文字のプリントときれいに飾った表紙)。
②レクリエーション療法
　■絵画や手工芸を勧める。
　■自由な作文を書くよう助言する。
　■クイズを出す。
　■集団で行うゲームを用意する。
③再動機づけ療法
　■5つのステップでグループセッションを編成する(Dennis, 1984)。
　　●ステップ1：受容的な環境をつくる(約5分間)
　　▶リーダーと参加者を紹介し，リラックスした雰囲気をつくる。
　　▶大きな字で書かれた名札をつけて椅子に座る。
　　▶すべてのセッションに対して場所を割り当てる。
　　●ステップ2：現実への橋渡しをする(約15分間)
　　▶小道具(視覚教材，オーディオ，歌，写真，オブジェ，詩)を用いてセッションのテーマを導入する。
　　●ステップ3：私たちが住んでいる世界を共有する(約15分間)
　　▶グループメンバーで話題について話し合う。
　　▶感覚刺激を促進する。
　　●ステップ4：世間の仕事を理解する(約20分間)
　　▶この話題が過去の体験とどのような関係があるか話し合う(仕事，余暇)。
　　●ステップ5：感謝の気持ちを築く(約5分間)
　　▶個々のメンバーがお互いに礼を言う。
　　▶次のセッションの話題と会の日程を知らせる。
　　▶連想法と類推法を用いる。
　　　「氷が冷たければ，火は……？」
　　　「昼間が明るければ，夜は……？」
　■再動機づけのクラスの話題は，グループリーダーの提案とグループの関心事に基づいて選ぶ。たとえば，ペット，海や湖のこと，果物や野菜の缶詰づくり，交通機関，休日など(Janssenほか，1988)。
④感覚訓練
　■視覚を刺激する(形が異なる，明るい色彩のもの，写真，ぬり絵，万華鏡などを利用)。
　■嗅覚を刺激する(花，コーヒー，香水などを利用)。
　■聴覚を刺激する(ベルを鳴らす。レコードをかける)。
　■触覚を刺激する(紙やすり，ビロード，研磨用の鋼綿，絹，ぬいぐるみなどを利用)。
　■味覚を刺激する(香辛料，食塩，砂糖，酢などを利用)。
⑤回想療法(Burnsideほか，1994；Smith，1990)。

- 1対1か，集団で回想療法を開始できるかを考慮する。クライエントケアチームで目的と目標を検討する。始める前に担当者自身の準備を十分に行う。具体的なプロトコールはBurnsideとHaight（1994）を参考。

⊙ **ストレス閾値を低下させる方法を実施する**（Hallほか，1987；Miller，2004）。

① 拮抗する刺激や過剰な刺激を少なくする。
- 簡素で整頓された環境を維持する。
- ラジオやテレビの使用方法について簡単に明示する。
- 不必要な騒音を排除または最小にする。
- R：過剰刺激，過少刺激，紛らわしい刺激は感覚解釈障害のために機能障害を引き起こす可能性がある（Hall，1994；Miller，2004）。
- R：身体的ストレッサーは，身体的な機能障害を引き起こす場合がある（例．尿路感染，カフェイン，便秘）。

② 一貫性のある日課を計画し実施する。
- 同じケア提供者を割り当てるようにする。
- 家族からケアに役立つ，あるいは妨げとなる方法を聞き出す。
- クライエントのケア用品を使う順番に準備する（衣服，歯ブラシ，うがい薬など）。
- クライエントや家族の決まった日課を決める。
- すべてのケア提供者の順番を記録する。
- 変更が予想される場合，ストレスを軽減する。
  - できるだけ変更は単純なものにする（例．最小限度の休日の飾りつけ）。
  - クライエントが十分休息をとっていることを確認する。
  - 可能であれば，1日のうちクライエントの状態が最もよい時間帯に変更する。
- R：クライエントの興奮する程度が最高に達する前に，最低30分間の音楽療法を行うことで，興奮を軽減させることができる（Gerdner，1999）。

③ クライエントの能力レベルに焦点を当てる。
- 能力をこえた機能の実施を求めない。
- クライエントに対して無条件の肯定的な感情を表現する。
- 環境を調節して能力を補う（例．ベルクロバンドの使用，ゆったりとした衣服，弾力性のあるウエストバンド）。
- 単純な文章を用いて行動を示す。
- クライエントが答えることができない質問をしない。
- 自由回答式の質問は避ける（例．何を食べたいですか。いつ入浴したいですか）。
- 代名詞の使用は避ける。物の名前で指し示す。
- 簡単な選択を与える（例．「クッキーとクラッカーのどちらにしますか」）。
- 指でつまんで食べられるもの（例．サンドイッチ）で1人で食事をさせる。
- R：認知能力を超えた行動をしようとすると，恐怖や怒り，欲求不満を生じることになる（Hall，1994）。
- R：混乱しているクライエントは，尋ねられた問題を思い出すことができなかったり，記憶喪失がある（Young，2001）。

④ 疲労を最少にする（Hall，1994）。
- 毎日2時間の休息時間を提供する。
- 読書や音楽鑑賞など，ゆったりとした活動をクライエントと決定する。
- ベッドではなく，リクライニングチェアで昼寝をさせる。
- ストレスが多いことや疲労する活動はクライエントの状態が最もよい時間に行う。
- クライエントがいつでも活動をやめられることを容認する。
- 毎日の計画に規則的な運動を取り入れる。
- 動き回ることを受け入れる。
- クライエントの疲労や不安の増加の表現に注意し，すみやかに刺激を減少させる。
- R：日中の休息は夜間覚醒を防ぐ助けとなる。

便秘
Constipation

便秘
- ▶ 身体不動性が腸蠕動に及ぼす影響に関連した知覚的便秘

【定義】

便秘：クライエントが，大腸内容の停滞により排便回数の減少（週2回以下）や，硬く乾燥した便を排泄している状態，またはその危険性が高い状態。

【診断指標】

■ 必須データ（必ず存在）
- 硬い有形便
- 週2回以下の排便
- 排便にかかる時間が長くなる，排便困難

■ 副次的データ（おそらく存在）
- 腸雑音の低下
- 直腸充満感の訴え
- 直腸圧迫感の訴え
- 排便時のいきみ
- 硬便の触知
- 残便感

【関連因子】

■ 病態生理因子
- 神経支配の障害，子宮底筋力の低下，体動不能に関連するもの。以下の因子に続発する。
  - ▶ 脊髄病変
  - ▶ 脊髄損傷
  - ▶ 二分脊椎
  - ▶ 脳血管発作〔脳血管障害(CVA)，脳卒中〕
  - ▶ 神経疾患（多発性硬化症，パーキンソン病）
  - ▶ 認知症
- 代謝の低下に関連するもの。以下の因子に続発する。
  - ▶ 肥満
  - ▶ 褐色細胞腫
  - ▶ 甲状腺機能低下症
  - ▶ 副甲状腺機能亢進症
  - ▶ 尿毒症
  - ▶ 下垂体機能低下症
  - ▶ 糖尿病性神経症
- 便意への対応の低下に関連するもの。以下の因子に続発する。
  - ▶ 情緒障害
- 疼痛に関連するもの（排便時の）
  - ▶ 痔
  - ▶ 背部腫瘍
- 低酸素症に続発する腸蠕動の低下（心臓性，肺性）に関連するもの
- 過敏性大腸症候群に続発する腸蠕動低下に関連するもの
- 肛門括約筋を弛緩できないことや，肛門内圧が高いことに関連するもの。以下に続発する。
  - ▶ 度重なる腟分娩
  - ▶ 慢性疲労

■ 治療関連因子
- 薬物の副作用（特定する）
  - ▶ 抗うつ薬
  - ▶ 制酸薬（カルシウム，アルミニウム）
  - ▶ 鉄剤
  - ▶ 硫酸バリウム
  - ▶ アルミニウム製剤
  - ▶ アスピリン製剤
  - ▶ フェノチアジン製剤
  - ▶ カルシウム拮抗薬
  - ▶ カルシウム製剤
  - ▶ 抗コリン薬
  - ▶ 麻酔薬

- ▶麻薬(コデイン，モルヒネ)
- ▶利尿薬
- ▶抗パーキンソン病薬
- ●麻酔と手術操作による腸蠕動の影響に関連するもの
- ●緩下薬の常用に関連するもの
- ●放射線療法に続発する粘膜炎に関連するもの

■■ 状況因子(個人・環境)
- ●腸蠕動の低下に関連するもの。以下の因子に続発する。
  - ▶身体不動
  - ▶妊娠
  - ▶ストレス
  - ▶運動不足
- ●不規則な排便パターンに関連するもの
- ●文化的信念・健康的概念に関連するもの
- ●プライバシーの欠如に関連するもの
- ●不適切なダイエット(粗質食物，繊維，ビタミンB_1の不足)または水分摂取不足に関連するもの
- ●直腸の疼痛や心臓痛に対する恐怖に関連するもの
- ●誤った評価に関連するもの
- ●排便の徴候に気づく能力に関連するもの

著者の注釈

便秘は，看護師が対処することができる因子(例．脱水，不十分な粗質食物，身体不動)によって生じるものである。知覚的便秘は自己診断による緩下薬，浣腸そして/あるいは坐薬の使いすぎによる誤った便秘の知覚である。

便秘や知覚的便秘に関連するもの以外の因子から生じる便秘で，介入が必要なときは，看護診断〈便秘〉を適用する。

診断表現上の誤り

●不定期の硬く乾燥した便の訴えに関連した〈便秘〉

不定期の硬く乾燥した便の訴えは，便秘を確定するものであって寄与因子ではない。便秘の原因が不明な場合，診断は，「不定期の硬く乾燥した便の訴えによって示されるように，不明な原因に関連した〈便秘〉」と表現される。

重要概念

■■ 一般的留意点

①過敏性大腸症候群は，米国の人口の10〜15%に下痢，疼痛を含む何らかの影響を与える(Hadleyほか，2006)。便秘は，過敏性大腸症候群の多くの患者に見られる主な徴候である(Heishch，2005)。

②排便は体性神経系と自律神経系によって支配されている。消化されない食物や便は，腸壁内の不随意筋によって大腸を通過する。同時に，消化に必要な水分が再吸収される。便はS状結腸を通過し，直腸へ移動する。そこで，直腸内に貯留した便が排便中枢を刺激し，肛門括約筋の反射を引き起こして排便が起こる(Shua-Haimほか，1999)。表2-4は，正常な排便に必要な要素と，これらの要素を妨げる状態を示している。

③大腸性便秘亜型は，遅滞便秘，骨盤底運動障害，機能的便秘，便秘を伴う過敏性腸症候群を含む(Prather，2004)。

④排便パターンは，文化的あるいは家庭的習慣によって異なる。排便回数の正常範囲は，1日に3回から3日に1回と幅広い(Shua-Haimほか，1999)。

⑤脳腫瘍や脊髄腫瘍などの内科疾患では，神経伝達が妨げられる。一方，糖尿病や直腸あるいは肛門の外傷は，直腸括約筋の異常を引き起こす。炎症性腸疾患，放射性直腸肛門炎，大腸性便秘，回腸手術は，便の貯留容量を低下させ，失禁を引き起こす(Shua-Haimほか，1999)。

⑥毎日大さじ3杯のブラン(ふすま)を摂取することで，25〜40%の食物繊維が増え，60%の比率で便秘が改善する(Shua-Haimほか，1999)。

⑦精製されていない高繊維の食事は，軟らかく大きな便を生産し，腸疾患にかかりにくくする。一方，低繊維性食品や，濃縮度や精製度の高い食事は，小さく硬い便を生産するので，腸疾患にかかりやすくなる。

⑧食物繊維は消化されず水を再吸収するため，便を大きく柔らかくし，腸の通過を速める。しかし，十分な水分がないと，腸の動きを悪化させ，促進させることができない。

⑨緩下薬と浣腸は，緊急時のみ使用することとし，腸の管理プログラムには組み込まない。

表2-4 正常な排泄のための構成要素とそれを障害するもの

要素	障害
毎日の繊維性食物の摂取（15〜25g）	新鮮な食品が入手できない
	経済的困窮
	不十分な知識*
1日コップ8〜10杯の水	可動性の問題
	失禁に対する恐怖
	思考過程の障害*
	低い動機づけ
毎日の運動	最低限の行動レベル
	疼痛，疲労
	転倒に対する恐怖
認識の評価	思考過程の障害
	誤った認識
毎日の決まった排便	低い動機づけ
	日課の変化
	ストレス
直腸反射に対する反応	可動性の問題
	自覚の低下
	窮屈な環境
	セルフケアの不足

*これらの障害はすべての要素を妨げる可能性がある。

⑩便軟化薬を長期に使用すると便失禁を引き起こすため，歩行困難なクライエントの慢性便秘の治療には適さない（Shua-Haim ほか，1999）。

小児への留意点

①小児の便秘は，成人のように頻度によって定義されるのではなく，便の特徴によって定義される。小児の便秘は，排出困難や血便，腹部不快などの症状を伴う硬い便，あるいは硬い便塊の排泄という特徴がある。

②乳幼児期には，大量の食物を摂取するため胃が拡張したり，消化管の蠕動運動の速度が遅くなったりする。その結果，成長するにつれ，便の色調，硬さ，頻度が変化する（Wong，2003）。

③意識的な抑制（機能的便秘）は，新生児期の便秘の最も一般的な原因である。排泄訓練や排便に伴う疼痛との葛藤は，便の停滞を引き起こす（Wong，2003）。

④便失禁は，便秘に続発して便をもらすことである。排泄訓練を受けた小児が便失禁をした場合，心理面を評価する必要がある。

⑤機能的便秘のある小児は，排便時の不快が関係する。内部肛門括約筋が弛緩すると，小児は便の排泄を防ごうと外部肛門括約筋を収縮させる。その結果，直腸が広がり，便が停滞し感覚反応が低下する。

妊産褥婦への留意点

①妊娠中の便秘は，以下の原因によって生じる。
- 腸の転位
- 腸からの水分吸収の増加
- ホルモンの影響
- 腸停滞時間の延長
- 鉄剤の使用

②産後の便秘は，以下の原因によって生じる。
- 腹壁の緊張の緩和
- 腸蠕動の低下
- 分娩中の食事や水分の制限

高齢者への留意点

①高齢者は大腸の粘液分泌が減少し，直腸壁の弾性が低下する（Miller，2004）。

②高齢者は，肛門直腸領域に及ぶ知覚障害によって直腸の膨張を感じにくくなる（Shua-Haim ほか，1999）。

③高齢者は，活動性の低下や不十分な食物繊維，不十分な水分摂取量，薬物の副作用，緩下薬の乱用などの原因によって便秘になる傾向がある（Miller，2004）。

④便秘を訴える人は総人口の2%であるが，高齢者では30%にのぼる（Shaefer ほか，1998）。

文化的考察

①文化によっては，排泄問題に対して民間療法を行っているところもある。たとえば，メキシコ系アメリカ人は，下痢を熱い状態か，あるいは冷たい状態かで区別する。便の色が緑色あるいは黄色であれば，熱い状態とみなされ，冷たいお茶を飲んで治療する。便の色が白色であれば，冷たい状態とみなされ，温かいお茶を飲んで治療する（Giger ほか，2003）。

焦点アセスメント基準

主観的データ

⊙**診断指標をアセスメントする。**

①排泄パターン
- 通常のパターン
- 現在のパターン

②通常の排泄の頻度は？

③緩下薬・浣腸の使用

- 種類
- 回数

④下痢の経過
- 頻度は？
- 頻回か？
- 持続時間は？
- 何によって症状が悪化したか。

⑤次のような関連症状，訴え
- 頭痛
- 疼痛
- 食欲不振
- 口渇
- 無気力
- 体重の減少・増加
- 脱力感
- 痙攣
- 腸音の意識

◉関連因子をアセスメントする。

①生活様式
- 行動レベル
- 職業
- 運動（何を？　何回くらい？）
- 栄養
  ▶24時間以内に摂取した食物と飲み物の記憶
  ▶炭水化物
  ▶脂肪
  ▶蛋白質
  ▶通常の1日の摂取物
  ▶食物繊維
  ▶飲み物

②現在の薬物療法
- 抗生物質
- 鉄剤
- ステロイド剤
- 制酸薬
- 中枢神経抑制薬

③内科的・外科的処置の経緯
- 現在の状態
- 過去の状態
- 外科的処置（結腸造瘻術，回腸造瘻術）
- 腸反射の自覚

客観的データ

◉診断指標をアセスメントする。

①便
- 色調
- 臭い
- 硬さ
- 内容
  ▶血液
  ▶寄生虫
  ▶粘液
  ▶不消化の食物
  ▶膿汁

②消化管運動（聴診，軽い触診）
- 腸音
  ▶高腸音，ゴロゴロという音（5回/分）
  ▶高腸音，頻発，大きい，突き出すような
  ▶弱くまれに聞かれる。
  ▶腸音がない。

◉関連因子をアセスメントする。

①栄養
- 摂取食物
  ▶種類
  ▶量
- 水分摂取
  ▶種類
  ▶量

②肛門周囲，直腸の所見
- 痔
- 亀裂
- 直腸括約筋の調節（肛門の開閉，球海綿体反射あり）
- 刺激
- 嵌入
- 直腸内の便の存在

このほかの「焦点アセスメント基準」の情報は，http://thepoint.lww.com を参照

NOC
排便，体液の状態，症状コントロール

目標 ▶
クライエントは，最低2～3日ごとに排便があると報告する。

指標 ▶
- 効果的な排便に必要な要素を説明する。
- 生活習慣を変える意義を説明する。

NIC
排便管理, 体液量管理, 便秘/糞便埋伏(糞詰まり)管理

【一般的看護介入】

◉ 寄与因子をアセスメントする。
　「関連因子」を参照
◉ 正しい方法を促進する。
① 排便時間を一定にする。
　■ 日課を見直す。
　■ 日課の1つとして排便時間を組み入れる。
　■ 適切な時間について話し合う(職務, トイレの利用性などに基づいた)。
　■ 排便を刺激するものを勧める(例. コーヒー, プルーンジュース)。
　■ クライエントに, 食後1時間以内に, あるいは食後すぐに排便を試みること, 一定時間トイレに入っていることを勧める。
　■ 可能なら, ベッドパンでなく, トイレで排便する。
　■ プライバシーを守る(ドアを閉める。ベッド周囲のカーテンを引く。音を消すためにテレビやラジオをつける。室内消臭剤を置く)。
　■ 快適さ(気晴らしになるような読み物)や安心感(ベルで呼ぶ)を提供する。
　■ 適した姿勢にさせる(禁忌でなければ座位にする)。
　R：1日に2〜3回, たいてい食後に, 胃腸と十二指腸の反射作用が腸蠕動を刺激する。
② 適度な運動
　■ 現在の運動パターンを見直す。
　■ (禁忌でなければ)適度な運動を勧める。
　■ 可能であれば, 入院中のクライエントには頻回の歩行を勧める。
　■ 寝たきりのクライエントに対して, 関節可動域運動を行う。
　■ (禁忌でなければ), 腹筋を強化する運動を教える(Weeksほか, 2000)。
　　● 1日数回ずつの腹筋運動をする。
　　● 軽く膝を曲げ, 床に踵をつけたまま起き上がる。
　　● 仰臥位になり, 膝を伸ばしたまま低く四肢を挙上する。
　■ 臥床したまま, 腰を浮かせて体の向きを変える。
　■ 胸の高さまで交互に膝を上げ, 両手を伸ばしたまま頭の上まで上げる。
　R：規則的な運動は, 排便に必要な筋の緊張を促進する。また, 消化を促進させ, 腸蠕動やスムーズな排便を促進する。
③ バランスのとれた食事
　■ 粗質食物のリストについて見直す。
　　● 皮つきの新鮮な果物
　　● ブラン(ふすま)
　　● 木の実や種子
　　● 豆(インゲンマメ, ライマメ)
　　● 全粒穀物の入ったパンやシリアル
　　● 調理した果物や野菜
　　● フルーツジュース
　■ 食べ物の好みについて話し合う。
　■ 食物不耐性や食物アレルギーを考慮に入れる。
　■ 毎日正常な排便があるよう, 約800gの果物や野菜を摂取する(約4切れの果物と大盛りのサラダ)。
　■ 最初に, 適度のブランの使用を勧める(量が適切でないと, 消化管を刺激し, ガスを発生させ, 下痢や排便障害を引き起こす場合がある)。
　■ 可能なところまで, 徐々にブランの量を増やす(シリアルやパン, 焼き菓子に加えるなど)。ブランと一緒に水分をとる必要があることを説明する。
　■ 2カップのオールブランシリアルと2カップのアップルソース, 1カップのプレーンジュースのレシピを毎日30〜60 mL摂取することを勧める。
　■ 経済的制約を考慮する(旬の果物や野菜を使用することを促す)。
　R：正常な排便パターンは, 毎日の繊維豊富な食事や, コップ6〜8杯の水分摂取, 運動によって維持される。さらにクライエントは, 排便の必要性を評価し, 定期的な排便を確立することができる。
　R：高繊維性食物を含むバランスのとれた食事は, 腸蠕動を刺激する。下痢の症状があるときには以下の高繊維性食物は避けなければならない。
　　▶ 未精白の穀物や木の実(ブラン, 脱穀した小

麦，玄米，全麦粒パン）
　　▶生野菜や食物繊維の多い野菜（ブロッコリー，カリフラワー，キュウリ，レタス，キャベツ，カブ，芽キャベツ）
　　▶皮つきの新鮮な果物
④適度な水分摂取
- 禁忌でなければ少なくとも2L（コップ8〜10杯）は摂取するよう勧める。
- 飲み物の好みについて話し合う。
- 水分摂取に関する日課を決める。
- 排便運動を刺激するため，朝食の30分前にコップ1杯のお湯を飲むことを勧める。
- グレープフルーツジュース，コーヒー，紅茶，コーラ，チョコレートドリンクなどを毎日飲まないよう指導する。
- R：十分な水分摂取，少なくとも1日2Lは，排便パターンの維持や便の硬さを適切な状態にするうえで必要である。

⑤最適な姿勢
- 腹筋と重力の作用を最適に利用するために，クライエントが正常な半座位をとれるように援助する。
- 必要時，ベッドパンへの移動を介助したり，ベッドの頭を上げて高いファウラー位にする。
- 要望があれば，骨折患者用のベッドパンを使用して楽にする。
- 無理にいきまないようにさせる。
- 息を吐きながらいきむように勧める。
- 排便の結果を記録する（色調，粘性，量）。
- トイレに座る際，足台の上に脚を置く。
- R：両足を持ち上げることで，腹腔内圧が高まる場合がある。

◉ 寄与因子を減らしたり，取り除く。
①硫酸バリウムを経口投与した後，弱い緩下薬を投与する＊。
②制酸薬を内服中のクライエントの排便状態を評価する（マグネシウム系の制酸薬と他のものを交互に投与する必要がある場合もある）＊。
③鉄剤投与療法の補助として，高繊維食物や水分を多く摂取するよう勧める（例．皮つきの新鮮な果物や野菜，ブラン，果物や種子，全粒穀物のパン）。

＊プライマリケア医の指示が必要。

④麻酔薬の影響をなくすため，必要であれば介助をして早期離床を勧める。
⑤麻酔性鎮痛薬（モルヒネ，コデイン）を使用中のクライエントの排泄状態を評価して，排泄に伴う問題があれば速やかに医師に報告する。
⑥便秘を引き起こす薬剤についてクライエントに教える〔例．制酸薬，ビスマス（Bi），カルシウム拮抗薬，クロニジン，L-ドーパ，鉄，非ステロイド性抗消炎薬，麻薬，スクラルファート〕。（Shua-Haimほか，1999）
⑦緩下薬の乱用については〈知覚的便秘〉を参照
　R：カフェインを含む飲料やグレープフルーツジュースには利尿効果がある（Weeksほか，2000）。
　R：緩下薬は腸を空にし，予定外の腸蠕動を引き起こすことから，排便パターンの変調をきたす。緩下薬を常用すると腸は緊張を失い，便の貯留を困難にする。排便補助のための薬剤の長期的な使用は，便の性状を不安定なものにし，予定された排便パターンと排便容量を妨げることになる。食事や水分摂取量が適切であれば，便軟化薬は必要ないはずである。浣腸は腸の過剰伸展と腸の緊張の喪失をもたらして，さらに便秘を進行させてしまう。

◉ 必要であれば，健康教育をする。
①クライエントや家族に，生活習慣の変化と便秘との関連性について説明する。
②便秘の徴候を軽減するための方法について説明する。
③ストレスや身体不動性の影響を減少させる技術について説明する。
　R：腹壁筋を随意的に収縮すると，容易に便の排泄ができる。

小児への看護介入
①乳幼児期や学童期における便秘の原因について話し合う（例．少なすぎる食事の量，高蛋白質・低炭水化物の食事，粗質食物の不足，脱水）。
②硬い便を伴う腸蠕動が低下している場合
- 乳幼児の場合，哺乳時コーンシロップを加えたり，食事にフルーツを足す。アップルジュースやアップルソースの使用は避ける。
- 学童の場合，ブランシリアルやプルーンジュース，フルーツや粗質性の高い野菜を加える。

③医学的評価のために，持続する便秘の症例を参

考にする。
④機能的便秘がある場合は，緩下薬の投与についてプライマリケア医に相談する。
⑤青年期にあるクライエントに対して，野菜や食物繊維の影響について説明する。
R：便秘には原因となるいくつかの因子がある。
- ▶食物繊維や量の不足
- ▶乳製品に多い口当たりのよい食事は，腸の蠕動運動を低下させる。
- ▶水分摂取の不足は，腸からの水分の再吸収を促し，便の脱水に拍車をかけたり，あるいは発汗による水分の喪失，運動量の増加による脱水状態を引き起こす。
- ▶小児に関する便の貯留
- ▶便秘を助長する副作用がある薬剤(例. 催眠薬や抗痙攣薬)
- ▶小児の情緒的状態

R：長期にわたり機能的便秘のある小児に対しては，直腸が標準的サイズに戻るまで毎日の緩下薬使用プログラムが必要である。

妊産褥婦への看護介入

①妊娠中や出産後に起こる便秘のリスクについて説明する。
- ■消化管運動の低下
- ■腸停滞時間の延長
- ■子宮拡張による圧迫
- ■腹筋の膨張(出産後)
- ■腸の弛緩(出産後)

②痔を悪化させる因子について説明する(排便時の疼痛，便秘，長時間の立位，締めつける衣服の着用)。
③便秘の既往がある女性の場合，便を軟らかくするための食物繊維性の緩下薬の使用方法について話し合う。
④出産後
- ■腹部の状態をアセスメントする(腸蠕動音，拡張，腸内ガスの存在)。
- ■痔や会陰部腫脹をアセスメントする。
- ■直腸や会陰部の疼痛を緩和させる。
- ■座浴を行った後，痔の部分に冷たい収斂剤湿布を当てることを指導する。

R：妊娠中や産褥期に起こる便秘の原因を説明することで，便秘の軽減や予防行動を促すことができる。

便秘
▶ 身体不動性が腸蠕動に及ぼす影響に関連した

NOC
排便，体液の状態，運動レベル

目標▶
クライエントは，2～3日ごとの排便に改善されたと報告する。

指標▶
- ●有効な排便に必要な要素を説明する。
- ●生活習慣を変える意義を説明する。

NIC
活動療法，排便管理，体液量管理，健康教育，栄養管理

【看護介入】
◉**身体不動性の原因をアセスメントする。**
- ●筋骨格(例. 骨折，捻挫，拘縮，股関節置換)
- ●慢性疾患や急性疾患
- ●身体的障害
- ●床上安静
- ●変性した関節変化(関節炎)
- ●最小限の活動レベル
- ●生命維持装置への依存
- ●外傷(例. 火傷，頭部外傷)
- ●不適切なコーピング機構
- ●心身症
- ●外科的手術

◉**寄与因子を軽減したり，取り除く。**
①宿便
- ■宿便が疑われる場合は，直腸診(DRE)を行う。
  - ●宿便除去のための処置マニュアルを参照。
- ■クライエントを楽にさせ，休息を与える。
- ■クライエントは一時的に便の軟化薬を必要とすることがある*。

---
*プライマリケア医の指示が必要。

■正確な排便記録を続ける。
②重度の便秘
■最初の日，グリセリン坐薬を挿入し，断続的ないきみによって腸蠕動を試みる。
■効果がなければ翌日，同様にグリセリン坐薬を挿入し，同じように腸蠕動させる。
■それでも効果がなければ3日目に坐薬を使用し，効果がなければ浣腸を行う。
■排便反射を刺激するため，坐薬挿入20〜30分後に肛門括約筋の軽いマッサージを行う。
■最初の日の処置を繰り返し，排便パターンが確立するまで続ける（2〜3日ごとに行う）。
R：座薬を用いた手動による便に排出は，排便が毎日の習慣となるまで必要である。

◉**必要であれば，健康教育を行う。**
①便秘を治療する方法と比較しながら，便秘を予防する方法について（例．食事，運動）クライエントに指導する。
②さらに介入が必要な場合は，〈便秘〉を参照

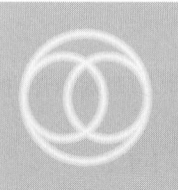

知覚的便秘
Perceived Constipation

【定義】
知覚的便秘：毎日の排便を確保するために，クライエント自身が緩下薬や浣腸，坐薬を毎日使用するように自己処方している状態。

【診断指標】*
- 毎日排便するという期待が原因となって，緩下薬や浣腸，坐薬の過剰使用を行っている。
- 毎日，同じ時間に排便があるという期待

【関連因子】
■ 病態生理因子
- 誤った評価に関連するもの。以下の因子に続発する。
  ▶強迫性障害
  ▶中枢神経系障害
  ▶抑うつ

■ 状況因子（個人・環境）
- 不正確な情報に関連するもの。以下の因子に続発する。

▶文化的信念
▶家族の信念
▶健康に対する信念

著者の注釈
〈便秘〉を参照

重要概念
〈便秘〉を参照

焦点アセスメント基準
〈便秘〉を参照

NOC
排便，健康信念：健康を脅かすものの認識

目標▶
クライエントは，排便は1〜3日に1回でよいということを受け入れたと言葉に出して表す。

指標▶
- 緩下薬を定期的に使用しない。
- 便秘の原因について説明する。
- 緩下薬の使用の危険性について説明する。
- 指示に従って，繊維食品や水分，運動を毎日の生活の中で増やすつもりであると述べる。

NIC
排便管理，健康教育，行動変容，栄養管理

---

*Adapted from McLane, A. M. & McShane, R. E. (1986). Empirical validation of defining characteristics of constipation: A study of bowel elimination practices of healthy adults. In M. E. Hurley (ed.). *Classification of nursing diagnosis: Proceedings of the sixth conference*. St. Louis: C. V. Mosby.

【一般的看護介入】

◉ 原因あるいは寄与因子をアセスメントする。
①文化的・家族的信念
②誤った解釈

◉ 便通は，2〜3日に1回必要とされるが，毎日は必要でないことを説明する。
①クライエントの信念を考慮する。
②辛抱強く説明する。
　R：生活習慣と信念は教育によって修正することができる。

◉ 緩下薬の常用の危険性について説明する。
①単に一時的軽減である。
②腸蠕動を妨げることによって便秘を助長する。
③ビタミンA，D，E，Kの吸収を妨げる恐れがある。
④下痢を引き起こす場合がある。
　R：定期的な緩下薬の使用により，緩下薬なしでは便通がなくなる（Dipiroほか，2001）。

◉ 緩下薬が必要なときは，どのようにして種子やブランのような粗質食品を使用するか教育する。
①勧める量の1/2からゆっくりと始める。
②1週間かけて徐々に量を増やす。
　R：緩下薬の慢性的な常用者は，食事療法の修正と，刺激性緩下薬を減らしていきながら膨張性緩下薬を使用するやり方について教育する必要がある。
③最善の排泄とその根拠を促進する看護介入については〈便秘〉を参照

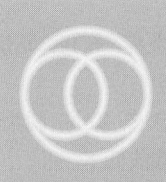

汚染：個人

Contamination : Individual

汚染：個人
　汚染リスク状態：個人

【定義】

汚染：個人：健康に悪影響を及ぼすには十分な量の環境汚染物質への曝露。

【診断指標】

診断指標は原因物質によって決まる。原因物質には，殺虫剤（農薬），化学物質，生物製剤，廃棄物，放射線，公害がある。

■ 殺虫剤（農薬）の曝露影響

呼吸器系
- アナフィラキシー反応，喘息，鼻やのどの炎症，のどや胸の灼熱感，肺水腫，息切れ，肺炎，上気道炎，無呼吸，気管支炎，肺線維症，慢性閉塞性肺疾患（COPD），気道の過剰反応，呼吸器系の粘膜の損傷

神経系
- ライ症候群のような症状，混乱，不安，痙攣，意識レベルの低下，昏睡，筋痙攣，骨格筋ミオトニー，末梢神経障害，縮瞳，かすみ目，頭痛，幻雲，中枢神経系の興奮，抑うつ，知覚障害

消化器系
- 嘔気，嘔吐，下痢，インフルエンザ症状

皮膚
- 塩素痤瘡

循環器系
- 不整脈，頻脈，徐脈，伝導ブロック，低血圧

肝臓
- 肝機能不全

■ 化学物質の曝露影響

呼吸器系
- 鼻やのどの炎症，無呼吸，気管支炎，肺水腫，咳

神経系
- 頭痛，運動失調，困惑，痙攣，倦怠感，無意識，昏睡，流涙，めまい，気分の変化，狂乱状態，

幻覚症状, 眼震, 複眼, 精神病, 中枢神経系の抑うつ, 振戦, 虚弱, 麻痺, 記憶の変化, 脳障害, 難聴, パーキンソン病様症候群, 強い高揚感, 昏睡, 気絶, 高熱症

腎臓系
- アセトン尿, 腎障害

消化器系
- 高低血糖, 嘔気, 嘔吐, 消化器系の潰瘍, 代謝性アシドーシス

皮膚
- 皮膚炎, 皮膚や粘膜の炎症, 目や鼻・咽頭・咽頭の粘膜の熱傷, 結膜炎, 皮膚や爪の過度色素沈着, 真皮熱傷(第2度火傷)

免疫系
- 血液凝固の変化, 骨髄抑制

生殖器
- 月経周期の短縮

循環器
- 高血圧, 胸痛

眼
- 瞳孔の変化, かすみ目, 重症な目の痛み

肝臓
- 黄疸, 肝腫脹, 肝炎, 角膜炎, 一時的または恒久的失明, すい臓炎

■ 生物学的曝露の影響

バクテリア
- 炭疽菌：発熱, 悪寒, 多量の発汗, 強い疲労, 最小限に喀痰を伴う咳, 嘔気, 嘔吐, 胸部の不快感
- コレラ菌(Viblio Cholerae)：多量の水様性下痢, 嘔吐, 足の痙攣, 脱水, ショック
- サルモネラ菌：発熱, 腹部の痙攣, 下痢(時々出血), 局部的な感染, 敗血症
- 大腸菌(Escherichia coli O157：H7)：重症な出血性下痢, 腹部の痙攣, 発熱なし

ウイルス
- 天然痘(Variola virus)：高熱, 頭と体の痛み, 嘔吐, 丘疹, 小膿疱やかさぶた・あばたの形成
- エボラ出血性熱(Ebola filovirus)：頭痛, 発熱, 関節や筋肉の痛み, のどの痛み, 下痢に続く脆弱, 嘔吐, 胃痛；発疹, 目の充血
- ラッサ熱(Lassa virus)：熱, 胸骨後面の痛み, のどの痛み, 腰痛, 咳, 腹痛, 嘔吐, 下痢, 結膜炎, 顔面腫脹, 蛋白尿, 粘膜出血

毒素
- リチン：呼吸困難, 発熱, 咳, 嘔気, 胸苦しさ, 着席すると立ち上がれない, 肺水腫, チアノーゼ, 低血圧, 呼吸障害, 幻覚, 痙攣, 血尿
- ブドウ球菌エンテロトキシンB：発熱, 頭痛, 筋肉痛, 下痢, のどの痛み, 副鼻腔うっ血, 鼻漏, 嗄声, 結膜炎

■ 放射線被曝の影響
- 腫瘍学的：皮膚癌, 甲状腺癌, 白血病
- 免疫系：免疫反応障害, 骨髄抑制, 自己免疫疾患
- 遺伝学的：DNAの突然変異, 小頭症や小脳症を含む催奇(形)性の影響, 目の形成不全, 異常にゆっくりとした成長, 知能発育不全
- 神経学的：中枢神経の損傷, 末梢神経系不全, 神経自己免疫の変化, 神経内分泌コントロールの障害
- 皮膚：火傷, 皮膚炎, 乾燥, 炎症, 紅斑, 乾燥湿潤落屑, かゆみ, 水疱, 潰瘍
- 浸透性放射能中毒：嘔気, 倦怠感, 脆弱, 脱毛, 血液成分の変化, 出血, 臓器機能低下, 死
- 目：白内障, 嚢胞様黄斑変性
- 循環器：心臓血管制御, 不整脈, 心電図の変化, アテローム性動脈硬化の形成, 高血圧, 虚血
- 肺：肺活量の障害, アレルギー性疾患の増加, 気管支粘膜の異型細胞
- 胃腸：消化器系の病理学的変化, 十二指腸の自然過形成した粘膜の炎症

■ 廃棄物曝露の影響
- コリフォーム細菌：下痢, 胃痙攣
- ランブル鞭毛虫(原虫)：下痢, 胃痙攣, 嘔気, 体重減少
- クリプトスポリジウム(原虫)：下痢, 頭痛, 腹痛, 嘔気, 嘔吐, 微熱
- A型肝炎(腸内ウイルス)：倦怠感, 拒食症, 脆弱, 嘔気, 発熱, 黄疸
- 蠕虫(寄生虫)：下痢, 嘔吐, ガス発生, 胃痛, 食欲不振, 発熱

■ 公害曝露の影響
- 肺：咳, 喘名, 呼吸困難, 肺や鼻のうっ血, 悪化したアレルギー, 喘息の悪化, 呼吸時の疼痛, 肺癌
- 循環器：胸痛

- 神経器官：頭痛，発達遅延
- 生殖器：低い受精率
- 目：炎症

【関連因子】

■ 病態生理因子
- バクテリア，ウイルス，毒素の存在
- 栄養的因子（肥満，ビタミンやミネラルの不足）
- 病気が発症する前の状態
- 性（女性は脂溶性毒素を蓄積する機会が多く，体脂肪の割合は男性よりも多い。例：妊娠）
- 喫煙歴

■ 治療関連因子
- 最近の予防接種
- 汚染除去の手順が不十分，または手順がない。
- 防御服が不適切，または使用しない。

■ 状況因子
- 洪水，地震，またはそれ以外の自然災害
- 下水管の漏れ
- 工場排出ガス：工場，企業から意図的な，または不慮の汚染物質の排出
- 物理的な因子：温度，風，地理的な位置などの最高潮の状態
- 社会的な因子：人ごみ，衛生，貧困，個人や家庭の衛生状態，医療機関へのアクセス不足
- 生物的：媒介物の存在（蚊，ダニ，リス・ネズミなどの齧歯類）
- 生物テロ
- 職業
- 食事療法の実践

■ 環境因子
- 浄化槽による帯水層汚染
- 食物，水の供給の意図的な，または不慮の汚染
- 汚染物質または以前の曝露
- 重金属や化学物質，大気汚染物質，放射線，生物テロ，災害
- 家庭内の環境汚染物質の使用（農薬，化学薬品，間接喫煙）
- 境汚染物が使用されている戸外での遊び
- 面床張り材の種類

■ 発達因子
- 子どもの発達的特長
- 5歳未満の子ども
- 高齢者
- 被曝時の胎在年齢

重要概念

① 生物テロとは，人間や動物，私たちが依存している植物に，死や病気をもたらすために，生物に由来する微生物や毒素を意図的に使うことである（Ashfordほか，2003）。

② 被曝から症状発症期間は，数時間から数週間とさまざまである。看護師は最も使用される可能性のある物質とその作用をよく知っておく必要がある（Veenema，2002）。

③ 子どもは，農業や家庭で使用される殺虫剤や，食物や水の残留農薬の摂取で毒物に曝されることが多い。子どもは大人よりもその作用が遅れるために，被害を受けやすい。ある殺虫剤は，子どもの身体的な過程，たとえば，免疫系や呼吸器系，神経系を妨げる（Children's Environmental Health NetWork，2004）。

④ 70,000以上の工業用化学薬品は，商業使用のために環境保護庁（EPA）に登録されている。そして，毎年約2,300種の新しい化学薬品が生産されている。すべての人間が現在，消費者製品や家庭殺虫剤（農薬）だけでなく，飲料水や空気，食料供給において人工的な汚染物質にさらされている（Thorntonほか，2002）。

⑤ 室内での殺虫剤の残留は，特に都市部の危険性の高い妊婦において，使用後数週間は体内に残留する。ニューヨーク市に住む妊婦の調査では，妊娠中の殺虫剤曝露に関して，70〜80％が陽性であった（Berkowitzほか，2003）。

⑥ 被曝の量や期間は，健康に重大で，さまざまに影響をもたらす。体内の被曝は放射線物質（食物や水の汚染）の摂取で起こる。体外の被曝は，放射線物質を直接触れることで起こる。長期間に及ぶ放射線被曝の主な健康への影響は癌であるが，DNAの突然変異，催奇性突然変異もある。急性の健康障害には，やけどや放射線中毒がある。放射線中毒の症状は被曝の程度によりさまざまで，嘔吐，だるさ，血液成分の変化，出血，中枢神経系の障害などがあり，最終的に死にいたる。子どもや胎児は，特に被曝の影響を受けやすい（EPA，2004）。

⑦ ラドンは土や水から家庭内に入り込む。ラドンガスは崩壊して，肺を封鎖する粒子に変わる。肺

癌に関係するラドンの危険性は，特に喫煙者に高い。放射線によるある種の癌は，成人より子どもに多いと報告されているが，最近では，ラドン被曝が成人よりも子どものほうに危険性が高いかどうかを決定づけるデータはない（EPA, 2005）。

⑧大気汚染と呼吸健康プログラムは，健康に影響する室内外の空気の質を追跡調査している。特に懸念されることは，森林火災，自然災害に続くごみ火災，一炭化炭素の毒素，カビなどの影響である（http://www.cdc.gov/nceh/airpollution/about.htm）。

⑨世界保健機関（2005）は，疾患を世界的な負担と考えたとき，室内空気汚染を最も重大な危険因子の第8位と評価している。開発途上国では，室内空気汚染が栄養失調，危険なセックス，水や衛生面での不足に続く最も致命的な死因となっており，肺炎や慢性呼吸器疾患，癌によって毎年160万人を死にいたらせている（http://www.who.int/mediacentre/factsheets/fs292/en/index/html）。

⑩土や動物の消化器系に住んでいる微生物，バクテリア，ウイルスが，直接，小川や池に排水を捨てる水の供給ラインに進入したり，森林地帯，牧草地，浄化槽，下水処理場から小川や地下水にしみ出して，水の供給ラインに入り込むことで，水や食物が汚染される。

⑪下水による飲料水の汚染は，未処理の下水の氾濫，浄化槽，下水ラインからの漏れ，沼の土地利用，そして部分的な処理排水から起こる。硝酸塩，金属，毒性物質，さらに塩も水を汚染する（http://extoxnet.orst.edu/faqs/safedribk.sewage.htm）。

⑫汚染は，偶発的または意図的な行為の結果として起こる。生物学的な媒介物としてバクテリア，ウイルス，カビ，他の微生物，それに関する毒素が含まれる。それらは，医学的なアレルギーなどの軽症状態から死に至るまで，さまざまな状態で健康に影響している。有機体は自然界に広範囲に及んでおり，水，動物，植物の中にみられる（http://www.osha-slc.govSLTC/biologicalagents/index.html）。

⑬生物学的作用因子への曝露は，危険物質，液体（飛沫，噴霧），水蒸気または噴霧の吸引，口からの摂取など，直接的な接触で起こる。病原菌の伝染ルートは，接触，飛沫，空気，公共の乗り物，生物媒介などにより運ばれる（U.S Army Medical Research Institute of Infectious Diseases, 2004）。

⑭特定物質の伝達様式によって，使用される隔離予防策が分類される（標準，空気感染，飛沫，接触の隔離）。隔離予防は，汚染の拡大を抑え予防するため，そして，汚染から医療従事者の健康を守るために使用される（Veenema, 2003）。

⑮危険廃棄物とは，その量や性質のために人間の健康や環境に脅威を与えると考えられる廃棄物（液体，汚泥，固体またガス）のことである。工場や商業，企業（化学，電気メッキ，自動車工場，製材，クリーニング，写真処理，石油精錬，病院）が危険廃棄物を出している。また，家庭も危険廃棄物（殺虫剤，洗剤，ペンキと溶解液，蛍光灯）を出している（http://dnr.mo.gov/hwp/index.html）。

⑯娯楽施設の飲料水や地下水になったり，洪水後の地下に入った未処理の下水は，人間の健康と環境に大きな影響を及ぼす。下水があふれ汚染された水の中で泳いだために，毎年180万人から350万人が病気にかかっている。さらに，汚水を飲んで50万人が病気になっている（http://www.nrdc.org.water/pollution/sewge.asp）。

焦点アセスメント基準

診断指標をアセスメントする。

■■ 殺虫剤（農薬），化学物質，生物
主観的データ
- 下記の報告
  - ▶呼吸器：呼吸困難，咳，インフルエンザ症状
  - ▶胃腸：胃痛，下痢，胃痙攣，嘔気，嘔吐
  - ▶神経系：筋肉の弱化，関節と筋肉の痛み
  - ▶皮膚：皮膚の損傷，小膿疱
  - ▶異常な液体，職場や家庭でのスプレーや気体

客観的データ
- 神経系：幻覚，混乱，痙攣，意識レベルの低下，瞳孔の変化，かすみ目
- 肺：呼吸困難，チアノーゼ
- 循環器：不整脈，高血圧，低血圧
- 外皮：皮膚の損傷（発疹，小膿疱，かさぶた）

■ 放射線
- 下記について報告する。
  - ▶ 被曝歴
  - ▶ 先天性欠損症となった妊娠
  - ▶ 筋肉の弱化, 麻痺
  - ▶ 皮膚炎, かゆみ, 水胞形成, 火傷
  - ▶ 嘔気, 衰弱, 倦怠感
  - ▶ 視覚の変化
  - ▶ 不整脈
  - ▶ 呼吸困難
  - ▶ 胃痛, 下痢

客観的データ
- 皮膚癌, 甲状腺癌, 白血病の存在
- 骨髄抑制
- 先天性欠損症
- 困惑, 倦怠感, 意識レベルの変化
- 皮膚炎, 火傷, 紅斑, 乾燥湿潤落屑, かゆみ, 水疱形成, 潰瘍
- 浸透性放射能中毒：脆弱, 脱毛, 血液成分の変化, 出血, 臓器機能低下
- 白内障
- 不整脈, 心電図の変化, 高血圧
- 呼吸困難, 咳
- 下痢

■ 廃棄物
主観的データ
- 下記について報告する。
  - ▶ 嘔気, 腹部の痙攣, 拒食症

客観的データ
- 下痢, 体重減少, 黄疸, 脆弱, 発熱

■ 公害
主観的データ
- 下記について報告する。
  - ▶ 呼吸困難, 肺刺激, 胸痛, 頭痛, 目の炎症

客観的データ
- 喘鳴, 息切れ, 肺または鼻腔のうっ血, 発育遅延
- ◎関連因子をアセスメントする。
  - 関連因子を参照

NOC
不安のレベル, 恐怖のレベル, 悲嘆の解決, 健康信念：健康を脅かすものの認識, 免疫状態, 知識：感染コントロール, 知識：健康資源, 個人の安全行動, リスクコントロール, 安全な家庭環境, それ以外の NOC の成果については〈汚染：地域社会〉を参照

目標 ▶
クライエントは汚染が健康に及ぼす悪影響を最小限にする。

NIC
環境管理, 怒りコントロール援助, 不安軽減, グリーフワーク促進(悲嘆緩和作業促進), 危機介入, カウンセリング, 健康教育, 健康スクリーニング, 免疫療法／ワクチン療法管理, 感染コントロール, 回復力促進, リスク確認, 患者の診断指標をもとに適切な NIC の介入を参照

【看護介入】

■ 一般的看護介入
◎クライエントが汚染事故に対処できるよう援助する。犠牲者にとって役立つ方法の１つとして, テロ攻撃で生き残っているグループを活用する。
① 予防方法, 抗生物質やワクチンの使用を含むリスクの正確な情報を提供する。
② クライエントが恐怖感や傷つきやすさ, 悲しみなどの感情に対処できるよう支援する。
③ 自分が抱いている恐怖心について他者に話すようクライエントを励ます。
④ 前向きに考えて将来に向かって進めるよう犠牲者を支援する。
　R：クライエントのコーピングを支援するための介入によって, クライエントは危機状態の普通の反応である恐怖心や無力感, コントロール感の喪失に対応できる。

■ 特定の看護介入
◎曝露された皮膚の汚染除去を行う。
◎体組織に対する臨床的な影響は, 曝露された物質によって異なる。
◎注意深くモニターし, 対症療法を実施する。
◎適切な隔離予防処置を行う。標準的な処置, 空気や飛沫, 接触の隔離
　R：予防処置は, 他者との交差感染を防ぐ。

◉治療の効果や副作用，曝露後の薬物療法へのコンプライアンスについてクライエントをモニターする。
R：薬物療法は長い期間行われるため，治療的効果や副作用だけでなく，コンプライアンスについてもモニターする必要がある。
◉汚染除去法を実施する。
被曝者の汚染除去では，まず原因物質を特定する。

■汚染された衣服を取り除く。
■大量の水，石鹸，0.5％に希釈した次亜塩素酸ナトリウムを使用する。
次に、汚染された衣服や物品の汚染除去では，適切な物理的防護を用いる。
R：犠牲者はまず，汚染の拡大を防ぐために，医療機関へ入る前に，汚染除去が必要になる。

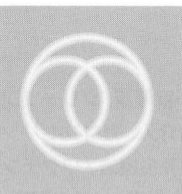

汚染リスク状態：個人
Risk for Contamination : Individual

【定義】
汚染リスク状態：個人：健康に悪影響を及ぼすには十分な量の環境汚染物質にさらされる高い危険性がある。

【危険因子】
〈汚染：個人〉を参照

重要概念
〈汚染：個人〉を参照

焦点アセスメント基準
◉危険因子をアセスメントする。
〈汚染：個人〉の関連因子を参照

NOC
リスクコントロール，健康信念：健康を脅かすものの認識，知識：健康資源，知識：健康行動，それ以外に可能性のある NOC の成果については，〈汚染：個人〉を参照

目標 ▶
クライエントは，汚染の悪影響を受けない状態を維持する。

NIC
環境リスク防護，環境管理：安全，健康教育，健康スクリーニング，免疫療法／ワクチン療法管理，リスク確認，サーベイランス：安全性

【看護介入】
■ 一般的看護介入
◉危険性や予防方法について正確な情報を提供する。
①恐怖心や傷つきやすさなどの感情を対処できるよう支援する。
②抱いている恐怖心を他者に話すようクライエントを励ます。
R：個人のコーピングを支援する目的の介入によって，クライエントは危機状況での一般的な反応である恐怖心や無気力，コントロール感の喪失などの感情を対処できる。

■ 特定の看護介入
◉環境汚染についてサーベイランス（調査）を行う。
①その地域の環境汚染を予防するため，（汚染物質について）認定機関に知らせる。
②安全な環境へ移動するために誘導する。
③危険性を最小限に抑えるため環境を修正する。
R：環境汚染の早期発見と環境修正は実際の汚染発生の危険性を低くする。

非効果的コーピング

Ineffective Coping

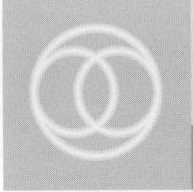

非効果的コーピング
　防御的コーピング
　非効果的否認
　　▶ 物質乱用あるいは物質依存に対する認識が欠如していることによって示されるように，自分自身の行動の意味を受け入れる能力の障害に関連した

【定義】

非効果的コーピング：不適切な資質（身体的，心理的，行動的，認知的）のために，内的・外的ストレス因子を適切に処理できない状態，あるいはその危険性の高い状態。

【診断指標】*

■■ 必須データ（必ず存在）
- 対処できない，助けを求めることができないと言葉に出す。または，
- 防衛機制の不適切な使用。または，
- 役割期待を満たせない状態

■■ 副次的データ（おそらく存在）
- 慢性的な心配，不安
- 生活上のストレスに悩んでいるという訴え
- 社会参加の障害
- 自己または他者への破壊的行動
- 事故の発生率が高い
- 頻回に病気になる
- 言葉によるごまかし
- 基本的ニーズを満たすことができない
- 自己否定的な反応パターン
- 通常のコミュニケーションパターンの変化
- 物質乱用

【関連因子】

■■ 病態生理因子
- 慢性的な状態，あるいは複雑なセルフケアに関連するもの
- 身体統合性の変化に関連するもの。以下の因子に続発する。
  ▶ 身体の一部の喪失
  ▶ 外傷による外観の変形
- 以下の因子による変化が原因となって起こる感情の変調に関連するもの
  ▶ 体内の化学物質
  ▶ 腫瘍（脳の）
  ▶ 気分を変調させる物質の摂取
  ▶ 精神発達遅滞

■■ 治療関連因子
- 家族や家から離れることに関連するもの（入院やナーシングホームへの入所）
- 手術による変形に関連するもの
- 薬物，放射線，または他の治療による外見上の変化に関連するもの

■■ 状況因子（個人・環境）
- ストレスに反応して食事の量が増えたことに関連するもの
- 物理的環境の変化に関連するもの。以下の因子に続発する。
  ▶ 戦争
  ▶ ホームレス
  ▶ 季節労働
  ▶ 貧困
  ▶ 移転

---

*Vincent, K.G.（1985）. The validation of a nursing diagnosis. Nursing Clinics of North America, 20, 631-639 より翻案した。

- ▶自然災害
- ▶不十分な財源
- ●情動的なきずなの破綻に関連するもの。以下の因子に続発する。
  - ▶死
  - ▶遺棄
  - ▶牢獄
  - ▶施設入所
  - ▶離別または離婚
  - ▶教育施設
  - ▶移転
  - ▶養育施設/孤児院
- ●不十分なサポートシステムに関連するもの
- ●感覚器への過負荷に関連するもの。以下の因子に続発する。
  - ▶工場の環境
  - ▶都会化：人混み，騒音公害，過度の活動
- ●不適切な心理的資源に関連するもの。以下の因子に続発する。
  - ▶自己尊重の低下
  - ▶自己に対する過度な否定的信念
  - ▶否定的な役割モデル
  - ▶無力感
  - ▶反応しようとする動機の欠如
- ●文化的な葛藤に関連するもの（特定する）
  - ▶婚前交渉
  - ▶妊娠中絶

■ 発達因子

- ●小児・思春期
  - ▶以下に関連するもの
    - 自制心の貧困さ
    - 親の物質乱用
    - 一貫性のないしつけ
    - パニック
    - 小児期の心的外傷
    - 社会性の貧困さ
    - 抑圧された不安
    - 仲間の拒絶
    - 親の拒絶
    - 失敗に対する恐れ
- ●青年期前期(adolescent)
  - ▶以下の因子に適応するための心理的資源の不足に関連するもの
    - 身体的・情緒的変化
    - 教育的課題
    - 性のめざめ
    - 性的関係
    - 家族からの自立
    - 職業選択
- ●青年期後期(young adult)
  - ▶以下の因子に適応するための心理的資源の不足に関連するもの
    - 職業選択
    - 親役割
    - 結婚
    - 家を離れること
    - 教育的課題
- ●壮年期(middle adult)
  - ▶以下の因子に適応するための心理的資源の不足に関連するもの
    - 加齢の身体的徴候
    - 社会的地位のニーズ
    - 親戚とのもめごと
    - 育児上の問題
    - 職業的圧迫
    - 高齢の両親
- ●高齢期
  - ▶以下の因子に適応するための心理的資源の不足に関連するもの
    - 身体的変化
    - 他者の反応
    - 退職，隠居
    - 住居の変化
    - 経済的状態の変化

著者の注釈……………………………………

〈非効果的コーピング〉は，クライエントがストレスの多い出来事に適応するのが困難な状態を示している。この場合，通常の効果的コーピングメカニズムが，その出来事にとっては不適切または非効果的であったり，クライエントにストレス因子をうまく対処できなかったという過去があったりする。

その出来事が最近のことなら，非効果的コーピングは未熟な判断である。たとえば，人は否認，怒り，悲しみなど〈悲嘆〉の診断名が適当とされるような悲嘆の反応によってストレスを感じていることもある。

ストレスの多い出来事の初期には，〈適応障害〉が

〈非効果的コーピング〉より有用な診断名と考えられる。〈非効果的コーピング〉とそれに関連した診断は，長期の，または慢性の問題に対するコーピングのほうが適切な場合もある。たとえば，非効果的コーピングのパターンを長期にわたって伴っているクライエントに対しては〈防御的コーピング〉という診断をつける。

診断表現上の誤り

◉号泣と会話の拒絶によって示される，乳癌が人生に及ぼす影響の認識に関連した〈非効果的コーピング〉

この診断が最近のことであれば，声をあげて泣いたり会話を拒絶するというクライエントの反応は，正常な悲嘆の反応である。そこで，適切な診断名は，「乳癌が人生に及ぼす影響の認識に関連した〈悲嘆〉」である。もしこの反応が長期にわたり，「前進している」（例．社会的活動の開始など）という様子がみられない場合は，〈非効果的コーピング〉という診断が適切である。

◉薬物乱用の訴えに関連した〈非効果的コーピング〉

薬物乱用は，診断名を妥当とするための報告，または観察可能な手がかりである。クライエントが乱用を認め，援助を強く望むならば，診断名は，「薬物なしにストレスに対処できないことに関連した〈非効果的コーピング〉」になる。薬物乱用が観察されたが，クライエントがそのことを否定したり，それが問題であると認めていない場合，診断名は，「薬物依存の認識の欠如によって明らかなように，不明の原因に関連した〈非効果的否認〉」となる。

重要概念

■ 一般的留意点

①Lazarus（1985）は，コーピングについて「その人の資質に負荷をかけている，または超過している特別な外的・内的課題に対処するための，認知的で行動的な努力で絶えず変化しているもの」と定義している。

②克服できるという期待は成熟性と持続性を促進する。失敗するだろうという予想は回避の行動を誘発する。

③コーピング行動は，2つの大きなカテゴリーに分かれる（Lazarusほか，1984）。

- 問題中心型：物事を変化させたり，活動することによってその状況を改良しようと努力すること。
- 情動中心型：その状況によって引き起こされた情動的苦痛を緩和させる思考や活動。情動中心型コーピング行動はその状況を変化させるのではなく，その人の感情を良好にさせるものである。
  - 極小化は問題の深刻度を最小限にすることである。これは評価に必要な時間を提供する方法として有効である。しかし，それが評価を妨げるとき機能しなくなる可能性がある。
  - 怒りの投影・置き換え・抑制は，怒りが比較的脅威の少ない人物や事物に起因しているとき，または，それらに向けられているときに生じる。そうすることによって，怒りに対処できるので個人に与えられた脅威を減少させる。事実の歪曲と対人関係の障害は，問題をより一層悪化させる結果になることもある。怒りの抑制は，ストレスに関連した身体的症状として現れることもある。
  - 予期的準備は，行動のなりゆきやストレスの多い状況から考えられる結果に対する精神的準備であり，最悪の状況に対する心がまえができる。さらに，先を見通す機会を与えてくれる。たとえば予期的悲嘆のような処理できないストレスを引き起こしているとき，それは機能しなくなる。
  - 帰属は問題状況に個人的な意味を見いだすことであり，宗教的信念または個人的信念の場合もある。例として運命や神の意思，運勢などがある。帰属によって慰められることもあるが，自己責任感がまったくない場合は不適応な反応になる。

④依存的行動は，ストレスによってコーピングの方法が習慣的に不適応になっている状態である。

⑤Miller（2004）によると，「コーピングスキルに柔軟性がなく，狭い範囲でしか適応できない人は，コーピング障害に陥る危険性が高くなる。状況が異なる場合は，別のコーピング方法に変えるのが効果的である」。

⑥Miller（1983）によると，危機とは，「対処反応のレパートリーがストレスを効果的に解消するには不十分な状態を突如経験すること」と定義されている。個人の場合，人生の転機に危機がみら

表2-5 反応性抑うつと内因性抑うつの比較

要素	反応性抑うつ	内因性抑うつ
悪化の原因	確認できる	不明
家族歴	無関係	家族的傾向
症状	悲嘆や不安に関連する；夜間に悪化	出来事に関連しないようにみえる；朝に悪化
活動	運動性と認知的行動の減退	興奮性,不穏
情動	悲しみの感情	悲しみと躁的な陽気さの交互出現
認知能力	多少低下している	精神運動性行動の遅滞
見当識	環境に対して適応的で反応的	適応性と反応性がなくなる
治療	カウンセリングと環境の変化によく反応する	カウンセリングに加え身体的治療が必要になる

れることが多く,精神的構造の重要な側面を再構成することになる。

⑦個人の危機は,4つの逐次的段階で形成される。すなわち,ショック,防衛的後退,承認そして適応である。

⑧Selye(1974)は,ストレスをある要求に対する身体のごく普通の反応と定義した。ストレスに対する反応は,出来事への個人の認識であるため,人によってさまざまである。肯定的なライフイベントも否定的なライフイベントもストレス反応を起こす。

⑨性格や環境的因子は,本人がいかに障害に対処するかということに影響を及ぼす。研究によると,動機や意欲は社会的援助,自己概念,ローカス・オブ・コントロール,がまん強さなどの影響を受けるとされている(Miller,2004)。

⑩疾病,障害あるいは治療に対する反応は,以下のことによって影響される。
- 出来事に対する態度(例.罰,衰弱,挑戦)
- 発達レベルや年齢
- 目標へ向けての活動能力の障害の程度および目標の重要性

⑪Beckの抑うつの認知理論は,抑うつ状態の人はたとえそうではないという証拠があっても,情報を否定的に処理すると述べている。そのような人は世間を否定的にみて情報を濾過し,思考形態が歪んでいく(Calarcoほか,1991)。表2-5を参照

⑫慢性の精神疾患のある人は自尊心が低く,自信や自分の能力に対する信頼,自己効力感をなくしている。知覚の変調や注意力の不足,認知の混乱,情緒不安定は意思決定や問題解決,人間関係を妨げる(Finkelman,2000)。

⑬Taylorら(2000)は闘争か逃走反応(the fight-or-flight response)は男性により特徴的であり,女性は順応と友好理論(the tend-and-befriend theory)によってストレスに反応するということを見出している。

⑭闘争か逃走反応はカテコラミンによって仲介される。順応と友好反応はオキシトシンと内因性のオピオイドによって仲介される(Taylorほか,2000)。

小児への留意点

①子どもの対処能力は,先天的な特性やソーシャルサポート,家族のコーピングに影響される(Wong,2002)。

②子どもは成熟するにつれて,コーピング方法を発達させ拡大させていく。

③米国の3〜5%の子どもは注意欠陥・多動性障害(ADHD)をもっており,男女比は9:1である〔American Psychiatric Association(APA),2000〕。この成長期の障害の症状は,時間の経過とともに変化する。注意散漫,衝動性を伴う多動の症状が少なくとも6か月持続し,発達段階に対する順応不良と不調和が存在することで診断される(APA,2000)。

高齢者への留意点

①Miller(2004)は,高齢者の6つの主要な心理社会的問題を明らかにした。(1)引退,(2)友人の死,(3)慢性疾患,(4)家族からの離別,(5)家庭の崩壊,

(6) 65回目の誕生日などと関連づけられた固定観念
② Folkman ら（1987）は，高齢者の中で比較的若い層の問題は，経済や仕事に関連した多くのストレス因子であり，高齢層の問題は，健康，家庭の維持，社会的・環境的問題に対する心配に関連したストレスであると報告している。
③ 状況を予期しコントロールしているという認識は，高齢者にとってストレスの衝撃を予知するものとなる（Willis ほか，1987）。
④ 高齢者のコーピングは，より高額な収入，より高い職業的地位，高い自己効力の感情によって促進される。しかし，重大な生活の変化が必要なとき，高い職業的地位と高い自己効力感はマイナス要素となる。なぜなら，それらはコントロールできるものに対して非現実的な視点をもたらすからである（Simons ほか，1984）。
⑤ ライフイベントが常に高齢者に否定的な衝撃を与えるというわけではない。むしろ，短期間に多くの出来事が生じるほうが非常に大きな問題である（Miller，2004）。

文化的考察
① 文化システムの主な3つの構成要素は，疾病，つまり慢性疾患に対する反応や生活習慣を健康的に変化させるクライエントの能力に影響する。3つの要素とは，(1)家族のサポートシステム，(2)コーピング行動，(3)健康に対する信念や習慣，である（Andrews ほか，2004）。
② 家族が「健康的な生活習慣の変化を拒絶したり強化する」など，クライエントの生活のすべての側面で重要な役割をとる文化がある（Andrews ほか，2004）。
③ アジアの文化は調和と尊重を保つことを重視する。したがって，看護師を権威ある者とするアジア人のクライエントが指示されたことに従うのは珍しいことではない。同意は意図的に従っているのではなく，単なるよいマナーを意味する。このような態度は，アメリカ文化の特徴とされている自己主張や疑問をはさむ態度とはまったく反対のものである（Andrews ほか，2004）。
④ 感情的な苦悩を表現する語彙をもたない文化もある。人の運命について不満を言ってはいけないという意識，すなわちタブー視があると考えられる（Mechanic，1972）。

⑤ 西欧医学では精神疾患とされる症状が，別の文化では正常とみなされるものもある。幻視，魔力，幻聴は米国の下位文化，アパラチア地方，アジア系，アフリカンアメリカ系，ヒスパニック系，アメリカ先住民では受け入れられている（Flaskerud，1984）。
⑥ 東インドのヒンズー教のアメリカ人は内部や外部からのコントロール力を信じている。怒り，恥，羨望などコントロールしていない心理的な要因は人を疾患にかかりやすくする。また，疾患は病の女神の怒り，死んだ祖先の悪霊，前世で犯した罪，生きている親族のねたみなど外界の出来事や不運から起こると考えられている。ヒンズー教徒は悪魔の魔力を防ぐため，お守りを身につけている。
⑦ 中国文化は精神病を恥ずべきものとみている。この社会的偏見のため，家族は西洋医学が導入される以前には家族の一員の精神病を管理不能なものとみなしていた。

焦点アセスメント基準

非効果的コーピングはさまざまな形で表される。クライエントあるいは家族が別の機能パターンの障害によって反応する場合がある（例．霊的苦悩，ペアレンティング）。看護師は，このことに注意を払い，影響を受けている側面を確かめるためにアセスメントデータを用いる必要がある。

主観的データ
◉ 診断指標をアセスメントする。
① 生理的因子：ストレス関連症状
■ 循環器系
● 頭痛
● 胸痛
● 脈拍数増加
● 失神（一時的な意識消失，発作）
● 動悸
● 血圧上昇
■ 呼吸器系
● 息切れ
● 喫煙歴
● 呼吸数と深さの増加
● 胸部不快感（疼痛，圧迫感，鈍痛）
■ 消化器系
● 嘔気

- 嘔吐
- 腹痛
- 便通の変化
- 食欲の変化
- 肥満, 頻繁な体重の変動
■ 筋骨格系
- 疼痛
- 疲労
- 無気力
■ 泌尿生殖器系
- 月経の変調
- 性交困難
- 排尿障害(疼痛, 灼熱感, 頻尿, 排尿困難)
■ 皮膚系
- 瘙痒感
- 発疹
- 病的発汗
- 湿疹

②ストレス因子の知覚
- ■これらのストレス因子が与えた影響は？
- ■その問題をどのように解決するか。

③クライエントまたは重要他者からこれまでの飲酒パターンを聴取する(Kappas-Larsonほか, 1993)。
- ■最後に飲んだのはいつか。
- ■その日にどれだけの量を飲んだか。
- ■この30日間で何日間飲んだか。
- ■平均的な摂取量はどれくらいか。
- ■飲んだ最大量はどれくらいか。

④CAGE質問紙を使って飲酒に対する態度を判定する。
- ■断酒すべきだと考えたことがありますか。
- ■あなたの飲酒に対する非難に悩まされたことがありますか。
- ■飲酒について罪の意識をもったことがありますか。
- ■朝, 飲みますか(例. 目覚めのため)(Ewing, 1984)。

⑤抑うつ症状(抑うつのガイドライン, 1993)
- ■ほとんど毎日, ほぼ一日中, 憂うつな気分である。
- ■ほとんど毎日, ほぼ一日中, すべての活動に対する興味または喜びが著しく減退している。
- ■短期間の体重の減少・増加

- ■不眠・過眠
- ■精神的興奮・遅滞
- ■疲労(エネルギー喪失)
- ■集中力の障害(優柔不断)
- ■死や自殺を繰り返し考える。

⑥コーピング―自己認識(Finkelman, 2000)
- ■何によって朝起きる気になったのですか。
- ■1が問題の最も悪い状況で, 10が問題解決ができた状況とすると, 今日, あなたはどこに位置づけられますか。
- ■その数字を上げるために何をしたいですか。
- ■その数字が6より高いことをどうしてあなたはわかりましたか。

◉関連因子をアセスメントする。
①現在あるいは最近のストレッサー(数, タイプ, 持続期間)
②重大なライフイベントと日常的なストレス
③社会因子：経済的変化, 職業上のプレッシャー, 夫婦・家族の葛藤, 役割の変化, 退職, 妊娠, 結婚, 離婚, 老化, 学校, 死
④心理的因子：不安, 抑うつ, 自尊心の低下, 対人関係スキルの欠如, 孤独
⑤環境的因子：移転, 入院, プライバシーの喪失, 感覚の喪失あるいは感覚の過負荷

■■ 客観的データ
◉診断指標をアセスメントする。
①外見
- 感情の変調(ポーカーフェイス)
- 適切な身なり
- 粗末な身だしなみ
- 不適切な身なり
②行動
- 冷静
- 敵意のある
- 涙もろい
- 突然気分が変動する。
- 引きこもりがち
③認知機能
- 時間, 場所, 人に対する見当識障害
- 集中力の障害
- 問題解決能力の障害
- 記憶力の障害
- 判断力の障害
④虐待的な態度

■自分自身に対して
- 過度の喫煙
- 過度のアルコール摂取
- 過度の食物摂取
- 薬物乱用
- 無謀運転
- 自殺企図
- 危険な性交渉

■他人に対して
- 注意を払わない。
- 話に耳を傾けない。
- 危険な性交渉
- 家族のニーズを無視する。
- コミュニケーションをとらない。
- 家族に身体的外傷を負わせる(挫傷, 熱傷, 骨折)。

⑤子どもの集中困難(Johnson, 1995)
- 話が聞けない。
- 注意散漫
- 集中困難
- 衝動的
- 判断力不足
- 多動
- 会話の問題
- 読解力の問題
- 敵対的, 頑固
- 欲求不満
- 情緒不安定

このほかの「焦点アセスメント基準」の情報は, http://thepoint.lww.com を参照

NOC
コーピング, 自己尊重, 社会的相互作用の技法

目標▶
クライエントは, 個人的環境における腹立たしい状況を変化させるために, 適切な行動を意思決定し, 実行する。

指標▶
- 情緒的状態に関連した感情を言葉にする。
- 現在に焦点を合わせる。
- コーピングパターンとその結果としての行動の成り行きを見い出す。
- 個人の強みを明らかにし, 看護師との関係を通してサポートを受け入れる。

NIC
コーピング強化, カウンセリング, 情動支援, 積極的傾聴, 自己主張訓練, 行動変容

【一般的看護介入】

⊙**原因や寄与因子をアセスメントする(Lyon, 2002)。**
「関連因子」を参照

⊙**関係を築く。**
①クライエントとともに時間を過ごす。援助的交友関係を提供する。
②過剰な励ましはしない。「よくなりますよ」といった決まり文句は避ける。
③誠実さと共感を示す。
④支援する。感情の表出を促す。クライエントの気持ちを理解していることを知らせる。「どうしてそんなことを言うのですか, 人生の中であなたが成功したことだけに目を向けなさい」などと言って, 相手のとるにたらない表現を批判しない。
⑤ありのままの評価を下す。現実的になる。
⑥クライエントが応答する時間を十分与える。
　R：慢性の精神疾患のある人は「病人という役割に見切りをつけ, 別人となるために援助を必要とすることがある」(Finkelman, 2000, p.99)。

⊙**クライエントの現在のコーピング状況をアセスメントする。**
①感情や症状の発現, および出来事や生活の変化とそれらとの関係を明らかにする。
②事実を述べる能力をアセスメントする。
- 事実を収集し, クライエントの話すことを注意深く聴き, 表情, 身ぶり, アイコンタクト, 姿勢, 声の調子と強さなどを観察する。
③クライエントの自傷行為の危険性を見極め, 適切な介入をする。
■自殺の潜在的状態の徴候をアセスメントする。
- 以前の自殺企図または恐れの経歴(顕性と不顕性)
- 人格, 行動, 性生活, 食欲, 睡眠習慣の変化
- 死の準備(例. 物を整理する, 遺言状を作成する, 個人的な財産を付与する, 武器を入手する)
- 感情の急激な高揚

■自殺の予防に関する情報については〈自殺リスク状態〉を参照
　R：個々の行動とは以下のようなものである。
　　▶人はニーズに合わせ，目標を達成するために行動する。
　　▶比較的安定した行動パターンを展開する。
　　▶ニーズと目標の双方が脅かされると行動が妨げられる。
◉抑うつのレベルを評価する。
①抑うつの状況にある人を専門家に紹介する。
　R：重度の抑うつや自殺傾向のある人は，環境上の管理を必要とし，一般的には入院する。
◉クライエントが適切な問題解決方法を身につけられるよう援助する。
①以前葛藤に直面した際，それをどのように解決したかをクライエントに説明してもらう。
②クライエントのストレス反応が"闘争か逃走"または"順応と友好"かどうかを判断する（Taylorほか，2000）。
③クライエント自身の行動を評価するように励ます。「その行動は役立ったのか」「どのように役立ったか」「その体験から何を学んだか」
④使用可能な代わりの方法を話し合う（例．関係者とともにその問題を話し合う，状況を変えようと努力する，あるいは，何もせずに結果を受け入れる）。
⑤クライエントに直接コントロールできない問題を認識させ，ストレスを軽減するための対処活動（例．運動療法，ヨガ）を行うよう援助する。
⑥機能的なコーピング行動をサポートする。
　■2年前にクライエントがその状況にうまく対処できた方法を，今行うことができるかを知る。
　■選択肢を与える。意思決定はクライエントにまかせる。
⑦活動を徐々に増やしていく。
　■以前は喜びを感じる活動であったが，現在は無視している活動を明らかにする。たとえば，個人的な身だしなみ，服装の習慣，買い物，趣味，運動競技，芸術，手工芸など。
　■日課の中に短時間，これらの活動を取り入れるようクライエントに勧める（例．毎日30分間ピアノを演奏する）。
　■うつ状態から回復するには活動が重要であることを話す。抑うつになると活動しなくなるので，回復するためにはそれに打ち勝つよう意識的に努力しなければならないことを述べる。
⑧個人的な達成と自己尊重を促進するはけ口をみつける。
　■リラックスのための時間をつくる（例．ダンス，体操，洋裁，木工）。
　■時々責任を引き受けてくれるヘルパーを見つける（例．ベビーシッター）。
　■気持ちの切り換えを学ぶ（常時問題をもち続けないで，自由な時間を楽しむようにする）。
　■長い休暇をとる（ほんの2～3日であちこち行くのでなく）。
　■ストレスの調整方法を習得し，実際に使う機会を与える（例．ジョギング，ヨガ）。
⑨他者からの情緒的サポートを促す。
　■日常生活の中での問題を共有する人を捜しだす。電話で連絡がとれるようにする，臨床現場での友情関係を作る，教育的なサポートグループを組織し，発展させる。
　■クライエントの状況に対する理解者のネットワークを作る。
　■誰がサポートシステムとして最もうまく活動できるかを決める（自分自身の問題に悩まされている人からの共感を期待しない）。
　■個人的な感情や心配を同僚と共有する時間をつくる（感情を表出するよう促す。同じ状況を共有する者同士が助けになることがしばしばある）。
　■ユーモアの感覚を維持する。
　■涙を流すことを許す。
⑩自己観察法を教える（Finkelman，2000）。
　■改善や悪化の徴候をモニターするために1日の計画を明らかにする。
　■現在の人間関係に対する達成可能な目標を話し合う。
　■抑制や抑うつ，混乱，怒り，幸せな気分のときに何ができるかを記述する。
　■やってみた活動，やってみたい活動，あるいはもっとすべきだった活動を明らかにする。
　■悪化を警告する徴候のチェックリストを作成し，支援の求め方を明確にする。
　R：自己観察によってクライエントは徴候の観察の仕方を習得し，集中的な援助が必要な状態を認識できる（Finkelman，2000）。

R：効果的なコーピングには自己概念の維持，他者との満足できる関係の維持，情緒的バランスの維持，ストレスの調整など，多くの課題をうまく管理する必要がある。

R：クライエントは以下のような問題解決法を習得することができる。
- ▶目標設定は行動に期限を設ける意識的なプロセスで，目標が達成可能であり対処できるものであるとき有効である。目標設定が非現実的で近視眼的である場合は，むしろストレスを誘発することもある。
- ▶情報の探求は問題のあらゆる側面を学ぶプロセスにあり，将来の展望を得ることや，場合によっては自己コントロールを補強することになる。
- ▶熟達（mastery）は新しい手順や技術を学ぶことであり，自己尊重や自己コントロールを促進する（例．人工肛門のセルフケア，インスリン注射，尿道カテーテルのケア）。

◉必要に応じて，健康教育と専門機関への紹介をする。
①退院後に起こる可能性のある問題に対して準備する。
- ■薬：服薬計画，費用，誤薬，副作用について
- ■不安の高まりについて
- ■不眠について
- ■食事の問題：入手方法，食欲不振について
- ■時間を作れないことについて
- ■家族あるいは重要他者への葛藤について
- ■継続管理：忘れること，連絡方法，時間調整の困難さについて

②専門看護師の能力をこえた抑うつの問題に対しては，適切な専門家に委託する（例．結婚カウンセラー，精神療法専門看護師，心理学者，精神科医）。
③リラクセーション技法を指導する。実践するには，毎日15～20分をかけることが重要であることを強く述べる。
- ■椅子または床の上で楽な姿勢をとる。
- ■目を閉じる。
- ■雑音を最小限にする（安らかな音楽だけが理想的）。
- ■集中して，ゆっくり深く呼吸する。
- ■両手足の重さを感じる。
- ■筋肉が緊張している場合，つま先から頭まで各部を引き締めてから緩める。

③アサーティブスキル（自己主張技法）を指導する。
④認知療法の技術を指導する。

R：地域の資源は，健康状態と人間関係を変えようと努力している人を援助することができる。

R：認知的介入によって生活上のコントロールを取り戻すことができる。つまり，機械的な思考を明確にし，それを自己に対する肯定的な思考に置き換えることである（Finkelman, 2000）。

■ 小児への看護介入

①注意欠陥障害があれば，その原因と行動上の徴候を子どもと保護者に説明する。
②子どもに，自分が悪くも怠惰でもないことを理解してもらう。
③子どもや保護者とともに目標とする行動を設定する。
④うまく援助するため，親と指導者が一緒に働きかけて，より効果的な行動方法を身につけられるようにする。
- ■指示を与える前にアイコンタクトをとる。
- ■しっかりとした制限を設ける。
- ■複雑な指導を避け，簡単にルールを話す。
- ■できるだけ日課にする。
- ■静かな環境を保つよう努める。
- ■適切な行動を肯定的なものを与えることで強化する（例．ほめる，抱きしめる）。

⑤仲間たちとの遊びを増やすよう援助する（Johnson, 1995）。
- ■短時間の遊びから始める。
- ■簡単でわかりやすいゲームを使う。
- ■気の合った兄弟や家族と始める。
- ■最初は，おとなしい要求の少ない仲間を遊び仲間として選ぶ。
- ■すぐにフィードバックする（例．「悩んでいることはわかっているよ」，「上手に遊んでいるね」）。

⑥必要に応じて健康教育と専門機関への紹介をする。
- ■必要なら薬物療法について情報を提供する。
- ■必要なら専門家に相談する（例．心理学あるいは教育の専門家）。

R：看護介入は子どもに自制心と自尊心が育つ

R：注意欠陥障害の子どもは，大変知的で行動について繰り返し注意する必要はない場合がある。

R：日課にすることでケア提供者や子どものストレスを減らすことができる。

R：注意欠陥障害の子どもは外部刺激を取捨選択できず，そのためすべてに反応して集中力を失ってしまう。

R：仲間とうまく遊べるようになることは肯定的な強化と自己尊重に大変重要である。

■■ 高齢者への看護介入

①高齢者にとっての非効果的コーピングのリスク因子をアセスメントする(Miller, 2004)。

- ■不十分な経済力
- ■未熟な発達段階
- ■予期できないストレスの強い出来事
- ■短期間に複数の大事件が起こること
- ■非現実的な目標

R：Miller（2004）は，次の要因を高齢者にとってハイレベルのストレスと乏しいコーピングのリスクとして明示した。経済力の先細り，未熟な発達段階，予期できない出来事の発生，同時に起こる複数の日常的出来事，短期間に起こる複数の大事件，高い社会的地位，変えることのできない状況における自己効力の強い感情など

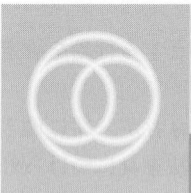

防御的コーピング
Defensive Coping

【定義】

防御的コーピング：肯定的な自己尊重に対して内在する脅威の知覚に対抗するための防衛として，誤った肯定的な自己評価を繰り返し表現する状態。

【診断指標*】

■■ 必須データ(80〜100%)
- 明らかに存在する問題や弱点を否認する。
- 失敗を理由づける。
- 誇大妄想
- 非難や責任を投影する。
- ちょっとした批判に対して過剰に反応する。

■■ 副次的データ(50〜79%)
- 他者に対して高慢な態度をとる。
- 他者に対する敵意のある笑いや嘲笑
- 処置や治療の遂行または参加の欠如
- 人間関係の確立や維持が困難
- 現実に対する知覚の分析が困難

【関連因子】

〈自己尊重慢性的低下〉,〈無力〉,〈社会的相互作用障害〉を参照

著者の注釈

〈防御的コーピング〉を選択する場合,〈自己尊重慢性的低下〉,〈無力〉,〈社会的相互作用障害〉と本質的には関連があることを考慮することが重要である。なぜなら，これらの診断はクライエントがどのように防衛的なパターンを確立し，なぜそれを保持しているかを表現している可能性があるからである。

この診断は，クライエントが長期にわたって機能障害と対処不能をきたしている状態と定義される。そして，看護師がこのパターンの悪化と明確にされたストレス因子との間に相互関係を築ければ確定できる。防衛的パターンが効果的な関係の障壁になっている場合,〈防御的コーピング〉がふさわしい診断となる。

---

*Norris, J. & Kunes-Connell, M. (1987): Self-esteem disturbance: A clinical validation study. In A. McLane, (ed.): *Classification of nursing diagnosis: Proceedings of the seventh conference*. St. Louis: C. V. Mosby.

重要概念
①防衛的機能とは大きな不安から自我を守るために防衛メカニズムを用いる能力である。防衛メカニズムが過剰に使われた場合，効果がなくなるか，自滅をきたす(Mohr, 2003)。
②〈非効果的コーピング〉の「重要概念」を参照

NOC
受容：健康状態，コーピング，自己尊重，社会的相互作用の技法

目標 ▶
クライエントは，防衛的反応が少なくなる，または少なくなったと報告する。

指標 ▶
●防衛的な反応を明らかにする。
●ケア提供者と協力して現実的な目標を設定する。
●目標達成に向かって効果的に進む。

NIC
コーピング強化，情動支援，セルフ・アウェアネス強化，環境管理，共在，積極的傾聴

【一般的看護介入】

◉ ストレスの程度が増すに従って，クライエントに対する要求を減らす。

①環境的：環境的刺激（例．騒音や活動）のレベルを修正したり，環境的刺激からクライエントを遠ざける。
②対人関係的：必要に応じて，他者（例．見舞客，他のクライエント，ケアスタッフ）との接触を減らす（または制限する）。
③作業課題：活動に対する最小限の期待を明確に表現する。できる範囲で期待している項目数を減らしたり，増やしたりする。
④治療的：クライエントが誰に，いつ，どれくらい，何について相談をするかがわかるようにするために，ケアスタッフとの相互関係を作り上げる。
⑤方略的：クライエントのコーピング資源を必要とするストレス因子を明らかにし，それらに対処する計画を立てる。このようなことをする目的は，一般的に，最大限ストレスを閉じ込め，減らし，除去することである。より具体的には，防衛パターンを悪化させるストレス因子をねらって，対処することである。
　R：ストレスレベルが高くなるにつれて防衛的コーピングは強くなる(Mohr, 2003)。

◉ 治療的関係を確立する。

①一貫した肯定的な態度でもって，中立的でごく普通の姿勢を維持する。必ずすべてのスタッフが，一貫した期待をもち一貫した話し方にする。
②クライエントの防衛に直面したら，単純な，現在の目標に向けた話題に焦点を当てる。
③クライエントに目標を表現し，少なくとも1つか2つのことについて合意に達するよう指導する（「反映的」な言葉，たとえば「あなたが〜と言っているように聞きとれますが」といった言葉は，「いいや，私は〜と言っているのです」といったクライエントからの言葉を引き出すことができ，それがやがて同意を得られるものとなる）。
④クライエントの否定的な投影や転位に対しては，防衛したりくどくど話すような対応はしない。その代わり，もっと中立的で，肯定的で，目的志向の話題につなげるようにする。
⑤意見の不一致にこだわらない。
⑥命令的な口調は避ける。クライエント主導の活動を促す。
⑦問題をコントロールせず，クライエントに肯定的な選択肢を与えるようにする。そうすることでクライエントに選択の方法を与えることができる。
⑧肯定的・否定的にかかわらず，評価を加えるような意見は避ける。クライエント自身に自分の進歩についての評価をしてもらう。
⑨不適応行動を制限するために，設定された目標の達成を阻害する行動をクライエントに明示する。
⑩自分自身の行動から学習していけるよう（例．「自然的結末」），設定された目標の達成を阻害した行動をクライエントに明示する。
⑪クライエントが設定された目標を達成できるよう，適応コーピングパターン（例．昇華，正規の問題解決，合理化）を強化する。
⑫治療環境を一貫させるために，相互関係，進行状況，アプローチの仕方などを他のチームメンバーとともに評価する。
　R：自我サポートの役割が確立されれば，クライエントは新しい，より効果的なコーピング方

法を学び始めることができる。活動的なストレス因子は確立された防衛パターンを引き出し，強化し続けるが，自我サポートの役割を確立することはクライエントが依然として感じているストレスや恐怖の程度を抑えられることが期待される。

◉ **防衛の必要性をなくし，内在する関連因子をより直接的に働きかけることができるように，クライエントと治療的関係を確立するように努める**（〈自己尊重慢性的低下〉を参照）。

①最初に，クライエントが信頼するのをためらっているかどうかを確かめる。看護師の見解，反応および行動を一貫させるよう努める。理にかなった要請に対応することや，計画や約束を成し遂げることに特に注意を集中させる。

②気分転換になり，目標志向でなく，競争のない活動をしてもらう（例．リラクセーション療法，ゲーム，外出）。

③中立的な話題や肯定的な思い出などを自己表現できるよう励ます。

④言葉によるやりとりが困難な場合や，文章を書いたり絵を描くことがクライエントの得意分野である場合，話すこと以外の自己表現の方法を指導する。

⑤看護師の肯定的な態度を強化するため，誇大的・否定的なクライエントの自己表現は，受容的に聴く。これで肯定的な自己表現や活動が生じなければ，そのような受容的傾聴は意図とは逆の結果を招くことになる場合がある。

⑥クライエントが他者との相互関係パターンを見直したり，確かめたりすることができるようにすることで，看護師は自我サポートの役割を確立する。

R：看護介入はクライエントを安心させ，自己評価できるようにするものでなければならない（Mohr，2003）。

R：クライエントの許容範囲に合わせて，気分転換になる支持的な相互関係や活動と，目標志向的あるいは問題志向的相互関係とのバランスをとる。

非効果的否認
Ineffective Denial

【定義】
非効果的否認：クライエントが健康を損なっていることを示す症状または状況を軽視したり，否認している状態。

【診断指標＊】

■ 必須データ（必ず存在）
- 健康の損失にヘルスケアの注意が向くことを拒絶したり，それを求めるのを遅らせる。
- 症状との関連や危険性を知覚していない。

■ 副次的データ（おそらく存在）
- 症状を緩和させるために家庭療法（自己治療）を用いる。
- 死や病気になることの恐怖を認めない。
- 症状を軽視する。
- 症状の原因を身体の他の部分のせいにする。
- 生活様式に対する疾患の影響を認めることができない。
- 苦しい出来事を語るとき，そっけない身ぶりや言葉を示す。
- 影響を及ぼしている状況に対する恐怖心を別の方向に向ける。
- 不適切な感情を表出する。

【関連因子】

■ 病態生理因子
- あらゆる慢性疾患や末期疾病の影響を意識的

＊Lynch, C.S. & Phillips, M.W. (1989). Nursing diagnosis: Ineffective denial. In R.M. Carroll-Johnson (ed.).*Classification of nursing diagnoses: Proceedings of the eighth conference.* Philadelphia: J.B. Lippincott.

に耐えることができないことに関連するもの

:: 治療関連因子
- よい結果を伴わない，長期に及ぶ治療に関連するもの

:: 状況・心理因子
- 以下の結果に意識的に耐えることができないことに関連するもの
  ▶ 失業
  ▶ 経済的危機
  ▶ 薬物使用
  ▶ 喫煙
  ▶ 配偶者や重要他者の喪失
  ▶ 否定的な自己概念，不完全感，罪悪感，孤独感，絶望感，失敗感などの感情
  ▶ アルコール飲用
  ▶ 肥満
  ▶ 家庭内暴力
- 増加する不安やストレス，個人的問題から逃避したいという要求，怒りや欲求不満の感情などに関連するもの
- 全能であるという感情に関連するもの
- アルコールや薬物使用に対する文化的に許容される態度

:: 生物学・遺伝因子
- アルコール依存の家族歴に関連するもの

著者の注釈

〈非効果的否認〉は，喪失に対する反応としての否認とは異なる。疾病や喪失に対する反応としての否認は，心理的平衡を維持するために必要であり，有益である。非効果的否認はクライエントが健康や状況を改善させるための療養に参加しない場合に有益でなくなる（例．薬物乱用の否認）。非効果的否認の原因が不明である場合，「不明の原因に関連した〈非効果的否認〉」の診断を用いることができる。たとえば，「バルビツール系薬物の使用が問題であるという認識を繰り返し拒絶することによって明らかなように，不明の原因に関連した〈非効果的否認〉」である。

診断表現上の誤り

〈非効果的コーピング〉を参照

重要概念

① 否認は自己尊重に対する恐怖から自分を守るダイナミックな過程である。
② 行動が脅威的な状況や破壊的な状況を変えるために欠かせないものであるとき，否認は不適切である。しかし，行動が必要でない場合や成果がみられない場合，否認は肯定的なものとなり，ストレスをなくせるものとなる（Lazarus, 1985）。
③ 強固な否認システムによって，状況による影響を現実的に知覚することができなくなる（例．喪失，虐待，物質依存）（Boyd, 2002；Tweed, 1989）。
④ 否認は次のようないくつかの形をとる。
  ■ 人に関連した否認
  ■ 責務の否認
  ■ 脅威的な情報の否認
  ■ 恐怖に密接していることの否認
  ■ 恐怖が不安を引き起こしていることの否認
  ■ あらゆる情報の否認
⑤ 否認は嗜癖のある人の主な反応である。否認とは，嗜癖行動の抑制力の喪失やそれに伴う結果の深刻さを受け入れることができない状態である（Boyd, 2002）。

焦点アセスメント基準

一般的アセスメントについては，〈非効果的コーピング〉を参照

物質乱用が疑われる場合は次のとおりである。

:: 主観的データ
◉ **診断指標をアセスメントする。**

クライエントは，
- アルコールや薬物の使用が問題であることを否認する。
- アルコールや薬物の使用を正当化する。
- アルコールや薬物の使用に対して他者を非難する。

:: 客観的データ
クライエントは次のようなことを示す。
- 職業的機能
  ▶ 長期欠勤
  ▶ 頻繁で説明のない短期間の欠勤
  ▶ 遅刻や欠席に対する手の込んだ言い訳
  ▶ 昼間の疲労
  ▶ 割り当てられた仕事ができない。

- ▶失業
- ●社会的機能
  - ▶気分の変動
  - ▶同居者や友人との口論
  - ▶交通事故，召喚
  - ▶孤立(他者を避ける)
  - ▶酒に酔ったうえでの暴力
- ●法律上の問題
- ●身体的合併症
  - ▶アルコール乱用
    - 一過性黒内障
    - 記憶障害
    - 下肢の知覚異常
    - 栄養障害
    - 肝機能障害
    - 膵炎
    - 痛風症状
    - 貧血
    - 胃炎や胃潰瘍
    - 心筋症
    - 離脱症状(例．振戦，嘔気・嘔吐，血圧上昇，脈拍上昇，睡眠障害，見当識障害，幻覚，興奮，発作的症状)
  - ▶アヘン乱用
    - 嗜眠状態
    - 不明瞭な言葉
    - 瞳孔の収縮
    - 皮膚感染
    - 肝障害
    - テストステロンの低下
    - 胃潰瘍
    - 記憶障害
    - 緩慢な動作
    - 栄養障害
    - 呼吸機能の低下
    - 便秘
    - 呼吸器感染
    - 疼痛に対する反応低下
    - 離脱症状(例．流涙，鼻汁，鳥肌，欠伸，瞳孔拡張，軽度の高血圧，頻脈，嘔気・嘔吐，不穏，急性腹痛，関節痛など)
  - ▶アンフェタミン，コカイン乱用
    - 活動亢進
    - 皮膚感染
    - 脳血管発作
    - 幻覚
    - 心律動異常
    - 発作的症状
    - 呼吸機能低下
    - 意識清明性の上昇
    - 食欲低下，体重減少
    - 心拍数の増加
    - 瞳孔拡張
    - 悪寒
    - 嘔気・嘔吐
    - 肝炎
  - ▶幻覚剤乱用
    - 心拍数増加
    - 発汗
    - 幻覚
    - フラッシュバック
    - 振戦
    - 協調運動不能
    - 視力障害
  - ▶大麻乱用
    - 口渇
    - 心拍数の増加
    - 結膜の感染症
    - 食欲増進
    - 肺構造の障害
    - 静脈洞炎
  - ▶バルビツール酸塩，鎮静薬，催眠薬乱用
    - 嗜眠状態
    - 記憶障害
    - 蜂巣炎
    - 肝炎
    - 心内膜炎
    - 肺炎
    - 呼吸機能の低下
    - 中毒と禁断症状

このほかの「焦点アセスメント基準」の情報は，http://thepoint.lww.com を参照

NOC
受容：健康状態，不安の自己コントロール，恐怖の自己コントロール，健康信念：健康を脅かすものの認識，積極的傾聴

目標 ▶
クライエントは，否認の代わりに別のコーピングメカニズムを用いる。

指標 ▶
- 不安，あるいはストレスの原因を認める。
- 問題集中型コーピング方法を用いる。

NIC
教育：疾病経過，不安軽減，カウンセリング，積極的傾聴

【一般的看護介入】

◉治療的関係を開始する。
①否認の効果をアセスメントする。
②否認が用いられている証拠をつきとめるようなことはしない。
③率直で普通の態度で，さらに断定的でない態度で接する。
　R：否認は，資源が問題焦点型アプローチを用いるには不十分である場合，コーピングの早期の段階では役に立つこともある（Lazarus, 1985）。

◉状況に対する知覚を共有するよう励ます（例．恐怖，不安）。
①感情の共有に焦点を当てる。
②さらに共有を深めるために反映を用いる。
　R：否認がなくなるにつれ，不安や恐怖の強い感情の表出に焦点を当てた看護介入が必要となる。

◉可能であれば，問題解決を援助する。
①問題の説明をその人から引き出すよう試みる．
　R：部分的に試験的に，最小限度の否認によってその状況の苦悩をなくす（情動中心型コーピング行動）一方で，問題中心型コーピング行動を用いることができる（Lazarus, 1985）。

非効果的否認

▶ 物質乱用あるいは物質依存に対する認識が欠如していることによって示されるように，自分自身の行動の意味を受け入れる能力の障害に関連した

NOC
不安の自己コントロール，コーピング，ソーシャルサポート，物質依存症の結果，知識：物質乱用のコントロール，知識：疾病過程

NIC
コーピング強化，不安軽減，カウンセリング，共同目標設定，物質使用対処，サポートシステム強化，サポートグループ

目標 ▶
クライエントは，アルコールや薬物の使用を絶ち，治療を続ける必要性を認識する。

指標 ▶
- アルコールや薬物乱用の問題を認める。
- アルコールや薬物使用による精神的・身体的影響を説明できる。
- アルコールや薬物の使用をやめる。
- 継続的な治療の必要性を認める。
- 希望を感じていることを表出する。
- ストレスに対処するために，別のコーピングメカニズムを用いる。
- 再発のハイリスク状態に対する計画を立てる。

【看護介入】

◉自己尊重を改善するための支援をする。
①判断をしないようにする。
②クライエントが，これは道徳的な問題ではなくて病気であると頭で理解できるようにする。
③徐々に責任感がもてるよう，うまく物事ができる機会を設ける。
④物質乱用の進行性とその身体や対人関係への影響について教育的な情報を与える。
⑤なぜ女性がアルコールの影響を受けやすいのか説明する。
⑥さらに詳しい介入については〈自己尊重混乱〉を参照
　R：クライエントはおそらく多数の人から叱責され不信を感じている。看護師のアルコールに

対する個人的な経験は，クライエントに対する共感を高めたりなくしたりする。
R：従来，アルコール依存は不道徳で堕落者とみられていた。病気としてのアルコール依存の認識はクライエントの信頼感を高める。

◉嗜癖行動の変化する時期ごとに適切な介入を提供する(Prochasaskaほか，1992)。
①前予期期(嗜癖行動に関連した問題に気づかない時期)
　■問題とその結果への気づきを高めるよう試みる(例．人間関係，仕事，財力)。
　■変化の可能性について話し合う。
　■変化についての感情を探ってみる。
②予期期(嗜癖関連の問題と変化の認知に気づいているが，相反する感情がある)
　■クライエントに過去の効果的な試みを表現してもらう。
　■変化と常習を続けることによる利益と不利益をリストアップする。
③準備期(次の1か月の間でやろうと思っている行動やこれまで失敗した行動)
　■クライエントにとって最も受け入れやすく，適切で，効果的な資源を紹介する。
　■変化のための具体的で，詳細な計画を作成することや，障害を明らかにするためにクライエントを支援する。
④活動期(少なくとも1日間，明らかに行動変容に取り組む)
　■行動変容への意思決定を再確認する。
　■効果的な活動を強化する。
　■意思決定に逆らうような状況に向けてクライエントが予期したり準備することを助ける。
⑤維持期(6か月以上嗜癖行動がみられない)
　■再発を予防するための方法を明らかにするようクライエントを支援する。
　■なぜ行動を変容させることができたかの理由を見直す。
　■変化から得られた利益を振り返る。
R：コンプライアンスは動機のレベルによって目標とされた介入で高められる。

◉再発は失敗を意味するものではないことを強調し，再発の現実について率直に話し合う。
①再発後，誘因を明らかにするために援助する。
②誘因が存在するなら，保証人を呼ぶことや散歩するなどの代替行動を計画する。
③回復している物質乱用者とともに再発について話し合うことを勧める。
④"一日一度"の原理を強調する。
R：再発は動機づけを高めるために注意を要する。

◉物質乱用パターンを明確にし変えられるようにする。
①使用者がアルコールや薬物を使用したいと思う状況を明らかにする(例．仕事の後に友だちとともに)。
②アルコールや薬物が使用される状況を避けるよう指導する。
③飲酒や喫煙仲間の代わりに非使用者の仲間を作るよう支援する〔アルコール依存匿名の会(AA)あるいは麻薬依存匿名の会(NA)がここでは有益な選択肢となる。AA／NAグループはユニークであり，参加することで気持ちが楽になるグループを見つけることを勧めている〕。
④日課を決め定着させる。
⑤アルコールや薬物使用の記録をしてもらう(量，時間，状況)。これは治療を拒否している初期の物質乱用者に役立つ(Metzger，1988)。
R：アルコールと薬物乱用は薬物そのものによって(例．気分が高まっている感じ，快感の増加，注意力減退)，あるいは不快な状態を避けるために増えてくる。治療のためのアプローチは明らかな増強因子を取り除くことが目的となる(Smith-DiJulio，1998)。

◉アルコールや薬物以外のコーピング方法について話し合う。
①リラクセーション技法と黙想を教える。クライエントが不安を感じたとき実施することを勧める。
②飲酒や物質使用を考えるとき，思考停止法を用いることを教える。声を出して，またはささやくように「やめる，やめる」と言うことと，肯定的な考えと交換することを指導する。この方法は訓練が必要である。そしてクライエントが思考転換を明確にできるよう支援する必要がある。
③アルコールや薬物使用が予想される，ストレスの大きい出来事を予期して援助する(仕事，家族，社交的状況)。選択できる方法をロールプレイする。アサーティブスキル(自己主張技法)を教える。

④怒りに建設的に対処する方法を指導する。
　R：物質依存の人は物質をすべての問題の解決法とみなす。したがって，新しい問題解決法が必要とされる(Smith-DiJulio, 1998)。

◉ **クライエントが自制できるよう支援をする。**
①短期目標を設定する(例．一度，1日中止してみるなど)。
②きちんとした計画を立てる。
　■備えの物品を廃棄する。
　■販売者や使用者との接触を断つ。
　■危険な場所を避ける。
　■フリータイムの計画を援助する。
　■活動をしない時間を長くとることを避ける。
　■アルコールや薬の乱用に結びつかないレジャー活動を計画する。
③物質乱用に導くストレス因子を認知するよう援助する(例．退屈，対人関係の状況)。
④クライエントが行動の否定的な結果を評価できるよう支援する。視覚的な評価は役に立つ。
⑤アルコールや薬物使用を否認している場合，物質使用の事実を実証する非言語的手がかりを見い出す(例．悪化の徴候，仕事の効率，社交的技能があるかどうか)。
⑥状態が安定し，信頼関係が確立されてから，否認に立ち向かう。
⑦この期間には，肥満や喫煙など，ほかの問題を調整するような計画はしない。
⑧早期の禁断においては，既往歴を調査するようなことはしない。
　R：看護介入の目的はクライエントの否認と意に添わない結果を引き起こすものとの否定的な関係をクライエントが認めたり，明確にできるようにすることである(健康もしくは社会性)(Smith-DiJulio, 1998)。

◉ **必要に応じて，保健指導と専門機関への紹介をする。**
①アルコール依存匿名の会(AA)，アルコール依存家族の会(Alanon)，アルコール依存児の会(AlaTeen)を紹介する。
②治療施設を紹介する。
③薬物使用の副作用を教える。
④栄養に関するカウンセリングをする。
　R：構成された治療プログラムに参加することで，アルコール依存からうまく回復できる機会がかなり増える。
　R：希望があるという感覚は，クライエントが援助可能な専門家と直接連絡をとることでさらに高まる。

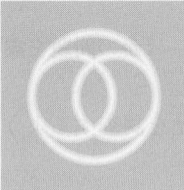

意思決定葛藤
Decisional Conflict

【定義】

意思決定葛藤：クライエント個人や集団が，リスクや喪失，あるいは個人の生存価値に挑戦を強いられる選択をせざるをえない場合に，行動方針に確信が持てない状態。

【診断指標】*

■ 必須データ（80〜100%）
- 選択に確信がもてないと言葉で表現する。
- 考慮中の選択肢は望んでいない結果に終始すると言葉で表現する。
- どちらを選ぶべきか迷っている。
- 意思決定が遅れる。

■ 副次的データ（50〜79%）
- 意思決定を試みる間中，苦悩を言葉で表現する。
- 自己中心的
- 決断しようとして注意を集中すると，いつも苦悩や緊張による身体徴候が現れる（心拍数の増加，筋緊張の増加，落ちつきがなくなる）。
- 意思決定を試みる間に，自分の価値観や信念に疑問を抱く。

【関連因子】

意思決定葛藤の誘因になると思われる状況は非常に多いが，なかでもリスクのきわめて高い複雑な医療介入を決定する状況は，特にその可能性が高い。クライエントはどのような意思決定の状況においても，葛藤を起こす可能性があるので，次に挙げる例は，すべてを余すところなく網羅しているわけではなく，問題になりやすい状況と難を倍増する要因があると思われる状況を反映しているにすぎない。

■ 治療関連因子
（特定の検査や治療の）危険性−受益性比率に関連するもの
- 外科手術
  - ▶腫瘍切除
  - ▶美容整形外科
  - ▶四肢の切断
  - ▶移植
  - ▶精巣切除
  - ▶前立腺切除
  - ▶子宮切除
  - ▶椎弓切除
  - ▶乳房切除
  - ▶人工関節置換
  - ▶白内障（水晶体切除）
  - ▶帝王切開
- 診断
  - ▶羊水穿刺
  - ▶超音波
  - ▶X線
- 化学療法
- 放射線療法
- 透析
- 人工換気（呼吸）
- 経腸栄養法
- 静脈内輸液
- 出産予定日前に陣痛促進剤の使用
- 研究段階の試験的治療への参加
- HIVの抗ウイルス療法

■ 状況因子
以下の危険性−受益性比率に関連するもの
- 個人的因子
  - ▶結婚
  - ▶母乳栄養対人工栄養
  - ▶親になること
  - ▶不妊手術
  - ▶体外受精

---

*Hiltunen, E.（1989）. Nursing diagnosis：Decisional conflict（specify）. In R. M. Carroll-Johnson（ed.）. *Classification of nursing diagnoses：Proceedings of the eighth conference.* Philadelphia：J. B. Lippincott.

- ▶郊外の施設からの移動
- ▶割礼
- ▶離婚
- ▶人工妊娠中絶
- ▶人工授精
- ▶養子縁組
- ▶入院, 施設収容(子ども, 親)
- ▶避妊
- ▶ナーシングホームへの入居
- ▶里親－里子制度
- ▶離別
- ●仕事・職務
  - ▶転職
  - ▶職業倫理
  - ▶ビジネス投資
  - ▶配置転換
- ●次の因子に関連するもの
  - ▶関連情報の不足
  - ▶混乱を招く情報
- ●次の因子に関連するもの
  - ▶サポートシステム内での意見の相違
  - ▶意思決定の経験不足
  - ▶あいまいな個人的価値観/信念
  - ▶個人的価値観/信念との葛藤
  - ▶あきらめ
  - ▶予後不良疾患の家族歴
  - ▶病院環境(コントロール喪失)
  - ▶次の倫理的ジレンマ
    - 生活の質(QOL)
    - 生命維持装置の停止
    - 「延命措置(蘇生)禁止(DNR)」の指示
    - 妊娠中絶
    - 臓器移植
    - 多胎妊娠の選択的中絶

発達因子

以下の危険性－受益性比率に関連するもの。
- ●思春期
  - ▶仲間からのプレッシャー
  - ▶アルコール・薬物使用
  - ▶職業選択
  - ▶避妊具の使用
  - ▶大学
  - ▶関係を続けるべきか否か
  - ▶性行動
  - ▶違法な状況, 危険な状況
- ●成人期
  - ▶転職
  - ▶転居
  - ▶退職
- ●高齢期
  - ▶退職
  - ▶老人ホームへの入居

著者の注釈

看護師は, クライエントや家族の意思決定を援助するうえで重要な役割を担っている。一般に看護師は, 治療や転院に関する意思決定では, 金銭的な利害関係がないので, 理想的な立場で援助ができる。Davis (1989)によれば,「看護学や医学の専門知識を駆使しても, 医療の専門家は, クライエントの価値観や, クライエントが自分にとって最良と思われるものを知ることはできない」が, 看護学の専門知識を駆使すれば, 看護師は個人の信念や価値観とともに, 可能な選択肢と考えられる結果をすべて考慮に入れた, 系統的な意思決定を促進できる。焦点は, 論理的な意思決定を援助することであり, 所定の決定を促すことではない。

「クライエントはリスクがきわめて高い治療を決断する場合に, 必ずしも葛藤を起こすとは限らない。"生きるために治療を選択する"状況では, クライエントはある意味で運を天に任せるといった認識をしていることがあるので, 葛藤はそれほど深刻でない場合もある。このような理由で, 看護師は手がかりを十分に確認しないまま, クライエントに〈意思決定葛藤〉の看護診断を下すことのないよう, 十分に注意しなければならない」(Soholt, 1990)。

診断表現上の誤り

⊙医師が家族から人工呼吸の許可を得られないことに関連した〈意思決定葛藤〉

この状況でこのような記述をすると, 専門職の倫理に反するばかりか法的にも問題になりかねない。医師が人工呼吸の許可を得られない状況は, (クライエントでも家族でもなく, 医師の)業務上のジレンマなので, しかるべき関係者へ報告する必要がある。家族がクライエントからこの治療法を望まないという証言(すなわち, リビングウィル)を得ている場合は, 行動方針について不確実な要素は何

もないので,〈意思決定葛藤〉で説明できる状況ではない。看護師は,〈悲嘆〉などほかに該当する看護診断がないか,家族の反応をアセスメントする必要がある。

◉選択に確信がもてない状態に関連した〈意思決定葛藤〉

選択に確信がもてない状態は,〈意思決定葛藤〉を妥当化する必須データであり,原因でもなければ寄与因子でもない。クライエントがもっと多くの情報を必要としている場合は,診断は,「選択肢とその結果に関する知識不足に関連した〈意思決定葛藤〉」になる。

重要概念

■ 一般的留意点

①意思決定の前提条件は,問題が存在することである。問題は,目標を達成しようとする過程で適切な解決法に確信がもてない場合に存在する。1つの問題に2つ以上の解決法が考えられる。

②意思決定は系統的な過程であり,目的というよりも手段である。意思決定は連続的な過程であり,ステップはそれぞれ前のステップを踏まえて進められる。最善の意思決定は,系統的に行われるほうが達成されやすいが,必ずしも厳密なステップ・バイ・ステップで行われる必要はない。

③臨床実践では,意思決定の論理的なステップが明確に定義されている。要約すると,次のようなステップになる。
- ■問題範囲を明確にする。
- ■可能な代案や選択肢をリストアップする。
- ■さまざまな選択肢に起こりうる結果を見極める。
- ■信念・価値観に対する現実的または潜在的脅威に基づき,選択肢を評価する。
- ■意思決定をする。

④人々は一般に,意思決定の系統的な方法を学習していないので,過去の経験や直感に頼ることが多い。意思決定における直感的方法の特徴は,同時に存在すると思われる複数の考えを相互作用させたり,関連づけることである(Soholt, 1990)。

⑤Soholt(1990)は,治療法について意思決定をする場合に以下の因子が影響を及ぼすことを明らかにした。
- ■医学的アドバイスの真偽に頼る。
- ■「生きる」ために治療を選ぶ場合は,運命に身を委ねる。
- ■価値観を考慮する。
- ■世論に留意する。

⑥早急に決定する必要がある場合は,意思決定の過程が複雑になる。急性のストレスに陥っている間は,知的な意思決定は不可能ではないにせよ,困難を伴う。必要に迫られて早急に決めようとすると,ストレスはさらに増強する。

⑦意思決定葛藤は,行動方針を受け入れる意向と,逆に拒否する意向が同時に存在するときに生じる(Janisほか,1977)。

⑧意思決定に社会的地位や自尊感情への脅威が関係している場合は,葛藤はさらに重症化する。

⑨意思決定葛藤は,いずれの選択肢も好ましくない場合に強くなる。

⑩Jezewski(1993)は,個人内葛藤も個人間葛藤も,「延命措置(蘇生)禁止」の意思決定が行われる場合に起こると報告している。個人内葛藤は,個人の価値観とライフイベントが一致しない場合に起こる。最も一般的な個人間葛藤は,スタッフと家族の間や,家族のメンバー間で起こる。

⑪ヘルスケアには,本質的に3種類の意思決定モデルがある。
- ■パターナリズム(父親的温情主義)
  - ●医療提供者がクライエントケアに関する意思決定をすべて行う。
  - ●意思決定は,クライエントを守るという認知的ニーズに基づいて行われる。
  - ●ローカス・オブ・コントロール(統制の所在)はクライエントと重要他者の外部にある(外的統制)。
- ■利用者優先主義
  - ●医療提供者は,クライエントと重要他者の求めに応じて情報を提供するだけである。
  - ●決定は,「クライエントが一番よく知っている」という前提に基づいて行われる。
  - ●ローカス・オブ・コントロールはクライエントと重要他者の内部にある(内的統制)。
- ■ヒューマニズム(人道主義)・擁護
  - ●医療提供者は,クライエントおよび家族と連携して意思決定にあたる。
  - ●意思決定は,個人の尊厳と価値を互いに尊

重しながら行われる。
- ●ローカス・オブ・コントロールは共有のもので,意思決定では参加者全員が平等の役割を担う。

⑫人間が有する最も重要な権利は自己決定権である。これは,自分の身体にしてほしいことやしてほしくないことについて,最終決定する権利である。本人が自由に意思決定できる場合は,選択が容易になる。

⑬クライエントは,治療法の意思決定に対して必ずしも(医療者と)同程度のコントロールを望んでいるわけではない。クライエントのニーズは,積極的な役割を担いたい場合もあれば,協力的あるいは受け身的な役割を担いたい場合もあり,非常に個人差があるので,注意深くアセスメントしなければならない。

⑭クライエントの意思決定においては,医学的な有効性に対する配慮よりも,クライエントの生活に及ぼす治療の影響に対する認識のほうが重要な場合がある(Kelly-Powell,1997)。

⑮価値観の葛藤により,混乱,優柔不断,矛盾などが起こりやすくなる。クライエントの目標が重要他者の目標と対立すると,意思決定がきわめて複雑になる。自分自身の満足感よりも,他者を満足させたいニーズが強くなると,クライエントは,自分の価値観に反する決定をすることがある。

⑯ある研究では,高齢者による死期の決断は自分の信仰心や,生存および生活の質(QOL)に関する価値観と強力に関係していることを明らかにしている(Cicirelliほか,2000)。「速やかな死」を好む高齢者は「信仰心がやや希薄で,生活の質を重んじる」傾向があった(Cicirelliほか,2000,p.414)。この研究集団ほぼ全員が,末期疾患の場合は宗教的信条に関係なく,速やかな死を支持していた(Cicirelliほか,2000)。

■ 小児への留意点

①小児自身が重要な意思決定をすることはほとんどない。一般的には,親が子どもに代わって意思決定をしなければならない。

②状況を理解して意思決定をする子どもの能力は,年齢,発達レベル,過去の経験などによって異なる。しかし,理解力と法的適格性を混同してはならない。

③青年期に達すると,問題を分析して意思決定をする能力が高くなる。

④子どもを対象とする研究者は,知的年齢7歳以上の子どもからは,同意を得るべきである。親は,子どもを研究に参加させる場合にインフォームドコンセントを文書で提出しなければならない(Wong,2003)。

■ 高齢者への留意点

①高齢者のための意思決定は,当人不在のまま行われることが多い。

②高齢者にとって意思決定の障壁には,認知症,抑うつ状態,長期にわたる受身的姿勢,難聴などのコミュニケーションの問題が含まれる(Miller,2004)。

③意思決定者が,高齢者の生活に重大な影響を及ぼす意思決定に高齢者自身を関与させない理由には,高齢者は能力も資格も興味もないという思い込みと,デリケートな問題に関する話し合いを避けたい意向が含まれている(例.経済的な問題,転居)(Miller,2004)。

④高齢者を長期ケア施設に入れる決定をしようとした家族は,医療専門職者からの情報が十分でないことに気づいた。そのときに最も助けになったのは,この状況を確認した友人だった。

■ 文化的考察

①宿命論(宿命論的諦観)とは,人事を尽くしても変えることなど不可能に近いので,最良の対応はそれに従い,受け入れることだという信念である。ラテン系アメリカ人,アイルランド人,アパラチア地方人,フィリピン人,プエルトリコ人,ロシア正教徒などに,このような外的統制型が多い(Gigerほか,2003)。

②北欧およびアフリカ系アメリカ人は,内的統制型と外的統制型の両方を併せもつ人たちが多い(Gigerほか,2003)。

③ある研究では,メキシコ系アメリカ人や韓国系アメリカ人の高齢者は,死期の決定を家族に任せている,と指摘していた(Blackhallほか,1995)。

焦点アセスメント基準

意思決定葛藤は主観的な状況なので,看護師はクライエントに確認しなければならない。看護師は個々のクライエントをアセスメントして,葛藤が起きている状況下で意思決定するクライエントの能

力レベルを判断するべきである。〈絶望〉,〈無力〉,〈霊的苦悩〉の診断を受けたクライエントには,同じ手がかりがいくつかみられることもある。

■■ 主観的データ
◎ **診断指標をアセスメントする。**
① 意思決定のパターン
- 「決断する必要がある事柄を話してください」
- 「普段はどのような方法で意思決定をしているか説明してください」
- 「どのような方法で意思決定に関与したいですか」

② 葛藤に対する理解
- 「自分で決めなければならないと考えたとき,どんな気持ちになりますか」
- 「睡眠のパターン,食欲,活動レベルなどが変化しましたか」

◎ **関連因子をアセスメントする。**
① 「これを決めることが,ストレスなのはなぜですか」
② 「決断するうえで,困っていることは何ですか」
③ 「過去に,よい結果が出た決断は,どのようにして下しましたか」
④ 「今までに自信をもって決めたことは,どんなことですか」
⑤ 「何かを決めるとき,1人で決めますか,それとも誰かにかかわってほしいと思いますか,その場合,誰にアドバイスを求めますか」

■■ 客観的データ
◎ **診断指標をアセスメントする。**
① ボディランゲージ(身振り)
- 姿勢(硬直)
- 顔面の表情(いら立ち,緊張)
- 両手(硬直,冷汗)
- アイコンタクト(鋭い)

② 運動動作
- 不動状態
- 増加
- 歩き回る
- 興奮状態

③ 情動
- 不安定
- 不適切
- 単調

このほかの「焦点アセスメント基準」の情報は,http://thepoint.lww.com を参照

NOC
意思決定,情報処理,ヘルスケアの意思決定への参加

目標 ▶
クライエント/グループは,十分な情報に基づいて選択する。

指標 ▶
- 選択肢の利点と欠点を述べる。
- 選択肢と他者の反応に対する恐れや不安を共有する。
- 意思決定のプロセスをサポートするために最も役立つことを明らかにする。
- 十分な情報に基づいて選択する。

NIC
意思決定支援,共同目標設定,学習促進,ヘルスシステム案内,予期ガイダンス,患者権利保護,価値観明確化,不安軽減

【一般的看護介入】

◎ **原因と寄与因子をアセスメントする。**
関連因子を参照

◎ **原因と寄与因子を軽減または除去する。**
内的
① 意思決定の経験不足または効果的でない意思決定
- 過去に行った意思決定と決定に役立てるために踏まえたステップを復習する。
- 論理的な意思決定を促進する。
  - クライエントが問題を認識して必要な決定を明確にできるよう援助する。
  - 考えられる代案や選択肢をすべてリストアップして,一覧表を作成する。
  - さまざまな代案について起こりうる結果を明らかにできるよう援助する。
  - 信念・価値観に対する現実的または潜在的脅威に基づいて,代案を評価できるよう援助する。
  - クライエントが自分で意思決定をするよう励ます。
- 重要他者に,意思決定の全過程にかかわるよう勧める。
- 意思決定の代案を考えるときに,重要他者を

相談役として活用するよう提案する。
- ■意思決定をする場合に，積極的な役割であれ，協力的な役割であれ，受け身的な役割であれ，クライエントが望む役割を尊重してサポートする。
- ■意思決定すべきこととさまざまな代案を検討できるよう準備する。
- ■不安が強く，断片的な思考に陥っているクライエントには，必要な意思決定に再度集中できるようにする。
- ■意思決定には十分に時間をかけるよう勧める。
- ■思春期のクライエントには，現在に重点を置く：起こり得ることと起こり得ないことを対比する。思春期のクライエントは，意思決定の基礎になる幅広い経験がないので，生活上重要な事柄を明らかにできるよう援助する。
- R：個人間・個人内葛藤の状況における看護師の役割は，擁護，交渉，仲裁，クライエントと家族のニーズに対する感受性などを受け入れる文化の仲介者としての枠組みを反映している。
- R：個人の性格は，意思決定過程をコントロール（統制）し続けようとする欲求に影響を及ぼす。
- R：自ら方向を決定しようとする傾向が強く，今までも自分の健康習慣に責任をもっていた人たちは，意思決定で積極的な役割を担う傾向がある。

②価値観の葛藤(〈霊的苦悩〉も参照)
- ■意思決定に影響を及ぼす可能性がある個人的な価値観や人間関係を，クライエントが探求できるよう援助する。
- ■クライエントの宗教上の指導者(霊的指導者)に紹介するべきか探求する。
- ■価値観を解明する技法を用いて，クライエントが自分の信念を映し出す生活の諸々の場面を再考できるよう援助する。
  - ●クライエントの人生で，最も誇りとする大切な活動を確認できるよう援助する。
  - ●今後の解明につながる内省的な言明を求める。
  - ●過去にクライエントが意見や信念を公言するために必要だった意思決定を再考する。
  - ●論議の的になるテーマに対して，クライエントが今まで取り続けていた立場を評価する。クライエントは白黒をはっきりさせる立場か，それともどっちつかずの立場か
  - ●クライエントが誇りとする価値観を明らかにし，重要度に従ってランクをつける。
- ■最も重要な価値観を意思決定の基本にするようクライエントに勧める。
- ■たとえ，看護師の価値観と相入れない決定になっても，その決定を支持する。
- R：難しい意思決定をする場合は，価値観と行動が一致しないので，ストレスと葛藤が生まれる。葛藤が起こると，恐怖と不安が生まれる。恐怖と不安は，効果的な意思決定をする能力にマイナスの影響を及ぼす。自主的な意思決定をする能力に自信がなく，意思決定で葛藤が起こる人には，外部の資源が非常に重要になる。
- R：意思決定はいずれも，意識的あるいは無意識的に抱いている信念，態度(姿勢)および価値観が基本になる。
- R：人は誰もが自分自身の生きる目的と価値観に関するエキスパートなので，医療専門職者は参加方式の意思決定モデルを用いる必要がある。

③結果や他者の反応に対する恐れ(〈恐怖〉も参照)
- ■考えられる結果を明らかにし，誤った考えを正す。
- ■意思決定をしないことによるリスクをクライエントと探求する。
- ■感情を表出するよう励ます。
- ■自負心を高める。
- ■恐れを直視するよう励ます。
- ■自分の恐れていることを重要他者と共有するようクライエントに勧める。
- ■意思決定はクライエント自身が行うもので，その権利がクライエント自身にあることを積極的に保証して安心させる。
- ■クライエントが自分の人生であることを認識できるよう援助する。クライエントが自分の決定に満足できれば，ほかの人はその信念を尊重するはずである。
- ■個性は受け入れられることを保証して安心させる。
- R：個人の価値観に基づく役割は，意思決定上の

倫理的なジレンマの解決に多大な影響を及ぼす。

外的

④情報不足または矛盾した情報
- 包括的に，かつ慎重に情報を提供する。
- 誤った情報を正す。
- 早急に意思決定する必要がある場合は，要点を網羅した簡潔な情報を提供する。
- クライエントには知る権利があることを伝える。
- クライエントが入手したい情報量を判断できるようにする。
- クライエントの選択肢に対する認識を判断するために言葉で表現するよう勧める。
- 意思決定とさまざまな代案について，関係している事柄を明確に理解しているか確認する（十分な情報に基づいた選択）。
- 健康について他の専門家にセカンドオピニオンを求めるよう勧める。
- 他部門の医療従事者や重要他者と協力して，真実を適切な時期に判断できるようにする。
- R：効果的な意思決定に必要なことを習得するには時間が必要である。時間をかけると，リスクを最小にして利点を最大にする選択が可能になる。
- R：情報に基づく意思決定をするために，理解可能で妥当性と信頼性の高い情報が必要になる（Oxman, 2004）。

⑤サポートシステムとの意見の相違
- 家族であれ，友人や医療専門家であれ，他者のプレッシャーに屈する必要のないことを，クライエントに伝えて安心させる。
- 他者がクライエントの能力を中傷して，クライエントに自分の考えで意思決定させないようにしている場合は，クライエントの意思を擁護する。
- サポートシステム内のリーダーを確かめて，情報を提供する。
- 家族/重要他者がクライエントを意思決定のメンバーから除外しようとする場合は，クライエントを意思決定者として擁護する。
- クライエントが自分自身のニーズよりもサポートシステムのニーズを優先すると，「選択する行為」に相反する感情を抱く可能性があることを認識する。
- R：Sims ら（1992）は，介護に関与している家族を対象に面接を行い，問題を「組み立てる」プロセスが意思決定を理解する鍵になるという結論を導き出した。この面接では，価値観，感情および過去の経験が介護者の意思決定に有意な影響を及ぼすことが観察された。介護者が意思決定をする場合に不足している情報は，介護者と親しい人だけが知っているクライエントの情報で補充するとバランスが保たれる。

⑥保健医療環境の不備
- 相互に理解を深めてケアを向上できる有意義な信頼関係を築く。
- 落ちついて考えられる静かな環境を提供する。感覚刺激を最小限にする。
- 重要他者と過ごす時間が中断しないよう配慮する。
- 受容的な非判断的態度をとるよう努力する。
- あまり重要でない意思決定の件数を減らし，クライエントが葛藤を起こしている意思決定に集中できるようにする。
- R：個人間・個人内葛藤の状況における看護師の役割は，擁護，交渉，仲裁，クライエントと家族のニーズに対する感受性などを受け入れる文化の仲介者としての枠組みを反映している。

◉死期の決断について探究する。

①クライエントと家族に，自分の死期に関する意思決定について家族で話し合い，記録しているか探究する。

②話し合いを避けた場合に，将来起こりうるジレンマについて説明する。

③クライエントと家族に，次の項目について指示を出すよう指導する。
- 緊急時の連絡先
- クライエントが個人的な意思決定をする場合に最も信頼している人
- 将来知的能力を失ったり末期疾患に罹ったとしても，生き続けたいという意思決定
- 死を迎えたい場所は自宅か，病院か，どちらでもよいか
- リビングウィルにサインする意向
- 臓器移植に関する意思決定

- ■埋葬，火葬など葬儀の取り決め
- ■クライエントへの情報提供を差し控える状況
④上記の決定事項を文書にして，2部作成する（1部はクライエントが保管し，もう1部は緊急時の意思決定者に指名された人物が保管する）。
⑤リビングウィルの目的について話し合う。要請があれば，情報を提供する〔米国の場合，自分が住んでいる州のリビングウィルについての情報は，Society for the Right to Die（250 West 57th Street, New York）に問い合わせる〕。日本の場合，リビングウィルに関する情報は，「日本尊厳死協会」や「日本ホスピス・リビングウィル協会」で入手できる。

R：Geary（1987）は，クリティカルケア（重症・集中治療）で生か死かの意思決定に直面しているクライエントにみられる意思決定葛藤について報告している。この場合に，クライエントや家族の宗教的信条と個人の価値観が相容れないと，意思決定は一層困難になる。また Taylor ら（1993）も，クライエントが自分の願いは家族の願いとは違うと思っている場合に，死とそれに関連した問題について話し合うと葛藤が起こることを見い出した。

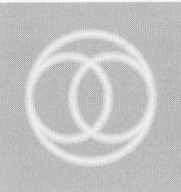

下痢

Diarrhea

【定義】

下痢：水様便もしくは無形の便を頻回に排泄している状態，またはその危険性が高い状態。

【診断指標】

■ 必須データ（必ず存在）

- 軟便，水様便におよび/または排便回数の増加（3回/日以上）

■ 副次的データ（おそらく存在）

- 便意頻回
- 腸蠕動音の亢進
- 激しい腹痛
- 便の水分または量の増加

【関連因子】

■ 病態生理因子

- 吸収不良もしくは炎症に関連するもの。以下の因子に続発する。
  - ▶大腸癌
  - ▶大腸憩室症
  - ▶過敏性大腸
  - ▶クローン病
  - ▶消化性潰瘍
  - ▶腹腔疾患（スプルー）
  - ▶胃炎
  - ▶けいれん性結腸
  - ▶潰瘍性大腸炎
- 乳糖欠乏症，ダンピング症候群に関連するもの
- 蠕動の亢進に関連するもの。代謝の亢進（甲状腺機能亢進症）に続発する。
- 感染症に関連するもの
  - ▶旋毛虫症
  - ▶腸チフス
  - ▶マラリア
  - ▶細菌性赤痢
  - ▶コレラ
  - ▶微胞子虫
  - ▶赤痢
  - ▶ウイルス肝炎
  - ▶クリプトスポリジウム
- 便中の脂肪分分泌過多に関連するもの。肝機能障害に続発する。
- 消化管粘膜の炎症と潰瘍に関連するもの。窒素排泄物の過多（腎不全）に続発する。

■ 治療関連因子

- 吸収不良または炎症に関連するもの。大腸の外科的介入に続発する。
- 薬物の副作用に関連するもの（特定する）

▶甲状腺薬
▶鎮痛薬
▶便軟化薬
▶化学療法
▶緩下薬
▶硫酸鉄
▶制酸薬
▶シメチジン
▶抗生物質
●経管栄養に関連するもの

状況因子(個人・環境)
●ストレスや不安に関連するもの
●刺激性の食物(フルーツ・ブランシリアル)またはカフェイン摂取の増加に関連するもの
●旅先での水や食物の変化に関連するもの
●飲料水中でのバクテリアの変化に関連するもの
●バクテリア,ウイルス,免疫のない細菌に関連するもの

発達因子
乳児:母乳に関連するもの

著者の注釈
〈便秘〉を参照

診断表現上の誤り
● AIDSに続発する腸の病原体に関連した〈下痢〉
下痢は慢性的な場合もあり,AIDSのクライエントの60〜90%に起こる。長期の下痢は,共同問題「PC:下痢に関連した流動物/電解質/栄養のバランス異常」として表示する。この共同問題を医師とともに対処することに加えて,看護師は〈皮膚統合性障害リスク状態〉や〈社会的孤立リスク状態〉など,慢性の下痢によって生じる他の反応についても対処する必要がある。

重要概念
一般的留意点
①感染による急性の下痢は,ほとんどのアメリカ人が毎年発症し,年間100万人が入院し600人が死亡している(Goodgame, 2006)。
②下痢は急性の場合も慢性の場合もある。急性の下痢は,感染症や薬物反応,重金属性毒物,腸の過膨張,食事の変化により生じる。慢性の下痢は過敏性腸症候群,乳糖の欠乏,大腸癌,炎症性腸疾患,栄養吸収不全,アルコール摂取,薬の副作用,緩下薬の使用により生じる。
③下痢を誘発する薬物には,緩下薬,制酸薬,特定の抗生物質(テトラサイクリン系),特定の降圧薬(レセルピン系),コリン物質,ある種の抗ウイルス薬,循環系薬剤がある。
④下痢はスペクトルの広い抗生物質を服用している患者の20%に起こる(Goldmanほか, 2004)。
⑤便が大腸を通過する速度が早いと,水分の吸収を低下させ無形の水様便となる。下痢の持続により脱水や電解質の不均衡が生じる。
⑥腸蠕動の亢進は腸の刺激に対する運動神経の反応である。
⑦下痢は腸の炎症性の過程に関連しており,腸粘膜壁の炎症により便の水様質成分の増加をもたらす。

小児への留意点
①米国では毎年300〜500人の5歳以下の子どもが,急性胃腸炎やそれに関連した下痢による脱水で死亡している(Goeppほか, 1994)。
②小児の軽度や中等度の脱水には経口補水塩療法が指示されている。
③粘膜の乾燥と口渇の増強は軽度の脱水の徴候である。中等度の脱水では,陥没した目や泉門,皮膚弾力性の低下,粘膜の乾燥といった徴候がみられる。重篤になると,中等度の状態で現れるものに加えて頻脈や弱い脈,チアノーゼ,頻呼吸,間質液の貯留,傾眠,昏睡が生じる。
④暑い気候や不衛生で冷蔵設備の不備な状態で暮らす子どもや,密集した貧困な家庭で暮らす子どもは汚染された食物を食べる危険性が高い。

高齢者への留意点
①80歳以上の患者は抗生物質関連の下痢によって死亡する危険性が3%ある(Jabbarほか, 2003)。
②加齢による腹筋の弾力性と会陰や肛門括約筋の筋力低下は,高齢者の下痢の原因となる可能性がある。
③水分不足の状態にある高齢者に関しては〈体液量不足〉の「重要概念」を参照。

焦点アセスメント基準
〈便秘〉の項を参照

NOC
排便，電解質と酸塩基平衡，体液バランス，体液の状態，症状コントロール

目標 ▶
クライエントは，下痢が軽減したと報告する。

指標 ▶
- 原因がわかっている場合，その寄与因子について述べる。
- 看護介入が必要な理由を説明する。
- 下痢が軽減したと報告する。

NIC
排便管理，下痢管理，体液/電解質管理，栄養管理，経腸チューブ栄養

【一般的看護介入】

◉ 寄与因子をアセスメントする。
①経管栄養
②規定食
③外国旅行
④栄養のない，汚染された食物
⑤食物アレルギー
⑥薬物療法

◉ 寄与因子を減らしたり，取り除く。
①経管栄養の副作用(Fuhrman, 1999)
- 輸液速度の調節(輸液セットに応じて)
- 投与する量を減らし，回数を多くする。
- 持続滴下の経管栄養に変更する。
- 消化管の不耐性を示す徴候がみられたら滴下速度をゆるめる。
- 温度調整
- 冷蔵されているものは湯で室温になるまで温める。
- 経管栄養の濃度を適宜薄める。
- 経管栄養の投与方法は施行基準に従う。
- 経管栄養の後は脱水予防のため水分補強を行う。
- 汚染や腐敗に注意する(未使用でも開封後24時間経過したものは使用しない。冷蔵庫で保存する)。

R：濃度の高い経管栄養は十分な量の水分を補給しないと，下痢の原因となる。

②汚染された食物(可能性があるもの)
- 生の海産物
- 生乳
- 貝類
- レストランの料理
- ミルクの過剰摂取
- 調理不十分なもの，貯蔵食品

③栄養補助食品：砂糖の代わりにヘキシトール，ソルビトール，マンニトールなどを大量に使用しているダイエット食品やキャンディ，チューインガムなど

◉ 下痢を軽減する。
①固形物をやめる。
②乳製品，脂肪，全麦粒食品，新鮮な果物，野菜を控える。
③徐々に半固形物，固形物(クラッカー，ヨーグルト，ご飯，バナナ，アップルソース)を加える。
④急性の感染症下痢に対して麻薬成分を含む止痢薬(例. ロモティル，イモディウム)を投与しないようにする。
⑤軽度～中等度の下痢ならジサリチル酸ビスマス(腸内細菌薬)を20 mLか，30分～1時間に2錠，24時間で8ダース使用してみるよう助言する。個人的な判断でサリチル酸製剤を指示するのは避ける。
⑥血便や38℃以上の高温の発熱があれば医学的処置を受けるよう指導する。

R：乾燥した複合炭水化物を含む食品(卵，米，トースト，シリアル)は腸粘膜への流動物の吸収を容易にする(Bennett, 2000)。

◉ 体液・電解質平衡をはかる。
①正常な尿比重(明るい黄色)を維持するために経口水分摂取を増やす。
②水分摂取を促す(お茶，水，リンゴジュース，ジンジャエール)。
③下痢がひどければ，経口摂取できる水分補給のための溶解液を与える(たとえば市販のもの，もしくは自家製のもの。ティースプーン1/2杯の塩，1/2杯のベーキングソーダ，テーブルスプーン4杯の砂糖に1 L当たりの水を加えたもの。24時間を超えたものは捨てる)。
④尿の色調を見て水分補給の必要性を判断できるよう教育する。尿の色が琥珀や濃い黄色のときは水分量を増やす。
⑤極端に熱い飲みものや冷たい飲みものを避ける

よう注意する。
⑥さらなる看護介入については，〈体液量不足〉を参照
　R：ソフトドリンク（栄養補助食品であるなしにかかわらず）やスポーツドリンクは，砂糖や塩を含むため中等度から強度の水分喪失に対する水分補給としては不十分である（Bennett, 2000）。

◉必要に応じて健康教育をする。
①今後の発症を防ぐために必要な方法や水分過剰による下痢の影響について説明する。
②外国旅行をする際の予防処置について説明する。
　■冷たい食べ物，サラダ，ミルク，新鮮チーズ，冷たい肉の切り身，辛いチリソースを避ける。
　■炭酸飲料またはびん入りの飲料水をとり，氷を避ける。
　■生の果物や野菜は皮をむく。
　■適切な温度で保存されていない食べ物を避ける。
④旅行中および帰国後2日間，ジサリチル酸ビスマス（腸内細菌薬）を30〜60 mL予防的に飲むこと，または旅行中の下痢の治療のための抗菌薬を使用することを医師に相談する。
⑤家でできる食物による疾患を予防する方法を説明する。
　■腐敗しやすい食物は冷蔵保存する。
　■すべての食物は食べる前に高温（100℃）で最低15分間は加熱する。
　■食物を熱い所に数時間置かない。
　■卵，肉，魚など腐りやすい食物を調理した後は，台所用品を完全に清潔にする。
　■夏にはピクニック時の食物に用心する。
⑥砂糖の代替品（ヘキシトール，ソルビトール，マンニトール）を含んだ栄養食品による食事は，吸収作用の遅れや急激な小腸の動きのために下痢を引き起こす原因となることを説明する。
⑦排便後，肛門周辺をやさしく拭くこと，潤滑油（例．油性ジェリー）は皮膚を保護することを教える。
　R：麻薬成分を含む止痢薬は疾患の本質的な原因を除去できず，侵襲的な病因が原因である場合，有害である（Bennett, 2000）。
　R：ジサリチル酸ビスマス（腸内細菌薬）はいろいろな下痢疾患に対して安全であり，高バクテリア効果がある。旅行者の下痢症状をコントロールするためにも有効である（Bennett, 2000）。

小児への看護介入
①水分と電解質の喪失をモニターする。
　■水分量喪失
　■肌の色調
　■間質液の貯留
　■尿量と色調
　■粘膜
②以下の症状が生じた場合，プライマリケア医に相談する。
　■下痢の持続
　■中等度の下痢の症状
　■嘔吐
　■便の中の血液もしくは粘液
　■排便の急増
③下痢を軽減させる。
　■乳製品，脂肪，全穀物，新鮮な野菜，果物を避ける。
　■炭水化物を多く含む液体（例．ソフトドリンク），ゼリー，フルーツ，ジュース，カフェイン飲料，鶏肉または牛肉のスープなどを避ける。
④経口水分摂取を促す。
　■経口水分補給食品を利用する。
　■中等度の下痢では，体重1 kg当たり60〜80 mL以上の水分補給が2時間は必要である。
⑤食物摂取の再開
　■少量のバナナ・米・シリアル・クラッカーから始める。
　■36〜48時間後に徐々に通常食（乳製品を除く）に戻す。3〜5日後に徐々に乳製品（半濃度の脱脂乳から脱脂乳へ，半濃度のミルクからミルクへ）を加える。
　■徐々に流動食（半流動食から流動食へ）に戻す。
⑥母乳栄養児の場合
　■母乳栄養を続ける。
　■必要経口水分摂取療法を行う。
⑦非水溶性クリーム（例．油性ジェリー）で刺激から皮膚を保護する。
⑧報告すべき徴候について両親に指導する（重要概念を参照）。

R：中等度や高度の脱水の徴候のある子どもには，可能なかぎり両親によるケアを行うようにする(Wong, 2003)。

R：ラクトースを含む液体や食品は，ある子どもにとっては下痢の悪化につながることがある(Goeppほか，1994)。

R：流動性の高い炭水化物は，重量オスモル濃度が高いため下痢の悪化を招く。また，電解質も乏しい(Wong, 2003)。

R：早期に通常の栄養を再開させることは栄養上の意義も大きく，排便の量，体重の減少，疾病の持続を減少させ，腸内の粘膜治癒力の増進にもつながる(Brown, 1991)。

R：母乳栄養は流動物摂取による療法とともに続ける。母乳は重量オスモル濃度が低く，抗菌の効果があり，疾患の重症度と長期化を軽減させることができる(Brown, 1991)。

R：急性の下痢に際して，経口水分補給を行うことは，その後の予定外の往診を防ぐ(Dugganほか，1999)。

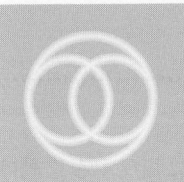

不使用性シンドローム
Disuse Syndrome

【定義】

不使用性シンドローム：クライエントが，指示された，あるいは避けられない筋骨格系の不活動によって，身体システムの悪化または機能低下を起こす危険性がある状態，または起こしている状態。

【診断指標】

不活動性に関連した，実在型またはリスク型看護診断の存在
- 皮膚統合性障害リスク状態
- 便秘リスク状態
- 呼吸機能障害リスク状態
- 非効果的末梢血管組織循環リスク状態
- 感染リスク状態
- 活動耐性低下リスク状態
- 身体可動性障害リスク状態
- 損傷リスク状態
- 感覚知覚混乱
- 無力
- ボディイメージ混乱

【関連因子】

■ 病態生理因子
- 以下のことに関連するもの(選択する)
  ▶ 感覚器の機能低下
  ▶ 意識消失
  ▶ 神経筋系障害
    多発性硬化症
    局所または全身の麻痺
    筋ジストロフィー
    ギラン・バレー症候群
- 筋骨格系障害
  ▶ 骨折
  ▶ リウマチ性疾患
- 終末期疾患
  ▶ 後天性免疫不全症候群(AIDS)
  ▶ 心疾患
  ▶ 腎疾患
- 癌
- 精神障害，精神保健障害
  ▶ 大うつ病
  ▶ 緊張状態

■ 治療関連因子
- 以下のことに関連するもの(選択する)
  ▶ 手術(四肢切断，骨)
  ▶ 牽引，ギプス，副木
  ▶ 運動制限の指示
  ▶ 人工呼吸器
  ▶ 侵襲的血管ライン

■ 状況因子(個人・環境)
- 以下のことに関連するもの(選択する)
  ▶ 抑うつ状態
  ▶ 疲労感

▶衰弱状態
▶疼痛

■ 発達因子
● 以下のことに関連するもの(選択する)
▶新生児,乳幼児,小児,思春期
ダウン症候群
若年性関節炎
脳性麻痺
リッサー・ターンバックル・ジャケット
（Risser-Turnbuckle jacket）
骨形成不全症
精神障害,身体障害
レッグ・カルヴェ・ペルテス病
自閉症
二分脊椎
▶高齢者
運動の敏捷性の低下
筋力低下
初老期認知症

著者の注釈

〈不使用性シンドローム〉とは,体を動かさないことによって陥っている状態やリスクを表している。シンドローム型看護診断はその下位にリスク型と実在型の看護診断が存在するので,「〜リスク状態」とは記載しない。〈不使用性シンドローム〉は,特定の合併症にかかりやすく,また健康パターンにおける機能の変調をきたしているクライエントのことを示している。シンドローム型看護診断には,その病因（この場合は「不使用」）を診断に表示しているため,「〜に関連した」という表示は必要ない。第1部の第2章で述べたように,シンドローム型看護診断とは,その状況により存在すると予測される一群の実在型あるいはリスク型看護診断を包括しているからである。〈不使用性シンドローム〉の下位には,11のリスク型あるいは実在型看護診断があげられる（診断指標を参照）。

看護師は,〈非効果的呼吸機能リスク状態〉,〈皮膚統合性障害リスク状態〉というように,診断を分けて使用する必要がない。なぜなら,それらはすべてこのシンドロームのカテゴリーに含まれているからである。しかし,身体可動性障害のクライエントが,皮膚統合性障害やほかの診断の徴候をはっきりと呈した場合にはその診断を用いなければな

らない。このときも他の身体系統が悪化しないように不使用性シンドロームは使い続けるべきである。

診断表現上の誤り

⊙ 仙骨部の発赤(3 cm)に関連した〈不使用性シンドローム〉

仙骨部に発赤(3 cm)がみられたことは,〈皮膚統合性障害〉が明らかである。この場合,看護師はこのクライエントには2つの診断を用いねばならない。すなわち,「仙骨部の発赤(3 cm)で裏づけられる身体不動に関連した〈皮膚統合性障害〉」と〈不使用性シンドローム〉である。

重要概念

■ 一般的留意点

①「動かないことは,人間の生活に相反する」。動けば,自らの環境をコントロールすることができるが,動かなければ,環境のなすがままである(Christian, 1982)。

②長期間の身体不動状態は学ぶ意欲と新しい事柄を習得する能力を低下させる。情動は不安,恐怖,敵意へと変化し,気分の変動が早くなり睡眠パターンが損なわれる(Porth, 2006)。

③動かなければ,感覚刺激を受け止める能力が制限される。一方,不動状態にある人は,ひどいストレスまたは騒音のある環境から逃避することができない場合もある(Christian, 1982)。

④筋骨格系に刺激がなく体が動かせない状態は,身体系統のあらゆる面に悪影響を及ぼす。(表2-6)。

⑤動かなければ,1日に3%ずつ筋力が低下していく。

⑥長期間の不動状態は,精神衛生や学習,社会化ならびに物事への対処能力に悪影響を及ぼす。表2-7にその影響を示した。

⑦外傷性の脊髄損傷の人々に長期的に起こり得る合併症は,肺炎,無気肺,自律神経反射異常,深部静脈血栓,肺塞栓,褥瘡,骨折,腎結石である(Mckinley ほか, 1999)。

■ 小児への留意点

①身体可動性は,体の成長と発達,発達課題の修得のために基本的なことである(Wong, 2003)。その動きを制限することは,発達課題の習得を妨げることになる。〈成長発達遅延〉の診断カテゴ

リーについては，表2-12を参照。
②身体的活動は，子どもにとってはコミュニケーションと意思表示の手段である。体が動かせない状態が及ぼす重大な心理的・情緒的問題は，以下に示すとおりである。
- ■知覚喪失により，自己を認識したり環境に関心を寄せることに変調をきたす。
- ■同世代から孤立する。
- ■無力感やフラストレーション，不安感，退屈感（Wong, 2003；Wright, 1989）

③生後3年の間にギプスやスプリントあるいは絆創膏固定によって動きを制限された子どもは，そうでなかった子どもに比べて，言語に障害をもたらしやすい（Wong, 2002）。
④子どもに身体可動性を制限した場合の反応は，強く抗議する子どもから，引きこもったり退行する子どもまでさまざまである（Wong, 2003；Wright, 1989）。

■ 高齢者への留意点
①老化は筋量や筋力，筋の持久力の漸進的な喪失のため筋肉の機能に影響を及ぼす。
②加齢による関節や結合組織の変化により，屈曲や伸展に障害が生じたり，柔軟性が低下したり，関節の衝撃緩和力が低下する（Whitbourne, 1985）。
③閉経後，女性の骨梁や骨皮質部が10年間に9～10%の割合で加速度的に失われていく（Miller, 2004）。
④床上安静の場合，骨は平均1週間に0.9%の割合で失われる（Maherほか，1998）。

焦点アセスメント基準

■ 主観的データ
◉関連因子をアセスメントする。
①神経系
②筋骨格系
③消耗性疾患
④心血管系
⑤呼吸器系
⑥外傷あるいは手術の病歴
⑦症状の病歴：疼痛，筋力低下，疲労感の訴え

■ 客観的データ
◉診断指標をアセスメントする。
①利き手
　　右　　　左　　　両手利き
②運動機能

右腕	強	弱	無	痙性
左腕	強	弱	無	痙性
右脚	強	弱	無	痙性
左脚	強	弱	無	痙性

③可動性

寝返る	可能	不可能	介助（条件記載）
座る	可能	不可能	介助（条件記載）
立つ	可能	不可能	介助（条件記載）
移乗する	可能	不可能	介助（条件記載）
歩行する	可能	不可能	介助（条件記載）

④体重負荷（左右両側をアセスメントする）
　全体重　部分的　できるところまで　まったく体重をかけられない
⑤歩行
　安定　　不安定
⑥関節可動域（肩関節，肘関節，手関節，股関節，膝関節，足関節）
　全可動　制限（特定の関節）　　無

◉関連因子をアセスメントする。
①補助具
- ●松葉杖
- ●人工器官
- ●歩行器
- ●車椅子
- ●装具
- ●杖
- ●その他

②拘束装具
- ●副木またはギプス
- ●静脈ライン
- ●人工呼吸器
- ●膀胱内留置カテーテル
- ●装具
- ●透析
- ●牽引
- ●モニター
- ●排液ドレーン

③モチベーション
　（看護師によって知覚されたもの，クライエントから報告されたもの）
　　●高い　　●普通　　●低い

このほかの「焦点アセスメント基準」の情報は，

表2-6 身体不動性が身体系統に及ぼす悪影響

身体系統	影響
心臓系	心筋機能の低下
	換気量の低下
	心拍数と心拍出量の低下
	酸素摂取量の低下
循環系	静脈血栓
	起立性の耐性低下
	浮腫
	安静時心拍数の低下
	静脈還流の低下
	血管内圧の上昇
呼吸系	分泌物の貯留
	線毛の機能障害
	粘膜分泌物の乾燥
	胸郭拡張の低下
	遅く,浅い呼吸
筋骨格系	筋萎縮
	筋線維の短縮(拘縮)
	筋力・筋緊張の低下(例.背筋)
	骨密度の低下
	関節変性
	膠原線維の線維化(関節)
代謝・血液系	窒素の尿中への排泄の低下
	組織の熱伝導の低下
	糖耐能の低下
	インスリン耐性
	赤血球減少
	白血球減少
	高カルシウム血症
	ホルモン分泌の日周性の変化
	(インスリン・エピネフリン)
	食欲不振
	代謝率の低下
	肥満症
	クレアチンの上昇
胃腸系	便秘
泌尿器系	尿停滞
	尿結石
	尿閉
	排尿する力が不十分
皮膚系	毛細血管血流の低下
	壊死に至る組織の酸血症
感覚神経系	神経支配の低下
	近距離視力の低下
	聴覚感受性の上昇

〔Caswell(1993), Porth(2006), Tyler(1984), Wong(2003)より〕

表2-7 身体不動性の心理社会的影響

	影響
心理的	緊張感の増加
	自己概念に対する否定的変化
	不安,怒り
	気分の変動が早い
	抑うつ状態
	敵意
学習	モチベーションの低下
	学習の維持,転移能力の低下
	注意持続時間の低下
社会化	役割の変化
	社会的な孤立
成長と発達	依存

〔Porth(2006), Zubekほか(1967)より〕

http://thepoint.lww.com を参照

NOC
耐久力,不動状態の結果:生理的,不動状態の結果:心理・認知的,可動性のレベル

目標 ▶

クライエントは,身体不動による合併症を起こさない。

指標 ▶

- 皮膚・組織に損傷がない。
- 呼吸機能が最大限に達している。
- 末梢血流が最大限に達している。
- 関節可動域が正常である。
- 内臓や膀胱,腎機能が正常である。
- 可能なときには,社会的な交流と活動をする。
- 治療が必要な理由を説明する。
- 可能なときには,ケアについて意思決定する。
- 身体不動状態の気持ちを人と共有する。

NIC
活動療法,エネルギー管理,共同目標設定,運動療法,転倒予防,圧迫潰瘍予防(褥瘡予防),ボディメカニクス促進,皮膚サーベイランス,ポジショニング(体位づけ),コーピング強化,意思決定支援

【一般的看護介入】

◉原因や寄与因子を明確にする

①疼痛:〈安楽障害〉も参照

②倦怠感:〈消耗性疲労〉も参照
③モチベーションの低下:〈活動耐性低下〉も参照
④うつ状態:〈非効果的コーピング〉も参照

◉呼吸機能を最善の状態にする。
①ベッド上で体位変換する。禁忌でなければ，胸部の角度を水平から垂直まで徐々に変える。
②頻繁に体位を変換するように援助する(できれば1時間ごと)。
③1時間に5回，深呼吸と咳嗽訓練を奨励する。
④目が覚めている間は，1時間ごとに噴霧器，あるいはスパイロメーターを使用させる(重篤な筋・骨格系障害の場合，就寝中にもこの訓練をしなければならないこともある)。
⑤子どもには噴霧器に色のついた水を入れる。風船を膨らませたり，シャボン玉を作ったり，あるいはストローで綿球を膨らませたりさせる。
⑥8時間ごとに胸部を聴診する。呼吸音に変化があればその頻度を増す。
⑦腹部の膨満を避けるために1回の食事の量を少なくし，回数を増やす。
　R:床上安静は，胸郭の拡張と繊毛の活動性，粘液の分泌を減少させるため，肺炎の危険性が増す(Fletcher, 2005)。

◉通常の排便パターンを維持する。
　具体的な介入については〈便秘〉を参照

◉褥瘡を予防する(Maklebust ほか, 1996)。
①最も褥瘡を受けやすい部位の圧迫をとる体位変換の計画を立てる(例．その部位が背中である場合，左側から背中へ，そして背中から右側へ，右側から左側へ，最後に左側から背中へと変換する)。ベッド上で時計回りに行う。
②ほかの寄与因子や皮膚の圧迫からの回復力の状態に応じて，30分から2時間ごとに体位変換したり，そうするように指導する。
③発赤部位が変換後1時間以内に消失しない場合，体位変換の頻度を増やす。
④体重が均衡に分散されるような姿勢を保つ。
⑤ベッドはできる限り水平に保つ。ファウラー位は1回に30分以上保ってはいけない。
⑥患部が直接ベッドに接触しないように，患部の前後にフォームブロックや枕を敷くことにより，体を橋のように浮かせて患部を保護する。円座は圧迫部分を増すため使用しない。
⑦以下の用具を使用することにより，皮膚への圧迫を減らす。
　■フォームマットレス
　■エアマットレス
　■空気流動ベッド
　■踵部保護用ブーツ
⑧クライエントをベッド上に起こしたり，椅子に座らせる場合には，1人で引っ張ったり引きずったりしないで，何人かのスタッフが協力して行う。肘部や踵部の摩擦を避けるために，プロテクターを用いる。
⑨圧迫力を減らすため，ずり落ち防止用のフットボードで足を支える。
⑩座位では最適な循環が得られるように配慮する。
　■褥瘡悪化のリスクが高いクライエントの場合，座位時間を制限する。
　■できれば10分ごとに椅子の肘掛けを利用して体を持ち上げるように指導する。あるいはクライエントの状態によって，10〜20分ごとに椅子から立ち上がるように援助する。
⑪体位変換のたびに褥瘡の危険がある部位をチェックする。
　■耳
　■後頭部
　■踵部
　■仙骨部
　■陰嚢
　■肘部
　■転子部
　■坐骨
　■肩甲骨
⑫体位変換ごとに，皮膚の紅斑や蒼白を観察し，触診して皮膚温や組織の浸軟をみる。
⑬体位変換ごとに，発赤がない場合は，圧迫を受けやすい部位を優しくマッサージする。
⑭その他の介入については，〈皮膚統合性障害〉を参照

◉静脈血流を改善させる要因を助長する。
①四肢を心臓の位置よりも高く上げる(重篤な循環器，あるいは呼吸器疾患の場合は禁忌である)。
②足を垂らしての長時間の立位や座位の姿勢は避ける。
③静脈血流のうっ滞を避けるために，膝下の弾性ストッキングを使用する。
④静脈血流を妨げるような外部からの圧迫を減少

させるか，除去する。
- 膝下の枕は取り除き，膝下部が挙上するベッドにする。
- 足組みは避けるように言う。
- 1時間ごとに，姿勢を変えたり四肢を動かしたり，あるいは手指や足指を振り動かす。
- ガーターや，膝上できつく締まる弾性ストッキングの使用は避ける。

⑤重篤な静脈血栓やその疑いがある場合，毎日ふくらはぎや大腿部の周囲を計測する。
　R：動きや体重負荷がないことで引き起こされる骨破壊による血清カルシウムの増加は，血液の凝固性を高める。このことは血行のうっ滞に加えて，血栓形成を促進させることになる。

◉ **四肢の動きを維持し，拘縮を避ける**（Maherほか，1998）。

①四肢の動きを増大させる。
- 関節可動域訓練を実施する（頻度はクライエントの状態に合わせる）。
- 腫脹を軽減したり予防するために，枕で四肢を支える。
- クライエントに，医師や理学療法士の処方に従って運動するように促す。

②合併症を避けるために，クライエントの姿勢を調整する。
- 膝下に枕を置かず，その代わりにふくらはぎを支えるようにする。
- 仰臥位の場合，足指や膝は天井に向ける。
- 尖足を避けるために，足底板を使用する。
- 長時間の股関節の屈曲位を避ける（例. 座位姿勢）。
- 丸めたタオルを股関節の外側に置き，股関節の外旋を防ぐ。
- 枕を使用することにより，上肢を外転位に保つ。
- 肘関節は軽度屈曲位に保つ。
- 手関節は中間位に保つ。手指は軽度屈曲位で，母指は外転・軽度屈曲位にする。
- 日中は，肩関節の肢位を変える（例. 外転，内転，回旋位）。

　R：屈筋は伸筋より強いので，関節の可動域訓練をしなければ3〜7日で拘縮が広がる。
　R：ギプスや抑制具あるいは誤った姿勢により神経が圧迫されると，虚血や神経変性が生じる。腓骨神経が圧迫されると尖足となり，橈骨神経の場合は下垂手となる。

◉ **尿の停滞と結石を予防する。**

①1日に2,000 mLかそれ以上の水分をとる（禁忌でない場合）。具体的な介入については，〈体液量不足〉を参照

②カルシウム結石予防のために，酸性食品（シリアル，肉，鶏肉，魚，クランベリージュース，リンゴジュース）を摂取することにより，尿のpHを6.0以下（酸性）に保つ。

③以下のようなカルシウムやシュウ酸塩が高い（*特に高度）食品を使用しないように指導する。
- 牛乳，乳製品，チーズ
- ふすまの入ったシリアル
- ホウレンソウ*，クランベリー，スモモ，キイチゴ，スグリ
- イワシ，小エビ，カキ
- 豆菓子，精白米
- チョコレート*
- アスパラガス，ダイオウ，緑葉キャベツ，フダンソウ，カブの若葉，カラシナの若葉，ブロッコリー，ビートの若葉
- ピーナッツバター，熟したオリーブの実

　R：体内の水分を維持することは，血液の高凝固性や血栓や尿の濃縮による結石を防ぐ（Porth, 2006）。
　R：もたれた状態であると，尿管の蠕動収縮が十分になされない。その場合には，腎盂に尿が貯留する。

◉ **骨の脱ミネラル化に注意し，防止する。**

①高カルシウム血症をモニターする。
- 血清レベル
- 悪心・嘔吐，煩渇多飲，多尿，嗜眠

②可能であれば体重負荷を実施する（傾斜台）。

③積極的に水分を摂取する。
- 成人は1日2,000 mL
- 思春期は1日3,000〜4,000 mL

　R：立位は，骨の強度を改善し，循環を増やし，体位性低血圧を予防する（Poth, 2006）。

◉ **共有感や健康感を高める。**

①体の動きが制限されていることに関するさまざまな感情や恐怖を共有するように促す。

②クライエントに，パジャマではなく衣服を着るよ

うに促す。個性の表現として，ユニークな装飾品を身につけるように促す（例．野球帽，カラフルな靴下など）。

◉ **身体不動性の単調な状態を避ける。**
① 可能な場合，日常生活に変化をつける（例．午後に入浴することにより，朝のうちに特別な番組を見たり，訪問者と話をすることができるなど）。
② 日常生活の計画立案にクライエントを参加させる。
- できる限り多くの決定をさせる。
- 日常生活をできるだけ一般の人たちと変わりないようにする（例．可能であれば，昼間外出着で過ごしてもらう）。
- 不都合な時間に訪問されたり，訪問者がかち合ったりしないように訪問者の計画を立てるように促す。
- クライエントと充実した時間を過ごす（すなわち，業務としてではなく，むしろくつろいで，話をする）。
③ 創意工夫する。そして可能な場合，環境や日常生活に変化をつける。
- 掲示板を新しくしたり，壁の絵を取り替えたり，部屋の家具の位置を変えたりする。
- 楽しくて，気持ちのよい部屋にする（例．明かりを増やす，花を飾る）。
- 可能な場合，窓のそばにする。
- 読み物（出版物または音声）やラジオ，テレビを用意する。
- 楽しみにできそうな活動を計画する。約束は常に守る。
- 強い要望がない限り，レクリエーションの第1候補にテレビをあげない。
- ボランティアに読書を依頼したり，活動の手助けを求めることを考える。
- さまざまな提案や新しいアイディアを出すように促す（例．「やってみたいことがありますか」など）。

R：身体の不動性による影響は，表 2-6 と表 2-7 を参照。

小児への看護介入
① 子どもに適切な活動を計画する。
- 子どもの発達年齢に合った遊び道具を確実に手の届く範囲にそろえるようにする。
- 現実の世界とのかかわりをもたせるために自然のもの（例．金魚，落ち葉など）を含めて，子どもが好む遊び道具を持ってくるよう家族に話す。
② 遊戯療法を用いて子どもに感情を共有することを促す（例．人形の着せ替え）。
③ できる限り多く，部屋の外へ連れ出す。
④ セルフケアへの参加を促す。
- 毎日の決まった仕事を計画する。
- 食事，おやつの選択をさせる。
- 衣服の選択をさせる（例．野球帽）
⑤ 可能な限り早い時期に外出着に着替えることを許可する。

R：遊戯療法によって身体不動状態の短調さが軽減され，緊張や欲求不満が減少される（Wong，2003）。

R：環境の変化によって刺激が多様化され，社会的接触が増える（Wong，2003）。

R：セルフケア活動や意思決定を増やすことにより，自律性や個別性が表出される（Wong，2003）。

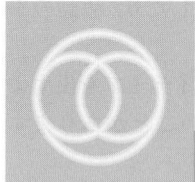

気分転換活動不足

Deficient Diversional Activity

【定義】

気分転換活動不足：クライエント個人またはグループが，余暇活動から刺激を受けなくなったり，余暇活動に興味を示さなくなっている状態，あるいはその危険性のある状態。

【診断指標】

■ 必須データ（必ず存在）
- 活動がないため退屈な状態，うつ状態が観察されたり，そのような訴えがある。

■ 副次的データ（おそらく存在）
- 不快な考えや気持ちを常に表す。
- 無表情
- 落ちつきがない，そわそわしている。
- 敵意
- あくび，あるいは無関心
- ボディランゲージ（話し手から体を遠くに移す）
- 体重減少，あるいは体重増加

【関連因子】

■ 病態生理因子
日常の活動を試みたり，行うことが困難なことに関連するもの。以下の因子に続発する。
- 伝染性疾患
- 疼痛

■ 状況因子（個人・環境）
- 社会的行動に満足できないことに関連するもの
- 同僚や友人がいないことに関連するもの
- 単調な環境に関連するもの
- 長期入院，あるいは制限に関連するもの
- モチベーションの欠如に関連するもの
- 日常の活動を試みたり，行うことが困難なことに関連するもの。以下の因子に続発する。
  - 極端にストレスの多い仕事
  - 転職（例．新しい仕事，退職など）
  - 不動性
  - 多くの役割上の責任
  - 余暇活動に割り当てる時間の欠如
  - 子どもの独立（「空の巣」の状態）
  - 感覚認知の減退

■ 発達因子
乳幼児・小児
- 適切な玩具や同年代の遊び仲間の欠如に関連するもの

高齢者
- 日常の活動への接近や参加が困難なことに関連するもの。以下の因子に続発する。
  - 感覚/運動の障害
  - 移動手段の欠如
  - 罪の恐怖
  - 同僚や仲間がいない。
  - 経済的問題
  - 混乱

著者の注釈

気分転換活動の不足を訴える人は，活動のタイプや活動量に問題があるかどうかを自分で判断できる人である。Miller（2004）は，自己概念を肯定するために活動は多様な役割を果たす，と書いている。

〈気分転換活動不足〉という看護診断を有効に活用するためには，看護師は原因となる因子を探り，これに基づいた看護介入を行う。看護師の介入の主な焦点は，余暇活動の質の拡大あるいは向上にある。パーソナリティに問題があり，そのため人との関係が阻害され，社会的な活動を喪失している人に対する診断としては，〈社会的相互作用障害〉のほうが的確である。この場合，看護師は，クライエントに自分の行動が社会化の障害になっていることを認めさせることに焦点を当てる。

診断表現上の誤り

◉ **退屈と余暇活動が皆無という報告に関連した〈気分転換活動不足〉**

　この診断では，看護介入が導き出されない。退屈と余暇活動が皆無であるという報告は診断の明示であり，その誘因を表しているものではない。この診断は，次のように記載されるべきである。「退屈と余暇活動が皆無であるという報告で裏づけられる，不明の原因に関連した〈気分転換活動不足〉」。

◉ **「誰も一緒に出かけようと声をかけてくれる人がいない」という言葉によって明らかなように，有意義な関係を維持することができないことに関連した〈気分転換活動不足〉**

　この診断は，クライエントの気分転換活動の向上の看護介入に焦点を当てる。この状況では，正式な診断名をつけることは避け，さらにデータを収集することにより，「一緒に出かけようと声をかけてくれる人がいない」ことの意味をより明確に探る必要がある。別の診断名が適切な場合もある。たとえば，〈社会的相互作用障害〉や〈自己概念混乱〉，〈非効果的コーピング〉である。

重要概念

■ 一般的留意点

①人はみな刺激を必要とする。成人では刺激を受けないと，退屈したり，抑うつ状態に陥ったりする。乳幼児あるいは小児では，成長に害を及ぼし，重篤な場合には成長が止まることもある。

②日常の活動と人生への満足感の関連性が重要である。活動の質やタイプが，活動量よりも重要である（Rantz, 1991）。

③退屈は，生産意欲を麻痺させ，沈滞した気分を引き起こす。そのことが，物質乱用（例．過食や薬物乱用，アルコール中毒，喫煙）の主な誘因の1つとなることが多い。

④退屈している人の心の内には，虐げられたり陥れられたといった思いがあり，そのことが意識的にしろ無意識的にしろ，怒りや敵対心の原因となる。

⑤現在，病気や高齢のクライエントにペットセラピーを行うことが増えている。

■ 小児への留意点

①気分転換活動の不足に関して特に高い危険性があるのは，以下のような子どもである。
- 退屈している子ども
- 体を動かせない子ども
- 長期入院の子ども
- 自己防御，あるいは他者を保護するために隔離されている子ども
- 家族・友人とのかかわりを制限されている子ども

②心の健康，人間としての成長を促進させるためには，年齢に合った活動を提供する必要がある。チャイルド・ライフ・スペシャリスト（小児や芸術，レクリエーション療法の資格をもつ公認のエキスパート）は，心理社会的なアセスメントを行い，グループ治療の活動を行う（彼らは個々のクライエントに助言し，プレイルームのデザインをし，活動を行わせる）。彼らは小児の内科・外科病棟の98％で多様な訓練を受けたチームとして活動している。成長に合ったセラピーを行い，病気による心理的外傷を軽減するために子どもに教育を行っている（Rodeほか，1998）。

　チャイルド・ライフ・プログラムのウェブサイト，
http://www.mssm.edu/peds/childlif.html.
http:/www.childlif.org.
〈成長発達遅延〉の表2-10（p.258）を参照。

③退屈している子どもは，けがをする危険度が高い。さらに情報が必要な場合は，診断カテゴリー「入院児の成熟年齢に関連した〈身体損傷リスク状態〉」を参照

④〈不安〉と〈成長発達遅延〉の小児への留意点を参照

■ 高齢者への留意点

①「労働」と「余暇活動」のどちらに価値観をおくかにかかわる高齢者の文化的背景は，その人の気分転換活動の用い方に非常に強く影響を及ぼす。高等教育を受けなかった地方の高齢者は，余暇活動にそれほど価値をおかない傾向がある。

②西洋の社会では現在，定年退職は一般に62～70歳である。65歳以上の男性の約80％，女性の90％が退職者と考えられる。特に退職前にまったく退職後の準備がなされていない場合，職を失うということは，空虚感を抱いたりうつ状態に陥ることがある（Miller, 2004）。

③加齢の経過は，本人が人生を通してさまざまな関心や活動を培っていれば，豊かなものとなる（Miller, 2004）。

④暮らし向きや環境の変化は，高齢者にとって気分転換活動の不足をもたらす可能性がある。たとえば，庭の手入れをしていた高齢者が，庭にするような場所もない高層マンションに移転した場合や，ドラム好きの高齢者が，ドラムセットを置くスペースがない所や，ドラム好きでない息子の所へ引っ越す場合などである。

⑤配偶者との死別による社会的な孤立や，交通手段の欠如，聴力障害，経済的問題，罪の恐怖，ほかの身体的あるいは心理的な障害によって，高齢者は，気分転換活動の不足の危険が高くなる（Rantz, 1991）。

⑥ボランティア活動は，55〜64歳までの21%，65歳以上の14%の高齢者の気分転換となっている。65歳以上の高齢者のボランティアの平均時間は，週8時間である。ボランティアをしていない理由には，交通の便が悪いことや経済的問題，年齢制限をしている組織の存在があげられる（Miller, 2004）。

焦点アセスメント基準

■ 主観的データ
⊙診断指標をアセスメントする。

①現活動レベルの認識：クライエントに1〜10のスケール（1：まったく満足していない，10：とても満足である）で自分の現在の気分転換活動への満足感を答えさせる。

②過去の活動パターン（タイプ，頻度）；労働，余暇

③望んでいる活動

■ 客観的データ
⊙関連因子をアセスメントする。

①モチベーション
- 興味
- 無関心
- 引きこもり
- 冷淡

②レクリエーション活動に対する障害の存在
- ■身体的状態
  - 不動性
  - 意識レベルの変調
  - 疲労
  - 手指機能の変調
  - 疼痛
  - 感覚障害（視覚，聴覚）
  - 器具〔牽引，経静脈(IV)チューブ〕
  - 伝染性疾患，孤立
- ■心理的・認知的状態
  - うつ状態
  - 困惑
  - 知識の欠如
  - 恐怖
- ■社会経済的状態
  - サポート体制の欠如
  - 過去の不活動のパターン
  - 言葉の障壁
  - 経済上の制限
  - 交通の便が悪い。

このほかの「焦点アセスメント基準」の情報は，http://thepoint.lww.com を参照

NOC
レジャー活動への参加，社会的関与

目標▶
クライエントは，現在の活動への満足感が増したと評価する。

指標▶
- 退屈によって引き起こされる怒りやうつ状態に対処する方法について述べる。
- 楽しい活動が増えたと報告する。

NIC
レクリエーション療法，社会化強化，自己尊重強化

【一般的看護介入】

⊙原因をアセスメントする。
関連因子を参照

⊙原因を減少したり，除去する。

①単調さ
- ■〈不使用シンドローム〉の一般的看護介入「身体不動性の単調な状態を避ける」（p.204）を参照
- ■個人的に，または集団で回想する（例．これまでにした旅行や趣味）。
- ■軽量のヘッドホンが付いたプレイヤーで音楽療法を行う。音楽療法については www.namt.com. のウェブサイトを訪ねるとよい。グルー

プ音楽療法については(Rantz, 1991)：
(1) 話題を紹介する。
(2) 関連した音楽をかける。
(3) 話し合いながら話題を広げる。
(4) 反応について話し合う。
- 全人的・代替療法の利用を考える(例. アロマセラピー, ペットセラピー, セラピューティックタッチ)。ペットセラピーについては(Rantz, 1991)：
  - 動物はよく手入れされ，健康で清潔でなければならない。
  - 動物は見知らぬ人に対しても落ちついていられるものでなければならない。
  - 動物は施設に入れる前に排泄をさせる。
  - 後援者はクライエントが動物に近づく前に，個人的に好きな動物は何か常に聞いておく必要がある。

R：退屈そうだと気づいたら，刺激が増えるようにクライエントの注意を活動に向け直すようにする。

R：音楽療法は，退屈を和らげ，興味をもたせ社会的な問題に対処できるようにするための貴重な介入となりうる(Rantz, 1991)。

②モチベーションの欠如
- 関心を示し，気持ちや経験の共有を促すことにより，モチベーションを刺激する。
  - 活動に参加することへの恐れや心配の原因を調べる。
  - クライエントの好き嫌いについて話し合う。
  - 現在の気持ちと過去の経験を共有するよう促す。
  - クライエントと，意図的に別のトピックスについて話をする時間を設ける(例.「今，海辺から戻ったのです。あなたはそこに行ったことがありますか」)。
  - 「自分でやってみますか」など，新しいことを試みる必要性があることを指摘する。
- クライエントが怒りや嘆きを克服できるよう援助する。
  - クライエントの心情を表現させる。
  - じっくりと話に耳を傾ける。
  - 加えて介入が必要な場合は，〈不安〉を参照
- 興味を引いたり助けになるようなグループへの参加を促す(お互いの連絡や具体的な日時調整などに関与する必要がある場合もある)。
- 介入の1つとして，音楽療法や追憶療法の導入を考える。

R：あるグループや支援グループの会員であることは，自己尊重や自己価値を高めたり，帰属意識をもたらしたり，属していなければしりごみしていたであろう活動を促したりすることができる。ストレスが多い，費用がかかる，時間がかかるなどの問題を援助する支援グループがある。

R：追憶すること，すなわち大切な記憶を呼び起こすことに時間を使うことは，退屈している人や，病人，体を動かせない人，高齢者にとって，満足感があり刺激的な気晴らしになる場合がある(Rantz, 1991)。

③注意力の欠如
- 日々の単純で具体的な活動計画を立てる(例. ウォーキング，絵画，リネンをたたむ)
- 不安があるときは競争する必要のない，1人でできる活動を考える(例. パズル，写真)

R：クライエントが集中できたり興味のもてる作業は，現実への接触を増やし，社会化を促し，自己尊重を高める(Varcarolis, 2006)。

◉ **活動や社会性を促す要因を明らかにする。**
①同年代やあらゆる年代の人との交流を勧める(若年者と老年者との交流からは，相互作用から得られるものが多々ある)。
②移動能力を高めるように援助する。
- 必要時，活動のための交通手段を整える。
- 安全のための装具を整える(例. ショッピングするための車椅子，廊下を移動する際の歩行器)。

③何か作ろうとする気持ちや自尊心を高める。
- クライエント自身の力で自分自身や他者を助けるように促す(例. 日常的で，可能な課題をクライエントに与える)。
- クライエントの努力を認める(例.「ジョーンズさんの夕食の手伝いをしてくれてありがとう」)。
- オープンコミュニケーションを促し，本人の意見を尊重する(例.「ジョーンズさん，～はどう思われますか」)
- 新しい技能を学んだり，新しく興味を追求しようとする気持ちをもたせる。

● さらに介入が必要な場合は〈社会的孤立〉を参照。
自然や動物と接する機会を作る。
R：多様な刺激にさらされることは，社会的相互作用を増加させ，退屈感を減らす（Barbaほか，2002）。

■■ 小児への看護介入

①子どもの発達年齢に合った遊び道具のある環境を提供し，それに子どもの手が届くことを確かめる。
②すべての待合所にはおもちゃを置いておく。
③「現実の世界」とかかわりをもたせるために，自然界のもの（例．金魚，落ち葉など）を含めて，子どものお気に入りの遊び道具を持ってくるように家族に依頼する。
④チャイルド・ライフ・スペシャリストを活用する。
⑤スターブライトワールドの活用を考慮する。子どもたちが入院生活の日々の苦痛から逃れ，彼らの経験をつなげるバーチャルな共同体で，子どもの交流ができるコンピュータネットワークである。スターブライトワールドは，楽しい介入療法をデザインすることで，病気の子どもたちとその親の生活の質を向上させることを目的とした非営利団体であり，スターブライト基金の多くのプログラムの1つである。
R：遊びは子どもの精神，情緒や社会的安寧にとって欠くことのできないものである（Kuntsほか，1996）。
R：遊びは気晴らしになり，安心感を高める（Wong, 2003）。
R：感情のはけ口を与える。
R：選択する機会や我慢する機会を与える（Wong, 2003）。

■■ 高齢者への看護介入

①興味や新しい活動を試せるかを探る（例．行動性）。
②同行してくれる人を手配する。もしくは初めて会うときは適応できるよう指導する。
③ボランティアをすることが可能な機会を探す（例．赤十字，病院）。
④必要であれば，専門機関を紹介する。
  ■退職者協会（AARP）などへの加入を提案する。
  ■地元の保健所や福祉事務所に手紙を書く。
  ■高齢者の活動を活発に実施している協会の一覧表を提供する。
    ●YMCA
    ●XYZグループ（「熱情の特別な年代」グループ）
    ●SOS（年長者奉仕サービス）
    ●MORA（退職年齢者の会）
    ●シクスティ・プラス・クラブ
    ●ゴールデン・エイジ・クラブ
    ●アンコール・クラブ
    ●グレイパンサー
    ●教会
    ●ヤング・アット・ハートクラブ（「心は青春」クラブ）
    ●レジャー・アワー・グループ（「余暇時間」グループ）
R：認知障害，筋骨格系障害，疼痛，代謝異常や感覚鈍麻によって，高齢者は長期にわたる余暇活動の変更や新しい活動を始めることを強いられる場合がある。たとえば，料理が好きだが目の悪い人の場合，活字の大きな料理の本を手に入れたり，友人に好きな調理法を太い字で書いてもらったり，テープレコーダーに吹き込んでもらったりしなければならない（Rantz, 1991）。
R：退屈から晴れて解放される変化であっても，最初は不安が大きい。

自律神経反射異常亢進*

Autonomic Dysreflexia

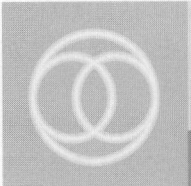

自律神経反射異常亢進
　自律神経反射異常亢進リスク状態

【定義】

自律神経反射異常亢進：第6胸椎またはそれより上の脊髄損傷のあるクライエントが，有害な刺激に対して生命を脅かす可能性のある，抑制されない交感神経系の反応をきたしている状態，またはその危険性が高い状態。

【診断指標】

■ 必須データ（必ず存在）

第6胸椎あるいはそれより上の脊髄損傷があるクライエントで，以下の因子が存在する。

- 周期性高血圧発作（突然で断続的な血圧上昇の状態で，140 mmHg 以上の収縮期血圧と 90 mmHg 以上の拡張期血圧を示す）
- 徐脈あるいは頻脈（1分間に 60 回以下あるいは 100 回以上の脈拍数）
- 発汗（損傷部より上部）
- 皮膚に赤い斑点（損傷部より上部）
- 蒼白（損傷部より下部）
- 頭痛〔広汎性の痛み（鈍い痛みから強い連打するような痛みへ），頭部のさまざまな部位に広がるどの神経支配にも限局されない痛み〕
- 興奮
- 瞳孔散大

■ 副次的データ（おそらく存在）

- 悪寒
- 結膜の充血
- ホルネル症候群（瞳孔収縮，眼瞼の部分下垂，眼球陥没，時に顔面の患側に発汗の消失がみられる）
- 知覚異常
- 立毛反射
- 目のかすみ
- 胸痛
- 口中に金属性の味
- 鼻充血
- 陰茎の勃起と射精

【関連因子】

■ 病態生理因子

- 内臓の伸展と刺激に関連するもの。以下の因子に続発する。
  ▶ 胃腸
  　便秘，胃潰瘍，宿便，痔，急性の腹部症状，肛門の亀裂
  ▶ 泌尿器
  　膨張した膀胱，尿結石，尿路感染
  ▶ 皮膚
  　褥瘡，昆虫咬傷，熱傷，足の嵌入爪，日焼け，水疱
  ▶ 生殖器
  　月経，精巣上体炎，妊娠・出産，子宮の収縮，腟感染，腟拡張
- 骨折に関するもの
- 皮膚の刺激（腹部，下腿）に関連するもの
- 括約筋の攣縮に関連するもの
- 深部静脈血栓に関連するもの

■ 治療関連因子

- 内臓の伸展に関連するもの，以下のような：
  ▶ 宿便の除去
  ▶ 詰まった，あるいは開通していないカテーテル
  ▶ 臓器の伸展や刺激過敏に関連するもの。外科的切開，浣腸に続発する。
  ▶ カテーテル挿入，浣腸

---

*自律神経過反射（autonomic hyperreflexia）ともいう。

- **状況因子**(個人・環境)
  - 予防や治療についての知識不足に関連するもの
  - 内臓の伸展に関連するもの，以下に続発する。
    ▶ 物を持ち上げる動作
    ▶ 性行動
    ▶ 月経
    ▶ 妊娠，出産
  - 神経刺激に関連するもの，冷水への浸水に続発する。

著者の注釈

〈自律神経反射異常亢進〉は，生命を脅かす状況を表しているが，看護介入によりその状況を予防・治療できるものである。予防とは，クライエントに交感神経系への刺激抑制の方法を教えることや，交感神経への刺激となりうる看護介入を避けることをいう。看護介入の焦点は有害な刺激(例．宿便，尿閉)を減らしたり，取り除くことにある。看護介入で刺激が除去されず，さまざまな徴候が解消されなければ医師の介入が不可欠となる。クライエントが，自律神経反射異常亢進のすべて，あるいは大部分の症状に医師の治療を必要とする場合，その状況は共同問題，すなわち「PC：自律神経反射異常亢進」として診断される。

診断表現上の誤り

⊙ **周期性高血圧発作に関連した〈自律神経反射異常亢進〉**

周期性高血圧発作は自律神経反射異常亢進の1つの徴候であり，原因あるいは誘因となる刺激ではない。したがって，診断は次のように言い換えられる。「(特定の原因)による内臓あるいは皮膚への刺激のために生じる反射刺激に関連した〈自律神経反射異常亢進リスク状態〉」。

臨床では，〈自律神経反射異常亢進リスク状態〉の診断名のほうが〈自律神経反射異常亢進〉より合っている。クライエントは，看護師が予防と教育，さらに刺激の早期除去を行わなければならない潜在的状態に置かれている。

重要概念

① 自律神経系(交感神経系と副交感神経系)は，小脳や視床下部，延髄，脳幹，脊髄に分布している。脊髄損傷の場合，損傷部位以下の活動は高位からのコントロールが奪われる。その結果，反応が鈍る(Travers, 1999)。

② 感覚受容器が脊髄損傷部位以下で刺激を受容すると，脊髄視床路と後柱を通って交感神経の興奮が誘発される。この交感神経系の反射刺激は，骨盤内臓器や小動脈の痙攣の原因となる。この痙攣により，損傷レベル以下に血管収縮をもたらす。大動脈弓や頸動脈洞にある圧受容器は，高血圧の状態となり，損傷レベル以上において浅在性の血管拡張や紅潮，発汗，さらには立毛収縮(鳥肌)が生じる(Bennett, 2003)。

③ 迷走神経への刺激は心拍数を抑えるが，脊髄が断絶されているために，血管を拡張させる迷走神経への刺激は妨げられる(Teasell ほか，1996; Porth, 2002)。

④ 自律神経反射異常亢進へのかかわりに失敗すれば，てんかん重積状態や脳卒中，さらには死に至らしめることがある。

⑤ 高血圧をコントロールしなければ，収縮期血圧が240〜300 mmHgまで上昇することもある(Porth, 2006)。

⑥ 3種類の刺激が自律神経反射異常亢進を起こさせる。その3つの刺激とは，内臓の伸展(例．膀胱や腸の緊満)，痛覚への刺激(例．診断検査，圧迫)，内臓の攣縮(例．射精，膀胱の攣縮，子宮収縮)である(Porth, 2006)。

⑦ 四肢麻痺のクライエントの85％が脊髄性ショックの後，自律神経反射異常亢進を経験している(Kavchak-Keyes, 2000)。

焦点アセスメント基準

主観的データ

⊙ **診断指標をアセスメントする。**

① 初期の症状
- 頭痛(重度，突発的)
- 発汗(部位は？)
- 悪寒
- 口中に金属性の味
- 鼻充血
- 麻痺，痺れ
- 蒼白
- 呼吸困難
- 四肢冷感

- 立毛反射(鳥肌)
- 目のかすみ
- その他

◉関連因子をアセスメントする。
①自律神経反射異常亢進の既往歴
▶ 膀胱緊満
▶ 腸の緊満
▶ 触覚刺激
▶ 皮膚の病変
▶ 性行為
▶ 月経
▶ 診断検査
▶ 圧迫
②自律神経反射異常亢進の知識
- 原因
- 自己治療
- 医学的治療
- 予防

このほかの「焦点アセスメント基準」の情報は, http://thepoint.lww.com を参照

NOC
神経学的状態, 神経学的状態：自律神経系, バイタルサインの状態

目標▶
個人/家族は, 初期の徴候や症状について答える。

指標▶
- 自律神経反射異常亢進を引き起こす因子を述べる。
- 自律神経反射異常亢進の治療を述べる。
- 緊急な治療が必要な場合について述べる。

NIC
自律神経反射異常亢進管理, バイタルサイン・モニタリング, 救命救急ケア, 与薬

【一般的看護介入】

◉原因や寄与因子をアセスメントする。
関連因子を参照

◉自律神経反射異常亢進の徴候が起こったら, 以下の処置を行う。
①立たせる, または座らせる。
②下肢を低くする。
③クライエントの衣服や器具をゆるめる。
R：頭部を挙上したり弾性ストッキングを外すことで, 静脈貯留が高まり, 静脈還流量が減り, 血圧が下がる(Kavchak-Keyes, 2000；Porth, 2006)。

◉膀胱の緊満をチェックする。
①カテーテル挿入中の場合
- カテーテルがよじれたり圧迫されていないかを確認する。
- 30 mL の生理食塩水でゆっくりと洗浄する。
- 尿が出ない場合, カテーテルを取り替える。

②カテーテルを挿入していない場合
- 塩酸ジブカイン軟膏(Nupercainal)を用いてカテーテルを挿入する。
- 500 mL を排尿させ, それから 15 分間クランプする。
- このサイクルを膀胱が空になるまで繰り返す。

R：膀胱拡張が自律神経反射異常亢進の最も一般的な原因である。膀胱拡張は感覚受容体の刺激により, 自律神経反射異常亢進の引き金となり得る。塩酸ジブカイン軟膏は組織への刺激を減少させる。急激すぎる尿の排出は, 代償性低血圧を引き起こす。これらの介入は, 脳の高血圧を低下させ, 起立性低血圧を誘発することを目指している。

◉宿便をチェックする
①まず塩酸ジブカイン軟膏を肛門と直腸の 2.5 cm 奥まで塗布する。
②潤滑剤を十分に塗った手袋をつけ, 示指で優しく直腸をチェックする。
③直腸に座薬を挿入するか, あるいは優しく摘便する。

R：骨盤内臓器と細動脈のれん縮は損傷部位より下の血管収縮を引き起こし, 血圧が上昇し皮膚が蒼白になる。高血圧によって引き起こされた求心性インパルスは, 迷走神経への刺激となり, 徐脈となる。大動脈弓と頸静脈洞の圧受容器が高血圧に反応し, 脊髄損傷の損傷レベルより上の, 表在性の血管拡張, 潮紅, 発汗, 頭痛の引き金となる(Nelson ほか, 2002；Lee, 1995)。

◉皮膚の刺激をチェックする。
①自律神経反射異常亢進を引き起こす皮膚の損傷部に, 局所用麻酔薬をスプレーする。

②(下肢静脈瘤保護用の)弾性ストッキングは外す。
◉ **3～5分ごとに血圧をモニターする。**
　R：重度の高血圧を管理しなければ，痙攣や脳血管発作が起こり，死に至る可能性がある（Blackほか，1999；Hickey，2006）。
◉ **徴候や有害な刺激が除去されない場合や，高血圧がベースラインの2倍のときは，ただちに薬物治療について主治医に相談する。**
　R：即効短期間型の降圧薬の使用が自律神経反射異常亢進を引き起こすという調査がある。ニフェジピンとニトロは最も一般的に使用される薬剤である。ニフェジピンは短期作用型として用いられ，舌下ニフェジピンは迷走神経での吸収をもたらす。それ以外の薬剤では，症状の激しいアルツハイマー病の治療薬に，ヒドララジン，メカミラミン，ジアゾキシド，フェノキシベンザミンが含まれている。2％のニトログリセリン軟膏を用いる場合，2.5cmほど出して，脊椎損傷部よりも高い位置の皮膚に塗る。モニタリングしている場では，ニトロプルシドナトリウムの静脈注射を用いることができる。また，ニトロペーストを使用し，血圧をモニターする（Hichey，2003）。
◉ **必要に応じて，健康教育と専門機関への紹介をする。**
①クライエントや家族に，自律神経反射異常亢進の症状や徴候，治療について指導する。
②どのような場合に緊急な医療介入が必要なのかを教える。
③どのような状況（月経や性行為，排尿あるいは排便）が自律神経反射異常亢進の引き金になるかを説明する。
④早期に症状を見つけ，すぐに介入するよう指導する。
⑤膀胱感染や皮膚の損傷の初期症状（褥瘡，足指の嵌入爪）を観察するよう指導する。
⑥自律神経反射異常亢進が起こりやすい場合には，長期の薬物的管理について医師に相談するよう助言する。
⑦誘因となる因子と起こる頻度を記録する。
⑧危機のときの行動の仕方について助言するプリントを作成し，ほかの医療職員に見せる（例．歯科医，婦人科医）（Kavdak-Keyes，2000）
⑨高レベルの脊髄損傷のある運動選手の危険について助言する（例．足の緊迫，ノルエピネフリンの増加による膀胱の膨張）（McClainほか，1999）
　R：骨盤内臓器と細動脈のれん縮は損傷部位より下の血管収縮を引き起こし，血圧が上昇し皮膚が蒼白になる。高血圧によって引き起こされた求心性インパルスは迷走神経への刺激となり，徐脈となる。大動脈弓と頸静脈洞の圧受容器が高血圧に反応し，脊髄損傷の損傷レベルより上の，表在性の血管拡張，潮紅，発汗，頭痛の引き金となる（Nelsonほか，2002；Lee，1995）。
　R：きちんと指導をすれば，クライエントや家族は在宅で自律神経反射異常亢進をうまく予防したり，処置したりすることができる。

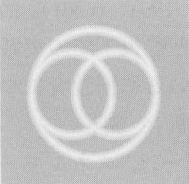

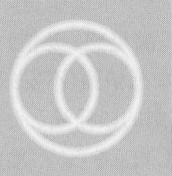

自律神経反射異常亢進リスク状態

Risk for Autonomic Dysreflexia

【定義】
〈自律神経反射異常亢進〉を参照

【危険因子】
〈自律神経反射異常亢進〉の関連因子を参照

重要概念
〈自律神経反射異常亢進〉を参照

焦点アセスメント基準
〈自律神経反射異常亢進〉を参照

目標▶
〈自律神経反射異常亢進〉を参照

【一般的看護介入】
〈自律神経反射異常亢進〉を参照

エネルギーフィールド混乱

Energy Field Disturbance

【定義】
エネルギーフィールド混乱:人の周囲を取り囲むエネルギーの流れに乱れが生じて,身体や知性,精神が不調和になる状態。

【診断指標】
エネルギーの流れのパターンの変化に対する知覚。たとえば,
- 体温の変化:熱感,冷感
- 視覚の変化:イメージ,色彩
- 場の乱れ:空虚,空洞,棘波,膨張
- 動き,波打つような動き,小刻みな震え,刺痛を感じさせる動き,鈍い動き,しなやかな動き
- 音声:トーン,言葉

【関連因子】
■ 病態生理因子
- エネルギーの流れの遅延や遮断に関連するもの。以下の因子に続発する。
  ▶(特定の)疾患
  ▶妊娠

■ 治療関連因子
- エネルギーの流れの遅延や遮断に関連するもの。以下の因子に続発する。
  ▶身体不動状態
  ▶周術期の体験

■ 状況因子(個人・環境)
- エネルギーの流れの遅延や遮断に関連するもの。以下の因子に続発する。
  ▶疼痛
  ▶恐怖
  ▶悲嘆

■ 発達因子
- (特定の)年齢関連の発達上の問題や危機に関連するもの

著者の注釈
この看護診断は2つの理由でユニークである。それは特定の理論(人間のエネルギーフィールド理論)が示されていること,もう1つは,介入をするうえで専門的な指導を受けて監督下での実践が必要とされることである。Meehan(1991)は,以下のように提言している。

- 急性期ケア施設で，最低6か月間の専門的な実践経験があること
- 経験年数最低2年の看護師による指導のもとで学習していること
- 実践ガイドラインに従うこと
- 理論と実践で30時間の教育を受けること
- 比較的健康な個人を対象に，監督下で30時間の実践をしていること
- 筆記および実技評価で合格基準に達していること

　この診断を異例と考える人もいるだろう。看護師は，看護実践には多くの理論や理念，枠組みがあることを思い起こす必要があるのではないだろうか。同様に，クライエントと実践現場の定義も多数ある。街角でホームレスの人々を対象に実践する看護師もいれば，自宅に隣接したオフィスで実践する看護師もいる。看護診断は主な実践現場（急性期ケア，長期ケア，在宅医療）での看護師の実践だけを提示するものではない。自分たちの実践にほとんど応用できないといって批判するよりも，さまざまな分野で実践する看護師がいることを広く公表すべきではないだろうか。基本的に，看護師は全員が互いに関係があり，誰もがクライエントや家族，地域の状態を改善しようとしている。

重要概念

① 治療的タッチは東洋哲学に由来する。西欧医学の文化的方向づけは，研究を実施して治療法の効果を説明しようとする。東洋文化では，何かがうまく機能すれば，それを証明する研究は不要である。

② 治療的タッチは，すべての生体は絶対的な生命のエネルギーによって維持されるという基本的な前提に由来する。健康は，個人のすべてのエネルギーがハーモニーや動的バランスを保っている状態と定義される。エネルギーの流れが不安定になったり，遮断されたり，不足すると，健康状態が損なわれる（Macrae, 1988）。

③ 看護ではRogersの概念体系が治療的タッチの基本になっている。このモデルは，エネルギーの場を人間と環境の基本単位としている（Meehan, 1991）。

④「治療的タッチは，クライエント−環境エネルギーフィールドを意識的かつ意図的にパターン化するプロセスである」（Meehan, 1991, p.201）。治療的タッチは，専門的な教育と監視下での実践が必要とされる。提言されている準備教育については，この診断の「著者の注釈」を参照

⑤ 生気を与える癒しのエネルギーは，エネルギーの普遍的な流れ範囲内に流れている。このようなエネルギーは，あらゆる生活システムに存在し，知性，秩序，思いやりなどで構成される（Bradley, 1987）。

⑥ Rogersは，治療的タッチを「最高のウエルビーイングを実現させるために，人間と環境の統合と調整を強化し，人間−環境フィールドのパターン化に知識に基づいてかかわっていこうとする」方法の1例であると述べている（Meehan, 1991）。

⑦ QuinnとStrelkauskas（1993）の予備研究では，治療的タッチを受けたクライエントは全員，肯定的な感情面（喜び，精神力，満足感，愛情）がすべて劇的に向上し，否定的な感情面（不安，罪悪感，敵意，抑うつ）がすべて劇的に軽減したと説明していることを明らかにした。さらに，治療的タッチを行っている間の意識状態の変動も，時間感覚を測定することによって明確にした。実践者とクライエントも，同じように意識状態の変動を意味する時間の歪曲を報告していた。

⑧ 重症疾患の人々に癒しのタッチを行った結果，セラピー前，中，後のいずれの段階にも生理的変化は起こらなかった。しかし，タッチを受けた人々は，リラクセーションと睡眠が著しく改善した（Umbreit, 2000）。

⑨ 治療的タッチとプラシーボ（偽薬）効果との間には，固有の関係があるように思われる。治療的タッチには，プラシーボ効果を高めて，不快感と苦痛を軽減する作用があると思われる（Meehan, 1998）。

⑩ Denisonの報告によると，フィブロミアルジア症候群の人々は治療的タッチによって疼痛が軽減すると報告していた。サーモグラフィーの使用により，皮膚温の上昇も明らかになった（Denison, 2004）。

焦点アセスメント基準

　エネルギーフィールドのアセスメントは，アセスメントの直後に介入に入り，介入をしながら継続

的にアセスメントを繰り返すので,アセスメントについては「看護介入」を参照する。

> **NOC**
> スピリチュアルウエルビーイング,個人のウエルビーイング

目標▶
　クライエントは,治療的タッチを受けた後,症状が軽減したと報告する。

指標▶
- リラックス感が高まったと報告する。
- 治療の前後に0～10段階尺度を用いて,治療後に苦痛が軽減したと報告する。
- ゆっくりと深呼吸ができる。

> **NIC**
> 治療的タッチ,霊的支援

【一般的看護介入】

　注意事項：次に示す治療的タッチの段階は段階ごとに分けて学習するが,実際には同時に行われる。これらの介入を提示する目的は,治療的タッチを実践していない看護師にプロセスを説明するためである。この考察は看護師が治療的タッチを実践する同僚を支持したり,専門機関に紹介する場合に役立つ。すでに述べたように,治療的タッチは実践するにあたり,専門的な準備教育が必要であるが,これは本書の範囲ではない。治療的タッチの基準については Nurse Healers Professional Associates International を参照

◉**治療的タッチができる状態にクライエントと環境を準備する。**
①できる限りプライバシーを提供する。
②治療的タッチについて説明し,口頭で許可を得る。
③クライエントにいつでも治療を中止できる許可を与える。
④クライエントに楽な姿勢をとらせる(例.ベッドやソファーに横になる,座る)。
　R：治療的タッチが開始された初期には,実践者とクライエントとの間でエネルギーの移動と交換が行われるので効果があると信じられていた(Quinn, 1989)。現在は,『エネルギーの交換や移動』ではなく,実践者が『『癒しの瞑想』といわれる状態の中に意識を集中し,『共鳴のプロセス』をとおしてクライエントのエネルギーフィールドの再パターン化を促進する」と信じられている(Quinn ほか, 1993, P.14)。
　R：治療的タッチを用いる実践者は,癒しのエネルギーの流れを促進する(Umbreit, 2000)。

◉**環境に向けていた焦点を内部に移し,看護師の内部にある生命体(生命力)を意識する(センタリング)。**
　R：センタリングにより,癒しを始めることができる(krieger, 1997)。

◉**スキャンニングをして,クライエントのエネルギーフィールドの開放状態と左右対称性をアセスメントする**(Krieger, 1979)。
①両手掌をクライエントに向け,クライエントの身体から5～10cm離して,両手を頭部から足部に向かってスムーズに,軽く動かす。
②静かに,リズミカルに手を動かす。
③エネルギーの不均衡の手がかりを感じ取る(例.熱感,冷感,緊張感,重い感じ,ピリピリした感じ,空洞感)。
　R：この治療的タッチ(TT)プロセスにより,わかっていることと感じていることを認識する(Heyes ほか, 1999)。

◉**両手をクライエントの頭から足へ向かって力強く動かし,エネルギーのリズミカルな流れを促進する(乱れを静める,乱れを取り除く)。**
　R：アンラフリング(混乱を鎮めるプロセス)により,治療者側のシステムでエネルギーの流れが高まる(Krieger, 1997)。

◉**流れが不均衡な部位や障害されている部位のパターンを修正することに,看護師の意識を集中する。**

◉**病巣部も両手を同じように使って,静かに,大きな曲線を描くように1回の動作でクライエントの頭から足までリズミカルに動かす。**
①両下肢および両足全域のエネルギーの流れに注意する。
②エネルギーの流れが病巣部に行きわたらない場合は,続けて手を動かしたり,足をさすったりしてエネルギーの流れを促進する。
③必要な場合は,うっ血を緩和するために,短時間手を握る。
④治療的タッチを終了したら,腹腔神経叢(ウエストのあたり)に手を添え,癒しのエネルギーの流

れが促進するよう意識を集中する。
⑤クライエントに休憩する時間を与える。
   R：これにより，エネルギーの不均衡が修正される(Krieger, 1997)。
◉**クライエントにフィードバックするよう促す。**
①クライエントがリラックスした反応を示しているかアセスメントする。この徴候には，数デシベルの音量低下，ゆっくりとした深呼吸，聴取可能なリラクセーションの徴候，顔面で知覚される末梢性の紅潮などが含まれる。
◉**手順とクライエントの反応を記録する。**
   R：「治療的タッチのプロセスの中核は，実践者のクライエントを援助しようとする意図である」(Quinnほか, 1993, p.14)。実践者は，無条件で愛情と思いやりを抱いているクライエントに，全面的に焦点を当てる。癒し手は，変化を進んで受け入れようとするクライエントの援助という目的意識によって動機づけされる。
   R：TTにより，平静，平穏および安楽感が高まる(Hayesほか, 1999)。

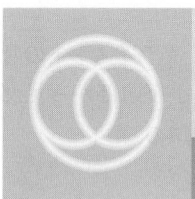

消耗性疲労
Fatigue

【定義】
消耗性疲労：休息しても回復しない持続的な体力および気力の低下と消耗感に，抗しがたさを経験していると自己認識された状態。

【診断指標*】
■ 重度(80〜100%)
● 絶え間ない，抗しがたいエネルギーの欠如を言葉に出して表す。
● いつもしていることができない。
● 極度の疲労をことばで表現する。

■ 軽度(50〜79%)
● いつものことをやり抜くには，さらにエネルギーが必要であると気づく。
● 身体的な訴えの増加
● 情緒不安定，または過敏
● 動作の減少
● 集中力低下
● 睡眠障害

● 無気力無関心

【関連因子】
多くの要因が消耗性疲労を引き起こす。したがって，関連因子(例. 筋の脱力感，老廃物の蓄積，炎症反応，肝炎の二次感染など)を結びつけると実用的である。

■ 病態生理因子
● 代謝の亢進状態に関連するもの。以下の因子に続発する。
  ▶ウイルス(例. EBウイルス)
  ▶発熱
  ▶妊娠
● 組織の酸素供給不足に関連するもの。以下の因子に続発する。
  ▶慢性閉塞性肺疾患
  ▶うっ血性心不全
  ▶貧血
  ▶末梢血管疾患
● 生化学的変化に関連するもの。以下の因子に続発する。
  ▶内分泌/代謝性疾患
     糖尿病
     甲状腺機能低下症
     後天性免疫不全症候群(AIDS)

---
*Voith, A.M., Frank, A.M. & Pigg, J.S. (1987). Validations of fatigue as a nursing diagnosis. In A.M. McLane, (ed.). *Classification of nursing diagnoses : Proceedings of the seventh conference*. St. Louis : C.V. Mosby より

脳下垂体障害
　　　アジソン病
　▶慢性疾患
　　　腎不全
　　　肝硬変
　　　ライム病
●筋力低下/筋の破壊に関連するもの。以下の因子に続発する。
　▶重症筋無力症
　▶パーキンソン病
　▶多発性硬化症
　▶AIDS
　▶筋萎縮性側索硬化症
●代謝亢進状態，体と腫瘍の栄養源をめぐる競合，貧血，癌に伴うストレッサーに関連するもの
●栄養不足または栄養代謝の変化に関連するもの。以下の因子に続発する。
　▶嘔気
　▶薬剤の副作用
　▶嘔吐
　▶胃の手術
　▶下痢
　▶糖尿病
●慢性の炎症性変化に関連するもの。以下の因子に続発する。
　▶AIDS
　▶肝硬変
　▶関節炎
　▶炎症性大腸疾患
　▶エリテマトーデス(紅斑性狼瘡)
　▶腎不全
　▶肝炎
　▶ライム病

治療関連因子
●生化学的変化に関連するもの。以下に続発する。
　▶化学療法
　▶放射線療法
●副作用(特定する)
●手術による組織への侵襲と麻酔に関連するもの
●エネルギー消費の増加に関連するもの。以下の因子に続発する。
　▶四肢の切断
　▶歩行障害
　▶歩行器や松葉杖の使用

状況因子(個人・環境)
●長期に及ぶ活動量の減少と体調不良に関連するもの。以下の因子に続発する。
　▶不安
　▶社会的孤立
　▶嘔気・嘔吐
　▶下痢
　▶疼痛
　▶肥満
●過剰な役割の要求に関連するもの
●抗しがたい情緒的要求に関連するもの
●極度のストレスに関連するもの
●睡眠障害に関連するもの

発達因子
小児/思春期
●代謝亢進状態に関連するもの。以下の因子に続発する。
　▶伝染性単球増加症
　▶発熱
●慢性的な栄養素不足に関連するもの。以下の因子に続発する。
　▶肥満
　▶過激なダイエット
●新生児の世話による睡眠パターンへの影響と，継続的に注意を必要とすることに関連するもの
●妊娠初期での代謝亢進状態に関連するもの

著者の注釈……………………………………

　看護診断としての消耗性疲労は急性の疲労とは異なる。疲労は一過性の一時的な状態(Rhoten, 1982)で，睡眠不足や不適切な栄養，ストレスの増加，座りがちな生活様式，仕事や社会的責任の一時的な増加によって引き起こされる。消耗性疲労は心身にしみわたる，主観的な，消耗した感じであり，取り除くことはできないが，看護師はその人が消耗性疲労に適応できるように援助することはできる。活動耐性低下では，看護師はその人の耐性と活動を増すよう援助できる点で，消耗性疲労とは異なる。
　消耗性疲労の人では，耐性をつけることに焦点

を当てない。消耗性疲労の原因（例．急性の感染，化学療法，放射線療法）が解消あるいは軽減すれば，〈消耗性疲労〉の診断を中止し，体力の減退した状態を改善することに焦点を当てた〈活動耐性低下〉の診断をつけることができる。

診断表現上の誤り

⦿いつものことに対してエネルギー不足を感じることに関連した〈消耗性疲労〉

いつものことをするのにエネルギーが不十分であると本人が報告したとき，看護師は〈消耗性疲労〉が適切な診断なのか，それとも実際には，〈活動耐性低下〉，〈非効果的コーピング〉，〈家族機能破綻〉，〈不安〉あるいは〈非効果的健康維持〉といった別の診断の徴候なのかを判断するために，追加データを収集して，焦点アセスメントを行う。消耗性疲労が急性あるいは慢性の健康状態によって生じているとき，看護師は本人の耐性を強めるのか（〈活動耐性低下〉の診断が必要），あるいは本人の望む活動が行えるようにするためにエネルギーを温存する術が必要なのかを判断しなくてはならない。消耗性疲労が効果的ではないストレス管理，あるいは不健康な習慣から引き起こされているときには，〈消耗性疲労〉あるいは〈活動耐性低下〉の診断は適切ではない。寄与因子を判断するためにデータを収集している間，看護師は「エネルギー不足の訴えに関連した〈消耗性疲労の可能性〉」という診断をつけることができる。「可能性」という診断名をつけることは，確認あるいは除外するためにさらにデータを収集する必要があることを示している。

重要概念

■■ 一般的留意点

①消耗性疲労は生理学的・状況的および心理的な要素をもつ主観的な経験である。
②急性疲労は，身体的に大変な作業や日常の活動の変化，付加的なストレスあるいは睡眠不足から予測される反応である。
③アメリカ社会は，エネルギー・生産性・活力に価値を置いている。エネルギーのない人は，ものぐさでなまけているとみなされる。消耗性疲労や疲労は否定的なものとみなされる。
④消耗性疲労は身体的，精神的，動機づけ上のものといえる。消耗性疲労はさまざまな原因によって起こる。それを減らすための原因のアセスメントや介入が非常に重要となる（Adinolfi, 2001）。
⑤副腎皮質機能低下では消耗性疲労は以下のように現れる（Jiricka, 2002；Rhoten, 1982）。
- ■注意力の減退
- ■知覚鈍麻や知覚障害
- ■思考障害
- ■意欲の減退
- ■身体および精神活動の遂行能力の減退
- ■微細な協調性の喪失
- ■判断力の低下
- ■周囲への無関心

⑥Hargreaves（1977）は，新しい町に引っ越した若い既婚女性に「消耗性疲労症候群」の出現が高いことを記述している。消耗性疲労の寄与因子は，身体的な仕事量の増加とサポートシステムの変化，転居によるその他のストレスであった。
⑦関節リウマチの人は関節痛に関連した消耗性疲労を訴えた。さらに発赤を伴うクライエントは，発赤のないクライエントや対照群よりも，夜中に何度も目を覚まし，歩行や活動するのにも時間がかかることが観察された（Crosby, 1991）。
⑧癌に関連した消耗性疲労は35〜100％のケースで報告されており，そのほとんどが副作用のつらさである（Badgerほか，2001）。癌のクライエントの消耗性疲労に寄与しているストレッサーを表2-8に示す。
⑨乳房の局所的放射線療法を受けている女性は，第2週目に消耗性疲労が弱まるが，治療を中止した後3〜4週間で再び強まり，そのまま持続することを報告した。消耗性疲労のレベルは，治療の合間である週末には特に変わらなかった（Greenbergほか，1992）。
⑩消耗性疲労が治療の副作用であるときは，その治療が終了するまでなくならないが，数か月をこえると徐々に軽減する（Nailほか，1997）。
⑪抑うつ状態になると，思考過程が遅くなり，身体的な活動性が低下する。作業量が減り，長続きしない。活動を続けるための努力が消耗性疲労を招く。
⑫不安は思考過程を妨げ，動きを増やし，消化機能を損なって，消耗性疲労を起こす。

表2-8 癌のクライエントの消耗性疲労に寄与する因子

病態生理因子
- 活発な腫瘍の増殖に伴う代謝の亢進状態
- 身体と腫瘍との栄養的な競合
- 慢性疼痛
- 器官の機能障害（例．肝，呼吸，胃腸）

治療関連因子
- 放射線療法，化学療法による有毒な副産物の蓄積
- 悪心・嘔吐による不十分な栄養摂取
- 貧血
- 鎮痛薬，制吐薬
- 診断のための検査
- 手術

状況因子（個人・環境）
- 未来に対する不確かさ
- 死への恐怖，美観をそこなうことへの恐怖
- 社会的隔離
- 喪失（役割責任，職業，身体部分，機能，外観，経済）
- 治療のための分離

小児への留意点

①乳幼児は消耗性疲労を表現することができない。消耗性疲労の有無の情報は，看護師が親との面接や主要な機能的健康パターン〔例．睡眠・休息，活動・運動（これは呼吸困難や活動耐性低下を示す）および栄養・代謝（飲ませたり食べさせることが困難であることを示す）〕を注意深くアセスメントすることによって引き出すことができる。

②消耗性疲労のリスクがある子どもには，先天性心疾患や毒物への曝露，長期に及ぶストレス，貧血といった急性疾患もしくは慢性疾患を有する子どもが含まれる。

③消耗性疲労の影響を和らげるために環境を改善するうえで，子どもたちは両親・ケア提供者に依存している。

妊産褥婦への留意点

①Gardnerは，産褥期における女性の消耗性疲労のレベルは産後2週間まで上昇するが，6週間で下降すると報告している。産褥期の消耗性疲労のレベルの高さと関連している因子は，睡眠の変化，第2子以上，子どものケアでの問題，夫の協力が少ない，学歴が低い，家庭の低収入，母親の年齢が若いことであった（Gardnerほか，1991）。

高齢者への留意点

①正常な加齢の影響そのものが消耗性疲労の原因になったり，そのリスクを高めるわけではない。高齢者の消耗性疲労は，基本的には若い成人の場合と同様の原因である。違いは，高齢者は若い成人よりも慢性疾患にかかりやすいということにある。したがって高齢者の消耗性疲労は年齢に関連する因子というよりも，むしろ慢性疾患や薬物療法などの危険因子によるものである。

②抑うつ状態は，高齢者に最もよくみられる心理社会的な障害である。地域に生活している成人の27%は抑うつ状態に関連する感情障害にかかっている（Miller, 2004）。

③慢性疲労とエネルギーの減少は，老年期うつ病の結果である（Miller, 2004）。

④Miller（2004）によれば，「活動理論では，高齢者が現役のままであれば，心理学的にも社会的にもいつまでも達者でいると述べている」。活動への参加が人間の自己概念を支える。

⑤高齢者のおよそ70%と報告されている慢性疲労は，運動と筋力の減退から生じている可能性がある。慢性疲労の訴えに寄与している可能性のある別の因子として，高齢者にきわめて一般的な貧血に注意する（Miller, 2004）。

焦点アセスメント基準

主観的データ
◉ 診断指標をアセスメントする。

①消耗性疲労について
- 始まり
- パターン：朝，夕方，一過性，持続的
- 何をきっかけに？
- 休めばとれる？

②消耗性疲労が影響を及ぼすもの
- 日常生活の活動
- 性欲
- 集中力
- 気分
- 余暇活動
- やる気

◉ 関連因子をアセスメントする。

①医学的な状態（急性，慢性；重要概念を参照）
②栄養のアンバランス

③治療
- ●化学療法
- ●薬物の副作用
- ●放射線療法

④ストレッサー
- ●過剰な役割の要求
- ●経済的理由
- ●抑うつ状態
- ●キャリア
- ●家族

このほかの「焦点アセスメント基準」の情報は，http://thepoint.lww.com を参照

NOC
活動耐性，耐久力，エネルギー保存

目標▶
　クライエントは，身体的・認知的・情緒的および社会的な領域を刺激し，調整する活動に参加する。

指標▶
- ●消耗性疲労の原因について話し合う。
- ●消耗性疲労が生活に及ぼす影響に関する感情を分かち合う。
- ●1日の活動と週の活動の中で優先順位をつける。

NIC
エネルギー管理，環境管理，共同目標設定，社会化強化

【一般的看護介入】

　この診断に対する看護介入は，回避できない病因による消耗性疲労をもつ人に対する介入である。その焦点は，消耗性疲労の状態に適応するようクライエントと家族を援助することである。

◉**原因もしくは寄与因子をアセスメントする。**
① 睡眠不足は〈不眠〉を参照
② 栄養不良は〈栄養摂取消費バランス異常〉を参照
③ 座っていることの多い生活様式は〈坐位中心ライフスタイル〉を参照
④ 不適切なストレス管理は〈ストレス過剰負荷〉を参照
⑤ 生理的損傷
⑥ 治療（化学療法，放射線療法，薬物療法）
⑦ 慢性的な過度な役割あるいは社会的要求

R：多くの場合，慢性疾患はセルフケア活動を妨げるため，消耗性疲労が最も一般的で，破壊的な大きな苦しみとなる症状である（Hart ほか，1990）。消耗性疲労の原因と影響を探ることは，看護師とクライエントの両者が介入計画を立てる手助けになる（Adinolfi, 2001）。

◉**消耗性疲労の原因を説明する。**（「重要概念」参照）。
◉**消耗性疲労が生活に及ぼす影響に関する感情を表出できるようにする。**
① 困難な活動を確認する。
② どのように消耗性疲労が役割責任を妨げているかをクライエントが言葉にできるよう手伝う。
③ どのように消耗性疲労が欲求不満の原因になっているかをクライエントに伝えるよう励ます。

◉**クライエントが強みや能力および関心を明確にできるよう援助する。**
① 価値観と関心を明確にする。
② たけている分野と有能な面を明確にする。すなわち過去の業績を強調する。
③ クライエントと目標を作るために情報を活用する。
④ クライエントが希望の源を明確にできるよう援助する（例．人間関係，信仰，なし遂げたこと）。
⑤ 現実的な短期目標と長期目標を設定できるようクライエントを援助する（単純な目標から始めて，徐々に複雑な目標にしていく。目標の達成に向けて具体例と時期を示す「目標のポスター」の使用）。

R：クライエントの強みと能力に焦点を当てることで，ものごとを肯定的にみられるようになり，抑うつ状態になりがちな疾患のつらさに対する思い込みを減らせる場合もある（Beck, 1984）。

◉**クライエントがエネルギーパターンを明らかにするよう援助する。**
① 普通の日を選び，1時間ごとに24時間の消耗性疲労のレベルを記録するように指導する。
  - ■ Rhoten の消耗性疲労尺度（0＝疲労感はない，少し；10＝全身の疲労困憊）を用いて，疲労性消耗を評価するようクライエントに依頼する。
  - ■ 各評価時点での活動を記録する。
② 24時間の消耗性疲労の程度を一緒に分析する。
  - ■ エネルギーが最高のとき
  - ■ 疲労困憊しているとき

■消耗性疲労の増加に関連する活動
③運動の利点について説明し，何が現実的かを話し合う。
　R：エネルギーのピーク時と消耗時を明確にすることは，エネルギーの節約と生産性を最大にするよう活動を計画するために役立つ。
◉任せることができる課題をクライエントが明確にするよう援助する。
①自尊感情を維持するために，クライエントが重要とみなしている活動は何かを探る。
②重要な活動や仕事をいくつかの要素に分割し（例．食事の支度，買い物，料理のための下ごしらえ，料理，給仕，片づけ），ある部分はクライエントに，残りはほかの人に任せる。
③エネルギーが高い時期に，重要な仕事を計画する（例．午前中に1日の全部の食事を準備する）。
◉ゆっくりと活動したり，優先順位を設定する目的を説明する。
①優先順位を明確にしたり，重要でない活動を除外するようクライエントを援助する。
②あまり重要ではない意思決定でエネルギーや時間の浪費を避けるように日課を計画する。
③必要なものを手の届く所に置いて作業を効率化する。
④週全体に困難な仕事をまんべんなく配分する。
⑤困難な仕事の前には休息をとり，倦怠感を生じる前にやめる。
　R：クライエントは何らかの活動の前後に休息をとる必要がある。十分な休息をとり，不必要なエネルギー消費を減らすように計画を立てる。このような戦略は活動の継続を可能にし，肯定的な自尊感情につながる。
◉エネルギーを温存するノウハウを教える。
①環境の改修
　■階段を傾斜路にする。
　■手すりを取り付ける。
　■椅子を7〜10 cm高くする。
　■台所や仕事場を整頓する。
　■階段の昇降を減らす（例．腰掛け便器を一階に置く）。
②消化に必要なエネルギーを少なくするために食事は少量ずつ，回数を多くする。
③車を自分で運転するかわりにタクシーを利用する。
④家事をほかの人に任す（例．高校生を放課後に2〜3時間雇う）。
　R：身体的脅威と職業上の脅威は日常生活での活動で用いるエネルギーを減らすための戦略を明らかにする（Borsevick, 2004）。
◉家族や友人との交流を促す（Dzurec, 2000）。
①週に1回は社会活動に参加するよう勧める。
②つながりを感じることが疲労を減らすことを説明する。
　R：活動は量よりも質や様式が重要であるといわれている。くだけた活動が最も満足をもたらし，ついで構成された公の活動で，単独の活動では満足はほとんどなく生活にも影響がないことがわかった（Longinoほか，1982）。
◉ストレスや葛藤がエネルギーレベルに及ぼす影響を説明する。
①心配していることを互いに共有し合うことの重要性を教える。
②否定的な出来事から気を紛らわすことの利点を説明する。
③問題に直面することの価値を教える。
④ストレスの大きい事柄が予期される前にリラクセーション法を教え，その実施を援助する。プラスの思考過程を促進するためにイメージ法を勧める。
⑤過去の経験から洞察を得るために回想の時間をもてるようにする。
⑥感覚的な経験を最大限に活用するよう教育する（例．コーヒーの香，太陽のぬくもりを感じる）。
⑦毎日楽しみにできるものをもつように教育する（例．散歩，好きな本を読む，手紙を書く）。
　R：クライエントの強みと能力に焦点を当てることで，ものごとを肯定的にとらえられるようになり，抑うつ状態になりがちな疾患のつらさに対する思い込みを減らせる場合もある（Beck, 1984）。
◉個人的なことに関する感情を話し合う機会を重要他者に提供する。
①消耗性疲労のある人の気分転換
②世話をする責任
③経済的な問題
④生活様式や役割責任，対人関係における変化
⑤介護者のための具体的な方法に関しては〈家族

介護者役割緊張〉を参照
R：相互の助け合いや自分のサポートシステムにサポートのお返しをすることは，バランスのとれた健全な関係性のためにはきわめて大切である（Tildenほか，1987）。消耗性疲労の人は相互の助け合いが困難になる。
R：Dzurec（2000）は，近親者との関係が消耗性疲労につながることを明らかにした。対人関係との接触を断つようになった消耗性疲労の人は，さらに消耗することになる。

◉**必要に応じて，健康教育と専門機関への紹介をする。**
①カウンセリング
②地域サービス（食事の配達，ハウスキーパー）
③経済的な援助
R：Dzurec（2000）は，近親者との関係が消耗性疲労につながることを明らかにした。対人関係との接触を断つようになった消耗性疲労の人は，さらに消耗することになる。

▋▋ 妊産褥婦への看護介入
①妊娠初期と末期の消耗性疲労の原因を説明する。
- 基礎代謝率の上昇
- ホルモンレベルの変化
- 貧血
- 心拍出量の増加（末期）

②昼寝と 8 時間睡眠の必要性を強調する。
③運動の重要性について話し合う（例．歩く）。
④無理をしすぎないようアドバイスする。
⑤産褥期の女性にとって，消耗性疲労を増強する因子について話し合う。
- 30 時間以上の陣痛
- 慢性疾患の前兆
- ヘモグロビン＜ 10 g/dL または産褥期出血
- 会陰切開，裂傷，または帝王切開
- 睡眠困難
- 病気の新生児もしくは先天性奇形
- 非協力的なパートナー
- 自立していない子どもたちとの同居
- 育児の問題
- 非現実的な期待
- つらい陣痛または強い産痛の訴え

R：消耗性疲労の理由を説明することで恐怖を和らげることができる。

▋▋ 高齢者への看護介入
①老年期うつ病につながる慢性疲労の有無に注意する。
②うつ病の疑われる人を診察のために専門機関へ紹介する。
R：老年期うつ病は慢性疲労を起こし，エネルギーを低下させる（Miller，2004）。

恐怖

Fear

【定義】

恐怖：危険と思われている特定可能な原因に関連して，個人または集団が生理学的または情緒的混乱を感じている状態。

【診断指標】

■ 必須データ（必ず存在，1つまたはそれ以上）
- 怖い，恐ろしい，恐れるという感情
- 以下の行動
  - 避ける。
  - 危険に対する注意の狭小化
  - 注意，遂行能力，コントロールの欠如

■ 副次的データ（おそらく存在）
- パニックや強迫観念を言葉に表す。
- 以下の行動
  - 泣く
  - 機能を妨げるような静止
  - 質問の増加，多弁
  - 強迫的な行動様式
  - 逃避
  - 過剰な警戒
  - 攻撃
- 身体的-臓器系の活動
  - 筋骨格系
    - 息切れ
    - 筋肉の緊張
    - 倦怠感/手足に力がはいらない
  - 呼吸器系
    - 呼吸数の増加
    - 震え
  - 心血管系
    - 心悸亢進
    - 脈拍の促迫
    - 血圧の上昇
  - 皮膚
    - 紅潮/蒼白
    - 発汗
    - 知覚異常
  - 消化器系
    - 食欲不振
    - 悪心/嘔吐
    - 下痢/排便衝動
    - 口渇・のどの渇き
  - 中枢神経系，知覚
    - 失神
    - 易刺激性
    - 不眠
    - 放心状態
    - 集中力の欠如
    - 悪夢
    - 瞳孔散大
  - 腎泌尿器系
    - 頻尿/尿意切迫

【関連因子】

恐怖は，さまざまな健康問題，状況あるいは葛藤に対する1つの反応である。よくみられる原因を以下に示す。

■ 病態生理因子
- 以下の当面の長期的な影響の認識に関連するもの
  - 疾患の末期
  - 長期間の障害
  - 身体機能や身体の一部の喪失
  - 認知障害
  - 機能障害を起こす疾患
  - 知覚障害

■ 治療関連因子
- コントロールの喪失と予測不可能な結果に関連するもの。以下に続発する。
  - 入院
  - 侵襲的処置
  - 手術とその結果
  - 放射線療法
  - 麻酔

状況因子（個人・環境）

- コントロールの喪失と予測不可能な結果に関連するもの。以下に続発する。
  - 重要他者の変化あるいは喪失
  - 疼痛
  - 新しい環境
  - 初めて会う人
  - 成功
  - 離婚
  - 知識不足
  - 失敗
- 収入源を喪失する可能性に関連するもの

発達因子

就学前
- 以下に関連するもの
  - 人から嫌われること
  - 見知らぬ人
  - 年齢に関連した恐怖（暗闇，見知らぬ人，おばけ）
  - 身体的損傷
  - 1人でいる。
  - 動物
  - 両親，仲間からの分離

学童期（6〜12歳）
  - 迷子になること
  - 叱られること
  - 雷，いなずま
  - 悪夢
  - 武器

思春期
- 以下の因子の不確かさに関連するもの
  - 外見
  - 学校での成績
  - 仲間のサポート

成人
- 以下の因子の不確かさに関連するもの
  - 結婚
  - 仕事の安全性
  - 妊娠
  - 加齢の影響
  - 親子関係

高齢者
- 予測される依存状態に関連するもの
  - 長びく苦痛
  - 経済的な不安定さ
  - 犯罪に対する脆弱性
  - 見捨てられること

著者の注釈

〈不安〉を参照

重要概念

一般的留意点

①心理的な防衛機制は明らかに個人特有のものであり，適応性のあるものもあれば，適応性のないものもある。

②恐怖は明確な脅威（特定の対象）によって生じ，不安は容易に特定できない（不特定または不明の）脅威によって生じることから，恐怖は不安とは異なる。

③不安と恐怖は，両者とも精神的な動揺を招く。

④怒りがある種の恐怖に対する反応である場合もある。

⑤危険に直面したとき，耐えられるという感覚が恐怖を減少させる。恐怖は作り出されたものである。表現された恐怖が，社会的に受け入れられない別の恐怖の置き換えである場合もある。恐怖の引き金となる要因に気づいていると，コントロールを強化し，増強をくいとめる。危険ではないという事態の実体に直面化することは，恐怖を軽減する。

⑥恐怖が内面化されたり混乱を生じさせる場合，恐怖が不安になることもある。

⑦ストレッサーへの慢性的な身体的反応は，易感染性や慢性疾患を招く。

⑧生理的な反応は，主として視床下部の自律神経系および内分泌系の刺激から身体全体に現れる。

⑨人は脅威となる刺激から危険の程度を解釈する。生理的および心理的なシステムは，同じ強さで反応する（血圧上昇，脈拍数の増加，呼吸数の増加）。

⑩恐怖は危険に対する適応であり，健康な反応である。

⑪恐怖は〈恐怖症〉とは異なる。恐怖症は，パニック発作（パニック障害）のときの恐怖，あるいは一定の社会的な状況で恥をかくことや困惑することへの恐怖（社会恐怖）とは異なり，特定の刺激（対象または状況）に対する持続的で不合理な恐

怖として定義される（American Psychiatric Association，2004）。

■ 小児への留意点
① 「恐怖は子どもの正常な発達の一部である。子どもに潜在的な危険を自覚するよう教える場合に，恐怖は適応する形となる」（Nicastroほか，1999，p.392）。
② 乳幼児は恐怖を経験するが，その脅威を言語で特定できない。言語的（泣く，「いやいや」をする）および非言語的な反応（蹴る，かむ，しりごみをする）は子どもの恐怖の重要な指標である（Broomeほか，1990；Wong，2003）。
③ 恐怖反応は，特定のストレッサーにさらされたり，言及すると同時に，すぐに現れる。その反応に一貫性がない場合，その診断は正確には不安であると考えられる。〈成長発達遅延〉の表2-10，あるいは〈不安〉の「小児への留意点」を参照
④ 小児期の恐怖は，発達上の順序に従い，かつ文化や環境，両親の恐怖に影響される（Wong，2003）。
⑤ 8～10歳の子どもでは恐怖が最も頻繁である（Nicastroほか，1999）。
⑥ 年齢集団別の主な恐怖は以下のとおりである（Nicastroほか，1999；Wong，2003）。
- 乳児および幼児期（誕生～2歳まで）：恐怖は身体的な刺激から発生する〔例．大きな音，両親やケア提供者からの分離，見知らぬ人，突然の引っ越し，動物，ある一定の状況（医師の診察室）〕。
- 就学前（3～5歳）：恐怖は現実あるいは想像された状況から発生する（例．けが，切断，幽霊，悪魔，お化け，暗やみ，風呂桶やトイレの排水管，1人でいる，夢，強盗，野生動物，ヘビ）。
- 学童期の子ども（6～8歳）：よくある恐怖は，幽霊，お化け，暗闇，1人でいること，雷，稲妻，迷子になること，人さらい，銃，凶器である。
- 学童期の子ども（9～12歳）：よくある恐怖は，暗闇，迷子になるか1人でいること，身体的外傷，知らない人，悪夢，罰，テストと成績，叱られることである。
- 思春期：恐怖を言語化することができる。恐怖の内容はセルフコントロールの喪失，ボディイメージの混乱，死，仲間からの分離，場違いな社会的ふるまい，性的なゴシップ，後天性免疫不全症候群（AIDS），1人でいること，戦争などである。
⑦ 「恐怖は，その状況を支配する自分の力を低く見積もることに関連した危険に対する瞬時の反応である」（Wong，2003）。

■ 妊産褥婦への留意点
妊娠各期で妊婦の恐怖や心配は違う。
① 前期
- 妊娠のタイミングが不確か
- パートナーや自分の親としての適性が不確か
- 物的な問題についての心配（例．資金）
② 中期
- 恐怖は胎動で減少
- 身体症状の減少
③ 末期
- 自分自身の健康とどう陣痛を耐えるかについての恐怖
- 胎児の健康状態に関する恐怖
- 出産について思い悩む。

■ 高齢者への留意点
① Cesarone（1991）は，高齢者の恐怖の原因を5つのカテゴリーに分類した。
- 疾病や苦悩
- 依存，見捨てられること
- 死んでゆくこと
- 愛する人の病気や死
- 種々雑多な理由（犯罪，経済的不安定さ，診断検査）

焦点アセスメント基準

■ 主観的／客観的データ
◉ 診断指標をアセスメントする。
① 発症
- クライエントに自分の恐怖についての「話」をしてもらう。
② 思考過程と内容
- 思考は明瞭か，一貫性があるか，論理的か，混乱しているか，忘れやすいか。
- 集中できるか，思い込んでいるか。
③ 知覚と判断
- 恐怖は，ストレッサーが取り除かれた後でもまだ残っているか。

- その恐怖は，現在の刺激に対する反応か，それとも過去の影響によって歪曲されているのか。
④身体-臓器の活動
- 筋骨格系
  - 息切れ
  - 筋肉の硬直
  - 倦怠感，四肢の虚弱感
- 呼吸器系
  - 呼吸数の増加
  - 震え
- 心血管系
  - 心悸亢進
  - 頻脈
  - 血圧の上昇
- 皮膚
  - 紅潮/蒼白
  - 発汗
  - 知覚異常
- 消化器系
  - 食欲不振
  - 悪心/嘔吐
  - 下痢/排便衝動
  - 口渇/のどの渇き
- 中枢神経系/知覚
  - 失神
  - いら立ち
  - 不眠症
  - 放心状態
  - 集中力の欠如
  - 悪夢
  - 瞳孔散大
- 腎泌尿器系
  - 頻尿/尿意切迫

このほかの「焦点アセスメント基準」の情報は，http://thepoint.lww.com を参照

NOC
不安の自己コントロール，恐怖の自己コントロール

目標 ▶
成人の場合，心理的に，身体的に楽になったと言う。

指標 ▶
- 本能的反応の減少を示す(脈，呼吸)。
- 現実と想像上の状況を区別する。
- 効果的および非効果的なコーピングパターンについて説明する。
- 自分自身のコーピング反応を明確にする。

目標 ▶
小児の場合，心理的に，身体的に楽になったと言うか，それを表わす。

指標 ▶
- 恐怖について話し合う
- 泣くことが少なくなる。

NIC
不安軽減，コーピング強化，共在，カウンセリング，リラクセーション療法

【 一般的看護介入 】

〈恐怖〉に対する看護介入は，病因あるいは寄与因子のいかんにかかわらず恐怖を抱いているすべての人に対して行われる。

⦿**考えられる寄与因子をアセスメントする。**
関連因子を参照

⦿**寄与因子を減らす，あるいは取り除く。**
①なじみのない環境
- 簡単な説明を用いてクライエントに環境のオリエンテーションをする。
- ゆっくりと静かに話す。
- びっくりさせたり痛い刺激を避ける。
- 柔らかい光や音楽を使う。
- 脅威となる刺激を取り除く。
- 1度に1日ずつ，なじみやすい日課を計画する。
- 状況を徐々に理解できるよう励ます。
- 安全を象徴するもの(安心毛布，メダル)を提供する。
R：静かで落ちついている専門家は，落ちついて人とコミュニケーションできる(Varcarolis, 2006)。
②パーソナルスペースへの侵入
- パーソナルスペースを考慮する。
- クライエントを刺激から遠ざける。
- 恐怖心が静まるまで一緒にいる(話を聞く，沈黙を使う)。
- その後は，頻繁に一貫性をもって接触する。家族や重要他者にそばにいてもらう。
- 受け入れられるならタッチを用いる(しっかり抱きしめることは，コントロールの維持に役立

つことがある)。
　R：環境刺激を最小限にとどめることは恐怖の拡大を抑えるのに役立つ(Varcarolis, 2006)。
③自尊感情への脅威
- クライエントが適応機制を使っている場合,好みのコーピング様式を支援する。
- 最初は,クライエントの選択肢の数を減らす。
- 簡単に直接的な表現で述べる(こまごましたことを省く)。
- 毎日の出来事を調整するために直接的な指示を与える(具体的なものを好む人もいれば,一般的な説明を好む人もいる)。
- 感情表出を促す(無力感,怒り)。
- 表出された感情に対してフィードバックする(現実的なアセスメントを支える)。
- 障害されている機能ではなく能力のある領域での相互作用に焦点を当てる。
- 正常な対処機制を促す。
- 共通の問題をほかの人と共有するよう励ます。
- 行動がほかの人に及ぼす影響についてフィードバックする。
- 恐怖に直面するよう励ます。
　R：包み隠さない,うそのない会話は,建設的な問題解決への糸口となり希望をもたらす場合がある。

◉ **恐怖の感情が治まっているとき,反応を洞察しコントロールすることを援助する。**
①行動的な手がかりでクライエントに気づかせる。
- 恐怖が高まっていることを示すサインを教える(例.「私たちがあなたの退院の話をすると,あなたは顔を赤くして,拳を握りしめてますよ」)。
- 行動の適切さを指摘する。
②恐怖を物語形式で書き出すようクライエントに求める。
③どのように問題を解決するかを教える。
- 問題は何か
- どんな責任が誰にあるのか
- どのような選択肢があるか
- 各々の選択肢の長所と欠点は何か
　R：極度の恐怖やパニックは,集中することや情報処理の妨げとなる(Varcarolis, 2006)。
　R：包み隠さない,うそのない会話は,建設的な問題解決への糸口となり希望をもたらす場合がある。
　R：恐怖を書き出すことは洞察とコントロールにつながることがある(Crossley, 2003)。

◉ **必要に応じて健康教育と専門機関への紹介をする。**
①安楽やリラックスを増す方法について勧めたり,指導する。
- 段階的なリラクセーション技法
- 読書,音楽,呼吸運動
- 脱感作,自己訓練
- 考えることをやめ,空想を導く。
- ヨガ,催眠,自己表現トレーニング
②年齢に関連した恐怖および建設的な介入を親に教えるために地域の行事に参加してもらう(例.父兄会,ニュースレター,市民グループ)。

小児への看護介入
①遊戯療法など,子どもに恐怖を話したり書いたりする機会を与え,怒りや悲しみの健全なはけ口を学ぶ機会を提供する。
②疾患,死,痛みを現実のものとして認め,それらが存在する現実から子どもを保護することを控える。隠し立てせず正直に打ち明けるよう励ます。
③子どもの恐怖を受け止め,子どもに説明をし,できれば何らかのコントロール方法を提供する。これらの恐怖は当たり前であることを子どもと分かち合う。決して子どもをからかってはならない。
- 想像上の動物や侵入者の恐怖(例.「きみの部屋でライオンなんて見えないけど,明かりをつけておくね。必要だったらまた呼んでね」)
- 親の帰りが遅くなることの恐怖〔不測の事態に対する計画を立てておく(例.「学校から帰ってお母さんがいなかったら,隣のＳさんの所に行くのよ」)〕。
- トイレや風呂の排水管に落ちて消えてしまうことの恐怖
  - 子どもが風呂から出るまで待って排水の栓をあける。
  - 子どもがトイレから出るまで待ってトイレの水を流す。
  - 風呂桶の中におもちゃを入れて置き,それらが排水管に落ちていかないことを見せる。
- 犬,猫の恐怖

● 離れた所から，子どもと犬が遊んでいるところを見せる。
● 動物に触ることを子どもに強要しない。
■ 死の恐怖（〈悲嘆〉の「重要概念」を参照）
■ 痛みの恐怖（〈疼痛〉の「小児への看護介入」を参照）
■ 眠りにいくのを嫌がる（Wong, 2003）。
● ベッドに入る実際の時間を決める。
● うまくできたら，ご褒美をあげる約束をする。
● 子どもと一緒に寝たり，両親の部屋に連れて行かない。

④子どもの恐怖が普通のことであることについて両親と話し合う。受け止めることの必要性を説明し，恐怖を克服することを強要したり，恥ずかしがらせたり，罰することのマイナスの結果を説明する。

⑤怖い対象にうまく対処しているほかの子を観察する機会を提供する。

⑥強さと自信を示してみせる。
■ 子どもの手を携えて浅瀬に優しく連れて行く。
■ 子どもに犬を可愛がっているところを見せる。
R：精神的にショックな出来事の後では1人のなじみのあるケア提供者，楽しいこと，いつもどおりのやり方が子どもの恐怖を軽減する（Nicastro ほか，1999）。
R：恐ろしい対象や状況に徐々に直面することによって脱感作することが，ほとんどの子どもには効果的である（Wong, 2003）。
R：子どもに何らかのコントロールを与えること（例. 懐中電灯）が恐怖を減らすために役立つ。
R：子どもが怖い状況をうまく操れるようになると，もっと自信がつき傷つかなくなる（Nicastro ほか，1999）。
R：「遊戯療法は危機的な経験を乗り越える能力と，たくましさと立ち直る力の発達を促す」（Kuntz ほか，1996, p.362）。

妊産褥婦への看護介入
① 妊娠各期で恐怖を表出する機会を提供する。
② 父親になる人に対して，心配や恐怖を話す機会を提供する。
R：恐怖と心配は妊娠各期で変わる。妊産褥婦への留意点を参照
R：父親になる人はパートナーとの関係性が変化することや，家族を養う者としての能力，次々に出てくる母親の新たな期待にこたえられるか心配している。

体液量不足
Deficient Fluid Volume

【定義】
体液量不足：NPO（禁飲食）状態でないクライエントが脱水を起こしているか，その危険性がある状態。

【診断指標】
必須データ（必ず存在，1つまたはそれ以上）
● 経口水分摂取量不足
● 摂取量と排泄量とのバランスがマイナス
● 皮膚・粘膜の乾燥
● 体重減少

副次的データ（おそらく存在）
● 血清ナトリウム値の上昇
● 濃縮尿または頻尿
● 口渇，嘔気，食欲不振
● 尿量の減少または過剰

【関連因子】
病態生理因子
● 過剰な尿排泄に関連するもの
　▶ 放置されている糖尿病
　▶ 尿崩症（抗利尿ホルモンの分泌が不十分）
● 熱傷（非急性）による毛細血管透過性の上昇と，蒸発損失に関連するもの

- 水分喪失に関連するもの。以下の因子に続発する。
  - 発熱，代謝亢進
  - 異常な排液
    - 創傷
    - 月経過多
  - 腹膜炎
  - 下痢

状況因子(個人・環境)
- 嘔気・嘔吐に関連するもの
- 飲水を促す動機の低下に関連するもの
  - 抑うつ状態
  - 倦怠感
- 偏食，絶食に関連するもの
- 高濃度流動食の経管栄養に関連するもの
- 嚥下困難，自己摂取困難に関連するもの
  - 口内痛または咽頭痛
  - 倦怠感
- 猛暑，炎天下，乾燥に関連するもの
- 過剰な水分喪失に関連するもの。以下の因子に続発する。
  - 留置カテーテル
  - ドレーン
- 運動労作や天候からみて不十分な水分摂取に関連するもの
- 下記の多用に関連するもの
  - 緩下薬，浣腸
  - 利尿薬，アルコール類，カフェイン

発達因子
- 乳幼児・小児
  - 体液量が不足しやすい状態の増強に関連するもの。体液予備能の低下と尿濃縮力の低下に続発する。
- 高齢者
  - 体液量が不足しやすい状態の増強に関連するもの。体液予備能の低下と口渇感の減退に続発する。

著者の注釈

〈体液量不足〉は，経口水分摂取量が不足しているクライエントだけでなく，NPO（禁飲食）などのクライエントの説明にも誤って使用されることが多い診断である。臨床では血液濃縮，血清ナトリウム量の変化，低血圧などのケースにも頻繁に誤用されているが，これは現在 NANDA で承認されている診断指標が一因になっている。なぜなら，能動的な体液量の喪失と調節機構の不全を関連因子にあげているからである。

〈体液量不足〉は，ショックや腎不全，熱傷などの臨床場面を表示するために使用できるだろうか。ほとんどの看護師は，これらはすべて医師に報告して共同管理すべき問題であることに同意するであろう。

診断表現上の誤り

◉ 熱傷に伴う毛細血管透過性の上昇，蛋白質移動，炎症経過，気化に関連した〈体液量不足リスク状態〉

この診断は，看護師が介入を処方できそうな状況も，その介入によって達成可能な目標〔クライエントは，バイタルサインが安定し，十分な尿量(0.5〜1.0 mL/kg)になる〕も示していない。この目標を達成するには，看護師だけでなく医師が処方する介入も必要になるので，この状況は実際には共同問題「PC：体液・電解質平衡異常」になり，看護目標として「看護師は徴候と症状をモニターし，体液・電解質平衡異常を早期に発見する」が考えられる。

◉ NPO の影響に関連した〈体液量不足〉

NPO（禁飲食）のクライエントの体液バランスの管理は看護師の責任だが，この場合には看護師だけでなく医師が処方する介入も必要である。したがって，この状況は共同問題「PC：体液・電解質平衡異常」とするのが最適である。看護師が病因を特定したい場合には，診断に「PC：NPO 状態に関連した体液・電解質平衡異常」と記述することもできるが，一般にこのような説明は不要である。

飲水はできるが，量的に十分摂取できないクライエントには，「疲労と疼痛に伴う飲水欲求の低下に関連した〈体液量不足〉」の看護診断を適用することができる。

重要概念

一般的留意点

① 表2-9に，成人の24時間の平均的な摂取量と排泄量を示す。摂取されて排泄される水分と電解質(ナトリウム，カリウム，塩化物)が，体液バランスに影響を及ぼす。

② 体液量不足には主に2つの原因があり，水分摂

表2-9 成人24時間の平均的な摂取量と排泄量

摂取量		排泄量	
経口摂取による水分	1,300 mL	尿	1,500 mL
食物中の水分	1,000 mL	便	200 mL
代謝水	300 mL	不感蒸泄	
合計	2,600 mL	肺	300 mL
		皮膚	600 mL
		合計	2,600 mL

〔Metheny N.〔2000〕. *Fluid and electrolyte balance*：*Nursing considerations*（4th ed.）. Philadelphia：Lippincott Williams & Wilkins〕

取量の不足と，体液・電解質の過剰な喪失である〔例．消化器系，泌尿器系，皮膚，サードスペース（浮腫）〕。

③嘔吐や胃液吸引により，体液，カリウム，水素の喪失が起こる。

④水分摂取量は，本来は口渇感によって調節される。水分排泄量は，本来は腎臓の尿濃縮能によって調節される。

⑤尿比重は，腎臓の尿濃縮能を反映している。尿比重の範囲は，水分補給状態と排出される固形物によって変化する（脱水が起こると濃縮尿になるので，比重が上昇する）。正常値は 1.010 〜 1.025，濃縮尿は＞ 1.025，希釈尿は＜ 1.010。

⑥体液量平衡異常の危険性が高いクライエントは，次のとおりである。
- 体液貯留，高血圧，てんかん発作，不安（精神安定薬）などで薬物を服用しているクライエント
- 糖尿病，心疾患，アルコール過剰摂取，栄養不良，肥満，胃腸（GI）障害のクライエント
- 60 歳を超える成人と 6 歳未満の小児
- 錯乱状態，抑うつ状態，昏睡状態や嗜眠傾向（口渇感がない）のクライエント
- 水分とともに電解質を補給する必要性を意識していない運動選手

⑦体液と電解質の過剰な喪失は，次の場合に起こる。
- 発熱または代謝率の亢進
- 過激な運動または発汗過剰
- 極端な気候（猛暑，厳寒）
- 過度の嘔吐や下痢
- 熱傷，組織損傷，瘻孔

⑧体液バランスの維持は，暑い天候下で競技をする運動選手全員に重要な問題である。以下は，男性にも女性にもいえる（Maughan ほか，1997）。
- 真水を大量に摂取すると，口渇反応が抑制され，利尿反応が亢進する。
- 過激な運動中は水分摂取量を維持するために，高レベルのナトリウム（50 〜 60 mmol）と，できれば発汗による喪失を補う程度のカリウムが必要になる。
- 水分摂取を刺激して十分な量の水分補給を確実にするために，飲料の飲みやすさや口あたりのよさが重要になる。
- 水分補給が十分かどうかは競技の遂行に非常に大きな影響を及ぼすので，運動「開始前」の水分補給と，その後も水分とともに喪失した塩分の補給を中心にした水分補給の維持を目標にする。

小児への留意点

①乳幼児や小児が 1 日に必要な摂取量を判断する場合には，カロリー量と水分量の両方を測定する必要がある。この場合，次の計算法を利用できる。
- カロリー摂取量
  ▶ 体重 10 kg 以下の小児：100 cal／kg
  ▶ 体重 11 〜 20 kg の小児：1,000 cal に 10 kg を 1 kg 超えるごとに 50 cal を加える。
- 水分摂取量（維持レベル）
  1 日当たりの水分維持量（Wong，2003）：
  体重　1 〜 10 kg　　100 mL／kg
  　　　11 〜 20 kg　　1,000 mL ＋体重 1 kg 増加するごとに 10 kg 未満まで 50 mL／kg

	> 20 kg	1,000 mL＋体重1 kg増加するごとに20 kg未満まで20 mL/kg

異常な体液喪失がある場合は，上記に喪失量を加えた量を補給しなければならない。

②小児は，次の理由により体液喪失が起こりやすい。
- 小児の身体は水分の占める比率が高いので，大量の水分を急速に喪失する可能性がある。
- 比較的大量の体液が，喪失しやすい細胞外スペースに存在する。
- 小児は，代謝によって入れ代わる水分量が多い。
- 腎機能など，ホメオスターシス(恒常性)調節機能が未成熟である。
- 小児は，体格に対して体表面積が大きい(Wong, 2003)。
  - ▶オムツの水分1 gは，尿1 mLに相当する(Wong, 2003)。

■ 高齢者への留意点

①口渇感は一般に加齢に伴って低下するので，高齢者は飲水量が不足しやすく，十分な水分補給を維持できない危険性がある。

②高齢者は次の理由により，水分喪失や脱水を起こしやすい(Sansevero, 1997；Bennett, 2000)。
- (体の)総水分量の比率の低下
- 腎血流量の減少と糸球体濾過率の低下
- 体温調節機能の障害
- 尿濃縮能の低下
- 身体的機能障害の進行(飲料を入手する機会が少なくなる)。
- 失禁を恐れて，水分摂取を自制する。
- 口渇感の低下

③高齢者のおよそ75％は，午前6時から午後6時の間に水分を摂取している(Miller, 2004)。

④認知障害により，口渇信号を認識できないことがある。

⑤脱水は，総体液量の減少と定義され，高齢者に最も一般的な体液と電解質の障害である(Sansevero, 1997)。これは，罹患率や死亡率と関連しているので，プライマリケア施設では注意深いスクリーニングによる予防が不可欠になる。

⑥高齢者は，脱水の素因になる身体的および社会経済的要因を2つ以上抱えていることが多い。脱水の古典的な徴候が，普通に水分補給をしている高齢者集団にみられることがあるので，注意深いアセスメントが必要になる(Sansevero, 1997)。

⑦ナーシングホーム入居者の脱水は複雑な問題なので，施設全体で関与したり，十分な水分補給を確保するために，チェックリストの使用などを含む包括的なアプローチが必要になる(Zembruski, 1997)。

焦点アセスメント基準

■ 主観的データ

◉ 診断指標をアセスメントする。

①水分摂取(量，種類)
②口渇
③尿量(減少，増加)
④皮膚(乾燥状態，弾力性)
⑤体重減少(量，期間)

◉ 関連因子をアセスメントする。

関連因子を参照

■ 客観的データ

◉ 診断指標をアセスメントする。

①現在の体重，通常の体重
- 摂取量(過去24〜48時間の)
- 排泄量(過去24〜48時間の)

②皮膚
- 粘膜(口唇，歯肉)(乾燥状態)
- 舌(溝やしわ，乾燥状態)
- 弾力性(低下)
- 色調(蒼白または紅潮)
- 湿潤状態(乾燥または発汗状態)
- 乳児の泉門(陥没)
- 眼球(陥没)
- 頻脈

③排尿
- 量(変化：非常に大量または最小量)
- 色調〔黄褐(琥珀)色：濃厚または希薄，混濁〕
- 比重(上昇または下降)
- 臭気

◉ 関連因子をアセスメントする。

①体液の異常喪失，過剰喪失
- 水様便
- 利尿，多尿

- 異常な排液，過剰な排液
- 発熱
- 嘔吐，胃液吸引〔例．フィステル（瘻孔），ドレーン〕
- 発汗
- 皮膚面の喪失（例．治癒段階の熱傷）

②次の因子に関連した水分摂取量の減少
- 疲労
- 抑うつ状態，見当識障害
- 身体機能の制限（例．グラスを持てない）
- 意識レベルの低下
- 嘔気，食欲不振

このほかの「焦点アセスメント基準」の情報は，http://thepoint.lww.com を参照

NOC
電解質と酸塩基平衡，体液バランス，体液の状態

目標 ▶
　クライエントは，尿比重を正常範囲内に維持する。

指標 ▶
- 年齢と代謝必要量に応じて水分摂取を一定量まで増加する。
- 体液の不足を起こす危険因子を明らかにし，必要に応じて水分摂取量を増加する必要性を述べる。
- 脱水の徴候と症状がまったくみられなくなる。

NIC
体液/電解質管理，体液量モニタリング

【一般的看護介入】

◉ **原因をアセスメントする。**

◉ **危険性の高いクライエントには，脱水を予防する**（重要概念参照）。

①摂取量のモニター：24時間ごとに最低2,000 mLの経口摂取量を確保する。

②排泄量のモニター：24時間ごとに最低1,000～1,500 mLの排泄量を確保する。

③必要に応じて血清電解質の検査値をモニター（継続観察）する。

④120～240 mL入りの大きなグラスで水分を提供する。

⑤毎日同じ服装で，同じ時刻に体重を測定する。2～4％の体重減少は軽度の脱水症，5～9％の体重減少は中等度の脱水症を示す。

⑥尿中および血清電解質，血中尿素窒素，浸透圧，クレアチニン，ヘマトクリット，ヘモグロビン値をモニターする。

⑦診断検査前に禁飲食予定のクライエントには，禁飲食を開始する8時間前までに，水分摂取量を増やすよう忠告する。

⑧クライエントが服用している薬物を調べる：脱水を誘発していないか（例．利尿薬），水分摂取量を増加する必要はないか（例．リチウム塩薬）。

⑨コーヒー，紅茶，グレープフルーツジュースなどは利尿作用があることを指導する。

⑩嘔吐，下痢，発熱などによる水分喪失に留意する。

⑪食事制限中には，好きな飲み物を提供する。

R：排泄量が摂取量を超えることがある。この場合は不感蒸泄によって喪失した水分が十分に補償されていない可能性がある。

R：体重を効果的にモニターするには，毎日同じ時刻に，同じ体重計を用いて，同じ服装で測定する必要がある。

R：大量の糖分，アルコールおよびカフェインは利尿薬の作用があり，尿の生成を高めるので脱水の原因になる。

◉ **必要に応じて，健康教育をする。**

①望ましい飲み物と量を，口頭と文書で指導する。

②クライエントか家族に，毎日の水分摂取量，排泄量，体重を記録させる。

③飲み物に代わるものをリストにして提供する（例．アイスクリーム，プディングなど）。

④運動，発熱，感染，暑い天候のときには，水分摂取を増やす必要があることを説明する。

⑤（特に小児の）脱水の観察法と，水分摂取量を増やすための介入法を指導する（脱水の徴候は客観的データと主観的データを参照）。

⑥蛋白質を十分に摂取する必要性を指導する。

R：毎日体重を正確に測定すると，体液の喪失を発見できる。

R：正常な浸透圧を維持するために，蛋白質を十分に摂取する必要がある。蛋白質含有量の多い食品は，獣肉類，魚類，鳥肉，大豆，卵，マメ科植物，チーズなどである。

◉運動選手には，運動前と運動中に水分を補給する必要を強調する。できれば高ナトリウム含有飲料が望ましい(このほかの介入は〈高体温〉を参照)。
◉終末期疾患における脱水に対して(Parkashほか，1997)
①ケア提供者と家族が，脱水の治療法(例．静脈内輸液)についてクライエントの希望と態度を明らかにできるよう援助する。
②水分補給の利点と欠点について，できるだけ正確な情報を入手して提供する。
③ケア提供者の懸念を認識して探究する(例．誰が静脈内輸液を管理するのか)。

小児への看護介入
①水分摂取量を増やす。
- 提供するもの
  - 食欲をそそる飲み物(アイスキャンディ，凍らせて棒状にしたジュース，かき氷，水，ミルク，植物性色素で着色したゼリー)。準備するとき子どもに手伝わせる。
  - 目新しい食器(カラフルなコップやストロー)。
  - ゲームや活動。
- 子どもに本を読んでやり，ページをめくるたびに一口ずつ飲ませる。あるいはティーパーティを行う。
- ゲームで順番が来たら飲み物を摂取させる。
- 水分補給を目的とした一連のスケジュール表を作成し，食間に水分を補給する習慣を強化する(例．毎日午前10時と午後2時にジュースまたは清涼飲料を摂取)。
- ストローに飾りをする。
- 子どもに注射器で小さなコップに飲料を入れさせる。
- 水分補給の経過を記すポスターを作成し，目標を達成したらシールを貼ったり，星印を記入できるようにする。
②5歳未満の小児の発熱に対して
- 薬物*(アセトアミノフェンまたはイブプロフェン)のみで，38.4℃未満に下降するよう努める。
- 微温湯(29.4〜37.7℃)で小児をスポンジ清拭

するか入浴させる。
- 両親に子どもを毛布で包み込まないよう注意し，毛布で包み込むと熱性痙攣の危険性が高くなることを認識させる。
- 小児に清澄水のみを少量(15 mL)ずつ頻回に与える。
- 痙攣が起きた場合は，両親に子どもの安全を守る方法を指導し，直ちに医師の診察を受けるように指導する。
③補液については〈下痢〉の小児への看護介入を参照
  R：年長児は，一般に水分摂取の具体的な目標を満たす課題に取り組もうとする(Wong, 2003)。
  R：褒美と約束も効果的である(例．一定の量を摂取したらステッカーを与える)。
  R：年少児は，一般に水分摂取を取り入れたゲームに参加しようとする。

高齢者への看護介入
①脱水の徴候，眩暈，衰弱，粘膜の状態，摂取量と排泄量をモニターする。
②飲水の必要性と，口渇に頼らずに注意を喚起するメカニズムを用いる必要性を説明する。
③水分摂取を増やす対策を組み入れる。
  ▶薬物を服用するときに，余分にコップ1杯の水を飲む。
  ▶早朝に大きめの水差しに飲料水を満たし，摂取量をモニターする。
  ▶カフェイン，アルコール，糖分含有量の多い食品と飲料は避ける。
  ▶ケア施設では，飲料用カートを用意して，好きな時間に好きな飲み物を選べるよう手配する。
  R：高齢者は，口渇感の低下，体液量の減少，尿濃縮力の低下などにより，脱水のリスクが高い(Bennett, 2000)。
  R：高齢者が水分の必要性を理解して，コップで何杯飲水したか記録する方法を立案できるよう援助すると，体液バランスを維持することができる。
  R：言語指示と飲料の選択を含むさまざまな対策により，水分摂取量を増加できる。独り暮らしの高齢者は，水分摂取の必要性を思い起こさせるようなセリフを設定できるよう援助する必要がある(Simmonsほか, 2001)。

---

*プライマリケア医の指示が必要な場合がある。インフルエンザの症状がある18歳未満の小児には，潜在的に致命的なライ症候群の危険性があるので，アスピリンやアスピリン含有製剤を使用してはならない。

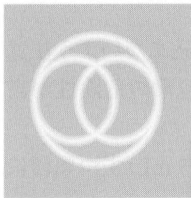

体液量過剰

Excess Fluid Volume

【定義】

体液量過剰：細胞内液や細胞間液の過負荷を起こしている状態，またはその危険性が高い状態。

【診断指標】

■ 必須データ（必ず存在，1つまたはそれ以上）
- 浮腫（末梢，仙骨部）
- ピンと張った，光沢のある皮膚

■ 副次的データ（おそらく存在）
- 摂取量が排泄量よりも多い。
- 息切れ
- 体重増加

【関連因子】

■ 病態生理因子
- 調節機構の障害に関連するもの。以下の因子に続発する。
  - 腎不全（急性または慢性）
  - 内分泌系機能不全
  - 全身性の機能不全，代謝異常
  - 脂肪性浮腫
- 門脈圧亢進，血漿コロイド浸透圧の低下，およびナトリウムの貯留に関連するもの。以下の因子に続発する。
  - 肝疾患
  - 癌
  - 肝硬変
  - 腹水
- 静脈および動脈血還流障害に関連するもの。以下の因子に続発する。
  - 拡張蛇行静脈（静脈瘤）
  - 末梢血管疾患
  - 血栓
  - 静脈炎
  - 不動状態（寝たきり状態）
  - リンパ浮腫
  - 感染
  - 外傷
  - 腫瘍

■ 治療関連因子
- ナトリウム・水分貯留に関連するもの。以下の因子に続発する。
  - コルチコステロイド療法
- リンパ液の排出不足に関連した，以下の因子に続発する。
  - 乳房切除術

■ 状況因子（個人・環境）
- ナトリウム，水分の過剰摂取に関連するもの
- 蛋白質摂取不足に関連するもの
  - 偏食
  - 栄養不良
- 就下性静脈血貯留，静脈うっ血に関連するもの。以下の因子に続発する。
  - 長時間の立位または座位
  - 不動状態（寝たきり状態）
  - きついギプスや包帯
- 妊娠子宮による静脈圧迫に関連するもの

■ 発達因子
- 高齢者
  - 静脈還流障害に関連するもの。末梢抵抗の上昇と弁の機能低下に続発する。

著者の注釈

〈体液量過剰〉は，不正確なまま肺浮腫，腹水，腎不全を説明するために頻繁に使用されている。これらはすべて共同問題なので，〈体液量過剰〉を用いるべきではない。この診断を使用する場合は，末梢性浮腫に焦点を当てると看護師が処方できる状況を示すことができる。看護介入は，浮腫の予防法をクライエントや家族に指導することと，組織を保護することが中心になる。

診断表現上の誤り

◉ 左乳房切除術に関連した〈体液量過剰リスク状態〉

この診断に対して，看護師は，浮腫を軽減する対

策を実施し，クライエントに浮腫の管理法を指導することになる。したがって，診断は「リンパ機能の低下に伴う浮腫を軽減する方法の知識不足に関連した〈体液量過剰リスク状態〉」と記述する必要がある。すでに浮腫が出現している場合には，「身体運動へのリンパ性浮腫の影響に関連した〈身体可動性障害リスク状態〉」も考えられる。

● **肝硬変に伴う門脈圧亢進症と膠質浸透圧の低下に関連した〈体液量過剰〉**

　この診断では，頻繁なモニタリング，電解質の補充，利尿療法，食事制限，血漿増量剤の補液療法などが必要である。このような看護介入は3つの共同問題を用いて，状況を説明すべきである。(1)「PC：腹水」，(2)「PC：負の窒素平衡」，(3)「PC：低カリウム血症」。

　また浮腫により，皮膚は外傷や損傷を受けやすいので，看護師は「浮腫に伴う皮膚の抵抗力低下に関連した〈皮膚統合性障害リスク状態〉」の診断も，同時に使用できる。

重要概念

一般的留意点

①〈体液量不足〉を参照
- 浮腫は，細胞外空間の間質腔に体液が貯留すると起こる。介入をせずに放置すると，浮腫が進行して組織損傷が起こり，永続的な腫脹に進行することもある。
- 具体的な介入を明らかにするために，根源的な原因の確認が不可欠になる。
- 末梢の浮腫は，片側性と両側性に分類される。片側性の浮腫は，一般に静脈および動脈の奇形，リンパ浮腫，感染，外傷，腫瘍などによって起こる。両側性の浮腫は，一般にうっ血性心不全，全身性の機能不全や代謝異常，内分泌系の機能障害・不全，脂肪性浮腫，妊娠などによって起こる(Terryほか，1998)。

②末梢の浮腫の分布状態は，病因の鑑別に重要である(Powellほか，1997)。

③心拍出不全のクライエントは，血管にも組織にも体液過剰の危険性が高い(肺浮腫と末梢の浮腫)。肺浮腫は，医学的に緊急事態である。

④最も頻度の高い血管性の組織浮腫では，静脈圧が上昇するので，毛細血管圧が上昇する。

妊産褥婦への留意点

①妊娠中にエストロゲン値が上昇すると，組織に必要な水分と電解質を供給するために6～8Lの水分が貯留する。

高齢者への留意点

①高齢者は，静脈彎曲，血管拡張，心臓弁の効率低下が原因で足部と足関節にうっ血性浮腫が起こりやすい(Miller, 2004)。

焦点アセスメント基準

主観的データ

● 診断指標をアセスメントする。

①症状の既往歴
- クライエントの訴え
  - ▶息切れ
  - ▶浮腫
  - ▶脱力感，倦怠感
  - ▶体重増加
- 発症，持続期間

● 関連因子をアセスメントする。

関連因子を参照

客観的データ

● 診断指標をアセスメントする。

①体液過負荷の徴候
- 脈拍(速脈，リズム不整)
- 呼吸
  - ▶数(頻呼吸)
  - ▶性質(努力性，浅表性)
  - ▶胸部呼吸音(ラ音，水泡音)
- 血圧(上昇)
- 浮腫
  - ▶母指で皮膚を最低5秒間圧迫し，陥没が残らないか観察する。
  - ▶次の尺度に従って浮腫を測定する。
    なし＝0
    痕跡程度＝＋1
    中程度＝＋2
    深い＝＋3
    非常に深い＝＋4
  - ▶程度と部位を観察する(足部，足関節，下肢，上肢，仙骨部，全身)。

②体重増加(毎日同じ体重計で，同じ時刻に体重測定する)

③頸静脈の怒張(頭部を45度挙上し，頸静脈が怒

張する場合は，体液の過負荷か，心拍出量の低下を示す）．

このほかの「焦点アセスメント基準」の情報は，http://thepoint.lww.com を参照

NOC
電解質と酸塩基平衡，体液バランス，体液の状態

目標 ▶
クライエントは，浮腫が軽減する（部位を特定する）．

指標 ▶
- 原因を述べる．
- 浮腫の予防法を述べる．

NIC
電解質管理，体液量管理，体液量モニタリング，皮膚サーベイランス

【一般的看護介入】

◉ **寄与因子と原因を明らかにする．**
関連因子を参照

◉ **原因と寄与因子を減少するか，取り除く．**

① 不適切な食事
- 体液貯留の誘因と思われる食事摂取と食習慣をアセスメントする．
  - 毎日および1週間ごとの食物と水分の摂取量を記録して，原因を特定する．
- 蛋白質摂取不足やナトリウム過剰摂取の有無を，毎週アセスメントする．
  - 蛋白質供給源となる食品の嗜好を検討する．
  - 週ごとに食事メニューを作り，経済的に余裕をもって蛋白質を摂取できるよう指導する．
  - 食塩の摂取量を減らすよう指導する．
    ▶ ラベルに表示されたナトリウム含有量に目を通す．
    ▶ インスタント食品，缶詰類，冷凍食品は避ける．
    ▶ 食塩を使用せずに料理し，香辛料で味つけする〔レモン，バジル（シソ科），タラゴン（ヨモギ科），ミント〕．
    ▶ スープやシチュー，その他の料理も，食塩の代わりに酢で味つけする〔例．好みに応じて，ティースプーン2～3杯から約3.8～5.6 L使用する〕．
  - 食塩の代用品の使用が可能かどうか確認する（処方されたとおりの代用品を使用しなければならないことを，クライエントに注意する）．

R：ナトリウムを大量に摂取すると水分の貯留が増加する．ナトリウム含有量が多い食品は，塩分添加スナック類，ベーコン，チェダーチーズ，ピクルス，醤油，加工したランチョンミート（肉と穀類を混ぜて調理した缶詰），グルタミン酸ソーダ（MSG），野菜の缶詰，ケチャップ，マスタード（からし）などである．制酸薬など，一部の市販薬もナトリウム含有量が多い．

② 就下性静脈血貯留
- 就下性静脈血貯留，静脈血うっ滞の徴候をアセスメントする．
- 垂直運動（立位）と水平仰臥位での休息（下肢の挙上）を交互に行うよう勧める（うっ血性心不全の場合は禁忌）．
  - 可能な限り（心不全による禁忌がなければ），浮腫のある四肢を心臓より高い位置に保つ．
  - 下に枕を2つ置くか，点滴用架台を利用して，浮腫のある上肢を挙上する．
  - 可能な限り枕を使用して下肢を挙上する（膝部後面など，圧覚点に枕が当たらないよう注意する）．
  - 膝や脚を組まないよう勧める．
- 血管の圧迫を最小限にする．
  - 衣服が身体にフィットしているか，衣服で圧迫されている部位がないか，アセスメントする．
  - コルセット，ガーター，ハイソックスなどの使用と，脚を組む動作は避けるよう指導し，可能な場合は下肢の挙上を継続できるよう練習させる．
- 塞栓予防ストッキングや「エース（Ace）包帯（弾性包帯の一種）」の使用を考慮する．ストッキング類や下肢静脈瘤予防用弾性ストッキングを使用する場合は，使用する前に下肢を正確に計測する[*]．
  - 望ましい長さのストッキングを選べるよう

に，踵部後側から膝関節後部または大腿最上部までの長さを測定する。
- 腓部（ふくらはぎ）と大腿部の周囲を測定する。
- ストッキングを選ぶ場合，長さと太さの測定値を考慮し，メーカーのサイズ表示と合わせて，クライエントに合うものを選ぶ。
- ストッキングは仰臥位で着用する（例．朝，起床する前に）。
- 下肢を頻回にチェックし，循環状態が適切に保たれているか，圧迫されている部位がないか注意する。

R：浮腫が出現すると組織への血流が抑制されるので，細胞が栄養不良になり，損傷が起こりやすくなる。

③静脈の圧迫点
- ギプス，包帯，ストッキングなどによる静脈の圧迫点をアセスメントする。
  - ギプス，包帯，ストッキングなどの端に接触する部分の循環状態を観察する。
  - ギプスを使用する場合は，クッションになる軟質の包帯材料を端の部分に挿入し，圧迫を予防する。
- 循環状態を頻回に観察する。
- （禁忌でない限り）ギプス内で体重移動を行い，体重の分散をはかる。
  - 覚醒している間は，体重移動を 15 ～ 30 分ごとに自力で行うよう勧め，静脈うっ血を予防する。
  - 手指や足趾の屈伸と，ギプス包帯内で患部に影響のない筋肉のアイソメトリックス（等尺性収縮による筋肉鍛練運動）を勧める*。
  - クライエントが自力でできない場合は，最低1時間ごとに体重移動が行えるよう援助する。
  - 〈身体可動性障害〉を参照。

④リンパ液の排出不足
- 四肢を枕の上に載せて挙上する。
  - 浮腫が認められる場合は上肢を挙上する。ただし，内反（内転）しないよう注意する（内反すると腋窩部を圧迫する）。
  - 肘部を肩部より高位に保つ。
  - 手部を肘部より高位に保つ。
- 血圧測定は，健側上腕で行う。
- 患側上肢には，注射や点滴をしてはならない。
- 患側上肢の損傷を予防する。
  - 刺激性の強い洗剤の使用，重いバッグの持ち運び，タバコを持つ行為，表皮の損傷やさかむけ，熱いオーブンに手を入れる行為，宝石類や腕時計，弾性包帯の使用などは避けるようクライエントに指導する。
  - ラノリンまたは類似のクリームを1日に数回塗布し，皮膚の乾燥や角質化を予防するようクライエントに指導する。
  - 「Medic Alert（医療警告）」のプレートに「注意事項：リンパ性浮腫につき，検査・注射禁止」と書き込み，携帯するようクライエントに勧める。
  - 患側上肢に発赤，腫脹，異常な硬化などが現れたら，医師の診察を受けるようクライエントに忠告する。
  - 乳房切除術後のクライエントには，ROM（可動域）運動を行い，患肢をできるだけ使用して側副リンパ流機構の働きを促進するよう勧める（リンパ浮腫は1か月以内に軽減することが多いが，術後3～4か月は，マッサージ，運動，患肢の挙上を続ける必要があることを，クライエントに説明する）。

R：リンパ液の排液機能が低下すると，感染に対する身体の防衛機構が損なわれる。組織に損傷が起こると，リンパ浮腫が増強する（Chapman ほか，2000）。

⑤不動状態，神経障害
- 足部の背屈運動を含む受動または能動ROM運動を，4時間ごと，全四肢を対象に計画し，静脈をマッサージする。
- 禁忌でなければ，4種類（左側臥位，右側臥位，仰臥位，腹臥位）の体位変換を，最低2時間ごとに行う（〈皮膚統合性障害〉を参照）。
- 高ファウラー位に保つ必要がある場合には，殿部と仙骨部の浮腫をアセスメントし，クライエントが2時間ごとに体重移動を行えるよう援助して，浮腫組織への圧迫を予防する。

R：リンパ液の流れは骨格筋の収縮によって促進する。運動をすると，筋肉機能の効率が高まる。

---

*プライマリケア医の指示が必要な場合がある。

◉ **浮腫がある皮膚の損傷を予防する。**
①皮膚に発赤や蒼白が現れていないか，調べる。
②クッション付きの椅子や足台を使用して，皮膚領域にかかる圧迫を軽減する。
③皮膚の乾燥を予防する。
- 石けんは少なめに使用する。
- 石けん分を完全にすすいで落とす。
- ローションを塗布し，皮膚を湿潤状態に保つ。
④損傷の予防について，このほかの情報は〈皮膚統合性障害〉を参照
  R：浮腫が出現すると組織への血流が抑制されるので，細胞が栄養不足になり，損傷を起こしやすくなる。
  R：浮腫が出現すると，上記の理由で皮膚損傷のリスクが高くなるだけでなく，皮膚の小血管内で血管周囲のコラーゲンが失われるので，さらに損傷が起こりやすくなる。

◉ **必要に応じて，健康教育と専門機関への紹介をする。**
①薬物はすべて，口頭と文書で明確に指示する。指示内容には，薬名，服用時間，服用回数，服用理由，副作用を明記する。体液のバランスに直接影響を及ぼす薬物（例．利尿薬，ステロイド薬）には，特に注意する。
②食事，活動，エース包帯（弾性包帯）と塞栓防止ストッキングの使用法，それ以外の指導内容を文書にしてクライエントに渡す。
③指示が理解できているか，クライエントに実演させる。
④摂取量と排泄量をクライエントに記録させる。
⑤浮腫の変動が激しい場合は，起床時と就寝前に体重測定をして，毎日記録するようクライエントに指導する。それほど重症疾患でないクライエントも，1日に1度は体重測定をして記録する必要がある。
⑥浮腫の過剰な増強，体重の過剰な増加（900g／日以上），夜間に息切れの増強，労作性呼吸困難などがみられる場合は，クライエントに医師の診察を受けるよう忠告する。これらの徴候は，初期の心疾患を示している可能性もあるので，悪化を予防するために薬物療法が必要になる場合があることを説明する。
⑦在宅ケアや訪問看護師に依頼することも考慮して，家庭で継続管理ができるようにする。
⑧減塩食に関する文献を提供する。必要な場合は，栄養士に相談する。

■ 妊産褥婦への看護介入

①足関節および手指の浮腫の原因を説明する。
②禁忌でない限り，塩分を適度に制限し（例．加工した肉類やポテトチップスなどを避ける），毎日コップ8〜10杯の水分摂取を維持するよう忠告する。
③1日に数回左側臥位で短時間臥床し，毎日浴槽で温浴するよう，クライエントに指導する。
④背部を後ろにもたせかける姿勢，足を挙上しないまま長時間の座位，長時間の立位などは避けるよう忠告する（Davis, 1996）。
⑤下肢静脈瘤予防用の弾性ストッキングの着用法を指導する。
⑥血圧上昇，蛋白尿，顔面の腫脹，仙骨部の浮腫，圧痕浮腫，1週間に1kgを超える体重増加などが出現した場合は，上級実務看護師か医師の診察を受ける。
  R：塩分を制限すると，循環血液量が非常に低いレベルまで減少するので，腎機能が低下する（Reederほか，1997）。
  R：妊娠中に起こる浮腫の原因としては，末梢動脈性の血管拡張，ナトリウムおよび水分貯留，口渇閾値の低下，子宮の拡大による下肢の毛細血管圧の上昇，レニン・アンギオテンシン系およびアンギオテンシン系の変化などが考えられる（Davis, 1996）。
  R：ナトリウムは，十分な循環血液量を維持するために重要である。医療専門職者はナトリウム制限を監督する必要がある。
  R：左側臥位をとると，妊娠中の子宮の重量を血管から移動できるので，心臓への静脈血の還流を促進し，腎機能を改善することができる。
  R：研究では，妊娠中の浮腫はベッド上安静よりも，水中での短時間の休息（入浴）によって軽減できることを示唆している。

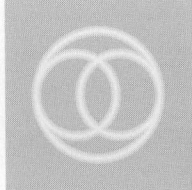

体液量平衡異常リスク状態

Risk for Imbalanced Fluid Volume

【定義】

体液量平衡異常リスク状態：血管内液，間質液（組織液）および/あるいは細胞内液が減少または増加するか，いずれかが他方へ急速に移動する危険性がある状態。

【危険因子】

予定されている大手術（侵襲的処置）。

その他の因子は，今後明確化する必要がある（NANDA, 2002）。

著者の注釈

この診断を使用すると，浮腫，出血，脱水，コンパートメント症候群など，多くの臨床症状を提示することができる。看護師が体液量平衡異常のクライエントをモニター（継続観察）する場合には，特定の平衡異常を，たとえば，循環血液量減少，コンパートメント症候群，頭蓋内圧亢進，消化管出血，分娩後出血などの共同問題として表示するほうが，臨床的に有効である。たとえば，循環血液量減少は，手術中のクライエントのほぼ全員をモニターすることになる。処置が脳神経外科手術の場合は，頭蓋内圧もモニターする必要がある。整形外科手術の場合は，コンパートメント症候群にも対処する必要がある。具体的な共同問題と介入は，第3部を参照する。

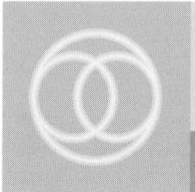

悲嘆

Grieving

悲嘆
　予期悲嘆＊
　悲嘆複雑化

【定義】

悲嘆：個人あるいは家族が（人，物，機能，地位，人間関係の）現実の喪失または喪失を知覚していることに対して心理社会的および生理的な反応などの自然な人間の反応を体験している状態。

【診断指標】

■■ 必須データ（必ず存在）

- 現実に喪失を体験していると訴える，または喪失を知覚していると訴える（人，物，機能，地位，人間関係）。たとえば以下の反応を示す。
- 否認
- 泣く
- 絶望
- 妄想
- 幻覚
- 自殺企図
- 怒り
- 切望・探索行動
- 恐怖症
- 価値がないという感情
- 罪意識
- 悲しみ
- 精神集中ができない。
- 無感作

【関連因子】

多くの状況が喪失感を引き起こす。よくある状況を以下に示す。

■■ 病態生理因子

- 機能や自立の喪失に関連するもの。以下に続発する。
  ▶ 神経系
  ▶ 呼吸器系
  ▶ 筋骨格系
  ▶ 消化器系
  ▶ 感覚器系
  ▶ 外傷
  ▶ 循環器系
  ▶ 腎泌尿器系

■■ 治療関連因子

- 以下の因子による喪失に関連するもの
  ▶ 長期に及ぶ透析
  ▶ 手術（例．乳房切除術）

■■ 状況因子（個人・環境）

- 否定的な結果や喪失に関連するもの。以下に続発する。
  ▶ 慢性疼痛
  ▶ 死
  ▶ 病気の末期状態
- 以下の因子によるライフスタイルの喪失に関連するもの
  ▶ 出産
  ▶ 離婚
  ▶ 子どもが家を出て行く。
  ▶ 離別
  ▶ 結婚
- 健康な状態の喪失に関連するもの。以下に続発する。
  ▶ 障害
  ▶ 病気

＊この診断は，現在 NANDA のリストには含まれていないが，問題を明確にし有用であるのでここに載せている。

        ▶傷痕
- **発達因子**
  - 加齢に伴う変化に関連するもの
    - ▶友人
    - ▶家庭
    - ▶機能
    - ▶職業
  - 希望や夢の喪失に関連するもの

著者の注釈

〈悲嘆〉,〈予期悲嘆〉,〈悲嘆複雑化〉は,喪失を体験している個人または家族の3つのタイプの反応である。〈悲嘆〉は喪失後の正常な悲嘆と悲嘆作業（グリーフワーク）への参加を表現している。〈予期悲嘆〉は予想される喪失に先立って悲嘆作業にかかわる場合を示す。また〈悲嘆複雑化〉は,悲嘆作業が抑圧されたり存在しなかったり,または長期に及ぶ過度な反応を示すときに生じる不適応な過程を表現している。このような3つの診断すべてに対する看護の目標は,悲嘆作業を促進することである。さらに〈悲嘆複雑化〉に対して,看護師は過剰で長引く問題反応を軽減するための介入を指示する。

看護師は多くの臨床状況で悲嘆反応を予想する（例.身体の一部の喪失,重要他者の死）。強い悲嘆反応を引き起こす状況は,無視あるいは軽視されることもある（例.流産,新生児の死,双子または三つ子のうちの1人の死,愛人の死,自殺,養護施設に子どもを出す,養子縁組）。

診断表現上の誤り

- **最近の息子の死に対する過度の情緒的反応（泣く，怒り）に関連した〈悲嘆複雑化〉**

喪失に対する反応は非常に個別的なものである。突然の喪失への反応は,いかにそれが激しくても〈悲嘆複雑化〉の診断名をつける必要はない。〈悲嘆複雑化〉は有害な反応が持続または長期に長引くことが特徴である。この診断をつけるには,喪失後の1年半から2年が経過しなければならない。ここでは「怒りと深い悲しみの情緒反応によって示されるように,最近の息子の死に関連した〈悲嘆〉」という診断になる。

- **脊椎損傷が人生の目標に及ぼす影響を知覚することに関連した〈予期悲嘆〉**

この状況で〈予期悲嘆〉を用いる場合,現在の実際の喪失よりもむしろ将来に予期される喪失に焦点が当てられている。このクライエントは,現実の喪失と予期される喪失の両方に及ぶ悲嘆の状態にあるので,診断は「最近の脊髄損傷に伴う現実または予期された喪失に関連した〈悲嘆〉」と書き直される。

重要概念

一般的留意点

①アメリカ文化は若さと生にばかり目を向けている。たとえ,死が誰にでも訪れるものであっても,自分自身のことではなく,誰かほかの人のことのように考えている。社会は今日「死への反抗」といわれるように,死や悲嘆の現実性を認識したり直視することを避けている。

②ケア提供者は,死,瀕死および悲嘆に対する自らの態度や信念が,喪失を体験している人をケアする際に大きな影響を与えるということを認識する必要がある。

③喪失は死以外にも生じることがある。人が何らか（物や人間関係）の喪失を経験すると,悲嘆や喪（哀悼）が起こる。

④剥奪（健康,身体の一部）は,喪失,死,離婚と同様,一大事である。

⑤悲嘆は情動的な感覚である。すなわち,喪失の知覚に関連した怒り,フラストレーション,孤独,悲しみ,罪悪感,後悔である。

⑥哀悼は,悲嘆を晴らすための行動でありプロセスである。服喪には喪失という始まり,悲嘆の消散でその終わりを迎える。

⑦Worden（2002）によって,悲嘆の課題が明らかにされている。以下の課題は,看護師が悲嘆のプロセスにおいて患者がどの状況にあるかを明らかにするうえで役に立つ。

課題1.喪失の現実を受け入れること
課題2.悲嘆の痛みを経験すること
課題3.故人のない環境へ適応すること
課題4.故人から気持ちを離し,生活を続けること

⑧通常の悲嘆プロセスは,以下の事柄を含む（Worden, 2002）。
  - ▶情動（感情）

無感覚(麻痺)：ショック
　悲しみ
　孤独感
　罪悪感
　無力：コントロール不能
　怒り，フラストレーション，いらいら，方向違いの敵意
　恐怖
　安堵
　切望
▶身体的な感覚
　非人格化：「何も本当とは思えない」
　エネルギーの喪失，衰弱
　胃が空っぽな感じ，「胸さわぎがする」
　胸痛や喉の痛み，あるいは締めつけられる感じ，息切れ
　身震い，いらいらしている
　口渇，発汗の増加
　頭痛
　死者と同じような身体的な兆候
▶思考
　否認：「これは本当の出来事ではない」
　健忘，混乱
　死別に関して心を奪われる，あるいは強迫的思考
　断定的：「決して同じようにはならない」
　怒り：「なぜ，こんなことが起きる？不公平だ」
　罪意識：「……でありさえすれば」「…だったら」
　無理に前に進む：「今，私は決心を変えなければならない」
　恐れ：自分自身のあるいは他者の死に関する恐怖
　自殺：「人生にはなんの意味もない」
　個人的な経験：死，夢などの「存在」を感じる
▶行動
　睡眠障害や食欲不振
　泣く，ため息をつく
　行動する意欲の欠如
　探索行動：故人を待つ
　社会からの隠遁
　作業効率の変化：作業の遅れ，早く退社する，あるいは遅くまで働く，など
　ショックと疑念
　大声をあげる

　飲酒/薬物使用/喫煙摂取量の増加
　故人に関する行動：呼びかける行動，死に関わる場所や遺物を訪ねる，あるいは避ける行動，死について語る行動(写真/遺骨)
⑨悲嘆プロセスが整然と規則正しく直線的で，ある時点で完了する，という見解には反論が多い(Boyd, 2001)。
⑩終末期の疾患とそれに伴う治療やその経過は，多数の喪失を生み出す。
　■機能(すべてのシステム・役割)の喪失
　■経済的な自立の喪失
　■容貌の変化
　■友人・社会的支援やシステム・そのほかの関係の喪失
　■自尊感情の喪失
　■自己の喪失
⑪離婚は配偶者や家族などに対して多くの喪失をもたらす。それらは，役割，人間関係，家庭，所有物，財産，コントロール，日課や生活パターンなどの喪失である。
⑫男性は妻を失ったとき，自分の一部を失ったかのように感じる一方，女性は，夫に見捨てられた，あるいは置き去りにされたように感じる(Bateman, 1999)。
⑬社会的偏見を伴う死や疾患の場合(例. 自殺，AIDS)，孤独な状態で悲嘆に立ち向かう(Bateman, 1999)。
⑭モラルやセクシュアリティ，伝染病，AIDSによる死に伴う不名誉などの複雑な社会的問題は，肉親との死別における癒しのプロセスを妨げる(Mallinson, 1999)。
⑮多くのAIDSに関連した喪失(例. 友人とコミュニティの喪失，家族構造と社会的ネットワークからの分裂)の体験をしているゲイは，同性愛者以外からの理解はほとんど得られない(Mallinson, 1999)。

■ 小児への留意点

①子どもの死への反応は，発達年齢と重要他者の反応に左右される。
　■3歳未満：死，別離の恐怖を理解することができない。
　■3〜5歳：病気は実際に悪いことをしたり考えたりしたことに対する罰とみなす。
　　時間の概念が未成熟であるため，死は最後で

あるという概念がほとんどない。死を一種の眠りとみなす場合もある。自分がその出来事を起こしたと考えることがある(魔術的思考)(例.人についての悪い考えによる)。
- 6～10歳：死を恐れ始める。その出来事への意味づけを試みる(例.悪魔，幽霊，神)。死を切除や処罰と関連づける。その出来事に対して責任を感じるが，他人にしか起こらないと思っている。
- 10～12歳：通常，成人の死の概念をもつ(避けられない，元に戻らない，普遍的なもの)。態度は両親や他者の反応により大きく影響される。死後の礼拝や儀式に非常な関心をもつ。悲しみは子どものアイデンティティの発達を妨げる。
- 青年：死について成熟した理解をもつ。罪意識や恥辱に悩む。死を受容することがほとんどない，特に自分自身のこととして(Wong, 2003)。

②子どもの死は，今日の社会の中で，感情的に，心理的に，そして身体的に，人が立ち向かうことができる経験の中で最も苦痛に満ちた経験であり，しばしば理屈では理解できないものである(Vickersほか，2000, p.12)。

■ 妊産褥婦への留意点
①胎児または乳児の死は家族に対して多様なストレスをもたらす。
②先天性の奇形をもつ子どもの誕生は，両親や子どもとの関係および家族機能に対して情緒的な困難を作り出す。

■ 高齢者への留意点
①高齢者の悲嘆は，しばしば役割の変化，身体像の変化または身体機能の低下など自己の内部の喪失に関連する可能性がある。これらの喪失は重要他者の喪失以上に受け入れが容易ではない(Miller, 2004)。
②多くの文化で，仲間の死は最もストレスに満ちた人生の出来事とされている。寿命の延長によって，1人の配偶者との結婚が50年以上になる可能性が大きくなり，それに伴いその配偶者の喪失の衝撃を一層大きくしている。残された配偶者は，閉鎖された家族メンバーだけとの社会的接触になる可能性がある。
③配偶者を失った高齢者に対して，従来の悲嘆期間が少なくとも24か月まで延びることを裏づけるものがあると考えられる。その人の人生に意味を与えてくれる決定的な人間関係の喪失は，重要他者の喪失より深いものである。苦痛が少なくなっていく(Goldbergの一般的健康質問紙によって測定された)24か月間の変化を示す研究によると，若い未亡人の場合さえ，推定順応期間は延びている(Casertaほか，1985)。
④死別は自殺の危険因子である。全自殺者の約25%は高齢者である。高齢者の自殺企図は頻度が少ない。しかし，成功する自殺企図率は，40歳以下の若年層では20：1に比較し，60歳以降は4：1に増加している。65歳以上の男性は自殺の発生が最も高い。すなわち，65～74歳の男性の自殺率は10万分の30.4，75～84歳の男性の自殺率は10万分の42.3，85歳以上の男性の自殺率は10万分の50.6である(Miller, 2004)。
⑤ペットの死は独居の高齢者にとって大きな喪失になり，悲嘆過程を生じる可能性がある。
⑥回想療法，つまりその人の一生を振り返ってみることは喪失感を埋め合わせるのに役立つ。高齢者は，Eriksonの自我の統合対絶望の8番目の発達段階にあるため，しばしば回想を用いる(Miller, 2004)。
⑦社会的支援，強い宗教的信仰，以前の良好な精神的健康および多数の資源は，心理社会的または身体的な機能障害を緩和することに関係している(Miller, 2004)。

■ 文化的考察
①悲嘆は死あるいは喪失への行動的な反応であり，また文化によって左右される(Andrewsほか，2004)。
②「一般的なストレス源としてみなされる死別でさえも，ストレスの大きさと個人におけるその意味は文化相互間に重要な違いがある」(Andrewsほか，2004, p.96)。主なアメリカ文化では，子どもの死は高齢の親戚の死より一層ストレスが大きいと考えられている。
③プエルトリコ人は，人の霊はその人が死の前に何かを伝えないと，来世に自由に入ることができないと信じている。突然死のように，終結がきちんと遂げられなければ，高度の悲嘆が生じる(Andrewsほか，2004)。

④ヒスパニックは，発作的な行動をしたり，動きまわったり，攻撃的になったり茫然自失になったりして悲嘆を表現することがある。このような一連の行動様式は省略法といわれている（Andrewsほか，1998）。
⑤中国文化における悲嘆の程度は，悲嘆者と故人との親しさと故人の重要度によって左右される（Andrewsほか，1998）。
⑥ハイチ人の悲嘆作業には，故人が臨終に至った疾患の症状を取り除くという行動がある（Gigerほか，2004）。

焦点アセスメント基準

主観的データ
◉ 診断指標をアセスメントする。
①家族メンバー内またはメンバー間の現在の相互作用
- 成人
- 子ども
  ▶成熟のレベル
  ▶危機についての理解
  ▶かかわりの程度
- 予期される悲嘆反応についての知識
- 病人または故人との関係

②次のような表現
- アンビバレンス
- 抑うつ
- 怒り
- 恐怖
- 否認
- 罪意識

③次のような訴え
- 胃腸障害
- 不眠症
- いつも眠い（いつも眠っている）。
- 倦怠感（増加または減少）
- 仕事やセルフケア，社会的責任を遂行できない。

◉ 関連要因をアセスメントする。
①家族
- 危機に対する以前のコーピングパターン
- 各々の家族メンバーと病人または故人との関係の質
- 病人または故人の立場や役割責任
- 死別に対する社会文化的な期待
- 死別に対する宗教的な期待

②個々の家族メンバー
- 喪失または死（子ども，青年もしくは成人）に関する以前の経験
- 家族は彼らの悲嘆について十分に語り合ったか
- 死別に伴う何らかの特定な宗教的儀式を実施したか

客観的データ
◉ 診断指標をアセスメントする。
①標準的なもの
- ショック
- 怒り
- 絶望感
- 不信，否認
- 失われた対象のことばかり考えている。
- 後悔
- 引きこもり
- 泣く
- 悲しみ

②病的パターン（深い；強さの増加）（主観的・客観的）
- 怒り
- 否認
- 絶望
- 薬物乱用
- 孤立
- 強迫観念
- 妄想
- 退行
- 幻覚
- 自殺企図
- 以前の死別にさかのぼることができない。

このほかの「焦点アセスメント基準」の情報は，http://thepoint.lww.com を参照

NOC
コーピング，家族コーピング，悲嘆の解決，心理社会的適応：生活の変化

目標 ▶
クライアントは，深い悲しみを表出できる。
悲嘆を自由に表現する。

指標▶
- 自分にとっての死または喪失の意味について述べる。
- 深い悲しみを重要他者(子ども,配偶者)と分かち合う。

NIC
家族支援,グリーフワーク促進,コーピング強化,予期ガイダンス,情動支援

【一般的看護介入】

◎ 悲嘆作業を遅らせる可能性のある原因や寄与因子をアセスメントする。
- 支援システムの欠如またはそれを利用できない。
- 不確かな喪失(例.行方不明,迷子)
- 以前の喪失に対する不十分な悲嘆
- 失った人や物との関係の質
- 依存
- 嘆き悲しむことができない。
- 人格構造
- 多面的な喪失
- 情緒的な病気の既往歴
- 早期の対象喪失

◎ 可能であれば,原因や寄与因子を減らしたり取り除く。

① 信頼関係を促進する。
- 1対1またはグループの活動を通じて自己価値観を高める。
- 会って感情を話し合う時間を設けることを考慮する。
- 明瞭,簡潔に要点を伝える。
- 喪失を小さくするような試みはしない(例.「彼女は長くは苦しまなかった」,「あなたはまた赤ん坊を生めます」)。
- クライエントと家族が学習していることをフィードバックしてアセスメントする。
- 支援と安心感を与える。
- 治療的な環境を作り出す(こちらが気にかけていることを伝える)。
- 安全で安心かつ個人的な環境を作る。
- クライエントの文化,宗教,人種,価値観に対して敬意を示す。
- クライエントまたは家族を不注意に孤立化しないように気をつけ,プライバシーを提供する。
- 故人とただ一緒にいるだけにさせる。

R:悲嘆作業は,喪失を受け入れるまでは始まらない。看護師はオープンで率直な対話によって,亡くなった人を家族に見せることによって,また,クライエントの深い悲しみの経験を認め,それが当然のことであると伝えることによって喪失の受容を促すことができる(Vanezis ほか,1999)。

R:生前を振り返ることは,それにより亡くなった人の過去,特に未解決な葛藤を,それらの解決を意図して追憶する過程である。生前を振り返ることは,その人の成功や失敗を評価する機会でもある。

② 悲嘆反応を支える。
- 悲嘆反応,衝撃(ショック)と不信,認識,回復について説明する。
- さまざまな受け入れられる表現を述べる。
  - 抑うつに対する防衛としての高揚または躁状態
  - 愛情に対する反応と抑うつからの防御としての意気高揚と多動
  - 抑うつのさまざまな状態
  - さまざまな身体症状の発現(体重減少または増加,消化不良,めまい)
- 過去の喪失経験をアセスメントする(子ども時代における重要他者の喪失,その後の人生における喪失)。

R:怒りはしばしば否定として受け止められる。しかし,怒りは行動を奮い起こし,否定的な感情の表出を促進し,また脅威からクライエントを守るものとして機能する可能性がある(Boyd, 2001)。

R:黙って傍にいたり,触れることによって,号泣が受け入れられているのを伝えることができる。

R:悲嘆反応は当然あるものであり,正常なものであると認めることで,心配な悲嘆者を支えることができる。

③ 遺体との対面に際して家族が特別な要望をもっているかどうかを明らかにする(Vanezis ほか,1999)。
- 家族の要望を尊重する。

- 外見が変わってしまっている場合に対して，家族の心の準備をしてもらう。
- すべての装置を取り外す；汚れたリネン類は交換する。
- 彼らの要望を支持する（例．抱く，体をきれいに洗う，触れる，キスする）。

④家族の団結を促進する。
- 家族をその機能の程度に応じて支援する。
- 家族メンバーの感情を自己探求するよう促す。
- 家族関係を妨げる行動について話し合う必要性を説明する。
- 各々の家族メンバーの強みを認め，強化する。
- 家族がそれぞれの感情を評価し，お互いに支え合えるように励ます。
- R：子どもの死の場合は，夫婦関係に極度の緊張をもたらす可能性がある（Pallikkathayilほか，1991）。

⑤それぞれの反応について悲嘆作業を促進する。
- 否認
  - 否認は有効で必要な反応であることを認める。
  - ある家族メンバーが他の家族メンバーに対して否認を用いることについて説明する。
  - 情緒的な準備が整わないうちに否認を過去のものにしてしまうよう促してはならない。
- 孤立
  - 深い悲しみを認めることによって受容の感情を伝える。
  - 開放的で誠実なコミュニケーションを行い，分かち合いを進める。
  - クライエントのプライバシーを確保することにより，自己価値を高めるよう強化する。
  - 徐々に社会的な活動を増やすようにクライエントや家族を励ます（例．支援グループ，教会のグループ）。
  - 場合によっては，喪失や悲嘆反応に快く思わない家族や友人から離れることをクライエントや家族に教える。
  - 自分たちのニーズ（例．自分たちの経験を分かち合うための支援やプライバシー，受け入れ体制の必要性）が何であるかを重要他者に知らせるよう，クライエントや家族を促す。
- 抑うつ状態
  - クライエントの自尊心を強める。
  - 抑うつの程度を確認し，それに応じた接し方を進める。
  - 共感する。悲嘆を受け入れる（例．「とてもつらいことでしょうね」）。
  - 何らかの自殺行動の指標を確認する（しばしば自殺企図を述べる，計画を示す）。
  - 追加情報は〈自己損傷リスク状態〉を参照
- 怒り
  - 怒りの感情は通常，否認に置き換えられることを理解する。
  - 喪失をコントロールすることはできないので，怒りは環境をもっとしっかりとコントロールしようとするのに役立つことを家族に説明する。
  - 病気や死は，悪いことをしたために起きたのではないこと，また健康な子どもがそれを望んだから起きたのでもないことを強調する。
  - R：死の間際，亡くなっていく人が実際に必要としたケアで多忙であったために，哀悼者は，差し迫った喪失に対処できずに，悲嘆反応が遅れる危険性がある（Stuartほか，2002）。
  - R：悲嘆反応は当然あるものであり，正常なものであると認めることで，心配な悲嘆者を支えることができる。
  - R：瀕死や死に対する認識を明確にするようクライエントを促すことにより，その認識が正しいかどうかを考える機会を与えることができる。

⑥悲嘆複雑化のリスクが高い人を特定する。
- 人間関係の強さ：55歳以上，5歳以下。残された者との関係の重要性と質を考慮する。
- 医学的な問題：治療や手術の保留。急性疾患または慢性疾患の既往
- 精神的疾患の既往や治療歴：外来カウンセリング／フォローアップ中。精神科治療（抑うつ，不安，睡眠など），精神科病院入院，自殺未遂，自殺念慮
- 物質依存：アルコールあるいは薬物の依存症治療
- 自殺行為：家族歴，自殺念慮や自殺企図の可能性
- 家族力動：協調あるいは対立

▶ 子ども：17歳以下の子ども，家庭内での，あるいは死者との間にある重要な人間関係（たとえば，同居している祖父母）
▶ 複数の喪失：死別，転居，引退，離婚
▶ 外傷体験的な死別：残された人々が感じ取っている，死亡時の状況，突然死あるいは予期せぬ死
▶ 孤立：地理的な，社会的な，情動的な

R：突然の死，または自殺は大変な出来事である。生き残った人に対する介入は出来事に対する正しい認識と，自殺の場合には，恥辱感や当惑に対する援助に焦点が当てられる（Mohr, 2003）。

R：後に残された人々は，罪意識や拒絶，絶望を感じているので，自殺後，すぐに介入を開始する必要がある。

⑦ 病的悲嘆の徴候をクライエントや家族，特にリスクがある人に教える。
■ 長期にわたる幻覚
■ 亡くなった人を探し続ける（頻回の転居・移転）。
■ 妄想
■ 孤立
■ 自己中心
■ 明白な敵意（通常な家族メンバーに対して）

R：死の間際，亡くなっていく人が実際に必要としたケアで多忙であったために，哀悼者は，差し迫った喪失に対処できずに，悲嘆反応が遅れる危険性がある（Stuart ほか，2002）。

R：自殺についてかたくなに秘密にすると，率直な話し合いが妨げられるので悲嘆作業が障害される（Boyd, 2001）。

⑧ 自殺から生き残った人に対して身体的な健康（栄養・休息・運動）を促進する。
■ 生き残った人にプライマリケア専門職を利用するよう勧める。
■ 自殺行為に対する本人の解釈を引き出す，歪曲していることを明らかにする。
■ 葬式や友だち・親戚に対する通知の計画を話し合う。
■ 秘密が妨害されることについて話し合う。
■ 罪責感，激怒，非難について自由に話し合わせる（例．専門職と）。
■ 電話で家族への接触を取り続ける。

■ 生き残った人全員にカウンセリングを紹介する。特にハイリスクの生存者（生き残った子ども，十分なサポートがない人，非難を示している人，身代わり，あるいは秘密主義）

R：自殺についてかたくなに秘密にすると，率直な話し合いが妨げられるので悲嘆作業が障害される（Boyd, 2001）。

◉ 必要に応じて，健康教育と専門機関への紹介をする。
① クライエントと家族に解決の兆しを教える。
■ 悲嘆状態にある人が，もはや過去に生きるのではなく，未来を志向し新たな目標を確立している。
■ 悲嘆状態にある人が失った人，あるいは物とのきずなを再確認する。
■ 悲嘆状態にある人が再び社会化を始める。
② 有効な関連機関を明確にする（例．地域の関連機関，宗教グループ）。

小児への看護介入
① 死の原因が何かを説明する。
■ 子どもの認知を明らかにする。
■ その子が死の原因ではないことを率直に話す。
② 起こりうる反応について率直に話し合う。
■ 「誰かが死んでしまった場合，私たちはその人に何か悪いことを言ったり，していたら，気分が悪くなることが時々あります」
■ 「自分が死ななくてよかったと思って，その後〜だから気分が悪いと感じることが時々あります」
■ 「誰かが死ぬと，自分たちも死ぬかもしれないと怖くなります」
■ 「〜を言ったり，〜をしたときのことを思い出します。あなたは何を思い出しますか」
③ 儀式を説明する（例．死について書かれた子ども向けの本を読む）。
④ 子どもを葬式に参列させることについて，家族の意思決定を支援する。以下のそれぞれについて判定する（Boyd, 2001）。
■ 子どもは死に関する基本的理解や相当のコーピングスキルをもっている。
■ 子どもは大人の感情的な反応に関して恐れを抱いていない。
■ 死をオープンに扱う民族的なグループがある（例．通常，子どもたちが葬式に参列する）。
■ 自分自身の悲嘆にうまく対応できる人物で，そ

の子と親しい大人が，その子のニーズを観察できる。
- 子どもが参列への希望を表現し，これから起きることを基本的に理解している。

⑤葬儀の進行に伴って変化していく子どもの様子を探る(例.参列客が来る前に葬式を行う家を訪ねる，葬式後の集会に参加する)。

⑥自分のペースで，深く悲しめるようにする。思春期の子どもには，悲嘆をオープンにしてもいいと許可をする。必要な場合は，きょうだいのサポートグループを考慮する。

R：子どもは，その発達段階に応じて，悲嘆の儀式に加える必要がある。さもないと，置き去りにされたと感じたり，1人で恐怖に直面したままになったりすることがある(Bateman, 1999, p.144)。

R：物語を書いたり話すことで，または絵を描くことで象徴的に伝えるよう，子どもを促す。

R：子どもは人生の喜びと悲しみを自らの生活に適切に統合し始めるために，この両者を感じる必要がある(Boyd, 2001；Kübler-Ross, 1983)。

R：両親または重要他者が子どもの悲嘆に対して情緒的な支持と養育を与えることができない場合，子どもは拒絶されている，あるいは愛されていないと感じることがある(Bourneほか，1988；Wong, 2003)。

R：自殺をした親の子どもは，将来，精神疾患と抑うつのハイリスクの状態にある(Boyd, 2001)。

R：亡くなった子どものきょうだいは，罪意識，怒り，嫉みや恐れの感情を抱く場合がある(Wong, 2003)。

妊産褥婦への看護介入

①乳児(新生児，早産，流産)を亡くした両親の悲嘆作業を援助する(Mina, 1985；Wong, 2003)。

②悲嘆を促進する。
- 喪失について話し合っているとき，乳児の名前を使う。
- 両親が子どもに対して抱いていた夢や希望を分かち合うようにする。
- 病院つきの牧師や自分の宗教の指導者と両親が会える機会を用意する。
- 喪失の現実を確かめるために両親が乳児を見たり抱いたりするよう励ます。
- 両親が喪に服していることを補助職員に伝える方法を考える(例.ドアにバラの枝，カルテ)。
- 思い出の小包みを用意する(きれいなベビー毛布で包む)(写真ポラロイド，身元証明の腕輪，誕生証明の足形，少量の髪，ベビーベッドのカード，胎児のモニター記録，乳児の毛布)。思い出の小包みを家に持ち帰るよう両親を促す。望まないならば，後になって親の気持ちが変わる場合に備えて，小包みを整理し保管しておく。
- 家族で亡くなった乳児のきょうだいとその経験を分かち合うように親を励ます(適切な文献を紹介する)。
- 退院後のフォローアップの支援と関連機関への紹介を行う(例.支援グループ)。

③悲嘆にくれている両親を慰める他者を支援する。
- 死を率直に認めることが重要であることを強調する。
- 乳児もしくは胎児に名前がつけられていたら，話し合いの中でその名前を使う。
- 将来の妊娠や他の健康なきょうだいについて話し合うことで喪失を和らげようとは決してしない。
- お悔やみのカードを送る。
- 母親に対しても父親に対しても喪失の重さに敏感になる。
- 亡くなった乳児の思い出を作る(例.木を植える)。

R：亡くなった乳児を抱いた両親の100%が肯定的な経験を報告していると，研究者は述べている。一方，乳児を抱かなかった親は悲嘆過程の解決に問題があると報告している(Ransohoff-Adlerほか，1989)。

R：ある研究によると，亡くなった乳児を抱かなかった親の80%は，それが医療専門職の決定であったことを報告している(Ransohoff-Adlerほか，1989)。

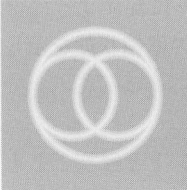

予期悲嘆*

Anticipatory Grieving

【定義】

予期悲嘆：個人・集団が予想される重大な喪失に対する反応を体験している状態。

【診断指標】

■ 必須データ（必ず存在）
- 潜在的な喪失に対する苦痛を表出する。

■ 副次的データ（おそらく存在）
- 睡眠パターンの変化
- コミュニケーションパターンの変化
- 性行動の減退
- 否認
- 罪意識
- 後悔
- 社会性のパターンの変化
- 怒り
- 食習慣の変化

【関連因子】

〈悲嘆〉を参照

重要概念

〈悲嘆〉を参照

焦点アセスメント基準

〈悲嘆〉を参照

NOC
〈悲嘆〉を参照

目標 ▶
悲嘆反応を自由に表出する。

指標 ▶
- 将来に関する意思決定にかかわる。
- 重要他者と心配を分かち合う。

【一般的看護介入】

⊙ 予想される喪失または潜在的な喪失の原因および寄与因子をアセスメントする。
- 末期の疾患
- 別離（離婚，入院，結婚，転居，仕事）
- 身体像の変化
- 加齢
- 役割の変化
- 自尊心の変化
- 社会経済的な地位
- 退職間近

⊙ クライエントの反応をアセスメントする。
- 否認
- 怒り
- 孤立
- 恐怖
- ショック
- かけ引き
- 罪意識
- 悲しみ
- 拒絶
- 抑うつ
- 無力感・絶望感
- 不安

⊙ 心配を分かち合うようクライエントを促す。

①自由回答式の質問と応答のコミュニケーション技法を用いる（「今日のあなたの気持ちはいかがですか」，「どのように感じますか」）。

②触れたり，そばに座ったり，気がかりなことを言葉にする（「とてもつらいことでしょうね」，「今，あなたにとって一番大切なことは何ですか」）ことによって，クライエントの価値と悲しみを認める。

③心配を分かち合いたくないという人もいるということを理解する。しかし，後に分かち合いたいと望めば求めに応じられることを伝える。「何を

---

*この診断は，NANDA の〈悲嘆〉に置き換えられてきたが，問題を明確にし，有用であることからここに載せている。

お望みですか」。
- ◉クライエントと家族の強みを明確にできるよう援助する。
  ① 「何がうまくいっていますか」
  ② 「生活を改善するためにあなたがすすんでしていることは何ですか」
  ③ 「あなたの強さの源は宗教ですか」
  ④ 「あなたには親しい友だちがいますか」
  ⑤ 「必要なときにあなたが頼るのは誰ですか」
  ⑥ 「その人はあなたのために何をしてくれますか」
- ◉強みを知ることで，クライエントと家族の統合を促進する。
  ① 「お兄さんはあなたの訪問を楽しみにしています」
  ② 「ご家族はあなたのことをとても心配しています」
- ◉個人や家族の悲嘆反応を支える。
  ① 個人や家族の悲嘆反応に備える。
  ② 悲嘆反応について説明する。
  ③ 個人または家族が将来について話し合うことを希望するまで，現在の生活状況に焦点を当てる。
- ◉家族の団結を促進する。
  ① サポートシステムの有効性を確認する。
    - ■家族メンバーと継続的に会う。
    - ■家族メンバーの役割や強み，弱点を確認する。
  ② 家族の中のコミュニケーションパターンをアセスメントする。
    - ■肯定的および否定的なフィードバックや言語的・非言語的コミュニケーションおよび身体言語をアセスメントする。
    - ■送られたメッセージを傾聴し，明らかにする。
  ③ 希望をもたせる。
    - ■正しい情報を提供する。
    - ■間違った希望を与えないようにする。
    - ■心配事をすすんで話し合う。
  ④ 集団の自律性を高めるために，集団の意思決定を促進する。
    - ■クライエントと家族が会うために双方の都合のよい時間を設ける。
    - ■相互に直接話し合ったり，聞き合うようにメンバーを励ます。
- ◉以下のそれぞれの反応について悲嘆作業を促進する。
  ① 否認
    - ■初めは支え，次に自覚を徐々に促すように努める（クライエントが自覚への準備状態を示したとき）。
  ② 孤立
    - ■指定された時間はクライエントと家族とともに過ごし，話を聴く。
    - ■クライエントと家族に自分たちの情動を探る機会を提供する。
    - ■過去の喪失を回想し，喪失行動（過去および現在）を認める。
  ③ 抑うつ状態
    - ■簡単な問題解決から始めて，受容していくように方向づける。
    - ■肯定的な再強化を通して自己価値観を高める。
    - ■抑うつの程度と自殺行動または自殺企図の徴候を確認する。
    - ■クライエントや家族と話し合う時間を毎日設け，これを一貫して行う。
  ④ 怒り
    - ■エネルギーを解放するために泣くにまかせる。
    - ■気がかりなことを伝えたり，傾聴する。
    - ■専門的なサポートだけでなく重要他者からも心のこもったサポートをするよう指導する。
  ⑤ 罪意識
    - ■気がかりなことを伝えたり，傾聴する。
    - ■より率直な感情の表出を促す。
    - ■罪意識を軽減する方法を探す。
  ⑥ 恐怖
    - ■クライエントと家族が感情を認識するように援助する。
    - ■恐怖が人生への対処を助けることがあるということを説明する。
    - ■喪失や死などに対するクライエントと家族の態度を探る。
    - ■コーピングの方法を探る。
  ⑦ 拒絶
    - ■情緒的な緊張を軽減するために，拒絶の感情を言葉に出して表現させる。
    - ■怒りの表出は，重要他者による拒絶を生み出すものであることを認識する。
- ◉悲嘆の表出に向けて用意をする。
  ① 深い悲しみの感情の表出を促す。
  ② 鎮静薬や精神安定薬の使用は，喪失の情緒的な表出を妨げたり遅らせるので注意する。

③どの年齢層のクライエントや家族にも，言葉で表現することを促す。
  ■家族の結束力を支える。
  ■家族集団の強みを促進したり，言葉で表す。
④人生を回想するようにクライエントや家族を援助する。
  ■ソーシャルネットワークにおける人間関係に焦点を当て，支援する。
  ■過去の生活経験を再評価し，それらを新たな意味に統合する。
  ■共感的な理解を伝える。
  ■中断したままになっていた事柄を探す。
◉潜在的な病的悲嘆の反応を見つけ出す。
  ●自殺の徴候
  ●泣くことが困難
  ●強迫観念
  ●興奮型の抑うつ
  ●強烈な反応（ほとんど緩和せず1年から1年半以上続く）
  ●妄想
  ●泣くことを抑制するのが困難
  ●孤立
  ●楽しみの制限
  ●絶望や無力感を生じるような環境のコントロール喪失
  ●幻覚
  ●恐怖症
  ●転換型ヒステリー
  ●悲嘆（喪）作業の遅延
◉必要に応じて，健康教育と専門機関への紹介をする。
①潜在的な病的悲嘆の反応をもつ人をカウンセリングするために専門家（精神科医，看護セラピスト，カウンセラー，心理学者）に紹介する。
②予想されることを説明する。
  ●悲しみ
  ●怒り
  ●恐怖
  ●拒絶
  ●罪意識
  ●孤独感
  ●情緒不安定
③クライエントと家族に解決の兆しを教える。
  ■悲嘆状態にある人がもはや過去に生きるのではなく，未来を志向し新たな目標を設定する。
  ■悲嘆状態にある人が失った人や物とのきずなを断ち切る。
  ■悲嘆状態にある人が再び社会化を開始する。
④病的反応の徴候を教え，必要に応じて専門機関を紹介する。
  ■喪の作業が過剰反応または不適応な反応になるような未完成な状態においては，防衛が使用される。
  ■何の情動もない状態が続く。
  ■長期にわたる強度な不安，怒り，恐怖，罪意識，無力の反応
⑤悲嘆作業を進めるための関係グループをみつける。
  ■セルフヘルプグループ
  ■未亡人のグループ
  ■子どもを亡くした親
  ■片親のグループ
  ■死別した人たちのグループ
R：それ以上の治療法はないという思いや，死が差し迫っているという認識は，絶望や怒り，深い悲しみの感情，それ以外の悲嘆反応を起こすことがある。率直で誠実な話し合いによって，クライエントや家族メンバーは状況とそれに対する反応を受け入れ，対処することができる。
R：研究によると，専門的な介入と専門的な支援を提供するボランティアや自立のためのサービス活動は，死別から生じた精神科的および精神分析的障害のリスクを減少させることができる（Boyd, 2001）。
R：死にゆく近親者を在宅でケアすることは，家族に選択と調整をもたらし，どうしようもないという家族の不全感を軽減し，死亡後，家族の順調な悲嘆経過を促進することに役立つ（Vickers ほか，2000）。

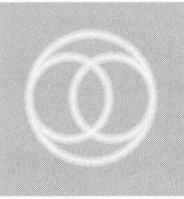

悲嘆複雑化

Complicated Grieving

【定義】

悲嘆複雑化：個人または集団が長期間の，解決できない悲嘆を体験し，好ましくない活動を行っている状態。

【診断指標】

■ 必須データ（必ず存在）
- 喪失に対する適応がうまくいかない。
- 情動的反応の遅延
- 悲嘆の逃避
- 長期間にわたる否認，抑うつ
- 正常な生活パターンをとることができない。
- あこがれ

■ 副次的データ（おそらく存在）
- 社会的孤立または引きこもり
- 喪失後の生活を再構築できない。
- 自己非難
- 新しい関係，興味が発展しない。
- 熟考
- 苦しい記憶の持続を言葉にする。

【関連因子】

〈悲嘆〉を参照

重要概念

■ 一般的留意点

①未解決の悲嘆は，悲嘆経験に対する終点が明らかに定義されていないうえ，「悲嘆に対する適切な方法」もないので，決定しがたい（Varcarolis, 2002）。人によっては，悲嘆作業の自然な過程が妨げられる因子があり，悲嘆が解消されないことがある。Rando（1984）は未解決の悲嘆を次の7つの分類に概略している。

- 表出しない悲嘆：まるで死が起こらなかったかのように振る舞う。
- 悲嘆の抑圧：喪失のある側面だけしか悲しめない。
- 悲嘆の遅延：喪失のときに悲嘆を経験できない（たとえば，哀悼者が喪失時に「今は，子どものために強くならなければいけない」と述べる），悲嘆に対処できないのを感じる。
- 葛藤のある悲嘆：以前の依存関係またはアンビバレントな関係と関連することがある。
- 慢性悲嘆：強い悲嘆反応の経験が持続し，時には，悲嘆にありながらも故人が生きているように振る舞う。
- 予期しない悲嘆：喪失の意味合いが十分に把握できない。過度の困惑，不安，自己非難，抑うつ
- 短縮された悲嘆：未解決な悲嘆としばしば混同される。これは短いが正常な悲嘆の形である。重要な悲嘆作業が喪失前になされたときに起こる。
- 開示できない悲嘆：通常，社会的に受け入れられない，あるいは否定される喪失（例．自殺，AIDS）に関連していること。

②未解決な悲嘆は，病理的な反応または長期にわたる喪失の否認，あるいは深刻な精神病的反応を示す。そのような反応の例として以下のものがある。

- ある程度時間が経った後でも，故人の所有物を片づけることを拒む。
- 社会的行為の正常なパターンが長期間失われる。
- 進行性の深刻な退行や抑うつ
- 進行性の深刻な孤立
- 身体的な症状の現れ（長期）
- 強迫観念，恐怖症
- 妄想，幻覚
- 自殺企図

③〈悲嘆複雑化〉の寄与因子は以下のものがある（Bateman, 1999；Worden, 1991）。

- 社会的に話すことが許されない，あるいは社会的に否認された喪失（例．自殺，AIDSによる死）

- 喪失に関連して起きる依存と貧困という新しい感情
- うつ病の既往歴，またはきわめて込み入った複雑な悲嘆反応
- 喪失をとりまく状況が突然で，不確か，あるいはきわめて複雑
- 故人とのきわめて相反する感情のある関係，自己中心的な関係，あるいは依存的な関係

④Rando（1984）は，未解決の悲嘆の一因となる社会的な因子が，喪失の社会的な否定（例．流産，新生児，双子の児，虚弱な年老いた両親の死）であり，議論するには不適当（愛人の死，自殺）と社会的に決めていることである，と述べている。

焦点アセスメント基準

〈悲嘆〉を参照

NOC
〈悲嘆〉を参照

目標 ▶
クライエントは，専門家の助けを求める意思を言葉で示す。

指標 ▶
- 喪失を認める。
- 未解決な悲嘆過程を認める。

NIC
〈悲嘆〉も参照
紹介，サポートグループ

【一般的看護介入】

◉ 原因および寄与因子をアセスメントする。
①サポートシステムを利用できない（または欠如している）。
②亡くなった人への依存が大きかった。
③失った人または物との過去における困難な関係
④過去の複合的な喪失
⑤非効果的なコーピング方法
⑥予期しない死
⑦強くなったことへの期待

R：亡くなった人に依存していた人ほど，解決がより困難である（Varcarolis，2006）。
R：未解決な葛藤は順調な悲嘆作業を妨げる（Varcarolis，2006）。

◉ 信頼関係を促進する。
①〈悲嘆〉の一般的看護介入を実施する。

◉ クライエントと家族の悲嘆反応を支える。
①〈悲嘆〉の一般的看護介入を実施する。

◉ 家族の結びつきを強める。
①悲嘆の経過における一般的な介入を説明する。
②ゆっくりとそして慎重に，この状況における核心を見極める（例．「ご主人が亡くなられた後，あなたを一番助けてくれる人は誰ですか」）。
R：支援的な関係をもたない人は，悲嘆が一層困難になる（Varcarolis，2006）。

◉ 各々の反応を伴う悲嘆作業を促進する。
①否認
- ある家族メンバーが他の家族メンバーに対して否認を用いていることを説明する。
- 情緒的な準備が整わないうちに，否認を過去のものにしてしまうよう強いてはいけない。

②孤立
- 深い悲しみを認めることによって受容の感情を伝える。
- 率直で誠実なコミュニケーションによって，感情を分かち合うよう促す。
- プライバシーを考慮し，クライエントの自己価値を強化する。
- 徐々に社会的な活動（例．支援グループ，教会のグループ）を増すようクライエントや家族を励ます。

③抑うつ状態
- 〈悲嘆〉の一般的看護介入を実施する。

④怒り
- 怒りの感情は通常，否認に置き換えられることを理解する。
- 喪失をコントロールできないので，怒りによって環境をもっとしっかりとコントロールしようとするということを家族に説明する。
- 怒りを言葉に出すように促す。
- 怒りに対する追加情報は〈不安〉を参照

⑤罪悪感/アンビバレンス（両価的態度）
- クライエントが表現した自己観を受け入れる。
- 故人に言いたいことや感じていることをロールプレイによって表現することを考慮する。
- 喪失したものとの関係の積極的な側面や貢献を確認するようにクライエントを促す。
- 個人の価値観にかかわることについて意見を

差し挟んだり口を出すことは避ける。
- ■クライエントのこだわりについて話し合い，その状態から離れて言葉で表現するよう試みる。

⑥恐怖
- ■現在に焦点を当て，安全で安心感のある環境を維持する。
- ■その行動の意味に対する理由を探るよう援助する。
- ■別の感情表出法を考慮する。

R：未解決な葛藤は順調な悲嘆作業を妨げる（Varcarolis，2006）。

R：配偶者の死別の6か月以内の死亡は，女性よりも男性のほうが危険性が高い。栄養，アルコールの使用，喫煙および身体的な活動レベルの減少など健康行動パターンの変化は，この死亡率の増加に寄与している（Kaprio ほか，1987）。

R：支援的な関係をもたない人はより困難な悲嘆を有する（Varcarolis，2006）。

⦿**必要に応じて，健康教育と専門機関へ紹介をする。**

①クライエントと家族に解決の兆しを教える。
- ■悲嘆の状態にある人が，もはや過去に生きるのではなく，未来を志向し新たな目標を設定している。
- ■悲嘆の状態にある人が失った人，あるいは物との関係を断ち切る。
- ■悲嘆の状態にある人が再び社会化を開始し，新たな関係や経験を求める。

②個人や家族，特にリスクのある人に，病的な悲嘆の兆しと専門家のカウンセリングを求めるように教える。
- ■亡くなった人を探し続ける。
- ■過去に生きる。
- ■孤立
- ■長期にわたる抑うつ
- ■長期にわたる幻覚
- ■自己中心性
- ■否認
- ■妄想
- ■過度な敵意

③役に立つ関連機関をみつける。
- ■サポートグループの機関
- ■精神療法家
- ■精神衛生の機関
- ■悲嘆のケアの専門家
- ■宗教グループ

R：配偶者の死別の6か月以内の死亡は，女性よりも男性のほうが危険性が高い。栄養，アルコールの使用，喫煙および身体的な活動レベルの減少など健康行動パターンの変化は，この死亡率の増加に寄与している（Kaprio ほか，1987）。

R：未解決な葛藤は順調な悲嘆作業を妨げる（Varcarolis，2006）。

R：支援的な関係をもたない人は悲嘆が一層困難になる（Varcarolis，2006）。

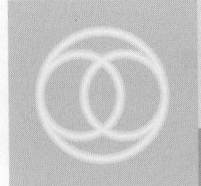

成長発達遅延

Delayed Growth and Development

成長発達遅延
　発達遅延リスク状態
　成長不均衡リスク状態
　成人気力体力減退

【定義】

成長発達遅延：年齢に応じた課題を遂行する能力や成長に障害が起きているか，その危険性がある状態。

【診断指標】

■ 必須データ(必ず存在，1つ以上)
- 年齢層に特有の技能や行動を実施することができない，または困難である(例．運動，人格・社会性，言語・認知)(表2-10)。
- 身体的成長の変調：身長あたりの体重が2SD遅延，身長と体重のパーセンタイルが下降パターンを示す。

■ 副次的データ(おそらく存在)
- 年齢相応のセルフケアや自己管理を示す行動がとれない(表2-10を参照)。
- 平板な感情，無関心，乏しい反応，社会的な反応の遅れ，ケア提供者に対してあまり満足感を表出しない，アイコンタクトが乏しい，栄養を与えることが困難，食思減退，嗜眠傾向，かんしゃく，不機嫌，排泄行動の退行，食行動の退行(焦点アセスメント基準を参照)
- 乳児：眠らない，断続的な睡眠パターン

【関連因子】

■ 病態生理因子
- 身体的能力の障害と依存状態に関連するもの。以下の因子に続発する。
  ▶先天性心疾患
  ▶脳損傷
  ▶吸収不良症候群
  ▶先天性四肢形態異常
  ▶急性または慢性の疾患の繰り返し
  ▶うっ血性心不全
  ▶先天性神経学的欠陥
  ▶逆流性食道炎
  ▶筋ジストロフィー
  ▶急性疾患
  ▶脳性麻痺
  ▶囊胞性線維症
  ▶長期にわたる疼痛
  ▶不適切な栄養摂取

■ 治療関連因子
- 重要他者との分離，休学，不適切な感覚刺激に関連するもの。以下の因子に続発する。
  ▶継続治療のための制限
  ▶入院の繰り返しや長期入院
  ▶長時間の，苦痛を伴う治療処置
  ▶長期の床上安静
  ▶牽引やギプス固定
  ▶疾病による隔離

■ 状況因子(個人・環境)
- 親としてのストレッサーに関連するもの
  ▶知識不足
  ▶日ごろの環境の変化
  ▶重要他者との分離(両親，保護者)
  ▶学校関連の葛藤
  ▶重要他者の喪失
  ▶環境を制御することの喪失(習慣的な儀式や活動，家族との接触時間)
  ▶不適切で不十分な親の養育(ネグレクト，虐待)
  ▶不適切な感覚刺激(ネグレクト，隔離)

表 2-10　年齢別の発達課題

発達課題，ニーズ	両親へのガイダンス	看護
●生後〜1歳 ●人格・社会性 信頼すること，満足を楽しみにして待つことを学ぶ 母親・ケア提供者に合図を送る 他者から分離したものとして自我を理解し始める（身体像） ●運動 音に反応する 社会的微笑 物に手を伸ばす 座る，這う，つかまり立ちを始める 歩こうとする ●言語・認知 音を立てたり泣くことで欲求・ニーズを知らせることを学ぶ 意味のある声を出し始める（二音節語，パパ，ママ） 言語・非言語的メッセージを数語理解する（イヤイヤ，ハーイ，バイバイ） 感覚を通して言葉を学ぶ ●恐れ 大きな音 転倒	啼泣には応え，常に児のニーズに合わせることを親に教える 世話をしすぎて子どもを甘やかすことを恐れないよう親に教育する 話しかける，歌を聴かせる。抱っこしたり，たびたび抱きしめてかわいがる いろいろな刺激を与える 自分で食べるようにさせる（コーンフレークなど） 哺乳びんをくわえさせて立てかけることをしてはならない ●玩具 鮮やかな色のベッド用玩具，モビール いろんな手触りのぬいぐるみ オルゴール ●安全性 移動能力の急速な変化を認識する（例．子どもにとって安全なキッチンや階段，子どもの手の届くところにある小さい物，浴槽の安全性）	ケアへの親の参加を促す 　沐浴 　授乳 　抱っこ ガイダンスの情報について親に教える 玩具，鏡，モビール，音楽などで，入院中も刺激を引き続き提供する 抱く。話しかける。視線を合わせる 啼泣の原因を探る 抑制しない
●1〜3歳半 ●人格・社会性 自己制御，意思決定，自立心が芽生える（自律性） 好奇心旺盛。物事を自分でやろうとする 反抗して，自立心を示す 非常に自己中心的。すべて自分の思いどおりになると思っている 感覚を通して言葉を学ぶ ●運動 上手に歩いたり，走り始める コップで飲み，自分で食べる 繊細な運動制御が発達する 階段を昇る 排泄行動の自立が始まる ●言語・認知 時間感覚が乏しい 言語の増加（3歳半までに4〜5語文） 自己・他者とおしゃべりをする 原因・結果の思い違い	子どもに仲間つき合いを提供する 慣れた環境の中で短時間，1人にさせる 発達する運動能力と好奇心から子どもを守るための安全策を施す（中毒，転倒） 真実を語る 安全面のルール違反についてしつけをする 　道路へ飛び出す 　電気コードに触わる 子どもが恐怖を紛わすものを与える 　お気に入りの玩具 　常夜灯 安全な範囲内で探索させる なぜそうなるのかできるだけやさしく説明する なぜそうなると思うのか子どもに説明させる 誤解を修正する	水分はコップで飲ませる（薬も） セルフケアの課題を与える 　洗顔と手洗い 　歯磨き 治療処置に対して示す抵抗行動を予測する。決して罰ではなく，治療であることを強調する 断固とした姿勢で，率直に接し，可能な場合に限り，子どもに選ばせる 必要なときは子どもを抑制する 子どものしつけ方を両親に説明する 　手を1回，ぴしゃりと叩く（ストーブなど危険な物に触れたとき） 　椅子に2分間座らせる（立ち上がったり，拒むときは，最初からやり直し） 一貫性が必要であることを説明する 恐れ，痛み，不快の表現を認める ケア提供の担当者を固定する 単純な医療機器で遊ばせる（聴診器など）

（次ページに続く）

(表2-10の続き)

発達課題,ニーズ	両親へのガイダンス	看護
●恐れ 両親との死別・分離 暗闇 器械・器具 侵襲的な処置	可能なときは,子どもを家事に参加させる 　ごみ捨て 　スプーン洗い (両親の)意見の相違を子どもの前で議論する 「良い子にしないと,何かが起きるぞ」と言って子どもを脅さない 罰を与えたら,必ずフォローする ●玩具 　手先で操る玩具 　パズル 　色彩が鮮やかで,内容のやさしい本 　運動器具(体操器具) 　音楽(歌,レコード)	遊び道具を与える(お気に入りの玩具) 処置は正直に伝える 協力したらほめる 　じっとしていること 　バンドエイドを持っていること 可能な限り,子どもに選択肢を与える 泣いても,手を握っていてもいいが,動いてはいけないと話す できる限り,両親を処置に立ち会わせる その状況での子どもの空想につき合う 遊戯療法を用いる 短時間の処置(注射など)は直前に,長時間の処置(X線撮影,点滴など)は適宜説明する 可能であれば,家庭での日課に従う
●3歳半～5歳 ●人格・社会性 両親を真似て自立した自己の確立を試みる 自発的に,周囲を探索する 自慢する。大げさに言う。不滅のように感じる 家族が第1次集団である 仲間の重要性が増す 性役割を身につける 攻撃的 ●運動 歩行が上達し,整合運動が容易になる 三輪車・自転車に乗る ボールを投げるが,受け取るのは困難 ●言語・認知 自己中心的 言語の腕前を見せびらかす 質問を連発する。どんなふうに,なぜ,何が 単純な問題解決。想像力で理解し,問題解決する ●恐れ 切断 去勢 暗闇 知らない人 無生物,なじみのない物	子どもの恐怖心や感情に,耳を傾けるよう両親を教育する 受容の表現として抱擁やタッチをすすめる 端的に説明する 強烈な題材を避けるためにテレビからの刺激を制限する 積極的な行動に目を向ける 可能な限り,子どもに手伝わせる ほかの子どもとの定期的な接触を設ける(例.保育園) テレビ,映画は作り物であることを説明する 一定の限られた環境で,行儀を習わせる 子どもに選択肢を与える 言葉で怒りを表現させ,攻撃的な行動は制限していく(「ドアをバタンと閉めてもいいけど玩具を投げてはいけません」) しつけ(例) 　椅子に5分間座らせる 　お気に入りの遊びを禁止する(2時間自転車を使わせない) 一貫性をもち,確固たる姿勢をとる 知らない人に用心する安全策を教える ●玩具とゲーム 「ごっこ」遊びを楽しむ(おもちゃの家,模型などを使って遊ぶ)	恐怖心の表現を促す 身体像の現実を強化する 可能な場合は,セルフケアや意思決定をすすめる 教育に両親を加える 仲間の刺激を与える 身体の抑制は最小限にする 想像を表現したり物語を語る機会を与える どのように協力できるのか子どもに説明する(例.じっとしていること) 遊戯療法を用いて,子どもの自由な表現を認める 処置はすべて説明する 可能であれば,医療機器を使って,治療ごっこ遊びをさせておく 子どもの質問を促す 病気の部位を正確に話す 模型や写真を使う 処置の時間は日課と関連させて説明する(昼食後,入浴後)

(次ページに続く)

(表 2-10 の続き)

発達課題, ニーズ	両親へのガイダンス	看護
	2人以上で行う単純なゲーム, 本, パズル, 塗り絵	
●5～11歳		
●人格・社会性		
学校, 隣人, 仲間の価値観や技能を含めて考えるようになる	毎日摂取する必要のある適切な食品を教え, 選択肢を提供する	家族および仲間との相互作用を促す(面会, 電話など)
仲間関係が重要になる	家庭外での相互作用を奨励する	処置および身体への影響をすべて説明する
想像よりも現実に重点を置くようになる	家族的な活動に, 料理と掃除を含める	
家族が安心とアイデンティティの重要拠点となる	安全性を教育する(自転車, 道路, 遊び場の器具, 火, 水, 見知らぬ人)	質問を促し, ケアへの積極的な参加を奨励する
他者の反応に敏感になる	限定した環境で, しつけを継続する	処置の説明は単刀直入に行う(関係のある身体部位は解剖学的名称を使い, 絵などで示す)。1つ1つ順を追って説明する
賛同, 承認を求める	思春期の身体的変化に備え, 性教育の具体的情報を与える(後期)	
熱狂的。騒々しい。空想的。探検に憧れる	未成熟な行動と成熟した行動とのゆらぎを知っておく	正直であること
課題達成を好む	仲間関係を尊重するが, 価値観では妥協してはいけない(例.「でもママ, ほかの子はみんな化粧しているのよ！」)	好かれていることを子どもに保証する
喜んで手助けする		プライバシーを与える
●運動		
絶えず動き回る		両親を参加させるが, ケアの方向性の決定は子どもに任せる
身体的活動が先行する(スポーツ, 水泳, スケートなど)	責任感, 家族への貢献を助長する(義務としての手伝いなど)	理由を示して説明する
●言語・認知	探究心, 技能発達を高める(クラブ, スポーツ, 趣味などに参加)	状態がよければ, 学業や活動を続けることを奨励する(宿題, 級友との交際)
組織的で着実な考え方		
概念(考え)がより複雑になる	●玩具とゲーム	
具体的な理解に重きを置く	集団ゲーム, ボードゲーム, 絵画, 手芸, ビデオゲーム, 読書	趣味や興味のあることを続けるよう勧める
●恐れ		
拒絶, 失敗		
動き回れないこと		
切断		
死		
●11～15歳		
●人格・社会性		
家族の価値観は引き続き重要な影響力をもつ	既定の価値観の範囲内で, 自力で問題解決や意思決定することを奨励する	プライバシーを尊重する
仲間集団の価値観がますます重要になる	子どもの必要に応える	感情表現を受容する
	子どもの業績をほめる	ケアや病状について, 直接子どもと話し合う
青年初期。外向的・熱狂的	興味, 好きなこと, 嫌いなことを, 判断を交えずに聞く	意見を聞き, 意見を入れて決定する
情動は過激, 気分は不安定, 内省的		日課に柔軟性をもたせる。処置・治療はすべて説明する
性同一性が成熟に達する	プライバシーを尊重する	
プライバシー・独立を求める	安全性を保てる範囲で, 自立を認める	仲間との関係の継続を促す
家族と分かち合えない興味をもつ	セクシュアリティ, 機能, 身体的変化について具体的な情報を与える	積極的に聞く
身体的自己に関心をもつ		病気が身体像, 将来的な機能に及ぼす影響を明らかにする
大人の役割を模索する	以下について指導する	
●運動	自己の安全	誤解を修正する
十分に発達する	薬物乱用	学業, 趣味, 興味の継続を奨励する
急速な身体的成長	飲酒の危険性	

(次ページに続く)

(表2-10の続き)

発達課題, ニーズ	両親へのガイダンス	看護
二次的性徴	喫煙の危険性	
●言語・認知	機械類の安全性	
将来進むべき道を設計する	性的関係	
抽象的な解決や未来志向での問題解決ができる	デート	
	ゲーム・興味	
●恐れ	頭を使うゲーム	
切断	読書	
身体像の崩壊	絵画, 工芸, 趣味	
仲間からの拒否	ビデオゲーム	
	問題解決ゲーム	
	コンピュータ	

発達因子

乳児～幼児期(生後～3歳)
- 社交や遊びまたは教育のニーズを満たす機会が限られていることに関連するもの。以下の因子に続発する。
  ▶ 両親/重要他者との分離
  ▶ 不適切な養育的支援
  ▶ コミュニケーション不能(例. 聴力障害)
  ▶ (特定の)状態に伴う活動制限
  ▶ 重要他者を信頼できない。
  ▶ 世話する人が多すぎる。

前学童期(4～6歳)
- 社交や遊びまたは教育のニーズを満たす機会が限られていることに関連するもの。以下の因子に続発する。
  ▶ コミュニケーション能力の喪失
  ▶ 重要他者がいない
  ▶ 刺激の欠如
- 重要他者の喪失に関連するもの(死, 離婚)
- 仲間集団の喪失に関連するもの
- 家庭環境から離れることに関連するもの

学童期(6～11歳)
- 重要他者の喪失に関連するもの
  ▶ 仲間集団
  ▶ なれない環境

思春期(12～18歳)
- (特定の因子)に続発する自立と自律の喪失に関連するもの
- 仲間関係の破綻に関連するもの
- 身体像の破綻に関連するもの
- 重要他者の喪失に関連するもの

著者の注釈

さまざまな発達課題は, 特定の年齢集団と関連している〔例. 18～30歳:長続きする交友関係の構築。1～3歳:自律と自己コントロールの獲得(例. 排泄行動)〕。成人が発達課題を達成できないと, それが原因や寄与因子になって, 機能的健康パターンの中のいずれかの機能が変調をきたすことがある。たとえば, 〈社会的相互作用障害〉, 〈無力感〉などである。看護介入は過去の発達課題の達成よりも, 機能の変化に重点を置くので, 看護診断〈成長発達遅延〉を成人に使用する範囲は限られてくる。この診断は, 発達課題が達成困難な小児や思春期の青年に最も役立つ。

診断表現上の誤り

年齢(4歳)相応に排泄行動を自己コントロールできないことに関連した〈成長発達遅延〉

「排泄行動を自己コントロールできない」は寄与因子ではなく, 診断上の手がかりである。これは, 「年齢(4歳)相応に排泄行動を自己コントロールできないことで明らかなように, 不明の病因に関連した〈成長発達遅延〉」と書き直す必要がある。「不明の病因」を使用した場合, 看護師はこの問題の原因について, さらに多くのデータを収集することになる。

ダウン症候群に続発する精神遅滞に関連した〈成長発達遅延〉

精神あるいは身体障害者を表すために〈成長発

達遅延〉を用いる場合には，何が看護の焦点だろうか。看護介入により，クライエントのどのような目標を達成しようとしているのか。身体障害が発達課題達成の障壁になっているのであれば，診断は「障害に続発する発達課題(特定する，例. 社会化)を達成する能力の不足に関連した〈成長発達遅延リスク状態〉」になる。精神的な欠陥のある子どもに対して看護師は，どのような機能の健康パターンが変調をきたしているのか，あるいは変調する危険性が高いのか，必要な看護介入は何かといったことを判断したうえで，特定の問題(例. 排泄セルフケア不足)を取り扱わなければならない。

重要概念

一般的留意点

①発達とは，身体および精神能力，経験，学習の成熟が徐々に現れ，身体構造，思考あるいは行動が，一定の形式で，順を追って，生涯を通して変化すること，と定義できる。発達の結果，人は新たな成熟および統合レベルに到達する。成長とは，身体のサイズと機能，および体細胞の複雑さの増大である(Wong, 2003)。〈成長発達遅延〉では，成長と発達は同義になる。なぜなら，発達に影響のない成長だけの問題のほとんどが〈栄養摂取消費バランス異常〉になるからである。

②発達に関連する仮説は次のとおりである(Wong, 2003)。

- 人生の初期段階での成長と発達は，最も急速である。
- 小児期は，基盤形成期である。生涯にわたる発達がうまくいくかいかないかの基礎はこの時期に築かれる。
- 成長と発達は，連続的で，急成長する時期もあるが，決して直線的に上昇するわけではない。
- 発達は定義可能でかつ予想可能な，一連のパターンをたどる。
- 発達が急速なときには臨界期が存在し，ストレッサーへの反応に対する人間の能力は限定されている。
- 発達は頭部から尾部へ，近位から遠位(身体の中心部から周辺部)に向かって進行する。
- 発達は単純から複雑へと進む。
- 発達はすべての人間の要素(運動，知能，人格，社会性，言語)に起こる。

- 発達は，生物学的・成熟的・個別的な学習の結果である。

③しばしば発達は，「段階(stages)」や「レベル(levels)」という用語で定義される(例. エリクソンの理論やピアジェの理論)。さらに，達成すべき「課題(tasks)」で定義されることもある。「発達課題」は，生涯の特定の段階で成長上果たすべきことである。発達課題の達成が，その後の課題達成の成功につながる。発達はさまざまな影響を受けて，その過程が加速することもあれば停滞することもある。遺伝的な機能不全や病気の影響で生理的機能が混乱すると，一時的または永久的に発達を変える可能性がある。また，心理的・社会的影響は，発達をプラスあるいはマイナスに変えることがある。子どもにおける発達の変化がきわめて重大なのは，一生障害が残る基盤を作ってしまうかもしれないからである。小児期では発達が急激に加速するのでいくつかの臨界期が存在する(Wong, 2003)。

焦点アセスメント基準

各年齢集団に相応の発達上重要なことや行動については，看護介入および両親への指導に関する情報と同様に，表2-10を参照する。

主観的データ

データは，主要なケア提供者に確認する必要がある。

◉ **診断指標をアセスメントする。**

①発達レベル：「発達段階」で取り上げた「行動」(表2-10参照)は，直接の観察あるいは，両親や主なケア担当者からの報告を通してアセスメントできる。6歳未満の小児には，「デンバー発達スクリーニングツール(DDST)」を用いる場合もある。

◉ **関連因子をアセスメントする。**

①現在の栄養パターン
- 過去24時間の食事内容(親または子どもより聴取。食べ物の形態，摂取量)
- 摂食習慣
- 親/子どもの栄養についての知識
- 食事歴
- 出生時の身長/体重
- 食事や授乳に対する子どもの反応

②生理的変化

- 嘔気・嘔吐，下痢の有無
- 食物不耐症
- 疲労
- アレルギー
- 消化不良

③親の態度
- 子どもに何を期待しているか
- 親であることをどのように感じているか
- 子どもの世話やしつけに対する親の取り組み方はどうか
- 家庭の状況をどう感じているか
- 子どもの病気，治療／入院をどう感じているか
- 適切なアセスメントツールを用いて，家族機能をアセスメントする。

④環境内のストレッサー
- 家族の病気
- 子どもの病歴または入院歴
- 子どもの仲間・兄弟姉妹関係
- 家族の葛藤
- 学校での子どもの行動・成績

客観的データ

◉診断指標をアセスメントする。

①一般的外観
- 清潔度，服装
- アイコンタクト
- 顔面の反応
- 刺激に対する反応
- 機嫌（例．泣く，喜ぶ）

②親に対する反応・相互作用
- 親があやすと自然に喜ぶ。
- 処置や面識のない人に対する反応
- 分離時の反応

③栄養状態
- 身長／体重（標準値と比較する）
- 前後径周囲（〈栄養摂取消費バランス異常：必要量以下〉の焦点アセスメント基準も参照）

④排便と排尿のコントロール

⑤人格・社会性
- 言語・認知
- 運動活動：年齢に合った運動技能の発達達成度（表2-10）をアセスメントする。

⑥発達レベル〔「発達課題（表2-10）」の項に示された行動を見る〕

このほかの「焦点アセスメント基準」の情報は，http://thepoint.lww.com を参照

NOC
小児の発達レベル（年齢を特定する）

目標 ▶
子どもは，年齢集団に応じた行動の増加を示す。

指標（年齢を特定する） ▶
- 社会化
- 言語
- 運動能力
- セルフケア
- 認知能力

NIC
発達促進，ペアレンティング促進，乳児／小児ケア

【一般的看護介入】

◉原因あるいは寄与因子をアセスメントする。
関連因子を参照

◉年齢に関連した発達課題および予期的指導情報を両親に教える（表2-10参照）。

◉特定のアセスメントツールを使用し，子どもの発達段階を機能領域全般にわたり，慎重にアセスメントする〔例．「ブラゼルトンのアセスメント尺度」，「DDST」〕。

◉患児に年相応の発達課題に取り組む機会を与える（表2-10の「看護」の項を参照し，看護介入を立案する際の参考にする）。

◉生後～1歳

①ベビーベッドの中で，色彩の鮮やかな玩具を使い，刺激し（例．モービル，音の出る玩具，いろいろな感触のぬいぐるみ），頻繁に乳児を抱いたり話しかけたりする。

②授乳時は抱き，くつろいだ環境でゆっくり授乳する。

③授乳の前に休息時間を設ける。

④特に授乳時などに母子の相互作用を観察する。

⑤常にすばやく泣いている原因を調べる。

⑥一定のケア提供者が担当する。

⑦親の面会・訪問を奨励し，できればケアへの参加を促す。

⑧乳児が求める場合は，口唇刺激（指しゃぶり，おしゃぶり）を与える。

⑨可能であれば，児の手足が自由になるようにす

る。

◉ **1〜3歳半**
①一定のケア提供者が担当する。
②セルフケア活動を奨励する（例．自分で食べる，自分で着替える，入浴する）。
③子どもがしゃべった言葉を繰り返す，物の名前を言う，子どもと頻繁に話すことで言語の発達を強化する。
④仲間と一緒に，さまざまな玩具を使って遊ぶ時間を頻繁に与える（例．パズル，絵本，手先で操作する玩具，手押し車，車，積木，クレヨン）。
⑤子どもに処置をする前に，人形で全部やって見せる。
⑥子どもが自由に動きまわれる安全な場所を提供する。
⑦親の面会・訪問を促し，可能であれば，ケアへの参加を奨励する。
⑧痛い処置の後は，なだめる対策をとる。

◉ **3歳半〜5歳**
①セルフケアを奨励する。自分で身なりを整える，自分で着替える，歯磨き，髪をとかす。
②さまざまな玩具を使用し，ほかの子どもと頻繁に遊ぶ時間を提供する（例．プラスチックモデル，音の出る玩具，人形，操り人形，本，小型の滑り台，ワゴン，三輪車）。
③物語を読み聞かせる。答えや要求を言葉にするように言う。
④道具，物，人の名前を言葉で伝え，子どもにそれを繰り返すように言う。
⑤1人遊びや遊び場で探検する時間を与える。
⑥親の面会・訪問を奨励し，可能であれば，ケアへの参加を促す。
⑦時間の子どもの理解を助ける方法として，モニターやテレビを利用する（「『セサミ・ストリート』が終わったら，ママが来るよ」）。

◉ **5〜11歳**
①行われるケアについて子どもと話す。
②子どもからの要望を入れる（例．食事，衣服，日課など）。
③パジャマよりむしろ普段着を着ることを認める。
④病棟で，ほかの子どもたちとふれあう時間を設ける。
⑤子どもが1日あるいは1週間単位で仕上げられる工作を提供する。
⑥毎日時間を決めて，学業を続ける。
⑦積極的な行動をほめる。
⑧物語を読む。パズル，本，ビデオゲーム，図画，1人でできるいろいろなゲームを提供する。
⑨病棟の人たちに子どもを氏名で紹介する。
⑩両親，兄弟，仲間からの電話や訪問を奨励する。

◉ **11〜15歳**
①病状やケアについて感じていること，考え，心配なことなどを子どもと頻繁に話す。
②病棟で，同じ年代の子どもとふれあう機会を提供する。
③病棟が支援できる関心事や趣味をみつけ，毎日支援する。
④子どものスケジュールに合わせて療養のための日課の変更を認める。
⑤可能であれば，自分の衣服を着ることを認める。
⑥自分のケアの決定に子どもを加える。
⑦さまざまな活動に加わる機会を提供する（例．読書，ビデオゲーム，映画，ボードゲーム，工芸，外出や別の区域に行く）。
⑧両親，兄弟，仲間からの電話や訪問を奨励する。

R：成長・発達の側面にはすべて，予想可能な一定の順序がある。新しい行動や生物学的部位は，すでに確立されている行動や部位から生じる。各段階はいずれも，前の段階の影響を受けるとともに，次の段階に影響を及ぼす（Wong, 2003）。

R：発達を侵す可能性がある生理的，心理的，および社会的影響は，その大半が病気のケアとウエルネス・ケアの状況の中にあるので，看護師は小児にケアを提供する際，よく遭遇する。よって，看護介入は，特定の発達課題と発達情報に基づいて立案すべきである。看護師は，そのケアの一部として，主なケア提供者や親の姿が子どもの発達に及ぼす影響をも考慮しなければならない。幼年時代にみられる心理的および社会的影響力のほとんどは，親が本質的にコントロールしている。子どもは親に依存しているので，親の心理的および社会的影響力によって発達を修正することが可能である（Wong, 2003）。

◉ **必要であれば，健康教育や専門機関を紹介する。**
①発達上の問題に対する建設的な対処と発達過程の支援に関して両親に予期ガイダンスを提供す

る(表2-10)(〈ペアレンティング障害〉を参照)。
②適切な機関を家族に紹介し, 小児虐待, 親子の葛藤, 薬物依存などのカウンセリングや継続治療が受けられるようにする(〈家族コーピング無力化〉を参照)。
③永久的に機能障害が残る可能性のある場合は, 家族に適切な機関を紹介し, 組織的かつ継続的な刺激プログラムが受けられるようにする(例. 学校教育)。
④寄与因子特有の地域プログラムに紹介する〔例. 婦人児童向け栄養強化計画(WIC), ソーシャルサービス, ファミリーサービス, カウンセリング〕。
⑤両親を支援するいろいろなグループのリストを提供する(例. ダウン症候群協会, 筋ジストロフィー協会, 全国てんかん協会)。

R：病気, 入院, 家族からの分離, 葛藤, 不適切な養育は, 特定の病態生理学的過程が成長の妨げになるのと同様に, 最終的に子どもの発達に影響を及ぼす。最大限の回復をはかろうとするなら, 病気の間も子どもの発達過程の継続性を確保するために看護師は子どもと家族の両方を支える必要がある。さらに, 看護師はその子ども独自の発達レベルを維持するとともに, 最良の回復を促進するために, 刺激を与えようと努めなければならない。発達段階の刺激は, 親の支援や教育, 専門家への紹介, あるいは直接介入を通して生じる(〈ペアレンティング障害〉も参照)。

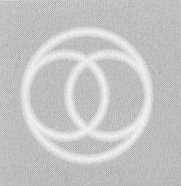

発達遅延リスク状態

Risk for Delayed Development

【定義】

発達遅延リスク状態：その年齢層の課題(社会的行動, 自己制御行動, 認知, 言語, 粗大運動あるいは微細運動)を遂行する能力が損なわれている危険性がある状態。

【危険因子】

〈成長発達遅延〉の関連因子を参照

目標 ▶

子ども・思春期の子どもは適切な行動を示しつづける。

指標 ▶ (年齢を特定する)
- セルフケア
- 社会性
- 言語
- 認識能力
- 運動能力

【一般的看護介入】

〈成長発達遅延〉を参照

成長不均衡リスク状態

Risk for Disproportionate Growth

【定義】

成長不均衡リスク状態：成長が障害されている危険性がある状態（年齢での97パーセンタイルを超える，あるいは3パーセンタイル未満）。

【危険因子】

〈成長発達遅延〉の「関連因子」を参照

目標 ▶

子ども・思春期の子どもは年齢相応の成長を示しつづける。

指標 ▶
- 身長
- 体重
- 頭周囲

【一般的看護介入】

〈成長発達遅延〉を参照

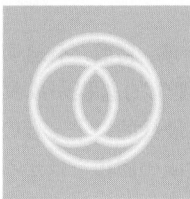

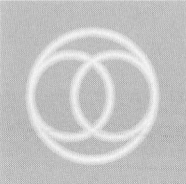

成人気力体力減退

Adult Failure to Thrive

【定義】

成人気力体力減退：対処が限られ，元気がなかなか回復しないという特徴のある，潜行性および進行性の身体的，心理社会的衰えを経験している状態。

【診断指標】

■ 必須データ（必ず存在，1つまたはそれ以上）
- 身体機能の衰え
- セルフケア不足
- 体重減少
- 社会的引きこもり
- 抑うつ状態
- 食欲不振
- 認知機能の衰え
- 無気力
- 楽しい活動への関心の欠如

【関連因子】

成人での気力体力の減退の原因（たいていは高齢者）はまだよくわかっていない。研究者は次にあげたような因子との関連性を明らかにしている。

■ 状況因子（個人・環境）
- 対処能力の低下に関連するもの
- 加齢の影響に適応する能力が限定されることに関連するもの
- ソーシャルスキルの喪失や結果として生じた社会的隔離に関連するもの
- 社会的かかわりの喪失に関連するもの
- 依存傾向の増加と絶望感に関連したもの

診断表現上の誤り…………………………

⦿ 認知症に関連した〈成人気力体力減退〉

認知症は成人気力体力減退の原因ではなく，むしろその状態の1つの反応として実際に現れる。原因が不明なので，「不明の病因に関連した〈成人気力体力減退〉」という診断が臨床的には使いやすいと思う看護師もいる。

重要概念

■ 一般的留意点

①生涯にわたって，最適な発達は個人的な変化や環境の変化への適応にかかっている（Berglandほか，2001；Newbernほか，1994）。

②人は生きようとする傾向がある（Felten，2000；Haightほか，2002；Wagnilほか，1990）。
- プライドがある。
- 他者を助ける。
- 家族からの支えがある。
- 辛抱強い。
- 自立している。
- 苦難を乗り越えた経験がある。
- 文化的価値，霊的価値，民族的価値をもっている。
- セルフケア活動を日ごろから高めている。

③不幸なライフイベントでの変化に対処できない高齢者は，守ってくれるものもなく，空虚で孤独であると感じることがある（Newbernほか，1994）。

④「命の始まりにあっても，その終わりにあっても，人として生き生きとするには，環境との相互作用が重要である」（Newbernほか，1994，p.844）。

⑤無力感と絶望感に打ちのめされた高齢者はあきらめてしまう。

⑥気力体力の減退というのは，慢性疾患や加齢による変化があっても，高齢者は意欲的に生きるべきであることを言外にほのめかしている。気力体力の減退は，加齢に常に伴うものではない（Kimballほか，1995）。

⑦回復力は，かなりのストレスや有害なできごとであったとしても，すぐに立ち直るかうまく対処できるといった能力と特性の組み合せである（Tusaieら，2004）。

■ 焦点アセスメント基準

アセスメントをして，「成人気力体力減退」と診断するには，最新の病理学的な評価，あるいは治療上での状態かどうかの評価と，（身体的，認知的）機能の徹底的なアセスメント，およびその人の強みと対処機制の評価を必要とする（Kimballほか，1995）。そのような領域での焦点アセスメントは，この本の別の看護診断の中にもみられる。

①セルフケア能力：〈セルフケア不足シンドローム〉を参照
②認知：〈思考過程混乱〉を参照
③対処：〈非効果的コーピング〉を参照
④社会化：〈孤独感リスク状態〉を参照
⑤栄養：〈栄養摂取消費バランス異常〉を参照

このほかの「焦点アセスメント基準」の情報は，http://thepoint.lww.com を参照

> **NOC**
> 身体的老化状態，心理社会的適応：生活の変化，生きる意志

目標 ▶
クライエントは，より機能を発揮できるようにかかわる。

指標 ▶
- 社会的なかかわりが増える。
- 現在の体重を維持あるいは増加させる。

> **NIC**
> コーピング強化，希望注入，霊的支援，家族支援，紹介

【一般的看護介入】

①抑うつの評価をするためにクライエントをセラピストに紹介する。
  R：家に引きこもった高齢者の52%に抑うつ状態がみられる（Loehr，2004）。

②栄養失調，腎不全，認知症および脱水についてアセスメントする。
  R：栄養失調，脱水などの状態が認知の低下の原因となることがある。

③社会化を促す（〈孤独感リスク状態〉を参照）。

④楽しみをもたらす活動を明らかにすることに努める。

⑤音楽療法，レクリエーション療法，回想療法のような社会的なかかわりを増やす機会を提供する。

⑥共感的で敬意のこもったケア基準を維持する。

⑦変化に適応できるようクライエントを支援する。
- 嫌な経験を聞き出し，それについて話すよう促す。
- 強みや成功体験について回想するよう促す。
- このような変化への適応が難しいのは当然であることを認める。

⑧好きなことや嫌いなこと，興味，趣味，職歴について，意味のある役立つ会話にもっていく。

⑨他の成人と同じように話す。通常の声の大きさで，適時視線を合わせ，ゆっくりした口調で話す。

⑩クライエントができるだけ自立できるように促す。

　R：強みに焦点を当てた介入は，自己価値の回復とストレスの軽減に役立つことがある（Kimballほか，1995）。

　R：介入によって，自分は役に立たない人間だという感情を取り除くように努める。

⑪敬意を表し，共有することを促す。
- クライエントが何を言っているのかに注意を向ける。
- 意味のある意見を取り上げ，話し合いを続ける。
- 接触をはかるたびに，相手を名前で呼び，自己紹介をする。喜ばれる場合はタッチを使う。
  R：感じていることを承認してもらうことで人間としての尊厳が強まる。

⑫特定の問題に関しては，〈栄養摂取消費バランス異常〉，〈セルフケア不足〉，〈非効果的コーピング〉，〈思考過程混乱〉，〈孤独感リスク状態〉などの看護診断を参照

⑬安全上の問題を継続的に評価する。
　R：自立性や尊厳を失うことは，自尊感情にマイナスに作用する（Newbernほか，1994）。

⑭認知の変化として社会的交流と栄養について観察する必要性を家族に説明する。
　R：家族との連携で高齢者の生活を改善すべきである（Gosline，2003）。

⑮必要ならば，健康教育を設けたり専門家を紹介する（例．自宅でのアセスメントには，在宅ケア機関に相談する）。

⑯できるならば，少なくとも週毎に家の外に出る必要性について説明する（Konoほか，2004）。追加の介入については〈慢性混乱〉を参照
　R：家にひきこもった高齢者には高い率で抑うつ状態がある。

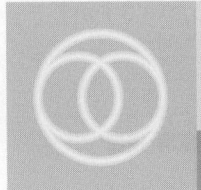

リスク傾斜健康行動

Risk-Prone Health Behaviors

【定義】

リスク傾斜健康行動：個人が健康状態の変化にあわせて生活様式あるいは行動を修正することができない状態。

【診断指標】

■ 必須データ（必ず存在，1つまたはそれ以上存在）
- 健康状態の変化を最小限にする。
- 健康問題を予防する行動がとれていない。

【関連因子】

■ 状況因子（個人・環境）
- 以下に関連するもの
  - ▶ 自己効力感が低い
  - ▶ ヘルスケアに対する否定的な態度
  - ▶ 多種多様なストレス因子
  - ▶ 不適切なソーシャルサポート
  - ▶ 資源が不十分
  - ▶ 経済力が不十分
  - ▶ 多種多様な役割責任
- 以下に続発する理解力の障害に関連するもの
  - ▶ 識字能力が低い
  - ▶ 言語の壁

著者の注釈

この新しい診断は，NANDA看護診断〈適応障害〉に取って代わるものである。〈リスク傾斜健康行動〉は〈非効果的健康維持〉や〈ノンコンプライアンス〉と共通するものがある。本書の著者は，慢性的な健康問題や疾患の危険性をもたらす不健康な生活様式のクライエントを表すのに，〈非効果的健康維持〉の診断を使用することをお勧めする。〈ノンコンプライアンス〉は，従いたいという気持ちがあるが，順守を阻む因子があるクライエントに用いられる。

〈リスク傾斜健康行動〉は，動機や理解力，個人的な障壁によって健康問題への対処に関与できない個人を示している。

診断表現上の誤り

⊙ 高脂肪分の食事や座位中心の生活様式に関連した〈リスク傾斜健康応〉

この診断は不健康な生活様式を表している。ここでの関連因子は実際の徴候や症状であって，関連因子ではない。したがって，診断は，「高脂肪分の食事や座位中心の生活様式によって明らかなように，不明の原因に関連した〈非効果的健康維持〉」となる。看護師は，「関連した」の言葉のもとにどんな因子が，たとえば知識の欠如や時間がない，アクセスの障害などをアセスメントする必要がある。

⊙ 毎日血糖値をモニターする必要がないという発言によって明らかなように，不明の原因に関連した〈ノンコンプライアンス〉

糖尿病のクライエントが血糖値をモニターしたがらない場合，焦点は，動機や態度，行動の変容によって，クライエントの理解を促すことに当てられる。ここでは，「毎日血糖値をモニターする必要がないという発言によって明らかなように，不明の原因に関連した〈リスク傾斜健康行動〉」のほうが適切である。なぜならば，行動変容に焦点が当たっているからである。〈ノンコンプライアンス〉は動機に関連しない障害に焦点が当てられる。

重要概念

■ 一般的留意点
- 「自己管理支援とは，行動や臨床結果に関連した健康を改善する日常的な意思決定を促すために，ケア提供者が慢性疾患のクライエントに与える支援のことである」（Bodenheimerほか，2005，p.4）。
- ケア提供者との共同関係によって，クライエントは健康行動を選択できる（Bodenheimerほか，2005）。
- 健康教育や自己効力感，学習への障害について

の重要概念は，〈非効果的治療計画管理〉を参照
- やる気を起こさせる面談は，レディネス（準備状態）＝重要性×自信というモデルに変容するための準備である。変容（重要性と自信）の準備状態をアセスメントするため，また準備状態を高めるようクライエントを促すため，技能が用いられる（Rollnik ほか，2000）。

■ 識字能力

- 健康識字力とは，「適切な健康上の意思決定をするために必要とされる，基本的な健康情報やサービスを得たり，処理したり，理解する能力をクライエントが有している程度」のことである（Cutilli，2005）。
- 識字力が低くなる可能性の高い人とは以下のとおりである。
  - ▶貧困である。
  - ▶南部や西部に住んでいる。
  - ▶学歴が高校卒業以下である。
  - ▶65歳以上の異国民や少数民族である。
  - ▶身体的/精神的な障害がある。
  - ▶ホームレスや受刑者である。

焦点アセスメント基準

識字力レベル（Murphy ほか，1993）
- クライエントに次の単語を読んでもらう。

脂肪（fat）	疲労（fatigue）
インフルエンザ（flu）	指導管理（directed）
錠剤（pill）	結腸炎（colitis）
アレルギー（allergic）	便秘（constipation）
黄疸（jaundice）	骨粗鬆症（osteoporosis）
貧血（anemia）	

注：fat，flu，pill は採点しない。正解が6つ以下であれば，識字力が低い可能性がある。

① 状態に関する知識をアセスメントする。
たとえば，
- ▶糖尿病とはどんな疾患かご存知ですか
- ▶高血圧症について何か知りたいですか
- ▶糖尿病の合併症を予防するために何をすべきかご存知ですか

② 障害についてアセスメントする。
- ▶血圧（血糖値あるいは体重）が高いままである原因は何だと思いますか
- ▶血圧（体重，血糖値）を下げるために何ができますか
- ▶たばこ（あるいは飲酒）をやめたいですか？
- ▶何が妨げとなっていますか

NOC
順守，症状コントロール，治療行動：疾病/損傷

目標 ▶
クライエントは，健康問題に対処するために1つの行動を修正する意思があることを言葉にする。

指標 ▶
- 健康問題について説明する。
- 健康を損なうことと現在の行為行動の関係性について説明する。
- 目標設定を行う。

NIC
介入，健康教育，共同目標設定，自己責任促進，教育：疾患経過，意思決定過程

【一般的看護介入】

- **識字力が低いと疑われる場合，クライエントが一番ストレスを感じていることから始める。**
  - ■簡潔に話す。
  - ■繰り返し話し，クライエントにも繰り返してもらう。
  - ■絵を使う。
  - ■適当な例を使う。
  - ■実際にやってみせて，クライエントにもやってもらう。
  - ■ビデオやオーディオテープなどを利用する。
  - R：読解力に問題があると認識している人は，口頭だけの指導や患者教育資料に困難さを感じる（Kalichman ほか，2005）。
- **一緒に意思決定をする**（Bodenheimer ほか，2005）。
  - ■クライエントの健康を改善するための選択肢をいくつか挙げる。たとえば糖尿病の場合，
    - ● 運動
    - ● 健康的な食生活
    - ● 薬物療法
    - ● 血糖値のモニタリング
    - ● クライエントが挙げた選択肢
- **クライエントが集中したい活動がリストにあるかどうか尋ねる。**
  - R：ケア提供者は，健康関連の意思決定を行ううえで，ケアの専門知識やツールを提供できる。

- **クライエントは日常の意思決定に対して責任を有している**（Bodenheimer ほか，2005）。
  クライエントが方向性を示せるよう情報を提供する。
  - 「〜について何を知りたいですか？」と尋ねる。
  - クライエントが求めている情報を提供する。
  - 理解しているかどうかクライエントに確認する。
  - ほかに質問がないかどうか尋ねる。
  - R：クライエントが受け取る情報が多すぎたり少なすぎたりする場合が多い。学習する側が学習内容を選択することによって，健康関連の成果が向上する（Bodenheimer ほか，2005）。
- **クライエントに目標や行動，活動を繰り返してもらう。**
  - R：理解をアセスメントすることによって，順守や成果を改善することができる。
- **変容の準備状態をアセスメントする。**
  - クライエントが行動変容をどのくらい重要と考えているか判断する。たとえば，
    あなたにとって活動を増やすことはどのくらい重要ですか。0〜10で示してください。
    　　0＝まったく重要でない
    　　10＝重要である
  - R：クライエントは健康を改善するために行動変容が重要でないと思っているかぎり，行動変容を始めようとしない（Bodenheimer ほか，2005）。
- **クライエントが行動変容させる自信をどのくらいもっているか判断する。**
  たとえば，もっと運動をできる自信がどのくらいありますか。0〜10で示してください。
  - クライエントが変容の準備状態にあるかどうか判断する。
  - 重要性のレベルが7以上であれば，自信のレベルをアセスメントする。重要性のレベルが低い場合，行動変容をしない場合の危険性についての情報をもっと提供する。
  - 自信のレベルが4以下の場合，なぜ1ではないのかをクライエントに尋ねる。
  - 低い採点を8まで挙げるのに何が必要かをクライエントに質問する。
  - R：重要性や自信のレベルが低い場合，具体的な行動変容の活動計画は真の共同作業とはならない。
- **現実的な目標や活動計画を一緒に立てる。**
  たとえば，「週にどのくらい今の区画の2倍の長さを散歩できますか」
  - R：成功するたびにクライエントの自信のレベルは上がる。失敗を恐れて到達しやすい目標を立てないようアドバイスする（Bodenheimer ほか，2005）。
- **クライエントがどのくらい実行しているかを知るため，2週間ごとに電話をしてもよいかどうか確認する。徐々に月ごとに間を延ばしていく。**
  - R：電話によるサポートは，健康識字力が限られている人や複数の慢性的な健康問題を抱えている人，ケアが途切れている人に有益であることがわかっている（Piette, 2005）。

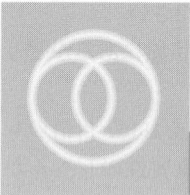

非効果的健康維持

Ineffective Health Maintenance

非効果的健康維持
- ▶ 喫煙の影響と利用できる自助資源についての不十分な知識に関連した
- ▶ ストレッサーに反応して増えた食物摂取量と摂取に対して不十分なエネルギー消費に関連した

【定義】

非効果的健康維持：個人あるいは集団が，不健康なライフスタイルや健康を管理する知識がないために，健康の破綻をきたしている状態，あるいはその危険性の高い状態。

【診断指標】

■ 必須データ（必ず存在，1つまたはそれ以上）

不健康な習慣やライフスタイルをしていると報告する，あるいは実際に示す。
- 乱暴な車の運転
- 物質乱用
- 過食
- 脂肪分の多い食事
- 日光に過剰にさらされる
- 座りがちなライフスタイル
- 不適切な歯のケア
- 不適切な個人衛生
- 不適切な口腔衛生

■ 副次的データ（おそらく存在）

以下のことを報告する，あるいは実際に示す。
- 皮膚と爪
  - ▶ 悪臭
  - ▶ 説明できない傷跡
  - ▶ 日焼け
  - ▶ 皮膚病変（吹出物，発疹，乾燥肌や鱗状肌）
  - ▶ 異常な色調，蒼白
- 呼吸器系
  - ▶ よく感染する。
  - ▶ 労作時呼吸困難
  - ▶ 慢性の咳嗽
- 口腔
  - ▶ よく痛みが生じる（舌，頬部粘膜）。
  - ▶ 早い年齢で歯を失う。
  - ▶ 口腔ケアの不足や物質乱用に伴う口腔内病変（白斑，瘻孔）
- 消化器系と栄養
  - ▶ 肥満
  - ▶ 慢性消化不良
  - ▶ 慢性の不規則な便通
  - ▶ 食欲不振
  - ▶ 慢性貧血
  - ▶ 悪液質
- 筋骨格系
  - ▶ 頻回のこむらがえり，背部痛，頸部痛
  - ▶ 柔軟性および筋力の低下
- 泌尿生殖器系
  - ▶ 頻回の生殖器の病変や感染
  - ▶ 潜在的に健康によくない市販品（化学洗浄液，膣芳香剤，点鼻薬）の頻用
- 体質
  - ▶ 慢性的な倦怠感
  - 頭痛
  - 無感動
- 精神情動面
  - ▶ 情緒不安定
  - ▶ 落胆した気持ちを頻回に味わう。

【関連因子】

〈非効果的健康維持〉はいろいろな因子によって引き起こされる。以下によくみられる原因を示す。

■ 状況因子（個人・環境）

- 以下のことに関連するもの
  - ▶ 情報の誤った解釈
  - ▶ 動機の欠如

▶教育や学習レディネスの欠如
▶適切な医療サービスを利用しない。
▶不適切な健康教育
▶(特定の)状況に伴う理解能力の障害

発達因子

表2-11に年齢に関連した状態を示す。
年齢に関連した危険因子についての教育不足に関連するもの。以下に例を示す。

小児期
- セクシュアリティおよび性的発達
- 不活発
- 物質乱用
- 栄養不足
- 危険

思春期
- 小児期と同じ
- 物質乱用
- 自転車, 自動車の安全運転

成人期
- 親役割
- 安全習慣
- 性的機能

高齢期
- 加齢の影響
- 感覚障害

著者の注釈

〈非効果的健康維持〉という看護診断は, 健康な人にも病気の人にも適用できる。健康とは, 機能の最高レベルに対する認識に基づいて個々人が定めた, ダイナミックで常に変化する状態である。たとえば, マラソン走者の健康の定義は, 下半身不随の人の健康の定義とは違う。各個人には自分自身の健康に関する責任があるため, 〈非効果的健康維持〉はクライエントに治療を受けようという気持ちにさせる際の診断である。健康維持に関する看護師の重要な責任には, よりよい健康は可能であるという意識を高めることも含まれる。

この診断は, 不健康なライフスタイルを変えたいと願っている人に適用される。不健康なライフスタイルの例は, 仕事についての極度の不満, 運動不足, 休息しても元気を取り戻せない, 脂肪・塩分・炭水化物の多い食事, 喫煙, 肥満, 過度の飲酒,

〈非効果的健康維持リスク状態〉という看護診断は, 救急医療センターから退院する前に, 退院後の健康維持の問題を予防するため教育や専門機関への紹介が必要な人を表現するのに有用である。

〈健康探求行動〉は, 高いレベルの健康の促進と維持(例. 予防行動, 年齢別スクリーニング, 最適な栄養)に関連した健康教育を望んでいる個人や集団, あるいはNANDAの定義による「健康のより高いレベルへ移行するために, 個人の健康習慣を変えるための方法を求めている」個人や集団を表現するのに用いられる。多くの場合, この診断は病気の症状のない人を表現する。しかしながら, 慢性疾患をもつ人がある特定の領域でより高いレベルのウエルネスを達成するのを援助する場合にも用いることができる。高いレベルのウエルネスとはよい健康とは異なり, 個人が潜在能力を最大に発揮するための統合された方法として定義できる(Dunn, 1959)。たとえば, 多発性硬化症で多くの身体的問題をもつ女性の場合, 〈健康探求行動:乳房の自己診察〉という診断名を使って乳房の自己診察, あるいはリラクセーション法を指導することができる。

〈健康探求行動〉はしばしば, たとえば〈健康探求行動:乳房の自己診察〉のように, 診断の記述の一部分にクライエントが求めている特定の健康活動がつけられる。〈健康探求行動〉の場合は, 「～に関連した」を使う必要はない。その診断名で, 健康のより高いレベルをクライエントが目指していると理解できる。看護師が各クライエントに同じ因子を繰り返し使用したいと望まないかぎり(例.〈健康探求行動:健康を最大にしたい願望に関連した乳房の自己診察〉), 関連因子は原因や寄与因子を示すことはない。

焦点が病気・治療志向の医療システムから健康志向のシステムに移行するにつれて, 〈非効果的健康維持〉と〈健康探究行動〉はますます重要な看護診断になる。ますます疾患が重くなり入院期間が短くなるにつれ, 看護師は健康促進を目指して創造的であること(例. 印刷物, テレビ教育, 地域に根ざした計画の利用)が求められる。

診断表現上の誤り

●禁煙の拒絶に関連した〈非効果的健康維持〉

禁煙の拒絶は, たとえば, クライエントは十分な説明を受けたうえで意思決定したことなのか, 呼

表2-11 年齢別の発達レベルに対する1次予防と2次予防

発達レベル	1次予防	2次予防
乳児期 （0〜1歳）	・育児指導 　乳児の安全 　栄養 　母乳栄養 ・感覚刺激 　マッサージとタッチ 　視覚刺激 　　動き 　　色 　聴覚刺激 　　言葉 　　音楽 ・予防接種 　ジフテリア・百日咳・破傷風三 　　種混合ワクチン 　ポリオワクチンヘモフィラス・ 　　インフルエンザ菌タイプB 　B型肝炎 　インフルエンザ 　肺炎球菌インフルエンザ ・口腔衛生 　おしゃぶり 　フッ素含有水（必要であれば生 　　後6か月以降） 　砂糖入り食物や飲み物を避ける	・2〜3か月ごとの健診 ・出生時スクリーニング検査 　先天性股関節脱臼 　フェニルケトン尿症 　黒人，地中海人種，極東東洋人の子どもにみられるG- 　　6-PD欠乏症 　鎌状赤血球 　ヘモグロビンやヘマトクリット（貧血性の） 　囊胞性線維症 　視覚（驚愕反射） 　聴覚（音に反応しその方向を向く） 　ツベルクリン検査（生後12か月） 　発達のアセスメント ・ハイリスク児のスクリーニング検査と介入 　低出生体重児 　妊娠中の母親の物質乱用 　　アルコール：胎児アルコール症候群 　　タバコ：乳児突然死症候群（SIDS） 　　薬物：中毒性新生児，AIDS 　妊娠中の母親の感染
前学童期 （1〜5歳）	・育児指導 　歯磨き 　しつけ 　栄養 　事故防止 　正常な成長と発達 ・子どもへの教育 　自分で歯磨き 　衣服の着脱 　介助つきの入浴 　自分で食事 ・予防接種 　ジフテリア・百日咳・破傷風三 　　種混合ワクチン，経口ポリオ 　　ワクチン 　MMR（麻疹，風疹，おたふくか 　　ぜ）混合ワクチン 　HIB 　インフルエンザ 　水痘 　A型肝炎（ハイリスク） 　肺炎球菌のB型肝炎	・2〜3歳の健診と就学前の健診（尿検査，血液一般） ・ツベルクリン検査（3歳） ・発達アセスメント（年1回） 　言語発達 　聴覚 　視覚 ・スクリーニング検査と介入 　鉛中毒 　発達遅延 　ネグレクトまたは虐待 　動脈硬化疾患（例．心筋梗塞，脳血管障害，末梢血管疾 　　患），糖尿病，高血圧，痛風や高脂血症の多い家族歴— 　　2歳の空腹時の血清コレステロール，正常であれば， 　　以後3〜5年ごと 　斜視 　聴覚障害 　視覚障害

（次ページに続く）

(表2-11の続き)

発達レベル	1次予防	2次予防
前学童期 (1～5歳)	・歯科, 口腔衛生 　フッ素治療 　フッ素含有水	
学童期 (6～11歳)	・子どもへの健康教育 　四大栄養素 　事故防止 　戸外での安全 　物質乱用の相談 　思春期の身体的な変化に関する 　　準備教育 ・予防接種 　破傷風(11～12歳) 　ジフテリア・百日咳・破傷風三 　　種混合ワクチン, ポリオワク 　　チン, MMR混合ワクチン(4 　　～6歳に追加免疫) 　肺炎球菌(ハイリスク児) 　水痘(感染歴がないなら11～ 　　12歳) ・歯科衛生(6～12か月ごと) 　フッ素治療の継続 ・全身の診査	・全身の診査 ・3年ごと(6歳と9歳)のツベルクリン検査 ・発達アセスメント 　言語 　視覚：学校での視力検査 　　6～8歳は図表を用いる 　　8歳以上は, アルファベット表を用いる 　聴覚：聴力検査 ・コレステロール像, 危険性が高い場合は, 3～5年ごとに ・血清コレステロール値の測定を1回(危険性がない場合)
思春期 (12～19歳)	・健康教育 　適切な栄養と健康的な食事 　性教育 　　選択肢 　　危険性 　　予防法 　　性感染症 ・安全な運転技術 ・大人になるための課題 　求職と職業選択 　デートと結婚 　物質乱用の対処 ・運動競技や水中での安全 ・皮膚ケア ・歯科衛生(6～12か月ごと) ・予防接種 　必要であればB型肝炎 　12～14歳にTOPV追加免疫 　Gardisal (9～26歳でHPVを 　　1回)	・全身の診査(思春期直前か13歳) 　血圧 　コレステロール 　ツベルクリン検査(12歳, 危険性が高い場合は毎年) 　梅毒血清反応試験 　血液一般 　尿検査 　女性：乳房自己検診(BSE) 　男性：精巣自己検診(TSE) 　性的に活動的な女性：1年おきに2回の細胞診および内診(内診 　　で頸部の淋病培養)；両方が陰性なら3年ごと ・ハイリスク者のスクリーニング検査と介入 　抑うつ 　自殺 　物質乱用 　妊娠 ・アルコール中毒や家庭内暴力の家族歴 ・性感染症
青年期 (20～39歳)	・健康教育 　基礎代謝率の変化にあった適切 　　な栄養摂取による体重管理 　コレステロールの低い食事	・全身の診査(20歳, その後5～6年ごと) ・女性：月1回の乳房自己検診, ハイリスクでない限り1～2年 　　ごとのPap

非効果的健康維持

(表 2-11 の続き)

発達レベル	1次予防	2次予防
青年期 (20〜39歳)	• ライフスタイル相談 　ストレス対処スキル 　安全運転 　家族計画 　離婚 　性行為 　親役割の技能 　定期的な運動 　健康的な環境の選択 　アルコール・薬物使用 　聴力保護装具の使用 • 歯科衛生(6〜12か月ごと) • 予防接種 　20歳とその後10年ごとの破傷風 　女性：風疹(血清抗体陰性なら) 　ハイリスク者に対してB型肝炎	• 全女性：35〜40歳に基準となる乳房X線撮影 • 近々親になる人：ダウン症やテイ・サックス病のハイリスク者のスクリーニング検査 • 妊娠中の女性：性病,風疹抗体価,Rh因子,35歳以上の女性の羊水穿刺(希望があれば)のスクリーニング検査 • ハイリスクならスクリーニング検査と介入 　乳癌の既往がある女性：35歳とそれ以後に年1回の乳房撮影 　乳癌の母親か姉妹のいる女性：上記と同じ 　直腸癌の家族歴があるか,ハイリスク者：年1回の便潜血検査,直腸指診,S状結腸鏡 　結核の危険があればツベルクリン検査 　35歳時に通常の診査とともに緑内障のスクリーニング検査 　正常なら,5年ごとのコレステロール値の測定 　境界線なら,1〜2年ごとのコレステロール値の測定
壮年期 (40〜59歳)	• 健康教育：成人期に続く • 中年期の変化の相談(女性と男性)(青年期も参照) 　「空の巣症候群」 　定年退職への準備教育 　祖父母になること • 歯科衛生(6〜12か月ごと) • 予防接種 　10年ごとの破傷風 　インフルエンザ：慢性閉塞性肺疾患や虚血性心疾患のハイリスク者は年1回 　肺炎球菌(5〜6年に1回)	• 臨床検査総合評価(血液・尿検査,X線検査,心電図)を含む全身の診査(5〜6年ごと) • 必要であれば骨粗鬆症のスクリーニング • 女性：月1回の乳房自己検診 • 男性：月1回の精巣自己検診 • 黒人,ヒスパニック系の40歳以降,他の人種では50歳以降,毎年PSA検査 • 女性：1〜2年ごとの乳房X線撮影(40〜49歳),50歳以降は毎年 • 3〜5年ごとのシオッツ眼圧計検査(緑内障) • 50歳か51歳にS状結腸鏡,陰性ならそれから4年ごと • 50歳とそれ以降年1回の便潜血
老年期 (60〜74歳)	• 健康教育：これまでのカウンセリングを継続 　家庭内の安全 　定年 　配偶者,親類,友人の喪失 　特定の健康上のニーズ 　　栄養の変化 　　聴力や視力の変化 　歯科,口腔衛生(6〜12か月ごと) • 予防接種 　10年ごとの破傷風 　インフルエンザ(年1回) 　肺炎球菌(5〜6年ごと)	• 臨床検査アセスメントを含む全身の診査(2年ごと) • 年1回の血圧測定 • 女性：月1回のBSE,1〜3年ごとのPap • 男性：月1回のTSE,年1回前立腺特異抗原検査 • 年1回の便潜血 • 4年ごとのS状結腸鏡 • 年1回の眼検査 • 必要であれば骨粗鬆症のスクリーニング • ハイリスク者のスクリーニング検査 　抑うつ 　自殺 　アルコール・薬物中毒 　「老齢者の虐待」
高齢期 (75歳以上)	• 健康教育：これまでのカウンセリングを継続	• 年1回の全身の診査 • 女性：年1回の乳房X線撮影,4年ごとのS状結腸鏡

(次ページに続く)

望ましいと考えられている．塩分は普通食ではよく使われている）を実行している．
- 健康的な行動を実行しようとすることを妨げる心理的な障害がある．
- 財政的な資源が不足している．

■ 栄養
〈栄養摂取消費バランス異常〉の重要概念を参照

■ 運動
①定期的な運動は以下の点を増強する．
- 心血管系‐呼吸器系の耐久性
- 筋肉の強さ
- 筋肉の耐久性
- 柔軟性
- 組織への栄養運搬能力
- 心理的ストレスに耐える能力
- 体脂肪容量の消費能力

②運動プログラムには，準備運動（ゆっくりと10分間），耐久性運動，整理運動（ゆっくりと伸展運動をする，5〜10分間）が含まれる．

③最適な運動に関する最新の考えは以下のとおりである．
- 身体的な活動をいわゆる「運動」より重視する．
- ほどよい身体的活動は大変有効である．
- 積算して30分以上の断続的な身体的活動が有益である．

④長期間の運動を促進するには，クライエントは以下のことが必要である（Mooreほか，2002）．
- 再発を防ぐための計画で逆戻りに対応する．
- 実行可能な目標を設定する．
- 運動日誌をつける．
- 友人と一緒に運動する．

■ 減量
①過剰摂取は身体的，社会的，心理学的な要素をもつ，複雑で多面的な問題である．
②両親とも肥満である子どもの80％が肥満になる．これに対して両親の一方が肥満である場合は40％，両親ともに肥満でない場合は7％である（Buitenほか，2000）．
③肥満度指数（BMI）は，体脂肪を概算する体重と身長の割合である（Dudek, 2001）．第3次国民の健康と栄養診断調査（NHANES Ⅲ）によれば，5,490万人の20歳以上のアメリカ人が体重過剰

④1日に50〜100 kcalの過食は，1年に2.25〜4.5 kgの体重増加を引き起こす（Dudek, 2001）．
⑤体重の変動は，特に女性の場合によくみられる．毎日の体重測定に惑わされたりガッカリさせられたりすることがある．身体計測のほうが減量を知るよりよい基準である．
⑥定期的に運動することで引き締まった筋肉が増える．筋肉は脂肪より重いので，体重が増えたことになって現れる．
⑦食事制限はたいてい長続きせず，健康的な食事パターンを築くことができない．比較的うまくいくやり方は現存の食習慣を修正することである（Wierengaほか，2002）．

■ 喫煙
①喫煙によって4,000以上の化学物質が血液中に吸収され，また消化器系経路に吸い込まれ，口腔と呼吸器系に直接作用する（Andrews, 1998）．
②喫煙者には慢性の咳，痰の増加，呼吸困難や肺活量の減少がみられる（Andrews, 1998）．
③タバコの使用は女性の予防可能な死の主要な原因である（CDC, 2004）．
④米国では男性の25％と女性の21％が喫煙する．アメリカ先住民/アラスカ先住民では，女性喫煙者の割合は42.5％である（CDC, 2004）．
⑤妊娠中の喫煙は米国において全乳児死亡の10％に関係していると考えられている（CDC, 2004）．
⑥妊娠中の喫煙は，子どもの身体的発育と知的発達に悪い影響を与える．喫煙する女性は，早期閉経，骨密度の低下，そして骨粗鬆症の危険にさらされている（Andrews, 1998）．
⑦喫煙は心血管系に直接的な長期にわたる影響を与える．直接の影響は血管収縮と血液中の酸素の低下で，血圧が上昇し，心拍数が増加して不整脈が起こりやすくなり，心臓の負担が増加する．長期の影響には冠動脈疾患，脳血管発作，高脂血症，心筋梗塞の危険性の増加がある．また，喫煙は，高血圧や末梢血管疾患（例．下肢の潰瘍），慢性的な動脈血ガスの異常（低O_2あるいはPo_2，高CO_2あるいはPco_2）を引き起こす．
⑧煙なしタバコ（嗅ぎタバコ，かみタバコ）の使用

メリカ人，大部分は10代の男性と成人の男性に，その危険性がある。

⑨タバコの使用は次にあげる癌に対して有意な危険因子となる。舌癌，口腔粘膜癌，喉頭癌，肺癌，膀胱癌，頸部癌である。他の発癌性物質（アルコール，アスベスト，炭塵，ラドン）と結合すると，健康阻害の危険性が高まる。癌の再発率は，クライエントが治療中や治療後にタバコの使用を続けていると増加する（USDHHS，2000）。

⑩ニコチンはタバコの煙と液の中の主な嗜癖物質である。タバコの使用は嗜癖である。これらのクライエントは，短期間の使用中止と長期間のタバコから解放された生活についての特別な援助を必要としている。

⑪非喫煙者がタバコの煙を吸入する受動喫煙も，健康に否定的な影響があることがわかっている（Andrews，1998；Pletsch，2002）。

- 狭心症の人は煙の充満する部屋の中で一層大きな不快を経験する。
- 喘息クライエントがタバコの煙を吸うと，気管支痙攣が増強する。
- タバコを吸う両親と生活している子どもは，非喫煙者と生活している子どもよりも呼吸器系の感染にかかりやすくなる。
- 受動喫煙が非喫煙者に肺癌の原因をもたらす。
- 乳幼児突然死症候群は，妊娠中に喫煙した母親の乳幼児に2〜4倍多くみられる。
- 過去25年間に，ほとんどの医療職に喫煙行動の著しい下降傾向がみられたが看護はそうではない。推定では看護師の25〜29％がまだ喫煙をしている。看護師についての研究では，職業のストレスと喫煙の社会的影響を結びつけている（Cinelliほか，1988）。喫煙する看護師はクライエントへ悪い信号を送っていることになる。Ash（1987）によれば，「役割モデルは望ましい行動の手本となるよう，喫煙しないし，ほかの人が模倣したいと思うようなやり方で行動する」ということである。

■ 骨粗鬆症

①40歳ごろに始まる加齢による変化によって，女性も男性も骨皮質が10年間に3％ずつ減少する（Woodheadほか，1998）。

②すべての大腿骨頸部と脊椎骨折のうち，30％の大腿骨頸部骨折と20％の脊椎骨折は骨粗鬆症の男性に起こっている（Eastellほか，1998）。

③骨梁の喪失は40歳代に始まり，10年間に6〜8％の割合で進行する。閉経後の女性では，その割合が加速される（Woodheadほか，1998）。

④骨粗鬆症は，一次性のもの（年齢や月経による変化に関連するもの）と，二次性のもの（薬物治療や病気によって生じたもの）に分類される（Miller，2004）。

⑤骨粗鬆症の一因となるものには，閉経後の女性ホルモンの喪失，性腺機能低下，カルシウム，ビタミンDの摂取不足，運動不足，低い背丈，色白の皮膚，家族歴，喫煙，アルコール，カフェイン，蛋白質の消費，アルミニウム系制酸薬の過度の使用，長期間のコルチコステロイドの使用，慢性疾患（腸，腎臓，肝臓）に対する治療，過剰な甲状腺物質の補充，甲状腺機能亢進などがある（Woodheadほか，1998）。

■ 小児への留意点

①予期的健康促進，あるいは予期的ガイダンスは，包括的な医療の本質的な構成要素であり，その内容は子どもの年齢によって異なる。それには，何週間，あるいは何か月先に，子どもの成長の中で起こりやすいことを，両親や年長の子どもたちへ教育することも含まれている。

②健康維持は出生前訪問から始まり，子どもの成長期の間は包括的な健康管理が継続される（Wong，2003）。

③子どもは，安全な環境を提供したり，健康を促進すること（例．予防接種，健康児検診，慢性疾患管理など）については，両親やケア提供者に依存している（Wong，2003）。

④非効果的健康維持の変調の危険性は，子どもの年齢や健康状態によって異なる。たとえば，歩き始めた子どもは中毒事故の危険性があり，一方，青年は危険性の高い行動により多くかかわる傾向にある（Wong，2003）。

⑤栄養不良，予防接種の欠如，安全でない環境は，親の知識不足，ペアレンティング障害，保健医療の障壁が関連している場合がある（Wong，2003）。

⑥急速な成長期，ストレス，病気，代謝異常，薬物療法，十分でない収入，貧しい住宅，食物の欠乏といった社会経済的な因子を含む多くの因子が，子どもの栄養上のニーズに影響する可能性がある。

⑦毎年少なくとも100万人の若者が家出をしている。浮浪児たちは，しばしば医療制度から外され，そのような子どもたちを確認する努力や彼らを受け入れられる保健サービスの発展がない限り，放っておかれる傾向にある。これらの多くの若者たちのめちゃめちゃなライフスタイルの選択は，身体的・精神的不健全と，驚くほどの死亡率の一因となっている。

⑧肥満の割合は，白人の子どもの28％に対し，ヒスパニック系の子どもは56％，アフリカ系アメリカ人の子どもは41％と高い（Kellerほか，1996）。

⑨子どもや青年がうまく体重コントロールできるようになるには，体重維持やゆっくりとした減量，栄養素とエネルギーの必要性を満たすこと，空腹を避けること，貧弱な身体の予防，身体的な活動と成長の増加に焦点を当てることである。

⑩子どもの肥満は，天文学的な割合で増え続けている。原因となる因子は，身体的活動の低下，テレビを観る時間が増えたこと，カロリー摂取量の増加，そして親の肥満である（Roberts，2000）。

⑪明らかに肥満（体重と身長が90パーセンタイル以上）の子どもの研究で，MyersとVargas（2000）は，ヒスパニック系の両親の35％は自分の子どもが肥満であると受け止めていなかった。医療センターのスタッフの18％は，そこの児童が肥満であると受け止めていなかった。

⑫18歳以下の約3,000人の若者が毎日新たに喫煙を始めている。喫煙する青年の約75％がやめたいと思っている（DuRantほか，1999）。

⑬喫煙者のおよそ80％は，18歳以前に喫煙を始めている（CDC，2000）。

⑭高校生の33％以上（300万人以上）は，タバコを吸い，ほぼ10％の高校生（100万人以上）は，かみタバコをかむ（DuRantほか，1999）。

■ 妊産褥婦への留意点

①妊娠中の喫煙は，子宮内での成長阻害，在胎期間にしては小さいサイズ，低体重出産，胎盤関連の合併症，前期破水，死産，自然流産，子宮外妊娠，胎盤早期剥離，乳幼児突然死症候群と関係がある（Mitchellほか，1999）。

②妊婦の少なくとも14％（おそらくそれ以上）が喫煙している（Mullen，1999）。

■ 高齢者への留意点

①Miller（2004）によれば，健康とは加齢に関連した変化や危険因子が存在するにもかかわらず，高齢者が本人にとって最も高いレベルで機能することができる状態である。加齢に関連した変化のすべての中で，骨粗鬆症は他の危険因子が加わらない場合であっても，機能に重く否定的な結果を最ももたらすものの1つである。

②65歳以上の高齢者の約70％が，自分の健康をすぐれていると評価している（Miller，2004）。

③重要なことは，加齢に関連した変化と高齢者の機能に影響を及ぼす危険因子とを区別することである。不適切な栄養，不適切な水分摂取，不適切な運動，不適切な社会化などの危険因子は，それ以外の多くの加齢に関連した変化が及ぼす影響よりも，大きな影響を高齢者の機能に対して及ぼす。

④65歳以上の高齢者の肺炎やインフルエンザによる死亡率は9/100,000である。喫煙をする人，脊柱後彎あるいは慢性疾患のある人では，この死亡率が979/100,000に増加する。高齢者は年に一度，秋の終わりにインフルエンザの予防接種を受ける必要がある（Miller，2004）。

⑤無酸素閾での酸素消費は年齢に反比例する。そのため高齢者には乳酸の蓄積が早く起こり，筋肉の疲労が早くから始まるので無酸素閾値が低い。

⑥最大酸素能と最大心拍数は年齢とともに下降する。有酸素状態を維持するためには，高齢者の場合，少なくとも1週間に3回ぐらい，目標心拍数に達するような20〜30分間の運動をする必要がある。次の式は，目標心拍数を出すための計算式である。（220 − 個人の年齢）× 60〜70％ ＝ 訓練目標心拍数　高齢者には，頸動脈の拍動数とリズムを観察することを教えなければならない。高齢者が運動後に基準の心拍数，血圧，呼吸数に戻るためには，より多くの時間を必要とする（Allisonほか，1997）。

⑦高齢者は，運動をした後，発汗によって身体を冷やす体温調節機能が低下しているため，身体の活動耐性に影響が及ぶ（Allisonほか，1997）。

⑧休息時と最大下の労作負荷時の収縮期血圧は，

対する感受性が低下する。研究によれば，運動中投与されたカテコールアミン，あるいはβ-アドレナリン性の刺激は年取った人に比べて若い人のほうが大きな効果があることがわかっている（Miller，2004）。
⑨定期的な運動プログラムは，自己尊重の増加に比例していることがわかっている。成人の学習の原理は，コンプライアンスが期待できるならば，その老年者にとって意味のある運動プログラムや定期的な活動を勧めることを支持している。運動をするときは，その老年者に，耐性低下の軽い症状が現れる程度まで運動し，25％ずつ減少させていくよう指導する（Allisonほか，1997）。

■■ 文化的考察
①健康と疾患は文化的に規定されている。太っていることはある文化では「強くて健康」とみなされ，別の文化では「弱くて不健康」とみなされることがある。看護師はクライエントの信念にあった治療方法がよりよい成功をもたらすということを心にとどめておかなければならない（Andrewsほか，2003）。
②病気，疾患，ヘルスケアの将来の方向づけは予防にとって不可欠である。米国の主な文化は現在よりも未来志向である。現在志向の文化もいくつかある（例．アフリカ系アメリカ人，中央・南アメリカ人，南アパラチア地方に住む人，伝統的な中国系アメリカ人）。このような文化の人も米国の主な文化の価値を受けて未来志向になりつつある。
③ある文化では，世界と人々の運命は神の技やそのほかの超自然的な力に左右されていると信じている。そのような文化では，自分の行動にかかわらず人間は神や自然の力のなすがままである（Andrewsほか，2003）。
④あるアジアの文化では，健康について均衡と調和という概念が信じられている。つまり，中庸がよいとされている（つまり，過度はいけない）。陰陽説では，宇宙における陰の力は，冷たさや闇などの自然の女性的な側面を示している。陽の力は豊かさ，光，暖かさなど，自然の男性的な側面を示している。そして，陰と陽の不均衡が病気を生み出すのである。
⑤ヒスパニック系や黒人の文化では，健康は温・冷体液理論によって支えられている。この古代ギリシアの概念では，4つの体液（黄色い胆汁，黒い胆汁，粘液，血液）が示されている。これらの体液がバランスを保っていれば，健康になれる。病気の治療は物質の付加あるいは除去によって，体液のバランスを取り戻すことである。物質とは食物，飲み物，ハーブ，薬で，温かいか冷たいかのいずれかになる。たとえば，耳痛は冷たいものに分類されるので，治療には温かい物質が必要である（Andrewsほか，2003）。
⑥家族は通常はクライエントの最も重要な社会単位であるので，看護師はライフスタイルの変更や健康の促進をサポートするために家族を利用することができる（Andrewsほか，2003）。
⑦米国の黒人やヒスパニック系，アジア系は白人よりも多くタバコを吸い，癌による死亡率が高い。文化に基づいて禁煙プログラムや資料を作成し，強化することが必要である（Koepkeほか，1990）。
⑧プエルトリコの女性の間では，結婚後，体重が増えるのは肯定されることで，夫がよき扶養者で妻は料理が上手なことを示していると考えられている（Kellerほか，1996）。

焦点アセスメント基準

■■ 主観的データ
◉診断指標をアセスメントする。
①健康状態
- ■クライエントの健康についての定義
- ■当面の健康上の心配
- ■以下の頻度
  - ●不規則な排便
  - ●呼吸器感染
  - ●インフルエンザ
  - ●尿路感染
  - ●頭痛
  - ●疲労
  - ●口腔病変
  - ●皮膚の発疹
  - ●落胆した気持ち

◉関連因子をアセスメントする。
①影響因子：健康管理と指導順守行動
- ●健康についてアドバイスに従うことを困難にしている因子は何か。

- 毎日行っている健康管理活動は何か。
- どれだけ自己コントロールできると信じているか。

②危険因子
- 以下のことに対する家族の発生率
  ▶ 心血管性疾患
  ▶ 薬物またはアルコール
  ▶ 糖尿病
  ▶ 虐待または暴力
  ▶ 癌
  ▶ 抑うつ状態
  ▶ 高血圧
  ▶ 遺伝性障害
  ▶ その他(特定の)
- 健康習慣
  ▶ 喫煙(量)
  ▶ 飲酒
  ▶ 薬物の使用(処方薬, 市販薬)
  ▶ 脂肪, 塩分, 糖分の日常的な消費量
  ▶ 運動プログラム

③環境的危険因子
- シートベルトの着用, または子どもの保護器具の使用は?
- 家庭で子どものための予防策をしているか(していれば, その方法)
- 家庭または職場で転倒や事故を招く因子は?
- 健康を害したり, けがを引き起こしたりすると考えられるそのほかの因子は?

④予防のための健康スクリーニング活動
- 自己検査法(乳房, 精巣, 血圧):頻度と知覚されている問題を示す。
- 専門家による継続的な検査(歯, 骨盤, 直腸, 視覚, 聴覚, 全身)
- 定期検査や診断検査〔ECG, CBC, コレステロール, 潜血, パパニコロー試験, 胸部X線, 前立腺特異抗原(PSA)〕

客観的データ
◉ 診断指標をアセスメントする。
- 全般的な外観
- 体重, 身長

このほかの「焦点アセスメント基準」の情報は, http://thepoint.lww.com を参照

NOC
健康増進行動, 健康探求行動, 知識:健康増進, 知識:保健医療の資源, 参加:ヘルスケアの意思決定への参加, リスクの早期発見, 治療行動

目標 ▶
クライエント個人またはケア提供者は, 健康維持行動における意思や約束を言葉に表す。

指標 ▶
- 健康維持への障壁を明確にする。

NIC
健康教育, 自己責任促進, 健康スクリーニング, リスク確認, 家族関与促進

【一般的看護介入】

◉ 健康維持の障壁をアセスメントする。
 関連因子を参照
◉ 年齢に応じた1次予防法, 2次予防法を説明する(表2-11参照)。
 R:「最も深刻な障害の多くは, 予防接種, 化学的予防法と健康的なライフスタイル, スクリーニングによる早期発見と効果的な治療によって, 予防したり発症を遅らせたりすることができる」(U.S. Department of Health and Human Services, 1994, p.xvii)。
◉ サポート機関をもっと利用するための方法を明らかにする(例. コミュニティセンター, 学校を基盤にした診療所)。
 R:低収入の家族の焦点は一般的には予防にではなく, 基本的なニードを満たすこと(例. 食事や住居, 安全確保), 病気を治療するための援助を探し求めることに向けられる(Hansonほか, 1996)。
◉ クライエントの生活様式にあった健康行動を明らかにするようクライエント個人または家族を援助する。
 R:生活様式パターンは次の世代へ受け継がれる。家族メンバーのうちの1人が変化(例. 食事療法, 禁煙)し始めると, ほかの家族メンバーも影響を受ける(Hansonほか, 1996)。

非効果的健康維持
▶ 喫煙の影響と利用できる自助資源についての不十分な知識に関連した*

NOC
〈非効果的健康維持〉を参照

目標 ▶
クライエントは，喫煙量が減少する，あるいはまったくやめる。

指標 ▶
- 喫煙が健康に及ぼす短期の影響と長期の影響を明らかにする。
- 禁煙による利益を明らかにする。
- 自分の健康に対する熱意と喫煙をやめたいという願望を言葉にする**。
- 喫煙やかみタバコをやめる上で助けになる方法を考え出す**。

NIC
〈非効果的健康維持〉を参照

【看護介入】

◉ 喫煙行動を明確にする。
① 種類と量
- 巻きタバコ
  ▶ フィルター付きか，フィルターなしか。
  ▶ 正規のものか，タールやニコチンの量を少なくしたものか。
  ▶ 喫煙年数と1日の量
- 葉巻
  ▶ 吸い込むか，吸い込まないか。
  ▶ 1日の本数，何年間か
- パイプ
  ▶ 吸い込むか，吸い込まないか。
  ▶ 1日の杯数
- 無煙タバコ（かみタバコ）
  ▶ 1日に何分か。
  ▶ 何年間か。

② 関連した活動，動機，以前の禁煙の試み（Leon, 1999）
- 1日のうち初めて喫煙するのはいつか。
- 喫煙したいと思うきっかけは何か。
- 数時間喫煙できなかったらどうなるか。
- 体調の悪いときでも喫煙するか。
- 最近，禁煙しようとしたのはいつか，そしてその動機は？
- 禁煙に成功したことはあるか，そしてどのくらい続いたか。
- 禁煙に対する最も難しい3つの障害は何か，そしてその障害に対して何ができたか。
- 何が再び喫煙させたのか。
- 禁煙しようとする現在の動機は何か。
- 今，禁煙を試みるにはどの方法が自分に最適と思うか。
- 過去に禁煙しようとしたとき，誰があるいは何が手助けとなったか。
- R：禁煙の利点についての情報を提供することで動機づけができる（Andrews, 1998）。

◉ 喫煙行動について理解できるよう指導する。
① クライエントとともに喫煙のマイナス面を明らかにする。
- 身体面：運動耐性低下，咳，痰，頻繁な呼吸器系感染，歯の病気，疾患の危険性の増大，顔のしわが早くできる，口臭
- 環境面：こげた衣類や家具，家庭や職場の変色したインテリア，悪臭のある衣類や家具，汚れた灰皿，家や職場の火事
- 社会面：公共の場で喫煙できない；家族，友人，職場の同僚が喫煙行動を不快に思っている。
- 経済面：その習慣にかかる費用をクライエントと計算する。

---

*この看護診断は，タバコの危険を知らない患者に対してと，タバコをやめたいと望んでいる患者に対してという2つの異なる状況で使用できる。

**この目標は，クライエントが喫煙をやめたいと望んでいる場合にのみ設定される。禁煙を望んでいない人には，情報に基づいた選択をするよう，健康への危険性と利益に関する情報を提供する。批判的にならないように患者に接する必要がある。後で患者の考えが変わることがあるので，いつでも「チャンスを与える」ことが大切である。

- 心理面：タバコを入手できないときに生じる不快な禁断症状（例．夜中の「ニコチン発作」），依存による自己尊重の低下
② クライエントとともに喫煙のプラス面を明らかにする（クライエント自身の言葉を用いる）。
③ なぜ禁煙したいのかというすべての理由を個々にリストアップする。
　R：禁煙はどの年齢の人にも利益をもたらす。60歳すぎてからでも，タバコをやめると平均余命と生活の質は増す。禁煙するのに遅すぎるということは決してない（Andrews, 1998）。
　R：健康行動の変容を始めるようクライエントを援助するために，看護師は喫煙が続く場合，その行動の深刻さと疾患にかかりやすい状態についてのクライエント本人の認識を強化するような介入を提供する（Andrews, 1998）。

◉ **健康への危険に関する情報を提供する。**
① 喫煙による本人の健康への危険を説明する。
- 癌（口腔，肺，膀胱）
- COPDと呼吸器系感染
- 動脈性心血管疾患（冠状動脈や末梢の）
- 高血圧と脳血管障害
- 歯周疾患

② 喫煙による他人の健康への危険を説明する（重要概念を参照）。
- 胎児
- アレルギーの人
- 狭心症の人
- 喘息患者
- 乳児
- 空間を共有する人

③ タバコをやめることの利益について話す。
- 脈拍数および血圧の低下
- 肺の粘膜の再生
- 味覚・嗅覚の改善
- 痰の生成の減少
- 歯科衛生の改善
- 血行の改善
- 癌，脳卒中，心筋梗塞，COPDの危険性の減少
- 社会的な受け入れの増加

　R：喫煙の重要概念を参照
④ 利用できる方法を探す。
- 個人的な方法：自助の本とテープ，「即座にやめる」
- グループ法：米国癌学会，米国肺協会，私的な事業の地方支部と連絡をつける。
- 催眠術
- 鍼治療
- 店頭製品：フィルター，錠剤方式，タバコでない巻きタバコ，ニコチン含有チューインガム
- 経皮的ニコチンパッチ（処方のみ）：パッチで喫煙の害を強調する。

⑤ 体重増加を最小限にし，運動を増やすための方法を検討する。
⑥ ニコチンの禁断症状について話し合い，それに対して心の準備ができるよう援助する（McAndrew, 1998）。
- タバコを切望すること
- 興奮性
- 不安
- 集中困難
- 落ちつきのなさ
- 頭痛
- 眠気
- 胃腸の不調：下痢，痙攣

クライエントが以前にこれらの症状を経験している場合，タバコをやめるときは比較的ストレスが少ないときを選ぶよう指導する。

　R：有効な選択肢を再考することで自律と意思決定が促進される

◉ **禁煙対策をクライエントと一緒に計画する。**
① 禁煙の準備
- やめたい理由をすべて書き出す。
- 1～2週間以内に禁煙を始める日を選ぶ。
- 禁煙を支えてくれる人を得る。
- カフェイン摂取を減らす。
- タバコ，ライター，灰皿を全部捨てる。
- タバコの臭いのしみついた車，衣類，家を掃除する。
- 歯を磨いておく。
- （喫煙を）誘惑する状況を避ける（例．飲酒）。

② 喫煙への衝動を避ける。

- 低カロリーの口に含むもの(例.ガム,果物)を手近に置く。
- 深呼吸のようなリラックス法を使う。

③逆戻りが起こるなら,次のように指導する。
- 直ちに喫煙を中断する。
- かみタバコを始末する。
- 逆戻りは禁煙が成功するまではよく起こることであると認識する。
- 誤りから学ぶ。
- 新たに禁煙を再開する日を決める。

R:クライエントの成功するという自信を高める。
R:情報は禁煙の決意を促進する。

■ 小児への看護介入

①青年がタバコを吸う人(仲間,親戚)を知っているかどうかをアセスメントする。
- 開放的で,批判的でない態度でアプローチする(例.喫煙についてどう思いますか)。

②喫煙の長期的な影響よりも短期的な影響(例.早期の皮膚のしわ,歯や指の黄色のしみ,息や服のタバコの匂い)について話す。

③社会で喫煙者が排斥されていることを強調する(例.寒い中タバコを吸うために建物の外に出ること)。

④煙のないタバコの害(例.口腔癌,舌癌,歯牙の齲蝕と欠損,臭い息)について話し合う。

⑤10代の若者がタバコを吸い始めないよう手助けをする(DuRantほか,1999)。
- タバコの広告のイメージを打ち消す。
- きっぱりした態度をとる。
- 喫煙神話について話し合う。
- 喫煙の健康に及ぼす影響を明らかにする。

R:多くの喫煙者がタバコをやめたいと望んでいることを青年が認められるよう援助することで,タバコに手を出すのを思いとどまらせる(Wong, 2003)。
R:喫煙の長期的なマイナスの影響に焦点を当てたプログラムは10代の子どもには効果的ではない。
R:10代の子どもは外観や仲間の受け入れをとても気にする(Wong, 2003)。
R:煙のないタバコは,健康の害が少ないと子どもたちは思っているため,その使用頻度は義務教育年齢の子どもたちの間で増加してきている(Mitchellほか,1999)。

■ 妊産褥婦への看護介入

①喫煙の有害な影響を説明する(Mitchellほか,1999)。
- 妊娠中
  - 胎盤の阻害
  - 胎児への酸素の減少
  - 栄養,カルシウム,グルコース,ホルモンの輸送の減少
  - 低出生体重の原因
  - 死産と先天性奇形児の原因
- 乳児,子ども
  - アレルギー,中耳炎,気管支炎,喘息,乳児の突然死症候群

②要望があれば,1日に吸うタバコの量を減らす計画を立て,可能であれば完全にやめる日を設ける。

③一時的なつまずきには振り返りの方法を用いる。

④喫煙にいたる状況を明らかにする。

R:喫煙の有害な影響は毎日のタバコの量に比例している。そのため,どんな減煙も有益である。

非効果的健康維持

▶ストレッサーに反応して増えた食物摂取量と摂取に対して不十分なエネルギー消費に関連した

NOC
〈非効果的健康維持〉を参照

目標 ▶
クライエントは,減量プログラムに取り組む。

指標 ▶
- 食事摂取とエネルギー消費のアンバランスに関連した食事パターンを明らかにする。
- ストレス因子と効果的な反応パターンを明らかにする。
- 栄養,摂取量,運動の関係を述べる。

- 運動プログラム（特定の種類，量）に取り組む。
- カロリー摂取量を減らすプログラムに取り組む（成人のみ）。
- バランスのとれた食事をとるようになる。

> **NIC**
> 〈非効果的健康維持〉も参照
> 体重減量援助，カウンセリング，共同目標設定，紹介，サポートグループ

【看護介入】

◉原因と寄与因子をアセスメントする。

①知識の不足
- バランスのとれた栄養摂取
- 運動の必要性

②外部からのストレス因子に対する不適切な反応

③先導や動機づけの不足

④バランスのとれていない食物構成（例．脂肪や単一炭水化物の過剰摂取）

⑤文化的・家族的・遺伝的因子

⑥貧しい食事習慣（例．外食，早食い，食事を抜かす）

⑦座っていることの多いライフスタイルや職業

⑧最近禁煙している。

⑨家族あるいは重要他者による妨害

⑩消費エネルギーに対して多すぎる栄養摂取

◉摂取と活動のバランスの構成要素についての認識を高める。

①現在の体重を維持するために必要な1日の摂取エネルギー（カロリー）を決めるためには，女性は体重に11を掛け，男性は体重に12を掛ける。0.5 kgの脂肪はおおよそ3,500 kcalに相当する。1週間に1 kg体重を減らすためには，1週間の摂取カロリーから7,000 kcalを引いたり，運動によってカロリー消費を増加する必要がある。

②活動の増加期間に燃焼されたカロリー量を決定するために，運動の消費カロリー表が用いられる。

③減量の目標は，摂取カロリーの減少と消費カロリーの増加（運動による）の組み合わせによって達成されることをクライエントに教える。

④減量，あるいは体重維持の成功は摂取カロリーの減少と運動による消費のバランス次第であることをクライエントに気づかせる。

毎日必要量より500 kcal減らさなければならない。望ましい減量の速度は，1週間に0.5～1 kgである。

R：理想の体重を維持するには，消費される食物が毎日の肉体活動に等しくなければならない（Roberts, 2000）。運動しないダイエットは，安静時の代謝率を減らす。運動はダイエットしなくても長期間における最良の効果がある（Roberts, 2000）。

◉食物摂取と運動を1週間毎日記録するよう助言する。

①食物摂取と運動

②食事の場所と回数

③食事時の感情

④誰と一緒に食事をするのか。

⑤食事を抜くこと

⑥軽食（スナック）

R：過体重の人はしばしば自分の摂取量を実際より少なく報告する。

◉食べることの引き金になるものをよく理解してもらう。

①ほかのことをしながら（例．テレビを観ながら）

②みんなが食べているから

③立ったまま

④退屈だから，あるいはストレスがあるから

R：しばしば，肥満は外部の刺激（ほとんどの場合がストレス因子）に対する不適切な反応によって促進されたり悪化したりする。このような反応は，クライエントが生理的空腹よりもむしろストレス刺激に反応して食べるという非効果的なパターンを引き起こす。

◉バランスのとれた栄養摂取の基礎を教える。

①炭水化物複合体を多く摂取し，脂肪の摂取を抑える食事計画を選ぶ。

②自分が食べているものを知る。「四大栄養素」が誤解されている。〔例．フライドチキンは，その調理（油で揚げる）の過程で蛋白質から脂肪分の多い食べ物になる〕。

③肉と乳製品の代わりに果物や野菜からもっとカロリーをとるようにする。また，牛肉より脂肪が少なく総カロリーも低い鶏肉や魚を脂肪分と皮は取り除いて食べるようにする。

⑤ファーストフードは脂肪分が多く総カロリーが高いので控える。
⑥家で食事するか,レストランでは食物の選択と調理法に特別の要求を出す。たとえば,サラダドレッシングを用意するとか,アントレ(前菜と肉料理の間に出る料理)にはソースを使わないなど。
⑦前もって食事の計画をする。パーティーやレストランに出かけるときは,前もって自分が食べるものを決めて,厳守する。
⑧食料品リストをつける。
⑨よりよい栄養のための食事計画の立案に家族を関与させる。
⑩最上級の牛肉を買う。牛もものひき肉＝10％脂肪,ハンバーグステーキ＝25％脂肪
⑪いろいろな食物を選択する。
⑫皿に一盛りにして出すのは避ける。
⑬水は毎日,コップ8〜10杯(約2L)飲む。
⑭食物を測定しカロリーを計算する。記録をつける。
⑮食品ラベルを読み,食物組成とカロリーを書きとめる。
⑯ゆっくり食べる。
⑰香辛料,代用品,低カロリー食品を試みる。
⑱食事を抜かない。
　R：食物の量と高カロリーの食物を減らす方法は体重減少を促進する。

⦿運動の利点を話し合う。

①カロリーの吸収が減少する。
②脂肪のない筋肉体質を維持する。
③抑うつ,不安,ストレスが軽減する。
④身体の姿勢がよくなる。
⑤楽しみ,娯楽,気晴らしになる。
⑥食欲抑制効果がある。
⑦酸素の取り込みが増す。
⑧カロリー消費が増す。
⑨減量を維持する。
⑩代謝率が増す。
⑪自己尊重が改善する。
⑫安らかな睡眠が増す。
⑬加齢による変性疾患に対する抵抗性が増す。
　R：どのような活動の増加もエネルギーの産出とカロリーの不足を増やす。
　R：運動によらない体重減少は安静時代謝率を減らす。

⦿クライアントのニーズや考えに合うよう,現実的な運動プログラムを確立するのを援助する。

● 性格
● 日数
● 安全
● 身体の大きさ
● 生活様式
● 季節
● 費用
● 身体の状態
● 時間要因
● 職業
● 年齢

R：運動プログラムを始める前に,クライアントは以下のことを考慮する必要がある。
▶ 身体的限界(看護師や医師に相談する)
▶ 個人の好み
▶ 生活様式
▶ 地域社会の資源
▶ 必要な服装と靴
▶ クライアントは自分の目標の心拍数を達成し,しかも自分の年齢に合った適切な最大心拍数を超過しないように運動の前と途中と終わりに自分の脈拍をみることについて指導を受ける必要がある。

年齢(歳)	最大心拍数	目標心拍数
30	190	133〜162
40	180	126〜153
50	170	119〜145
60	160	112〜136

⦿運動プログラムの開始に際して状況を話し合う。

①ゆっくり,そして楽に始める。医師の許可を得る。
②身体の多くの部分を使い,「健康的な疲労」を引き起こすのに十分な活気に満ちた活動を選ぶ。
③参考文献を読んだり専門家に相談したり,運動している友人や職場の同僚と話したりする。
④1日の歩行プログラムを計画する。
■ 1日に約800〜1,600mを目標に5〜10ブロック歩くことから始めて,1週間に1ブロックもしくは160mずつ増やしていく。
■ そして徐々に歩行の速さや長さを増やしていく。

- ■ プログラムをゆっくり進める，ということを忘れない．
- ■ 激しくしすぎたり，無理をしすぎたりして，疲れすぎないようにする．
- ■ 次のような症状のどれかが生じたら直ちに中止する．
  - ● 胸の電撃痛や痛み
  - ● 激しい息切れ
  - ● 頭のふらつき
  - ● めまい
  - ● 筋調節の喪失
  - ● 吐き気
- ■ 脈拍が運動中止後5分で120回/分（BPM），運動中止後10分で100 BPMであったり，運動後10分たっても呼吸が速いなら，歩行の速さを遅くするか，距離を短くする．
- ■ 800 mを歩行するのにかなりの努力が必要にみえる場合は，1週間ほど，徴候が現れる前の地点まで歩行の長さを短縮する．それから1週間ごとに160 mずつ増やしていく．
- ■ 同じ速さで歩く．ストップウォッチあるいは時計の秒針で自分で時間を計る．1,600 mに到達した後にスピードを増やしてみる．
- ■ 1回につき歩行の速さだけ，あるいは歩行の長さだけを増やすということを忘れない．
- ■ 1回15～45分の持続時間で，ストレス試験や全体計画（20～29歳は170 BPM；10歳加わるごとに10 BPM減少させる．たとえば30～39歳は160 BPM，40～49歳は150 BPMなど）の80％の心拍数で，3～5回/週を目標にして，運動のための1日の一定の時間を確立する．

⑤重要他者も歩行プログラムに参加するように促す．

⑥歩行が必要となる活動を加える．たとえば，遠くに駐車場を置く，庭仕事をする，階段を歩いて上る，週末をお祭りや美術展覧会のような余暇活動をして費やす．

⑦1週間に少なくとも4日は1日に1時間の運動を努力して行うようにする．

⑧運動日と運動日の間を2日以上あけない．

◉ **肥満の危険性について教える．**
- ● 血管の不全
- ● 胆のう疾患
- ● 関節変性
- ● LDLコレステロールの増加
- ● 動脈硬化
- ● 左心室肥大
- ● 手術の合併症
- ● 癌（例．乳癌）
- ● HDLコレステロールの減少
- ● 心臓疾患
- ● 真性糖尿病
- ● 呼吸器疾患
- ● 事故，傷害の危険性

R：過体重は，高血圧，Ⅱ型糖尿病，心疾患，睡眠時無呼吸，変形性関節症，胆石，ストレス性尿失禁，そして高LDL値，低HDL値を引きおこす．

R：5～10％の体重減少は血圧を下げ，ブドウ糖と脂質の値を改善する．

◉ **体重減少や運動プログラムに関する関心と動機づけが高まるように援助する．**

①現実的な短期目標と長期目標をあげて約束させる．

②摂取と活動の記録を続ける．

③よかった頃の写真を冷蔵庫に貼る．

④計画に家族を関与させる．

⑤身体測定を記録する．そして体重測定は1週間に1回に限定する．

⑥文献を読むことや健康意識の高い友人や職場の同僚と話すことによって知識を増やす．

⑦健康意識の高い新しい友人を作る．

⑧友人もプログラムを続けるように，あるいは友人が主要な援助者であるようにする．

⑨努力を妨害する可能性のある人は避ける．

⑩定期的に自分にほうびを与える．

⑪自己イメージと行動は学習されることも，学習されないこともあるということに気づかせる．

⑫成長を重視し，クライエントを個人として尊重する人々のサポートシステムを築く．

⑬合理的に考える（例．時間がないということは，優先性がないということである）．

⑭肯定的な結果のリストを作成する．

R：体重減少は，たとえそれが維持されたとしても

◉ストレス因子に対する不適当な反応を減らす。
①衝動と空腹の区別を教える。
②気晴らし,リラクセーション,イメージを用いる。
③代用反応訓練を用いる。
- 目標からそれた行動を招く外部からの刺激要因や状況のリストを作る。
- 目標からそれる行動が生じる場合,その行動の代わりに建設的に行うことができるものを列挙する(例.散歩)。
- 冷蔵庫に代用行動のリストを貼っておく。
- 計画が現実的で効果的であるかどうか1～2週間ごとに再評価する。

◉生涯にわたる体重維持の計画を立てるのを援助する。
①依存,コントロール,尊重の問題点を理解する。
②自分自身のコントロールのための計画を立てる。
③現実的な短期目標と長期目標を設定する。必要なときは修正する。
④ダイエットには始めと終わりがあることを強調する。
⑤減量が成功すると生活習慣が変化する。
⑥積極的に考え,ゆっくり始める。
⑦各目標を達成するたびに,自分自身を信頼する。完全主義はやめる。
⑧健康サポートシステムを築く。
⑨食物の種類ではなく量に焦点を当てる。
R:減量を成功させるには,これまでの食生活のパターンを変える必要がある(Dennis, 2004)。

◉必要に応じて,健康教育と専門機関への紹介をする。
①サポートグループを紹介する(例.ウエイトウオッチャー,過食サポートグループ,TOPS)。
②食事計画について栄養士と相談する。
③病的肥満や他の健康問題の評価について医師と相談する。
R:望ましい体重減少の割合は,1週間に0.5～1 kgである。
R:最近のアメリカ人の食事は42%の脂肪,12%の蛋白質,22%の複合炭水化物,24%の単一炭水化物となっている。推奨されている米国の食事の目標は30%の脂肪,12%の蛋白質,48%の複合炭水化物,10%の単一炭水化物である(USDHHS, 2002)。
R:肥満の人に最も安全な活動は,歩行,水中エアロビクス,水泳,サイクリングである。
R:定期的な運動プログラムは次のとおりであることが望ましい。
- 楽しいものである。
- 各セッションで少なくとも400 kcal消費する。
- 約120～150回/分の心拍数を維持する。
- リズミカルで交互に筋肉の収縮と弛緩を行う。
- 生活様式の中に4～5日/週(少なくとも30～60分)の運動を組み込む。

■ 小児への看護介入
①体重コントロールの責任を分けもっていることを理解できるよう子どもと家族を援助する。
②太りすぎの子どもの危険を家族と話し合う。
- 小児肥満は成人肥満につながる。
- 過体重は子どもの血圧,心拍数,心拍出量を上昇させる(「重要概念」,他の健康危害に対する「小児への留意点」を参照)。
- 体重が増えるにしたがって活動は低下する。
③摂取と活動のバランスの重要性を話し合う。体重の増加は過食,不十分な活動,あるいはその両方で起こることを説明する。
④食事計画を立てるにあたり家族と協力する(Kellerほか,1996)。
- 子どもの好きな食べ物を聞き出す。妥当な量を計画の中に入れるよう試みる。
- 新しい食べ物(例.ヨーグルト)を食べてみるよう子どもにすすめる。
- どのように摂取を自己監視するか,と空腹のときのみ食べるということを子どもに教える。
- 子どもに健康的なスナック(例.生野菜,脂肪分のないポップコーン)を食べるようにすすめる。
- 完璧であることは不可能であることをアドバイスする。
⑤子どもが,すでに調理されて砂糖で甘くした食べ物を避けるように手助けする。
⑥両親に家庭で高カロリー,高脂肪の食べ物を制限するようアドバイスする。
⑦食事に豊富な繊維質を確保する。
⑧子どもが2歳を過ぎたら全乳からスキムミルクに代えるよう両親にアドバイスする。
⑨子どもがミルクや食事を食べきるのを強制しな

いよう両親にアドバイスする。
⑩食事を食べきったほうびとしてお菓子を与えないよう両親にアドバイスする。
⑪子どもが食事を抜くことがないよう手助けする。
⑫1か月に0.5〜2kg減量の現実的な目標とほうびを設定する。これが続けて守れるよう両親と協力する。
⑬家族全体で体を動かす活動を増やす。
- テレビを観る時間を減らし，(1日に1時間)好みの番組を選ぶよう勧める。
- 規則的に家族の活動を計画する(例. 大人はウォーキング，子どもは自転車に乗るかスケートをする)
⑭必要な場合は専門機関に紹介する。
- 要望があれば，学校看護師(養護教諭)の助けを得る(例. 体重測定，支援)。
- 過体重の10代のためのサマーキャンプを検討する。
- 地域の資源を利用する(例. 青少年支援グループ)。

R：カロリーを急激に減らすことは，子どもの未熟な身体に大きな損傷を招く可能性があるので，避けるべきである。

R：高脂肪，高カロリー食品を健康的で，低脂肪で低カロリーの選択に代えることは，子どもたちが成長(体重増加)する一方で，体脂肪の増加を予防する(Kellerほか，1996)。

R：「最も成功する食事療法は，ある特定の食べ物を避けることを求める食事療法よりも，一人前の量をコントロールして普通の食べ物を使う食事療法である」(Wong, 1999)。

R：食物繊維は満腹感をもたらし，食事でとる脂肪に取って代わる(Dudek, 2001)。

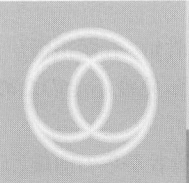

絶望
Hopelessness

【定義】

絶望：問題を解決したり，望むことを達成するための別の方法や自分自身の選択をみつけることができず，目標に到達するためのエネルギーを結集することができない自覚的な情動が持続している状態。

【診断指標】

必須データ(必ず存在，1つまたはそれ以上)

- 不可能だと自覚される状況に反応して深く抗しがたい無感動を表明する。
- 「お先真っ暗だよ」と言う(Yipほか，2006)
- 生理的
  - 刺激に対する反応の遅延
  - エネルギーの欠如
  - 睡眠量の増加
- 情動的

　幸せでなく，未来を信じる根拠がない(Yipほか，2006)。
　人生の意味や目的をなくす。
　喪失や欠乏を感じる。
　無力感や身動きがとれないという思い
　運やツキに見放された気がする。
　虚しさや疲労困憊
　どうしようもない感じ
▶以下のような様相を呈する。
　ケアに対し受け身で無関心
　情動の欠如
　"どうせダメ"というコンプレックス
　意思決定や生活に責任を負わなくなる。
　引きこもり行動
　言葉数が少なくなる。
　希望・自発性・興味の欠如
　物事を最後までやり遂げられない。
　思考が緩慢になる。

▶思考が柔軟でなくなる。
▶頑固(例. 妥協を許さない)
▶想像力や期待する能力の欠如
▶適切な目標や目的を見い出したり，達成することができない。
▶計画を立案し，まとめ，意思決定することができない。
▶希望の源泉を認識することができない。
▶自殺企図

■■ 副次的データ(おそらく存在)
- 生理的
  ▶食欲不振
  ▶体重減少
- 情動的
  ▶クライエントは以下のことを感じる。
    「胸がいっぱい」
    がっかりする。
    「万事休す」
    傷つきやすい。
    緊張
    落ち込む(「できない」としか思えない)。
    役割や関係に満足することがない。
  ▶クライエントに以下のことがみられる。
    アイコンタクトが少ない。
    ためいき
    あきらめ
    やる気の減少
    退行
    抑うつ状態
- 認知的
  ▶受け取った情報を統合する能力の低下
  ▶過去，現在，未来の時間感覚の喪失
  ▶記憶想起能力の低下
  ▶効果的に意思を伝えることができない。
  ▶思考の知覚や連想にゆがみがある。
  ▶論理的でない判断

【関連因子】

■■ 病態生理因子
慢性疾患や末期状態ではどのようなものであっても絶望感の原因となる可能性がある〔例. 心疾患, 腎疾患, 癌, 後天性免疫不全症候群(AIDS)〕。
対処能力の障害に関連するもの。以下の因子に続発する。
- 生理的状態の衰え，または障害
- 以前からの疾患の新たな予期しない症状や徴候の出現
- 長期にわたる疼痛，不快感，衰弱感
- 機能障害(歩行, 排泄, 食事, 更衣, 入浴, 話す, 書く)

■■ 治療関連因子
以下の因子に関連するもの
- 痛みや嘔気，不快感を伴う長期にわたる治療(例. 化学療法, 放射線療法)
- ボディイメージの変化をきたす治療(例. 手術, 化学療法)
- 長期にわたる診断検査
- 長期にわたる生命維持装置への依存(例. 透析, 人工呼吸器)
- 長期にわたる身体機能モニタリング装置への依存(例. テレメトリー)

■■ 状況因子(個人・環境)
以下の因子に関連するもの
- 長期にわたる活動制限(例. 骨折, 脊髄損傷)
- 長期の隔離(例. 伝染性疾患, 免疫不全のための逆隔離)
- 重要他者による放棄，重要他者からの別離(両親, 配偶者, 子ども, その他)または孤立
- 人生において価値を置いている目標を達成できない(結婚, 教育, 子ども)。
- 希望する活動に参加できない(歩行, スポーツ, 仕事)。
- 価値を置いているものや人の喪失(配偶者, 子ども, 友人, 収入源)
- 長期にわたるケア提供の責任(配偶者, 子ども, 両親)
- 長期にわたる生理的または心理的ストレスへの曝露
- 超越的な価値・神への信仰の喪失
- AIDSに関連した，コミュニティの中で継続的に繰り返される喪失

■■ 発達因子
以下の因子に関連するもの
- 小児期
  ▶養育者の喪失
  ▶重要他者への信頼の喪失(両親, 兄弟姉妹)
  ▶養育者による虐待や拒絶, 放棄
  ▶病気に関連した自律性の喪失(例. 骨折)

- ▶身体機能の喪失
- ▶発達課題を達成できない(信頼,自律性,積極性,勤勉)。
- ●思春期
  - ▶重要他者の喪失(友人,家族)
  - ▶ボディイメージの変化
  - ▶発達課題を達成できない(役割アイデンティティ)。
  - ▶家族による拒絶
  - ▶身体機能の喪失
- ●成人期
  - ▶身体機能の障害,身体の一部の喪失
  - ▶仕事や地位の喪失
  - ▶発達課題を達成できない(親交,関与,生産性)。
  - ▶人間関係の障害(離別,離婚)
  - ▶重要他者の喪失(子どもの死,配偶者の死)
  - ▶流産
  - ▶中絶
- ●老年期
  - ▶感覚機能の障害
  - ▶運動機能の障害
  - ▶認知機能の障害
  - ▶自立の喪失
  - ▶重要他者や大切なものの喪失
  - ▶発達課題を達成できない(統合性)。

著者の注釈

〈絶望〉とは,自分の人生がよくなる可能性がないと思ったり,誰も援助してくれる人がいないと主張するクライエントを表す診断である。〈絶望〉は〈無力〉とは異なり,たとえ人生をコントロールしていると感じていても絶望感を抱いている人間は,問題を解決する方法や,望むことを達成する方法も見つけ出せない。対照的に無力感を抱いている人間は,手段やコントロールの欠如のため,それについて何もできないにもかかわらず,別の方法や問題に対する解答に目を向けることがある。無力感が持続すると絶望感に至る可能性がある。絶望感は一般に,悲嘆,抑うつや自殺に関連している。自殺の危険性のあるクライエントに対して看護師は,〈自殺リスク状態〉の診断も用いる必要がある。

診断表現上の誤り

◉AIDSに関連した〈絶望〉

この診断表現は,看護師が取り扱える状況を示していない。診断には,クライエントが抗しがたいと感じている特定の因子を含む必要があり,次のような診断表現が望ましい。「最近AIDSと診断されたことと両親による拒絶に関連した〈絶望〉」

重要概念

■ 一般的留意点

希望

① 希望は,人間にエネルギーを与え,活動したり,目標を達成したり,危機を成長のための機会として利用したりする原動力を与える,無意識的な認知行動である。それは,やる気(意欲)を引き出したり,絶望に対して防御するものとして働く(Korner, 1970)。希望は一定の目標を達成するための,ゼロより大きい期待として定義されている(Stotland, 1969)。希望とは,「一般に,人間が世間と直面している日々の中で,心に思い描いている可能性に向かって自らを駆り立てるものとして抱いているもの」である(Parse, 1990)。

② 幼児期の経験は希望をもつ能力に影響を与える。信頼できる環境が整っていれば,希望をもつことができる。

③ 希望は信念と結びついている。多くの人は,人生の意味や目的を取り戻すために,より強い力を信じることで希望をもつからである。

④ Plummer (1988)は,高尚な人と関係をもち,宗教的儀式に関与し,身近な環境を調整できる人に希望を抱く傾向があることを発見した。精神的な行為は希望の源となる。

⑤ Watson (1979)は,希望を看護のキュア的因子とケア的因子であると考えた。希望は信念や信頼と同様,治療の経過を支援する精神的な力を与える。

⑥ 希望があると決定的な生存の危機状態であっても生命力が出てくる。一方,希望をなくすと死に至ることが多い(Korner, 1970)。

⑦ 希望をもつ人間は,意思決定をするとき,自立感を味わう。

と述べている。また，希望を失うとすぐ死に至るとしている。

⑨希望のレベルはコーピングのレベルに直接的に関連している。Christman（1990）は，確信や希望がないことが放射線療法中の適応の問題に関連していると考えている。

⑩Hickey（1986）によると，「希望はよりよく人生を送れるようにし，よりよく死ぬことができるようにする」。

⑪Notwotny（1989）は希望の6つの側面を明らかにしている。結果への自信，未来への可能性，他者との関係，精神的な信念，内からの脱出，そして積極的な関与である。

⑫Owen（1989）は，癌であっても希望に満ちているクライエントは目標を設定し，楽観的で，未来を再検討し，人生に意味を見い出し，平穏を感じ，エネルギーを発散したり使用することができることを明らかにした。

⑬Miller（1989）は希望を鼓舞する方法を知るため，60名の危篤状態のクライエントを調査した。結果は次に示すとおりである。
- 恐怖心を緩和するような思考
- 肯定的な思考
- 人生は意味があり，危機によって成長するという考え
- 苦難を超越できる信念と儀式
- クライエントに対する建設的な見方，困難を処理するクライエントの能力への期待，治療に対する信頼をケア提供者から受けとること
- 愛する人との関係を維持すること
- 知識と行動は結果に影響を及ぼしうると認識していること
- 達成するために，活動と結果を求めていること
- 娯楽やユーモアを含む絶望感を阻止するような特定の行動

⑭研究によると，コントロールと希望の知覚レベルと情報探究には重要な相関関係がある。

⑮希望とは，自律神経・内分泌・免疫システムに影響を及ぼす電気化学反応によって創傷を癒す強力な源であるとみなされている（Jackson, 1993）。

⑯希望に満ちた人は，健康を増進するライフスタイルとセルフケアを行っている。

絶望

①絶望とは，人生は過酷で実現不可能だという思いを抱いている状態である。希望を失った人間は，自分の人生が改善される可能性や問題解決の方法を見い出すことができない。自分も他人もこの状態から救い出す術は何もないと思っている。絶望感は，自暴自棄，無力，疑い，悲嘆，無感動，悲しみ，失望，自殺と関連している。絶望感は，現在および過去に目を向け，エネルギーが減少した状態である。

②研究者たちの観察によると，クライエントの絵に表された希望は，クライエントの回復に直接関係している。しかし，希望の欠如は病気の再発と関係している。したがって，看護師は，クライエントの希望の対象をみつけることでクライエントを援助することができる。

③診断される以前に，自分の生活に絶望感を抱いている人は，明らかに癌になると言われてきた。したがって末期疾患には絶望感をもつものであり，絶望感をもった生活は末期疾患となると考えられる。

④絶望感は次の3つの基本的感情に類別できる。
- 不可能：しなければいけないことができない，だまされている，と感じる。
- 敗北：負担や他人を大きく感じ対処できないと感じる。また，自分自身を小さく感じる。
- 無気力：目標，目的がない。

⑤絶望を感じている人は内的資質，つまり強さ（例．自律，自尊心，誠実）に欠ける。年齢にかかわらず，内的資質が枯渇していると，助けを外に求めるものである。

⑥誰の生活にも多少の絶望感はある。それはさまざまな形で表れ，報告されているもの以上に一般的な感情である（例．我々は皆，死ぬ運命にある。何か別のことを望んでも無意味だ）。

⑦絶望感は，思考や感情，行動が厳格で柔軟性のない人に最もよくみられる。

⑧人間は実際，望みのない理想を抱くものである（例．死なない。誰でも信頼できる。誰もがいつも適切な行動をする）。

⑨Engel（1989）は，「giving up（失いつつある無力の心理状態）-given up（失ってしまった絶望の心理状態）」コンプレックスの5つの特徴を明らかにした。

- ▶無力感あるいは絶望感として経験されるあきらめ感
- ▶自己イメージの軽視
- ▶関係あるいは役割からの満足の喪失感
- ▶崩壊(分裂)感
- ▶早期のあきらめの記憶の復活

　Engelは，このコーピングの状態は神経系の生物学的緊急パターンを活動させ，発病過程を克服する能力を低下させる，と述べた。したがって，この"giving up-given up"コンプレックスは疾病の進展に寄与する一因子である。

⑩クライエントは内的・外的資質が尽きたとき，神との関係に希望を求めることがよくある。希望を他人や自分自身にではなく神にみつけることで，安心感を得ることがある。神に希望を求めても，危機が突然終わるわけではないが，神の環境支配やクライエントを助ける神の能力をクライエントは感じる。人生の意義や目的，苦痛は，クライエントの神との関係や神の統制についての知識にみられることがある。クライエントの未来に対する希望は，地球上でその生命が終わった後も続く神との永遠の関係という約束によると考えられる。この神との永遠の関係によって，苦痛を終わらせ，神や自分自身，他人との調和した関係を取り戻すという神との約束を信じるようになる(Jennings, 1997)。

⑪希望と絶望はお互いに相容れないのではない。また，希望は絶望がまったくないということではない(LeGresley, 1991)。

⑫ゲイのコミュニティでは，友人やコミュニティの喪失，家族構造や社会ネットワークの崩壊など，AIDSに伴う多数の喪失に対する絶望感がみられる。こうした喪失は無限で反復的であり，異性愛者からは理解されないことが多い(Mallinson, 1999)。

小児への留意点

①一貫性のある育児や信頼，希望した物事を手に入れることで，小児は希望を育成する。

②命にかかわる疾病のある小児の家族は，絶望感を抱いて，正常に機能しなくなる場合がある。看護師は，正常に機能しなくなった家族の相互作用を明らかにし，家族療法を用いたり，適切な専門機関の紹介をする必要がある。

法論によって青年期(10代)の希望の定義を紹介している。つまり，青年が自分の未来は存在すると信じることと定義された。

④大人になるために，青年はまず希望を成就しなければならない。HindsとMartin(1988)は，癌の青年が状況にうまく対処し希望を抱けるようになるには，4つの連続する自己維持の段階を踏んでいくことを明らかにした。
- ■認知的な不快(不安)
- ■動揺
- ■認知的な安楽
- ■個人的能力

⑤この段階に応じて看護師は，青年が希望をもてるよう援助するのに適切な方法を計画することができる。

⑥Hinds(1988)は，青年が希望をより強く，より広い範囲で抱くという点で，成人とは違っていることを明らかにした。また，青年は一般的に他者への期待に焦点を当て，強制的に努力することに価値を置く。すなわち，希望のもてる部分を明らかにし，それを育んでいく。

⑦青年期の希望に影響する看護介入は，誠実な説明，青年とともに何かを行うこと，生存者の看護的知識，ケアの態度，将来に焦点を置くこと，能力，デリケートでない問題についての話し合いである。また，ユーモアは気晴らしを促したり，希望を助長したりすることが明らかにされている。気晴らしを抑え込む看護介入(例．看護課題や青年期の否定的な行動に焦点を当てる)は，絶望感をもたらす(Hindsほか，1987)。

高齢者への留意点

①高齢者は，一般的な加齢に伴う多くの心理社会的・生理学的変化のため，絶望感に陥る危険性がある。そのような変化は喪失としてしばしば知覚される。また高齢者は，希望を実現するのに必要なエネルギーが低下している。

②高齢者の健全なコーピングは，成人後期の発達的資源の獲得に関連がある。高齢者はあまり役に立たない働きをあきらめ，加齢に伴う生活の変化を処理するための効果的な方法を習得する必要がある(Reed, 1986)。

③高齢者のストレッサーは特有なものであり，他の

への思慕，犯罪の犠牲になる恐れ，組織（制度）により利用される恐れ，などである。看護師は，これらのストレス因子を明らかにしたり，絶望感を予防し高齢者を支援できる資源を備えたりすることで，高齢者を援助できる。

■ 文化的考察

①価値観や期待感，ローカス・オブ・コントロール（心のよりどころとなるもの）にかかわる文化的相違について，典型的なアメリカ文化をもつ看護師は理解をあやまる可能性がある。クライエントが絶望していると誤診する看護師は，積極的にクライエントとかかわっていない場合がある。そして，「なぜもっと努力しないのか」と思ってしまうのである（Leininger, 1978）。

②絶望は，目標達成が不可能であるということと深い関係があり，未来志向型であるといえる。絶望の概念は非未来志向型文化と関連しているとはいえない。

③絶望への介入は，文化によって異なる（Miller ほか，1994）。

④ある文化では，絶望と受けとめられる疾患（例．癌）は，そのことを話すことがタブーとされ，早期発見や治療が遅れることがある（Robinson ほか，2005）。

焦点アセスメント基準

絶望とは，看護師がクライエントに確認する必要のある主観的な感情である。クライエントが絶望感を抱いていることを断定するため，看護師は注意深くクライエントの感情と行動をアセスメントする必要がある。〈社会的孤立〉，〈無気力〉，〈自己概念混乱〉，〈霊的苦悩〉，〈非効果的コーピング〉などの診断を受けたクライエントにも同じような状態がみられることもある。Herth Hope Scale は，さまざまな年齢および疾病症状の成人クライエントにおける希望の度合いを測定する道具（ツール）である（Herth, 1992）。

■ 主観的データ

◉ 診断指標をアセスメントする。

①日常の生活活動
- 運動：量，種類
- 睡眠：時間，量，質
- 趣味：利己的活動
- セルフケアの参加：整容の習慣
- 食欲：食生活

②エネルギーと動機づけ
- クライエントは疲れを感じているか。
- 目標や望みをもっているか。
- 目標や望みをかなえられると思っているか。
- 目標や望みをあきらめているか。
- 何らかの活動に関心を示しているか。

③人生の意味と目的
- 人生で何に一番価値を置いているか，それはなぜか。
- 人生の目的や役割として何を述べるのか。
- この目的や役割は実現したのか。
- 意味や目的についての認識は，現実的で達成可能か。
- 神やより高い存在とどのような関係をもっているか。
- その関係は，人生に意味や目的をもたらすか。
- この病気は，本人にとってどのような意味があるのか。

④状況の選択と調整
- 何を最も困難な問題として認識しているのか，それはなぜか。
- その問題の解決法は何と考えているか，それは現実的か。
- 問題のとらえ方は歪曲しているか，しているとすればどのようにか。
- ほかの解決方法を考えたり試みたりしたか。
- 問題解決の場で支配的影響力をもつと考えているか。
- 思考過程はいかに柔軟か，または厳正か。

⑤未来の選択
- 未来が何をもたらすと信じているか，否定的か肯定的か。
- 生きる価値を何に見い出しているか。
- 未来をどのようにみているか。
- 現在の病気をどのように認識しているか，生活への影響はあるか，人間関係への影響はあるか。
- 現在の病気の治療法をどのように認識しているか，見込みがあると思っているか，または負担である，意味がないなどと思っているか。
- 希望の源を認識しているか。
- 人生で何を一番望むか。
- 自殺を考えたことがあるか，ある場合は〈自殺

リスク状態)参照
◉**関連因子をアセスメントする。**
①疾病や治療の存在
　■慢性，長期，悪化，消極性
②重要な人間関係
　■誰を人生における一番大事な人と考えているか。
　■この一番大事な人との現在の人間関係はどうか。
　■離婚，配偶者の死，子ども，兄弟，友人，ペットの死を最近経験したか。
　■一番大事な人から最近遠ざかったか。

■■ **客観的データ**
◉**診断指標をアセスメントする。**
①一般的外観
　●整容
　●姿勢
　●アイコンタクト
　●動きの速さ
②他者との相互作用
③セルフケア活動へのかかわり合い
このほかの「焦点アセスメント基準」の情報は，http://thepoint.lww.com を参照

NOC
意思決定，うつ状態の自己コントロール，希望，クオリティ・オブ・ライフ

目標 ▶
クライエントは，以下のようになる。
●諸活動(例：自分の身の回りの世話，運動，趣味)で示されるように気力が向上する。
●未来・目標・人生の意味に対し前向きな期待を示す。
●意思決定や問題解決に際して，自発性・自己管理・自律性がみられる。
●自分の将来を再検討し，現実的な目標を定める。状況に安心し，心地よく感じる。

指標 ▶
●自分の苦しみを素直に建設的に他人に打ち明ける。
●自分の人生を肯定的に回想・考察する。
●人生の価値と意味を考える。

●他人と積極的な関係を築き，改善し，維持する。
●重要な役割を引き受ける。
●精神的な信念をもつ。

NIC
希望注入，価値明確化，意思決定支援，霊的支援，サポートシステム強化(支援システム強化)

【**一般的看護介入**】
◉**感情を明確にし表現するように援助する。**
①クライエントの話を積極的に聴き，一人の人間として扱う。
②クライエントが疑い，恐れ，不安を口に出して言えるよう親身になる。
③クライエントが抱いている感情を明確にする。癌のクライエント自身が抱いている現実感を理解することは重要である。クライエント自身の現実感は，看護師の現実感とは異なっている場合がしばしばある(Yates, 1993)。
④人生において希望がどんなに不確かなものであるか，また失望したのはどのようなことなのか話すよう促す。
⑤絶望は誰の人生にもあり，それを認識する必要があるということを理解するようクライエントを援助する。絶望は別の選択を考えるよう働きかける活力，創造力，自由の源泉として利用できるものであり，自己発見につながる。
⑥人生の絶望的な面を希望的な面から分けて対処することができることをクライエントに理解させる。人生における絶望的な面を明確にし，受け入れるように援助する。可能なことと不可能なことを区別するのを援助する。
⑦看護師はクライエントの内的・外的資質を動員させ，希望がもてるようにする。クライエントが生活に対する個人的な意義を明らかにするよう援助する。
　R：以上のことによって，クライエントは人生を語ったり探求することができるようになる。これこそ，希望がもてる介入である(Kylma, 2005)。
◉**クライエントの内的資質(自律性，独立，理論，認知**

②適宜,クライエントの外観や努力をほめる。
③意欲を高める。
- 希望をもてるよう生きる理由を明らかにする（Poncar, 1994）。
- クライエントの成功や有益な領域を明らかにする。過去の業績を強調する。この情報を用いてクライエントとともに目標を設定する。
- クライエントが楽しめることやユーモアと感じられることを明らかにする。それによって,クライエントは不快を紛らわし,快適に感じられるよう行動するようになる（Hindsほか,1988）。
- 希望の対象を明確にするのを援助する（例.人間関係,信頼,達成する事柄）。
- 短期・長期の現実的な目標を立てるのを援助する（簡単なものから複雑なものにしていく。各目標達成のためのやり方や時間を表す「ゴールポスター」を作る）。達成可能な期待は希望を増進する。
- 自己を強化するために進展の明確な兆しを観察するようクライエントに教える。
- 肯定的な言葉で「方法−結論」の考えを指導する（例.もしこれをすれば……ができるだろう）。
- 楽しい気持ちをもち,気持ちが高ぶるような思い出を打ち明けるよう促す。
- R：かすかな希望を認めたり,人生の価値を促進するためにHIV/AIDSの人（大人）とともに積極的に可能性を認めるのは重要である。さもなければ,将来の展望を喪失したり不可能なことに焦点を当て,行き詰まったり,生活範囲を狭めたりする（Kylma, 2005）。
- R：「心を明るくする」ユーモアや精神的に高揚する思い出は,末期クライエントの希望を増幅する。

④問題解決と意思決定を援助する。
- クライエントを有能な意思決定者として敬う。クライエントの決定や欲求を敬意を払って扱う。
- 自分の選択を認識しているかどうかを判断するために,言葉にするよう促す。
- 何が重要であるかを知るために,クライエントの価値観を明らかにする。
- 誤った情報を正す。
- 解決できる問題に取り組むため,解決できない問題を明確にする。クライエントが不可能なことや絶望的なことでくよくよ考え込まないようにし,現実的で解決可能な問題に対処できるように援助する。
- 自己や他者をどう評価しているか調べる（他者を大きな存在,扱いにくい存在と感じ,自分を小さく感じている人が多い）。他者や自己に対する認識が非現実的であれば,適切な位置づけをするように再評価するのを援助する。
- 柔軟性を大事にする。別の方法を試したり,危険をおかしてみたりするのを促す。
- R：人は,絶望を想像して,認めたり対処する；活動,成長,知恵はその結果である。厳格さ（柔軟性のなさ）は,決して絶望を克服できない。
- R：動機は失望からの回復の過程で重要である。クライエントは,達成する可能性が低いと思っていても目標を設定する必要がある。看護師は,目標達成のための第一歩を踏み出すようにクライエントを促す触媒の役目をする。それができれば,次の目標も生まれてくる。

⑤効果的な対処技術を学ぶのを援助する。
- 現実的かつ達成可能な短期および長期の目標設定ができるよう援助する。
- 互いに問題を分かち合う重要性を教える。
- 否定的な事柄から気を紛らわすことの利点を説明する。
- 問題に正面から向かうことの価値を教える。
- ストレスが予期される事柄が起きる前にリラックスする技術を指導し,援助する。
- 積極的な思考過程を促すため精神的心像を助長する。
- 過去の体験を洞察するため思い出す時間を与える。
- 現在可能な最良の人間になることと,各時点での充足感を十分感じることを指導する。
- 希望を呼び起こすような快い思いの経験（例.コーヒーの香り,背中をさすられたこと,太陽の暖かさやそよ風の感触）を最大限に増やすよう教える。
- 毎日楽しみになるような日課（例.散歩すること,好きな本を読むこと,手紙を書くこと）を教える。

- ■ クライエントが精神的信念を表出するのを援助する（Jennings, 1997）。
- ■ エネルギーを保存したり，出す方法をクライエントに教える。緩やかな運動や休息は希望を強化する（Owen, 1989）。
- R：たとえ希望のない人生だと思っても，人生に何らかの希望のある要素があると認識できれば，人生のある部分には対処できる。たとえば，二度と歩けないと思っていても，家に帰り，孫たちの近くにいることはできる。したがって，絶望を感じていても人生に意義と目的を与える要素を発見できる。それは，希望への道から絶望感を排除するのに不可欠である。

◉ **クライエントの外的資質（重要他者，医療チーム，支援グループ，神・天の力）を評価し，活用する。**

①家族や重要他者
- ■ 家族や重要他者を治療計画に加える。
- ■ 健全な人間関係の中で愛される時間を増やしたり，愛されていることを感じながら過ごすことを助長する。
- ■ 支援的および積極的な人間関係を通して，クライエントの希望を維持するという家族の役割を教える。
- ■ 家族の感情はクライエントにも伝わるので，希望，情報，自信を家族にももたらす。
- ■ クライエントにとって意味のある目標を家族と話し合う（Johnson ほか，1996）。
- ■ クライエントに触れたり，そばにいたりすることで，そのような行為がクライエントに受け入れられることを家族に示す（プライバシーを与える）。
- ■ 末期のクライエントのケア提供者の希望を増幅するための方法として，Herth（1993）は下記のように述べている。
  - ● 認知再構成法：積極的な自己との対話，祈り・黙想，希望のイメージの具体化によって希望の認識を再構築する。
  - ● 時間再焦点化法：未来よりもその日を生きることに注目したときのとらえ方をする。
  - ● 自分より偉大な力に対する信念：ケア提供者の希望を助長する。
- R：家族の支援がない一人暮らしのクライエントは，絶望の徴候がより多くみられる（Okkonent ほか，2006）。
- R：希望は，他者からの援助と関連がある。つまりクライエントが自己内部の資源や力では状況に立ち向かうのに，十分ではないと思えるとき，外部の資源が助けとなると感じることがある（例．家族や重要他者が希望の源泉となることがよくある）（Benzeiw ほか，2005）。
- R：家族としての役割責任を維持するのは希望やコーピングに不可欠である。さらに，希望という概念をもつのは，重症のクライエントの家族が状況に対処し，適応していくのに不可欠である。
- R：家族が希望をもち続けていると，その希望はクライエントにも伝わる（Miller, 1991）。

②医療チーム
- ■ 看護師とクライエントの積極的な信頼関係を築く。
  - ● 質問に答える。
  - ● クライエントの感情を尊重する。
  - ● 一貫性をもってケアをする。
  - ● 依頼に最後まで応える。
  - ● 触れる（タッチング）。
  - ● 心地よさを与える。
  - ● 正直である。
  - ● 積極的な態度を示す。
- ■「あなたをとても心配しており，簡単にあきらめさせるわけにはいかないのです」とか，「あなたの力になれます」という態度を示す。
- ■ カンファレンスを開き，スタッフとクライエント目標を共有する。
- ■ 病気治療のための技術や研究の進歩を分かち合う。
- ■ 利用可能な笑いの源となるもののリストを入手しておく（例．本，映画）。
- R：医療チームは，クライエントが希望をもてるような有望な存在でなければならない。そうでなければ，医療チームの努力は時間の無駄だとクライエントが感じることがある。
- R：希望を徐々にもたらすような看護介入は，希

R：希望は，HIV陽性患者(Kylma，2005)や脊椎損傷患者(Davies，1993；Lohneほか，2006)に対する対処にかなりの効果がある。

③サポートグループ
- 似たような問題や病気を体験した人や，それに効果的に対処した経験のある人と心配事を分かち合うよう促す。
- 自助グループに関する情報を与える(例．「今日を大事に」—米国，カナダにおける40章，「対処できる」—癌患者のためのシリーズ，「週末を過ごせる」—癌患者の家族のために)。
- R：孤立や配偶者の喪失，不十分な症状管理によって希望がもてなくなる。

④神や天の力
- 信念のサポートシステム(価値，過去の体験，宗教活動，神との関係，祈願の意味と目的，〈霊的苦悩〉を調べる)。
- クライエントが自分の精神の表現を自由にできる環境を作る(Dosseyほか，1994)。
- 苦痛，死，死んでいくことの意味をクライエントが考える時間と機会を与える。
- クライエントの神への希望を受け入れ，尊重し，援助する。
- R：精神的・霊的安寧が促進されたクライエントは，生きていくうえでの意味や目的を見出すことでより効果的に対処する(Linほか，2003；Jennings，1997)。希望は，乳癌の女性の霊的安寧と肯定的な相関性がある(Mickeyほか，1992)。

◉ 自己損傷の危険性のあるクライエントを確認する
(〈自殺リスク状態〉を参照)。
◉ 必要に応じて，専門機関の紹介をする。
① カウンセリング(精神的，家族的な)
② 命の電話相談

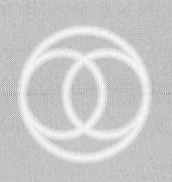

人間の尊厳毀損リスク状態

Risk for Compromised Human Dignity

【定義】

人間の尊厳毀損リスク状態：尊敬と名誉の喪失を実際に知覚している，または知覚する危険性のある状態。

著者の注釈

この看護診断は2006年NANDA-Ⅰによって承認されたが，問題がある。リストにあがっている危険因子のほとんどは，危険因子ではなく診断指標(徴候，症状)である。たとえば，非人間的な扱いをされたという認識，屈辱を感じる，身体が人目にさらされる，プライバシーの侵害だと受け止める，臨床家から不当に押し付けられたと感じることや秘密の情報が人に知られる，などである。本書の著者は，それらを危険因子として書き換えた。

この看護診断は，新しく看護の実践に応用できる。すべての人々はこの診断の危険性にある。すべての人々や家族，地域社会に尊敬と敬意を示すことは，専門職としての看護にとって重要な根幹となる。人間の尊厳が損なわれることを防ぐことは，すべての看護介入の焦点になるに違いない。つまり，ケアリングの専門職の中心的概念である。

この診断は，罰としての権利の剥奪，たとえば，プライバシーや活動の自由を奪われる可能性のある囚人にも適応することができるが，囚人は拷問や屈辱ではなく，常に丁重に扱われるべきである。看護師には看護の実践のあらゆる場面において，「害を及ぼさず」，敬意をもって事にあたる義務がある。

本書の著者は，この診断がすべての患者と家族に対する看護の標準的ケアとして確立され，統合されることを期待している。また，成果や介入はすべての個人や家族，グループに適応される。このような看護の標準的な実践には，〈感染リスク状態〉，〈感染仲介リスク状態〉，〈転倒リスク状態〉，〈家族コーピングリスク状態：妥協化〉が含まれる。

【危険因子】

状況因子(個人・環境)

入院中の集団や入所中の集団，医師の管理下に

あるグループ，いかなる医療環境にかかわる複数の因子に関連するもの
●因子の例：知らない処置，医療行為への侵入，複数の知らないスタッフ，陰部ケアに必要な介助，痛みを伴う処置，知らない専門用語
制限された状況や投獄の環境に関連するもの

診断表現上の誤り

◉非人間的な扱いを受けたという認識に関連した〈人間の尊厳毀損リスク状態〉

この診断はリスク状態になるという診断ではなく，実際に人間の尊厳が侵害されている状態を示している。この状況は，即座に調べて検証し，施設の関係当局に報告する必要がある。

重要概念

①看護師は，自分自身の尊厳を維持し守ることができないならば，患者やグループの尊厳を維持し守ることができるのだろうか。
②「尊厳とは理解しにくい概念である。それが失われたときに，容易に理解できる」(Reedほか，2003)。看護師は患者の尊厳を守り維持する責任と義務がある。
③尊厳は，個人が自分自身の行動，周囲，そして他人からの扱いに抑制や選択ができるときに存在する。人は，情報を理解し意思決定する能力がある。また，人は，自らの身体的，精神社会的な状態に快適さを感じていなければならない(Mairis, 1994, p.952)。
④尊厳を維持する能力は，自己に対する信念を脅威の中でも損なわずに維持できる能力によって左右される(Haddock, 1996)。
⑤人は他人と似ているが，まったく同じではない(Haddock, 1996, Allport, 1961より引用)。
⑥「尊厳とは，脅威を感じている状況で，他者との関係において重要性や価値観を感じる能力である。尊厳とは力強い主観的な信念であるが，人間性と相通ずるものがある。尊厳は獲得に努力がなされるが，それを維持するには，脅威があっても自己に対する信頼を含む境界が損なわれないよう維持できるかどうかにかかっている。自己の中の尊厳の内容や所有は，他者の尊厳を維持したり向上したりする能力に反映している」

⑦尊厳をもつことは，自己を制することである。尊厳の喪失によって，感情的な苦痛，屈辱，困惑が引き起こされる(Walshほか，2002；Mairis, 1994)。
⑧尊厳を守ることは，無生物のように扱われるのではなく，生死を問わず，人の人間性を認識することである(Haddock, 1996)。人が無力であったり意識がない場合，その人の尊厳を保護することが最優先になる(Mairis, 1994)。

焦点アセスメント

焦点アセスメントは，この看護診断には必要ではない。病院，外来医療，個人開業，長期療養施設または老人ホーム，グループホーム，留置所，刑務所など医療施設にいる人やグループは，人間としての尊厳が毀損されるリスク状態にある。〈人間の尊厳毀損リスク状態〉は，医療施設での処置やその環境に関する複数の否定的な因子に関連している。

NOC
虐待に対する防護，安楽のレベル，尊厳のある生の終焉，情報処理，知識：病気の治療，自己尊重，スピリチュアルウエルビーイング，個人のウエルビーイング

目標▶
クライアントは，敬意をもった思いやりのあるケアを受けていると報告する。

指標▶
●プライバシーを尊重する。
●精神面の配慮
●感情の予測
●選択とコントロールが与えられる。
●許可を求める。
●説明が与えられる。
●体の露出部分が最小限
●苦痛な処置の間，不必要なスタッフのかかわりがない。

NIC
患者権利保護，予期ガイダンス，カウンセリング，情動支援，準備的感覚情報提供，家族支援，ユーモア，共同目標設定，教育：手技/処置，タッチング

【看護介入】

は，任務に関する声明など別の題名がつけられている場合がある）。
　R：問題が生じたとき，その施設の方針が看護師を支援することができる。しかしながら，個人やグループの尊厳を保護したり守ったりする倫理的義務は，その方針のあるなしには関係ない。
②施設の方針を見直す。下記の項目が含まれているか（Walshほか，2002）。
- プライバシーと私的空間の保護
- 常に同意を得る。
- 意思決定に時間を与える。
- クライアントを擁護する。

③機密またはストレスフルな情報が討論される際，また人目にさらされる処置が必要とされる場合，その場に必要とされるスタッフ，たとえば，学生，看護師，医師（研修医，見習い学生）の数に関してのガイドラインを明らかにする。
　R：この種の方針は，倫理的で敬意のあるケアに対して，またスタッフが道徳的で思いやりをもっているという期待に対して，施設の理念を反映させることができる。

④掛け布を用いて患者の身体の露出を少なくする。不必要に他者の目にさらさないように注意する。
　R：人は，尊厳の高いレベルで，屈辱の大きな問題として，人目にさらされたと報告している（Walshほか，2002）。

⑤看護師自身の家族や配偶者，子ども，友人，または同僚のために期待や要求をするのと同じようなケアを，それぞれの患者とその家族にも提供する。
　R：このような個人的な基準を設けることによって，特に患者やグループが看護師と同じ社会経済的集団ではない場合に，そのような患者やグループを擁護するよう看護師を促す。

⑥処置を行う際，クライアントを会話の中に入れる。困惑させないよう，その状況が事務的なことのようにふるまう。クライアントが反応しなくても，その人にあった会話やユーモアを用いる。
　R：不可避な恥ずかしい状況，たとえば，尿便失禁の際に，世間話やユーモアで現状を受け入れ，クライアントの気持ちを楽にさせる看護師は，状況をよりよくする（Walshほか，2002）。

⑦クライアントにこれから行う処置について説明する。苦痛を伴う，あるいは恥ずかしい処置の間，クライアントが感じるであろうと予測されることを説明する。
　R：クライアントは，これから行われる処置を理解するのに，急かされることを嫌い，理解するのに時間が必要であると報告している。

⑧傷つきやすく，ストレスフルな事態，たとえば，死，苦痛，恥ずかしい処置が始まる前に，不必要なスタッフがいないかどうか確認する。必要とされていないことをスタッフに伝える。
　R：尊厳や個人のプライバシーを保護することは，意識のない人や亡くなった人に対しても行われる（Mairis，1994）。

⑨苦難な状況にあった後，クライアントにその気持ちを語る機会を与える。個人情報や情緒的反応に関するプライバシーを守る。
　R：気持ちを語ることによって，尊厳を維持したり取り戻すことができる。生きている，考えている，経験している人間としての認識は，尊厳を向上させる（Walshほか，2002）。

⑩死後にクライアントの尊厳を維持するため，役割モデルをしたり擁護したりする。
　R：敬意をもった思いやりのあるケアの役割モデルすることは，ほかの人の意識を高め，このケアを行う人々を勇気づける。

⑪クライアントや家族にとって失礼であった出来事をスタッフと一緒に話し合う。同じような出来事が起こったり患者の尊厳を侵害した場合はそのことを適切な人へ報告する。
　R：専門職者は，倫理的で道徳的に実践し，人間の尊厳を傷つける状況や人材に対処するために努力する責任がある。

⑫前もって現状やケアプラン，説明する必要のある意思決定について，クライアントとその家族と一緒にじっくり話し合う。
　R：「効果がないとしたら，極端にいえば，人であるという生来の尊厳に対しての根本的な敬意を侵害したのである」（Walshほか，2002，p. 146）。

⑬効果のない極端な方法が計画されたり，クライアントに提供されたりした場合は，〈道徳的苦悩〉を参照

⑭個人やグループの尊厳に敬意を払ったり保護することは価値あることではなく，自然なことである（Sodenbergほか，1998）。

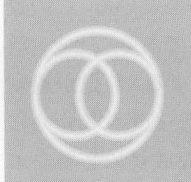

乳児行動統合障害(乳児行動組織化障害)*

Disorganized Infant Behavior

【定義】

乳児行動統合障害(乳児行動組織化障害):乳児が自分の秩序を保つ限界に達しており,自分を維持できない状態。その状態は,生理的変化,姿勢や状態の変更といった戦略の活用に反映され,行動上の適応のあらゆる下位システム(例.自律神経系,運動系,ステート**,注意集中-相互作用などのシステム)にわたって反映される。

【診断指標】(Vandenberg, 1990;Wong, 2003)

- 自律神経系
  - ▶心臓
    - 心拍数の増加
  - ▶呼吸
    - 一時的停止,多呼吸,あえぐ
  - ▶色調の変化
    - 外鼻孔周囲の蒼白,口周囲の黒味がかった色,斑点,チアノーゼ,土気色,紅潮/赤み
  - ▶内臓
    - しゃっくり,催吐反射,うめく,嘔気,実際に排便が起こるかのような緊張
  - ▶運動
    - 発作,振戦・ビクッとする,ぴくぴくする,咳嗽,くしゃみ,あくび,ため息
- 運動系
  - ▶筋緊張の乱れ

---

*訳者注 原語がorganizedであることに加え,行動発達に関する諸理論からも「乳児行動統合」ではなく,「行動の組織化」と考えられる。また,発達は促進すればよいのではない。子どもの持てる力を時宜を得てenhance(強化する)という意味を損なわないよう,〈乳児行動統合促進準備状態〉は〈乳児行動組織化強化準備状態〉が妥当と思われる。
**訳者注 ステート(state)は「意識状態」という訳語があてられていることもあるが,起きているか寝ているかの程度を示していることから「覚醒水準」が一番適切な訳語と思われる。ブラゼルトンの6段階のステー

しまりのなさ体幹,顔面,四肢
緊張亢進下肢の伸展,敬礼姿勢,飛行機姿勢,空中に座っているような姿勢,弓なりになる,手指を最大限に広げた状態,舌の伸展,握り拳を作った状態
過度な屈曲体幹,四肢,胎児姿勢
  - ▶気も狂わんばかりの散漫な活動
- ステート系(範囲)
ステートコントロールの維持が困難
1つのステートから別のステートへの移行が困難
    睡眠中:ぴくぴくする,いびき,急にぐいっと動く,不規則な呼吸,鼻を鳴らす,しかめつら,むずかる
    覚醒中:視点が定まらない,生気のない目つき,緊張してむずかる,凝視する,視線をそらす,パニック状態で心配そうなさえない顔つき,弱々しい泣き声,過敏状態,唐突なステートの変化
- 注意集中-相互作用系
  - ▶行動しようとすることがストレスになる
  - ▶相互に補い合う社会的相互作用のやりとりで,調整する能力,注意を払う能力,相手と交流する能力がそこなわれる
  - ▶なだめることが困難

【関連因子】

■ 病態生理因子

- 中枢神経系(CNS)の未発達や変調に関連するもの。以下の因子に続発する。
  - ▶未熟さ
  - ▶高ビリルビン血症
  - ▶低血糖
  - ▶感染
  - ▶先天性異常
  - ▶周産期の因子

- 栄養障害に関連するもの。以下の因子に続発する。
  - ▶反射的嘔吐
  - ▶哺乳に耐えられない。
  - ▶嚥下障害
  - ▶嘔吐
  - ▶仙痛(コリック)
  - ▶吸啜/嚥下の調整がうまくいかない。
- 過剰な刺激に関連するもの。以下の因子に続発する。
  - ▶疼痛
  - ▶空腹
  - ▶口腔の過敏性
  - ▶温度変化
  - ▶環境的刺激

■ 治療関連因子

- 過剰な刺激に関連するもの。以下の因子に続発する。
  - ▶侵襲的な処置
  - ▶運動
  - ▶照明
  - ▶薬物投与
  - ▶抑制
  - ▶騒音(例. 鳴りっぱなしのアラーム, 話し声, 環境音)
  - ▶胸部理学療法
  - ▶授乳
  - ▶チューブ類, 絆創膏
- アイパッチに続発する養育者をみることができないことに関連するもの

■ 状況因子(個人・環境)

- 複数のケア提供者に続発する相互作用の予測ができないことに関連するもの
- 処置でのタッチとなだめるためのタッチとのアンバランスに関連するもの
- 自己統制能力の低下に関連するもの。以下の因子に続発する。
  - ▶突然の動き
  - ▶睡眠-覚醒周期の中断
  - ▶騒音
  - ▶疲労

著者の注釈

この診断は, 外的刺激に対して調節したり適応したりすることが難しい乳児を表している。この難しさは神経行動的な発達が未熟であることと, 新生児病棟での環境刺激の多さによる。乳児が過剰な刺激やストレスにさらされると, 適応するためにエネルギーを消費し, 生理学的な成長に必要なエネルギーの供給分を使い果たす。看護ケアの目的は環境的な刺激を減らしたり, 乳児が十分時間をかけて適応できるようにしたり, 乳児の生理的状態と神経行動的状態に適切な知覚刺激を提供することで, 乳児がエネルギーを節約できるよう援助することである。

重要概念

■ 一般的留意点

① Als(1986)は, 自己調整能や努力を伝える乳児の最初のルートは, 行動上の指標を通してであると説明している。

② 乳児の行動は, 精巧な下位システムの活用による環境との持続的な相互作用である(Blackburn, 1993;Merensteinほか, 1998;Yecco, 1993)。
  - ■自律神経系・生理機能系:呼吸, 皮膚色, 内臓機能(例. 胃腸の機能, 嚥下)の調整
  - ■運動系:緊張, 姿勢, および活動のレベルの調整, 四肢, 頭部, 体幹, および顔の特殊な動きのパターンの調整
  - ■ステート・組織化構造:ステートの幅, ステートの移行, ステートの質(例. 睡眠から覚醒, 目覚めから覚醒, 啼泣)。
  - ■注意集中-相互作用:知覚刺激のほうに向いたり注目する能力(例. 顔, 音, 物)および認知的・社会的・情緒的情報を取り入れる能力
  - ■自己調整:上記以外の下位システムの統合性とバランスの維持, ステートのスムーズな移行, 下位システム間のリラックス状態

③ 正期産児の場合, 上記のシステムはスムーズに機能し, 同調していてたやすく調整されている。成熟度が低いかや疾患のある児が耐えられるのは, 一度に1つの作業だけである。コントロールを失うと, 1つ以上の下位システムの不安定さ, ないしは混乱をもたらす(Blackburn, 1993)。診断指標には, 不安定さという徴候がある。

④ 早産児はまだ発達しきっていない身体システムによって, 子宮外環境, 通常は新生児集中治療室(NICU)の環境に適応しなければならない

⑤ハイリスクの乳児の死亡率と罹患率はかなり低くなったが，さまざまな神経学行動問題をきたしている。このような問題は，興奮性の亢進，言語上の問題，注意力障害，高度認知障害，学校生活上の問題など"低出生体重児の新しい病態"として，分類されてきている(Blackburn, 1993)。

⑥中枢神経系の発達には6段階がある。脊椎神経後根の誘導，脊椎神経前根の誘導，増殖と神経発生，ニューロンの分枝，組織形成，髄鞘形成である。初めの3段階は妊娠第4か月までに完了する。後の3段階は発達が完了するまで続く。ニューロンが広がる段階は，脳室周囲部を起点とし，最終的には大脳皮質と小脳へと至る，数百万個の細胞の生長を伴う移動段階である。組織化の段階は，妊娠6か月から生後1年にピークを迎える。髄鞘形成の段階は妊娠8か月から生後1年までがピークである。髄鞘が個々の神経線維を覆って，つながりの特異性を促進し，別の神経線維の経路を増やし，伝達速度を早くする(Blackburn, 1993)。

⑦神経学的に未発達であることによる神経系の機能不全は以下のとおりである(Blackburn, 1993)。
- ミエリン鞘がまばら
- 刺激に反応した後，再度その刺激が与えられても反応しない期間が長い。
- 伝達が弱い。
- 抑制性電位減少
- さまざまなシステムを利用する能力の低下
- 神経の伝導が遅い。
- シナプスの伝達が遅い。
- 神経インパルスを発する率を高い状態に維持できない。
- 細胞分化が不完全
- 細胞間の神経伝達のインパルスを処理する能力の低下

⑧上記の神経学的な機能の限界は以下のような未熟児の行動特性をもたらす(Blackburn, 1993；Merensteinほか, 1998)。
- ステートの調整が不規則
- 緊張の亢進と低下
- 原始反射の欠如
- 刺激に過敏(なだめるのが困難)
- 抑制するのが困難
- 痙攣様の動き
- 覚醒が悪い。
- 覚醒状態の維持が困難
- 協調運動が貧弱
- 自律的な調整の乱れ
- 不釣合いでぎくしゃくした姿勢，動き

⑨かなり長い間，乳児は痛みを知覚できず，反応したり，記憶することはできないと信じられてきた。しかし，乳児は痛みを感じ，痛みを表現していることが明らかになってきた。Williamsonら(1983)によると，割礼のために局所麻酔を受けた乳児は，麻酔を受けなかった乳児よりも，心拍数の変動が少なく，酸素飽和度が高いことがわかった。

⑩騒音の大きさはデシベル(db)で測定される。成人の会話は45〜50 dbで，保育器の中での騒音のレベルは50〜80 dbと報告されている。成人の場合，80〜85 dbを超えると，聴覚障害を起こす(Blackburn, 1993)。

⑪知覚神経的聴覚障害の発生率は，低出生体重児では4％，超低出生体重児では13％である(Thomas, 1989)。

焦点アセスメント基準

専門家は，神経行動的な機能をアセスメントするために3つのツールを推薦している。健康な正期産児に対するブラゼルトン新生児行動アセスメント尺度(NBAS)，早産の新生児に対する早期産児の行動アセスメント(APIB)，NIDCAP(新生児個別的発達ケアとアセスメントプログラム)である。どのツールも利用に際してはトレーニングが必要である。

■ 客観的データ
◉診断指標をアセスメントする。
①自律神経系
- 呼吸(診断指標を参照)
- 皮膚色の変化(診断指標を参照)
- 内臓(診断指標を参照)
- 運動(診断指標を参照)

②運動系(変動する筋緊張)

- ■ 緊張亢進(診断指標を参照)
- ■ 過屈曲(診断指標を参照)
- ■ 気も狂わんばかりの散漫な活動(診断指標を参照)
③ ステート(範囲)
- ■ 睡眠中
  - ● ぴくぴくする。
  - ● 急にぐいっと動く。
  - ● しかめつら
  - ● 鼻をならす。
  - ● むずかる。
- ■ 覚醒中
  - ● 調整の欠如
  - ● 生気のない目
  - ● 焦点の定まらない目
  - ● 凝視する。
  - ● パニック状態
  - ● 弱々しい泣き声
  - ● 易刺激性
- ■ 唐突な状態の変化

4. 注意集中−相互作用系
- ■ あきて投げ出す行動と熱中して続ける行動とのアンバランス
- ■ 方向を定め, 相互作用にのめり込み, 注目する能力の障害
- ■ なだめるのが困難

このほかの「焦点アセスメント基準」の情報は, http://thepoint.lww.com を参照

NOC
神経学的状態, 未熟児のオーガニゼーション, 睡眠, 安楽のレベル

目標 ▶
乳児は, 安定した微候の増加を示すようになる。

指標 ▶
- ● スムーズで, 安定した呼吸；ピンクで安定した皮膚色, 一慣した筋緊張；姿勢の改善；落ちつきのある焦点のあった覚醒；睡眠の良好な推移；視覚刺激, 社会的刺激への反応
- ● 吸啜する, 手を口にもっていく, 手で手を持つ。姿勢を変えるといった自己調整技術を示す。

目標 ▶
(両)親・ケア提供者は施設や家庭で, 環境的なストレスを減らす方法を述べる。

指標 ▶
- ● 乳児にストレスになる状況を述べる。
- ● 乳児のストレス微候・症状を述べる。

NIC
環境管理, 神経系モニタリング, 睡眠強化, 新生児ケア, 親教育, 新生児のポジショニング

【一般的看護介入】

関連因子を参照
⊙ 可能であれば, 寄与因子を減らしたり, 取り除いたりする。
① 疼痛
- ■ 乳児に触れる前に乳児を観察する。
- ■ 乳児のベースラインとなる行動の現れ方を記録する。
- ■ 痛みに対する反応と関連したベースラインとは異なる乳児の反応を観察する(Bozzette, 1993)。
  - ● 顔の反応(口を開いている, 眉間にしわをよせる, しかめつら, 下顎の震え, 鼻の下のしわ, 舌の緊張)
  - ● 運動の反応(萎縮, 筋の硬直, 握りしめられた手, 離脱症状)
- ■ 疼痛を示す行動かどうか定かでないが, 疼痛が疑われる場合は, 医師に鎮痛薬の試験投与について相談する。乳児の反応を評価する。
- ■ 明らかな疼痛刺激は積極的に管理する(例. 術後, 授乳不足, 痛みを伴う処置, 高血糖)(Merensteinほか, 1998)。
  - ● 鎮痛薬投与について医師に相談する。
  - ● 痛みを伴う処置の前に鎮痛薬を投与する。
  - ● 頻繁な痛みを伴う処置に対して, 局所麻酔について考慮する(例. 踵部穿刺, 静脈採血)。
- ■ 鎮痛薬を投与する場合(Merensteinほか, 1998)。
  - ● 最初の投与量は少なくして, 呼吸への反応を注意深くモニターする。
  - ● 最適な投与量と投与の間隔を判断する。
  - ● いつ疼痛がなくなったかをモニターする。
  - ● 投与後に乳児に安らぎがみられるかどうかを判断する。
  - ● 指示されたら, 数日かけて徐々に鎮痛薬か

ら離脱させる。薬剤の離脱反応をアセスメントする。必要な場合は離脱症状の管理について医師に相談する。
- R:「ケア提供者が痛みを示す混乱行動かどうか定かではなく，疼痛を疑う理由がある場合は，鎮痛薬の試験投与が診断にも治療にもなる」(Acute Pain Management Guideline Panel, 1992a, p.12)。

② 24時間昼型サイクルの中断
- それぞれ介入の必要性と頻度を評価する。
- 入院の時点から昼夜を通して乳児に継続的なケアを提供するために，24時間のケアの配分および，プライマリケアの提供についてよく考える。これは，睡眠のサイクル，哺乳能力，特に情緒的発達がより成熟していくことに対応するという観点から重要である。
- 興奮や疲労困憊がピークにならないようにし，静かで規則正しい環境やスケジュールを保ち，保育器やベビーベッドの中で腹臥位や側臥位にして徐々に眠っていく確実で反復可能なパターンを確立して，乳児の睡眠への移行と継続的な睡眠を援助することを考える。
- R:運動-睡眠-覚醒の組織化を促す介入は行動の組織化を増進する。

③ 哺乳経験
- 哺乳に関する乳児の準備状態を観察し，記録する。
  - 空腹の合図
    - ▶浅い眠りあるいは覚醒状態へと移行する。
    - ▶口をもぐもぐする，探す，あるいは吸啜する。
    - ▶口に手をもっていく。
    - ▶おしゃぶりや空の乳首の吸啜だけでは泣いて，なだめることができない。
  - 生理学的状態
    - ▶規則的な呼吸パターン，安定した皮膚色，消化の着実さを確かめる。
    - ▶哺乳経験での相互調整を支え，授乳の環境を整える。
    - ▶環境刺激を減らす。
    - ▶安楽な椅子を用意する(出産後の母親のニーズに対して，特に気をつける。たとえば，柔らかいクッション，足を載せる小さ

- ▶哺乳の間，乳児が手足を屈曲し，筋緊張のバランスをとるため，ゆるめにおくるみでくるむよう勧める。
- ▶家族と乳児両方の目標を達成する哺乳方法を探す(例．直接授乳，びん哺乳，経管栄養)。
- R:早産児は哺乳行動の発達(例．哺乳の準備状態，空腹の合図を示す能力)や，早産に関連した消化器系の運動(例．食道の運動性，消化器の運動性，胃が空になる時間)に問題がみられたり，障害がみられたりする。
- R:個別的な発達的ケアは完全な経口哺乳への移行を早めることになるだろう(Alsほか，2003)。

◉新生児自身の自己調整力を支える。
① 強い痛みやストレスを伴う処置では，落ちつきを高める活動を考える。
- もう1人のケア提供者に屈曲位を支えていてもらう。
- 別のストレスから乳児を保護する間，吸啜の機会を提供する。

② 乳児の行動組織化を支えることで必要な処置が効果的に行えるようにする。

③ 乳児の規則性の再組織化と安定化によく注意を払う(例．腹臥位，養育者の指をしゃぶったり握ったりする機会，養育者の手で体幹と後頸部を覆う，足底を抑えるものを提供する)。

④ 再度安定するまで，余計な刺激を除去するよう心がける(例．とんとん軽く叩く，話しかける，体位を変換する)。次第に乳児の自己調整能力が回復し，養育者がなだめなくてもすむようになるので，処置後は15～20分かける。

⑤ 興奮や疲労困憊がピークにならないようにし，静かで規則正しい環境やスケジュールを保ち，保育器やベビーベッドの中で腹臥位や側臥位にして徐々に眠っていく確実で反復可能なパターンを確立して，乳児の睡眠への移行と継続的な睡眠を援助することを考える。

⑥ 必要時，養育者が乳児を抱いて落ちつかせてから，ベビーベッドに移すようにする。あまりに興奮しすぎている乳児では，頑丈な柵やすべての刺激を遮断できる保育器の中で隔離して移送す

ついて批判的な見解もある。乳児によっては一時的におとなしくなるが，必ずしも内的調整を高めたコントロールにつながるわけではない。
⑧優しい音楽や両親の声でなだめることは，睡眠状態に入ろうとしている乳児の気持ちを安らかにする。
⑨興奮を起こさせるような視覚的なもの，社会的な刺激，それに類するもののない，刺激のない睡眠空間は，眠りをもたらすリラックスした状態に導くのに必要である。多くの乳児にとって，睡眠の日課を規則的にすることが有効である。
R：早産児が病気の場合，中枢神経系の未熟性，不適切で予測できない知覚刺激への曝露，および複数のケア提供者などの要因が組み合わさって，調節力を示す行動指標に混乱とアンバランスをもたらす。
R：個別的な介入は組織化された行動を増やす手段になる。

◉ **環境刺激を減らす。**
①騒音（Merensteinほか，1998；Thomas，1989）
■保育器を叩かない。
■仕事で使う場所以外は，保育器の上に毛布を掛けて覆う。
■保育器の窓はゆっくり開け閉めする。
■衝撃を減らすために保育器のドアにパッドをつける。
■ゴミ箱は金属よりもプラスチックを用いる。
■呼吸器のチューブから水気を取り除く。
■ベッドサイドでは必要なときだけ静かに話す。
■マットレスの頭側はゆっくり下げる。
■ラジオを置かない。
■ドアはゆっくり閉める。
■乳児のベッドの位置は騒音源（例．電話，インターホン，備品室）から遠ざける。
■次の方法を考慮し，NICUでの不必要な騒音を取り除く。
　●ベッドサイドから離れてラウンドを行うよう注意する。
　●騒音とガヤガヤした音を取り除くために大きな装置の使用について注意する。
■病棟内の騒音レベルは60 db（例．騒音計をつける）を上回らないようスタッフは気をつける。騒音を下げるために10分間の静かな時間を作る。
■刺激を受けやすい乳児は，病棟内の人の往来の少ない所に移す。
R：NICUの騒音レベルは，蝸牛管を損傷し聴覚の喪失をきたす可能性があり，また反応を抑制できない乳児の刺激になるので，危険である。雑音は睡眠を妨害し，心拍数を上げ，血管収縮を招く（Blackburn，1993）。乳児は成長に必要なエネルギーや脳へのグルコースと酸素の供給に必要なエネルギーを消費してしまう（Thomas，1989）。
R：Thomas（1989）は，NICUには騒々しい雑音の持続的パターンがあることを明らかにした。さらに，雑音のピークともなると持続的な雑音のレベルよりも10 db以上も上がる。雑音のピークの例はモニターのアラーム（67 db），NICUのラジオ（62 db），プラスチックの箱を開ける音（66 db），フードを叩く音（70 db），吸引装置の（66 db）である。

②光
■ベッドサイドでは白色灯よりも全スペクトル型のライトを用いる。蛍光灯の光を控える。
■ベビーベッド，保育器，輻射式暖房機は寝ている間は完全に覆いをかけ，起きているときは部分的に覆う。
■減光装置，日よけ，カーテンを取り付ける。明るい光を避ける。
■ブランケットをテント型にかぶせたり，切り抜いた箱を用いて，乳児の目に直接光が当たらないようにする。
■ベッドの上での視覚刺激は避ける。
■明るくする処置ではまぶしくないように目を覆う。
R：早産児が病気の場合，中枢神経系の未熟性，不適切で予測できない知覚刺激への曝露，および複数のケア提供者などの要因が組み合わさって，調節力を示す行動指標に混乱とアンバランスをもたらす。

◉ **屈曲位を保って，身体がねじれない姿勢で寝かせる。**
①養育者の指を握ったり吸ったりする機会を与えたり，養育者の手で乳児の殿部と後頸部を支えたり，足底をおさえるものを提供したり，乳児の姿勢をそっと腹臥位にして支えることによって，焦らずに徐々に乳児の調整を取り戻し，安定させるよう心がける。

②腹臥位・側臥位で寝かせる。
　③仰臥位を避ける。
　④屈曲位を維持するために，可能ならば乳児の身体を包む。
　⑤柔らかな寝具（例．天然のムートン，柔らかなコットン，フランネル）を用いて，包み込むような巣を作る。
　⑥大きなサイズのオムツは使わない。
　⑦ラインやチューブにゆとりをもたせる。
　　R：成長発達的に正しく扱い，寝かせることでストレスを減らし，エネルギーを節約し，正常な発達を増進する。

◉処置に関連したストレスを減らす。
　①乳児を動かしたり持ち上げるときは，乳児を毛布でくるんだり児の周りにロール状にした毛布を当ててから抱く。
　②処置やケアをしている間，包み込むように抱く。
　③ゆっくり優しく触る。叩かない。
　④初めての相互作用や処置は一度に与える感覚刺激を1つにして（例．タッチ），視覚，聴覚，運動へとゆっくり進める。
　⑤準備状態なのか，混乱が起こりそうなのか，安定しているのか合図について子どもをアセスメントして，その合図に対応する。
　⑥新生児自身の24時間の睡眠-覚醒サイクルをなるべく崩さないようにする。
　⑦吸引や体位ドレナージは定期的ではなく，必要時行う。
　⑧粘着テープの量は最小限にする。細心の注意を払って剥がす。
　　R：ストレスの軽減はエネルギーを節約し，快適にして，適応を高める。
　　R：酸素飽和度の低下で早産児を叩くと，不安定になる（Harrisonら，1996）。

◉積極的な介入と移送の間，秩序を乱す行動を減らす。
　①各々のチームメンバーが移送のために担う役割を計画する。
　②移送の前にプライマリナースとともに，その子のストレスの合図を明らかにする。
　③入ってくる知覚刺激の量を最小にする。
　　■落ちついた，静かな声で話しかける。
　　■目に光が入らないようにさえぎる。
　　■不必要な接触から児を守る

くは柔らかな毛布や着物のはし）を与え，乳児をやさしく包み込むように抱く。
　⑤乳児を抱いたり，毛布で作った鳥の巣のような囲いの中に入れる。
　⑥移送の器具（例．呼吸器）が用意できているか確かめる。暖めたマットレスあるいはムートンを用いる。
　⑦細心の注意を払って乳児を移送する。できるかぎり話しかけない。
　⑧可能なかぎり親，または指定された養育者に乳児を抱いて支えてもらっている間に，ルーチンになっているケアを行うようにする。
　⑨不快を思わせる行動をとったらすぐに，あるいは2～3時間ごとに体位を変える。
　　R：組織できない反応を防ぐために刺激を減らす介入をさがす。

◉ケア計画に親を引き込む。
　①感じていること，恐怖，期待を親と分かち合う。
　②乳児と家族の発達的な計画を立てる際に親を関与してもらう（Coleほか，1985）。
　　●私の強みは？
　　●私にとってのストレスは？
　　●休息を入れるめやすは？
　　●私の助けになることは？
　③乳児は制約に抵抗するかもしれないので，適切なポジショニングやベッドをどうするか決めるために，能力の変化を継続的にモニターするよう，ケア提供者に教える。
　　R：予期ガイダンスやサポートは子どもに対する過剰刺激を予防できる。

◉必要であれば健康教育と専門機関を紹介する。
　①家に帰る予期ガイダンスでは，乳児と家族の成長と発達に関する次のような情報について見直す。
　　■健康上の問題
　　　授乳　衛生　疾患　感染
　　　安全性　体温
　　　成長と発達
　　■ステートの調整
　　　適切な刺激
　　　睡眠-覚醒のパターン
　　■親子の相互作用

■乳児の環境
　生物刺激と無生物刺激
　乳児との遊び
　父親および兄弟姉妹の役割
■親のコーピングと支援
　サポートネットワーク
　挑戦
　問題解決法

②地域サポート(一時預かり，社会的グループと市民のグループ，宗教団体)への移行について話し合う。
③フォローアップのための家庭訪問を紹介する。
　R：両親が自分の子どもの成長発達をサポートする最適な介入を明らかにできるように教える。

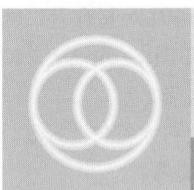

乳児行動統合障害リスク状態(乳児行動組織化障害リスク状態)*
Risk for Disorganized Infant Behavior

【定義】
　乳児行動統合障害リスク状態(乳児行動組織化障害リスク状態)：乳児が生理的・行動的な適応システム(自律神経，運動，意識ステート，器質，自己統制，注意集中－相互作用などのシステム)の統合と調節に変調をきたす危険性が高い状態。

【危険因子】
　関連因子を参照

【関連因子】
　〈乳児行動統合障害〉を参照

焦点アセスメント基準
　〈乳児行動統合障害〉を参照

【一般的看護介入】
　〈乳児行動統合障害〉を参照

---
*303ページの訳者注を参照。

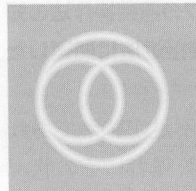

感染リスク状態

Risk for Infection

【定義】

感染リスク状態：クライエントが内因性または外因性の原因から，日和見因子や病原因子(ウイルス，真菌類，細菌，原虫類，寄生虫)によって侵襲される危険性の高い状態。

【危険因子】

関連因子を参照

【関連因子】

種々の健康問題や状況が感染を進行させる状態を作り出す可能性がある*。以下によくみられる因子を列挙する。

病態生理因子

- 宿主の防衛機能低下に関連するもの。以下の因子に続発する。
  - ▶癌
  - ▶白血球の変異や減少
  - ▶関節リウマチ
  - ▶呼吸器障害
  - ▶歯周疾患
  - ▶腎不全
  - ▶血液疾患
  - ▶肝疾患
  - ▶糖尿病
  - ▶AIDS
  - ▶アルコール中毒
  - ▶免疫抑制
  - ▶(特定の因子に)続発する免疫不全
- 循環機能低下に関連するもの。以下の因子に続発する。
  - ▶リンパ節浮腫
  - ▶肥満
  - ▶末梢血管疾患

治療関連因子

- 細菌侵入部位に関連するもの。以下の因子に続発する。
  - ▶手術
  - ▶侵襲的ライン
  - ▶透析
  - ▶挿管
  - ▶完全静脈栄養法
  - ▶経腸栄養
- 宿主の防衛機能低下に関連するもの。以下の因子に続発する。
  - ▶放射線療法
  - ▶臓器移植
  - ▶薬物療法(特定する。例．化学療法，免疫抑制薬)

状況因子(個人・環境)

- 宿主の防御機能低下に関連するもの。以下の因子に続発する。
  - ▶感染の既往
  - ▶栄養不良
  - ▶長期の身体不動状態
  - ▶ストレス
  - ▶長期の入院
  - ▶喫煙
- 細菌侵入部位に関連するもの。以下の因子に続発する。
  - ▶外傷(事故・自傷)
  - ▶産褥期
  - ▶咬傷(動物，虫，人間)
  - ▶熱傷
  - ▶温かく湿った皮膚の部位(皮膚のしわ，ギプス)
- 病原体(院内感染，地域感染)との接触に関連するもの

発達因子

- 新生児

母体の抗体の欠如(母体に依存)
正常細菌叢の欠如
開放創(臍部,割礼)
未成熟な免疫システム
- 乳児・幼児・思春期
  ▶ 易感染症の増大に関連するもの。以下の因子に続発する。
    免疫の欠如
    複数のセックスパートナー
- 高齢者
  ▶ 高齢者の易感染症の増大に関連するもの。以下の因子に続発する。
    免疫反応の低下
    衰弱
    慢性疾患

著者の注釈

　誰にも感染の危険性がある。分泌物の処理,環境管理,クライエントへのケア前後の手洗いは病原体の伝播の危険性を抑える。感染の危険性のある集団には,感染の高い危険性のある小さなグループが含まれる。〈感染リスク状態〉は,宿主防御能が低下していて,環境の病原体や内因性の細菌叢に感染しやすい状態にある人を表している(慢性肝機能障害や侵襲性のラインをつけているクライエント)。そのような人への看護介入は,たとえば,病原体の侵入を最小にしたり栄養状態を改善することによって,感染への抵抗力を増大することに焦点を当てる。感染している人については,共同問題「PC:敗血症」のほうが状況に適している。
　〈感染仲介リスク状態〉は,感染病原体を他者にうつす危険性の高い人を示している。日和見病原体の獲得と感染病原体の伝播の両方の危険性が高いクライエントには,〈感染リスク状態〉と〈感染仲介リスク状態〉の両方を用いてもよい。

診断表現上の誤り

◉感染症治療の失敗に伴う敗血症の進行に関連した〈感染リスク状態〉

　敗血症は看護診断ではなく共同問題である。このクライエントの場合は,感染への危険性ではなく,むしろ敗血症の治療や敗血症性ショックの予防のために医師と看護の介入を必要としている。

◉フォーリーカテーテルとスタッフの無菌操作法の知識不足に伴う膀胱粘膜への直接接近法に関連した〈感染リスク状態〉

　スタッフの無菌操作法の知識不足が確かであれば,看護師は事故報告書で看護管理者にその状況を報告しなければならない。看護診断の表現にこれを加えるのは,法律的に,また職業上賢明ではない。看護診断の表現は,クライエントやグループ,医療チームのメンバーを決して批評したり,危険なあるいは職業上の規則に反した実施や行動を曝露してはいけない。この場合は看護診断以外の組織的なコミュニケーションのルートが用いられる。

重要概念

■ 一般的留意点

①感染への抵抗は,宿主の免疫反応(感染性),感染因子を取り込む量,病原体の有毒性によって左右される。宿主の免疫反応に影響する因子は,以下のとおりである。
- ■形態学的な障壁:それぞれのシステムには特定の防御ラインがある。
- ■治療法:ラインの侵入または身体機能の変化のどちらかによって正常な防御ラインが脅かされる。
- ■発達的因子と遺伝的因子:個々の免疫システム機能に否定的な影響を与える(例.新生児の状態,すなわち無γ-グロブリン血症である)。
- ■ホルモン因子:男性は女性よりも感染に弱い。女性は妊娠すると罹患性が高まる。ステロイド療法は男女ともに罹患性が高くなる。
- ■年齢:年齢の両極端を含む(免疫システムの未完成,あるいは退化)。
- ■栄養:蛋白合成や食菌作用に影響があり,感染に対する罹患性を低下させる。
- ■熱:高体温は病原体の成長を抑制する。低体温は熱の効果を抑える。
- ■粘膜,唾液や皮膚分泌などの分泌作用は,殺菌作用のある物質を含んでおり,感染や微生物の集落化の危険性を減らす。
- ■グラム陰性菌の生成物であるエンドトキシンは,他の細菌を殺したり,あるいは一部の感染に対するクライエントの抵抗力を増強する作用には限界がある。
- ■干渉:宿主に寄生する2つの別個の病原体間

の相互作用は干渉をもたらす。そこでは，1つは支配的であり，もう1つは抑圧される。
②炎症性の反応は以下のように生じる。
- 白血球が活発になる。
- 血漿蛋白によって，感染の過程を限局し，食菌作用を起こす。
- 増強された血液やリンパの流れにより，有毒物質を希釈し流し出す。この過程は体温の局所的上昇の原因となる。

③食菌作用は，飲み込みや貪食によって寄生菌が取り除かれる過程である。

宿主の防御機構

免疫反応に影響する各システムの特定の宿主の防御機構は，以下に述べるとおりである。

中枢神経系

中枢神経系の細菌性およびウイルス性感染の最も一般的なルート（経路）は血行性ルートであるため，血液の宿主の防御機構は重要な基本的な役割を果たす。

外皮系

①皮膚は，解剖学的にも化学的にも病原体に対する最初の防御ラインである。
②汗腺と皮脂腺は細菌を繁殖させない。
③皮膚のpH酸度は，長時間病原体を皮膚で繁殖したり，生存させない。
④眼の感染は，まばたきや涙のリゾチーム作用により抑制される。病原体は涙小管を通って流れ出たり，鼻咽頭内に沈着する。

血液

①循環している血流は，内的な防御機構を輸送する重要な伝達手段である。
②熱性反応は，ピロゲンを視床下部に循環することと関連している。

泌尿生殖器系

①解剖学的構造によって，会陰部の病原微生物が膀胱に容易に上行できない。
②粘液分泌層は，膀胱細胞による食菌や病原体の捕獲を可能にしている。
③尿のpHと浸透圧は，細菌の繁殖を予防する。
④膀胱を空にする能力は，侵入してくる病原体の停留を完全に排除し，持続的な洗浄を可能にしている。

呼吸器系

気流により鼻粘膜上の異物の大部分を捕らえる。
②粘膜絨毛輸送系は繊毛と粘液で構成され，上部気管支や下部気管支へ通過する異物を取り除く。
③鼻汁にみられる食細胞の分泌物であるリゾチームとIgAは，細菌の集落化の予防に役立つ。
④肺胞まで到達する粒子は，くしゃみと咳による排出活動および催吐反射によって取り除かれる。
⑤食菌作用は，重要な防御機構として働くマクロファージによって肺胞で行われる。

消化管系

①粘液層は摂取された微生物を消化管の上皮で捕らえる。
②胃酸はほとんどの病原体を殺す。
③蠕動は病原体の除去を助ける。
④腸の分泌物は増殖や付着を予防するIgA，胆汁塩，リゾチーム，グリコリピド，グリコプロテインを含んでいる。
⑤正常な消化管細菌叢は，過剰増殖を制限する相互作用を有している。

創傷

①皮膚は最初の防御ラインである。外科的あるいは外傷の皮膚の開放創は，どちらも感染の可能性がある。
②創傷は本質的に24時間内に閉じ，病原体の直接的侵入の危険性は除去される。
③創傷感染は，治癒過程を援助する他の宿主防御能に左右される。
④創傷感染に関連する危険因子は，(1)混同的因子の存在，皮膚標本および予防抗生物質の使用などの内因性因子，(2)術前の洗浄，隔離方法，空気感染，環境的消毒，創傷ケア，および縫合時の傷の状態などの外因性因子によって左右される（Bennettほか，1995）。
⑤創傷は以下の因子により感染の危険がある。
- 縫合糸と針，不適切なテープは創傷を新たに作り出し，ドレーンなどはそれ自体の炎症性の反応を引き起こす。
- ドレーンは，微生物の侵入の余地を与える。
- 剃毛をされなかったクライエントの感染発生率は0.9%であった。電気カミソリでは1.4%，ハサミでは1.7%，剃刀（カミソリ）では2.5%に

■ 小児への留意点

①子宮内で罹患した先天性感染症は，通常，サイトメガロウイルス，風疹，B型肝炎，単純ヘルペス，帯状ヘルペス，水痘，エプスタイン・バーなどのウイルスへの感染によるものである。先天性感染症はトキソプラズマ症，梅毒，結核，トリパノソーマ症，マラリアなどの非ウイルス性病原体によっても起こることがある。

②先天性の細菌感染症は，胎盤を通って胎児にうつる細菌性病原体によって引き起こされることがある。また，母体の子宮頸部を通って羊膜腔へいたる病原体によっても感染することがある（Reederほか，1997）。

③胎児の皮膚と粘膜，絨毛胎盤間腔，臍帯および呼吸気道（吸気を通じて）は感染経路となる。

④全小児期の疾患のほぼ80％は感染症であり，他の疾患の合併症より2～3倍多く呼吸器感染が起こる（Wongほか，2003）。

⑤一般に急性疾患は6か月以下の小児に少なく，3～4歳まで増加し，それから徐々に小児期の中期～晩期にかけて減少していく（Wongほか，1999）。

⑥Kliegman（1990）によると，「新生児は感染に対してより危険性が高い」。子どもがよちよち歩きになるまでに，抗体の産生は完成される。食菌作用は新生児よりも，よちよち歩きの子どものほうが効率的である（Wongほか，2003）。

⑦デイケアセンターに通う小児は，赤痢菌，ロタウイルス，B型インフルエンザおよびA型肝炎など病原体に起因する感染の危険性が高くなる（Wong，2003）。

⑧正しい衛生習慣，最適な栄養，予防注射，厳密な衛生活動は，小児期の感染症の発生率を減少させる。

⑨周産期のHIV感染は，子宮，分娩時の母親と母乳栄養を通して起こる。感染率は15～30％である（Wong，2003）。

⑩周産期のHIV感染は，妊婦と新生児の抗ウイルス治療で減らすことができる（Wong，2003）。

⑪周産期で感染した児は，免疫システムが未成熟のため病気の進行が比較的速い（Wong，2003）。

⑫周産期で感染した児は，18～24か月の間に徴候が進展する。炭水化物やタンパク質および脂肪の吸収不全は，症候性と無症候性HIV感染児の両方にみられる（Wong，2003）。

⑬ティーンエイジャーの間で広く流行している危険性の高い性行動は，性感染症および妊娠の高率の原因となっている（CDC，2000）。

⑭毎年ティーンエイジャーの6人に1人がSTDに罹患している（CDC，2000）。

■ 高齢者への留意点

①高齢者は表皮の増殖が遅いので，傷ついた皮膚が治癒するのに2倍以上の時間がかかる。

②高齢者はランゲルハンス細胞数の減少や微小循環の低下によって，真皮の免疫反応が弱まっている（Miller，2004）。

③高齢者は肺胞表面や肺の弾性反跳力が少しずつ減少しており，肺の下部領域におけるガス交換が減少している（Miller，2004）。

④加齢に伴う呼吸機能の変化は，高齢者の感染に対する危険性をそれほど高めるものではない。むしろ，喫煙や職業的な毒素への曝露などの加齢に関連しない危険因子が感染に対する危険性を高める。

⑤ある報告書によると，長期介護施設の入所者の5～20％は感染症にかかっている。主な頻度の高い感染症は尿路や呼吸器系統，皮膚，軟部組織（通常，圧迫潰瘍）である（Miller，2004）。

⑥高齢者が感染症にかかりやすいのは，複数の因子（宿主または環境因子）が関連している。宿主因子にあげられるのは，潜在的な疾病，侵襲的な治療法，抗生物質の乱用，栄養失調，脱水症状，運動障害，失禁である。病院施設でみられる環境因子には，感染症についてのサーベイランスの不足，密集，交差汚染，早期発見の遅れがあげられる。

⑦皮膚や尿路の感染症は高齢者にとって大きな問題である。加齢による免疫機能の変化は，真菌性やウイルス性，ミコバクテリア性の病原体に感受しやすい状態を増長する（Miller，2004）。

⑧高齢者は感染症の一般的な徴候（発熱，悪寒，多呼吸，頻脈，白血球増加）を示さないが，そのかわりに食欲不振，虚弱，精神状態の変化，平熱や低体温などがみられる（Miller，2004）。

■ 文化的考察

①アメリカ先住民の結核の発病率は，先住民でない人に比べ7～15倍である。アフリカ系アメリカ人は，白人に比べ3倍の発病率である。ユダヤ

人は，結核に最も抵抗力がある。
② 病気の感受性は，環境的要因，あるいは遺伝的要因と心理社会的要因，そして環境要因の組み合わせである可能性もある（Gigerほか，2004）。
③ HIVに罹患しているアメリカ人で，アフリカ系アメリカ人の4人に1人，ラテン系アメリカ人の7人に1人が感染している（CDC, 2001）。
④ アフリカ系アメリカ人の女性は，HIVに感染した人口の中で最も速く感染が広まっている（CDC, 2001）。
⑤ アメリカ先住民とアラスカ先住民は，それ以外のアメリカ人の2倍の率で淋病や梅毒が報告されている（Gigerほか，2004）。
⑥ 多くの宗教で安全な性に関する患者教育は難しい。なぜならトーラー（ユダヤの戒律）や聖書および他の"聖なる書物"によれば，同性愛は認められないし，婚前交渉行動は許されない（Gigerほか，2004）からである。

焦点アセスメント基準

■■ 主観的データ
◉ 関連因子をアセスメントする。
① クライエントは以下のことを訴える。
- 感染の既往歴
- 疼痛あるいは腫脹（全身性，限局性）
- 喀血
- 頻回で長期にわたる咳
- 他の診断基準に関連のある胸痛
- 全身の徴候
  - 発熱（持続的または間欠的）
  - 易疲労性
  - 悪寒
  - 食欲不振
  - 寝汗
  - 体重減少
② 最近の旅行歴
- 国内
- 国外
③ 感染症への曝露歴
- 空気感染（ほとんどの小児感染は，水痘，肺結核といった伝染性のものである）
- 動物感染やそれ以外の媒介に関連した感染（マラリア，ペスト，型肝炎，サルモネラ）
- 接触感染（最も一般的な曝露のタイプ）
  - 直接接触（ヒトからヒトへ）
  - 間接接触（器具，衣類などからヒトへ）
- 飛沫感染（肺炎，感冒ほか）
④ 感染に関連した危険因子の既往歴
「関連因子」を参照

■■ 客観的データ
◉ 関連因子をアセスメントする。
① 創傷の有無
- 外科的創傷
- 熱傷
- 侵襲的処置（気管内チューブ，静脈内注射，ドレーン）
- 自己損傷
② 異常な体温
③ 栄養不足
このほかの「焦点アセスメント基準」の情報は，http://thepoint.lww.com を参照

NOC
感染状態，創傷治癒：一次癒合，免疫状態

目標 ▶
クライエントは，感染に関するリスク要因や必要な予防措置を報告する。

指標 ▶
- 退院までに手洗い方法を正確に実行する。
- 感染症の感染方法について説明する。
- 栄養素が感染症予防に及ぼす効果について説明する。

NIC
感染コントロール，創傷ケア，切開部ケア，健康教育

【一般的看護介入】

◉ **院内感染の危険性の高い人を明確にする**（Owen ほか，1987）。
① 感染の危険性を増す予測的因子をアセスメントする。
- 感染の起こりそうな部位
- 腹部または胸部の手術
- 2時間以上の手術

管切開術，侵襲的モニタリング）
  ■ 麻酔
  R：手洗いの習慣は交差汚染の危険を低くする。
② 混同的因子をアセスメントする。
  ■ 1 歳以下あるいは 65 歳以上
  ■ 肥満
  ■ 潜在的な疾病の状況（慢性閉塞性肺疾患，糖尿病，心臓血管系の血液障害）
  ■ 物質乱用
  ■ 免疫反応を軽減する薬物療法（ステロイド，化学療法，抗生物質療法）
  ■ 栄養状態（1 日最低必要量より少ない摂取状態）
  ■ 喫煙者
③〈感染リスク状態〉にある 1 つ以上の混同的因子と予測的因子をもっているクライエントを検討する。
④ 創傷の治癒を遷延させる危険性のある以下の因子を考慮する。
  ■ 栄養失調
  ■ 喫煙
  ■ 肥満
  ■ 貧血症
  ■ 糖尿病
  ■ 癌
  ■ コルチコステロイド療法
  ■ 腎（機能）不全
  ■（循環）血液量減少
  ■ 低酸素症
  ■ 3 時間以上の手術
  ■ 夜間または緊急手術
  ■ 亜鉛・銅・マグネシウムの欠乏
  ■ 免疫システムの機能低下
  R：予測的因子と混同的因子に関する危険度を抑制したり，影響をもたらすために，介入を行うことができる（Owen ほか，1987）。

◉ **病原体のクライエントへの侵入を予防する**（Owen ほか，1987）。

外科的創傷
① 手術に先立ち，感染の起こりそうな部位の危険性についてクライエントをアセスメントする。
② 腹部手術の場合，クライエントに術前ケアの重要性や，正しい咳嗽（法），体位変換，深呼吸法を教える。
③ 手術が 2 時間以上かかった場合，外科的創傷の感染の徴候・症状について，各勤務帯ごとにクライエントをアセスメントする。
④ 4 時間ごとに体温を観察し，異常を早期発見する。38℃よりも高い場合は医師に連絡する。
⑤ 治癒に必要な蛋白質とカロリー量を供給するため，栄養状態をアセスメントする。
⑥ ガーゼ交換中や 24 時間ごとに創部をアセスメントし，どんな異常な結果も記録する。
⑦ すべての異常な検査結果，特に培養や感受性，CBC（完全血球算定）を評価する。
⑧ 感染の進展に関連したすべての異常所見を疫学者に連絡する。
⑨ 手術で適切な治療レベルを維持するため，投与予定時間から 15 分以内に，すべての予防的抗生物質を投与する。
⑩ 正しい無菌操作をクライエントと家族に教える。
⑪ ガーゼ交換の間，無菌操作を用いる。
⑫ クライエントからの体液などの身体物質に対して注意を払う。
  R：創傷治癒で最初に重要なことは，傷口がふさがるまで汚染しないよう傷口を覆うことである（通常 24 時間）。次に重要なことは，適切な水分を維持するよう傷口を覆うことである。傷口がふさがった後は覆わなくてもよい。
  R：人体の組織の回復には，酸素や体内廃棄物の血管内移送のため，蛋白質および炭水化物の摂取量を増やし適切な水分補給を行う必要がある。

尿管
① すべての異常検査所見，特に培養や感受性，CBC を評価する。
② 泌尿器科的処置の後，排尿回数や切迫感，灼熱感，異常な色，臭いなどを含む，異常な徴候・症状をアセスメントする。
③ 熱の上昇に対し，少なくとも 24 時間ごとにクライエントの体温をモニターし，38℃を超える場合は医師に連絡する。
④ 適宜，水分摂取を勧める。
⑤ 感染の進展に関連したすべての異常所見を疫学者に連絡する。
⑥ ほかの部位における感染進展の危険性の増大を評価するために，創傷と全身をアセスメントする。

⑦尿路感染の進展の危険性についてクライエントと家族に教える。
⑧クライエントの体液などの身体物質に注意を払う。
⑨尿管ドレナージ装置を空にするときは無菌操作をする。つまり，尿バッグを床につけないで膀胱より下にする，あるいは運搬時にはルートを閉じておく。
⑩適切な治療レベルを維持するため，投与予定時間から15分以内にすべての抗生物質を投与する。
⑪尿管カテーテルを挿入しておく必要があるかどうかを毎日アセスメントする。

循環系
①発赤，炎症，排液，圧痛の徴候について，24時間ごとにすべての侵入ラインをアセスメントする。
②少なくとも24時間ごとにクライエントの体温を観察し，38℃以上であれば医師に連絡する。
③侵襲的器具，部位の変更，ガーゼ交換，チュービング，溶液を治療計画に従って，無菌操作で行う。
④すべての異常な検査所見，特に培養や感受性，CBCを評価する。
⑤感染の進展に関連したすべての異常所見を疫学者に連絡する。
⑥適切な治療レベルを維持するために，投与予定時間から15分以内に抗生物質を投与する。
⑦感染予防のための正しい無菌操作をクライエントと家族に教える。
⑧クライエントの体液などの身体物質に注意を払う。
⑨治癒に必要な蛋白質とカロリー量を供給するために，クライエントの栄養状態をアセスメントする。
⑩第2の感染部位が他の部位からの血流への感染か，あるいは血流からクライエントの他の危険性の高い部位への感染かを判断するため，クライエントをアセスメントする。
R：侵入ラインは，微生物が侵入する部位となる。

呼吸器系
①処置後少なくとも48時間は，気道への器具挿入に伴って生じる感染への危険性を評価する。
者に連絡する。
- 少なくとも8時間ごとに体温を観察し，38℃以上であれば医師に連絡する。
- 回数，膿，血液，臭いについて喀痰の性質を評価する。
- 明らかな所見がみられたら，喀痰と血液培養を評価する。
- 白血球数の著しい変化について，CBCを評価する。
- 呼吸音を8時間ごとに，あるいは必要に応じてアセスメントする。

③腹部・胸部の手術の場合は，手術に先立って咳嗽，体位変換および深呼吸の重要性をクライエントに教える。
④クライエントに麻酔がかかっている場合は，肺野の分泌物をきちんと取り除くために観察および異常の早期発見をする。
⑤心肺の処置が指示された場合は，記録された処置に対する反応をアセスメントする。
⑥クライエントが十分に分泌物を排出できない場合は，吸引が必要であるかどうかを検討する。
⑦クライエントの体液などの身体物質についてユニバーサル・プレコーションをとる。
⑧気道へのあらゆる侵襲的な処置には無菌操作を用いる。
⑨禁忌でないなら，ベッドの頭のほうを30度上昇したままにし，誤嚥の危険性をアセスメントする。
⑩治癒に必要な蛋白とカロリー量を供給するため，クライエントの栄養状態をアセスメントする。
⑪経口摂取時に必ず誤嚥する場合は，その対応処置について医師に相談する。
⑫クライエントに咳嗽や深呼吸，感染予防の根拠を教える。
R：痛みがあり，麻酔後や動ける力が損なわれて，非効果的な咳をする人々は，感染の危険にさらされている。

◉免疫不全のクライエントを感染から保護する。
①個室にクライエントを収容する。
②面会者や職員がクライエントに近づく前に，手洗いを求めるようクライエントに指示する。
③必要があれば，面会者を制限する。

⑤(身体への)侵襲的器具は絶対に必要であるものに限定する。
⑥感染の徴候と症状をクライエントや家族に教える。
⑦クライエントの衛生習慣をアセスメントする。
⑧命にかかわる疾患に接触したクライエントに免疫グロブリンを投与する(水痘,肝炎,麻疹)。
　R:免疫システムが損なわれた人々は,より感染を受けやすい。

◉**クライエントの感染への感受性を減少させる。**
①高カロリーで高蛋白質の食事を摂取するよう促し,そのような食事を継続させる(〈栄養摂取消費バランス異常〉を参照)。
②小児疾患や細菌感染(肺炎球菌とインフルエンザ菌),それ以外のウイルス感染(インフルエンザ)に対する免疫が十分にあるかをアセスメントする。
③抗生物質療法の使用,あるいは過度の使用を監視する。
④適切な治療レベルを維持するため,予定時間から15分以内に処方された抗生物質の投与を行う。

⑤感染の危険性が高いクライエントの臨床症状をモニターする。
⑥院内感染の病原体の集落化を予防するため,入院期間を最小限にする。
⑦抗生物質療法を現在受けているクライエントの重複感染の進展を観察する。
　R:適切な間隔をおいて抗生物質を投与することで,治療レベルの維持を確実にする。
　R:バイタルサインの微妙な変化は敗血症の初期の徴候の可能性がある。特に発熱があげられる。

◉**必要に応じて,健康教育と専門機関への紹介をする。**
①クライエントや家族に感染の原因,危険性,伝染性について指導する。
②公衆衛生の所轄機関に伝染病の必要な報告をする。
③クライエントや家族のニーズについて,疫学の専門看護師と協力する。
　R:看護師は,クライエントの血液や体液への接触に注意し,感染症を起こす微生物への曝露から身を守る必要がある(CDC, 2000)。

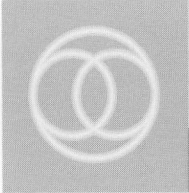

感染仲介リスク状態*

Risk for Infection Transmission

感染仲介リスク状態
▶HIV伝播のリスク軽減に関する知識不足に関連した

【定義】

感染仲介リスク状態：日和見感染因子や病原因子を他人に仲介する危険性が高い状態。

【危険因子】

危険因子が存在する(関連因子を参照)。

【関連因子】

■ 病態生理因子
● 以下の因子に関連するもの
　▶(抗生物質)耐性病原菌の繁殖
　▶空気感染
　▶接触感染(直接, 間接, 飛沫)
　▶媒介物質による感染
　▶媒介動物による感染

■ 治療関連因子
● 汚染創に関連するもの
● 汚染されたドレナージ装置に関連するもの
　▶導尿チューブ, 胸腔チューブ, 気管チューブ
　▶吸引装置

■ 状況因子(個人・環境)
● 以下の因子に関連するもの
　▶不衛生な生活環境(下水, 個人衛生)
　▶動物媒介型感染症の危険性が高い地域(マラリア, 狂犬病, 腺ペスト)
　▶物質媒介型感染症の危険性が高い地域(A型肝炎, 赤痢, サルモネラ)
　▶感染源や感染予防の知識不足
　▶静脈内薬物の使用
　▶複数のセックスパートナー
　▶天災(例. 洪水, ハリケーン)
　▶有害な感染物質による災害

■ 発達因子
● 新生児
　▶病院外の放置された環境での出産に関連するもの
　▶周産期の母親による伝染症への曝露に関連するもの

重要概念

■ 一般的留意点

①感染の蔓延には3つの要素が関与している(図2-1を参照)。
　■ 感染微生物源
　■ 感受性(＝感染可能)宿主
　■ 感染微生物の伝搬様式

②感染微生物源は以下のとおりである。
　■ クライエントや病院スタッフ, 急性疾患に罹患している面会者, 潜伏期感染, あるいは顕性感染を示さない病原菌の繁殖
　■ クライエント自身の内因性細菌叢(内因性感染)
　■ 薬物や器具を含む無生物環境

③宿主の感受性は以下の因子によって変化する。
　■ 宿主の免疫状態
　■ 感染微生物との間に共生関係が生まれ, 無症候性キャリア(保菌者)になる能力
　■ 持病

④感染微生物の伝搬様式には, 以下の因子が1つまたは2つ以上含まれる。
　■ 接触感染：最も頻度の高い病原微生物伝播経

---

*この診断は, 現在NANDAのリストには含まれてい

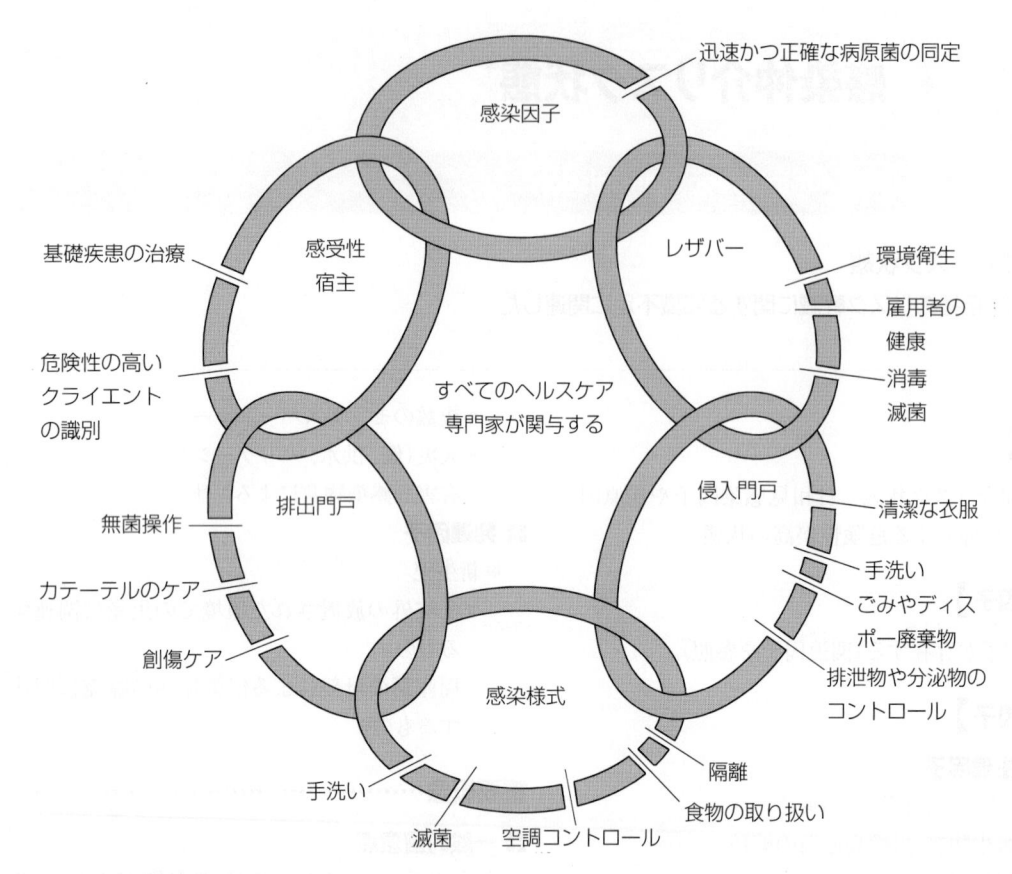

図2-1 感染連鎖の破壊
〔Association for Professionals in Infection Control and Epidemiology（感染コントロール・疫学専門家協会）の許可を得て"APIC Starter Kit"をもとに作成(Washington, DC. copyright APIC, 1978 より)〕

を形成しているクライエントと，感受性宿主との身体的接触による伝搬。
- 間接接触：宿主と汚染物質との間で病原菌が行き来する。
- 飛沫接触：咳嗽，くしゃみ，会話などによって感染微生物が感染者から感受性宿主の眼球結膜，鼻腔，口腔へ侵入する。飛沫は1m以上は飛ばない。

■ 媒介物質による感染症は，以下の媒体によって蔓延する。
- 食物（例．A型肝炎，サルモネラ菌）
- 水（例．レジオネラ菌）
- 薬物（例．静脈内注射で汚染された物品）
- 血液（例．B型肝炎，HIV）

■ 空気感染は，飛沫核小体（蒸発した飛沫の残余物は長期間室内に浮遊している）や感染物質を含む空気中の塵埃によって伝播する。

■ 媒介動物による感染症は，動物や昆虫などの媒介動物を介して伝搬する。

⑤身体物質に関するユニバーサル・プレコーションでは，すべての血液および体液に対して予防措置を講じるよう要求している。しかし，感染症の疾病過程を示す医学診断が疑われたり確定しているクライエントは，感染症や潜在的な感染症に対する包括的なケア計画を記録する必要がある。〈感染仲介リスク状態〉の看護診断を使用すると，実施する総合予防策を具体的に記録できる。

ヒト免疫不全ウイルス(HIV)

① AIDS の原因は，ヒト免疫不全ウイルス(HIV)という名称のレトロウイルスである。この疾患は，汚染された精液，腟分泌液，血液との接触によって伝搬される。

② HIV 感染は，18 か月から 5 年の潜伏期間がある。この期間中も，性行為や汚染された血液によって感染者から伝搬される。

表2-12 後天性免疫不全のクライエントに頻発する感染症と腫瘍

問題	部位
AIDS関連症候群	
鵞口瘡カンジダ	口腔（口腔カンジダ症），咽喉
単純疱疹（ヘルペス）	粘膜皮膚；重症傾向
帯状疱疹	散在（播種）伝染性；重症傾向
リンパ節症	全身性（必ず2か所以上のリンパ節に発症）
発熱	一般に37.8℃以上；数か月以上続く
下痢	細菌は発見されない。下痢に特有の細菌も発見されない。
体重減少	進行性かつ持続性
寝汗	過剰な発汗が特徴的；数か月間にわたって軽減することなく持続する
血小板減少症	しばしば点状出血を伴う；重症傾向で生死にかかわる
ヒト免疫不全	
HIV脳症	臨床所見では認知・運動機能障害が認められるが，HIV感染以外の併発疾患・症状はない
HIV消耗症候群	深在性だが，HIV感染以外の併発疾患・症状はない
感染症	
鵞口瘡カンジダ	口腔（口腔カンジダ症），咽喉
クリプトコッカス・ネオフォルマンス（酵母症の病原菌）	CNS（中枢神経系）；肺；散在（播種）性
ニューモシスティス・イロベチ（小児の非定型的肺炎にみられる原虫）	肺炎
トキソプラスマ・ゴンジイ（脳脊髄炎の病原体）	CNS
ヒストプラスマ・ゴンジイ	CNS
クリプトスポリディアム（不完全小生子）	腸管；下痢
サイトメガロウイルス（巨細胞ウイルス）	網膜，腸管，肺；散在（播種）性
単純疱疹	皮膚粘膜；重症
帯状疱疹	散在（播種）性；重症
HIV性認知症	CNS（中枢神経系）；散在（播種）性
進行性多病巣性白質脳症	CNS
トリ型結核菌（抗酸菌）（MAI）	散在（播種）性
ヒト型結核菌	肺（結核）
腫瘍	
カポジ肉腫	皮膚，散在（播種）性
バーキット・リンパ腫	リンパ系
非ホジキンリンパ腫	リンパ系
菌状息肉腫（キノコ状真菌症）	皮膚（皮膚リンパ腫）

③HIVはTリンパ球やBリンパ球を破壊する機能があるので，宿主は表2-12の疾患群に罹りやすくなる。

小児への留意点

①新生児の感染症は，経胎盤的または経腟的に発生する。これらは，出生前か分娩中，出生後に現れる。

②小児は，次の因子により，疾患を伝播する危険性

- 他の子どもとの密接な接触
- 子どもに頻発する感染症
- 衛生習慣の欠如，たとえば排泄後や食前の手洗いの欠如
- 手を頻繁に口に触れたり入れたりするような，感染や再感染の危険性を高める動作（例．蟯虫）

（Wong, 2003）

焦点アセスメント基準

〈感染リスク状態〉を参照

NOC
感染状態，リスクコントロール，リスクの早期発見

目標 ▶
クライエントは，退院までに疾患の伝播様式を理解し説明する。

指標 ▶
- 非感染状態になるまで隔離される必要性を理解し説明する。
- 入院中に，正しい手洗いの方法を実演する。

NIC
教育：疾病過程，感染防御

【一般的看護介入】

◉〈感染リスク状態〉の焦点アセスメントと感染源との接触経験に基づいて，感受性（感染可能）宿主を明らかにする。

◉感染因子に基づいて伝播様式を明確にする。
①空気感染
②接触感染
- 直接
- 間接
- 接触飛沫

③媒介物質
④媒介動物

R：感染の仲介（伝播）を予防するために，伝播様式を理解する必要がある（例．空気伝播，接触，媒介動物，媒介物）。

◉病原体の伝播を最小限にする。
①空気感染症のクライエントを隔離する（表2-13を参照）。
②感染症の種類と感染者の清潔法により，病室の部屋割りを適切に行う。
③ユニバーサル・プレコーションを使用して，スタッフ自身と感受性宿主への伝播を予防する。

R：看護師は，すべてのクライエントの血液および体液に対して予防策を使用して，HIV（ヒト免疫不全ウイルス）やB型肝炎ウイルスへの曝露を防がなければならない。

◉感染の伝播様式について，クライエント，家族，重要他者と話し合う。

◉クライエントに二次感染を起こしている部位がないか評価する。

◉必要に応じて健康教育を行い，専門機関を紹介する。

表2-13 空気感染性疾患

病名	空気感染の要注意期間	解説
吸入性炭疽	疾患の全過程	直ちに感染症管理局に届け出る
水ぼうそう（水痘）	病巣がすべて痂皮化するまで	免疫があれば，マスクは不要。クライエントと接触した感受性宿主は，専用の空調装置がある個室へ収容し，最初の接触後10日目から最後の接触後21日目まで「面会謝絶」にして警戒態勢をとる。疫学専門医に報告する
咽頭ジフテリア	抗菌薬療法終了後，最低24時間後に鼻腔と咽頭から採取した培養が，両方ともジフテリア菌陰性になるまで	速やかに疫学専門医に報告する
インフルエンザ菌による喉頭蓋炎	抗菌薬療法終了後24時間	疫学専門医に報告する
伝染性紅斑	発症後7日間	疫学専門医に報告する
出血性熱病	疾患の全過程	直ちに電話で疫学オフィスへ届け出る。医師は州衛生局と疾患管理センターに電話をして，疑いのある症例の管理についてアドバイスを受ける

（次ページに続く）

(表 2-13 の続き)

病名	空気感染の要注意期間	解説
散在(播種)性帯状疱疹	疾患の全過程	局所性なら「面会謝絶」は不要
ラッサ熱	疾患の全過程	直ちに電話で疫学オフィスへ届け出る。
マールブルグ・ウイルス病		医師は，州衛生局と疾患管理センターに電話をすると，疑わしい症例の管理についてアドバイスを受けられる
麻疹(はしか)	皮疹が出現後 4 日間，ただし，免疫低下があるクライエントは，疾患の全過程で要注意	免疫があればマスクは不要。クライエントと接触した感受性宿主は専用の空調装置がある個室へ収容し，最初の接触後 5 日目から最後の接触後 21 日目まで「面会謝絶」にして警戒態勢をとる
インフルエンザ菌髄膜炎の確定または疑い	効果的な抗生物質療法を開始後 24 時間	疫学専門医に電話で報告する
髄膜炎菌(メニンゴコクシ)の確定または疑い	効果的な抗生物質療法を開始後 24 時間	速やかに疫学専門医に報告する
髄膜炎菌性肺炎	効果的な抗生物質療法を開始後 24 時間	速やかに疫学専門医に報告する
髄膜炎菌血症	効果的な抗生物質療法を開始後 24 時間	疫学専門医に相談する
多剤耐性菌	培養が陰性になるまでか，疫学専門医が陰性と判断するまで	疫学専門医に相談する
流行性耳下腺炎	腫脹出現後 9 日間	既往があればマスクは不要。伝染病管理局に電話で届け出る
百日咳	効果的な治療開始後 7 日間	疫学専門医に電話で届け出る
肺ペスト	効果的な治療開始後 3 日間	速やかに疫学専門医に報告する
新生児，小児のヘモフィルス肺炎	効果的な治療開始後 24 時間	疫学専門医を呼ぶ
髄膜炎菌肺炎	効果的な抗生物質療法開始後 24 時間	速やかに疫学専門医に報告する
風疹(三日はしか)	皮疹出現後 7 日間	免疫があればマスクは不要。速やかに疫学専門医に報告する
気管支・喉頭・肺結核の確定診断または疑い	次の基準をすべて満たしているクライエントは感染とはみなされない ・必要十分な治療法を 2～3 週間受けている ・治療に対して臨床的に好ましい反応が認められる ・別の日に採取した喀痰の塗抹標本の検査結果が 3 回間連続して陰性である	疫学専門医に電話で届け出る。直ちに効果的な抗結核薬を投与するのが，伝播を最小限にする最も効果的な手段である

〔Centers for Disease Control and Prevention.www.cdc.gov.〕

感染仲介リスク状態
▶HIV 伝播のリスク軽減に関する知識不足に関連した

NOC
〈感染リスク状態〉を参照

目標 ▶
クライエントは，HIV の伝播を軽減するために実行可能な行動を述べる。

指標 ▶
- AIDS の原因と伝播を誘発する因子を説明する。
- 器具の消毒法を説明する。

NIC
〈感染リスク状態〉も参照。性カウンセリング，行動管理：性行動

【看護介入】

◉ 感染しやすい個人を明らかにする。
① 同性愛者の性行為
② 両性愛者の性行為
③ 静脈注射薬の使用者
④ 1985 年以前に行われた輸血
⑤ ヒト免疫不全ウイルス（HIV）陽性者
⑥ 複数のパートナーとの性行為
⑦ 危険性の高い行動
⑧ 性感染症

◉ 感染しやすい個人にカウンセリングを行い，HIV 検査を受けさせる。

◉ ウイルスの伝搬様式について話し合う。
① 感染した宿主との腟，肛門，口腔による性行為
② 感染者との無防備な性行為
③ 注射針や注射器の共同使用
④ 創傷のある皮膚や粘膜と感染体液との接触
　R：HIV（ヒト免疫不全ウイルス）は，性的接触，感染した血液および血液製剤との接触，周産期の接触（母体から胎児へ）などによって伝播する。

◉ ウイルスの伝播と感染症を予防する。
① 次の指導をする。
- 性行為を慎む。
- お互いに信頼できる，感染していない相手との性行為に限定する。
- （路上販売の）静脈注射薬を使用しない。

② すべての体液に対して身体物質のユニバーサル・プレコーションを講じる。
- クライエントや検体との接触の前後に必ず手洗いをする。
- クライエントの血液はすべて感染の可能性があるものとして取り扱う。
- 血液や体液に触れる可能性がある場合は，ゴム手袋を使用する。
- 使用済みの注射針は，直ちに近くの廃棄用容器に捨てる。キャップをしたり針を外すなどの操作は一切してはならない。
- 血液や体液が飛び散る可能性がある場合（例．気管支鏡，口腔手術など）は，防御用のメガネやマスクをする。
- 血液や体液が飛び散ることが予想される場合はガウンを着用する。
- 血液や分泌物の付着したリネンはすべて，感染の危険性があるものとして処理する。
- 検査室の検体はすべて，感染の危険性があるものとして扱う。
- 結核や他の呼吸器系病原菌に対してはマスクをする（HIV は空気感染しない）。
- 呼吸停止が予想される場合には専用の蘇生器具を用意する。

③ すべての抗生物質を指示された投与時間の 15 分以内に投与し，適切な治療レベルを維持する。

④ 感染過程の間は，最低 4 時間ごとに体温をモニターする。

⑤ 投与中の抗生物質の感受性テストも含めて，異常な検査所見をすべて評価し，医師に報告する。

⑥ 原発巣からの感染拡大に関連した二次感染巣がないか，クライエントを評価する。
　R：手洗いは，感染の拡大を予防する最も重要な手段の 1 つである。
　R：口腔粘膜に病巣がある場合は，マスクをすると感染因子の散布（拡散）による伝播を予防できる。分泌液や排泄物に触れる可能性がある場合は，ガウンを着用すると衣服の汚染を

予防できる。
R：ゴム手袋は，感染症の分泌液や排泄物との接触を防ぐバリア(防護壁)になる。
R：防護眼鏡を使用すると，感染性の分泌液が偶発的に目に入るのを予防できる。
R：検査を受けると感染の発症を予測できるので，予防的に薬物療法を受けて疾病の進行を遅らせることができる。

◉ **HIV伝播のリスクを軽減する。**
①危険性の低い性行動について説明する。
　■互いの合意によるマスターベーション
　■マッサージ
　■コンドームを使用した腟性交
②損傷した皮膚や(口腔，肛門)粘膜と，射出した精液との接触による危険性を説明する。
③「天然皮膜」製ではなく，ラテックス製(合成ゴム，プラスチックなど)のコンドームを使用するよう指導する。ラテックスの適切な保管法を指導する。
④予防具の破損を防ぐために水性潤滑剤が必要なことを説明する。原料が石油の油性潤滑剤は，ラテックスを溶解する作用があるので避ける。
⑤コンドームに殺精子薬を併用すると，生存能力のあるHIV粒子の数が減少するので，予防法を強化できることを説明する。
R：これらの予防法の目的は，体液の粘膜への接触を防ぐことである。
R：ノンオキシノール9殺精子薬を使用すると，HIV伝搬のリスクを高めることがある(Hollander, 2000)。

◉ **家庭での器具(注射針，注射器，避妊具)の消毒法を指導する。**
①流水で洗う。
②家庭用漂白剤に浸すか，家庭用漂白剤で洗浄する。
③水で十分にすすぐ。
R：HIVは消毒薬に曝されると急速に不活性化する。家庭用漂白剤(水で1：10の濃度に希釈する)は費用のかからない消毒薬である。

◉ **事実に基づく情報を提供し，HIV伝播について事実無根の作り話を一掃する。**
①HIVは，蚊，プール，衣服，食器，電話，トイレの便座，(職場や学校での)密接な接触などでは伝播しない。
②HIVは，唾液，汗，涙，尿，便などでは伝播しない。
③AIDSは献血中に感染することはない。
④輸血用の血液は，現在は事前に検査されるので，輸血でHIVに感染する危険性はきわめて低い。
R：作り話を一掃し，誤った考えを正すと不安を緩和できるので，誰もがクライエントと普通に交流できるようになる。

◉ **必要に応じて，健康教育と専門機関への紹介をする。**
①詳しい情報は，AIDSホットライン*で提供している。
②性的パートナー(過去の性的パートナー，麻薬常習者)には十分に注意する必要があることを強調する。
③AIDS伝搬について事実に基づいた情報を地域と学校に提供し，事実無根の作り話を一掃する。
④予想外の状況でHIVに曝された場合(性的暴行，針刺し事故，HIV感染者との防護壁の破壊)は，直ちに医療施設へ依頼して，抗菌薬療法による曝露後の予防を速やかに開始すべきかどうか評価できるようにする(Sharbaugh, 1999)。
⑤感染連鎖と，病院および家庭でのクライエントの責任について，クライエントに指導する。
R：家族や介護者を含めてクライエントと接触する人たちに簡単な予防策をとるようアドバイスする。

---

*訳者注　日本では次のような団体等から情報が得られる。感染症情報センター（国立感染症研究所）http://idsc.nih.go.jp/index-j.html，厚生労働省エイズ治療薬研究班 http://www.iijnet.or.jp/aidsdrugmhw/（日本のエイズ治験薬，希少治療薬の情報提供），Life AIDS Project（LAP）http://www.lap.jp/（日本のボランティア団体），エイズ予防財団　電話03-5472-3732，エイズ・アクション（毎週日曜10：00〜17：00）電話03-3359-8779，HIVと人権・情報センター（英語　毎週土曜13：00〜18：00）電話03-5256-3002，（東京　毎週日曜14：00〜18：00）電話03-5256-3001，（大阪　毎週土曜13：00〜18：00）電話0720-48-2044，エイズ・テレホンサービス0120-048-840（東京都衛生局によるテープ案内）

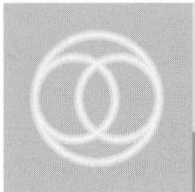

身体損傷リスク状態

Risk for Injury

身体損傷リスク状態
- ▶ 環境災害に対する認識不足に関連した
- ▶ 成熟年齢に続発する環境災害に対する認識不足に関連した
- ▶ 起立性低血圧に続発するめまいに関連した

誤嚥リスク状態
転倒リスク状態
中毒リスク状態
窒息リスク状態
身体外傷リスク状態
周手術期体位性身体損傷リスク状態

【定義】

身体損傷リスク状態：認知的または生理的障害，危険性に対する認知不足，成熟期年齢などにより，傷害の危険性が高い状態。

【危険因子】

危険因子の存在（関連因子を参照）

【関連因子】

病態生理因子

- 脳機能の変調に関連するもの。以下の因子に続発する。
  - ▶ 組織の低酸素症
  - ▶ 失神
  - ▶ めまい
- 身体可動性の変調に関連するもの。以下の因子に続発する。
  - ▶ 四肢の喪失
  - ▶ 切断
  - ▶ 脳血管発作
  - ▶ 関節炎
  - ▶ パーキンソン症候群
- 感覚機能障害に関連するもの。以下の機能に続発する（部位を特定する）。
  - ▶ 視覚
  - ▶ 温度感覚，触覚
  - ▶ 聴覚
  - ▶ 嗅覚
- 疲労に関連するもの
- 起立性低血圧に関連するもの
- 前庭機能障害に関連するもの
- 環境障(災)害に対する認識不足に関連するもの。以下の因子に続発する。
  - ▶ 混乱状態
  - ▶ 抑うつ状態
  - ▶ 低血糖症
  - ▶ 電解質平衡異常
- 強直性・間代性不随意運動に関連するもの。次の因子に続発する。
  - ▶ 発作

治療関連因子

- 可動性や感覚器官の影響（特定する）に関連するもの
  - ▶ 薬物療法
    鎮静薬，利尿薬，血管拡張薬，フェノチアジン，降圧薬，向精神薬，血糖降下薬
- ギプス固定，松葉杖・ステッキ・歩行器に関連するもの

表2-14 家庭周辺の毒性物質

薬剤
アスピリン	鎮咳薬	緩下薬
トランキライザー	ビタミン剤	経口避妊薬
バルビツール	アセトアミノフェン	

石油製品

洗剤
石けん, 研磨剤	殺菌・消毒剤	パイプ用洗剤

毒性植物
アマリリス	セイヨウヒイラギ	スパティフィルム
アゼリア(オランダツツジ)	アヤメ	フィロデンドロン属
	ナンテンショウ	ポインセチア(猩々草)
キンポウゲ科の一部	フユサンゴ	毒セリ(毒ニンジン)
ベラドンナ	シロバナヨウシュ	ウルシ
ツルウメモドキ	チョウセンアサガオ	ヨウシュヤマゴボウ
赤い根のケシ科の植物	ドイツスズラン	ジャガイモの葉
トウゴマ	マリファナ(大麻)	シャクナゲ
イヌホオズキ	ヤドリギ	ダイオウの葉
ラッパスイセン	アサガオ	トマトの葉
ツタウルシ	アメリカシャクナゲ	フジ
シロガスリソウ	キノコ	セイヨウイチイ
ジギタリス	セイヨウキョウチクトウ	

その他
ベビー用パウダー	化粧品	鉛塗料

■■ **状況因子**(個人・環境)
- 短期記憶の低下や喪失に関連するもの
- 判断ミスに関連するもの。以下の因子に続発する。
  ▶ ストレス
  ▶ アルコール, 薬物
  ▶ 脱水
- 長期ベッド上安静に関連するもの
- 家庭の危険性に関連するもの(因子を特定する)
  ▶ 安全でない通路
  ▶ 階段
  ▶ 安全性に欠ける玩具
  ▶ 滑りやすい床
  ▶ 不十分な照明
  ▶ 欠陥のある電気コード
  ▶ 浴室(浴槽, トイレ)
  ▶ 保管が不適切な毒物
- 車の危険性に関連するもの
  ▶ シートベルトやチャイルドシートの不使用
  ▶ 機械的欠陥車
- 火災に関連するもの
- 慣れない環境(病院, ナーシングホーム)に関連するもの
- 不適切な履き物に関連するもの
- 怠慢なケア提供者に関連するもの
- 補助器具(松葉杖, ステッキ, 歩行器, 車椅子)の不適切な使用に関連するもの
- 事故の前歴に関連するもの
- 不安定な歩行に関連するもの

■■ **発達因子**
- 乳幼児・小児
  ▶ 危険性に対する認識不足に関連するもの
- 高齢者
  ▶ 判断ミスに関連するもの。運動機能や感覚機能障害, 薬物(過失による過剰使用), 認知障害に続発する。

著者の注釈

　この診断カテゴリーには，4つの下位カテゴリー：〈誤嚥〉，〈中毒〉，〈窒息〉，〈身体外傷〉，が含まれる。中毒，窒息，身体外傷を予防するための看護介入は，全体的なカテゴリー〈身体損傷リスク状態〉に含まれる。看護師は，中毒，窒息，あるいは外傷のいずれか1つを予防する介入だけを選ぶ場合は，〈中毒リスク状態〉，〈窒息リスク状態〉，〈身体外傷リスク状態〉のいずれかの診断が有効である。

　〈身体損傷リスク状態〉の看護介入は，損傷の予防と損傷のリスクを軽減する予防策が焦点になる。看護師がクライエントや家族に，損傷を予防するための安全対策を指導しようとしても，地域社会や外来，退院計画などで現場に則した予防法を提示できない場合は，「安全対策の知識不足に関連した〈身体損傷リスク状態〉」の診断が適切である。

診断表現上の誤り

◉〈身体損傷リスク状態〉：肝硬変に続発する血液像の異常に関連した出血

　この診断は，看護師が独自に予防できる状況ではなく，看護師によるモニター(継続観察)とともに医師との共同管理も必要な状況なので，共同問題「PC：凝固因子の障害に関連した出血」になる。

重要概念

■ 一般的留意点

①身体損傷は，全人口の死因第4位(10万人に対して死者40.1人)，青少年では死因第1位である(全米保健統計センター，1998)。
②防火，家庭内の安全性，水の安全性，シートベルトの使用，自動車の安全性，心肺蘇生(CPR)訓練，毒物の管理，救命救急処置などに焦点を当てた健康教育活動により，事故発生率を減少することができる(Clemen-Stoneほか，2005)。
③表2-14は，家庭内の一般的な中毒源のリストである。

■ 起立性低血圧

①起立性低血圧は，起立後少なくとも1分間にわたって20mmHg以上の急激な血圧降下が起こる状態である。
②研究によると，健康な成人の1/3が，朝食後と昼食後1時間の間に食後低血圧を起こしている(Lipsitzほか，1986)。
③起立性低血圧が転倒・転落の誘因や，転倒・転落を恐れる誘因になる場合は，クライエントの生活の質(QOL)に多大な影響を及ぼすことがある(Porth，2006)。

■ 小児への留意点

①損傷は1〜19歳の人々の死因第1位を占める(Wong，2003)。主な原因は，交通事故，溺死，熱傷(火傷と温傷)，窒息，中毒および転倒である(Wong，2003)。
②毎年，交通事故による小児の損傷と死亡件数は，どの小児疾患をも上回っている。チャイルドシートと安全ベルトの正しい使用が，小児を衝突事故から守り，小児の生命を救うのに役立つ(安全性評議会，2000)。
③思春期後期(15〜19歳)の総死亡者数の72%は，損傷が原因である。小児年齢集団は，損傷で死亡する危険性が最も高い(安全性評議会，2000)。
④乳幼児の70〜80%は，一般に5〜12か月のころに歩行器を使用し，そのうちの30〜40%が事故を起こすことが統計的に予想される(米国医師会評議会，1991)。歩行器による事故のほとんどは軽傷であるが，ときおり頭部外傷や裂傷，火傷などによる重度の身体損傷が起こる。看護師は子どもの歩行器使用による損傷の危険性について，両親と話し合うべきである(米国医師会評議会，1991)。
⑤自転車事故で毎日1,000人を超える小児が損傷を負い，1人が死亡している。学齢期の子どもたちはこの危険性が最も高い。自転車事故によって救命救急室で治療を受ける小児の1/3は，頭部外傷である。自転車用ヘルメットを使用すれば，このような外傷の発生件数を減少できるはずである。
⑥溺死は小児の損傷による死因の第2位を占める。とりわけ，4歳以下の幼児は，溺死の危険性がきわめて高い(安全性評議会，2000)。
⑦小児への指導は早期(2歳になったら)に開始し，道路，遊び場の用具，水場(プール，浴槽)，動物，知らない人などに関する規則を，絶えず認識させる必要がある。
⑧かろうじて溺死を免れた水難事故のほとんどは，親が監督していたが，一瞬目を離した隙に起き

た事故である(Wong, 2003)。

⑨水泳の上達は身体的成熟と同様に知的成熟にも左右される。水泳教室でレッスンを受けると，両親は「うちの子は泳げる」という誤った考えを抱く傾向がある。

⑩水泳プログラムで潜水をすると，幼児は水中毒，低体温，細菌感染を起こす危険性がある。このほかにも，幼児は水を恐れるようになることがある。

⑪1～3歳の幼児は熱傷の危険性がきわめて高い。3～8歳児の1/3が，マッチで遊んでいるときに火傷をしている。火災が発生した場合は，年少児は避難するのに助けが必要である(Wong, 2003)。

⑫3歳未満の乳幼児は，窒息死が事故死の第4位を占める。

⑬よちよち歩きの幼児は中毒の危険性が最も高い。幼児は家庭用の一般的な用品(例．植物，化粧品，洗剤など)と同様に，薬剤による中毒も起こしている。

⑭1～4歳児は，事故死および致死的外傷の第1位が家庭で起きた転落・転倒事故である(Wong, 2003)。

■■ 高齢者への留意点

①転倒・転落事故は高齢者に多発しており，それによる死亡数，機能障害，能力障害，医療を必要とするケースは，若年層と比べてきわめて高い。転倒・転落，自動車事故，火傷など，不可抗力による損傷のカテゴリーは，高齢者の死因第7位を占める。また，転倒・転落事故は，このカテゴリーの中で60％を超える。

②入院中の高齢者のうち，およそ25％は転倒・転落と直接関係している。このうち47％は，長期ケア施設に入院している(Miller, 2004)。

③「転倒・転落恐怖症」とは，転倒・転落を意識せずに行動する自信喪失に関連した恐怖を意味する。この恐怖が実際に転落の危険性を高めることになり，最終的には，家に引きこもることにもなる(Miller, 2004)。

④転倒・転落の危険性を完全に取り去ることはクライエントによっては不可能である。転倒・転落の危険性が増加する状況に対しては，自立心や運動能力を高めて，環境と釣り合いがとれるようにすることが重要である。クライエント，家族，チームメンバーが協力すると，環境制限を少なくする方向での意思決定に役立つ。

⑤加齢に伴って体位を制御する系統がある程度失われる。転倒しないようにするには，十分な基底面の中心線上で重心を保ちながら，感覚情報を速やかに処理して反応できなければならない(Baumann, 1999)。

⑥高齢者の多くは下肢の筋力が低下しているので，足関節を十分に回転できないことが多い(Baumann, 1999)。

⑦1回60分程度を目安にして定期的な歩行を週に2回ほど行うと，感覚機能，バランス，安定性，股関節の屈曲力，股関節の伸展力などを改善できるので，転倒を減少できる(Schoenfelder, 2000)。

⑧高齢者の転倒・転落事故の危険性を高める要因は，次のとおりである(Miller, 2004；Moss, 1992)。

- ■転落の既往
- ■感覚-運動障害(例．視覚，聴覚，視野欠損，不全麻痺，失語症)
- ■歩行障害
- ■不適切な履き物や足部の問題〔魚の目，腱膜瘤，胼胝(べんち)など〕
- ■起立性低血圧症，特にめまいの訴えを伴う場合
- ■錯乱状態(持続的または急性)
- ■失禁，尿意切迫
- ■脳の血流や酸素供給に影響を及ぼす心臓血管系疾患：不整脈，失神発作，うっ血性心不全，(心室・心房)細動など
- ■運動や判断に影響を及ぼす神経疾患：衝動型の脳血管発作，パーキンソン症候群，中程度のアルツハイマー病，発作性疾患，めまい
- ■運動やバランスに影響を及ぼす整形外科疾患や装具：ギプス固定，副子(シーネ)，吊り包帯，義肢，手術直後，重症の関節炎など
- ■血圧や意識レベルに影響を及ぼす薬物：向精神薬，鎮静薬，鎮痛薬，利尿薬，降圧薬，薬物の変更，5種類以上の薬剤の服用
- ■興奮状態，不安の増強，情緒不安定
- ■わがまま，非協力的態度
- ■状況的要因：初めての入院，病室の変更，同室者の入れ替わり

焦点アセスメント基準

　この全体的なアセスメントは，クライエントが身体的な障害や変調(例．可動性の問題)，または成熟年齢によって身体損傷の危険性が高い場合にのみ必要とされる。したがって，このような家族がいない世帯の場合は，環境に焦点を向けるので個人の機能アセスメントは省略できる。

■ 主観的データ

　このデータは(クライエントや介護者から報告される)クライエントの身体的能力で構成される。

◉ 関連因子または危険因子をアセスメントする。

①視覚
- 矯正(最終処方・検眼日)
- 以下の訴え
  - かすみ目
  - 焦点が合わない。
  - 半盲(左右一方の視野欠損)
  - 暗順応の減退

②聴覚
- 読唇術が必要
- 補聴器使用(器具の状態，電池)
- 聴力低下

③温覚・触覚
- 温覚・冷覚障害

④精神的状態
- 嗜眠傾向
- 錯乱状態
- 時間，場所，状況に対する見当識
- 以下の訴え
  - めまい
  - 起立性低血圧
- 平衡感覚障害
- 認知能力の発達段階(未熟な推理力・判断力)

⑤運動機能
- 報告
  - 頭部のふらつきとめまい
  - バランス喪失
  - 立ったり座ったりが困難
  - 歩きまわる(徘徊)。
  - 転倒する，しそうになる。
- 歩行能力
  - 室内
  - 自宅の敷地内
  - 階段の昇降
  - 自宅周辺
- 移動能力
  - 車の運転(免許証の最終更新日)
  - 公共交通機関の使用
- 補助器具
  - ステッキ
  - 車椅子
  - 歩行器
  - 義肢
  - 装具の状態
  - 装具を使いこなす能力
- 靴・スリッパ
  - 靴・スリッパの状態
  - 滑り止めの底
  - 適合性
- 発達段階の指標に関連した能力
  - 寝返り
  - 登る。
  - 座る。
  - 這う。
  - 立つ。
  - 歩く。

⑥その他
- 薬物療法
  - 種類
  - 量
  - 保管状態
  - 薬名のラベル表示
  - 安全に自己投与する能力
- コミュニケーション
  - 筆記
  - 電話の使用
  - ニーズの伝達
  - 緊急時の連絡
- 援助機関・ケア提供者
  - 肉親，友人，隣人，クラブや教会の知人からの援助
- 「失神(立ちくらみ)」の既往
- 頻尿や失禁

■ 客観的データ

◉ 関連因子をアセスメントする。

①血圧(左上腕，右上腕，座位・臥床後5分以上，起立後1分以内)

②歩行
- 安定
- 補助用具が必要
- 不安定

③筋力
- 片足立ちができる。
- 座って立って座る動作ができる。

④認知過程
- ニーズを伝達できる。
- 相互作用ができる。
- 原因と結果を理解できる。
- 徘徊の既往(第三者の目撃と報告)

⑤以下の因子の有無
- 怒り
- 引きこもり
- 抑うつ状態
- 判断ミス

⑥セルフケア活動の能力
- 衣服の着脱
- 入浴
- 自力で整容をする。
- 自力で食事をする。
- トイレの往復

◉家庭内に存在する関連因子をアセスメントする。

①安全性
- トイレ設備
- 給水設備
- 暖房
- 下水
- 換気
- ごみ処理

②歩道の安全性(屋内および屋外)
- 歩道(凹凸, 破損)
- 階段(屋内および屋外)
  ▸ 破損
  ▸ 不十分な照明
  ▸ 手すりがない。
  ▸ 子どもを保護する手段
- 玄関
  ▸ 散乱
  ▸ 不十分な照明

③電気的危険性
- コンセントカバーがない。
- コードの擦り切れ, 固定されていない。
- コンセント過負荷(たこ足配線), 子どもが近づきやすい, 水場に近い。
- スイッチがベッドから遠い。

④不十分な照明
- 夜間
- 屋外
- 夜間の浴室

⑤安全性に欠ける床
- 平坦, 凹凸
- 磨きすぎ(滑りやすい)。
- 絨毯が固定されていない。

⑥キッチンの危険物
- ポットの把手が内側に回転しない。
- ストーブ(ストーブの上の油脂, 可燃物)
- 冷蔵庫(不適切な食物保存, 不適切な温度)

⑦毒性物質
- 食物容器に保存, 正確なラベル表示がない, 子どもが手にしやすい。
- 有効期限切れの薬品
- 毒性の園芸植物

⑧火災
- 子どもが手にしやすい所にあるマッチ, ライター
- 消火器の備えがない。
- 腐食剤, 可燃物の不適切な保管
- 暖炉保全作業の欠如
- 火災避難計画や消火器の備えがない。
- 緊急時の電話番号の控えがない(消防署, 警察)。

⑨子どもに危険な託児所内の要因
- ひも付き飾り布に近い小児用ベッド
- 枠の間隔が広いベッド柵
- ビニール袋
- ベッド内の枕
- ベッド柵をせず, 保護者不在
- マットレスとベッド柵の間の隙間
- ベッド用テーブルを付けたまま, 保護者不在
- 首に掛けたおしゃぶり
- ベッドに固定した哺乳びん
- 取り外し可能な先の尖った玩具

⑩子どもに危険な家庭内の要因
- 子どもの手の届きやすい所にある薬品, ライター, マッチ
- 鉛塗料を使用した物

- 毒性の植物(表2-14を参照)
- 網戸やつい立てをせずに窓を開放
- ビニール袋
- ガラスや鋭い角のある家具
- 開け放しの出入口, 階段

⑪子どもに危険な戸外の要因
- 欄干のないベランダ
- 囲いのない遊び場
- 裏庭のプール
- 家畜, 野生動物
- 毒性植物

このほかの「焦点アセスメント基準」の情報は, http://thepoint.lww.com を参照

NOC
リスクコントロール, 安全度, 転倒の頻度

目標▶
クライアントは, めったに転倒しなくなり, 以前ほど転倒を恐れなくなったと述べる。

指標▶
- 損傷の危険性を高める因子を明らかにする。
- 損傷予防の安全対策(例. 絨毯の除去や固定)を行う目的を述べる。
- 選択した予防法(例. 眩輝感を緩和するためにサングラスの着用)を実行する意向を述べる。
- 可能な限り, 日常の活動を拡大する。

NIC
転倒予防, 環境管理:安全, 健康教育, サーベイランス:安全性, リスク確認

【一般的看護介入】

◉関連因子を参照する。

◉可能であれば, 原因や寄与因子を減少したり, 除去する。

①慣れない環境
- 入院時に, クライアントに周囲の状況を個別にオリエンテーションする。ナースコールの使用法を説明し, クライアントの使用能力をアセスメントする。
- 入院後数日間は夜間の観察と管理を綿密に行い, クライアントの安全性をアセスメントする。
- 常夜灯を使用する。
- 夜間は援助を求めるよう勧める。
- 特定の薬剤の副作用について指導する(例. めまい, 疲労感)。
- 夜間はベッドを低くする。
- 必要な場合は, 移動監視装置の使用を考慮する。

R:慣れない環境, 視力障害, 見当識障害, 運動障害, 疲労などにより, クライアントは転倒の危険性が高くなる。

②視力障害
- 安全な照明を提供し, クライアントに次の事項を指導する。
  - すべての部屋に, 目に優しい, 適切な照明を使用する。
  - スイッチはベッドの近くの使いやすい所に設置する。
  - 目に優しい脚灯を使用する。
- クライアントに眩輝感を緩和する方法を指導する。
  - 表面に光沢のあるものは避ける(例. ガラス, 磨きたての床)。
  - 直射よりも拡散灯を用いる。カーテンで部屋を薄暗くする。
  - 照明にスイッチを入れるときに, 照明を直視しない。
  - 戸外では, サングラスやつば付き帽, 日傘などを使用し, 眩輝感を少なくする。
  - ワット数の高い光を直視しない(例. ヘッドライト)。
- 視覚で十分に識別できるカラーコントラストにし, 緑色と青色は避けるよう, クライアントや家族に指導する。
  - 階段の角を色分けする(色つきのテープを貼る)。
  - 白い壁, 白い食器, 白い食器棚を同時に使用しない。
  - 透明ガラスは避ける(曇りガラスを使用)。
  - 白い背景には黒い物を選ぶ(例. 黒の電話機)。
  - 対象と背景とを同色にしない(例. ベージュ色の壁にベージュ色のコンセント)。
  - ドアノブは目立つ色にする。

R:高齢者は眩しい光に対する感受性が高いので, 眩輝による視力障害がしばしば転倒の原

因になる。白熱(非蛍光)灯は眩しくないので,高齢者に好ましい照明といえる。

③触覚の感受性低下
- 予防法を指導する。
  - 入浴前に湯の温度を調べる。電気毛布は使用前に温度を確かめる。
  - 浴室に温度計を常備する。
  - 毎日手足を観察し,普段は観察できない部位に損傷がないかをチェックする。
  - 足部は保温して乾燥状態に保ち,ローション(ラノリン,天然油)を塗布して皮膚を軟化する。
- そのほかの看護介入は〈非効果的末梢血管組織循環〉を参照

④起立性低血圧
- 看護介入は,「起立性低血圧に続発するめまいに関連した〈身体損傷リスク状態〉」を参照

⑤筋力・柔軟性の低下
- 足関節強化運動を毎日行う(Schoenfelder, 2000)。
  - 背もたれがまっすぐな椅子の後側に,両足を軽く開いて立つ。
  - 両足の踵をゆっくり上げて体重を母趾球で支え,そのままの姿勢で3つ数える(数え方の例.「イチ・ミシシッピ,ニイ・ミシシッピ,サン・ミシシッピ」)。
  - これを5〜10回繰り返す。筋力が強化されるに従って繰り返す回数を増やす。
- 少なくとも週に2〜3回歩行をする。
  - 歩行前の準備運動として,足関節強化運動をする。
  - 必要に応じて,歩行開始後10分間ほど誰かに付き添ってもらう。
  - 能力に応じて,時間を延長して速度を上げる。

R:足関節の強化および歩行プログラムを利用すると,バランス感覚を高め,足関節の筋力を強化し,歩行の速度を高め,転倒を減少し,転倒に対する恐れを軽減し,自信をもってADLができるようになる(Schoenfelder, 2000)。

⑥環境の危険因子
- クライエントへの指導
  - 絨毯,マット類は除去し,床に滑り止めをする。
  - 市販の収縮テープを貼り,浴室の床や壁が滑らないようにする。
  - 浴室に取っ手を取り付ける。
  - 玄関と階段に手すりを取り付ける。
  - 階段の壁から突き出ている物を取り外す(例.洋服掛け,棚,照明取り付け具)。
- スタッフへの指示
  - クライエントを1人にするときは,決まった場所にベッド柵をつけ,ベッドを低くする。
  - クライエントが安静にしているときは,ベッドを低くし,ロックする。
  - 車椅子のロックの仕方と外し方を,クライエントに指導する。
  - クライエントの靴とスリッパの底が滑りやすくないか確認する。

R:転倒の予防と管理の目的は,環境障害を最小限にして転倒の可能性を低下し,転倒と転倒に伴う損傷に対する個人の抵抗力を強化し,転倒後の損傷にケアを提供することが中心になる。

身体損傷リスク状態
▶ 環境災害に対する認識不足に関連した

NOC
安全行動:家庭の物理的環境,リスクコントロール,親の教育

目標 ▶
クライエントや家族は,環境障害を明らかにし,減少する。

指標 ▶
- 子どもに安全な習慣を教える。
- 危険物は安全に保管する。
- 危険性物は,必要に応じて修理する。
- 可能であれば,環境障害を取り除く。

- 安全対策を常備する(例. 鍵, 手すり)。

NIC
運動区域制限, サーベイランス：安全性, 環境管理：安全, 家事家政援助, リスク確認, 教育：安全性

【一般的看護介入】

◎ 事故を誘発する状況を明らかにする。
- 慣れない環境(他人の家, ホテルなど)
- 活動のピーク時(食事の準備中, 休日など)
- 新品の機器(自転車, 電気のこぎり, 芝刈り機, 除雪機など)
- 環境障害に対する認識不足, あるいは軽視(無謀な運転)
    R：損傷は全人口の死因第4位で, 青少年では死因第1位である(Clemen Stoneほか, 2005)。

◎ 危険な状況を軽減したり, 除去する。
① 新しい備品について教える。
- 新しい器具や部品は, 説明書を十分に読んでから使用するよう指導する。
- 機器の限界を知る。
- うまく作動しない機器は, プラグを抜き, 電源を切ってから点検する(例. 芝刈り機, 除雪機, ミキサーなど)。

② 安全性に欠ける行動を点検する。
- 車
    - 機械的に安全性に欠ける車を運転する。
    - 座席固定装置を使用しない, あるいは誤用する。
    - 飲酒後, または薬剤服用後に運転する。
    - 乳児や子どもをチャイルドシートに固定しないでドライブする。
    - スピード運転する。
    - 必要な眼鏡などをしないで運転する。
    - 危険な道路や交差点で運転する。
    - バイクに必要なヘルメット類を使用しない, あるいは誤用する。
    - 車の助手席に子どもを座らせる。
    - 後方に年少児がいないか確認しないでバックする。
    - ガレージを閉め切ったままエンジンをかける。
- 可燃物
    - ガス漏れ
    - ガスこんろやガスオーブンの点火遅延
    - 化学薬品やガソリンを用いた実験
    - 仕切りで遮蔽されていない火, 炉床, 電熱器
    - 保管が不適切な可燃物, マッチ, 油のしみ込んだ布
    - ベッドでの喫煙, あるいは酸素に近い場所での喫煙
    - 可燃性の高い子ども用玩具や衣類
    - 花火や火薬を使った遊び
    - マッチ, ろうそく, タバコ, ライターを使った遊び
    - プラスチックのエプロンやだぶだぶの服装で火に近づく。
- キッチン
    - ストーブの上の油性ごみ
    - プラスチック製エプロンやだぶだぶの服装で火に近づく。
    - ひびの入ったコップ類や皿の使用
    - 不適切な缶・びん詰め法, 冷凍法, あるいは保存法
    - ナイフ類にカバーをしないで保管する。
    - ストーブの真正面になべの取っ手を向ける。
    - 薄手の, あるいは破れた耐熱手袋を使用する。
    - ストーブの制御装置を前方に取り付ける。
    - 鉛が含まれている皿を使用する。
- 浴室
    - 鍵の掛からない洗面用キャビネットに薬品を保管する。
    - 取っ手のない浴槽
    - 滑り止めマットやスノコのない浴槽
    - 浴室内や通路の照明不足
    - 電気プラグの差し込みが不十分
- 化学薬品, 刺激薬
    - 不適切なラベル表示の薬品容器
    - 本来とは違う容器に入れ替えて保管した薬品
    - 薬品棚の照明が不十分
    - 毒薬や防腐剤を入れた容器の不適切なラベル表示
    - 危険な成分に分解する薬品を有効期限がきれた後も保管する。
    - 毒物をアクセスしやすい場所に保管する

(例. 流しの下)。
- 保管が不適切な腐食剤(例. クレンザー)
- 極度に冷たいものに触れる。
- 日光, 太陽灯, 暖房用電気パッドへの過剰な曝露
■ 照明, 電気
- カバーのないコンセントの使用
- 固定されていない電気コードの使用
- コンセントの過負荷(たこ足配線)
- ヒューズボックスの過負荷
- 欠陥のある電気プラグ, 垂れ下がったコード, 欠陥のある電気器具の使用
- 踊り場および階段の照明不足
- 手の届きにくい所にあるスイッチ(例. ベッドの真横)
- 事前に説明書を読まずに, 機械, 器具を使用する。

◉ 必要に応じて, 健康教育と専門機関への紹介をする。
① 自動車事故の予防法を指導する。
■ 運転能力を頻繁に再評価する。
■ 良質のサングラス(灰色か緑色)を使用して, 眩輝感を軽減する。
■ フロントガラスをクリーンに保ち, ワイパーの機能をよい状態に保つ。
■ 車の両側にサイドミラーを取り付ける。
■ ときどき車を止めて身体を伸ばし, 目を休める。
■ 運転能力に影響を及ぼす薬物の作用を理解する。
■ 運転中に喫煙をしない。また, 飲酒後は運転しない。
■ 運転中に携帯電話を使用しない。
② 歩道での事故予防策を指導する。
■ 時間に余裕をもって横断歩道を渡る。
■ 夜間は光を反射する衣服(ベージュ, 白色)を着用する。
■ 信号が変わるまで歩道で待って横断歩道を渡る。一般道路を横断してはならない。
■ 道路の両側を確認する。
■ 横断歩道を安全に渡るときに, 青信号だけに頼ってはならない(車の右折は必ずしも交通違反ではない。また, 交通規則を守らないドライバーもいる)。
③ 熱傷の予防法を指導する。

■ 家庭に煙探知機を設置し, 機能を毎月チェックする。
■ 小型消火器を備える。
■ 温水器に自動温度調節器をセットし, 火傷をしない程度の温湯を使えるようにする。
■ 台所の油脂に引火した場合は, 重曹か蓋を使って炎を被う方法で消火する。
■ 料理をするときは, だぶだぶの衣服を着用しない(例. ローブ, ナイトガウン)。
■ 眠気をもよおしたときは, 喫煙をしない。
■ ポータブルヒーターを安全に使用しているか確認する。
■ 必要であれば, 健康指導や専門家への紹介をする。
R: 事故は以下の状況で頻発する。
- 入院の初期と午後6時〜9時
- 活動のピーク時(食事時間, 遊び時間)
- 慣れない環境
- 不十分な照明
- 休日
- 休暇中
- 家の修理中
R: 健康教育により, 事故と損傷の比率を減少できる(Clemen-Stoneほか, 2005)。
④ 運動障害や感覚障害のあるクライエントを次の機関に紹介し, 環境障害を確認する場合に援助を受けられるようにする。
■ 地域の消防隊や火災保険会社
■ 地域の看護局
■ 事故防止情報(参考文献を参照)
⑤ 歩行を評価するために, 理学療法士に紹介する。

小児への看護介入
◉ 両親に基本的な安全対策とアセスメントすべき内容を指導する。
① 乳幼児および小児の能力は頻繁に変化することを予想し, 予防対策をとるよう両親に指導する(例. 突然寝返りができるようになった乳児が, 付き添いのいない状態で, おむつ替え用テーブルに乗せられていることがある)。
② 年少児は絶えず監視が必要なことを両親と話し合う。
③ 両親に情報を提供して, ベビーシッターを選べるよう援助する。
■ 過去の経験と緊急時の対策に関する知識を決

め手にする。
- ベビーシッターと子どもとの相互作用を観察する(例.出かける時間の30分前にベビーシッターが来るように手配する)。

④子どもは親の真似をすることを予測し，親の監視下や不在時にやってよいことを子どもに教えるよう，両親に指導する。
- 新しい課題を試してみる前に親に尋ねるよう子どもに教える。
- 子どもの前で薬物を服用してはならない。

⑤次の事柄について，(年齢に応じて)一定の規則を説明して守らせるようにする。
- 道路
- 火
- 遊び場の道具
- 動物
- 水(プール，浴槽)
- 見知らぬ人
- 自転車

⑥子どもとロールプレイ(役割演技)を行い，問題の理解度をアセスメントする。
- 「家へ帰る途中，知らないおじさんが近づいて来て，車に乗せようとしました。さあどうしよう」
- 「バーベキューをしているところを通ったら，服に火がついてしまいました。さあどうしよう」

◉ 事故を誘発する状況を明らかにする。

①自転車，ワゴン，スケートボード，(ローラー)スケート
- 反射板やライトがない。
- 1列縦隊でない。
- 大きすぎる自転車に乗る。
- 交通規則に対する知識不足
- 交通量の多い区域でスケートボードや(ローラー)スケートをする。
- ヘルメットや防具を使用しない。

②水場，プール
- 泳げない子どもには，浮き具や水泳補助具(両脇浮き袋，初心者練習用ボードなど)の使用を勧めない。
- 水中での安全な行動を指導する。
  - 走らない，押さない。
  - ほかの人の上に飛び乗らない。
  - 1人で泳がない。
  - ふざけて助けを呼ばない。
  - 水深7m未満の所でダイビングをしない。
  - 食直後には泳がない。
  - 雷雨中は泳がない。
  - アルコールを過剰に使用しない。
- プール周囲
  - 1.5〜2.0mのフェンスを使用する。
  - 子どもが登れないフェンスを使用する。
  - 自動ロック式の入口にする。
- プールカバーは完全に外す。
- 浮動性のカバーは避ける。
- 安全なダイビングやスライディングの技術を指導する。
  - ダイビングは飛び込み台からのみ，許可する。
  - 走り飛び込みは勧めない。
  - 両手と頭を上方に向けるよう指導する。
  - 座ったまま，足から先に滑り降りる。
- 救命用具(救命具，ロープ，フック)をプールサイドに常備する。
- CPR(心肺蘇生法)と水難事故への対応法を学習する。
  - 水中から引き上げる。
  - 脊椎損傷が疑われる場合は，板の上に固定した後，頸椎シーネを使用する。
  - 気道内の残渣物を除去する。
  - 反応がない場合は，嘔吐に備えて顔を横に向け，誤嚥を予防する。
  - ぬれた衣服を脱がせ，全身を拭いてから毛布で包む(頭部も)。
  - CPRを開始し，救助隊が到着するまで続ける。

③その他
- 保護者のいない所で動物や周囲にある毒物(植物，プールに使用する化学薬品，薬物)に触れる。
- 遮断された通路
- 年少児には安全でない家庭の窓ガラスの防護法
- 鍵を掛けずに保管した銃器類
- 軒下に垂れ下がった大きな氷柱
- 凍結した道路
- 閉鎖中も開放しているようにみえるガラスの

- 引き込み戸
  - 低く張った物干し網
  - 扉を外さずに捨てられた冷蔵庫や冷凍庫
④乳児とよちよち歩きの幼児
  - 家庭
    - 小児用ベッド内の枕
    - 出入口に扉のない階段
    - ベッドにフィットしないベビー用マットレス
    - ベッド柵の間から子どもが転落したり，頭部が出る可能性があるベビーベッド
    - ガラス製のテーブルや角の尖ったテーブル
    - 手すりのないテラスやベランダ
    - 毒性植物(表2-14を参照)
    - 鉛塗料を使用した家具
    - 保護者なしでの入浴
    - 窓の開放
    - ベビーベッドに固定された哺乳びん
  - 玩具
    - 角の尖ったもの
    - 風船
    - 部分的に壊れやすいもの
    - ロリーポップ(棒つきキャンディ)
    - 取り外しできる小さな部品
    - 首に掛けたおしゃぶり
  - その他
    - 買い物カートに乗せたまま放置
    - 車内に放置
    - ベビーベッド，歩行器，子どもが引っ掛かりやすい動く部分のある高椅子(例．スプリング)
    - 車に乗せるときは，必ず後部座席のチャイルドシートに座らせる。

◉ **両親が事故を分析できるよう援助する。**
①何が起きたのか。
②どのようにして起きたのか。
③いつ，どこで起きたのか。
④なぜ事故が起きたのか。

◉ **中毒の予防法を指導する。**
①家庭で「子どもに安全な方法」を，両親に指導する。
②毒薬や防腐剤はしっかり蓋をし，きちんとラベル表示してから，鍵の掛かる戸棚に保管するよう，両親に指導する。
③両親は，使用しない薬剤は廃棄し，必要な薬剤のみを，子どもの手の届かない棚に，鍵を掛けて保管する義務がある。
④両親は「(米国)中毒事故管理センター」から助言を受けられる場合には，特定の毒物に対する解毒薬の使用法について指導を受けるべきである。
⑤両親は近くにある「中毒事故管理センター」の電話番号を控えておくべきである。
⑥クライエントに地域の中毒事故管理センターを紹介し，毒物であることを警告するために「ヤック(薬)マン(Mr. Yuk)」とプリントされたステッカーを入手したり，救命救急処置についてアドバイスを受けられるようにする。子どもに，「ヤックマン」ラベルの意味を教える。
⑦吐根剤の使用法と入手法を両親に指導する。

◉ **必要に応じて，健康教育を行い，専門機関へ紹介する。**
①家庭や訪問先の家で環境障害を評価できるよう家族を援助する。
②可燃物，腐食剤，引火物，薬剤を保管する場所には，専用に設計した鍵を掛けて，子どもが戸棚を開けられないようにする。
③ソケットカバーを使用して子どもを感電事故から守るよう両親を指導する。
④子どもが鉛塗料を口に入れる危険性と，大きな文字で「食べられません」と書かれたステッカーを子どもに認識させる方法を指導する。
⑤鉛塗料の鑑別が必要な場合は，両親を保健所に紹介する。
⑥子どもに安全なキャップを使用するよう，両親に勧める。
⑦日常的に使用する食品戸棚には危険物を保存しないよう両親に忠告する。

R：看護師は，身体損傷の潜在性についてそれぞれの子どもに固有の危険性をアセスメントする必要がある。ここには，感覚障害や運動障害，発達遅滞などのある子どもが含まれる。入院，親戚宅の訪問，休日の祝賀行事など，環境の変化は子どもにとって特別な危険性がある。

R：環境の危険物をすべて取り除くことはできない。両親による監視や教育を含む対策により，事故を減少することは可能である(Clemen-Stoneほか，2005)。

身体損傷リスク状態

R：事故を分析すると再発を予防できる。

R：身体損傷を予防するためには，安全対策を適用できる状況を予測し，認識する必要がある。エアバッグや製品のデザインのように選択の余地がない受け身的な対策を実施すると，予防は自動的に可能になる。選択の余地を残した積極的な対策を実施するには，安全対策を実行に移すための教育や法的措置による説得が必要になる（Wong, 2003）。

R：スケートボードによる重度の損傷を減少するための予防対策には，5歳未満の小児のスケートボード使用に対する警告，車道やハイウェイでのスケートボードの禁止，ヘルメットやその他の安全具の使用促進などが含まれる（Wong, 2003）。

身体損傷リスク状態
▶ 成熟年齢に続発する環境災害に対する認識不足に関連した

NOC
〈身体損傷リスク状態〉を参照

目標 ▶
- 青少年は，病院環境で確認される潜在的危険因子による身体損傷がない。
- 家族は病院で安全な実践を強化し，実演する。

NIC
〈身体損傷リスク状態：環境障（災）害の危険因子に対する認識不足に関連した〉も参照。教育：幼児安全

【看護介入】
◉ 年齢関連の危険因子を制御し，病院内で患児を損傷から守る。

新生児・乳児（1～12か月）
- 乳児をネームバンドとベッドの名札で確認できる体制を確保する。
- パウダーは容器から直接乳幼児に振りかけない。手に取ってから乳児の身体に塗布する。
- パウダー容器は乳児の手が届かない所に置く。
- 乳児に危険性のある玩具は，乳幼児の手が届かない所に置く（ボタン，ビーズ，風船，壊れた玩具，角の尖った玩具，その他の小さな玩具）。
- 必要な場合は手袋を着用させて，カテーテル類，眼帯，静脈輸液，創部のガーゼ，経鼻栄養チューブなどを乳児が外せないようにする。
- 乳幼児がベッドにいる間は，ベッド柵を上げてロックする。
- 乳児が1人でベッドから降りられる場合や，痙攣発作の危険性がある場合は，ベッド柵をクッションで覆う。
- 低温噴霧の加湿器を使用する。
- 乳児用歩行器は使用しない。
- 訪問者は全員身元を確認する。
- 乳児用ベッドの大きさに合う，固めのマットレスを使用する。
- 1歳未満の乳児にはボツリヌス中毒の危険性があるので，蜂蜜を食べさせてはならない。
- 乳児用座席，ブランコ，乳児用食事椅子，ベビーカーを使用するときは，安全ベルトを使用する。
- 哺乳びんはベッドに固定しない。授乳時は頭部を垂直にして，しっかり支える。
- ベッド内に枕を置かない。
- 体重測定やおむつ交換などを行う間は，片手で子どもを支えて安全な状態に保つ。
- 乳児の首に，おしゃぶりやひも付きのアイテムを掛けてはならない。
- 浴槽の湯をチェックし，適温かどうか確認する。入浴中は，乳児を絶対に1人にしてはならない。乳児の頭部が湯に浸らないように頭部を支える。
- 調乳の温度をチェックする。特に，電子レンジで加熱した場合は，厳重にチェックする。
- ベッドは点滴用スタンドや自動注入ポンプなどから離し，危険なものに乳児の手が届かないようにする（例．自動注入ポンプのダイヤル，吸引器，電気のコンセント，花など）。
- 両親に，病室での喫煙，ホットドリンクの持ち込みを禁止する。
- かみ砕いて食べる物や，気道閉塞の危険性が

ある小粒の食べ物を与えてはならない(ナッツ，ポップコーン，硬いキャンディ，丸ごとのホットドッグなど)。フォークとナイフは，乳児には適切な道具ではない。
- 注射器，注射針，医療廃棄物，ビニール製バッグは，安全性を考慮して廃棄する。
- 歩き始めた乳児には靴やスリッパを履かせて，足を保護する。
- 病院内での乳児の移送を安全に行う(X線撮影室，検査室など)。
- 乳児を自家用車で帰宅させるときは，両親に座席の安全性を確認させる。
- 身体損傷のリスク状態にある乳児の各々に固有の状況をアセスメントする。乳児が身体損傷のリスク状態にあることを親に知らせる。

幼児(13か月〜5歳)
- 幼児をネームバンドとベッドの名札で確認できる体制を確保する。
- 幼児がベッドにいる間は，ベッド柵を上げてロックする。ベッドの頭部と足部にも柵をする。年長児用ベッドには，両サイドに柵をつける。
- 食事中，入浴中，遊び中，トイレを使用中は，終始監視を怠らない。
- 洗剤，先の尖った物，ビニール袋は，幼児の手が届かない所に置く。
- 検温中は，体温計の安全性を確保する(年少児は直腸温か腋窩温，体温計をかむ危険性のない年長児は，口腔温を測定するか瞬時に測定できる耳用赤外線体温計を使用する)。
- 乳歯の弛緩をアセスメントし，記録する。
- 幼児を浴槽に入れる前に，湯の温度をチェックする。
- 電動式ベッドは，細心の注意を払って使用する。たとえば，幼児は指を挟んだり，ベッドの下に入り込むことがあるので，挫滅損傷の危険性がある。
- ベッドは点滴用スタンドや自動注入ポンプ，花びんなどから離し，安全でない物に幼児の手が届かないようにする。
- 幼児が動き回るときは，安全性を確保する。
  ▶ 歩行時は，靴かスリッパをはかせ，足を保護する。
  ▶ 浴室や戸棚のドアは，きちんと閉める。
  ▶ 幼児に挿入されているチューブ類をすべてチェックし，屈曲や抜管を予防する。
  ▶ 幼児を小児用食事椅子，ベビーカー，移送車に乗せるときは，安全ベルトを使用する。
  ▶ 幼児の病院内での移送を安全に行う(X線撮影室など)。
  ▶ 必要な場合は手袋を着用させて，カテーテル類，眼帯，静脈内点滴，創部のガーゼ，経鼻栄養チューブなどを，幼児が外せないようにする。
  ▶ 体重測定やおむつ交換をする間は，片手で幼児の身体を支え，転落を予防する。
- 薬剤を「キャンディ」と言わせない。
- チューインガム，硬いキャンディ，ナッツ，切り分けてないホットドッグ，骨付きの魚は与えない。
- 制限を設け，病院で幼児がやってよいことと，行ってもよい場所を，繰り返し教える。
- 年齢に適切で，安全な玩具を与える(「製品ガイダンス」参照)。
- 親に，病室での喫煙やホットドリンクの持ち込みを禁止する。
- 静かな環境で食事をさせる。食事中は椅子に座らせ，窒息を予防する。
- 幼児を自家用車で帰宅させるときは，両親に座席の安全性を確認させる。
- 訪問者は全員身元を確認する。
- 身体損傷リスク状態にある幼児の各々に固有の状況をアセスメントする。幼児が身体損傷のリスク状態にあることを両親に知らせる。

学童(6〜12歳)，青少年(13〜18歳)
- ネームバンドとベッドの名札で名前を確認できる体制を確保する。学童は，ふざけて他のクライエントの名前を言うことがあるが，その行為の危険性は認識していない。
- 乳歯の弛緩をアセスメントし，記録する。
- 学童や青少年は，歩行や入浴，トイレなどをするときに援助を求めないことがあるので，セルフケア不足と活動耐性低下をアセスメントする。
- 運搬車や車椅子で移動するときは，安全ベルトを使用する。
- 制限を設けて，病院でできることと行ってもよい場所を，繰り返し教える。
- 年齢に適切な活動をさせる。治療的な遊びを

する場合は近くで厳重に監視し，注射器や弾丸入りモデルガンの使用は禁止する。
- 両親に，病室での喫煙やホットドリンクの持ち込みを禁止する。
- 適切な場合は，患者情報を記載した「メディックアラート Medic Alert」ネックレスやブレスレットの使用を勧める。身分証明書を財布に入れて携帯するよう勧める。
- 退院時に車で帰宅する場合は，シートベルトを使用させる。
- タバコ，アルコール類を含む違法の薬物には，手を出さないよう指導する。
- 身体損傷リスク状態にある学童・青少年の各々に固有の状況をアセスメントする。学童・青少年が身体損傷リスク状態にあることを，両親に知らせる。
- ケア提供者は子どもを身体損傷から守るために，子どもが損傷を受けやすい年齢関連の行動特性を認識しなければならない(Wong, 2003)。

R：小児は解剖学的に，頭部が大きいので頭部損傷を起こしやすく，肝臓と脾臓も大きいので外傷を負いやすく，身体が小さくて軽いので車内で容易に投げ出されやすい(Wong, 2003)。

R：乳児は，味覚と触覚を使って周囲を探検する。

R：小児は本能的に好奇心が旺盛なので，魅力的な対象を探し求め，ルールに反する行為をすることが多い。

R：小児は，自己や他人に対する危険性を理解できない。

身体損傷リスク状態
▶ 起立性低血圧に続発するめまいに関連した

NOC
〈身体損傷リスク状態〉を参照

目標▶
クライエントは，めまいの出現が減少したと述べる。

指標▶
- めまいが起こる状況を明らかにする。
- 直立位によって起こる急激な脳血流量低下の予防法を述べる。
- 体位変換の方法を実践し，急激な脳圧降下を回避する。

NIC
〈身体損傷リスク状態〉を参照

【看護介入】

◉**寄与因子を明らかにする。**
① 心臓血管障害(高血圧，脳梗塞，貧血，不整脈)
② 体液・電解質平衡異常
③ 末梢神経障害，パーキンソン病
④ 糖尿病
⑤ 特定の薬物(降圧薬，抗コリン作用薬，バルビツール薬，血管拡張薬，三環系抗うつ薬，レボドパ，硝酸塩，モノアミンオキシダーゼ阻害薬，フェノチアジン)
⑥ アルコール類
⑦ 75歳以上の高齢者
⑧ 長期ベッド上安静
⑨ 交感神経切除術
⑩ 排尿中のバルサルバ操作(Miller, 2004)
⑪ 関節炎(頸椎上の棘突起)

◉**起立性低血圧のアセスメントをする。**
① 仰臥位で，両側上腕の血圧を測定する。
② 左右の血圧が異なる場合は，測定値が高いほうの上腕を使用して，クライエントを急いで立たせた直後の血圧を測定する。測定結果を医師に報告する。
③ クライエントに，起立時の状態を説明してもらう(例．くらくらする，めまい)。
④ 皮膚の状態とバイタルサインをアセスメントする。

R：血圧が高いほうの上肢で血圧を測定すると，中間(平均)血圧をより正確にアセスメントできる。

◉**起立性低血圧を緩和する方法を指導する。**
①体位変換はゆっくり行う。
②臥位から段階を踏まえて直立位に移る。
- ベッド上で座る。
- 先に片脚をベッドサイドに下ろしてから,もう一方を下ろす。
- 次のステップに移る前に,それぞれ数分間休止する。
- 徐々に座位から立位に移行する。
- 近くにある椅子,歩行器,ステッキ,その他の補助用具を使用して身体を安定させてから,ベッドを離れる。

③ベッドの頭部側を30度ほど挙上した状態で就寝する。
④昼間はベッドではなく,リクライニングチェアで休息する。
⑤長時間の立位は避ける。
⑥身体を前屈して,床に落ちている物を拾う動作を避ける。整形外科や自助具販売店で入手できる補助具を利用する。
⑦パンティストッキングの有効性を評価する。
- 両下肢を足趾から大腿上端部まで,弾性圧迫包帯を巻いて覆う。購入する前に,圧迫が効果的かどうかチェックする。
- 圧迫するよう忠告されている場合は,朝ベッドから起きる前にストッキングを着用する。
- 長時間の座位を避ける。
- 仰臥するときはストッキングを脱ぐ。

R:ベッド上安静が長期化すると,静脈うっ血が増強する。体位変換を段階的に行うと,身体の静脈うっ血に対して代償作用が働く(Porth, 2006)。

◉**状態が許せば,毎日の活動範囲を広げるようクライエントに勧める。**
①毎日の訓練の意義をクライエントと話し合う。
②運動プログラムを作成する〔血液循環とエネルギーレベルを改善する,ストレスを軽減し骨粗鬆症の進行を防ぐ,全身状態の改善(全般的なウェルビーイング)に寄与する〕。

◉**脱水および血管拡張を避けるよう指導する。**
①過度の水分喪失がある時期には,水分を補給する(例.炎天下)。
②利尿作用のある飲み物の摂取は最小限にする(例.コーヒー,紅茶,コーラ)。
③アルコール類の摂取も最小限にする。
④直射日光,熱いシャワー,入浴,電気毛布など,強度の高温源を避ける。
⑤立ったまま,ニトログリセリンを服用しない。

R:循環血液量の減少を予防するには,十分な水分補給が必要である。

◉**食後低血圧を軽減できるようクライエントに指導する**(Miller, 2004)。
①降圧薬は,食前よりも食後に服用する。
②食事は少量ずつ頻回に摂取する。
③食後は椅子に座るか,臥床する。

R:研究では,健康な高齢者は朝食,または昼食を摂取後1時間以内に血圧が20 mmHg低下することが証明されている。これは,圧反射,すなわち消化中に内臓のうっ血を代償する反応が障害されるために起こると考えられている(Miller, 2004)。

◉**環境の安全対策を指導する。**
(「環境の危険因子に対する認識不足に関連した〈身体損傷リスク状態〉」を参照)

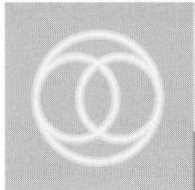

誤嚥リスク状態

Risk for Aspiration

【定義】

誤嚥リスク状態：分泌物，固形物，液体が気管・気管支に流入する危険性が高い状態。

【危険因子】

誤嚥の起こりやすい条件の存在(関連因子を参照)

【関連因子】

■ 病態生理因子

- 意識レベルの低下に関連するもの。以下の因子に続発する。
  - 初老期認知症
  - パーキンソン病
  - 痙攣発作
  - 頭部外傷
  - アルコール，薬物誘発性
  - 麻酔
  - 脳血管発作
  - 昏睡
- 咳嗽および嘔吐反射の低下に関連するもの
- 胃内圧の上昇に関連するもの。以下の因子に続発する。
  - 砕石位
  - 肥満
  - 子宮の肥大
  - 腹水
- 嚥下障害，咽頭反射の低下，舌咽頭反射の低下に関連するもの。以下の因子に続発する。
  - アカラジア(噴門無弛緩症)
  - 重症筋無力症
  - 強皮症(全身性進行性硬化症)
  - 脳血管発作
  - 食道狭窄症
  - パーキンソン病
  - 多発性硬化症
  - 衰弱状態
  - ギラン・バレー症候群
  - カタトニー(緊張病)
  - 筋ジストロフィー
- 気管食道瘻に関連するもの
- 防御反射障害に関連するもの。以下の因子に続発する。
  - 顔面・口腔内，頸部の手術や外傷
  - 対麻痺または片麻痺

■ 治療関連因子

- 咽頭反射および舌咽頭反射の抑制に関連するもの。以下の因子に続発する。
  - 気管切開や気管内チューブ
  - 鎮静作用
  - 経管栄養
- 咳嗽機能の障害に関連するもの。以下の因子に続発する。
  - 顎関節ワイヤー固定
  - 指示による腹臥位

■ 状況因子(個人・環境)

- 上半身の挙上障害に関連するもの
- 酩酊中の飲食に関連するもの

■ 発達因子

- 未熟児
  - 吸啜反射・嚥下反射障害に関連するもの
- 新生児
  - 下部食道括約筋の緊張低下に関連するもの
- 高齢者
  - 生歯(天然歯)の貧弱化に関連するもの

著者の注釈

〈誤嚥リスク状態〉は，クライエントの意識レベルの低下，器質的欠陥，機械装置の使用，神経障害や消化管障害などのために，誤嚥の危険性が高い人に対して臨床的に有効な診断である。嚥下困難のあるクライエントには，当然，誤嚥の危険性もある。〈嚥下障害〉の看護診断を使用する場合は，嚥下困難があると同時に誤嚥の危険性があることを明記する必要がある。〈誤嚥リスク状態〉は，誤嚥を予防

するために看護介入を必要とするクライエントに使用する診断であり，嚥下に問題があるクライエントには使用すべきでない。

診断表現上の誤り

⊙気管支肺炎に関連した〈誤嚥リスク状態〉

この診断記述には看護師が独自に軽減できる危険因子が示されていない。看護師が気管支肺炎の観察を行い共同で管理するのであれば，正しい診断表記は共同問題：「PC：気管支肺炎」となる。

⊙嚥下困難に関連した〈誤嚥リスク状態〉

嚥下困難があれば，嚥下障害の診断が妥当化される。したがって，診断は〈嚥下障害〉が正しい。看護処置には誤嚥の予防も含まれる。

重要概念

■ 一般的留意点

①嚥下は，3段階の複雑なメカニズムである。
- 最初の随意段階で，食物が口蓋から咽頭に移動する。
- 次の咽頭段階は，不随意に行われる。
  - 軟口蓋が引き上げられて，後鼻腔が閉鎖される。
  - 咽頭両側の咽頭口蓋ひだが収縮して通路ができるので，咀嚼された食物が通過する。
  - 喉頭蓋が後方に引き寄せられて喉頭口を覆い，気管への流入を予防する。
  - 下咽頭括約筋が弛緩して食道口が開く。
  - 急激な蠕動波により，食物が咽頭から上部食道へ移動する。
- 最後の食道段階で，迷走神経反射によって蠕動運動が起こり，食物が咽頭から胃に移動する。

②中枢神経系の働きが低下すると，括約筋の防御機構が妨害される。

③経鼻胃チューブ（NGチューブ）や気管チューブが挿入されると，食道括約筋が完全に閉鎖しないので，嘔吐反射や咳嗽反射が低下する。

④衰弱状態のクライエントが誤嚥をすると，嚥下性肺炎を起こす危険性がある。

⑤誤嚥した内容物の量と性質は，病状および死亡率に影響を及ぼす。食物残渣は機械的閉鎖の原因になる。胃液は肺胞や毛細血管を腐食する作用があるので，化学性肺炎の原因になる。

■ 小児への留意点

①乳児や幼児に内径の大きすぎるエアウェイを使用すると，異物誤嚥の危険性が高くなる（Wong, 2003）。

②誤嚥が起こりやすい家庭用品や食品には，風船，ベビーパウダー，ホットドッグ，キャンディ，ナッツ，ブドウ，超小型電池などが含まれる。玩具のゴム風船は，子ども用品による窒息死の死因第1位を占める。

③特定の先天性異常（例. 気管食道瘻，口蓋裂，胃食道逆流）がある子どもは，誤嚥の危険性がきわめて高い。

焦点アセスメント基準

■ 主観的データ

⊙関連因子をアセスメントする。
①嚥下または誤嚥に伴う問題の既往
②現症状，既往（病態生理因子を参照）

■ 客観的データ

⊙関連因子をアセスメントする。
①嚥下機能，咀嚼機能，自力で摂取する能力
②神経筋障害
- 嘔吐反射の低下・消失
- 咀嚼に関係する筋群の可動域に作用する筋力の低下
- 知覚障害
- 顔面麻痺

③機械的閉塞
- 浮腫
- 気管チューブ
- 腫瘍

④知覚パターン・認識
⑤意識レベル
⑥口腔・咽頭腔の状態
⑦鼻腔内への逆流
⑧嗄声
⑨誤嚥
⑩嚥下後1～2分の咳嗽
⑪脱水
⑫失行症

このほかの「焦点アセスメント基準」の情報は，http://thepoint.lww.com を参照

NOC
誤嚥の自己コントロール

目標 ▶
クライエントは，誤嚥を起こさなくなる。

指標 ▶
- 誤嚥の予防法を述べる。
- 誤嚥を起こす危険性の高い食品や飲料を列挙する。

NIC
誤嚥対策，気道の管理，ポジショニング（体位づけ），気道吸引

【一般的看護介入】

⊙ **原因あるいは寄与因子をアセスメントする。**
関連因子を参照

⊙ **誤嚥の危険性を軽減する。**
①体力低下，感覚低下，自律神経障害があるクライエント
- 外傷による禁忌でなければ，側臥位に保つ。
- 側臥位にできない場合は下顎部を上部前方に挙上し，頭部は後屈させて口腔咽頭気道を開く（年少児の場合は，頭部の過伸展は効果的でない）。
- 舌の位置をアセスメントし，舌根沈下による気道閉鎖がないか確認する。
- 高血圧や外傷による禁忌でなければ，ベッドごと上半身を挙上する。
- 口腔衛生を適切に保つ。歯磨きを行い，口内洗浄液をスワブ（綿棒）に浸して使用する。口唇にワセリンを塗布し，痂皮を静かに取り除く。
- ティッシュペーパーや低圧吸引で，口腔内と咽頭部の分泌物を除去する。
- 口腔内および咽頭部を頻繁にアセスメントして，異物がないか確かめる。
- 解剖学的に適切な体位が保たれているか頻繁にアセスメントする。
- 食事注入後は，側臥位にする。

R：感覚レベルや精神状態が低下している人には，逆流の症状が現れないことがしばしばある。

R：胃内圧が上昇すると，逆流や誤嚥を誘発することがある。胃内圧が上昇する原因は，ボーラス経管栄養（食塊や大量の流動食を急速に注入する栄養法），閉塞，肥満，妊娠，自律神経系の機能不全などである。

②気管切開術・気管カニューレ
- カフに圧をかける。
  - 人工呼吸器使用中
  - 食事中および食後
  - 経管栄養中および終了後1時間
  - 間欠的陽圧呼吸（IPPB）の処置中
- 1～2時間ごとと必要時に吸引する。

R：気管カニューレは声門閉鎖の同調性，すなわち嚥下と同時に声門が閉鎖する機能の妨げになる。カフが十分に膨張していないと，吸引物の通路ができる。

③胃腸管チューブおよび経管栄養
- チューブの位置をX線撮影か胃液（緑色の液体）吸引によって確認する。
- 挿入時に確認した後も，チューブの位置が移動していないか確認する。
- 食事注入中および注入後1時間はベッド上部を30～45度挙上し，重力による逆流を予防する。
- 食事注入の前に胃内残留物を吸引し，チューブが胃内にあるか確かめる。
- 断続的注入の場合は，胃内残留物が150 mL以下なら食事注入を行う。また持続注入の場合は，胃内残留物が150 mLを超えていなければ毎時10～20％の割合で食事注入を行う。
- 胃経管栄養は断続的に計画し，食間に胃内が空になるようにする。

R：栄養チューブが正しい位置に挿入されているか確認するには，X線撮影による方法が最も信頼性が高い。緑色の排液やpH6.5以下の胃内容液が吸引される場合も信頼できる。栄養チューブから空気を注入すると同時に聴診する方法や，緑色以外の排液の吸引によって判断する方法は，正確でないことが証明されている。

⊙ 咀嚼および嚥下困難がある高齢者に対しては，〈嚥下障害〉を参照

⊙ **必要に応じて，健康教育と専門機関への紹介をする。**
①クライエントや家族に誤嚥の原因と予防法を指導する。
②経管栄養の手法を家族に実演させる。

③保健所に紹介し，家庭で援助が受けられるようにする。
④酩酊状態で食事することの危険性を指導する。
⑤ハイムリッヒ法や腹部圧迫法を指導し，誤嚥した異物を除去できるようにする。

■ 小児への看護介入
◉ 口唇裂・口蓋裂の小児に対して
①乳児の頭部を直立にする。
②唇裂/口蓋裂の乳児には，唇裂/口蓋裂用哺乳びん，ハーバー式哺乳びん（Haber Feeder），重力を利用して注入量を調節するタイプの乳首など，特殊な授乳補助具を使用する。
③乳首を，乳児の舌と（披裂を起こしていない）口蓋で圧迫できる位置にくわえさせる。
④眉を吊り上げる，額に皺を寄せるといった，直ちに授乳を中止すべき徴候の有無を観察する。
⑤乳首を裂孔部に通してはならない。
■哺乳びんの底に軽く逆圧をかけて，乳児が舌と口蓋でミルクの流入を調節できるよう補佐する。
⑥大量の空気を飲み込んでいるので，頻繁にげっぷをさせる。
⑦乳首による授乳がうまくいかない場合は，先端部にゴム管を付けた注射器を使用して，調乳を舌の背側へ注入する。

R：新生児は全員が，食道の噴門括約筋の筋緊張が弱いので，逆流が起こりやすい（Wong, 2003）。
R：このような乳児は，通常の乳首を使用すると十分に吸い込むことができない。
R：吸啜は，筋肉の発達とその後の言語発達に重要である（Wong, 2003）。
R：空気を大量に飲み込んでいる場合は，頻繁にげっぷをさせる必要がある。
R：哺乳びんの底を軽く圧迫すると，乳児の舌と口蓋による調節を助けることができる。

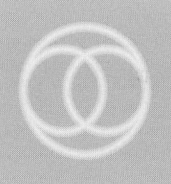

転倒リスク状態
Risk for Falls

【定義】
転倒リスク状態：クライエントが転倒を起こしやすい状態。

【危険因子】
危険因子の存在（〈身体損傷リスク状態〉の関連因子を参照）

著者の注釈
この新規看護診断を使用すると，転倒の危険性があるクライエントを特定できる。さまざまなタイプの損傷の危険性があるクライエント（例．認知障害のクライエント）には，広範囲な診断〈身体損傷リスク状態〉のほうが有効である。

診断表現上の誤り
◉ 監視不行届きに関連した〈転倒リスク状態〉
これは，法的に不適切な表現である。たとえこれが事実であっても，この診断は「認知症の結果として環境の危険因子を確認できないことに関連した〈転倒リスク状態〉」と書き直すべきである。

重要概念
〈身体損傷リスク状態〉を参照

焦点アセスメント基準
〈身体損傷リスク状態〉を参照

目標 ▶
〈身体損傷リスク状態〉を参照

【一般的看護介入】
〈身体損傷リスク状態〉を参照

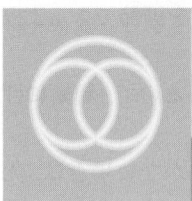

中毒リスク状態

Risk for Poisoning

【定義】

中毒リスク状態：クライエントが不慮の事故で薬物や危険物に曝されたり，摂取する危険性がある状態。

【危険因子】

危険因子の存在(〈身体損傷リスク状態〉の関連因子を参照)

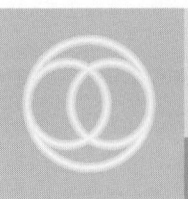

窒息リスク状態

Risk for Suffocation

【定義】

窒息リスク状態：クライエントが窒息死したり仮死する危険性がある状態。

【危険因子】

危険因子の存在(〈身体損傷リスク状態〉の関連因子を参照)

身体外傷リスク状態

Risk for Trauma

【定義】

身体外傷リスク状態:クライエントが不慮の組織損傷(例.外傷,火傷,骨折)を負う危険性がある状態。

【危険因子】

危険因子の存在(〈身体損傷リスク状態〉の関連因子を参照)

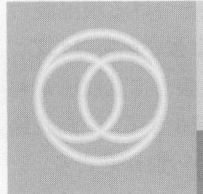

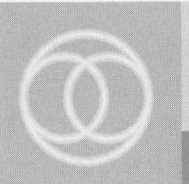

周手術期体位性身体損傷リスク状態

Risk for Perioperative Positioning Injury

【定義】

周手術期体位性身体損傷リスク状態:必要な手術体位と,麻酔による通常の防衛反応の消失により,損傷の危険性がある状態。

【危険因子】

危険因子の存在(関連因子を参照)

【関連因子】

■■ 病態生理因子
- 易損性の増大に関連するもの。以下の因子に続発する。
  ▶ 慢性疾患
  ▶ 放射線療法
  ▶ 腎機能障害,肝機能障害
  ▶ 癌
  ▶ 骨粗鬆症
  ▶ 感染症
  ▶ やせ型の体型
  ▶ 免疫不全
- 組織循環不全に関連するもの。以下の因子に続発する。
  ▶ 糖尿病
  ▶ 心臓血管疾患
  ▶ 末梢血管疾患
  ▶ 貧血
  ▶ 低体温
  ▶ 血栓症の既往
  ▶ 腹水
  ▶ 脱水
  ▶ 浮腫
- 手術体位中のストーマの易損性に関連するもの
- 手術前の拘縮や身体的障害に関連するもの。以下の因子に続発する。
  ▶ 関節リウマチ
  ▶ ポリオ(灰白髄炎)

■■ 治療関連因子
- 手術体位と,麻酔に続発する通常の感覚防衛反応の消失に関連するもの*
- 2時間以上の術式に関連するもの
- 手術体位中の移植組織や人工器官(例.ペースメーカー)の易損性に関連するもの

■■ 状況因子(個人・環境)
- 循環機能不全に関連するもの。以下の因子に続発する。
  ▶ 肥満
  ▶ 妊娠

---

*この危険因子は必ず存在するので,診断に記述しない場合もある。

▶低温の手術室
▶喫煙歴

∷ 発達因子
- 組織損傷のリスク増大に関連するもの。以下の因子に続発する。
    ▶乳幼児期
    ▶高齢期

著者の注釈……………………………………

　これは，手術中の体位が原因で組織，神経，および関節に損傷が起こりやすい状態を明確にした診断であり，〈身体損傷リスク状態〉に「周手術期体位」という用語が加わり，診断ラベル（診断名）に原因（病因）を含む診断になっている。

　クライエントに損傷が起こりやすい危険因子が手術前に存在しない場合は，関連因子は「周手術期体位」であることが明らかなので，あえて関連因子を記述せずにこの診断を使用することも可能である。関連因子を使用したい場合は，診断表記には次のように記述できる。「手術体位と，麻酔に続発する通常の感覚防衛手段の喪失に関連した〈周手術期体位性身体損傷リスク状態〉」

　クライエントに手術前から危険因子が存在する場合は，それらの危険因子を診断表記に含める必要があるので，たとえば次のように記述される。「末梢動脈疾患に続発する組織循環不全に関連した〈周手術期体位性身体損傷リスク状態〉」

診断表現上の誤り……………………………

⦿ **不十分な保護手段に関連した〈周手術期体位性身体損傷リスク状態〉**

　この関連因子は法的に問題がある。たとえ保護手段が問題であっても，診断に記述してはならない。むしろ，これは看護管理上の問題として取り扱う必要がある。

重要概念………………………………………

∷ 一般的留意点
①術式に伴う体位の生理学的影響は，個々の手術体位によって異なる。全般的にみて，手術体位は心臓血管系，呼吸器系，神経系，および外皮系に影響を及ぼす。
②不動状態が長時間に及ぶと，肺毛細血管の血流量が減少する。体位によって肋骨が圧迫されたり，腹部の臓器を下方へ押さえつける横隔膜の機能が抑圧されるので，肺の拡張が制限される。
③麻酔薬の作用で末梢血管が拡張して低血圧が起こり，心臓と肺へ戻る血液が減少する。不動状態が長時間に及ぶと，血管床にうっ血が起こる。
④肥満のクライエントは，以下の要因により手術体位による損傷の危険性が高い（Fuller, 1994）。
- クライエントを持ち上げて手術体位に整える作業に困難を伴う。
- 組織および圧迫領域が広範囲になるので，余分なパッドが必要になる。
- 脂肪組織を操作しなければならないので，手術時間が長引きやすい。
- 脂肪組織に脂溶性薬物が残留し，薬物の排出が遅れるので，回復期が長引く可能性がある。
- 静脈うっ血によって循環血液量が減少し，脂肪組織へ血液が十分に供給されなくなる。
- 麻酔により，過剰な操作から通常は保護するはずの防衛力が低下する。

∷ 高齢者への留意点
①変形性関節炎（骨関節炎），皮下脂肪の喪失，末梢循環の低下，弛緩筋の消耗などにより，手術台に乗せられている間に，骨や関節，神経，皮膚などに損傷が起こりやすい（Martin, 2000）。

焦点アセスメント基準………………………

∷ 主観的データ
⦿ **手術前に危険因子の有無をアセスメントする。**
　関連因子を参照

∷ 客観的データ
⦿ **手術前の危険因子をアセスメントする。**
①皮膚
- 温度（冷たい，温かい）
- 色調（蒼白，下垂部の発赤，紅潮，チアノーゼ，褐色の変色）
- 潰瘍形成（大きさ，部位，周囲の組織の状態）

②二段脈（橈骨動脈，後脛骨動脈，足背動脈）
- 数，リズム
- 強弱
    +0＝なし，触知不能
    +1＝糸様脈，弱脈（虚脈），始まりと終わりが触知不能
    +2＝触知できるが微弱
    +3＝正常，簡単に触知可能

＋4＝動脈瘤性
③感覚異常〔しびれ感(無感覚, 麻痺), 刺痛(ヒリヒリ感), 灼熱感〕
④浮腫(部位, 陥凹形成)
⑤毛細血管再充満時間(正常値は3秒未満)
⑥可動域(正常, 不全状態)
⑦筋肉と関節の痛み
　0＝痛みのない　10＝激しい痛み
このほかの「焦点アセスメント基準」の情報は, http://thepoint.lww.com を参照

NOC
循環動態, 神経学的状態, 組織循環：末梢

目標▶
　クライエントに, 手術体位に関連した神経筋傷害や身体損傷が起こらない。

指標▶
- 術式に応じて望ましいパッドを使用する。
- 危険性がある場合は, 四肢の安全性を確保する。
- 望ましい場合は, 四肢を屈曲する。

NIC
ポジショニング(体位づけ)：術中, サーベイランス, 圧迫管理

【一般的看護介入】

◉術前にクライエントに危険因子(「危険因子」を参照)がないか判断し, 所見を手術チームに伝える。
◉手術体位にする前に, 以下の点をアセスメントして記録する。
①可動域の機能
②身体的異常
③体外・体内人工器官や移植組織
④神経血管系の状態
⑤循環器系の状態
　R：組織と皮膚は, 過剰に圧迫したり, 固い面に当たって打撲すると損傷が起こる。きわめて年少や高齢のクライエント, 脱水状態のクライエント, 極度のるいそうや肥満があるクライエント, 不動状態が2時間を超えるクライエントには, 圧迫による損傷が起こりやすい。
◉クライエントをストレッチャーから手術台へ移す。
①少なくとも両手を自由に使える(例. 片手にIVバッグなどを持っていない)スタッフ2名で行う。
②手術台に移ることをクライエントに説明する。ストレッチャーと手術台の車輪をすべてロックする。
③クライエントに手術台へゆっくり移るよう伝える。移動中は介助する。クライエントを引っぱったり引きずってはならない。
④手術台へ移動したら, 抑制帯を膝上5 cm前後の周囲に, 3横指入る程度の余裕をもたせて装着する。
⑤下肢が交差していないか, 両足がわずかに離れているか, 手術台から足がはみ出していないかチェックする。
⑥クライエントの身体に手術台の金属部分や器具が触れていないか確認する。
⑦クライエントを1人にしてはならない。
◉望ましい手術体位について執刀医と話し合う。
◉術前から危険因子があれば, 助言する。手術体位にするのは麻酔導入の前か後かを判断する。
◉麻酔下のクライエントを動かしたり体位変換する場合は, 必ず事前に麻酔科医か看護麻酔士の許可を得る。
　R：麻酔導入後に体位変換が必要な場合は, クライエントを転がしたり引っ張ったりせずに, 持ち上げて行い, 剪断力や摩擦の発生を防ぐ。剪断力は, 皮膚層が固定されているときに, リネンと皮膚の間に摩擦が起こり, 骨構造に付着している組織が胴体の体重によって移動するときに生じる(Fairchild, 1993)。組織層が互いに反対方向へ滑走すると, 皮下の血管が屈曲したり伸展するので, 末梢部への血流も末梢部からの血流も障害される(Porth, 2002)。
◉損傷を起こしやすい状態を軽減する(軟組織, 神経, 血管)。
①頸部と脊椎を, 常に一直線上の位置に保つ。
②関節は静かに操作する。90度以上外転してはならない。
③手術台から外れる位置で四肢を伸展してはならない。体位をゆっくり, 静かに整える。
④横シーツを使用して, 側腹部に沿って伸展させた両腕を肘関節の上部で包み込むか, パッドをしたアームボード上で伸展させて固定する。
　R：麻酔薬には, 正常な血管拡張と血管収縮を妨

げる作用があるので，骨隆起部や，圧迫や重力のかかりやすい四肢の灌流が減少する。

◉ **眼と耳の損傷を予防する。**
① 頭部を左右いずれかに向ける場合は，パッドを当てるか専用のヘッドレスト（頭台）を使用して，耳部，顔面の表在神経と血管を保護する。
② 体位を整えるときに，耳介が屈曲していないか確認する。
③ 必要な場合は，眼帯かアイマスクを使用して眼を保護し剝離を予防する。
　R：顔面および眼の損傷は，体位や器具，あるいは手術による過剰な圧迫によって起こることがある。眼部が過剰に圧迫されると，中心腎動脈に血栓症が起こることもある。両目は閉眼状態に保ち，目軟膏などを使用して，乾燥と掻き傷を予防する必要がある。

◉ **用いられる手術体位により，損傷しやすい部位を保護する。手術体位と実施した予防措置を記録する。**
① 仰臥位
- 踵骨部，仙骨部，尾骨部，肘頭突起部，肩甲骨部，坐骨結節部，後頭部にパッドを当てる。
- 上肢は体側に沿って伸展させ，手掌を下に向けるか，アームボード上で伸展位に保つ。
- 頭部を左右いずれかに向ける場合は，頭部と耳部を保護する。

② トレンデレンブルグ体位（骨盤高位）
- 十分にパッドをした肩用装具を，軟組織ではなく肩峰に，頸部に触れないようにして使用する。

③ 逆トレンデレンブルグ体位
- パッドを当てたフットボード（足底板）を使用する。

④ ジャックナイフ位（修正腹臥位）
- パッドを当てたアームボードを適切な高さに調節して使用し，肘関節が楽に屈曲できるようにする。
- 下側になる耳の下部に軟らかい枕を使用する。
- 大きめの枕を使用して殿部と大腿部を支える。
- 胸部にクッションを当てて保護する。
- 男性の性器は自然な位置でクッションを当てて保護する。
- 下肢と足関節の下部に大きめの枕を使用して足趾を挙上し，ベッドから離す。
- 肩甲帯，肘頭部，前上腸骨棘部，膝蓋骨部，および足背部には，パッドを追加する。
- 大腿部に安全ベルトを使用する。

⑤ 腹臥位
- 大きな円柱状の体部用枕を2つ用意し，左右とも肩鎖関節から腸骨稜にかけて縦に当てる。
- そのほかの情報（介入）は「ジャックナイフ位」を参照する。

⑥ 椎弓切除術
- 麻酔導入後に，少なくとも6名でクライエントを転がすようにしてストレッチャーから椎弓切除術用固定装置をセットした手術台へ移動する。
- 身体を良肢位（一直線）に保つ。
- 四肢が捻れないよう保護する。
- 円柱状に丸めたタオルを腋窩部に当てる。
- ジャックナイフ位の注意事項に従う。

⑦ 切石位（砕石位）
- パッドを当てた鐙（あぶみ）を手術台に用意する。
- 2名で同時に，クライエントの股関節をほんの少しだけ回転させて，両下肢をゆっくり挙上する。膝関節を静かに動かして軽く屈曲させる。
- 殿部を手術台の端からおよそ2.5cmほどはみ出す位置に保つ。
- 仙骨部に腰部用の小さなパッドと，予備のパッドを当てる。
- 両下肢をコットンブーツ（布製の足袋）で覆う。
- 両上肢は，アームボード（上肢台）の上に載せるか，無理のない肢位で腹部に載せてシーツで固定する。

⑧ ファウラー位
- 頸部を良肢位（一直線上の位置）に保つ。
- パッドを当てたフットボードを使用する。
- 両膝を枕で支える。
- 両手は腹部上で軽く組ませ，枕の上に載せてテープで固定する。

⑨ シムズ位（側臥位）
- 2台のアームボード上で両手を伸展させ，側臥位にする。
- 下腿を屈曲させる。
- 頭の下に小さな枕を当てる。
- 下側になる上肢の腋窩部に，円柱状に丸めたタオルを当てる。

- 側腹部を挙上し，パッドを当てる。
- 下腿部を屈曲させ，足部から鼠径部に達する長さの枕を当てる。
- 10 cm 幅の絆創膏で，腸骨稜を中心に手術台の左右いずれか一方からもう一方まで半円を描くように貼付して固定する。
- 足関節部と足部を圧迫しないようにする。
- ジャックナイフ位と同様に，男性の性器，女性の胸部，耳部を保護する。

R：手術体位が長時間に及ぶと，末梢および表在神経が圧迫されやすい。麻酔下のクライエントの四肢を過伸展（＞90度）すると，神経損傷を起こすことがある(Fairchild, 1993；Rothrock, 1996)。

- アームボードに載せた上肢を過伸展すると，上腕神経叢を損傷することがある。固定装置が適切にセットされていない場合も，上腕神経叢を損傷しやすい。
- 尺骨神経損傷は，肘部がマットレスから滑り落ちて，手術台と内側上顆の間で圧迫されると起こる。
- 橈骨神経損傷は，クライエントと手術台の間で神経が圧迫されたり，手術台に神経部をぶつけた場合に起こる。
- 伏在神経および腓骨神経損傷は，切石位（砕石位）で足部の挙上に鐙を使用する場合に起こる。腓骨神経が鐙で圧迫されたり，伏在神経が膝窩部を支える金属製の鐙と脛骨の内側顆の間で切迫される。

R：麻酔と筋弛緩薬により，正常な可動域の限界を保護する力（例．筋の伸展と緊張）が失われるので，関節，筋，靱帯などに損傷が起こりやすい。

R：麻酔薬には，正常な血管拡張と血管収縮を妨げる作用があるので，骨隆起部や，圧迫や重力のかかりやすい四肢の灌流が減少する。

- クライエントが応答できる場合は，体位を整えた後に疼痛や灼熱感，圧迫感，その他の不快感がないか尋ねる。
- チームメンバーがクライエントの，特に四肢にもたれ掛かっていないか継続的にアセスメントする。
- 頭部がわずかに挙上した体位を確保し，30分ごとに確認する。
- 術中にクライエントの体位を変えたり，特定の手術体位（例．トレンデレンブルグ体位，切石位，逆トレンデレンブルグ体位，ジャックナイフ位，側臥位）から仰臥位に戻す場合は，時間をかけてゆっくり行い，重度の低血圧を予防する。
- 手術終了後に皮膚の状態をアセスメントし，所見を記録する。術後に損傷を起こしやすい危険因子が手術前から存在する場合は，麻酔後担当看護師に報告する。
- 術後も継続的に損傷を起こしやすい部位をアセスメントし，圧迫を緩和する。

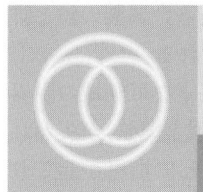

不眠

Insomnia

不眠
　睡眠剥奪

【定義】

不眠：クライエントが，不快感を生じたり，望ましいライフスタイルを妨げるような休息パターンの量的・質的変調をきたしている状態，またはその危険性が高い状態．

【診断指標】

必須データ（必ず存在）
■ 成人
- 入眠困難または眠気が残る．

副次的データ（おそらく存在）
■ 成人
- 覚醒時の倦怠感，または日中の倦怠感
- 日中の居眠り
- 興奮
- 気分の変調

■ 小児
- 小児の睡眠問題は，恐怖心，遺尿症，あるいは遅くまで起きていたいなどの睡眠規則を変えたいという子どもの欲求に対する親の対応が一貫していないことに関連している場合がしばしばある．
- 今やっていることをやめたくない．
- 夜間に頻繁に目が覚める．
- 親と一緒に寝たがる．

【関連因子】

クライエントの生活の多くの因子が不眠の原因になる．以下によくみられる因子を列挙する．

■ **病態生理因子**
- 頻繁に目が覚めることに関連するもの．以下の因子に続発する．
  ▶ 酸素供給の障害
  　狭心症
  　呼吸器系障害
  　末梢動脈硬化症
  　循環器系障害
  ▶ 排泄障害：排便または排尿
  　下痢　　　尿閉
  　便秘　　　排尿障害
  　失禁　　　頻尿
  ▶ 代謝障害
  　甲状腺機能亢進症
  　肝障害
  　胃潰瘍

■ **治療関連因子**
- 通常の姿勢をとることができないことに関連するもの（因子を特定する）
- 日中の過度の睡眠に関連するもの．薬物療法に続発する．
  ▶ トランキライザー
  ▶ 催眠薬
  ▶ 鎮痛薬
  ▶ モノアミン酸化酵素阻害薬
  ▶ 入眠誘導薬
  ▶ バルビツール酸塩
  ▶ 抗うつ薬
  ▶ 副腎皮質ホルモン薬
  ▶ 降圧薬
  ▶ アンフェタミン

■ **状況因子**（個人・環境）
- 過度の活動亢進に関連するもの．以下の因子に続発する．
  ▶ 双極性精神障害
  ▶ 注意欠陥障害
  ▶ パニック不安
- 日中の過度の睡眠に関連するもの

- うつ状態に関連するもの
- 日中の活動不足に関連するもの
- 疼痛に関連するもの
- 不安反応に関連するもの
- 妊娠に続発する不快感に関連するもの
- ライフスタイルの崩壊に関連するもの
  - ▶職業
  - ▶情緒
  - ▶社会生活
  - ▶性生活
  - ▶経済的問題
- 環境の変化に関連するもの(特定する)
  - ▶入院(雑音,同室者の妨害,恐怖心)
  - ▶旅行
- 恐怖に関連するもの
- 概日リズムの変化に関連するもの

発達因子
- 小児：暗闇に対する恐怖に関連するもの
- 成人女性：ホルモンの変化に関連するもの(例.月経前)

著者の注釈

　睡眠障害には，多くの原因や寄与因子がある。たとえば，喘息，喫煙，ストレス，結婚問題，旅行などである。診断として睡眠問題(不眠や睡眠剥奪)をみるときに臨床的に有用な方法は，他の医学診断や看護診断の症状や徴候の1つとしてみることである。このように臨床的に使えるという視点でいえば，看護師は，不眠や睡眠剥奪を，〈ストレス過剰負荷〉，〈疼痛〉，〈非効果的コーピング〉，〈家族コーピング機能不全〉，〈リスク傾斜健康行動〉などの別の看護診断に加えて使用できる。

診断表現上の誤り

◉無呼吸に関連した〈不眠〉
　この診断は観察および異常の早期発見，ならびに看護師と医師の共同による管理を必要とする状態である。したがって，これは共同問題「PC：睡眠時無呼吸」として表現されるべきである。

◉入院に関連した〈不眠〉
　この診断は必要とされる介入が示されていない。睡眠に及ぼす入院の影響は，「通常の睡眠環境の変化，慣れない雑音，アセスメントによる睡眠の中断に関連した〈不眠〉」というように具体的に示す必要

がある。

重要概念

一般的留意点

①睡眠には2つに区別された段階がある。レム(REM)期(早い眼球運動)とノンレム(NREM)期(遅い眼球運動)である。ノンレム睡眠は総睡眠時間の75%を占め，レム睡眠は残りの25%を占めている(Porth, 2006)。

②睡眠周期は70〜100分間隔で起こる。このサイクルは一連の睡眠のなかで4〜5回繰り返される。

③睡眠は細胞の成長や，損傷を受けたり老化した組織の修復を促す回復過程である。ノンレム睡眠で，代謝率，心拍数，呼吸数が基準値まで下がり，血圧も下がる。深い筋弛緩状態，骨髄の細胞分裂活動，急速な組織の修復および蛋白合成がみられる。レム睡眠では，交感神経系が亢進し，それに伴って心拍出量，心拍数および呼吸数が増加する。灰白質への灌流が倍増し，認知的情報や情緒的情報が貯えられ，濾過され，整理される(Boyd, 2005)。

④睡眠周期の活動期であるレム睡眠は，不規則なバイタルサインの増加，勃起，筋弛緩，副腎皮質ホルモンの放出といった特徴がある。レム睡眠は夜間に4〜5回あり，安寧感に不可欠なものである。レム睡眠は情緒の適応を促進する。ストレスの増加時や学習後には，十分なレム睡眠を多くとる必要がある(Blissitt, 2001)。

⑤睡眠の質に対する知覚は，夜ベッドに入っていた時間のうち，実際に眠った時間の割合，すなわち睡眠効率によって影響される。研究によると，平均的に若い人では80〜95%の睡眠効率であるが，高齢者では67〜70%である(Hayashiほか，1982)。

⑥睡眠剥奪は，認知機能(記憶，集中力，判断力)の障害や知覚の障害，情動のコントロールの低下，猜疑心の高揚，いらいら感，見当識障害などを引き起こす。また，疼痛閾値が低下したり，カテコールアミンやコルチコステロイド，ホルモンの生成を減少させる(Boyd, 2001；Dinies-Kalinowski, 2000)。

⑦年齢によって必要となる平均睡眠時間は，以下のとおりである。

年齢	睡眠時間
新生児	14～18（時間）
生後6か月	12～16
生後6か月～4歳まで	12～13
5～13歳	7～8.5
13～21歳	7～8.75
60歳まで	6～9
60歳以上	7～8

⑧Hammer（1991）は不眠を，入眠困難またはその潜在的状態，中途覚醒，早朝覚醒の3つの下位カテゴリーに分類した。

⑨抑うつ状態のクライエントは早朝に目が覚め，再び眠りにつけないと報告している。不安のあるクライエントは，不眠や頻繁な覚醒を訴える（Boyd, 2005）。

⑩催眠薬が睡眠障害を引き起こす理由は以下のとおりである（Abrams, 2004）。
- 薬物耐性があるため，投与量が増える。
- 中枢神経系（CNS）機能を低下させる。
- 逆効果が生じる（悪夢，興奮状態）。
- レム期と深睡眠期を妨げる。
- 半減期が長いため，昼間の眠気を引き起こす。

⑪睡眠障害は，閉経前後の女性の50～100％で報告されている。これらの睡眠問題は，ホルモン分泌状態の変化によってもたらされる，ホットフラッシュや発汗が原因である（Landisほか，2004）。

⑫閉経前後の女性の睡眠障害は，視床下部の神経内分泌の再調整と，性ステロイドホルモンの量と種類の変化が原因である。これらの変化は，気分，認知，ストレス反応，体温，睡眠/覚醒サイクルに影響している（Landisほか，2004）。

小児への留意点

①子どもは睡眠時間と睡眠分布に大きな変動を示す（Cureton-Laneほか，1997）。

年齢	睡眠時間
新生児	16（時間）
12か月	10（3時間の昼寝）
24か月	11（2時間の昼寝）
4歳	10.5
7歳	10
12歳	9
16歳	8

②睡眠は子どもの成長，発達に影響するだけでなく，家族全体にも影響を及ぼす（Hunsberger, 1989）。

③子どもは成熟するにつれ，睡眠時間が減少する。さらに，成熟するに伴い，睡眠の質も変化する。乳児の場合，睡眠時間の約50％が深く，安らかな眠りであるが，年長の小児になると，睡眠時間の約80％がそのような眠りになる（Wong, 2003）。

妊産褥婦への留意点

①胎児の活動は妊娠後期に睡眠を妨げることがある。妊婦が仰臥位になると呼吸困難を起こすことがある（Pillitteri, 2003）。

②母親の休息/睡眠の剥奪は，女性の新しい役割の獲得や，それに耐える能力に否定的な影響を及ぼす（Larleinほか，2000）。

高齢者への留意点

①調査によると，加齢に伴い睡眠効率が下がり，健康を回復できるような睡眠を得るには，さらに長く就寝する必要があるということが明らかになった。しかし，加齢とともに睡眠時間は減少する（例．70歳で平均6時間）。また，加齢に伴いレム睡眠と睡眠深度第3および第4段階の睡眠が減ってくる（Hammer, 1991）。

②睡眠パターンの混乱は高齢者の間で最も多く訴えられる症状である（Hammer, 1991）。

③入眠が困難な高齢者ほど覚醒しやすく，うたた寝の時間が増え，夢を見ることが少なくなる（Miller, 2004）。

④Miller（2004）は，「高齢者の約70％がなんらかの睡眠障害を訴え，たいてい午睡，入眠困難，夜間の頻回な覚醒などの初期症状がみられる」と報告している。

焦点アセスメント基準

主観的データ

⊙**診断指標をアセスメントする。**

①睡眠パターン（現在，過去）
- 1～10の点数で睡眠を評価する（10：十分休息できた，回復できた）。
- 通常の就寝時間と起床時間
- 入眠困難，睡眠状態の持続困難，覚醒困難
- 仮眠

②睡眠の必要条件

- クライエントが必要としている睡眠量を知るため，就寝してから朝目が覚めるまで（目覚し時計なしで）眠らせる。これを2〜3日行わせ，就寝時間から人々が寝入るまでに必要な時間である20〜30分を引き，総睡眠時間の平均を出す。

③病歴
- 次のような訴え
    不眠　恐怖（悪夢，暗闇，発達段階）
    うつ状態
    不安　いらいら感

◉関連因子をアセスメントする。
　関連因子を参照

■ 客観的データ

◉診断指標をアセスメントする。
①身体的特徴
- やつれた外観（蒼白，目の下のくま，生気のない目）
- あくび
- 昼間ウトウトしている。
- 注意集中時間の減少
- いらいらしている。

このほかの「焦点アセスメント基準」の情報は，http://thepoint.lww.com を参照

NOC
休息，睡眠，個人のウエルビーイング

目標▶
　クライエントは，休息と活動が最良のバランスであることを報告する。

指標▶
- 睡眠を妨げたり，じゃまをする因子について述べる。
- 睡眠を促す方法がわかる。

NIC
エネルギー管理，睡眠強化，環境管理

【一般的看護介入】

　さまざまな因子が睡眠パターンに障害を及ぼすため，看護師はそれらの因子（例．疼痛，不安，恐怖）を減らす介入について検討する必要がある。以下に睡眠を促す一般的な介入と特定の臨床状況での介入を示す。

◉原因となる寄与因子を明確にする。
①関連因子を参照
②睡眠周期，睡眠要件について説明する。
　R：睡眠周期にはレム期，ノンレム期，覚醒がある。通常，一晩に4〜5回の熟睡サイクルがくる。このサイクルの途中で目が覚めると，朝よく眠れなかったと感じる原因となる。

　R：1日8時間の睡眠が必要であると多くの人が信じているが，科学的な根拠はない。必要な睡眠時間は個々人によって大きく異なる。一般に，リラックスや休息が容易にできる人はリフレッシュに必要な睡眠は少ない。加齢とともに，たいてい総睡眠時間（特に睡眠の第4段階）は少なくなり，第1段階が多くなる。

◉周囲にある気の散るものや睡眠の妨げとなるものを減らしたり，取り除く。
①雑音
- 部屋のドアを閉める。
- カーテンをひく。
- 電話のプラグをはずす。
- 「ホワイトノイズ」を利用する（例．換気扇，静寂，音楽，録音された雨音や波音）。
- 24時間の照明を除く。
- 常夜灯をつける。
- 入ってくる刺激の量と種類を限定する（例．スタッフの会話）。
- ちらちらするライトはテープで覆う。
- アラーム音やテレビの音量を小さくする。
- 可能であれば気のあった人と同室にする。

②妨げになるもの
- 睡眠を妨げる回数を減らすための処置を計画する（例．クライエントが服薬のために起きた際に処置を行ったり，バイタルサインを測ったりする）。
- 睡眠中は不必要な処置はしない。
- 休息時間帯（例．食後）の面会者を制限する。
- 夜間の排尿が睡眠パターンを崩す場合は，夜間の水分摂取量を制限し，クライエントに就寝前にトイレへ行かせる。

R：研究によると，CCUのクライエントの睡眠を妨げる主な因子は，医療活動，雑音，疼痛，体の状態，看護処置，照明，酸素テント，低体温であるといわれている。

R：カフェインやニコチンは入眠時間を長くし，

CNSを刺激し，夜間の覚醒回数を増やす（Miller, 2004）。

◉ **必要であれば，昼間の活動を増やす。**
① クライエントと一緒に1日の活動計画を立てる（散歩，理学療法）。
② 90分以上の午睡はしない。
③ 午前中のうたた寝を勧める。
④ 日中の睡眠が過度の場合は，回数や時間を制限する（例．1時間以上）。
⑤ 他者にクライエントとコミュニケーションをとるよう促し，覚醒状態を刺激する。
　R：早朝のうたた寝は午後にするよりも，多くのレム睡眠をもたらす。90分以上のうたた寝はレム睡眠が得られるというよりも，長い睡眠周期を得るための刺激を減らすことになる。

◉ **睡眠を促す。**
① 通常の就寝時の決まり〔時間，清潔習慣，決まった行為（読書，おもちゃ）〕についてクライエントや家族，または親をアセスメントし，できるかぎりそれに近い状態にする。
② イブニングケアを行う。
　■ トイレまたは床上式便器
　■ 個人衛生（口腔ケア，入浴，シャワー，部分清拭）
　■ 清潔な寝具（きれいにベッドメイクされた寝床，十分なブランケット）
③ 睡眠を促すものを利用する。
　■ 温かいお風呂
　■ 就寝時の希望の軽食（味付けの濃いものや消化されにくいものは避ける）
　■ 読み物
　■ 背部をさする，マッサージする。
　■ 牛乳
　■ やさしい音楽または録音された物語
　■ リラクセーション，呼吸訓練
④ 枕で支える（疼痛のある下肢，妊娠中や肥満の腹部および背部）
⑤ 24時間ごとに90分間の連続した睡眠を少なくとも4～5回もてるようにする。
⑥ 勤務帯ごとにクライエントの連続した睡眠量を記録する。
　R：睡眠はリラックス状態なしでは困難である。慣れない病院環境によってリラクセーションが妨げられる。
　R：休息できたと感じられるためには，通常，一晩で4～5回の熟睡サイクル（70～100分）が必要である。

◉ **必要であれば，健康教育と専門機関へ紹介をする。**
① 家での睡眠の日課を指導する（Miller, 2004）。
　■ 散歩，睡眠，休息の一貫した日課を維持する（平日，週末）。
　■ たとえよく眠れなくても，いつもの時間に起きる。目が覚めても横になったままという状態は避ける。
　■ 睡眠と関連のある活動だけにベッドを使用する。
　■ 目が覚めて眠りにつけない場合は，ベッドから出てほかの部屋で30分ほど読書をする。
　■ カフェインを含んでいる食べ物や飲料水（例．チョコレート，紅茶，コーヒー）を午後から夜間にかけては控える。
　■ アルコールを控える。
　■ L-トリプトファンを多く含んだ食べ物を就寝時の軽食としてとる（例．ミルク，ピーナッツ）。
② ストレスを緩和し睡眠を促すため，（禁忌でなければ）少なくとも1週間に3回は30分間の運動（散歩，ランニング，エアロビクスや体操）を定期的に行うことが大切であると，クライエントに指導する。
③ 睡眠薬は耐性がつき，昼間の仕事の妨げとなる危険性があるため，長期間の服用はしないよう説明する。
④ クライエントと重要他者に睡眠・休息の障害の原因と，その原因を避けたり，最小限にする方法について説明する。
⑤ 慢性的な睡眠障害のあるクライエントは睡眠障害センターへ紹介する。
⑥ 閉経前後の女性のためには，プライマリケア医や，女性の健康の専門家に治療を依頼する。
　■ 鎮静薬や睡眠薬は使用後1週間でその効果を失い始め，使用量増加の要求と，依存のリスクを導く。
　■ 温めたミルクには，睡眠誘発因子であるL-トリプトファンが含まれている（Hammer, 1991）。
　■ カフェインとニコチンは中枢神経系を刺激す

る物質であり，睡眠潜時の延長と，夜間覚醒の増加を引き起こす（Miller, 2004）。
- アルコールは眠気を誘導するが，レム睡眠を抑制し，覚醒回数が増加する（Miller, 2004）。
- 早朝の短時間睡眠は，昼寝に比べてレム睡眠が多い。90分以上の昼寝は，レム睡眠が得られる，比較的長い睡眠サイクルへの刺激を減らす。

小児への看護介入
① 夜について子どもに説明する（星や月について）。
② 夜間働いている人（看護師，工場労働者）について話をする。
③ ここに夜が訪れると，世界のどこかの人々に昼が訪れるのよ，と説明する。
④ 悪夢を見た場合，可能であれば子どもにその夢について話をさせる。たとえ現実的に思えるものであっても，あくまで夢であることを子どもに保証する。看護師自身も夢を見ることを子どもに伝えて安心させる。
⑤ 暗くなりすぎないよう子ども自身が調節できる常夜灯や懐中電灯を子どもに渡す。
⑥ 夜間ずっとそばにいることを子どもに約束する。
⑦ 可能性のある睡眠問題について子どもに説明する。
⑧ 入院している乳児や子どもが，年齢に見合った完全な睡眠周期をとれるようにする（Cureton-Laneほか，1997）。
　R：睡眠問題はたいてい食事，隔離への抵抗感，一般的な恐怖心と関連している。
　R：子どもは夜について理解する必要があり，理解を促すための援助が必要である。就寝の準備は徐々に，子どもを活動状態から就寝状態へと切り替えるものである。就寝の準備は静かで安心できる時間であり，親密な時間である。
　R：子どもはベッドが安全な場所であることを知る必要がある。

　R：レム睡眠は発達年齢によって変化する（Cureton-Laneほか，1997）。

妊産褥婦への看護介入
① 妊娠中の睡眠が困難になる理由について説明する（例．下肢のこむら返り，背部痛）。
② 側臥位での枕の置き方を指導する（足の間，腹部の下，上腕の下，頭の下）。
③ 就寝時間の2〜3時間前はカフェインや重い食事は控えるよう指導する。
④ 就寝時間に毎日，軽い運動や温かい風呂に入るよう指導する。
⑤ 午後の昼寝を奨励する。
⑥ 退院後の自宅での援助の手はずを整えることを試みる。
　R：子宮拡張による不快感を緩和する介入によって睡眠を促すことができる（Pilltteri, 2003）。
　R：一般的看護介入の理論的根拠（R）を参照

高齢者への看護介入
① 睡眠におけるアルコールの影響について説明する（悪夢，頻回な覚醒）。
② 睡眠薬（処方薬または市販薬）は1か月で効果がなくなり，睡眠の質や日中の仕事に障害を及ぼすことを説明する。
③ 抗ヒスタミンの影響があるため，市販の睡眠薬は使用しないよう指導する。
④ 睡眠薬が数日必要な場合は，半減期が短いものを使用することについてプライマリケア医に相談するようアドバイスする。
　R：高齢者は催眠薬や睡眠薬に対する感受性が高まっており，多くの副作用（例．便秘，混乱，睡眠の質の低下）をきたす。
　R：アルコールやカフェインは不眠の原因となり，ステロイド，テオフィリン，β-ブロッカーなどの薬は，鎮静薬や睡眠薬の慢性的使用も不眠を引き起こす。

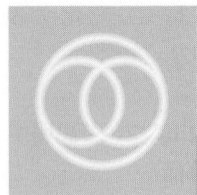

睡眠剝奪
Sleep Deprivation

【定義】
睡眠剝奪：自然で，周期的な無意識の状態を，長期間にわたり維持することがない状態。

【著者の注釈】
この看護診断ラベルはクライエントの睡眠が不十分な状況を示している。睡眠パターン混乱のタイプの中で最も一般的に見られるものであり，多くの臨床状況に使用できる。

【診断指標】
〈不眠〉を参照

【関連因子】
〈不眠〉を参照

目標▶
〈不眠〉を参照

【一般的看護介入】
①1か月間，睡眠覚醒日誌をつけてもらう。そこに，就寝時間，起床時間，入眠困難感，覚醒回数とその理由，昼寝について書き込んでもらう。
  R：睡眠日誌はアセスメントの妥当性を高めるデータとなる。クライエントとともにその日誌を見直す。
  R：睡眠日誌を調べることで，睡眠問題の存在を特定できる。
②睡眠を阻害している身体的状態や治療があるかどうか確認する。病態生理学的因子や治療関連因子を参照する。マネジメントのためにプライマリケア提供者を紹介する。
③精神的状態が睡眠を阻害しているかどうか調べる。状況因子を参照する。メンタルヘルスの専門家を紹介する。
④ライフスタイルやライフイベントが睡眠を阻害しているかどうか確認する。その他の適用できる看護診断，たとえば，〈悲嘆〉，〈ストレス過剰負荷〉，〈非効果的コーピング〉，〈リスク傾向健康行動〉などを参照する。
  R：睡眠障害には多くの原因がありさまざまな介入がある。

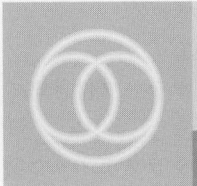

ラテックスアレルギー反応

Latex Allergy Response

ラテックスアレルギー反応
　ラテックスアレルギー反応リスク状態

【定義】

ラテックスアレルギー反応：ラテックスに対し，免疫グロブリンE（IgE）を介してアレルギー反応を起こしている状態。

【診断指標】

■ 必須データ(必ず存在)
- 天然ラテックスゴム(NRL)抽出物に対する皮膚テストが陽性である。

■ 副次的データ(おそらく存在)
- アレルギー性結膜炎
- 鼻炎
- 蕁麻疹
- 喘息

【関連因子】

■ 病態生理因子
- 過敏症と関連するもの
- 天然ゴムラテックスの蛋白成分に対する反応

重要概念

■ 一般的留意点
① 天然ゴムラテックス(NRI)は，100年以上にわたって，多くの製品に幅広く使用されている。ラテックスに対する即時型過敏症の症例は，1979年に初めて報告された(Reddy, 1998)。
② ラテックスの手袋およびコンドームの使用量は，1985年以降，急激に増加し，ラテックスに接触する頻度が全体的に増えたことにより，ラテックス過敏症の増加を引き起こした(Reddy, 1998)。
③ ラテックスアレルギー反応を起こすリスク集団は，医療従事者，天然ゴム製造業従事者，脊椎披裂症のクライエント，バリウム浣腸の既往がある人，体内にカテーテルを留置した既往がある人，繰り返しカテーテル処置を受けた人，泌尿生殖器に異常がある人，繰り返しあるいは長期にわたって外科手術を受けた人，粘膜がラテックスに接触したことがある人，アトピーおよび食物アレルギー（バナナ，アボカド，マンゴー，キウイ，パッションフルーツ，栗，メロン，トマト，セロリ）の既往歴がある人である。
④ ラテックス製品に対する反応の中には，ラテックスゴム手袋の製造に使用される，化学刺激物が原因となって，免疫反応が遅れることがある。これはⅣ型アレルギー反応で，事実上，ラテックスアレルギー反応ではない(Kleinbeckほか, 1998)。正規のラテックスアレルギー反応（Ⅰ型反応）は，天然ラテックスゴムに含まれる蛋白質に接触した直後に起こる(Kleinbeckほか, 1998)。

焦点アセスメント基準

■ 主観的データ
◉ 診断指標をアセスメントする。
① 以下のいずれかに曝されて，腫れ，瘙痒，くしゃみ，喉のかゆみ，涙目，皮膚または粘膜の発赤の症状が出たことがある。
- 歯科医療
- コンドームの使用
- ゴム風船を膨らませる。
- 粘着テープ
- ゴムセメント
- 伸縮性のある下着
- ゴム手袋
- 靴
- テニスラケット
- ゴルフパターのグリップ
- 園芸用ホース

② 以下のいずれかの病歴がある。

- 喘息
- 蕁麻疹
- 接触性皮膚炎
- 結膜炎
- 湿疹
- 鼻炎
- アナフィラキシー反応

③以下のいずれかにアレルギー反応が出る。
- アボカド
- パッションフルーツ
- 桃
- 栗
- トマト
- バナナ
- マンゴー
- 生のジャガイモ
- キウイ
- パパイヤ

④手術時に，副作用または合併症を起こしたことがある。

⑤診断テストの陽性反応(例．ラテックス抗体 IgE)

⦿**危険因子をアセスメントする。**

①頻繁にラテックスに接触する職業(現在か，過去か)

②外科手術，泌尿器へのカテーテル処置，バリウム浣腸をしたことがある(1992 年以前)

③先天性異常；脊椎披裂

このほかの「焦点アセスメント基準」の情報は，http://thepoint.lww.com を参照

NOC
免疫過敏性反応の自己コントロール

目標▶
クライアントは，ラテックスに接触していないと報告する。

指標▶
- 天然ゴムラテックス製品(NRI)について述べる。
- NRI への接触を回避する方法を言葉で説明する。

NIC
アレルギー管理，ラテックス予防策，環境リスク防護

【一般的看護介入】

⦿**原因と寄与因子をアセスメントする**(焦点アセスメント基準を参照)。

⦿**ラテックス製品への接触を回避する。**

①ラテックスの代替品を使用する。
- 透明な使い捨ての琥珀色のバッグ
- シリコン製の哺乳びん用乳首
- 粘着テープの代わりのシルクテープ付き当てガーゼ(2 × 2)
- 透明なプラスチックまたはシラスティック製カテーテル
- ビニールまたは人造ゴム，ネオプレン製手袋
- クリング仕様のガーゼ

②ラテックス製品への接触を防ぐ。
- 血圧測定用カフを巻く前に，布で肌を覆う。
- ゴム製の聴診器のチューブの部分がクライアントに触れないようにする。
- ゴム部分を介して注入せず(例．ヘパリンロック)，注射器と活栓を使う。
- ゴム栓付きの穿刺針を使う場合は，穿刺後毎回針を代える。
- ゴム部分をテープで覆う。

③一般的にラテックスでできている製品について指導する。
- 医療器具
  - 天然ゴムラテックス手袋(パウダー付きとそうでないもの；低アレルゲン性と表示があるものを含む)
  - 血圧計カフ
  - 聴診器
  - 止血帯
  - 電極パッド
  - エアウェイ，気管内チューブ
  - 注射吸子，バルブ付きシリンジ
  - 麻酔用マスク
  - ゴムエプロン
  - カテーテル，創傷ドレーン
  - 注射用ポート
  - 多容量バイアルのキャップ
  - 粘着テープ
  - 人工肛門用パウチ
  - 車椅子用クッション
  - 伸縮性のあるブリーフ
  - 松葉杖用パッド
- オフィス/家庭用品
  - 消しゴム
  - 輪ゴム
  - 食器洗い用手袋
  - 風船

- コンドーム/ペッサリー
- 哺乳ビンの乳首，おしゃぶり
- ゴム製ボール/おもちゃ
- ラケットの柄
- 自転車のグリップ
- タイヤ
- 湯たんぽ
- 敷物類
- 靴のゴム底
- 下着のゴム紐
- ゴムセメント

④必要な場合，健康教育を実施する。
- すべての天然ゴムラテックス製品（NRL）に直接接触することを徹底的に回避することの重要性を説明する。
- ラテックスへの軽いアレルギー反応の既往歴がある人は，アナフィラキシーショックを起こす危険性があることを伝える。
- クライエントには「ラテックスアレルギー」と表示された医療警報用腕輪を着用させ，自動注入式エピネフリンを持ち歩くよう，指導する。
- クライエントには，医療提供者すべて（例．歯科，内科，外科など）に対し，アレルギーがあることを通告するよう指導する。

R：接触，吸入，食物として摂取のいずれにおいても，アナフィラキシー反応を引き起こす可能性がある。

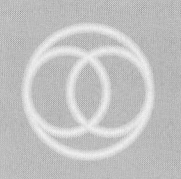

ラテックスアレルギー反応リスク状態
Risk for Latex Allergy Response

【定義】

ラテックスアレルギー反応リスク状態：ラテックスに対して，免疫グロブリンE（IgE）を介して，アレルギー反応が生じる危険がある状態。

【危険因子】

病態生理因子
- アトピー性皮膚炎の既往歴と関連するもの
- アレルギー性鼻炎の既往歴と関連するもの
- 喘息の既往歴と関連するもの

治療関連因子
- 頻繁な導尿カテーテル処置と関連するもの
- 頻繁な直腸内宿便の除去処置と関連するもの
- 頻繁な外科手術と関連するもの
- バリウム浣腸（1992年以前）と関連するもの

状況関連因子（個人，環境）
- 以下に関連するもの
  ▶ 食物アレルギーの既往歴（バナナ，キウイ，アボカド，トマト，生のジャガイモ，桃，栗，マンゴー，パパイヤ，パッションフルーツ）
  ▶ 手袋，コンドームなどのアレルギー歴
  ▶ 職業上，以下のような天然ゴムラテックス（NRL）への頻繁な接触（天然ゴムラテックス製造業者，食品取り扱い業者，温室栽培業者，医療従事者，家政婦）

重要概念

一般的留意点
〈ラテックスアレルギー反応〉を参照

焦点アセスメント基準
〈ラテックスアレルギー反応〉を参照

目標 ▶
〈ラテックスアレルギー反応〉を参照

【一般的看護介入】
〈ラテックスアレルギー反応〉を参照

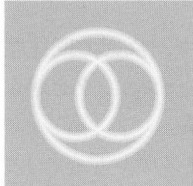

坐位中心ライフスタイル

Sedentary Lifestyle

【定義】

坐位中心ライフスタイル：個人または集団が，身体活動レベルが低いことが生活習慣の特徴であると報告している状態。

【診断指標】

■ 必須データ（必ず存在，1つまたはそれ以上）
- 日常的に身体運動を欠いている。
- 体力の減退を示す。
- 身体活動が少ない活動を好むことを言葉にする。

■ 関連因子

肥満に続発する持久力の低下に関連した病態生理

■ 状況因子（個人・環境）
- 身体活動が健康によいという知識が不十分なことに関連するもの
- 規則的な運動についての知識が不十分なことに関連するもの
- 資源（資金，設備）が不足していることに関連するもの
- 時間がないという認識に関連するもの
- 動機の欠如に関連するもの
- 関心の欠如に関連するもの
- 損傷に関連するもの

著者の注釈

これは他国の看護師によって提出された最初の看護診断であり，NANDAによって受理された。スペイン・バレンシア市のJ. Adolf Guirao-Goris氏，おめでとう。

重要概念

■ 一般的留意点

①規則正しい運動は以下を増進させる。
- 心(臓)血管系-呼吸器系の耐性
- 筋力
- 筋持久力
- 柔軟性
- 組織への栄養分の運搬
- 精神的ストレスに対する抵抗力
- 体脂肪量の分解能力

②活発な運動には，ウォームアップ相（ゆっくりとしたペースで10分），耐久運動，およびクールダウン相（ゆっくりしたペースで5〜10分のストレッチ）を組み込む必要がある。

③現在のところ最適な運動について，以下のことが信じられている（Allisonほか，1997）。
- "運動"を通して身体活動を強化する。
- 中等度の身体活動を30分以上徐々に積み重ねることは有益である。
- 運動を長期に続けるためには（Mooreほか，2002）
  - 再発予防計画によって再発に対処する。
  - 現実的な目標を設定する。
  - 運動記録を残す。
  - 友人と一緒に運動する。

④中程度の強さの身体活動を1日に30分ないしそれ以上，週に4〜5回規則的に行うのがよい。以前は30分以上連続する激しい運動が推奨されていた（Belzaほか，2004）。

⑤40％の成人が余暇時間に座りっぱなしである（Niesほか，2002）。

⑥1週間に少なくとも1時間のウオーキングは，女性の冠動脈性心疾患のリスクを低下させる（Leeほか，2001）。

■ 高齢者への留意点

①身体活動，健康的な食生活，社会的交流，意味のあるかかわり，医療へのアクセスによって健康的に年齢を重ねることができる（Youngほか，2004）。

②身体活動は，ウエルビーイング，柔軟性，体力，機能，そして慢性疾患管理に役立つ（Taggart，2002）。

③高齢女性の24％しか運動していない（Rogersほ

④太極拳は，高齢女性におけるバランス，機能的運動性，転倒への不安を改善した（Taggart, 2002）。
⑤高齢女性の転倒は健康上の主な留意点である（Youngほか，2004）。

焦点アセスメント基準

■ 主観的データ
● 診断指標をアセスメントする。
▶ 規則的な運動習慣（全くしない，毎日，毎週）
▶ 活動増加に伴う疲労，息切れの報告

NOC
知識：健康行動，身体的フィットネス

目標▶
クライエントは身体活動を増やす意思があることや，その約束を言葉にする。

指標▶
● 1週間の運動目標を設定する。
● 望ましい活動または運動を明らかにする。

NIC
運動促進，運動療法

【一般的看護介入】

①運動の利点について話し合う
■ カロリー吸収を減らす。
■ 引き締まった筋肉を維持する。
■ うつ状態，不安ストレスを減らす。
■ 楽しみ，レクリエーション，気晴らしを提供する。
■ 体の姿勢を改善する。
■ 食欲を抑制する。
■ 酸素摂取を増加する。
■ カロリー消費を増加する。
■ 体重減少を維持する。
■ 代謝率を増加する。
■ 自尊心を高める。
■ 穏やかな睡眠をもたらす。
■ 加齢による退化への抵抗を増す。
R：積極的なライフスタイルの変更を探求し，達成するプロセスは，"潜在能力のエンパワメント"として知られている（Fleury, 1991）。それは，3つの段階で起こる。レディネスの評価，変化，そして変化への統合である。クライエントは健康増進に努力するにつれて，内省のプロセスを経験する。新しい，より健康的な活動を計画する。障害と後退に対処する。そして，最終的にこれらの新しい行動を日常生活に取り込む。
R：クライエントは，好ましい生活習慣を選択する責任がある。看護師はその選択肢を説明する責任がある。

②クライエントが現実的な運動プログラムを明確にできるよう援助する。以下の点を考慮する。
■ 運動制限（看護師または医師に相談する）
■ 個人的な好み
■ 生活様式
■ 地域の資源
■ 必要とされる衣服と靴
■ クライエントは，運動の前中後に脈拍を観察し，目標心拍数を達成し，さらに年齢に即した最大心拍数を上回らないようにすることを学ばなければならない。

年齢	最大心拍数	目標心拍数
30	190	133〜162
40	180	126〜153
50	170	119〜145
60	160	112〜136

R：規則正しい運動プログラムは
▶ 楽しい。
▶ 1回で最低400 kcalを消費する。
▶ 約120〜150回/分の心拍数を維持する。
▶ リズミカルで筋肉の収縮と弛緩を交互に行う。
▶ 生活スタイルに組み込まれ，少なくとも30〜60分間，週4〜5日行う。

②運動プログラムの開始について話し合う。
■ ゆっくりと徐々に始める。医師の許可を得る。
■ 文献を読んだり，専門家に相談したり，友人/仲間と話し合う。
■ 毎日のウォーキングプログラムを計画する。
● 1日800 m〜1.5 kmから始める。週に80 mほど増やしていく。
● 段階的に散歩の速度と距離を増やす。ゆっ

くり進めることを忘れない。
- 過激, 過労にならないよう無理をしたり頑張りすぎたりしない。
- 以下のいずれかが起こったときは, 直ちに中止する。
  - ▸軽い胸部痛　▸眩暈(めまい)
  - ▸重篤な呼吸困難　▸筋肉コントロールの喪失
  - ▸立ちくらみ　▸嘔気

- 運動を中止してから4分後の脈拍が120回/分であるか, または10分後に100回/分である場合, あるいは運動後10分たっても息切れがある場合, ウォーキングの速度か距離のどちらかを徴候が現れる1週間前の時点に減らし, その時点をスタートにして毎週80m増やす。
- 同じ速度で歩く。ストップウォッチまたは直接時計で時間を計る。1.5 kmに達した後は速度をあげる。
- 1回に増やすのはウォーキングの速度か距離のどちらかだけにする。
- 一定の運動時間を確保する。15～45分間の運動を週に3～5回, ストレステストあるいは量的推計から心拍数の80％(20～29歳で170拍/分)を目標にする。年齢が10歳高くなるごとに心拍数10拍/分減らす(例. 30～39歳で160/分, 40～49歳で150/分)。
- 重要他者もウォーキングプログラムに参加するように促す。
- ついでにできる活動を加える(例. 目的地から遠くに駐車する, 園芸に階段を使用する, 歩くことが必要な活動で週末を過ごす)。
- 1日につき1時間の運動を週に少なくとも4日は行うよう努力する。
- 運動期間中は2日以上休まない。
- R：肥満している人にとって最も安全な活動は, ウォーキング, 水中エアロビクスと水泳である。
- R：活動量を増やせば, エネルギー出力とカロリー消耗も増す。

③クライエントが関心と意欲を増すように援助する。
- 現実的な短期目標と長期目標をリストにして決めた目標に向かって進む。
- 食事量と活動量を記録に残す。
- 健康意識が高い友人や仲間と一緒に文献を読んだり, 話し合ったりすることで知識を増やす。
- 健康意識が高い友人を新しく作る。
- 一緒にプログラムに参加してくれる友人やサポート資源となる友人を得る。
- 正当化に気づく(例.「時間がない」は運動を優先しない言い訳となる場合がある)。
- 肯定的な成果を記録する。
- R：友人は運動プログラムを続けるうえで最も肯定的な影響がある(Resnickほか, 2002)。

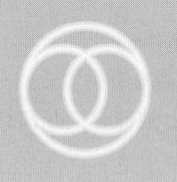

肝機能障害リスク状態

Risk for Impaired Liver Function

【危険因子】

- 肝毒性のある薬物(例. アセトアミノフェン, スタチン)
- HIVとの二重感染
- 物質乱用(例. アルコール, コカイン)
- ウイルス感染(例. A型肝炎, B型肝炎, C型肝炎, エプスタイン・バーウイルス)

著者の注釈

この新しい診断は, 医学との共同介入を必要とする状態を示している。本書の著者は, この診断の代わりに,「PC：肝機能障害」を使用することを勧める。学生は指導員に助言を求める必要がある。

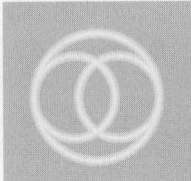

孤独感リスク状態

Risk for Loneliness

【定義】

孤独感リスク状態：他者と接触する希望や必要性に関連した悩みを抱く危険性がある状態。

【危険因子】

関連因子を参照

【関連因子】

■ 病態生理因子

- 拒絶されることに対する恐怖に関連するもの。以下の因子に続発する。
  - ▶肥満
  - ▶癌（頭部や頸部の外形を傷つける手術，他者の迷信）
  - ▶身体的障害（対麻痺，切断，関節炎，片麻痺）
  - ▶情動的障害（強い不安，抑うつ，妄想，病的な恐怖）
  - ▶失禁（羞恥心，臭気）
  - ▶伝染性疾患〔後天性免疫不全症候群（AIDS），肝炎〕
  - ▶精神疾患（統合失調症，躁うつ病，人格障害）
- 社会的行事に参加することが困難な状態に関連するもの。以下の因子に続発する。
  - ▶消耗性疾患
  - ▶身体的障害

■ 治療関連因子

- 治療による隔離に関連するもの

■ 状況因子（個人・環境）

- 退職に対する計画不足に関連するもの
- 重要他者の死に関連するもの
- 離婚に関連するもの
- 醜くなった外観に関連するもの
- 拒絶されることに対する恐怖に関連するもの。以下の因子に続発する。
  - ▶肥満
  - ▶入院または末期疾患（死にゆく過程）
  - ▶過度の貧困
  - ▶失業
- 他文化圏への移住に関連するもの（例．慣れない言語）
- 満足感のない社会経験歴に関連するもの
  - ▶薬物依存
  - ▶受容できない社会的行動
  - ▶アルコール依存
  - ▶妄想的思考
  - ▶未成熟な行動
- 日常的な交通手段の喪失に関連するもの
- 日常的な居住地の変化に関連するもの。以下の因子に続発する。
  - ▶長期ケア施設
  - ▶移転

■ 発達因子

小児

- 保護のための隔離あるいは伝染性疾患に関連するもの

高齢者

- 日常的な社会的接触の喪失に関連するもの。以下の因子に続発する。
  - ▶退職
  - ▶特別な人の死
  - ▶移転
  - ▶運転能力の喪失

著者の注釈

〈孤独感リスク状態〉は1994年にNANDAのリストに加えられた診断である。現在，〈社会的孤立〉もNANDAのリストに入っている。〈社会的孤立〉は概念的に正しい診断ではない。それは原因であって反応を表すものではないからである。〈孤独〉と〈孤独感リスク状態〉のほうが孤立の否定的状態を適切に示している。

孤独は主観的な状況であるので，クライエントが孤独だと言う場合や他者によって孤独を強いられている場合には必ず存在する。社会的孤立は個人的な人格再生に必要な意図的な孤独でもなけれ

ば，芸術家の創造を生み出す孤独でもなく，また個人主義や自立を求める結果として体験する孤独とそれに伴う苦悩でもない（例．新しい町への転居，大学に通うため寮生活をすること）。

診断表現上の誤り

◉1年前の妻の死以来満足できる個人的関係を築くことができないことに関連した〈孤独感〉

配偶者の死後，活動を再開したり社会的関係を開始あるいは再生することができない場合，看護師は〈病的悲嘆〉を考える必要がある。死後の長期の社会的孤立は解決されない悲嘆を示す手がかりである。看護師はほかの手がかりを明らかにするために焦点アセスメントを行う必要がある。それは，長期の否認や抑うつ，それ以外の妻の死に適応していない状態，などである。付加的データが明らかにされるまで，「1年前の妻の死後人間関係を再開したり，開始することができないことに関連した〈潜在的な悲嘆機能障害〉」の診断がこの状況には適切である。

◉多発性硬化症に関連した〈孤独感〉

関連因子として多発性硬化症を用いることは社会的孤立と同様，多発性硬化症をもつすべてのクライエントをそのグループに分類することになる。これは各個人の特殊性を侵害するばかりでなく，どのように看護師が個別的な介入ができるかということがわからない。身体可動性の問題と失禁の問題が存在しているが，社会的孤立を裏づけるデータが認められない場合，「多発性硬化症に続発する身体可動性と失禁の問題に関連した〈孤独感リスク状態〉」という診断が可能である。

重要概念

■ 一般的留意点

①孤独感は他者と一緒にいたいという漠然としたニードがありながら，他者から離れていると感じる情緒的な状態である（Leiderman，1969）。
②孤独は孤立や独居，悲嘆とは異なる。孤立とは，仲間がいないことで，必ずしも否定的な状態ではない。独居とは，肯定的な情緒の状態を伴う孤立のことである。悲嘆は心的外傷による喪失の体験に対する反応である（Hillestad，1984）。
③社会的孤立は孤独と苦悩の激しい感情をもたらす可能性がある。社会的孤立に関係した苦悩はいつも目に見えるわけではない。この状態を診断するために，看護師は最初に，危険性のある人を明確にしなければならない。
④孤独で孤立した人は1人で悩むことによって，しばしばその状態を悪化させる。孤独はお互いに避けようとする傾向がある。孤立した人は状況に身をまかせて，決して親密な交わりや援助を求めない。本人は自分の感情を否定することがある。身体的あるいは精神的疾患は，おそらく社会的に孤立している人が他者の目を引くことのできるたった1つの正当な方法である。
⑤孤独な人は自分のことで精一杯で，脅威に対して過度に警戒心をもっている。また，敵対心を社会との手がかりとする傾向がある。
⑥孤独は自己イメージの一部になる場合がある。自我異和的であるが，本人はその状態に慣れていると思っているため，孤独感を克服するためには，社会的危機の恐怖が不快レベルを上回る場合がある。
⑦孤独はしばしば社会的相互関係のある環境としての世界（医療提供者を含む）がない状態とみなされる。そのような人は普通，孤独に苦しんでいる人に出会うことはないので，自分の痛みは特別なものであると信じている。その結果，看護師をねたむ傾向がある。その理由は，その人が得られないことを看護師が享受しているからである。
⑧人は基本的なニーズが満たされるまで（住まい，食物，安全），社会的ニーズに焦点を当てることができない（Maslow，1968）。
⑨ヒト免疫不全ウイルス（HIV）に感染していない同性愛者の男性は，偏見のため，1人で苦しみ，絶えず喪失体験をしている可能性がある（Mallinson，1999）。

■ 小児への留意点

①社会的孤立の危険性が高い子どもは慢性疾患，障害，末期疾患，または外観の損傷をもっている子どもとその兄弟姉妹である。
②防護のために隔離している子どもや伝染性疾患をもった子どもは，他者からの分離の理由を理解していない場合がある。
③同性愛の十代の子どもは，しばしば感情的な孤立やニーズに対する具体的な情報が得られないことに悩んでいる（例．彼らは性感染症や物質乱用，暴行による医学的危険性が高い傾向にある）

(Bidwellほか，1991)。

■■ 高齢者への留意点
①「この社会で価値の高い資源は知識と技術，力，地位であり，もはやこれらの統制力がないという理由で高齢者は無視されることがある。この統制力の欠如は少なくとも高齢者に対する2つの対照的な見方を示している。1つは，高齢者は責任や心配から解放され，自由を楽しみ，リラックスしているという見方である。もう1つは，高齢者は動作が緩慢で価値がなく，社会に貢献していないという見方である。いずれの見方も高齢者を社会に貢献している一員としてみていない」(Elsenほか，1991, p.519)。

②高齢者は普段，人に接触する機会がほとんどないため孤独の危険性が高い。退職，安全に移動するのが困難なこと，外出を制限する健康問題，コミュニケーションを困難にしたり十分にできなくする感覚障害，施設入所（病院やナーシングホーム）などが，高齢者が人と一緒にいたいという自然の出会いを著しく制限することになる。

③親がその子どもに依存するようになったり，子どもが伝統的な親役割を獲得したり意思決定をし始めるとき，家族の役割は変化したり家族関係の緊張を伴ったりする。高齢者の援助において，家族の友好関係を結びたいというニーズに合わせたり，社会的出会いの満足感を高めたりするために，（大きく，騒々しいグループよりも）小さいグループを作ってやりとりを促したり，1人あるいは2人の意味のある（信頼のおける）関係を築くことが考えられる。

④高齢者の社会的孤立を助長している要因は聴力の障害や動作の制限，疲労，介護の責任，運転ができないことなどである。また，精神的あるいは身体的障害，配偶者や友人，親類縁者との死別や病気，別居などによる別離などもある(Miller, 2004)。

⑤視覚の障害や経済的困難，筋骨格系の機能障害，中枢神経系機能の障害は，高齢者の社会的孤立や他者への依存を助長する(Miller, 2004)。

⑥感覚の欠如は，社会的孤立を引き起こす可能性のある高齢者の問題リストの中で最も高い割合を示している(Miller, 2004)。

焦点アセスメント基準

■■ 主観的データ
◉関連因子をアセスメントする。
①社会的資源（サポート）
- 「あなたは誰と一緒に住んでいますか」
- 「この1週間に誰かと電話で何回ぐらいお話しましたか，たとえば，友だちや親類の方やそれ以外の人と。あなたから電話した場合あるいは相手から電話してきた場合のいずれでも結構です」

クライエントが電話を持っていない場合，
- 「この1週間に同居している方以外の誰かと何回一緒に過ごしましたか，あなたがその人を訪ねていったり，相手があなたの家を訪問したり，あるいは一緒に出かけて何かをした場合を含みます」
- 必要なときに誰に代わってもらいますか。
- 食事や移動について頼りにする友人や隣人がいますか。
- 「あなたが会いたいと思うたびに親類や友人に会っていますか，また，ほとんど会えないことであなたは少し不幸に思っていますか」

施設に入所している場合，
- 「この1年間に，どれぐらいの頻度で家族や友人に会うために週末や休日に出かけましたか，あるいは買い物に行ったり外出したりしましたか，また，入所している友人の多くがあなたと一緒に出かけますか」

②より多くの人との接触に対する要望
- どのような関係を望んでいるか（同性あるいは異性，同年齢，同じ状況であったり成熟的問題を抱えている人など）。
- 新しい人々に会うことや新しい場所へ行くための努力をすることができるかどうか。
- どのようなグループ活動が最も楽しいか（旅行，宗教的奉仕活動など）。
- 離婚の経験または最近の配偶者や子ども，兄弟姉妹，友人，ペットとの死別の経験は？

③社会的接触をはばむもの
- どこで他者と会うべきか，見知らぬ人と最初にどのように会話するのかなど，利用可能な資源についての知識が欠如していないか。
- 家に引きこもってはいないか（高齢者が引きこ

もる要因とは，病気，階段や抑制による身体可動性の欠如などの何もできない状態，天候，である。また，いつもの交通手段が使えないこと，危険な地域に住んでいること，公共の交通機関が利用できないことなども含まれる)。
- 感覚的能力の変化はないか(触覚，聴覚，視覚の鋭敏さ，書く能力など)。

④居住環境の変化
- 最近転居したか(ナーシングホームあるいはチャイルズホームへ，アパートへ，見知らぬ場所へなど)。

■■ 客観的データ
◉関連因子をアセスメントする。
①外見上の問題
- 四肢切断術
- 過度の肥満
- 悪臭(例．潰瘍化した腫瘍)
- 失禁

②人格の問題
- 「クライエントは社会的技術が多少欠陥しているのか，他者が世話をしたくなくなるような人格であるのか」(例．攻撃的，自己中心的，民族差別主義者，男女差別主義者，不平，批判的，問題飲酒者)

このほかの「焦点アセスメント基準」の情報は，http://thepoint.lww.com を参照

NOC
孤独感, 社会的関与

目標▶
クライエントは，孤独感が小さくなったことを報告する。

指標▶
- 孤独感の理由を明確にする。
- 意味のある関係を増やす方法を話し合う。

NIC
社会化強化，霊的支援，行動変容：社会的技能，共在，予期ガイダンス

【一般的看護介入】

〈孤独感リスク状態〉と関連があると思われるさまざまな寄与因子に対する看護介入は，非常に類似しているものが多い。

◉原因や寄与因子を明確にする(関連因子を参照)。
◉原因や寄与因子を減らしたり取り除く。
①社会的相互関係を促進する。
- 喪失を体験しているクライエントには，悲嘆に対処できるよう援助する(〈悲嘆〉を参照)。
- 孤独感とその理由について話すよう促す。
- 以前から存在する家族，友人，隣人の支援システムを利用できるようにする。
- 多数に及ぶ相互作用よりもむしろ質の高い社会的交流が重要であることを話し合う。
- 社会的技術の指導を参考にする(〈社会的相互作用障害〉を参照)。
- 他者にどのように自己表現するかについてフィードバックする(〈社会的相互作用障害〉を参照)。

R：Longino と Karl（1982）は社会的相互関係のタイプと質がその量よりも重要であると述べている。非公式の活動は公式的で組織化された活動よりも高い率で安寧を向上させる。

②社会的接触への障害を少なくする。
- クライエントにとって利用可能な交通手段を明確にするのを援助する。
- 地域で利用可能な交通手段を明らかにする(公共，教会関係，ボランティア)。
- 選択された交通機関の利用の仕方を教えなければならないかどうかを判断する。公共の交通機関を使用することに対するおそれ，あるいは偏見に過敏にならないよう援助する。
- 感覚器に障害のある人に対して，ほかのコミュニケーション手段をもてるよう援助する(例．電話音を拡大する物，手紙を書く代わりにテープを利用，〈コミュニケーション障害〉を参照)。
- 外見上の問題に対処できるよう援助する(例．造瘻術による悪臭が問題である場合は，ストーマ療法士に相談する。癌のクライエントに腫瘍の悪臭を処理するためにヨーグルトあるいはバターミルクを入れたヨーグルトでその部位をパックすること，塩分を含む溶液で十分すすぐことを教える)。
- 外観を損ねるような手術を受けた人のために作られた衣服を売っている店を探せるよう援助する(例．乳房切断術)。
- 失禁を調整するための具体的な介入は，〈排尿

障害〉を参照する。
- R：社会的に孤立した人は一般に，自分1人で孤立感を緩和するさまざまな活動を開始したり調整することができない。
- R：感覚機能は世界観や行動，他者からの行動の知覚に強く影響する。視覚障害のある人は閉じこもることがある。

③孤立した世界を広げる方法を明確にする。
- ■高齢者センターや教会のグループ
- ■ボランティアとして行う仕事（例．病院，教会）
- ■委託扶養祖父母のプログラム
- ■高齢者デイケアセンター
- ■退職者の地域集団
- ■共有住居，グループホーム，共用キッチン
- ■高齢者の教育クラス，特別な趣味のコース
- ■ペット
- ■危機（例．自殺企図）によって他者の注意を引こうとすることがなくなるよう定期的に接触する。
- ■精神科的デイホスピタルあるいは活動計画
- R：慢性疾患はエネルギーの欠乏や動作の抑制，不安定感，病原体に曝される恐れ，病者の障害や精神科疾患に対する偏見を不快に思っている友人と距離をあけることなどにより社会的孤立に影響を与える（Miller，2004）。

④社会的技能が乏しい，あるいは攻撃的なクライエントに対して〈社会的相互作用障害〉を参照

⑤クライエントに及ぼす退職の予測できる影響について話し合う。事前に計画するよう援助する。
- ■適切な収入を確保できるよう計画する。
- ■退職前の2，3年は労働時間を短縮する（例．1日の勤務時間の短縮，長期休暇）。
- ■仕事関係以外の友人を作る。
- ■仕事中心の生活を変えるため，家庭における日課を作る。
- ■余暇活動は配偶者よりも他者と過ごす。
- ■現実的な余暇活動を作る（エネルギー，資金）。
- ■相反する感情と自尊感情に及ぼす短期の否定的な影響に対処できるよう準備する。
- R：「退職は大きなライフイベントである。それは，生活の変化に対する事前計画と現実的予測を必要とする」（Stanleyほか，1994，p.365）

◉**必要であれば，専門機関を紹介する。**
①社会的に孤立している人とつながりをもつ地域を基盤としたグループ
②特定の医学的問題によって孤立したクライエント向けの自助グループ〔例．回復に向かって（Reach to Recovery），米国オストミー協会〕
③車椅子のクライエントのグループ
④精神疾患のクライエントの権利を守る会
- R：地域の資源と支援グループは持続した長期的な援助を提供できる（Pereseほか，2003）。

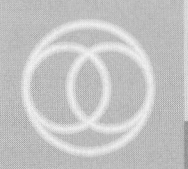

非効果的治療計画管理

Ineffective Therapeutic Regimen Management

【定義】

非効果的治療計画管理：個別的な健康目標に合った疾病または後遺症治療プログラムを，日常生活に組み入れることが困難であったり，その危険性が高いパターン。

【診断指標】

■■ 必須データ（必ず存在，1つまたはそれ以上）
- ●疾病の治療や後遺症の予防を管理したい意向を言葉で表現する。
- ●疾病とその影響を治療したり合併症を予防するために処方された1つまたはそれ以上の治療計画（療養法）を調整したり組み入れることが難しいと言葉で表現する。

■■ 副次的データ（おそらく存在）
- ●疾病症状の（想定内の，想定外の）悪化
- ●治療計画を日課に組み入れる意向を言葉にする。
- ●疾病や後遺症を進行させる危険因子を少くす

る意向を言葉で表現する。

【関連因子】

■■ 治療関連因子
- 以下の因子に関連するもの
  - ▶治療計画の複雑性
  - ▶医療制度の複雑性
  - ▶治療費
  - ▶治療の副作用

■■ 状況因子（個人・環境）
- 以下の因子に関連するもの
  - ▶過去の失敗体験
  - ▶医療スタッフに対する不信感
  - ▶健康信念の葛藤
  - ▶問題の重大性を疑問視する姿勢
  - ▶知識不足
  - ▶感受性を疑問視する姿勢
  - ▶治療計画に対する不信感
  - ▶家族の葛藤
  - ▶自信の欠如
  - ▶治療計画の利点を疑問視する姿勢
  - ▶不十分な社会的支援
  - ▶意思決定上の葛藤
- 理解力の障壁（バリア）に関連するもの。以下の因子に続発する。
  - ▶認知障害
  - ▶疲労
  - ▶聴覚障害
  - ▶動機
  - ▶不安
  - ▶記憶障害

■■ 発達因子
- 小児期，思春期：（周囲の人との）相違に対する恐怖に関連するもの

著者の注釈

〈非効果的治療計画管理〉は，看護師にとって多くの場面で非常に有用な診断である。急性あるいは慢性のさまざまな健康問題を抱えているクライエントや家族は，以前の機能やライフスタイルの変更を必要とする治療プログラムに直面させられる。これらの変更や適応は肯定的な結果をもたらす手段といえる。

これは，肯定的な結果の達成が困難な状態のクライエントや家族を対象にした診断である。看護師は，クライエントとともに利用できる選択肢と成功させる方法を決定する主要な専門職である。第1の看護介入は，可能な選択肢を探し出し，選択されたオプションを実施する方法を指導することである。

クライエントが複雑な治療計画に直面している場合や，適切な管理の妨げになる機能低下がある場合には，〈非効果的治療計画管理リスク状態〉の診断が適切である。治療計画の管理法の指導に加えて，看護師はクライエントが機能障害によって必要とされる調整手段も明らかにできるよう援助しなければならない。

診断表現上の誤り

●減塩食を守らないという意思決定に関連した〈非効果的治療計画管理〉

クライエントが治療計画を守らないと決めている場合，看護師はクライエントとともにこの決定を取り巻く事情を調べる必要がある。この場合には，「減塩食を厳守しないことによって明らかな，不詳の原因に関連した〈非効果的治療計画管理〉」の診断が有効である。クライエントは食事療法を守りたいと思っているのか，あるいはクライエントは食事療法が必要な理由を理解しているのかを確認するために，さらにデータが必要となる。クライエントは食事療法を守りたいと思ったが，困難な状況だったのだろうか，クライエントは食事療法を守っていたが何の効果もなかったのだろうか，看護介入の方法はこのような寄与因子によって異なる。次の看護診断は，守りたいと思っているがそれが困難なクライエントの例である。「度重なる海外出張による無計画な食事に関連した〈非効果的治療計画管理〉」。

重要概念

■■ 一般的留意点

①「行動変容の段階モデル」（行動変容の超理論的モデル）は，疾病の予防と管理のためにライフスタイルを修正しようとするクライエントの援助に必要な介入を明らかにするのに役立つ。このモデルは5段階からなる。すなわち，前計画段階，計画段階，行動段階，維持段階，後戻り段階である（Prochassaskaほか，1992）。前計画段階

の人々は，拒絶（否認）や過去の失敗が原因で行動を変えようとは思っていない。計画段階の人々は，行動を変えることに相反する感情を抱いている。しかし特定の行動を変えようと決意すると，準備段階から行動段階を経て，維持段階まで到達する。後戻り段階は想定内である（Zimmermanほか，2000）。

②自己効力とは，ストレスの多い状況を管理するために自分の行動を管理したり変容する力量について自分の評価を説明する理論である。管理が成功するかどうかは，行動を変えれば状況を改善できるという信念（成果に対する期待）と，自分は行動を変えることができるという信念（自己効力に対する期待）にかかっている（Bandura，1982）。

③健康教育とは，知識・態度および信念を変えたり精神運動技能を習得することにより，クライエントや家族の行動に影響を及ぼす教育・学習過程である。クライエント教育の目標は，クライエントがセルフケアの責任を引き受けられるように援助することである。

④学習や学習者に影響を及ぼす身体的因子は以下のとおりである（Redmanほか，1992）。
- 急性疾患
- 体液および電解質バランス異常
- 栄養状態
- 精神的覚醒を妨げる疾病または治療（疼痛，薬物療法）
- 運動能力を妨げる疾病または治療（疲労，器具）
- 活動耐性（持久力）

⑤学習や学習者に影響を及ぼす個人的因子は以下のとおりである。
- 年齢
- 過去の経験または知識
- 知能
- 統制の位置（ローカス・オブ・コントロール：内的統制，外的統制）
- 読解力
- 病状の重症度に対する認識
- 動機のレベル
- 不安のレベル
- 疾病過程に対する否認
- 合併症を起こしやすい状態の認識
- 予後
- 抑うつ状態
- 疾病に対する適応段階
- 進行をコントロールしたり状態を癒す能力

⑥学習に影響を及ぼす社会経済的因子は以下のとおりである。
- 言語
- 文化的背景
- ライフスタイル
- 交通手段
- サポートシステム
- 医療施設
- 経済状況
- 薬局
- 過去の医療体験

⑦指導を無効にする因子（Redmanほか，1996）
- 指導前のアセスメントが不十分あるいは欠如している。
- 指導時にアセスメントデータが伝わっていないか，考慮されていない（最も影響を及ぼすアセスメント要因は心理的状態，身体的安定性，教育レベル，文化的背景，社会経済的状態）。
- 指導が個別化されていない。
- 情報がクライエントの能力レベルに合わせて提示されない。
- 大声でまくしたててクライエントを言い負かす傾向
- 誤解を招く用語の使用
- 断片的な情報の提示
- 情報が多過ぎて，重要な情報が無関係な情報の中に隠されたり，忘れられたりする。
- 情報を反復しない。
- プロセスに関するフィードバックが行われない（あるいは学習していないという理由でクライエントを罰する）。
- クライエントの学習を評価しない。

高齢者への留意点

①治療計画を管理する能力は，自尊感情や自立に多大な影響を及ぼす。高齢者のセルフケア能力を教育によって高めることは，高齢者の自尊感情のニードを満たす有効な方法である（Rakel，1991；Miller，2006）。

②高齢者は，新しい概念や技術を学習できないというのは根拠のない通念である。加齢に伴う次のような変化の中には，学習の妨げになるものも

表2-15 健康を維持するための民間療法

ワイン：It
健康によいバランスのとれた食物を摂取する：It, P, S, A, BA, EB, FC, G, I, IC
天候に合った服装をする：BA, NA, EB, FC, FCC, G, IC
清潔：BA, CC, EC, G, I, IC, N
毎日散歩：EB, EC, S
毎日お祈りをする：BA, CC
読書：EB
入浴：EC
夜間に寝室の窓を開ける：EC
十分な睡眠：FCC, IC
肝油を毎日：FC, N, P, S
運動：FCC, IC, It
アスピリンを服用する：G
神聖なメダルを身につける：IC
歯磨き：I
早寝：It
固いパン：It
定期検診：S
病気のときには受診：EE, P
安静：EC, FC, IC, N, P

〔Spector, R.E.（1985）。健康と疾病の文化的相違（第2版）。Norwalk, CT：Appleton-Century-Croft〕
コード：A；アジア人, BA；ブラックアフリカ人, CC；カナダ人カソリック教徒, EE；東欧諸国のユダヤ人, EB；英国人バプテスト教徒, EC；英国人カソリック教徒, FC；フランス人カソリック教徒, FCC；フランス系カナダ人カソリック教徒, G；ドイツ人カソリック教徒, I；イラン人イスラム教徒, IC；アイルランド人カソリック教徒, It；イタリア人, N；ノルウェー人, P；ポーランド人, S；スウェーデン人, NA；アメリカ先住民（ネイティブアメリカン）

ある。視力低下，聴力低下，情報を処理するスピードの低下，集中力持続時間の低下，今までの習慣から抜け出すことが困難，不確実性や失敗に対する恐怖，問題解決能力の低下，学習を維持するために多くの時間や反復が必要（Rakel, 1991；Miller, 2006）

■■ 文化的考察

①アメリカ文化の主流は未来志向なので，健康を増進して疾病を予防するライフスタイルに価値を置く。他の文化のクライエントや家族が現在志向の場合，この価値観を揺るがすことになる（Andrewsほか，2003）。

②統制の位置が外にある人（外的統制者）は，外的な因子や力が健康を左右すると信じている。この信条は，健康増進の概念全体を揺るがすものである（Andrewsほか，2003）。

③民間療法は文化集団が健康の維持や疾病の治療に使用する治療法や習慣である。Spector（1985）は，文化の異なる学生の健康と疾病行動を把握するために質問調査を行っている。表2-15はその調査結果の一部である。

④民間療法は頭痛，風邪，発疹，咳嗽，咽頭痛，便秘，熱，疣贅，月経痛など，多くの疾病の治療に使用されている。頭痛に対する民間療法の例は，真っ暗な部屋で横になり安静にする（カナダ人），牛の骨を煮てそのスープの中にパンをちぎって入れて飲む（ドイツ人），額に冷たい布か暖かい布を当てて安静にする（アイルランド人），氷を包んだ布を頭に巻く（イタリア人），アスピリンと暖かい飲み物を飲む，などである（Spector, 1985）。

⑤民間療法の中には，虐待と誤診されるものもある。東南アジアで行われている3種類の民間療法は，体に痣が残るので，暴力や虐待の徴候と解釈されることがある。cao gioはコインで皮膚をこするので暗赤色の皮下出血や球状出血斑が生じる。これは感冒やインフルエンザの症状を治療するために行われる。bat goは頭痛を治すために頭皮を摘んだり，咽頭痛を治すために首の皮膚を摘んだりする。点状出血や球状出血が現れたら，治療は成功である。pauaは乾いた雑草の先端で皮膚を焦がす。皮膚が焦げると痛みを引き起こす有毒な物質を放出できると信じられている（Andrewほか，2003）。

焦点アセスメント基準

■■ 主観的データ

◉診断指標をアセスメントする。

①以下について現在の知識を確認する。
- 疾病
  ▶重症度
  ▶合併症発症の可能性
  ▶予後
  ▶治癒力または疾病の進行をコントロールする力
- 治療・診断検査
- 予防措置

②指示された健康行動を守るパターンは？
- 全面的
- 一部修正

③指示された健康行動を守るうえで何らかの障害はないか。

④学習のニーズ(クライエントや家族が認識した)

◉ 関連因子をアセスメントする。

①病歴
- 発症
- ライフスタイル(人間関係, 仕事, 余暇活動, 経済面)への影響
- 症状

②疾病への適応段階
- 不信感
- 怒り
- 否認
- 自覚
- 抑うつ状態
- 受容

③学習能力(クライエント, 家族)
- 教育レベル
- 話し言葉
- 読解力
- 理解できる言語

④文化的因子
- 医療に対する信念や実践
- 価値観
- ライフスタイル
- 伝統

■■ 客観的データ

◉ 関連因子をアセスメントする。

①指示された処置を実行する能力
- 適性
- 正確性

②認知能力と精神運動能力の発達レベル
- 年齢
- 読み書き能力

③感覚障害の有無
- 視覚
- 味覚(変調または喪失)
- 聴覚
- 触覚
- 嗅覚(変調または喪失)

このほかの「焦点アセスメント基準」の情報は, http://thepoint.lww.com を参照

NOC
コンプライアンス行動, 知識:治療計画, 参加:ヘルスケアの意思決定, 治療計画行動:疾病または損傷

目標 ▶

クライエント/家族は, 疾病の回復と再発や合併症の予防に必要な, あるいは望ましい健康行動を実践する意向を述べる。

指標 ▶
- 未知のものに対する恐怖や, コントロールを失うことへの恐怖, 誤解などに関連した不安が軽減していると述べる。
- 疾病過程, 症状を引き起こす原因や誘因, 疾病や症状をコントロールする治療計画を説明する。

【一般的看護介入】

◉ **効果的な管理の妨げになる原因または寄与因子を明確にする。**

関連因子を参照

◉ **信頼感と強みを構築する**(Zerwich, 1992)。

①家族システムに入り込む。
- ゲストとして振る舞う。
- 優位に立たない(肩代わりをしない)。
- 徐々に慣れさせる。

②プレッシャーを感じさせないようにする。
- 空間を提供する。
- クライエントが心を閉ざしたり落ちつきのない様子を示すときは, 話し合いを中止する。

③クライエントの話をよく聞いて問題を捜し出し, 期待を押しつけてはならない。

④クライエントが表現したニーズと看護師が提供できるサービスの接点を見いだせるようにする。
- クライエントの立場に立つことから始める。
- 関係を続けるために適切な「口実」を設ける。

⑤強みを捜し出して支持する。

⑥クライエントの立場を受け入れる。
- 判断を避ける。
- 他人に期待を押しつけない。

⑦粘り強い態度を示す。
- ゆっくり進める。
- 短時間の訪問を頻繁に計画する。

⑧誠実で首尾一貫した態度を示す。

- 約束は最後まで実行する。
- 以前からの付き合いは，本人自ら，あるいは電話で継続する。

⑨強みを確認して，強調する。たとえば，
- 生き抜く技術
- 親子関係
- 家族の介護能力

⑩文化的な好みや習慣に配慮する。
- 健康を維持するために家庭で行っていることは？
- 病気を予防するために家庭で行っていることは？
- あなたや家族が用いる家庭療法は？

R：過去に成功したコーピングの体験に加えて，Bandura（1982）は，肯定的な自己効力感を高める要因を3つ明らかにしている。
▶ コーピングの成功者を直に見ること
▶ うまくコーピングしたり管理できると他者に信じてもらえること
▶ 状況に対して自律神経が過度に反応しないこと

◉**自信や肯定的な自己効力感を高める**（Bandura, 1982）。
①問題の管理で過去に成功した例を探し出す。
②過去に成功したコーピング法を強調する。
③他人の「成功」例を話す。
④適切な場合には，同じような状況でコーピングに成功している人を目撃する機会を奨励する。
⑤自立集団への参加を勧める。

R：自己効力感の主要な決定要因は，過去に似たような状況で成功したコーピングの体験である（Bandura, 1982）。それとは対照的に，同じような状況で失敗に終わった過去の体験は自己効力感の低下の要因になる。

◉**学習の障壁を軽減したり取り除く。**
①必要であれば，基本的な生理的ニーズを満たす援助をする。
②疾病に対する心理社会的適応を，段階に応じてサポートする。
- 不信（否認）の段階
  - 病院の環境と日課にクライエントを順応させる。
  - 現在に焦点を当てて指導する。
  - 実施する処置を簡単明瞭に説明する。
  - クライエントが安全性と安心感を感じられるよう援助する。
  - グループ教育よりも1対1の教育に力を入れる。
  - クライエントが否認の段階にいることを家族に教える。
- 自己を意識する段階（罪の意識，怒り）
  - クライエントの言うことを注意深く聞く。
  - 現在に焦点を当てた指導を続ける。
  - クライエントに敵意を安全に表出させる。
  - 議論を避ける。

③クライエントがやる気になるまで指導は行わない。
④クライエントの身体的および心理的状態に合わせて指導する。
- 安楽レベル
- 疲労レベル
- 知覚または認知に変調をきたす薬物療法のピーク時に行わない。

⑤指導を始める前に，激しい感情を完全に表出させる。
⑥クライエントの健康に対する信念や疾病に関連した過去の経験を調べ，学習意欲への影響をアセスメントする。

R：疲労と疼痛は，学習にマイナス影響を及ぼす。学習に対するバリアがあると，記憶保持力が低下し，フラストレーションが増強する（Thorneほか，2000）。

R：クライエントの動機は，学習量に影響を及ぼす最も重要な変数の1つである。

◉**不安を軽減する。**
①言葉で表現させる。
②注意深く傾聴する。
③クライエントの表現したニーズを満たしてから他の情報を提供する。
④首尾一貫した相互作用を頻繁に行って，信頼感を高める。
⑤正確で，適切な情報を与える。
⑥不安を生み出しそうな情報を伝える前に，安心できる情報を提供する。
⑦治療する理由や予測される効果を説明する。プラスの効果を強調する。
⑧新たな診断，治療，手術などが重要他者に及ぼす影響を，クライエントと探究する。

⑨不安が高まっていたり，身体的状態が不安定な場合は，多すぎる情報でクライエントを困惑させない。

⑩ケアにクライエントを関与させて，クライエント自身やクライエントの日課の一部をコントロールできるようにさせる。

R：学習は身体的・情緒的なレディネスに左右される。クライエントは，疼痛と極度の不安にあまり煩わされないようにする必要がある。不安が高いと学習は低下するが，わずかな不安は学習を促進することがある。

◎**行動変容の段階に応じた介入を行う**(Prochasaka ほか，1992；Zimmerman ほか，2000)。
- 前計画段階
  - 信頼関係の構築を焦点にする。
  - 指導は最小限にとどめる。
  - 行動を変えることの利点を引き出す。
  - 症状を危険な行動と関連づける(例．気管支炎と喫煙)。
- 計画段階
  - 変えたいと思う理由を引き出す。
  - 相反する感情(アンビバレンス)を認める。
  - 障壁について話し合う。
  - 可能と思われる障壁の解決法を引き出す。
- 準備段階
  - クライエントが試してみようと決めた対策を引き出す。
  - 開始日を設定する。
  - 後戻りが予想されることを認める。
- 行動段階
  - 意思決定を強化する。
  - 成功したことは多少に関係なくすべて認める(例．喫煙本数の減少，0.5 kg の体重減少)。
- 維持段階
  - 強化を続ける。
  - 役に立った対策を引き出す。
- 後戻り段階
  - 後戻りは失敗ではないことを強調する。
  - 行動変容のプロセスに再び取り組む。

R：ライフスタイルを変容するための介入は，クライアントがたどる変化の段階によって異なる(Prochaska ほか，1992)。目標とする介入は，変容を目指すクライエントのレディネス(準備性)に取り組むことになる。

◎**クライエント/家族の学習を促進する。**
①家族の教育セッションへの関与を確実にする。
- 徹底的なアセスメントの後，指導法を個別化する。
- 学習の成果を上げるために必要な計画を立案して分担する。
- 指導・学習の原則に従う(重要概念を参照)。
- 以下の事柄を説明して話し合う(Rakel, 1992)。
  - 疾病過程，治療計画
  - 治療計画(薬物療法，食事療法，処置，運動，器具など)
  - 治療計画の理論的根拠
  - 治療計画に対する期待(クライエント，家族)
  - 治療計画の副作用
  - 必要とされるライフスタイルの変更
  - 状態のモニター法
  - 必要とされるフォローアップケア
  - 合併症の症状・徴候
  - 利用できる資源，サポート
  - 必要とされる家庭環境の変更
- 学習成果が達成された証拠として，クライエント/家族の行動を評価する。

R：指導を開始する前にアセスメントをすると，「どのような」内容を，「どのような方法で」提供すべきか，クライエントに学習の準備ができるのは「いつ」か，「誰」を同席させるべきか，といったことを明確にできるので，有意味な内容になり，効率もよく，指導−学習過程全体の成功が容易になる。

R：家族がケアに加わると，クライエントの協調性と体験に対する前向きな適応が促進されることが研究で明らかにされている(Leske, 1993)。

◎**必要に応じて，専門機関への紹介をする。**
①地域看護サービス

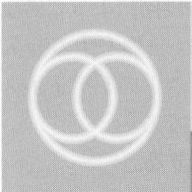

身体可動性障害

Impaired Physical Mobility

身体可動性障害
　床上移動障害
　歩行障害
　車椅子移動障害
　移乗能力障害

【定義】

身体可動性障害：身体動作に制限があるが、体動不能ではない状態、またはその危機性のある状態。

【診断指標】(Levin ほか, 1989)

■ 必須データ(80〜100%)
- 環境(ベッド上での動きや移動、歩行)の中で、目的に合った動きができない。
- 関節可動域(ROM)の制限

■ 副次的データ(50〜80%)
- 運動制限の指示
- 動きたがらない。

【関連因子】

■ 病態生理因子
- 筋力と持続力の低下に関連するもの。以下の因子に続発する。
  〔神経筋系障害〕
  ▶自己免疫疾患(例. 多発性硬化症, 関節炎)
  ▶神経系疾患(例. パーキンソン症候群, 重症筋無力症)
  ▶呼吸器疾患(例. COPD)
  ▶筋ジストロフィー
  ▶部分的な麻痺(脊髄損傷, 脳卒中)
  ▶中枢神経系(CNS)腫瘍
  ▶外傷
  ▶癌
  ▶頭蓋内圧亢進
  ▶感覚障害
  ▶筋骨格系障害
  ▶骨折
  ▶結合組織疾患(全身性エリテマトーデス)
  ▶心疾患
- 以下に続発する関節硬直または拘縮に関連するもの
  ▶炎症性関節疾患(関節リウマチ)
  ▶退行性骨関節疾患(変形性関節症)
  ▶関節置換手術後
  ▶変形性椎間板症
- 浮腫に関連するもの

■ 治療関連因子
- 補助具に関連するもの(ギプス, 副子, 装具, 点滴チューブ)
- (特定の)歩行に必要な筋力や持続力の不足に関連するもの
  ▶義肢
  ▶松葉杖
  ▶歩行器

■ 状況因子(個人・環境)
- 以下のことに関連するもの
  ▶疲労
  ▶動機づけ
  ▶疼痛
  ▶肥満
  ▶呼吸困難

■ 発達因子
小児
- 歩行異常に関連するもの。以下の因子に続発する。
  ▶先天性の骨格障害

▶先天性股関節形成異常
▶レッグ・カルヴェ・ペルテス病
▶骨髄炎

高齢者
▶動作の機敏性の低下に関連するもの
▶筋肉の弱化に関連するもの

著者の注釈

〈身体可動性障害〉とは，(両)腕あるいは(両)脚の使用が制限されていることや，筋力に制限があることを表現している。この診断は完全な不動状態を述べるために用いられるものではない。その場合には〈不使用性シンドローム〉のほうが適切である。身体活動の制限は，〈セルフケア不足〉や〈身体損傷リスク状態〉といった別の看護診断の原因になることもある。〈身体可動性障害〉に対する看護介入の焦点は，機能を強化し，回復させ，そして悪化を予防することである。

診断表現上の誤り

◉外傷による左上肢切断に関連した〈身体可動性障害〉

関連因子として外傷による左上肢切断を記載することは，問題を示していることにはならない。むしろ診断は，左上肢の欠損がどのように機能に影響を及ぼしているかを表している必要がある。したがって診断名は，「左上肢欠損に続発する必要な自助具の知識不足に関連した〈セルフケア不足：食事〉」のほうが適切である。

◉脳血管障害(CVA)に続発する筋力低下に関連した〈身体可動性障害〉

筋力低下は関連因子ではなく，〈身体可動性障害〉の1つの症状である。関連因子は看護介入の方向性を表していなければならない。したがって，「上肢の運動ニューロン損傷に続発する運動機能の向上に必要な技術の知識不足に関連した〈身体可動性障害〉」となる。

重要概念

■■ 一般的留意点

①Miller（2004）によると，「身体可動性は自立を維持するのに不可欠なものであるため，身体機能の最も重要な側面の1つである」。
②活動と可動性，柔軟性は，ライフスタイルに必要不可欠なものである。運動性が障害されると，自己概念やライフスタイルに重大な影響を及ぼす。
③関節可動域(ROM)運動は，他動，自動介助，自動，自動抵抗の4つの運動に分けられる(Addamsほか，1998)。
　■他動ROMとは，介助によってクライエントの筋肉を動かすことである。
　■自動介助ROMは，療法士，機械器具あるいは徒手などの外的な力によって筋収縮を介助する運動である。
　■自動ROMは，下肢伸展挙上運動のように，クライエント自身が重力に抗して行う筋収縮運動である。
　■自動抵抗ROMは，重錘などを抵抗にしてクライエント自身が行う筋収縮運動である。
④等尺性運動とは，関節運動を伴わずに筋肉を収縮したり，緊張させたりする運動のことである。等尺性運動は左心室機能に負担がかかるので，心疾患のあるクライエントには禁忌である。等尺性運動をする場合は，筋肉を5～15秒間緊張させる必要がある(Pellinoほか，1998)。
⑤移動は，下肢，骨盤，体幹，上肢が関与する複雑な，3次元の活動である。歩行は，骨関節系，神経系，心血管系を巻き込んだ複雑な運動である。また，精神状態や見当識などの認知的要素は，安全な移動にとって重要な因子である(Addamsほか，1998)。

■■ 小児への留意点
〈不使用性シンドローム〉を参照

■■ 高齢者への留意点
①施設に入所していない高齢者の約10%には，可動性に何らかの制限があり，施設に入所している高齢者の90%以上が，日常生活活動の少なくとも1つに介助を必要としているとの報告がある(Miller，2004)。可動性の問題から，特別養護老人ホームへの入所，あるいは広範囲な在宅ケアの導入にいたることが頻繁にある。可動性のアセスメントによって，疾患あるいは障害による機能障害の程度を判定する。
②高齢者では身体を動かさないことは特に危険である。筋力の低下や萎縮，耐久力の低下を招きやすく，窒素の喪失や高カルシウム尿といった生化学的・生理学的な影響を考慮することが必要である(Porth，2002)。永久的な機能喪失は，長期間の不動によってもたらされる可能性がよ

り高く，特に高齢者の場合には，肺炎や褥瘡，転倒や骨折，骨粗鬆症，失禁，錯乱や抑うつ状態といった病的状態に陥りやすい。予防と可動化に対するあらゆる努力が必要である（Miller, 2004）。
③関節や結合組織の加齢による変化によって，屈曲や伸展運動に障害がもたらされたり，柔軟性が低下したり，関節のクッションとしての保護作用が低下する（Miller, 2004）。

焦点アセスメント基準

■ 主観的データ
◉診断指標をアセスメントする。
①徴候（訴え）の既往歴
- 疼痛
- 筋力の弱化
- 呼吸困難
- 疲労
  ▶何に起因されるのか。
  ▶何に誘発されるのか。
  ▶ベッド外の時間量
  ▶睡眠あるいは安静の時間量

◉関連因子をアセスメントする。
①全身性障害の既往歴
- 神経系
  ▶頭部外傷，CVA（脳血管障害），多発性硬化症，頭蓋内圧亢進，ポリオ，ギラン・バレー症候群，重症筋無力症，脊髄損傷，腫瘍，先天性欠損症
- 心血管系
  ▶心筋梗塞
  ▶先天性心疾患
  ▶うっ血性心不全
- 筋骨格系
  ▶骨粗鬆症
  ▶関節炎
  ▶骨折
- 呼吸器系
  ▶慢性閉塞性肺疾患（COPD）
  ▶肺炎
  ▶運動による呼吸困難
  ▶起座呼吸
- 消耗性疾患
  ▶癌

  ▶腎疾患
  ▶内分泌疾患
②運動性を妨げる徴候の既往歴
- 発症
- 頻度
- 持続期間
- 何によって促進されたか
- 部位
- 何によって和らげられたか
- 種類
- 何によって悪化したか
③最近の外傷あるいは手術の既往歴
④現在受けている薬物療法

■ 客観的データ
◉診断指標をアセスメントする。
①利き手
②運動機能

●右上肢	強	弱	無	痙性
●左上肢	強	弱	無	痙性
●右下肢	強	弱	無	痙性
●左下肢	強	弱	無	痙性

③運動能力

●寝返る	可能	不可能	介助（条件記載）
●座る	可能	不可能	介助（条件記載）
●立つ	可能	不可能	介助（条件記載）
●起き上がる	可能	不可能	介助（条件記載）
●移乗する	可能	不可能	介助（条件記載）
●歩く	可能	不可能	介助（条件記載）

- 体重負荷（左右両側を観察する）
  ▶全荷重
  ▶クライエントの許容範囲
  ▶部分荷重
  ▶免荷
- 歩き方
  ▶安定
  ▶不安定
- 補助具
  ▶松葉杖
  ▶車椅子
  ▶杖
  ▶義肢
  ▶装具
  ▶歩行器
  ▶その他

- クライエントを拘束する装置
  - ギプスあるいはスプリント
  - バルーンカテーテル
  - 牽引
  - IVチューブ
  - 装具
  - モニター
  - ベンチレーター
  - 透析
  - 排膿管
- 関節可動域（ROM）：首，肩，肘，腕，脊柱，股，脚
  - 十分に動く
  - 制限（具体的な程度）
  - ゼロ

◉ **関連因子をアセスメントする。**

① 耐久力（さらに情報が必要な場合，〈活動耐性低下〉を参照）
  - アセスメント
    - 安静時脈拍，血圧，呼吸
    - 活動直後の血圧と呼吸，脈拍
    - 脈拍が安静時の10拍以内に戻るまで，2分ごとに測定
    - 活動後，以下に示す低酸素血症の次のような徴候をアセスメントする（強度や頻度，あるいは短縮するか中止することになった活動の持続時間を示す）。
  - 血圧
    - 収縮期血圧が上昇しない。
    - 拡張期血圧が15 mmHg 上昇
  - 呼吸
    - 呼吸数の過剰増加
    - 呼吸数の減少
    - 呼吸困難
    - 不規則なリズム
  - 脳や他の部位の変調
    - 錯乱
    - 顔面蒼白
    - 筋力低下
    - 平衡機能の変化
    - 失調
    - チアノーゼ

② 末梢循環
  - 毛細血管再充満時間（3秒未満が正常）
  - 皮膚の色と温度，皮膚の緊張感
  - 脈拍（数，性状）
    - 上腕
    - 後脛骨
    - 橈骨
    - 膝窩
    - 大腿
    - 足

③ 動機づけ（看護師による確認やクライエントの発言）
  - 高い
  - 十分
  - 低い

このほかの「焦点アセスメント基準」の情報は，http://thepoint.lww.com を参照

NOC
移動：歩行，関節運動：能動的，可動性のレベル

目標▶
クライエントは，下肢の筋力や持久力が増したと報告する。

指標▶
- 体の動きを増やすために適切な補助具を使ってみせる。
- 損傷の可能性を最小限にするために安全手段を用いる。
- 介入の理論的根拠を述べる。
- 体の動きを増す方法を実演する。

NIC
運動療法：関節可動性，運動促進：筋力トレーニング，運動療法：歩行，ポジショニング，教育：処方された活動/運動，教育：補助具，教育：方法

【一般的看護介入】

◉ **原因をアセスメントする。**

① 関連因子を参照
② 運動計画の評価と開発について理学療法士に相談する。

◉ **最適の可動性と動きを促進する。**

① 動機と参加意欲（アドヒアランス）を促進する（Addams ほか，1998）。
  - 各運動の課題と目的を説明する。
  - 最初は簡単な運動から始め，筋肉の強さや協

調がより必要な運動にしていく。
- クライエントが現在の運動を十分にできるようになってから，次に進む。
- 処方された運動を図示したものを渡し，実際に行ってみた後で，もう一度，運動の仕方を観察する。
- 進歩したことについて具体的に示し，話し合う(例．下肢を5cm高く挙上できた)。
  R：可動性は生理的機能の最も重要な側面の1つである。その理由は自立維持に影響が大きいためである(Miller，2004)。

②下肢の可動性を増加させる。クライエントに適したROMの種類を明らかにする(他動運動，自動介助運動，自動運動，自動抵抗運動)。
- 他動あるいは自動介助によるROM訓練を実施する(個々の身体状況に基づいた頻度)。
  - クライエントに，できれば1日に少なくとも4回健側下肢の自動ROM訓練を行うように指導する。
  - 患側下肢の他動ROM訓練を行う。ゆっくりと行い，筋肉をリラックスさせる余裕を与える。そして，関節や組織を痛めないために，運動させる関節の上下から四肢を支える。
  - ROM訓練中，クライエントの脚と腕を痛みに耐えられる範囲内で優しく動かす。ゆっくりと行い，筋肉をリラックスする余裕を与える。
  - 他動ROMでは，仰臥位が最も効果的な体位である。クライエントが自分でROM訓練をする場合には，仰臥位あるいは座位がよい。
  - ベッドバスにて毎日ROM訓練を行う。特に注意すべき問題の部位がある場合，1日3〜4回行う。日常生活活動の中に取り入れて行うようにする。
- 腫脹を予防あるいは避けるために，枕で末梢を挙上する。
- 必要な場合，活動前に鎮痛薬を処方する*(〈安楽障害〉を参照)。
- 温かくしたり，冷たくして，疼痛や炎症，血腫に対応する*(48時間後)。
- 損傷後に腫脹をきたした場合，冷やして対応

する(普通は最初の48時間)*。
- 主治医や理学療法士によって処方された関節の運動プログラムを実施するようにクライエントを促す(例．等尺運動，抵抗運動)。
  R：自動ROMは筋肉の量，質，強度を増強し，心機能や呼吸機能を高める。他動ROMは関節運動や循環を促進する。
  R：研究者らによると，外傷後や医学的処置後あるいは病気の治療として，床上安静よりも早期に身体を動かすほうがよい結果が得られるという(Allenほか，1999；Ebell，2005)。
  R：運動計画の評価と開発について理学療法士に相談する。

③合併症を予防するために，クライエントのアラインメントを考慮した姿勢にする。
- 足底板を用いる。
- 同じ姿勢で長時間，座位あるいは臥位にさせない。
- 2〜4時間ごとに肩関節の位置を変える。
- ファウラー位を取らせた場合，小さい枕を当てたり外したりする。
- 手と手首を支えて，自然なアラインメントを保つ。
- 仰臥位あるいは腹臥位の場合，腰部彎曲部あるいは胸郭の下部に丸めたタオルか小さな枕を置く。
- 股関節と大腿骨上部に沿って砂袋などを置く。
- 側臥位の場合，枕で鼠径部から足までを支持し，肩関節と肘関節を軽度に屈曲させるように枕を用いる。必要な場合には，砂袋で足関節を背屈させるように置く。
- 上肢について
  - 上腕は枕を用いて，体幹より外転位にする。
  - 肘関節は軽度屈曲させる。
  - 手関節は中間位にし，手指は軽度屈曲，母指は軽度屈曲，外転させる。
  - 肩関節は，1日を通してその位置を変える(例．内転，外転，回旋)。

④器械装具を使用する場合，身体のアラインメントを良好に保つ。
- 牽引装置
  - 牽引の正しい位置と体軸の配列を確認する。
  - 正確な重錘の量と位置を確認する。

---

*プライマリケア医の指示が必要

- ロープには毛布やシーツなど何も掛けない。
- 血液循環の変化には注意する。脈拍，皮膚温，末梢の色調，毛細血管再充満時間（3秒以内でなければならない）などをチェックする。
- 血液循環の変化に注意する（しびれや刺痛，疼痛）。
- 可動性の変化に注意する（健側の関節が屈曲・伸展可能）。
- 皮膚に炎症が生じていないかをチェックする（発赤や潰瘍，青白さ）。
- 直達牽引のピンが緩んでいたり，その部位が炎症や潰瘍になっていないか，排液を生じていないかに注意し，挿入部位を清潔に保つ（処置方法は，ピンの種類や主治医の処方によって異なることがある）。
- 等尺運動*と処方された運動プログラムを実施するように促す。

■ ギプス
- 正しくフィットしているか確かめる（緩すぎても締めすぎてもいけない）。
- ギプス部位の循環状態を2時間ごとに見る（皮膚の色や温度，脈拍の状態，2秒未満の毛細血管再充満時間）。
- 末梢の感覚の変化を2時間ごとに見る（しびれや刺痛，疼痛）。
- 健側の関節可動性を見る（屈曲・伸展が可能かどうか）。
- 皮膚に炎症が生じていないかをチェックする（発赤や潰瘍あるいはギプス部の疼痛の訴え）。
- ギプスを清潔で乾燥した状態に保つ。ギプス内部に先の鋭利なものを挿入してはいけない。ザラザラした角は粘着テープで処理する。皮膚を圧迫していると思われる角の下には綿布を敷く。
- ギプスを乾燥させている間，ギプスがへこまないよう枕を下に敷く。
- 軟らかくなったり，凹んだりした部位がないか見る。
- 可能な場合，ギプス部の上下の関節を動かす（例．手指と足指を2時間ごとに振り動かす）。
- ギプスで巻かれた筋肉に対して，処方された運動プログラムと等尺運動*を行うよう援助する。
- ギプス装着後，腫れを減じるように四肢を挙上させる。

■ 装具
- 装具が正しく装着されているかチェックする。
- 皮膚に炎症が生じていないかをチェックする（発赤や潰瘍，蒼白，かゆみ，疼痛）。
- 特定の関節に指示された運動の援助をする。
- クライエントに装具の正しい装着法を実行させる。

■ 義肢
- 義肢を装着する前に，断端部の皮膚に炎症の徴候がないかチェックする（断端部は清潔で乾燥していなければならない。エース・バンドを断端部にしっかりと巻く）。
- 義肢の正しい装着法を示す。
- 歩き方に変わったところや間違った歩き方をしていないかをアセスメントする。
- 必要な場合，健康教育を行う。

■ エース・バンド
- エース・バンドの位置が正しいかチェックする。
- 巻く力は均等に，遠位部から近位部へと巻き上げる。そして締めすぎや緩めすぎていないかを確認する。
- バンドがこぶ状にかたまっていないかを確認する。
- 皮膚の状態をチェックする（発赤や潰瘍，過度の締めつけ）。
- 禁忌事項がなければ，1日2回あるいは必要に応じて巻き変える（例．手術後の圧迫包帯の場合はそのままにしておく）。
- 下肢を巻く場合，8字法を用い，踵部は巻かない。

■ 吊り包帯
- 正しく装着しているかアセスメントする。吊り包帯は首のまわりに緩く巻き，肘関節や手関節を心臓の位置以上の高さで支える。
- 関節可動域（ROM）運動*のときは，吊り包

---
*プライマリケア医の指示が必要

帯を外す。
注意：装具によっては運動に際して取り外すことがある。それは，損傷の状態や装具のタイプ，使用目的によって異なる。補助具を取り外すかどうかは，主治医に確認する。

R：ときには疼痛や抑うつ状態の効果的な管理が必要となる。不十分な疼痛緩和は抑うつ状態を招く主な要因となる場合もあるが，抑うつ状態を疼痛の二次的要因として軽視してはならない。抑うつ状態は薬物療法やそれ以外の療法など積極的な管理が必要な場合がある。

R：ギプスや装具，それ以外の器械的装具，または不適当な体位による神経圧迫は，阻血と神経損傷の原因となる（Porth, 2006）。

⑤可動性を増進させる。
- ゆっくりと座位をとらせる。
- 立ち上がる前に，数分間ベッドサイドにおいて両脚をぶらぶらさせる。
- ベッドから出る最初の数回は，時間を15分に制限し，1日3回行う。
- 15分間の耐久力がつけば，離床時間を増やす。
- 補助具を利用するか，あるいはなしで歩行するように勧める。
- 歩行が不可能な場合，ベッドから車椅子か椅子への移動を援助する。
- 歩行が不安定な場合，介助を受けながら短時間を頻繁に歩く（1日少なくとも3回）ように促す。
- 毎日徐々に歩行距離を延長していく。

⑥可能なら，患側上肢を使うよう指導する。
- セルフケア活動のために，患側上肢を使うように指導する（例．食事，更衣，整髪）。
- 脳血管障害（CVA）後の上肢の無視に対しては，〈片側無視〉を参照
- 健側上肢を使って患側上肢の訓練をするように指導する。
- 上肢をより使用できるようになるために，適切な補助具を利用する。
  - 両腕や両手のコントロールに問題があるクライエントでは，万能カフ（ユニバーサル・カフ）を使って食事をする。
  - 巧緻運動に問題があれば，取っ手が大きいか，当て物をつけた銀食器を用いる。
  - 食物が滑り落ちないように，縁を高くした食器を用いる。
  - 皿が滑らないように，皿を固定するため吸盤を利用する。
- 早朝のこわばりをほぐし，体の動きを促進するために温浴を利用する。
- 自分の手で文字を書ける場合には，その練習をするよう励ます。
- 患側上肢を使う練習をする時間を作る。
- ほかの因子が可動性を妨げてないか確認する。
  ▶疼痛が可動性を妨げている場合，〈急性または慢性疼痛〉を参照
  ▶抑うつ状態が可動性を妨げている場合，〈非効果的個人コーピング〉を参照
  ▶疲労が可動性を妨げている場合，〈消耗性疲労〉を参照

R：疼痛，疲労および抑うつ状態の効果的な管理は，可動性と意欲を向上させるために欠かせない。

◉ 必要に応じて，健康教育をする。
①ベッドから椅子あるいはポータブルトイレへの移動や立位の方法を教える。
- 移動させる前に，必要な介助者の人数を確認しておく。
- クライエントは，健側に向かって移乗すべきである。
- クライエントは，ベッドサイドで立位をとる。両足を床につけ，滑り止めがついた靴かスリッパを履く。
- ベッドサイドに座ったりベッドから離床したりする場合，健側あるいは筋力の強い側に体重がかかるように指導する。
- 移乗する前に，車椅子はロックする。普通の椅子の場合，動かないことを確認する。
- 立ち上がるときは，椅子のクライエントに近い側のアームをつかむように指示する。
- 膝を少し屈曲させ，クライエントの胸郭に腕を回し，背中をまっすぐに保つ。
- クライエントに，看護師の首ではなく，腰あるいは胸郭に腕を回すように指導する。
- クライエントの両脚を看護師の両脚で固定することによりクライエントの両脚を支持する（対面しているときは，クライエントの膝を自分の膝でロックする）。

- ■片麻痺のクライエントの場合，健側を軸に回転するように指示する。
- ■下肢筋力が弱化したり麻痺しているクライエントの場合，移乗にはスライドボードを用いることがある。
  - ●クライエントはパジャマを着ているほうがよい。そうすれば寝衣がボードにからむことが避けられる。
  - ●クライエントが，殿部をベッドから椅子あるいは車椅子までスライドさせて移動するには，十分な上肢の筋力が必要である（車椅子のアームは，可動式である必要がある）。
- ■クライエントの腕の筋力が十分強く，殿部をベッドや椅子のシートから十分に持ち上げられる場合には，ボードなしで座位への移乗に進むことができる。
- ■クライエントの両脚が力尽きてしまったときは，看護師はクライエントを優しく床に座らせ，もう1人介助者を探す。

②補助具を使用した歩行の仕方を教える（例．松葉杖や歩行器，杖など）。
- ■体重負荷について指導する。
- ■以下の補助具の使い方を観察し，教育する。
  - ●松葉杖
    - ▶腋窩に力を加えてはいけない。手の力を利用する。
    - ▶歩き方は，クライエントの診断によって異なる。
    - ▶腋窩の下5〜8cmくらいに松葉杖を持ち，足から15cmくらい離れたところに杖の先を合わせる。
  - ●歩行器
    - ▶下肢の筋力低下を補うために腕の力を用いる。
    - ▶歩き方はクライエントの抱える問題によって異なる。

- ●義肢（以下の事項を教育する）
  - ▶義肢装着前の断端部の包帯
  - ▶義肢の装着
  - ▶断端部ケアの原則
  - ▶断端部を清潔に保ち，乾燥させ，そして乾燥している場合のみ義肢を装着することの重要性
- ■クライエントに安全対策について指導する。
  - ●感覚鈍麻部を極度の高温や低温から保護する。
  - ●移乗あるいは移動中に，転倒や起き上がりの練習をする。
  - ●下肢の知覚低下（CVA後の「無視」）のために，向きを変えたり，玄関を通り過ぎるときに下肢がどこにあるのかをチェックしたり，また，両靴の紐が結ばれ，患肢がズボンに納まっていて，引きずって歩いていないことを確認するよう指導する。
  - ●車椅子生活を余儀なくされているクライエントに，褥瘡を避けるために15分ごとに姿勢を変え殿部を持ち上げるように指導する。カーブや傾斜路，急勾配，障害物の対処の仕方や移動前に車椅子をロックすることを教える。
- ■正しい姿勢のとり方やROM（自動運動あるいは他動運動），処方された運動を練習する。
- ■クライエントの状態が許せば，階段の上がり下りを練習する。
- ■継続的で計画的な運動療法については，理学療法を参照する。
- R：歩行補助具は効果的に用い，損傷を防ぐため，正確で安全に使用する必要がある。
- R：クライエントにコントロールできる，自己決定ができるという気持ちをもたせることで，運動プログラムを守れるようになることがある。

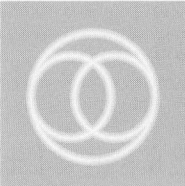

床上移動障害

Impaired Bed Mobility

【定義】

床上移動障害：ベッド上での運動を制限されている状態，またはその危険性がある状態。

【診断指標】

- 寝返りができない。
- 仰臥位から座位をとる。また仰臥位へ戻る運動ができない。
- クライエント自身で，"離床"あるいは床上で姿勢を変えることができない。
- 仰臥位から腹臥位をとること，あるいは腹臥位から仰臥位になる運動ができない。
- 仰臥位から長座位をとること，あるいは長座位から仰臥位になる運動ができない。

著者の注釈

〈床上移動障害〉は，クライエントが筋力強化運動，関節可動域運動のリハビリテーションが予定されているクライエントの場合，臨床的に役立つ診断である。看護師は，クライエントの個別のケア計画について理学療法士と相談する。この診断は，意識のないクライエントや終末期のクライエントには不適当である。

【関連因子】

〈身体可動性障害〉を参照

重要概念

〈身体可動性障害〉を参照

焦点アセスメント基準

〈身体可動性障害〉を参照

目標 ▶

〈身体可動性障害〉を参照

【一般的看護介入】

〈身体可動性障害〉を参照

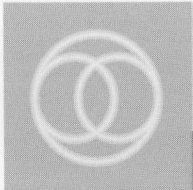

歩行障害

Impaired Walking

【定義】

歩行障害：歩行が制限されている状態，またはその危険性がある状態。

【診断指標】

- 階段昇降ができない。
- 長い距離を歩行することができない。
- 坂道を歩くことができない。
- でこぼこ道を歩くことができない。
- 歩道の縁石を越えることができない。

【関連因子】

〈身体可動性障害〉を参照

重要概念

〈身体可動性障害〉を参照

焦点アセスメント基準

〈身体可動性障害〉を参照

NOC

〈身体可動性障害〉を参照

目標▶

クライエントは，歩く距離をのばす（目標距離を特定する）。

指標▶

- 安全な歩き方を実行してみせる。
- 歩行補助具を正しく利用する。

NIC

〈身体可動性障害〉を参照

【一般的看護介入】

①安全な移動は，骨関節系，神経系，心血管系，および精神状態や見当識などの認知的要素が完全にかみ合わなければできないことを説明する。

②クライエントが長期臥床の弊害により積極的な運動プログラムが必要な場合，評価と計画について理学療法士と相談する。

③クライエントが使用している歩行補助具（例．杖，歩行器，松葉杖）を正しく，安全に使用していることを確認する。

- 足によく合った靴を履く。
- 坂道，でこぼこ道の歩行，階段昇降は可能か。
- 危険性に気づいているか（例．濡れた床，無造作に置かれた敷物）。
- 〈身体可動性障害〉を参照

④必要なら，より積極的な運動訓練を提供する。

- ゆっくりと座位になるのを介助する。
- 立ち上がる前に，数分間ベッドサイドにおいて，両脚をぶらぶらさせる。
- 最初の数回の離床は，時間を15分に制限し，1日3回行う。
- 15分の耐久力がつけば，離床時間を延長する。
- 補助具を利用するか，あるいはなしで歩行するように勧める。
- 歩行が不安定な場合，介助を受けながら短時間で頻回の歩行（少なくとも1日3回）を促す。
- 毎日徐々に歩行距離を延長していく。
- 歩行時の反応を評価する。

⑤必要時に〈活動耐性低下〉を参照

⑥〈活動耐性低下〉および〈転倒リスク状態〉を参照

　R：損傷を予防し体重負荷制限を維持するため，必ず理学療法士に相談する。

　R：皮膚組織の損傷と転倒を予防するための評価が必要である。

　R：研究者らによると，外傷や医学的処置後あるいは病気治療として床上安静よりも早期可動のほうがよい成果をあげているという（Allen ほか，1999；Ebell，2005）。

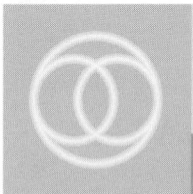

車椅子移動障害

Impaired Wheelchair Mobility

【定義】

車椅子移動障害：安全な車椅子操作が困難な状態，あるいはその危険性がある状態．

【診断指標】

- 平らな場所あるいは凹凸のある場所で，手動あるいは電動車椅子を操作できない．
- 坂道で，手動あるいは電動車椅子を操作できない．
- 車椅子で，歩道の縁石を越えることができない．

【関連因子】

〈身体可動性障害〉を参照

重要概念

〈身体可動性障害〉を参照

焦点アセスメント基準

〈身体可動性障害〉を参照

NOC
移動：車椅子

目標 ▶
クライエントは，車椅子を安全にうまく操作できると言う．

指標 ▶
- 車椅子を安全に使用してみせる．
- 車椅子への移乗を安全に行ってみせる．
- 除圧と安全原則をやってみせる．

NIC
運動療法：筋肉コントロール，ポジショニング（体位づけ）：車椅子

【一般的看護介入】

①共同計画について理学療法士（PT）に相談する．
②褥瘡（圧迫潰瘍）の徴候が現れた場合，車椅子シートの評価をPTに依頼する．
③ドーナツ型のクッションや羊皮は避ける．
④体重移動の方法を指導する．
 ▶1時間ごとに3～5分間，椅子を手で押して後方45～150度に傾斜させる．
 ▶座っている間車椅子の側方へ，また前方へと身体を傾けるように指導する．
 ▶殿部を持ち上げるためにアームレストに両手を置いて体を押し上げる．
 ▶座っている間両足を足台にではなく床に置く．
⑤平らな床面，カーブ，エレベーターへの乗り方など，車椅子使用に関する指導は，PTに依頼する．
⑥家屋環境の評価については，訪問看護師（home health nurse）に依頼する．

R：専門家は，看護と連携して計画を指示する．
R：座位で起こる褥瘡（圧迫潰瘍）は，固定したクッションの堅さと形状が原因となる（創傷・オストミー・失禁看護学会，2003）．
R：ドーナツ型のクッションは，周辺組織への圧迫を増強する（Deflour ほか，1999）．
R：除圧の工夫は，圧迫され続けている毛細血管の閉塞を予防する（Minke，2000）．
R：信頼性と予防効果を高めるために，専門家に相談する．
R：車椅子を安全に使用するうえでの利便性と障壁をアセスメントする必要がある．調査によると，長引く損傷や機能不全による転倒には，車椅子のクライエントに合わせて住居を改修することを報告している（Berg ほか，2002）．

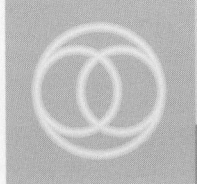

移乗能力障害

Impaired Transfer Ability

【定義】

移乗能力障害：車椅子への移乗が困難な状態であるか，その危険性がある状態。

【診断指標】

- ベッドから椅子への移乗ができない。
- トイレの便座，あるいはポータブルトイレへの乗り降りができない。
- 浴槽の出入り，あるいはシャワー椅子への乗り降りができない。
- 段差のある場合には，移乗できない。
- 車椅子から乗用車への乗り降りができない。
- 椅子から床へ，あるいは床から椅子への移乗ができない。
- 立位から床に座ること，床から立ち上がることができない。

【関連因子】

〈身体可動性障害〉を参照

重要概念

〈身体可動性障害〉を参照

焦点アセスメント基準

〈身体可動性障害〉を参照

NOC
移乗

目標 ▶

クライエントは，車椅子の乗り降りをしてみせる。

指標 ▶

- 介助が必要な場合を見分ける。
- さまざまな状況での移乗が実施できる(例．トイレ，ベッド，乗用車，椅子，段差のある場合)。

NIC
〈身体可動性障害〉も参照，ポジショニング：車椅子

【一般的看護介入】

① 個人の移乗能力についての評価を理学療法士に依頼し，相談する。
  - ▶ 体重，体力，運動能力，体位変換に対する耐久性，バランス，意欲，認知
  - ▶ 手動式移乗あるいは移動用リフトの使用
  - ▶ クライエントに対するスタッフの比率
② 〈移乗能力障害〉のクライエントのケアプランをつくるにあたって理学療法士と連携する。
③ 退院に向けて，家屋評価と資源利用についてクライエントと家族を訪問看護師に紹介し，相談する。
  - R：スライドボードを使った移乗が必要かどうかを判断するためには，複合的なアセスメントが必要である(Hoeman, 2002)。
  - R：明白な指示がクライエントとスタッフの損傷を予防する。
  - R：車椅子を使用しているクライエントが自宅で損傷，転倒する事故は37%である(Berg ほか, 2002)。

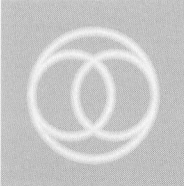

ノンコンプライアンス

Noncompliance

【定義】

ノンコンプライアンス：クライエント個人またはグループが，医療専門職から提供された健康に関する助言を順守することを望んでいるが，それを阻む因子が存在している状態。

【診断指標】

■■ 必須データ（必ず存在，1つまたはそれ以上）

- 治療の順守が困難であるとか，治療に参加していないとか，治療に関して混乱していると言葉にして表す。

  そして/または

- ノンコンプライアンスを示す行動が直接観察される。

■■ 副次的データ（おそらく存在）

- 予約をすっぽかす。
- 薬を一部しか服用しない，もしくはまったく服用しない。
- 症状が持続する。
- 病気が進行する。
- 望ましくない結果が起こる（術後の発症，妊娠，肥満，中毒，リハビリテーション中の退行）。

【関連因子】

■■ 病態生理因子

- 機能障害のために課題を達成する能力が損なわれていることに関連するもの。以下の因子に続発する。
  - ▶記憶力の低下
  - ▶運動および感覚の障害
- 勧められた治療計画を守っているにもかかわらず，疾患に関連する症状が増悪することに関するもの

■■ 治療関連因子

- 以下のことに関連するもの
  - ▶治療の副作用
  - ▶勧められた方法でうまくいかなかったとい う以前の経験
  - ▶紹介の過程における非人間的な扱い
  - ▶治療に適さない環境
  - ▶高額の治療費
  - ▶複雑で指導もない，長期化した治療

■■ 状況因子（個人・環境）

- アクセスの障壁に関連するもの。以下の因子に続発する。
  - ▶可動性の問題
  - ▶交通手段の問題
  - ▶経済的問題
  - ▶天候不順
  - ▶子どものケアの欠如
- 家族員の病気の併発に関連するもの
  - ▶支持的でない家族や仲間，地域
- ホームレスによるケアへの障害に関連するもの
- 雇用状況の変化に関連するもの
- 健康保険適用範囲の変化に関連するもの
- 理解力の障壁に関連するもの。以下の因子に続発する。
  - ▶認知障害
  - ▶不安
  - ▶視覚障害
  - ▶倦怠感
  - ▶聴覚障害
  - ▶集中力の減少
  - ▶記憶力の低下
  - ▶動機

著者の注釈

コンプライアンス（指示に従うこと）は，クライエントの動機，病気の悪化や発症の可能性に対する認識，病気をコントロールしたり予防することについての信念など，いろいろな因子や環境的変数，健康教育の質，資源の利用能力（費用，入手しやすさ）によって左右される。

〈ノンコンプライアンス〉という診断は，クライエ

ントは従いたいと思っているが，理解不足や不十分な財源，複雑な指導内容などの因子によってそうすることが妨げられている状態を表している。看護師は介入が確実に成功するように，そのような因子を減らしたり，除去するよう試みなければならない。

　クライエントの自己決定権は，インフォームドコンセントのプロセスを通じて守られる。インフォームドコンセントには3つの条件がある。すなわち，クライエントは同意する能力があること，同意することの利益と不利益を理解していること，そして強制されてないこと，の3つである（Cassellsほか，1989）。クライエントがアドバイスや指導を拒むとき，看護師はインフォームドコンセントに必要なすべての要素が存在しているかをアセスメントし，確認することが重要である。看護師は知識をもったうえで従わないと自己決定したクライエントを表現するのに，〈ノンコンプライアンス〉という用語を使うことに対して注意する必要がある。CassellsとRedman（1989）が述べているように，「人間の尊厳は，自分自身の価値観に従って選択する自由を与えられることによって尊重される」。クライエントが健康問題を管理するために，習慣やライフスタイルを変えたり，あるいはある活動を実行する必要がある場合，〈非効果的治療計画管理リスク状態〉という診断が大変有効である。

診断表現上の誤り

●低塩分食に従わないため浮腫の増加をきたしたという報告に関連した〈ノンコンプライアンス〉

　上記の因子はノンコンプライアンスを引き起こしたのではないが，ノンコンプライアンスの証拠ではある。ノンコンプライアンスの理由が不明な場合，診断は，「（特定の状況）の報告によって明らかなように，不明な原因に関連した〈ノンコンプライアンス〉」という表現が適切である。

　理由が明らかにされたとき，看護師はその因子を減らしたり除去することができるかどうかを判断しなければならない。クライエントが知識があって処方された規定食に従わないと意思決定したのならば，〈ノンコンプライアンス〉は正しい看護診断ではない。この場合，看護師とクライエントは処方された規定食を見直す。それが現実的なのか，従うことで生活の質を改善する見込みがあるのか，を調べる。

重要概念

一般的留意点

①コンプライアンスは，お互いに明確にした治療目標に向かっているときにクライエントが示す積極的な行動である。

②コンプライアンスは，たとえばコンプライアンスかノンコンプライアンスかというように分けるのではなく，連続したものとみなすべきである。

③医療提供者とクライエントとの協力関係には選択と妥協がある。受け身の役割を望む人もあれば完全な自律を望む人もある。

④コンプライアンスは行動変容であり，次のものによってプラスの影響を受ける。
- 医療専門職に対する最初の信頼感とその後の信頼感
- 重要他者による支援
- 病気になりやすいというクライエントの認識
- その病気が重いという認識
- コンプライアンスが症状や病気をコントロールする働きをしているという証拠
- 副作用ががまんできるものである。
- クライエントや重要他者の日常活動をあまり妨げないもの
- 治療によってもたらされる利益のほうが害よりも大きい。
- 自己に対する肯定的な意識

⑤コンプライアンスは次のものによってマイナスの影響を受ける（Blevinsほか，1999；Husseyほか，1989）。
- 不十分な説明
- クライエントとケア提供者の意見の違い
- 長期に及ぶ治療
- 治療法が複雑であったり，費用が高い。
- 副作用の多さと重さ

⑥動機（健康行動の開始と維持を導く意思決定のプロセスの前後）は看護師が働きかける重要な要因である（Fleury，1992，p.229）。考慮すべき動機には，次のものが含まれる。
- 指示された健康行動の変容はクライエントにとってどんな意味があるか。
- どの環境要因が新しい行動を妨げているか。
- 将来のどんな出来事がクライエントの動機を

刺激するか。
- クライエントの価値観がクライエントの動機を維持する能力にどのように影響するか。

⑦自己効力(健康的な行動変容を取り入れ,実行し,維持する能力についてのクライエントの信念)は,長期間のコンプライアンスに寄与するということも示されている(Kavanaghほか,1993;Redlandほか,1993)。クライエントの自己効力は,次のような質問で評価できる。
- あなたは1週間に何日散歩をすることができると思いますか。
- どのくらいの間隔で赤ちゃんに母乳を与えるのがよいと感じますか。
- あなたの血糖を何回チェックできると思いますか。

⑧コンプライアンスからノンコンプライアンスになることを「逆戻り」という。「逆戻り」は,サポートのない環境によってクライエントが傷病と闘うことが困難となり,新しく取り入れた行動を実行する努力をそれ以上続けることができない場合に生じると考えられている(Redlandほか,1993)。すでにあげたいずれの関連要因も逆戻りの原因になる。

⑨薬物に関するノンコンプライアンスを評価するとき,看護師は薬物の吸収,代謝,効力,副作用そして排泄に影響する因子,すなわち体重,年齢,投薬の時間,投薬の方法,遺伝的要因,基礎代謝率,他の薬や食物との相互作用,臓器(例.肝臓や腎臓)疾患の存在,身体の化学的変調(例.低カリウム血症),感染を考慮しなければならない。たとえば,喫煙者の場合,血清テオフィリンのレベルは低下する。

小児への留意点
①ノンコンプライアンスが子どものリスク状態,親の不安,家族の費用を増やす結果になる場合,慢性疾患の子どもにセルフケアに関する責任を移譲することは難しい。子どもが自信をつけ,過度の依存をなくすように,徐々にセルフケアができるようにする必要がある(Wong, 2003)。
②思春期の子どもの場合,治療に従うことが自己意識と競合したり,仲間の反応を懸念するものである場合,コンプライアンスは低くなる(Whatley, 1991)。
③ある特定の治療法に従うことが病気の子どもと家族には難しくつらいものである可能性がある。たとえば,ある薬は行動,意識レベル,学業成績に影響する場合がある(Scipienほか,1990)。

高齢者への留意点
①高齢者のノンコンプライアンスに影響する要因には,機能的障害,複雑な治療法,費用,不便さ,クライエント自身の機能的状態(強さ,機敏さ)を低下させる副作用,がある。

文化的考察
〈コミュニケーション障害〉,〈非効果的健康維持〉の文化的考察を参照

焦点アセスメント基準

主観的データ
◉診断指標をアセスメントする。
①受け入れ難い治療の副作用
- 不快な味
- 痛み
- 飲み込みにくい。
- 高価すぎる。
- 時間の浪費
- 不便

②家族が上記の問題のどれを報告しているか。
③クライエントが看護師や医師から得たいことは何か。

◉関連因子をアセスメントする。
①クライエントの一般的な健康への動機づけは何か。
- クライエントは必要なとき助けを求めているか。
- クライエントはアドバイスされたライフスタイルの変更をするつもりか。
- クライエントは診断を妥当なものとして受け入れているか。

②クライエントは現在の健康状態をどう知覚しているか。
- クライエントは自分自身概してよい状態だと考えているか。
- 特定の病気についての恐れはあるか。
- クライエントは自分の病気が重いと信じているか。

③クライエントはアドバイスされた治療計画をどのようにみているか(例:その治療計画が個人的に意味があるか)。

④指示された行動を妨げる状況
- 家族の要求
- 旅行(ホテル,レストラン)
- ストレス
- 交通手段の欠如
- 職業
- 否認

■■ 客観的データ

◉ 診断指標をアセスメントする。

① ノンコンプライアンスの証拠
- 症状の持続
- 薬物治療による問題(錠剤の数,血中薬物濃度)
- 病気の進行
- 予約を忘れる。

◉ 関連要因をアセスメントする。

① セルフケアの障害
- 文字が読めない。
- 筋骨格系の障害
- 未成熟
- 認知障害
- 記憶遅滞
- 痛み

② ケアを提供する環境における障害の証拠
- 長い待ち時間
- 慌しい雰囲気

NOC
順守,コンプライアンス行動,症状コントロール,治療行動:疾病または損傷

目標▶
クライエントは,変えたいあるいは変容を始めたいと言う。

指標▶
- 示された治療法の根拠を述べる。
- 治療法を守ることに対する障壁を明確にする。

NIC
健康教育,自己変容援助,自己責任促進,コーピング強化,意思決定支援,ヘルスシステム案内,共同目標設定,教育:疾病経過

【一般的看護介入】

◉ 以下についてのクライエントの理解を判断する。

① 健康問題(予後,機能不全)の存在やリスク
- 問題を起こしやすい状態
- 利用できる予防や治療の方法
- 予防方法の効果
- 治療方法の効果
  - 健康問題の理解不足や複雑さ,クライエント自身の弱さがノンコンプライアンスをもたらす。

◉ 以下に関するクライエントの感情を探る。

① コンプライアンスについての過去の試み
② 予防や治療の方法に関する現在の心配
③ どの指示が実行できるか。
④ 専門家が求めた指導レベル
⑤ 重要他者からの支援
⑥ 追加の看護介入は〈非効果的治療計画管理〉を参照
⑦ HIVの薬物管理
⑧ 抗ウイルス性薬物療法の効果とHIVの薬物療法を行わない危険性について説明する。
⑨ HIV/AIDSは慢性の疾患になりうることを強調する。
⑩ ウイルスに対する薬物療法の作用を説明する。
⑪ CD4とウイルス負荷カウントを説明し追跡する。
⑫ 薬への耐性がどのように起こるかを説明する(例.薬を飲み忘れること)。
⑬ 薬の飲み忘れを減らそうとしている人への体制とスケジュールを計画する。
⑭ 常に患者が薬を飲み忘れる場合,HIV薬物療法をすべて停止し,看護師を呼ぶようアドバイスする。
  R:HIV薬物療法で1週間に1～2回飲み忘れると,薬への耐性を引き起こす可能性がある。

◉ 新しい健康関連行動についての積極的思考を促進する。

① クライエントと一緒に目標を設定する。
- 短期目標が最も有用である。
- 柔軟性がある。
- 現実的で,クライエントの独自性を考慮したもの
- クライエントに医療者側の目標を押しつけない。

② 契約(どんな行動が期待されているかが書かれたもの)を使うことを考える。

- 最初に，家族，仕事仲間，友人，あるいは看護師と短期間の契約をする。
- 長期間には，自己契約（クライエントが自分自身の報酬をみつけ，自分自身の積極的な行動変容を強化する）が役立つ。

③セルフモニタリングは，コンプライアンスに及ぼす肯定的な影響と否定的な影響を判断するのに有用である。
- 毎日の記録
- カルテ
- 症状の進行，臨床値（例．血糖，血圧），食事の摂取についての日誌

R：合意のもとで治療法と目標を定めたときは，クライエントが意思決定者であり医療専門職はあくまでも助言者であるということを明確にしておく。

R：意思決定にクライエントを関与させることで，計画を確実に進めることに対するクライエントの責任感を呼び起こし，治療へのコンプライアンスが高まる。

R：契約することとは，行動変容すること，選択に責任をもつことを約束することである（Blevinsほか，1999）。

⦿ **現在の薬物療法（医師の処方による薬と市販薬）を見直す。**

①現在の療法（薬の名前，服用量，回数，副作用）について話し合う。「薬を飲んでいますか」と質問せずに，次のように尋ねる。
- 「今日は何の薬を飲みましたか。昨日は？」
- 「1日のうち，いつが薬を飲むのが難しいですか」
- 「1回分飲まないことにするときがありますか」

②薬の必要性についてのクライエントの理解を判断する。
- 必要なとき（例．高血圧，糖尿病，脂溶剤）は長期間の治療であることを強調する。
- 管理されない合併症について説明する。

③薬物間に起こりうる有害な相互作用を明らかにする（薬剤師に相談する）。

④副作用を減らしたり，なくすためにクライエントと協働することを約束する（例．作用剤や服用量の変更）。

⑤服薬を思い出させる物事を明らかにさせる（例：夜の歯磨き，毎日見る好きなテレビ番組，時計の

タイマー機能）。

⑥薬物をやめるより，問題についてプライマリケア医に電話するようにクライエントを指導する。

⑦避けることのできない副作用のほうが何も治療しない結果（例．脳卒中，失明，腎不全）よりまだよいということを強調する。

R：健康問題の理解不足や複雑さ，クライエント自身の弱さがノンコンプライアンスをもたらす。

R：副作用について率直に話し合うことでクライエントが治療を中断する前に問題を報告するよう促すことができる。

⦿ **副作用を軽減するように援助する。**

①胃に刺激がある場合，薬をミルクや食物と一緒に服用するように指示する。（禁忌でなければ）ヨーグルトを食べるよう助言する。

②眠気のある薬は，就寝時か午後遅くに服用させる（服用量の減量についてはプライマリケア医に相談する）。

③足がひきつる場合（低カリウム血症），カリウムの高い食物（オレンジ，ブドウ，トマト，バナナ）の摂取を増やす。

④このほかの副作用に関しては，適切な関係者に相談する。

⑤可能な限り長時間作用する筋肉内製剤を使う。このような薬剤には抗生物質や抗精神病薬などがある。

⑥可能なら薬を併用する〔マックスザイド（ヒドロクロロチアジド利尿薬・血圧降下薬とトリアムテレン）とトリアヴィル（ペルフェナジンとアミトリプチリン）〕。

⑦適宜，クライエントが最小限の数の錠剤を服用していることを確かめる（最小限の数の錠剤で最大の効力を与える薬用量を調べる）。

⑧経口薬の服用頻度を減らすため，経皮塗布薬（例．ニトログリセリン）などの長時間作用の製剤を処方する。

⑨金銭的な心配のあるクライエントには一般的な薬物を処方する。クライエントが薬に対して健康保険還付金の援助を必要としているかを確かめる。

⑩治療に手がかかりすぎるときは，家庭の援助状況を評価する。

⑪在宅治療に費用のかかる装置が含まれていると

きは，ソーシャルワーカーおよび地域の適切な関連機関に紹介する。
R：副作用の管理は療法を守ることを増進する。
⦿ **必要なら，コンプライアンスを妨げる情動的反応（例．状況不安，抑うつ，拒否，親族関係の問題）に焦点を当てる。**
⦿ **必要に応じて，健康教育と専門機関への紹介をする。**
①医師が処方した療法を守ることの重要性を教える。
②クライエントのニーズに合わせて薬の情報を文書にして渡す。薬品名をはじめ，用量，服用錠剤数，適用，起こり得る副作用と有害反応，副作用の緩和法について指導する。
③コンプライアンスに対して誠実であること，守れないわけを話してくれたことを賞賛する。たとえば，
- 「モトリン（イブプロフェン，非ステロイド性抗炎症薬）のせいで胃が痛くなったために，薬を服用するのを止めた，ということを私に話してくれて嬉しいです。私には，あなたの手がまだ痛むわけがわかりました。あなたが少しでも楽になれる方法について医師に相談をしましょう」
- 「あなたが降圧薬の服用を中止していることを私に話してくれてよかったです。それで今日，頭痛と高血圧がみられるのですね。この薬物についてあなたがどんなふうに思っているのか話し合いましょう」

④退院時あるいは外来クライエントの場合，処方された薬物療法についての疑問や心配について連絡する専門家の名前と電話番号を記載したものを渡す。
R：自分自身の努力の結果として受け止められた成功は，自信を高め，もっと忠実に守ろうとするようになる。
R：意思決定にクライエントを関与させることで，計画を確実に進めることに対するクライエントの責任感を呼び起こし，治療へのコンプライアンスが高まる。

■ 小児への看護介入
①治療の必要性と，従わなかったら起こりうる問題を理解する手助けとなるよう，子どもと一緒に話し合う。
②情報は短く，簡単かつ具体的なものとする。ライフスタイルをできるだけ崩さないよう試みる。
③治療を順守することの明確な効果を強調する。副作用を最小限にすることを試みる。あるいは副作用を管理するよう教える。
④子どもと家族と一緒に注意体制を立案する（チェックリスト）。各段階で簡単な指示を書きとめる。
⑤罰を与えることを避ける。コンプライアンスを促進するため家族と一緒に問題を解決する。
⑥子どもが発達レベルに応じてどのようにセルフケアに参加できるか検討する（Wysocki ほか，1992）。
- 運動ができたら表に星を貼る。
- インスリンを吸引する。
- 食べ物を選ぶ。
- 子どもや家族に責務を与える。

⑦意見の違いについて話し合う（〈ペアレンティング障害〉を参照）。
⑧コンプライアンスの問題と実行可能な解決策や妥協点を引き出す（Wong, 1999）。
⑨年齢相応の行動様式を用いる（Wong, 1999）。
- ごほうびやステッカーをもらう。
- 肯定的な援助者と契約を結ぶ。
- 訓練上のテクニック（例．小さい子どもには休憩をとること，大きい子どもには特別扱いを控えること）

R：期待や責任，結果について話し合うことでコンプライアンスは促進される（Wong, 2003）。
R：子どもにセルフケアをさせることで，独立心，独創力，自信を強めることができる（Wysocki ほか，1992）。
R：年上の子どもは，自分が同意のルールを決めることに関与している場合，契約が効果的な方法となる（Wong, 2003）。
R：コンプライアンスを促進させる計画は，子どもと家庭でケアする人が関与していなければならない。

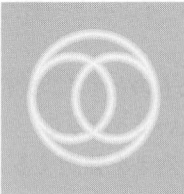

栄養摂取消費バランス異常：必要量以下

Imbalanced Nutrition : Less Than Body Requirements

栄養摂取消費バランス異常：必要量以下
- ▶（特定の事柄）に続発する食欲不振に関連した
- ▶食べ物を調達することが困難あるいはできないことに関連した

歯生障害
嚥下障害
非効果的乳児哺乳パターン
栄養摂取消費バランス異常：必要量以上
 栄養摂取消費バランス異常：必要量以上の潜在的状態

【定義】
栄養摂取消費バランス異常：必要量以下：絶飲食（NPO）ではない人が，代謝上の必要量に対して，摂取あるいは栄養代謝が不適切なために，体重の減少をきたしている状態，またはその危険性が高い状態。

【診断指標】
■ 必須データ（必ず存在，1つまたはそれ以上）
- 絶食する必要がない人で，推奨1日栄養所要量（RDA）を下回る不適切な食事摂取あるいはその報告。
- 体重減少を伴う摂取量を上回る代謝上のニーズが実際にある，または潜在する。

■ 副次的データ（おそらく存在）
- 身長や骨格から割り出した理想体重を10～20%下回る。
- 上腕三頭筋の皮脂厚，上腕中部の周囲径，上腕中央部筋肉の周囲径が標準の60%より少ない。
- 筋力がなく，柔らかい。
- 怒りっぽい，または精神的混乱
- 血清アルブミンの減少
- 血清トランスフェリン，または血清の鉄結合能の低下

【関連因子】
■ 病態生理学的因子
- カロリー所要量（エネルギー所要量）の増加と十分なカロリーを摂取できないことに関連するもの。以下の因子に続発する。
  - ▶熱傷（急性期以降）
  - ▶癌
  - ▶感染
  - ▶外傷
  - ▶薬物依存
  - ▶AIDS
- 嚥下障害に関連するもの。以下の因子に続発する。
  - ▶脳血管発作（CVA）
  - ▶筋ジストロフィー
  - ▶筋萎縮性側索硬化症
  - ▶脳性麻痺
  - ▶神経筋の障害
  - ▶パーキンソン病
- 栄養吸収障害に関連するもの。以下の因子に続発する。
  - ▶クローン病
  - ▶乳糖不耐症
  - ▶嚢胞性線維腫
- 意識レベルの変調に続発する食欲低下に関連するもの

- 神経性食欲不振症に続発する，過剰なカロリー摂取後の自己誘発的な嘔吐，エクササイズ，および食事摂取の拒否に関連するもの。
- 妄想的な行動に続発する中毒を恐れて食べようとしないことに関連するもの
- 双極性障害による過剰な身体的興奮，食欲不振に関連するもの
- 原虫類感染による食欲不振と下痢に関連するもの
- 膵炎による嘔吐，食欲不振，および消化不良に関連するもの
- 肝硬変による蛋白質および脂肪の代謝障害，食欲不振およびビタミン貯蔵障害に関連するもの

■■ 治療関連因子

- 創傷治癒と摂取量減少のため，蛋白質とビタミンの必要量が増加したことに関連するもの。以下の因子に続発する。
  ▶外科手術
  ▶口腔の外科的再建術
  ▶放射線療法
  ▶薬物療法(化学療法)
  ▶下顎のワイヤー固定
- (特定の)薬物の副作用での吸収障害に関連するもの
  ▶コルヒチン
  ▶ネオマイシン
  ▶ピリメタミン
  ▶パラアミノサリチル酸
  ▶制酸剤
- 経口摂取量の減少，口腔内の不快，嘔気，嘔吐に関連するもの。以下の因子に続発する。
  ▶放射線療法
  ▶扁桃腺摘出術
  ▶化学療法

■■ 状況因子(個人・環境)

- 食欲不振に関連するもの。以下の因子に続発する。
  ▶食欲不振
  ▶社会的孤立
  ▶うつ状態
  ▶嘔気と嘔吐
  ▶ストレス
  ▶アレルギー
- 食べ物を調達できないことに関連するもの(身体的限界，経済的理由，輸送上の問題)
- 咀嚼が困難なことに関連するもの(歯の問題または欠損，義歯が合わない)
- 特定の状況に続発する下痢に関連するもの

■■ 発達因子

乳児・小児

- 不適切な摂取に関連するもの。以下の因子に続発する。
  ▶情緒的/感覚刺激の欠如
  ▶ケア提供者の知識不足
- 吸収不良，食事制限，食欲不振に関連するもの。以下の因子に続発する。
  ▶小児脂肪便症
  ▶乳糖不耐症
  ▶嚢胞性線維腫
- 吸啜困難(乳児)および嚥下障害に関連するもの。以下の因子に続発する。
  ▶脳性麻痺
  ▶口唇裂および口蓋裂
- 不適切な吸啜，疲労，呼吸困難に関連するもの。以下の因子に続発する。
  ▶先天性心疾患
  ▶ウイルス性症候群
  ▶未熟性

著者の注釈

看護師は通常最初に栄養状態を改善するために診断をつけ，記載する人である。〈栄養摂取消費バランス異常〉は，評価するのにそう難しくない診断で，看護師が介入できる領域である。

食習慣と栄養状態には(個人，家族，文化，経済的条件，行動能力，栄養についての知識，疾病と外傷および食事療法など)多くの因子が影響する。〈栄養摂取消費バランス異常：必要量以下〉の診断は，食物摂取はできるが不十分かバランスの悪い食事しか摂取していない状態を示している。たとえば，蛋白質が足りないとか，脂肪分が過剰な食事などである。代謝が亢進しているか(例．癌や妊娠)，あるいは栄養素の利用が妨げられるため(例．肝硬変のビタミン貯蔵量の減少)，摂取量が不足することもある。

〈栄養摂取消費バランス異常〉に対する看護の焦点は，クライエントや家族を援助して栄養摂取を

脂肪，油脂，甘い物
は控えめに

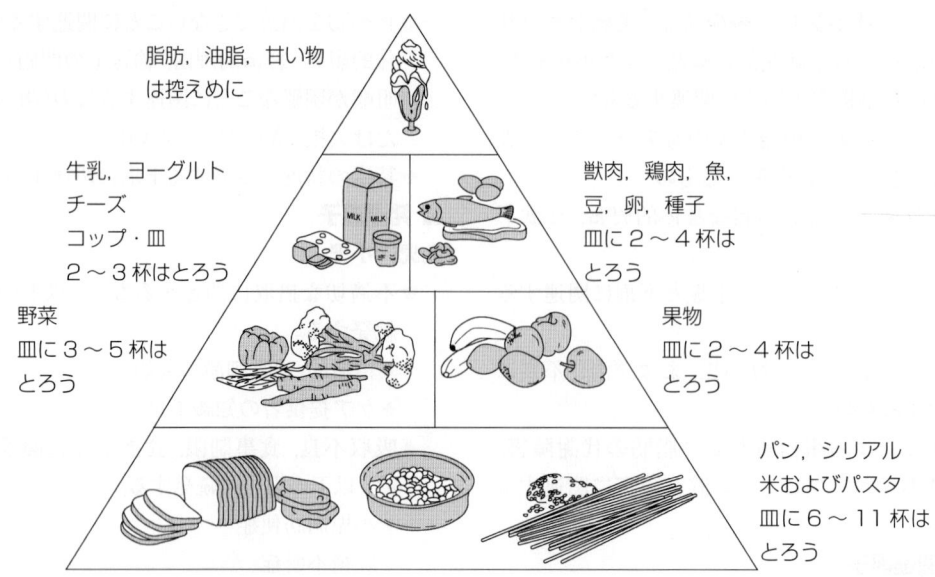

牛乳，ヨーグルト
チーズ
コップ・皿
2〜3杯はとろう

獣肉，鶏肉，魚，
豆，卵，種子
皿に2〜4杯は
とろう

野菜
皿に3〜5杯は
とろう

果物
皿に2〜4杯は
とろう

パン，シリアル
米およびパスタ
皿に6〜11杯は
とろう

図2-2　食物ピラミッド（米国農務省）

改善することである。絶飲食中の人や食事摂取のできない人は含まない。そのような場合には，共同問題「PC：電解質平衡異常」や「PC：負の窒素バランス」を用いる。

診断表現上の誤り

◉インスリン不足，意識の変調，代謝亢進状態に関連した〈栄養摂取消費バランス異常：必要量以下〉

この診断は，糖尿病のクライエントが糖尿病性のケトアシドーシスになっていることを示している。このようなときには看護側の責任は2つのポイントに絞られる。医師とともにケトアシドーシスを管理することと，今後の症状の出現をどのように予防するかをクライエントや家族に教育することである。これらの問題はどちらも〈栄養摂取消費バランス異常〉には含まれていない。まず最初の問題は，共同問題「PC：ケトアシドーシス」として記載され，看護師は生理学的な変調を観察して，タイミングよく介入を開始し，クライエントの反応を評価する責任を負う。2番目の問題は，「糖尿病の食事療法の厳守と具合が悪くなったときに必要な適応についての知識不足に関連した〈非効果的治療計画管理の可能性〉」という看護診断で記載され，クライエントが安定してから探ることになる。

◉非経口療法および絶飲食に関連した〈栄養摂取消費バランス異常：必要量以下〉

この診断は，非経口療法に関与する看護師の立場の複雑さを示している。栄養学的な面からみるとき，絶食のクライエントの栄養状態を改善するために，看護師はいったいどのような介入をするというのだろうか。絶食中のクライエントへの非経口摂取は看護が扱っている処置で，実際，あるいは可能性のあるいくつかの反応に影響を及ぼす。この場合は，看護診断〈感染リスク状態〉および〈安楽障害〉の2つによって，また共同問題「PC：低血糖・高血糖症」および「PC：負の窒素バランス」の2つによって表現される。

重要概念

■ 一般的留意点

① 代謝がきちんと機能するには，体は適切な量の炭水化物，脂肪，蛋白質，ビタミン，ミネラル類，電解質，および微量元素を必要とする。図2-2の食物ピラミッドは，米国農務省が開発したものである。毎日，5つの食物群をとることを推奨している。第6群の脂肪，油脂，甘い物は摂取を控えるよう推奨している。この群は総エネルギー摂取量の30％を超えてはならない。

② 全体的にみて，成人のアメリカ人の54.9％が太りすぎ（身長に対する理想体重の15％以上）であ

表2-16 全国調査協会の報告による食事への勧告

総脂肪摂取量は熱量摂取量の30％未満に抑える；飽和脂肪酸は熱量の10％未満にし，毎日のコレステロール摂取は300 mg 未満に抑える*1
カフェインを含まない飲み物を，コップに8～10杯飲む
デンプンの摂取とそれ以外の複合炭水化物の摂取を増やす
蛋白質の摂取は中程度に保つ*2．乾燥豆，魚を増やす
繊維質の摂取を1日25～35 g に増やす
毎日果物を2～4品食べる
毎日野菜を3～5品食べる
毎日の塩分（塩化ナトリウム）摂取量を6 g 未満に抑える*3
適切なカルシウムと鉄の摂取を維持する
1日の栄養所要量（RDA）以上に栄養補助食品を摂取しない
適切な体重を維持するために食物摂取と身体活動のバランスをとる
アルコール飲料を飲む人は，純粋なアルコールに換算して1日30 g 未満に抑える*4

*1 脂肪分とコレステロールを摂取する場合，脂肪分の多い食物および全乳の乳製品を，魚，皮を取り除いた鳥肉，赤身肉，低脂肪，あるいは無脂肪の乳製品に代え，野菜，果物，シリアル，豆類を選び，油脂，脂肪，卵黄，油で揚げたものなど脂肪分の多い食物を控えることによって減らす．
*2 蛋白質は栄養所要量を満たしていれば十分で，栄養所要量の2倍を超えてはならない
*3 調理時における食塩の使用を控え，食卓で食べ物に食塩をかけない．塩からいもの，塩による加工食品，塩で保存された食品あるいは塩漬けの食品は控える．
*4 アルコール摂取に関しては，協会は勧告を出していない．30 g の純粋アルコールはビール2缶，ワイングラス2杯，カクテル2杯に相当する．
〔全国調査協，食物栄養局．食事と健康委員会(1989)食事と健康：慢性疾患のリスクを減らすための関連事項．Nutrition Reviews, 47, 142-149；食物ガイドピラミッド；毎日の食物選びのためのガイド．パンフレット No. 572, Washington DC：米国農務省；Dudek, SG (2006) Nutrition essentials for nursing practice（5th ed.）Philadelphia：Lippincott Williams & Wilkins〕

る．また，思春期の子どもの18～25％が太りすぎである．小児では25～30％の範囲である（Dudek, 2006）．

③肥満は高血圧，Ⅱ型糖尿病，冠動脈疾患，乳癌，子宮内膜癌，子宮頸癌，卵巣癌，大腸癌，直腸癌，前立腺癌，膀胱癌，胆道癌の危険因子であり，さらに関節や足の障害の危険因子でもある（Dudek, 2006）．

④アメリカ人女性は，鉄，カルシウム，ビタミンAとCの摂取量が不足していることが，数件の調査で報告されている（Lo, 1995）．

⑤アメリカ人は1日に必要な繊維量の半分しか摂取せず，脂肪は必要量の20％を上まわって摂取している（Dudek, 2001）．

⑥表2-16は全国調査協会（1989）が作成した食事への勧告の概要である．

⑦栄養所要量に影響する因子には，年齢，活動量，性，健康状態（疾病や外傷の有無），および栄養素の代謝量（貯蔵，吸収，消費，排泄）などがある．

⑧栄養摂取に影響する因子としては，個人的なもの（食欲，咀嚼や嚥下の能力，体の運動機能，精神的状態，文化的背景）と構造的なもの（社会化，食料を調達し調理する能力，台所設備，運搬手段）がある（Miller, 2004）．

⑨薬物は次の変化を招いて栄養摂取量を減らすことがある（Whiteほか，2000）．
- 食欲（例．メトホルミン，ジゴキシン，パロキセチン）
- 吸収（例．ネオマイシン，シメチジン）
- 代謝（例．メトホルミン，イソニアジド，フェニトイン）

⑩健康維持と成長のために，最低限の栄養素が必要である．表2-17のようにライフスパンで栄養のニーズは異なる（Wong, 2003；Dudek, 2006）．

⑪表2-18は，身長に対する肥満度指数（BMI）を示している．

⑫癌の人は，疾病および治療法に関連した栄養上の問題をきたす．その問題とは次に示すとおりである．
- 疾病に関連した問題：栄養吸収障害，下痢，便

表 2−17　年齢別の栄養所要量

年齢	栄養所要量
乳幼児	
新生児	ミルク 12 〜 18 オンス*
2 〜 3 か月	ミルク 20 〜 30 オンス
4 〜 5 か月	ミルク 25 〜 35 オンスと裏ごしした野菜と果物, 卵黄
6 〜 7 か月	ミルク 28 〜 40 オンスと野菜と果物に肉製品を加える
8 〜 11 か月	ミルク 24 オンスと 3 回の規則的な食事
1 〜 2 歳	ミルク 24 オンスと食事で 1,000 kcal
小児	
就学前(3 〜 5 歳)	体重 1 kg につき 90 kcal, 蛋白質 1.2 g 基本食品群 カルシウム 800 mg
学童(6 〜 12 歳)	80 kcal/kg, 1.2 g/kg の蛋白質 上記就学前と同じ種類の基本食品群をとる 　1.5 〜 2 g のカルシウム 　400 IU(国際単位)のビタミン D 　1.5 〜 3 L の水分
思春期(13 〜 17 歳)	2,200 〜 2,400 kcal(女子), 3,000 kcal(男子) 上記就学前と同じ基本食品群をとる 　50 〜 60 g の蛋白質 　1,200 〜 1,500 mg のカルシウム(25 歳まで) 　400 IU(国際単位)のビタミン D
成人	1,600 〜 3,000 kcal(身体の活動, 精神状態, 体格, 年齢, 代謝の程度にもよる) 基本食品群 (図 2−4)を参照 男性の場合, 蛋白質, アスコルビン酸, リボフラビン, ビタミン E と B_6 を増やす必要がある 女性の場合, 上記に加えて, 鉄分, カルシウム, ビタミン A と B_{12} を増やす必要がある
妊娠中の女性(中〜末期)	1 日のカロリー要求量 　11 〜 15 歳　2,500 kcal 　16 〜 22 歳　2,400 kcal 　23 〜 50 歳　2,300 kcal 蛋白質を 10 g または肉類を 1 品追加 　1.2 〜 3.5 g カルシウム 　ビタミン A, B, C を増やす 　30 〜 60 mg の鉄
授乳中の女性	2,500 〜 3,000 kcal(通常食に 500 kcal 追加) 基本食品群 　4 品の蛋白質 　5 杯の乳製品 　4 品以上の穀類 　5 品以上の野菜 　　2 品以上のビタミン C の多いもの 　　1 品以上の緑色の葉菜 　　2 品以上のその他の野菜類 　2 〜 3 クオート**の水分(ミルク 1 クオート) ビタミン A, C およびナイアシンを増やす

*1 オンス: 約 30.0 mL, **1 クオート(qt): 約 1.00 L

(次ページに続く)

(表2-17の続き)

年齢	栄養所要量
65歳以上の人	成人と同じ基本食品群 カロリー要求量は年齢が進むと低下する(女性1,600〜1,800 kcal, 男性2,000〜2,400 kcal)。しかし活動, 気候, 代謝要求によって変化する 必須アミノ酸, 脂肪酸, ビタミン, 微量要素, 繊維, 水分を必ずとる 　60 mgのビタミンC 　40〜60 mgの蛋白質 　1,200 mg(エストロゲンを服用していない女性は1,500 mg)のカルシウム 　10 mgの鉄

表2-18 身長と体格に対する体重(ポンド)(訳注:1フィート=12インチは約30.5 cm, 1ポンドは約0.45 kg)

男子					女子				
身長		体格			身長		体格		
feet	inch	小	中	大	feet	inch	小	中	大
5	2	128〜134	131〜141	138〜150	4	10	102〜111	109〜121	118〜131
5	3	130〜136	133〜143	140〜153	4	11	103〜113	111〜123	120〜134
5	4	132〜138	135〜145	142〜156	5	0	104〜115	113〜126	122〜137
5	5	134〜140	137〜148	144〜160	5	1	106〜118	115〜129	125〜140
5	6	136〜142	139〜151	146〜164	5	2	108〜121	118〜132	128〜143
5	7	138〜145	142〜154	149〜168	5	3	111〜124	121〜135	131〜147
5	8	140〜148	145〜157	152〜172	5	4	114〜127	124〜138	134〜151
5	9	142〜151	148〜160	155〜176	5	5	117〜130	127〜141	147〜155
5	10	144〜154	151〜163	158〜180	5	6	120〜133	130〜144	140〜159
5	11	146〜157	154〜166	161〜184	5	7	123〜136	133〜147	143〜163
6	0	149〜160	157〜170	164〜188	5	8	126〜139	136〜150	146〜167
6	1	152〜164	160〜174	168〜192	5	9	129〜142	139〜153	149〜170
6	2	155〜168	164〜178	172〜197	5	10	132〜145	142〜156	152〜173
6	3	158〜172	167〜182	176〜202	5	11	135〜148	145〜159	155〜176
6	4	162〜176	171〜187	181〜207	6	0	138〜151	148〜162	158〜179

秘, 貧血, 蛋白欠乏, 疲労感
- 治療に関連した問題:口内炎, 下痢, 悪心・嘔吐, 食欲不振, 疲労感

■■ 小児への留意点
①それぞれの成長期では栄養上のニーズが変わることが特徴である(表2-18参照)。
②思春期前の小児はダイエットをしてはいけない。小児の成長の目的は, 体重の維持であって, 体重を減らすことではない。塩分の多い食品, 脂肪分の多い食品, 砂糖の多い食品の代わりに, 果物, 野菜, 低脂肪スナック(例. プリッツ)など健康的な食品の選択をする(Wilson, 1994)。体重減少に対する具体的な介入については〈非効果的な健康維持〉を参照

③不適切な栄養摂取の特に危険な状態にある小児は, 以下のとおりである。
- ■先天性奇形(例. 食道気管瘻, 心臓または神経系の奇形)
- ■未熟児, 子宮内発達遅延
- ■先天性代謝異常(例. フェニルケトン尿症)
- ■栄養吸収障害
- ■発育障害(例. 脳性麻痺)
- ■慢性疾患(例. 囊胞性線維症, 慢性感染, 糖尿病)
- ■特に急速な成長(例. 早期産児, 幼年期, 思春期など)

■十分に愛着のもてない両親
④両親は，乳児の栄養失調を起さないよう，うまく授乳する必要がある（Anderson，1989；Wong，2003）。
■生後1年間は，母乳栄養か鉄分を補強した人工栄養を行う。
■生後5～6か月には固形の食物を加えていく。
■乳児のげっぷや満腹の合図を見極める。
■授乳中はしっかりびんを支え，びんと向き合うよう乳児を抱っこする。
■乳児の生理学的発達と運動発達にとって適切な食物を選ぶ。
■人工栄養のミルクは正しく作る。
⑤ファーストフード（塩分，糖分，脂肪分が多い）を頻繁に食べることや子どもの肥満率の上昇は，特殊な介入を必要とする問題をもたらしている（Wong，2003）。

妊産褥婦への留意点
①妊娠中は栄養のニーズが変化する（表2-17を参照）。
②妊娠中の体重増加に関する勧告はさまざまである。妊娠前にやせていた女性は12.5～18 kg，適切な体重の場合は11～16 kg，多少太りぎみの女性は6.5～11 kg，かなり太りぎみの女性（BMI＞29）は6.5 kg，体重が増えなければならない（Rilliteriほか，2003）。
③妊娠中のダイエットは，胎児には発育に不可欠なエネルギーを与えるために，母体にとって不適切な摂取となることがある。胎児は成長と発育のために，母体の栄養摂取状況に依存しているので，鉄と葉酸はもっぱら母体の貯蔵分から取り込む。

高齢者への留意点
①一般には，高齢者は他の年齢層の人と同じようにバランスのとれた食事が必要であるが，カロリーはほかの年齢層より少なくてよい。しかし，高齢者では鉄，カルシウム，ビタミン類の摂取が不十分になりがちである。長期にわたって身につけてきた食習慣，収入，交通手段，住宅，社会的活動，急性・慢性の疾患などが，個人の栄養摂取や健康そのものに影響を及ぼす（Miller，2004）。
②高齢者の多くはエネルギー必要量が減少するので，以下のように栄養摂取を変える必要がある。

	年齢25～50歳まで	50歳以上
炭水化物	60%	55%
蛋白質	10%	20%
脂肪	30%	25%
代謝のカロリー（kcal／日）		
女性	2,200	1,900
男性	2,900	2,300

③利尿薬を服用している人は，水分補給（水分出納）と電解質バランス，特にナトリウムとカリウムが適切であるかを綿密に観察しなければならない。カリウムを多く含む食物を常に食事に取り入れる必要がある。
④鉄欠乏性貧血は，慢性疾患や鉄分の足りない偏った食事と関連し，一定の期間を経て起こってくる。ビタミンC，葉酸，鉄分の多い食事を増やせば，鉄分の吸収に適切な状態に改善できるが，鉄剤が必要となることが多い。

文化的考察
①「何世紀もの間，食事は特殊な疾患の治療に，妊娠中の健康促進に，子どもの成長発達の促進に，寿命を延ばすために，多くの文化で用いられてきた」（Andrewsほか，2003）。
②健康を体液（血液，粘液，黒胆汁，黄胆汁）のバランスがよい状態とみなす文化もある。この枠組みでは，乾きすぎたり，冷えたり，暑すぎたり，あるいは湿気という体液バランスの崩壊が病気につながる。たとえば，胃の不調は冷（体を冷やす作用のある）の食べ物の食べすぎによると信じられている。食べ物，ハーブ，薬は，暖めるもの，冷やすもの，潤いを与えるもの，乾燥させるものに分類され，体の自然なバランスを回復させるために用いられる。たとえば，バナナは冷の食べ物に分類され，粗挽きトウモロコシは温の食べ物に分類される（Andrewsほか，2003）。
③成人の乳糖不耐症は，世界中のほとんどの人種で報告されている。東洋人の94%，アフリカ系黒人の90%，アメリカ先住民の79%，アメリカ系黒人の75%，メキシコ系アメリカ人の50%，アメリカ系白人の17%が乳糖不耐症である（Overfield，1985）。
④栄養学的には有益な食事，中立的な食事，有害な食事に分類され，有益な食事と中立的な食事が推奨される。有害な食事には細心の注意を払

って働きかけ、有害な影響について説明すべきである(Andrews ほか, 2003)。

⑤グループでの会食は、推奨される場合もある(例.リハビリテーション、長期入院、精神衛生)が、文化によっては葛藤を引き起こすことがある(例.女性が男性と食事する)(Andrews ほか, 2003)。

⑥ユダヤ系のクライエントの場合、ユダヤ教式の台所がなくても、掟を守った食事をすることは可能である。ヒレや鱗のついた魚で必要な栄養を満たすことができる。乳製品も同様である。肉と牛乳の皿は一緒にしてはいけないので、使い捨ての紙皿を用いる(Giger ほか, 2004)。

焦点アセスメント基準

■ 主観的データ
◉ 診断指標をアセスメントする。

①通常の摂取量
- 前日24時間の食事の想起
  ▶ これは通常の食事のパターンですか
  ▶ 5つの基本食物群を十分にとっていますか
  ▶ 十分な水分をとっていますか

◉ 関連因子をアセスメントする。

①食欲(通常、変化)
②食習慣
- 食べ物・飲み物の好き嫌い、タブー
- 宗教的な食事上の制限
- ファーストフードを利用する頻度

③活動レベル
- 職業、運動(種類、頻度)

④食物の調達・準備(誰が)
- 機能的な力量
- 台所の設備
- 輸送方法
- 必要な食糧を買える収入

⑤栄養の知識
- 5つの基本食物群
- 炭水化物、脂肪、塩分の推奨摂取量
- 活動と代謝との関係

⑥生理学的な危険因子(Evans-Stoner, 1997)
- 神経障害
- 慢性疾患〔腎不全、慢性閉塞性肺疾患(COPD)、ヒト免疫不全ウイルス(HIV)、肝疾患〕
- 吸収不良
- 炎症性腸疾患

⑦心理社会的状態(Evans-Stoner, 1997)
- アルコール乱用
- 薬物乱用
- 家庭の状態
- 孤立
- うつ状態
- 施設への入所

⑧服薬している薬剤(処方薬、市販薬)
- 次の報告：アレルギー、嚥下障害、嘔気、消化不良、嘔吐、咀嚼障害、食欲不振、便秘、疲労感、下痢、口腔のびらん、痛み

■ 客観的データ
◉ 診断指標をアセスメントする。

①一般データ
- 外観　　　　● 身長
- 筋肉量　　　● 体重
- 皮下脂肪のつき具合　● 体脂肪指数
- 毛髪　　　　● 口腔
- 皮膚　　　　● 歯牙
- 爪　　　　　● 浮腫

②身体的計測データ
- 腕中部の周囲長
- 三頭筋付近の皮膚の厚さ
- 腕中部の筋の周囲長

③検査結果
- 血清蛋白の減少
- 血清トランスフェリンの減少

◉ 関連因子をアセスメントする。

①咀嚼、嚥下、自分で食べる能力

このほかの「焦点アセスメント基準」の情報は、http://thepoint.lww.com を参照

NOC
栄養状態、教育：栄養

目標 ▶
クライエントは、活動レベルと代謝ニーズに見合った栄養所要量を毎日摂取する。

指標 ▶
- 望ましい栄養の重要性を述べる。
- 毎日摂取するものの中で不足しているものを明らかにする。
- 食欲増進方法を述べる。

NIC
栄養管理, 栄養モニタリング

【一般的看護介入】

- 炭水化物, 脂肪, 蛋白質, ビタミン, ミネラルおよび水分消費を満たす必要性を説明する。
  R：食べ物の栄養素はエネルギー源となり, 組織を作り, 代謝過程を整える。

- クライエントにとって, 適切な日々のカロリーと食物のタイプを決めるために栄養士に相談する。
  R：栄養士に相談することで, 最適なカロリーと栄養素を摂取できる食事を確保する。

- 食欲減退の原因についてクライエントと話し合う。
  R：痛み, 疲労, 鎮痛薬の使用, 不動状態といった因子が食欲不振につながる。原因を明らかにすることで, その原因を排除したり最小に抑える介入が可能になる。

- 食事の前に一休みすることをクライエントに勧める。
  R：疲労は, 食欲不振のクライエントの食欲と食べる能力をさらに低下させる。

- 一度にたくさん食べる代わりに小分けして頻度を増やすことを提案する。食事を冷たくして出すことを提案する。
  R：1日の総カロリー摂取量を小分けにすることは, 消化不良を予防し, 食欲を増すことにもなる。

- 食欲減退では, 食事時に飲み物を制限する。また食事の前後1時間は水分摂取を避ける。
  R：食事中に飲み物を控えることは, 消化不良を予防する。

- 口腔内の清潔を維持するようクライエントを促し助ける。
  R：口腔内が不衛生な場合, 口臭を生じたり, 食べ物の味が悪くなり, 食欲を減退させる。

- クライエントが一番食べられそうと感じるときに, 高カロリー・高蛋白食を出すよう調整する。
  R：カロリーと蛋白質が適切に消費されるならば, クライエントが食べたい気持ちになっているときに, 高カロリー・高蛋白質の食事を出す。

- 食欲増進策を講じる。
  ①クライエントの食べ物の好みを明らかにし, 可能であれば好きな食べ物を出すよう調整する。
  ②食事をするところから不快な臭いのするものや不快に思うものをとりのぞく。
  ③食事前に, 痛みや嘔気をコントロールする。
  ④可能であれば, クライエントを支える人に家から許可された食べ物を持ってきてもらうよう促す。
  ⑤食事中はゆったりした雰囲気にし, 社会的交流がもてるようにする。
  R：ダイエットの計画は, 過剰な栄養摂取を避けることに焦点を当てる。脂肪分, 塩分, 糖分を減らし, 心臓疾患, 糖尿病, 主要な癌, 高血圧のリスクを下げる。

- 次のことを含めた栄養食品のアウトラインを印刷物にしてクライエントに渡す。
  ①多糖類を含んだ炭水化物と繊維質を多くとれるもの
  ②砂糖, 塩, コレステロール, 総脂肪分, 飽和脂肪酸の摂取を控えたもの
  ③適度なアルコール摂取
  ④理想体重維持のための適切なカロリー摂取
  R：自分で使えるものは家でも使え再強化となる。

■ 小児への看護介入

①小児の年齢に応じた栄養必要量を親に教える（特別な忠告がある場合, 該当する小児科や栄養学の本を参照する）。
②循環器系の異常, 肥満, 糖尿病のリスクを抑えるために, 塩分, 糖分, 脂肪分が多いおやつ（例. ソーダ, 飴, チップス）を控えることが重要であることについて話し合う。どのように健康的なおやつに代えるかをアドバイスする（例. 生の果物, プレーンのポップコーン, 冷凍果汁, 生野菜）。
③家族が自分たちの栄養パターンを評価するのを手伝う。
④食事時の行儀をしつけかつやっきにならずにすむ方法について話し合う（Dudek, 2006; Wong, 2003）。
⑤食べなくてもいい食べ物を1つ子どもに選ばせる。
⑥少量ずつ与える（例. どの年齢でも食べ物はスプーン1杯）。
⑦食事と同じくらいおやつに栄養的な重点を置く（例. 固ゆで卵, 野菜スティック, ピーナッツバター・クラッカー, フルーツジュース, チーズ, 生

の果物)。
⑧さまざまな食べ物を提供する。
⑨家族そろって一緒に食べることを勧める。
⑩健康的な食事を調整することに子どもを関与させる(例.健康食品を食べたことを子どもがチェックする表を作る)。
⑪テレビを観る時間をグループ活動(例.フリスビー,自転車に乗る,歩く)にあてる。
⑫ファーストフードを食べる際には栄養を改善する方法を加える。
- スキムミルクを飲む
- 揚げものを避ける
- 焼きものを選ぶ
- サラダや野菜を食べる
- 早く調理できる栄養のある食事(例.冷凍ディナー)を代用する

R:栄養所要量は年齢によって非常に開きがある。身体的な成長が急激な時期は(例.乳児期,思春期)は2倍の鉄,カルシウム,亜鉛,蛋白質を摂取することが必要となる(Wong, 2003)。

R:成長が緩やかな時期(例.就学前,学童期の子ども)は,食が細くなる(Dudek, 2006)。

R:健康的なおやつを増やすことで,食べなければならない食事の量に対する子どものプレッシャーを軽減する(Wong, 2003)。

R:家族の栄養摂取パターンは,食習慣の発達に最も影響する(例.不健康なおやつ,テレビの観すぎ)(Dudek, 2006)。

■■ 妊産褥婦への看護介入
①妊娠中の身体的な変化と栄養のニーズを説明する(表2-17参照)。
②胎児の成長期における,アルコール,カフェイン,人工甘味料の影響について話し合う。
③妊娠中の11～18歳の少女と,19～24歳の女性と,25歳以上の女性とでは栄養所要量が違うことを説明する。
④日常生活活動のためにカロリーがさらに必要かどうかを明らかにする。

R:代謝の変化について説明することで,栄養所要量に対する認識を高めることができる。

R:研究によると,アルコールの持続摂取(2～4杯/日)が低出生体重児の原因になる可能性があるといわれている。多量の飲酒は胎児アルコール症候群の原因となる。

R:妊娠中のカフェイン摂取の影響についてはほとんどわかっていないが,控えるほうがよいとされている(Dudek, 2006)。

R:妊娠中の人工甘味料の摂取は禁忌ではないが,控えるほうがよいといわれている(Dudek, 2006)。

R:思春期の少女は,思春期の自身の成長に栄養摂取量を増やす必要があるために,妊娠中はさらに栄養必要量が増える(Dudek, 2006)。

R:妊婦にとっての基礎代謝量は年齢によって異なる(Pilliteri, 2003)。
- 28.5 kcal/kg　11～14歳
- 24.9 kcal/kg　15～18歳
- 23.3 kcal/kg　19～24歳
- 21.9 kcal/kg　25～50歳

R:活動レベルに応じてさらにカロリーが必要になる(Pilliteri, 2003)。エネルギー必要量は基礎代謝量に以下の数字を掛けて算出する。
- 1.5　軽度の活動
- 1.6　中程度の活動
- 1.9　強度の活動

■■ 高齢者への看護介入
①以下のことに伴う栄養的なニーズについてクライエントが理解しているかどうか判断する。
- 加齢
- 薬物の使用
- 疾病
- 活動

②食料の調達や摂取を妨げるような因子があるかどうかアセスメントする(Miller, 2004)。
- 服薬,悲嘆,うつ状態,疾患による食欲不振
- 精神状態が障害されて空腹に気づかなかったり,不適切な種類・量を摂取してしまう。
- 運動障害や手先の器用さの障害(麻痺,振戦,脱力,関節痛または変形)
- 尿失禁を恐れての自発的な水分制限
- きゃしゃな体型もしくは低栄養の既往
- 食べ物を買うための収入がない。
- 食べ物や調理器具を買いに行く交通手段がない。
- 新しい義歯,または歯の状態が悪い。
- 調理したり1人で食事をするのが嫌い。
- いつも独りで食べている。

■1日に2杯以上アルコールを飲む。
③甘味と塩味の味覚が鈍くなることを説明する。
④適時,家庭環境(例.調理器具,食物供給,清潔)を評価するために訪問看護師に相談する。
⑤適時,地域資源をアセスメントする(例.栄養教室,コミュニティセンター,食品配達サービス)。
R:年をとっても必要な栄養素は減らないが,総カロリーの必要量は減少する。したがって,質の高い栄養食品は非常に重要である(Miller, 2004)。
R:複数の因子が食物の確保や食物の消化を妨げるため,栄養を改善するには,特殊な因子を戦略に加える必要がある(Dudek, 2006)。
R:高齢者は味覚が鈍くなるため,塩と砂糖を多量に使うことがある(Miller, 2004)。
R:栄養学的な問題が疑われる場合,家庭環境のアセスメントが有効なデータとなることがある(Miller, 2004)。
R:服薬または疾患によって食事の調整が必要となる場合がある(例.カリウム,ナトリウム,繊維質)。

栄養摂取消費バランス異常:必要量以下
▶(特定の事柄)に続発する食欲不振に関連した

NOC
栄養状態,教育:栄養,症状コントロール

目標▶
(具体的な事柄)によって明らかなように,経口摂取量が増える。

指標▶
● 食欲不振を引き起こしている原因が明らかな場合には,それを述べる。
● 治療について,根拠と方法を述べる。

NIC
栄養管理,体重増加援助,栄養カウンセリング

【看護介入】

⦿原因をアセスメントする。
関連因子を参照

⦿可能であれば,寄与因子を減らすか除去する。
①味覚,嗅覚の鈍麻に対して
■クライエントに,適切な量の栄養を摂取することの重要性を説明する。
■食べ物の味と風味を整えるために香辛料を使用するようクライエントに勧める〔例.レモン汁,ミント,ちょうじ,バジル,タイム,シナモン,ローズマリー,ベーコン片〕。
■赤みの肉より食べやすいであろう,蛋白質を含む食品を教える。
●卵,乳製品
●鶏肉,ターキー(七面鳥)
●魚(生臭さの少ないもの)
●マリネにした肉(ワイン漬け,酢漬け)
●大豆製品(豆腐)
■肉類・蛋白質源はミンチかすり身にすると食べやすくなる。
■蛋白質は野菜と混ぜるとさらに食べやすくなることがある。
■食事を「スナック(軽食)」と言いかえ,軽いニュアンスにする。
R:食物を食べることで栄養をとり,食欲を刺激する戦略を用いる。

②社会的孤立に対して
■誰かと一緒に食事をするよう勧める(例.教会団体が運営するコミュニティセンターなどのダイニングルームや集会所での食事)。
■サポートシステムから電話してもらい,毎日,連絡をとる。
■それ以外の看護介入は〈社会的孤立〉を参照
R:ほとんどの人にとって,食事は社会的ないとなみである。孤独な食事では,栄養のある食事を用意する気力がそがれる。

③不快な刺激(疼痛,疲労,悪臭,嘔気・嘔吐)に対して
■疼痛
● 食前に不快な処置や,疼痛を伴う処置を行わないようケア計画を立てる。
● 食事時間には嗜眠状態ではなく,最も痛み

が和らいでいる状態になっているように鎮痛薬の投与を計画する。
- 快適で落ちついて食事ができる環境にする（例．便尿器が視野に入らないようにする，急がせない）。「ちょっと気をきかせて」みる（例．食卓に花を添える）。
- 食事時間が近づいたら，嘔気を催す臭気や処置を避けるか最小限にするようケア計画を調整する。

■ 疲労
- 食前に休息するよう教育または援助する。
- 食事の準備に費やすエネルギーを最小限にするよう教育する（例．たくさん作って1回分ずつ冷凍する，誰かに援助を求める）。

■ 食べ物の臭気
- 調理中に臭い（フライを揚げる，コーヒーを入れるなど）を嗅がないようにする（できれば散歩したり，冷たいまま食べられるものを選ぶ）。
- 食欲のないときは，調理の必要がないものを使うよう提案する。

■ 嘔気・嘔吐
R：嘔気は環境を調整したり，腹部を締めつけないような姿勢をとることで軽減できる。

④それ以外の看護介入は〈嚥下障害〉を参照

⦿食欲を刺激して，蛋白質の摂取量を増やす食べ物を勧める（Foltz, 1997）。

①食べる前後に，適切な口腔ケアを行う（例．歯磨き，うがい）。
②胃の膨満感を少なくするために少量ずつ摂取するよう勧める（1日6回プラス軽食）。
③できるだけ食べる直前に，食べ物を選んでもらう。
④蛋白質とカロリーができるだけ多く摂取できるよう，クライエントが一番食べたいと思う時間に配膳を調整する（例．化学療法を早朝に行う場合は，午後の遅い時間に配膳する）。
⑤好きな家庭料理を届けるよう重要他者に勧める。
⑥次のように指導する。
- 乾燥した食品（トースト，クラッカー）は座位で摂取する。
- さしつかえなければ，塩味の食品を摂取する。
- 甘味の強い食品，味の濃い食品，脂っぽい食品，油で揚げたものは避ける。
- 冷たい飲料水を飲むようにする。
- ストローで一口ずつ，ゆっくり飲む。
- 本人が摂取できそうなものは，なんでもとり入れる。
- 低脂肪の食品を少量ずつ，頻回に食べてみる。

⑦市販されているさまざまな形態の補助食品（液状，粉末，プリン）を試してみる。ブランドを変えて，味と好みがクライエントに合うものを探す。
⑧クライエントと家族に，家庭での調理法を教育する。
- ミルクセーキ，グレイビー（肉汁），ソース，プリン，シリアル，ミートボール，牛乳などに，粉末ミルクか卵を加え，蛋白質とカロリーの含有量を増やす。
- 肉汁やスープには，裏ごしした食品か，ベビーフードを加える。
- 補強ミルクを使用する（例．生乳1 qt＝約1 Lに，インスタントの無脂肪乳を1カップ加える）。
- スープやソースを作るときは，水の代わりに牛乳を使うか，水と牛乳を半量ずつ使う。豆乳を使用してもよい。
- チーズか小さい角切りの肉を加える。
- トースト，クラッカー，セロリのスティックには，クリームチーズやピーナッツバターを塗る。
- スープ，ソース，野菜には，バターやマーガリンを多めに加える。
- 温かいうちにトーストにバターを塗る。
- 野菜には，サラダオイルの代わりにマヨネーズ（テーブルスプーン1杯 100 kcal）を使用する。
- 野菜には，サワークリームかヨーグルトをかけたり，浸したりする。
- ホイップクリーム（テーブルスプーン1杯 60 kcal）を使用する。
- シリアルには，レーズン，ナツメヤシの実，ナッツ，黒砂糖などを加える。
- いつでも手軽に食べられるよう，ストック（スナック）を用意しておく。

⑨高カロリー食品と低カロリー食品を対比して検討する。カロリーだけの食品（例．ソーダ）を避ける。
⑩乳糖不耐症がある場合には，ミルクの代わりに毎日摂取できるものを探す（例．チーズ，ヨーグ

ルト，乳酸菌飲料）。
- R：食事の前後での口腔内を清潔に保ち，食欲低下を防ぎ，不快な味や悪臭の原因になる微生物を減らす。
- R：食事中の水分摂取を抑えることで，胃の膨張を防いで，食欲を促進することができる。
- R：摂取量が限られているときには，食べ物に含まれた栄養素の数を増やす。

⦿ **必要に応じて，保健指導と専門機関に紹介する。**
①献立を計画するための栄養士
②必要であれば，精神医学的療法
③地域の給食センター
④拒食症のクライエントのサポートグループ
- R：コミュニティの中の資源は個人や家族を支えることができる。

栄養摂取消費バランス異常：必要量以下
▶ 食べ物を調達することが困難あるいはできないことに関連した

食べ物の調達能力の変調とは，身体的・経済的・社会文化的な障壁によって食べ物を入手できないことである。

NOC
栄養状態

目標▶
クライエントは，定期的に食物を入手する方法を見つけ出す。

指標▶
- 原因が明らかな場合には，それを述べる。
- 適切な栄養の重要性を述べる。

NIC
栄養カウンセリング，栄養管理，教育：個別，家族，紹介，環境管理

【看護介入】

⦿ **原因をアセスメントする。**
①十分な食べ物を入手するための収入源の不足
②社会文化的障壁
③慢性閉塞性肺疾患（COPD），脳血管発作（CVA），四肢麻痺など健康上の問題によって，食物を調達することが身体的に不可能な状態

⦿ **可能であれば，寄与因子を減らしたり，取り除く。**
①収入源の不足に対して
- 低所得者層向けの（連邦政府発行の）食料切符や政府の援助によるプログラムを受ける資格があるかどうかをアセスメントし，ソーシャルワーカーに相談する。
- 共同組合や地域の農家直営店で買い物をするよう提案する。
- 特売日に食品や肉類を購入して，冷凍する。安い肉と軟化剤を利用する。
- 安価で栄養価の高い食品を提示する。パック入り食品や調理済みの食品は，できるだけ使用しない。
  - 蛋白質源としてインゲン豆や豆科の野菜
  - 粉末ミルク（そのまま使用したり，牛乳と粉末ミルクを半量ずつの割合で混合して使用する）
  - 季節的に多く出回っている食物
- 家の庭先で野菜を育てたり，地域菜園の計画に参加するよう勧める。
- 旬の果物と野菜を冷凍や缶詰にして保存する（缶詰法や冷凍法の情報を提供している地区の農業組織を紹介する）。

②社会文化的障壁
- 地域で入手できる食料品を紹介し，料理法を指導する。
- 地域で入手できる食料品を代用品として使用し，徐々に慣れていくよう提案する。
- 食品の用意については，家庭経済教室の成人教育を紹介する。
- クライエントが食品の小売店や情報源を覚えて，利用できるよう援助する（例．食品雑貨店，肉類と果物のマーケット）。
- 同じような背景の人たちとピアグループを作り，学習したりアイディアを交換するよう勧める。
- エスニックフード店（輸入食品店）があれば場所を教える。

③身体的障害に対して
- 食品の入手と料理に関して別の方法を勧める。
  - クライエントの代わりに，あるいはクライエントと一緒に食品を購入して料理してくれる人的サポートシステム
  - 配達をしてくれるスーパーマーケット
  - (高齢者や身体障害者への)給食配達サービス
  - 家政婦
  - グループハウスに住む。
  - 家庭と店を往復するバスサービス
- クライエントやケア提供者に，一度に6食分を調理して冷凍するよう教える。皿に盛りつけて冷凍し「冷凍ディナー」を作る。
- 買い物や料理で消費するエネルギーを考慮して，クライエントが毎日の活動計画を立てることを援助する。
  - 活動の前後に休息時間を入れる。
  - 必要であれば，活動中にも休息時間を入れる。
- R：身体的にも認知的にも障害のある人は，食べ物を選んだり自分で食べたりするのに必要な支援と監視を受けなければならない。
- R：食べ物を手に入れるために必要な活動は，認知，バランス計算，身体可動性，手先の器用さといった技能と，五感によって左右される(Miller, 2004)。

◉ **1人前の献立と料理方法を教える。**
①小さいサイズの缶詰を購入する(値段は割高だが，残してむだにするほうがもっと割高になる)。
②果物を購入するときは，熟していないもの，半熟のもの，熟したものの3種類を選ぶ。
③家族用パックの肉や生鮮野菜を，ばらで購入できないか，店員と交渉する。
④大量でないと購入できない場合は，残りでスープやシチューを作る。
⑤生乳の代わりに，調整が利く粉末ミルクを購入する。
⑥生乳は500 mLのパックか，1,000 mLのパックを購入する。
⑦大量に購入する食品(例．米，小麦粉，トウモロコシ粉，粉末ミルク，シリアル)は，ガラスびんで保管する。びんの蓋をしっかり閉めて，一晩冷凍庫に入れ，微生物と微生物の卵を殺す。
⑧野菜(例．白菜，セロリ)は，チキンブイヨンを少量加えて，さっと炒めて食べるようにする。
⑨冷凍庫に余裕があれば，必要に応じて4～6食分を調理し，1回分ずつ分けて冷凍し，日付を入れておく。
⑩食パンは半斤をしっかりラップで包んで，冷凍庫に保存する(冷凍庫内で硬くなってしまうので)。
⑪冷凍野菜は大型パックを購入し，少量ずつ使用する。使用後は，パックをしっかり閉じて保存する。
⑫新鮮なハーブ(例．パセリ，ディル，バジル)は，細かい乱切りにして，小さなジップロック付きの袋(口がピッタリ閉まる)に入れ，冷凍保存する。薄い板状に凍らせると，簡単に砕けるので，少量ずつ使用できる。
⑬肉類は大量に購入し，(冷凍用のペーパーではなく)ホイルに包んで冷凍保存する。
- R：食事の用意をするのが困難な人には，毎日の調理時間を減らす具体的な計画を立てることが支えになる(Mahanほか，1996)。

◉ **必要に応じて，健康教育と専門機関への紹介をする。**
①ソーシャルワーカー，作業療法士，訪問看護師を紹介する。
②菜園，地域菜園，冷凍法，缶詰法の情報を提供する，地域の公開講座を紹介する。
③献立を立てるために栄養士を紹介する。
- R：看護師は専門機関を紹介できるように地方の利用可能な資源についてよく知っておく必要がある(Miller, 2004)。

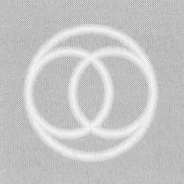

歯生障害

Altered Dentition

【定義】

歯生障害：歯牙の発育/萌出パターンあるいは歯列の構造上の破壊が起こっている状態。

【診断指標】

- 著しい歯垢
- 顔の表情が左右非対称である。
- 口臭
- 歯冠あるいは歯根の齲蝕
- 歯痛
- エナメル質の変色
- 著しい歯石
- 歯牙のぐらつき
- 不正咬合あるいは歯列不正
- 年齢に応じて歯生が揃わない(乳歯あるいは永久歯)
- 乳歯の早期脱落
- 歯牙の破折
- 歯牙の一部あるいは完全な欠損
- エナメル質の齲蝕

著者の注釈

〈歯生障害〉は，歯に関する多くの問題を表現している。看護師あるいは保健医療専門職がこの診断をどのように用いるかは明らかではない。齲蝕症，歯槽膿漏，歯列不正，歯並びの不正がある場合，看護師はクライエントを歯科医に紹介する。歯の問題が安楽や栄養摂取に影響を及ぼす場合，看護診断は〈歯生障害〉ではなく，〈安楽障害〉あるいは〈栄養摂取消費バランス異常〉とするのが適切である。

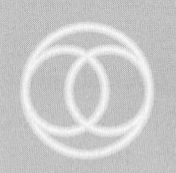

嚥下障害

Impaired Swallowing

【定義】

嚥下障害：飲食物を口腔から胃へ随意的に通過させる機能が低下している状態。

【診断指標】(Jeng ほか，2001)

■ 必須データ(必ず存在，1つまたはそれ以上)

- 嚥下困難の徴候が観察される。

さらに/あるいは

- 口腔内の食物貯留
- 飲食後の咳嗽
- 窒息

■ 副次的データ(おそらく存在)

- 鼻声
- 流涎(よだれ)
- 不明瞭言語

【関連因子】

■ 病態生理因子

- 催吐反射の低下・消失，咀嚼困難，感覚低下に関連するもの。以下の因子に続発する。
  ▶ 脳性(小児)麻痺
  ▶ 筋ジストロフィー
  ▶ 灰白髄炎(ポリオ)
  ▶ パーキンソン病
  ▶ ギラン・バレー症候群
  ▶ 重症筋無力症
  ▶ 筋萎縮性側索硬化症
  ▶ 脳血管発作
  ▶ 脳に影響を及ぼす新生物(腫瘍)性疾患

▶右半球または左半球の脳障害
第Ⅴ, Ⅶ, Ⅸ, Ⅹ, Ⅺ脳神経の損傷
- 気管食道腫瘍, 浮腫に関連するもの
- 口腔咽頭の過敏状態に関連するもの
- 唾液の減少に関連するもの

治療関連因子
- 口腔, 咽頭, 顎, 鼻の再建術に関連するもの
- 麻酔に続発する意識低下に関連するもの
- 気管切開チューブの挿入に続発する機械的閉塞に関連するもの
- 放射線療法に続発する食道炎に関連するもの

状況因子（個人・環境）
- 疲労に関連するもの
- 意識低下・注意力低下に関連するもの

発達因子
- 乳幼児・小児
  ▶感覚低下や咀嚼困難に関連するもの
- 高齢者
  ▶唾液の減少, 味覚の低下に関連するもの

著者の注釈

〈栄養摂取消費バランス異常：必要量以下〉を参照

診断表現上の誤り

〈栄養摂取消費バランス異常：必要量以下〉を参照

重要概念

一般的留意点
①嚥下には身体的要素と同様に知的要素を伴う。
②嚥下過程は3段階あり, 段階ごとに特定の脳神経が関与している（Porth, 2006）。
- 第1段階：口腔期；食物を口腔内に入れて口唇を閉じると, 反射的に嚥下が始まる。舌で食物が操作され, 軟口蓋と口蓋垂によって鼻咽腔が閉鎖する。
- 第2段階：咽頭期；食物が咽頭の入口付近を通過すると嚥下反射が誘発される。舌が後方へ引き寄せられると同時に軟口蓋が挙上して収縮し, 食物の口腔内への逆流を防ぐ。咽頭の蠕動運動が始まり, 食物が下方へ移動する。
- 第3段階：食道期；咽頭の蠕動運動により食物が下方へ押されていく。喉頭が挙上して輪状咽頭筋が弛緩するので, 食物が咽頭から食道へ移動する。喉頭の波動により, 食物は食道から胃へ送られる。

③嚥下には, 第Ⅴ, Ⅶ, Ⅸ, ⅩおよびⅪ脳神経が関与している。
④脳神経の機能が障害されると, 次のような嚥下障害が起こりやすくなる。
- 三叉神経（第Ⅴ脳神経）：感覚喪失と下顎骨を動かす機能の喪失
- 顔面神経（第Ⅶ脳神経）：唾液分泌亢進；口をすぼめて食物を口腔内に入れる機能の障害
- 舌咽神経（第Ⅸ脳神経）：味覚, 唾液分泌および咽頭反射（催吐反射）の喪失
- 迷走神経（第Ⅹ脳神経）：蠕動運動の低下, 咽頭反射（催吐反射）の低下
- 舌下神経（第Ⅻ脳神経）：舌をコントロールする力の低下, 食べ物を咽頭へ移動する機能の低下

⑤咳嗽反射はリハビリテーションに必須であるが, 嘔吐反射はこの限りではない。
⑥咀嚼機能と嚥下機能を混同してはならない。〈栄養摂取消費バランス異常：必要量以下〉も参照

焦点アセスメント基準

主観的データ
診断指標をアセスメントする。
①嚥下困難の既往
- 発症
- 鼻腔への逆流, 嗄声, 窒息, 咳嗽（むせる）などの既往

②嚥下が困難な飲食物
③嚥下しやすい飲食物

関連因子をアセスメントする。
①CVA（脳血管発作）
②パーキンソン病
③多発性硬化症
④脳の病変
⑤頭部外傷
⑥気管食道腫瘍
⑦口腔の手術

客観的データ
診断指標をアセスメントする。
①嚥下反射, 咳嗽反射, 咽頭反射（催吐反射）の低下

②舌の協調機能の低下
③食物や流動物による窒息や咳嗽が観察される。
◉ **関連因子をアセスメントする。**
①顔面筋の衰弱
②舌の使用上の障害
③咀嚼困難
④唾液生成機能の低下
⑤粘稠性の分泌物
⑥認知障害
このほかの「焦点アセスメント基準」の情報は，http://thepoint.lww.com を参照

NOC
誤嚥の自己コントロール，嚥下の状態

目標▶
クライエントは，嚥下機能が改善していると報告する。

指標▶
クライエントと家族の一方または双方は
● 原因が明らかな場合には，それを説明する。
● 治療法の理論的根拠と手順を説明する。

NIC
誤嚥対策，嚥下療法，サーベイランス，紹介，ポジショニング（体位づけ）

【一般的看護介入】

◉ **原因または寄与因子をアセスメントする。**
関連因子を参照
R：介入は原因や誘因によって異なる。

◉ **原因または寄与因子を減らすか，取り除く。**
①口腔の機械的障害に対して
  ■ 口腔の前方から後方へ食塊を移動できるよう援助する。次の器具と食品を使って，嚥下が行われる口腔の後部（奥）に食物を入れる。
    ● 先端に短いチューブを接続した注射器
    ● 舌切除用匙
    ● 咽頭に向けて舌で扱いやすい水分の多い軟食（例．ゼラチン，カスタード，マッシュポテトなど）
  ■ 粘稠性の分泌物を予防したり減少する。
    ● 人工唾液の使用
    ● 口腔内で溶解するパパイン錠（パパイヤに含まれる蛋白分解酵素を主成分とする消化剤）を，食事の10分前に投与する。
    ● パパイヤの酵素でできた肉軟化剤を，食事の10分前に口腔内に塗布する。
    ● 口腔ケアを頻回に行う。
    ● 禁忌でなければ，水分摂取量をコップ8杯に増やす。
    ● 薬物の副作用で，口腔の乾燥や唾液の分泌低下が起きていないかチェックする。

②筋肉の麻痺，不全麻痺に対して
  ■ 視覚によるコミュニケーション手段を確立して，クライエントに嚥下困難が起きたら，ベッドサイドでスタッフに伝えられるようにする。
  ■ クライエントが十分に休息できているときに食事の計画を立てる。食事中に信頼性の高い吸引器を使用できるようにする。クライエントが疲れたら，食事を中断する。
  ■ 望ましい場合は，修正声門上嚥下法を用いる（Emick-Herring ほか，1990）。
    ● ベッドをセミファウラー位か高ファウラー位にして，頸部を軽く前屈させ，下顎を下方へ傾ける。
    ● カットアウトカップを使用する（発泡ガラス製のコップで，1/3回転すると吸い口が出る）。
    ● 口腔内の筋力が強い側に食塊を入れて，1～2秒待つ。その後直ちに頸部を屈曲して下顎を胸部に近づける。
    ● 呼吸を止めた状態で，必要に応じて何度でも嚥下させる。
    ● 口腔内が空になったら，下顎を上げて咳払いをさせる。
  ■ 食事をするときは，最初に粘性の高い食べ物を与える〔例．すりつぶしたバナナやポテト，ゼラチン，グレイビー（肉汁）など〕。
  ■ 濃厚な流動食を提供する（例．ミルクセーキ，こまぎれ肉の料理，果汁，クリームスープ）。
  ■ 水分摂取量の目標を設定する。
  ■ 口角下垂がある場合は，食事の直前と食事終了前にクイックストレッチ刺激法を行う（Emick-Herring ほか，1990）。
    ● 主に患部側の下口唇の端を中心に，指で下に向かって速やかに短いマッサージをする。
    ● 刺激を強くするために，冷水に浸したウォッシュクロスを指に巻いて行う。

■食塊が患側に貯留する場合は，クライエントに舌を使って食物を動かす方法や，外側から指で頰部を押して動かす方法を指導して，貯留した食塊を移動できるよう援助する（Emick-Herringほか，1990）。
R：言語病理学者は嚥下障害の評価に必要な専門知識と技術に精通している。
R：スタッフ全員が注意すれば，誤嚥の危険性を低下できる。
R：口腔内の感覚障害により，舌をコントロールする力が低下すると，食物が患側に貯留する。

③認知障害・意識障害に対して
　■一般的
　　●嘔吐反射が増強する場合は，訓練中に栄養チューブを抜去する。
　　●一般に液体のほうが嚥下が難しいので，固形物中心の食事にする。
　　●食事中は，外部の刺激を最小限にする（テレビやラジオを止めて，嚥下の指示以外は，言語刺激も最小限にする）。
　　●「嚥下」の課題に，クライエントの注意を集中させる。
　　●クライエントを椅子に座らせ，頸部を軽く前屈させる。
　　●クライエントに，嚥下する間，呼吸を止めるよう指示する。
　　●嚥下状態を観察し，口腔内が空になっているかチェックする。
　　●食べ物を口内に入れ過ぎると嚥下効果が低下するので，頰張り過ぎないようにする。
　　●固形物と液体は，別々に与える。
　　●ゆっくりと食事をし，会話を控える。
　　●食事を数回に分けて少量ずつ提供し，短時間注意を集中できるようにする。
　■失語症または左半球損傷のクライエントに対して
　　●クライエントに期待する行動を実際に行って見せる。
　　●一言でわかる単純な指示をして，行動を強化する。
　■失行症または右半球損傷のクライエントに対して
　　●課題を細分化して，可能な限り最小単位にする。
　　●細分化した課題を1つ1つ口頭で指示して援助する。
　　●クライエントが1つの作業を終了してから，次の指示を与える。
　　●必要がなくなるまで，食事のたびに口頭で援助を続ける。
　　●クライエントに思い出させる手段として，チェックリストを併用する。
注意：クライエントは，左右両半球を損傷している場合もある。その場合には，前述した援助を組み合わせて行う必要がある。
R：混乱状態のクライエントには，簡単な指示を繰り返し行う必要がある。

◉誤嚥の可能性を最小限にする。
①食事を始める前にクライエントをアセスメントし，意識が清明で刺激に十分反応できるか，口の動きをコントロールできるか，咳嗽反射や嘔吐反射があるか，唾液を嚥下できるか確認する。
②吸引器を用意して適切に作動するか確かめる。
③クライエントを正しい体位にする。
　■可能であれば，クライエントを椅子に座らせて60〜90度の座位に保つか，ベッドサイドから下肢を下ろして枕で支える。
　■食事の10〜15分前に体位を整え，食後10〜15分は同じ体位で過ごす。
　■頭部を45度ほど前屈させ，食道を開きやすい姿勢にする。
④クライエントが一口ずつ嚥下できるよう指示し，動作に注意を集中させる。
　■「呼吸をしてください」
　■「食べ物を舌の中央に移動してください」
　■「舌を口蓋まで上げましょう」
　■「今度は飲み込みますよ」
　■「はい，飲み込んでください」
　■「咳払いをして喉をすっきりさせましょう」
　■随意的な動作を強化する。
⑤クライエントの口腔内を清潔で爽快な状態に保つ。950 mLの水にティースプーン1杯弱の重曹を加えた溶液を使用して，2時間ごとにすすぎとうがいをさせる。
⑥非常に熱い飲み物は避ける。
⑦少量ずつ開始し，クライエントが各段階を習得したら，徐々に次の段階に進めていく。

- 氷片
- 点眼びんに入れた水の一部
- 点眼びんに入れた水の全部
- 水の代わりにジュース
- ティースプーン1/4杯の半固形物
- ティースプーン1/2杯の半固形物
- ティースプーン1杯の半固形物
- 裏ごしした食品か，市販のベビーフード
- クラッカー1/2枚
- 軟食(全粥・軟菜程度)
- 常食；食物を十分に咀嚼させる。

⑧ CVA（脳血管発作）後のクライエントには，クライエントが操作できる側（健側）の舌下と頬部に食べ物を入れる。
- ゆっくりと食べさせ，先に入れた食塊が嚥下できているか確かめる。
- 2つの食物（例．半熟の卵黄と卵白，肉のすり身と肉汁）を一緒に口に入れたほうが嚥下しやすいクライエントもいるので考慮する。

⑨ 上記の方法でもうまくいかない場合は，経管栄養や非経口的過栄養法など，別の栄養摂取法を医師に相談する必要がある。
- R：反射障害や疲労により，誤嚥の危険性が高くなる。
- R：上半身を直立位にすると，重力の作用で食物が下方へ移動しやすくなるので，誤嚥の危険性が低下する。
- R：ストローを使用したり薄い流動物を摂取すると，通過時間が速くなるので，誤嚥の危険性が高くなる。
- R：濃厚な流動物は通過時間が遅いので，時間をかけて嚥下反射を誘発することができる。
- R：食塊を形成しない食品〔例．粘性の強い食品，ピューレ（野菜と肉を煮て裏ごししたもの），アップルソース，乾燥食品〕や，嚥下反射を刺激しない食品（例．濃度の低い流動物）は避ける。

◉ **必要に応じて，健康教育と専門機関への紹介をする。**

① 筋力強化の運動を指導する（Grober，1984）。
- 口唇および顔面筋
    - 唇を閉じたまま満面の笑みを浮かべる形相と，口を前に突き出して眉をひそめる形相を交互に行う。
    - 頬部を膨らませて，空気を吹き出したりためたりする。
    - 唇をすぼめて息を吐き出す。
    - 「u，m，b，p，w」の発音練習をする。
    - ポプシクル（棒にさしたアイスキャンディー）やロリポップを強く吸う。
- 舌
    - ポプシクルや棒つきキャンディ（ロリポップ）をなめる。
    - 口蓋と口腔底を舌の先端で押す。
    - 舌で歯を1本ずつ数える。
    - 「la，la，la」，「ta，ta，ta」，「d」，「n」，「z」，「s」の発音練習をする。

② 言語病理学の専門医に相談する。
③ 栄養士に献立を相談する。
④ クライエントと重要他者に，治療法の理論的根拠と治療の進め方を説明する。
- R：運動によって筋肉を強化すると，咀嚼と，食塊を口腔内の奥に移動する舌の動きを改善し，嚥下反射を刺激することができる（Porth，2006）。

⑤ 〈口腔粘膜障害〉を参照
⑥ 〈栄養摂取消費バランス異常：必要量以下〉を参照

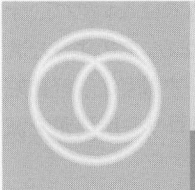

非効果的乳児哺乳パターン

Ineffective Infant Feeding Pattern

【定義】

非効果的乳児哺乳パターン：乳児（0〜9か月）が，吸啜能力や吸啜・嚥下反射の調整能力に障害があるため，経口栄養が代謝必要量に満たない状態。

【診断指標】

■ 必須データ（必ず存在，1つまたはそれ以上）

- 効果的な吸啜を開始したり維持できない。吸啜や嚥下，呼吸を調整できない。
- 実際の代謝必要量が経口摂取量を超えるため，体重が減少したり，経腸栄養補給が必要な状態。

■ 副次的データ（おそらく存在）

- 一貫性のない経口摂取（摂取量，摂取間隔，所要時間）
- 口腔運動の発達遅滞
- 呼吸労作の増加を伴う頻呼吸
- 授乳後の逆流および/または嘔吐

【関連因子】

■ 病態生理因子

- カロリー必要量増加に関連するもの。以下の因子に続発する。
  - ▶不安定な体温
  - ▶成長のニーズ
  - ▶呼吸労作の増加を伴う頻呼吸
  - ▶創傷治癒
  - ▶感染
  - ▶主要器官系統の疾患または機能不全
- 筋力の低下，筋緊張の低下に関連するもの。以下の因子に続発する。
  - ▶栄養不良
  - ▶先天性欠損症
  - ▶早産
  - ▶主要器官系統の疾患または機能不全
  - ▶急性・慢性疾患
  - ▶神経障害/発達遅滞
  - ▶嗜眠状態

■ 治療関連因子

- 代謝亢進状態とカロリー必要量の増加に関連するもの。以下の因子に続発する。
  - ▶手術
  - ▶苦痛を伴う処置
- 筋力の低下と嗜眠傾向に関連するもの。以下の因子に続発する。
  - ▶薬物療法：筋弛緩薬（抗痙攣薬，過去に使用した麻痺を引き起こす薬物，鎮静薬，麻酔薬）
  - ▶睡眠遮断
- 口唇過敏症に関連するもの
- 長期の禁飲食（NPO）状態に関連するもの

■ 状況因子（個人・環境）

- 一貫性に欠けるケア提供者（授乳者）に関連するもの
- 特殊な授乳ニーズや治療計画に対するケア提供者（授乳者）の知識不足や関与不足に関連するもの
- 有害な顔面刺激の出現や，口腔刺激の欠如に関連するもの

著者の注釈

〈非効果的乳児哺乳パターン〉は，吸啜や嚥下が困難な乳児を対象にした診断である。このような乳児は，成長や発達に必要な経口栄養が不足している。この状態は感染症や疾病，ストレスなどでカロリー所要量が増加すると，一層悪化する。乳児と介護者を援助する看護介入には，体重の増加に必要な栄養摂取を可能にするためのテクニックが用いられる。目標は，最終的にすべての栄養を経口摂取できるようにすることである。

吸啜や嚥下には問題があるが，体重は減少していない乳児には，体重減少を防ぐ看護介入が必要である。〈非効果的乳児哺乳パターン〉はこのような状況に対して臨床的に有用な診断である。

診断表現上の誤り

◉体重減少の有無にかかわらず一貫性のない経口摂取に関連した〈非効果的乳児哺乳パターンリスク状態〉

一貫性のない経口摂取は〈非効果的乳児哺乳パターン〉の診断指標であり,〈非効果的乳児哺乳パターンリスク状態〉の診断指標ではない。〈非効果的乳児哺乳パターン〉は,リスク型看護診断としてはあまり有効でない。この理由は乳児に吸啜・嚥下反射困難があれば,軽度であれ重度であれ,必ずこの実在型診断が存在するからである。この診断は,「一貫性のない経口摂取によって証明された,(特定の寄与因子,例.傾眠)に関連した〈非効果的乳児哺乳パターン〉」が適切である。

重要概念

∷ 一般的留意点

①非効果的哺乳パターンの乳児には,2つの目標がある。
- 乳児は,年齢とニーズに基づいて個別化されたプランにそって,年齢と体重増加率に適切なカロリー(炭水化物,蛋白質,脂肪)を十分に摂取できるようになる。
- 乳児は,すべての栄養を経口摂取できるようになる。

②非効果的哺乳パターンの乳児には,(口腔運動障害の有無にかかわらず)目標を達成するために,異化状態から,適切なカロリーによる体重増加と一致する同化状態への転換が必要である。

③生理学的な寄与因子を明確にすると,哺乳計画の評価と調整に役立つ。たとえば,発熱するとカロリー所要量が増える。機械的換気によってカロリー所要量が減る。腎機能障害や体液貯留の乳児は,栄養上の代謝必要量を満たしていなくても体重が増える。主要器官系統の障害や感染は哺乳パターンに悪影響を及ぼし,カロリー所要量も増える。

④口腔運動障害があったり衰弱していても,代謝に必要なカロリー量が正常な場合は,経口的に十分摂取できる乳児もいる。しかし,(たとえば,うっ血性心不全,感染,主要器官系統の機能不全,創傷治癒過程,栄養不良などで)カロリー所要量が増加している場合は,増加分を十分に摂取できるほど哺乳技能が有効ではないので,十分なカロリーを摂取できなくなる。このような乳児への介入は,適切なカロリーを補給し,経口哺乳技能を改善し,(できれば)カロリー所要量を減少させることが基本になる。

⑤効果的な哺乳パターンを促進するために,正常な乳児の哺乳パターンの知識が必要である。たとえば,静かに覚醒している状態は哺乳に理想的な状態である。栄養物を吸啜させる前に非栄養物を吸啜させると,哺乳行動を強化できる。哺乳期間中は,吸啜‒嚥下‒胃内消化‒排便関係が存在する。時が経つにつれて,各乳児ごとに効果的でユニークな哺乳パターンが発達する。

⑥新生児の場合は,哺乳スペシャリストが母親とともに母乳栄養を促進する方法を探究する(事前に搾乳した母乳を使用する場合もあれば,乳房から直接授乳する場合もある)。最初から口腔運動が遅滞していたり,吸啜と嚥下の協調が不足している乳児の多くは,早期に適切な介入をすれば,母乳栄養を成功させることができる。

⑦高カロリーの調合乳(32 kcal/oz*まで)やカロリーを強化した母乳は,年齢とニーズに合わせて調合している限り,ほとんどの乳児に安全に使用できる。たとえば,カロリーを増やすための濃縮調合乳は,蛋白質の負荷が異常に高くなるので,カロリーを安全に増やすために,添加物(炭水化物や脂肪)を使用することが多い。高カロリーの調合乳を適切に使用すれば,乳児の1日摂取目標を量的に減らせるので,完全経口哺乳の目標を容易に達成できる。高カロリーの調合乳を使用するときは,血清蛋白,アルブミン,腎機能を定期的にアセスメントする必要がある。

⑧経腸栄養は,十分なカロリー摂取,体重増加,蛋白同化状態を確保するために,しばしば出生時から必要になる。経腸および経口の哺乳(経口的哺乳が可能でない場合は口腔刺激)を含む総合的な哺乳計画を出生時から明確にすると,完全経口哺乳の目標を促進するのに役立つ。出生後数か月にわたってもっぱら経腸栄養を受けていて,経口的な哺乳技術を啓発する努力をしていない乳児は,経口的哺乳に関心を示す行動を起こさなくなり,無期限に経腸栄養を続けなけれ

---

*訳注) 1oz(オンス)=約30 mg

ばならないこともある。

焦点アセスメント基準

主観的データ・客観的データ

◉診断指標をアセスメントする。

①一般的
- 最新の体重と身長
- 1日および1週当たりの体重増加目標
- 毎日の体重当たりカロリー摂取目標

②哺乳歴
- 以前の経口的哺乳パターン(量, 間隔, 所要時間)
- 以前の経腸的哺乳パターン(持続注入か間欠的大量急速注入か, 間隔, 所要時間)
- 摂取に対する胃腸の耐性(経口, 経腸, 嘔吐, 排便パターン)

◉関連因子をアセスメントする。

①顔や口腔への有害刺激の有無〔NG(経鼻)・NJ(経鼻空腸)栄養法, 気管内挿管, 口腔内やNP(鼻咽腔)吸引, 鼻腔酸素カニューレを含む〕

②生理学的因子
- 高体温または低体温
- 口腔運動発達遅滞
- 感染
- 胃食道逆流
- うっ血性心不全
- 痙攣性腹痛
- 早産
- 経腸摂取を伴う, または伴わないNPO状態の長期化
- 神経機能障害
- 体温の上昇
- 呼吸数と呼吸労作の増加
- 非栄養物の吸啜力と調整
- 栄養物の吸啜力と調整
- 睡眠パターンの障害
- 神経過敏状態
- 嗜眠傾向

このほかの「焦点アセスメント基準」の情報は, http://thepoint.lww.com を参照

NOC
筋肉の機能, 栄養状態, 嚥下の状態

目標 ▶
乳児は, 月齢とニードに適切な成長に十分な栄養摂取を受ける。

指標 ▶
- 母親は, 授乳技術の向上を実証する。
- 母親は, 授乳量を効果的に増やす方法を明確にする。

NIC
非栄養的吸啜, 嚥下療法, 誤嚥対策, ボトル哺乳, 親教育:乳児

【一般的看護介入】

◉乳児の哺乳パターンと栄養学的ニーズをアセスメントする。

①哺乳中に量, 時間および労作;呼吸数と呼吸労作;疲労の徴候をアセスメントする。

②過去のカロリー摂取量, 体重増加, 摂取と排泄の傾向, 腎機能, 体液貯留をアセスメントする。

③生理学的危険因子を明確にする。

④生理学的哺乳能力を明確にする。
- 乳児は吸啜時と嚥下時に, 呼吸を止めることができるか。
- 吸啜時と嚥下時に, 酸素レベル, 心拍数, 呼吸数に何か問題が起きていないか。
- 乳児には中休みが必要か, どの程度の休憩時間が必要か, 吸啜・嚥下を再開する場合に問題はないか。

⑤母乳栄養の技術をアセスメントする。
- 乳児は哺乳びんを力強く吸えるか。
- 乳児は吸啜を調整しながら嚥下を始めているか。
- 乳児は吸啜, 嚥下, 呼吸を調整しているか。
- 哺乳を適切な時間内に終了しているか。

⑥臨床栄養士と協力してカロリーや摂取量, 体重増加の目標値を設定する。

⑦必要な場合は, 作業療法士と協力して口腔運動能力と介入計画を明確にする。

⑧乳児や他の小児に用いた効果的な技術, 調節法, 環境の刺激への反応について, 両親と一緒に研究する。

R:非効果的授乳パターンの明確化は, 他の専門家と共同で, 乳児の系統的なアセスメントに基づいて行う必要がある。哺乳機能障害の手

がかりになる行動は，吸啜-嚥下-呼吸の非効果的な調整，エネルギーや体力の低下，吸啜を始める力の低下あるいは欠如，吸啜-嚥下パターンのリズムの混乱，不十分な神経行動コントロール，非栄養物の吸啜と栄養物の吸啜の切り換えが困難などである。

R：リスク状態の乳児には，カロリー目標，体重増加目標値，カロリー分布，調合乳の調整などをアセスメントして計画を立案し，目標を設定して評価するために，臨床栄養士との密接な共同作業が必要になる。

R：口腔運動障害がある乳児には，適切な口腔運動技術に到達するまでの経過をアセスメントし，計画を立案して介入を行い，評価するために，口腔運動技術のアセスメントの分野で専門の技術を有するスタッフ（例．作業療法士，言語療法士）との綿密な共同作業が必要になる。

R：ニーズの確認，優先順位の協議，介入の展開については最初から親と密接に協力することが，乳児に効果的な授乳パターンを確立して，母子関係を強化するために不可欠である。

●**効果的な経口摂取の促進に特有の看護介入を提供する**(Wong, 2003)。

①有害刺激に反応しないように，非栄養物の吸啜を勧める。
②栄養物の吸啜は時間を確認して行う（過労と不必要なカロリー消費を防ぐ）。
③個々のニーズと成功例に応じて，乳首を選ぶ。人工乳や母乳の温度と濃度の変化による影響をアセスメントする。
④授乳のタイミングや環境の良し悪しを考慮する。
⑤授乳の促進に特有の看護介入は，次のとおりである。
- 乳児を45～60度の半座位にする（頸部を後屈する姿勢は，嚥下と吸啜の調整が困難になるので，用いてはならない）。
- 授乳の前に乳児の唇，頰，舌を軽く叩く。
- 覚醒状態と意識を高めるために授乳前に非栄養物を吸啜させる。
- 授乳中に，指で乳児の頰部を内側前方へ軽く押すようにして支える。
- 舌根部を支える（下顎と咽喉部の中間に指を置くと，舌根部を下からほんの少し挙上できる）。このときに，強い力で上方に圧迫してはならない。安定した支えが最も助けになる。乳児の舌の動きを妨げるので指を動かさないようにする。

⑥口腔運動発達遅滞に特有の看護介入を行う（姿勢，装具，下顎と口腔の操作）。
⑦有害な環境刺激と顔面や口腔に有害な刺激をコントロールする。
⑧次の行為は乳児の授乳の妨げになり，援助にはならない。
- 乳頭部をねじったり，回したりする。
- 乳頭を乳児の口の中で，上下左右に動かす。
- 乳頭を口に入れたり出したりする。
- 乳児の下顎を押さえたり，上下に動かす。
- 乳児の頭部を後屈した姿勢にする。

⑨睡眠を促進し，不必要なエネルギーの消耗を避ける。
⑩乳児の経口摂取が効果的になるにつれて，必要な場合は経口摂取量を増加して経腸摂取量を減少するためのガイドラインを，経腸栄養の計画に含める。
⑪首尾一貫した授乳法を促進する。
⑫乳児の月齢が進むにつれて，可能であれば授乳計画を（カロリーと体重目標を含めて）更新したり変更して，月齢に合った摂取パターンを促進する。たとえば，月齢に適切な場合は，調合乳の種類を変えたり，固形食を加える。
⑬口唇裂や口蓋（披）裂の乳児への授乳に関する介入は，〈誤嚥リスク状態〉を参照

R：静かで，落ち着いた薄暗い環境は気が散ることが少ない。処置や授乳の時間を調整して，授乳の直前や直後に苦痛な体験や刺激の強い体験によるマイナス影響をできるだけ少なくするよう努める。

R：口腔運動障害が認められる乳児には，経口摂取を促進するために一貫性のあるアプローチ（器具，体位，下顎と口腔の操作，授乳量，授乳間隔，授乳所要時間）を明確にして早期に介入することが，目標達成に不可欠である。

R：照明，騒音，一貫性に欠けるケア提供者（授乳者），有害刺激などの環境因子は，非効果的哺乳パターンの重要な誘因になる。

R：（主に環境刺激をコントロールすることによ

って)睡眠の促進とエネルギー消費の軽減に努めると,乳児の体力と授乳中のスタミナを著しく改善できる。
R:非栄養物(おしゃぶり)の吸啜は,苦痛な処置を受けたり有害刺激に曝す間や終了後に,乳児を慰めるだけの目的で用いてはならない。さらに,顔や口に有害な刺激(種類,頻度,強さ)を減らすためのケアと配慮は,経口授乳を開始するよりもはるか前から始める必要がある(Wong, 2003)。

◉計画のすべての段階で,親とパートナーシップを確立する。
①看護介入の相互の目的を明らかにし,交渉する。
②両親がいるときは,2人が主役になって授乳関連の介入を提供できるように支持的な環境を作り出す。両親の一方が不在のときは,看護師は可能な限り両親と同じアプローチを用いる。また両親とも不在のときは,看護師は両親の乳児へのアプローチをまねることによって両親の役割を援助し,乳児の反応を後で両親に伝えることができる。
R:両親を授乳計画に欠かせない参加者にすると,両親に役割,立場,存在理由を提示することになるので,乳児と密接な関係を築くことができる。
R:十分なカロリーを摂取している乳児は,身体的に経口摂取が可能になる。両親がカロリーの提供の仕方に価値をおいてサポートし,目標までの道のりを認識していれば,乳児は退院後も十分なカロリー摂取を受ける可能性が高くなる。さらに,介入期間中の相互作用は,子どもにも親にも,有意義な結果をもたらすはずである。

◉**両親と交渉して退院計画を明確にし,総合的な授乳計画に組み入れる。個別のニードについて退院後も利用できる情報を継続的に提供し,両親が必要なときに必要な資源(用具,看護ケア,他のケア提供者)を入手できるよう援助する。**

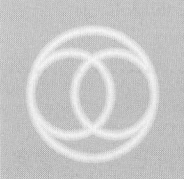

栄養摂取消費バランス異常:必要量以上

Imbalanced Nutrition : More Than Body Requirements

【定義】

栄養摂取消費バランス異常:必要量以上:クライエントが代謝必要量を超える栄養摂取量に関連した体重増加を起こしている状態,またはその危険性がある状態。

【診断指標】

■必須データ(必ず存在,1つまたはそれ以上)
- 体重オーバー(身長と骨格から割り出した理想体重の10%を超える)
- 肥満(身長と骨格から割り出した理想体重の20%を超える)
- 上腕三頭筋皮脂厚が,男性は15 mm,女性は25 mmを超える

■副次的データ(おそらく存在)
- 好ましくない摂取パターンの報告
- 代謝必要量を超える栄養摂取量
- 座位中心の活動パターン

【関連因子】

■病態生理因子
- 満腹パターンの変調に関連するもの(特定する)
- 味覚および嗅覚の低下に関連するもの

■治療関連因子
- 満腹パターンの変調に関連するもの。以下の因子に続発する。
  ▶薬物療法(副腎皮質ホルモン,抗ヒスタミン薬,エストロゲン)
  ▶放射線療法(味覚および嗅覚の低下)

■状況因子(個人・環境)
- 妊娠中に体重が11〜14 kg 増加する危険性に関連するもの
- 基本的な栄養の知識不足に関連するもの

発達因子
- 成人・高齢者：活動パターンの低下と代謝必要量の低下に関連するもの

著者の注釈

この診断を使用して体重オーバーまたは肥満のクライエントを説明すると，栄養状態を看護介入の焦点にすることができる。肥満は，社会文化的・心理的・代謝的意味を含む複雑な状態である。看護の焦点は，基本的には食物摂取制限になるが，多くの減量プログラムと同様に，最終的には減量の機会を永続することによって，やせることである。これを成功させるには，減量プログラムの焦点を行動の修正とライフスタイルの変更におく必要がある。

しかし，〈栄養摂取消費バランス異常〉の看護診断は，この焦点を説明していない。むしろ「代謝必要量を超える栄養摂取量に関連した〈非効果的健康維持〉」の診断のほうが，運動によって代謝的必要量を増やし，摂取量を減らす必要性を，より適切に反映している。減量したいクライエントの中には，〈栄養摂取消費バランス異常〉に「ストレス因子への反応による過食に関連した〈非効果的コーピング〉」を追加すると，効果的な診断になる人もいる。

看護師は，体重オーバーや肥満があっても減量プログラムに参加を希望しないクライエントに診断を適用する場合は，注意を要する。減量に対するクライエントの動機は，クライエントの内部で自発的に生まれなければならない。看護師は肥満の危険性を専門的な立場からやさしく指導できるが，同時にクライエントの選択権，つまり自己決定権を尊重しなければならない。

〈栄養摂取消費バランス異常：必要量以上〉は，妊娠，味覚や嗅覚の変化，あるいは薬物療法（例.副腎皮質ホルモン剤）などが原因で体重が増加したり，その危険性があるクライエントに，臨床的に有効な診断である。

診断表現上の誤り

- ◉カロリー過剰摂取と座位中心のライフスタイルに関連した〈栄養摂取消費バランス異常：必要量以上〉

すでに「著者の注釈」で述べたとおり，〈栄養摂取消費バランス異常〉は，肥満や体重オーバー状態の複雑な性質を説明する診断ではない。肥満は栄養上の問題というよりも，コーピングと生活様式の選択肢にかかわる問題である。この場合は，〈非効果的健康維持〉と〈非効果的コーピング〉を使用すると，看護介入に焦点を置いた有効な診断になる。

- ◉最初（前回）の妊娠中に体重 22〜23 kg 増の報告に関連した〈栄養摂取消費バランス異常：必要量以上〉

最初の妊娠で体重が 20 kg 以上増加したという報告を受けた場合，看護師は焦点アセスメントを開始して，ほかにも変数はないか調べる必要がある。たとえば看護師は，「最初の妊娠で体重が増加したのは，何が原因だと思いますか」とか「妊娠初期，中期，後期に，それぞれどのような体重増加のパターンを示していましたか」などの質問ができる。また，看護師は妊娠中の食事と，単に炭水化物や脂肪をとり過ぎないだけの食事とを対比して検討する必要がある。追加情報を収集した後，次のような診断が妥当と思われる：「妊娠中に必要な栄養および運動と，前回の妊娠中に経験した体重 22〜23 kg 増に関する知識不足に関連した〈栄養摂取消費バランス異常リスク状態：必要量以上〉」。

重要概念

一般的留意点

① 一定の薬物〔例. ステロイド，抗ヒスタミン薬，アンドロゲン（男性ホルモン），抗精神病薬，抗うつ薬〕は，体重増加の原因になることがある（Abrams, 1997）。

② 味覚に影響を及ぼす可能性がある薬物は，アンフェタミン，クロフィブラート，リチウム，グリセオフルビン，メチシリン，フェニトイン，プロブコールなどである（Dudek, 2006）。

焦点アセスメント基準

〈栄養摂取消費バランス異常：必要量以下〉を参照

NOC
栄養状態，体重コントロール

目標 ▶

クライエントは，自分が体重増加のリスク状態である理由を説明する。

指標 ▶

- 味覚障害や嗅覚障害により，摂取量が増加す

る理由を説明する。
- 妊娠中の栄養学的ニーズについて話し合う。
- 体重コントロールに及ぼす運動の効果について話し合う。

NIC
栄養管理，体重管理，教養：個別，行動変容，運動促進

【一般的看護介入】
- 関連因子を参照する。
- 味覚と嗅覚の低下による食後の満腹感への影響について説明する。クライエントに次の事項を勧める。
① 満腹感ではなく，カロリー計算により摂取量を評価する。
② 禁忌でなければ，食べ物に香料を多めに使って，低下した味覚を満足させる。いろいろな薬味を試す〔例．イノンド（せり科），バジル（しそ科）〕。
③ 味を感じないときは，食べ物の香りに注意を向ける。
 R：嗅覚や味覚が変調している人たちは，味覚を満足させようとして食べ物を大量に摂取することがある（Dudek, 2006）。
- 特定の薬物使用による食欲亢進の理論的根拠を説明する〔例．ステロイド，アンドロゲン（男性ホルモン）〕。
 R：コルチコステロイド療法中に体重を減らせるかどうかは，ナトリウム摂取制限と合理的なカロリー摂取の維持に左右される。
- 妊娠中の栄養摂取量と体重増加について話し合う。
 〈栄養摂取消費バランスの異常：必要量以下〉の重要概念を参照
- クライエントが不要なカロリー摂取量を減少し，代謝活動を増進できるよう援助する。
① 食物過剰摂取を誘発する活動に対するクライエントの認識を高める。
 ■ 過去24時間に摂取した食品を，すべて記録するよう勧める。
 ■ 次の点を明記した食事記録を1週間続けるよう指示する。
  - 何を，いつ，どこで，なぜ食べたのか。
  - 食べながら，何か別のことをしていなかったか（例．テレビを観ながら，料理をしながら）。
  - 食べる前の気分
  - 同席者（例．配偶者，子どもと軽食）
 ■ 記録を検討し，パターンを指摘する（例．時間，場所，情動，食品，食事をともにする相手）。
 ■ 高カロリー食品と低カロリー食品を復習する。
② 行動の修正法を指導し，カロリー摂取量を減少する。
 ■ 家庭で食事をする場所を決め，ほかの場所では食べない（例．台所のテーブル）。
 ■ 他の活動をしながら食べない。
 ■ 食事の直前に，コップ1杯（約200 mL）の水を飲む。
 ■ お代わりや，脂肪の多い食品，菓子，アルコール類は控える。
 ■ 1食分にかろうじて足りる量を用意し，少なめに盛りつけて残りは捨てる。
 ■ 小さな皿を使用して大盛りにし，量を多く見せる。
 ■ 他の人の皿からは決して食べない。
 ■ ゆっくり食べて，十分に咀嚼する。
 ■ 一口食べるごとに箸やフォークを置き，15秒の間隔を空けて次の食べ物を口にする。
 ■ 咀嚼が必要な低カロリーの軽食を食べるようにして，口腔のニーズを満足させる（例．ニンジン，セロリ，リンゴなど）。
③ 活動レベルを上げて，カロリーを燃焼できるよう指導する。
 ■ エレベーターの代わりに，階段を使用する。
 ■ できるだけ遠くの駐車場に車を停め，歩行距離をのばす。
 ■ 毎日行う散歩プログラムを立案し，段階的に歩行距離を延ばし速度を上げる。
注意：運動プログラムはすべて，医師に相談してから開始するよう念を押す。
- 必要であれば，地域の減量プログラムを紹介する〔例．Weight Watchers（減量に努める会）〕。
 R：活動レベルを上げると，体重減少を促進することができる。
 R：クライエントが摂取パターンと運動パターンを変更できるよう援助する方法は，なぜ，どこで，何を摂取するのかと，摂取量を減らして活動を増やす方法に焦点を当てる。

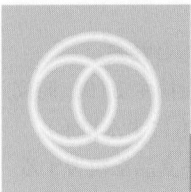

栄養摂取消費バランス異常：必要量以上の潜在的状態

Imbalanced Nutrition : Potential for More Than Body Requirements

【定義】

栄養摂取消費バランス異常：必要量以上の潜在的状態：クライエントの栄養摂取量が代謝必要量を超える危険性がある状態。

【診断指標】
- 両親の一方または双方が肥満という報告，または観察
- 乳幼児や小児の成長率の急速な推移
- 生後5か月以前に，主食源として固形食品を用いたという報告
- ほうびや慰める手段として，食べ物の利用が観察される。
- 妊娠のたびに，初期の基礎体重増加が報告または観察される。
- 病的な食行動パターン

著者の注釈

この看護診断は〈栄養摂取消費バランス異常リスク状態：必要量以上〉と似ている。この診断は，肥満の家族歴があるクライエント，体重増加のパターンが認められるクライエント，過剰な体重増加の既往(例.前回の妊娠時)があるクライエントを対象にしている。今後の臨床研究により，この診断が，現在容認されている他の診断と識別されるまでは，〈非効果的健康維持リスク状態〉の診断を用いて指導し，家族とクライエントが不健康な食事パターンを明確にできるよう援助する。

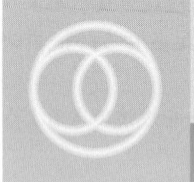

末梢性神経血管性機能障害リスク状態

Risk for Peripheral Neurovascular Dysfunction

【定義】

末梢性神経血管性機能障害リスク状態：クライエントが四肢の循環，感覚，運動性に破綻をきたす危険性が高い状態。

【危険因子】

危険因子の存在(「関連因子」を参照)

【関連因子】

■■ 病態生理因子
- 体積の増加に関連するもの(四肢を特定する)。以下の因子に続発する。
  - 出血(例.外傷，骨折)
  - 動脈血栓症
  - 血液凝固障害
  - 静脈閉塞，静脈瘤
- 毛細血管で濾過する血液量の増加に関連するもの。以下の因子に続発する。
  - アレルギー反応(例.虫刺され)
  - 凍傷
  - 低体温
  - 外傷
  - ネフローゼ症候群
  - 重度の火傷(温熱，電熱)
  - 有害刺傷(例.ヘビ)
- 拘束的な外被に関連するもの。以下の因子に続発する。
  - 四肢の周径火傷
  - 過度の圧迫

■■ 治療関連因子
- 体積の増加に関連するもの。以下の因子に続

発する。
- ▶静脈内輸液の浸潤
- ▶過剰な運動
- ▶非開放性の傷のドレナージシステム
- ▶人工関節（膝・股関節部）のずれ
- 毛細血管で濾過する血液量の増加に関連するもの。以下の因子に続発する。
  - ▶膝関節全置換術
  - ▶股関節全置換術
- 拘束的な外被に関連するもの。以下の因子に続発する。
  - ▶止血帯
  - ▶抗ショックズボン
  - ▶血圧カフ
  - ▶周径ドレッシング
  - ▶エースラップ
  - ▶過度な牽引
  - ▶ギプス
  - ▶装具
  - ▶エアスプリント
  - ▶筋膜損傷の早期のまたはきつい縫合
  - ▶抑制具

著者の注釈

この診断は、看護師が危険性が高い人を明確にし、原因や誘因を減らしたり取り除いたりすることで、予防できる状況を表している。〈末梢性神経血管性機能障害リスク状態〉はコンパートメント症候群（筋区画症候群）になる可能性がある。「PC：コンパートメント症候群」は、通常、腕や脚の筋肉の不適切な組織循環であり、浮腫によって生じ、静脈循環や動脈循環を妨げ、神経を圧迫する。コンパートメント症候群の看護の焦点は、その存在を診断し、医師に知らせることである。問題の緩和を必要とする医学介入は、血腫の排除、血管損傷部の治療、筋膜切開術といった外科的介入である。必要であれば、「PC：コンパートメント症候群」を参照

診断表現上の誤り

◉左脚の血栓に関連した〈末梢性神経血管性機能障害リスク状態〉

この状況は看護師が予防できるハイリスクな状況を表しているのではなく、むしろ看護師と医師の介入を必要とする状況を表している。共同問題「PC：左脚の血栓症」のほうがこの状況を的確に示している。

◉ギプスに関連した〈末梢性神経血管性機能障害リスク状態〉

ギプスは影響を及ぼす因子であるが、この診断はギプスが問題であるとしている。問題は浮腫形成である。浮腫が増加するにつれ、ギプスが外部を圧迫するので、状態を一層悪化する。診断は「脛骨骨折とギプスの圧迫による浮腫形成の影響に関連した〈末梢性神経血管性機能障害リスク状態〉」として、2つの危険因子を入れる必要がある。

重要概念

一般的留意点

① 北米における医療訴訟の主な原因は、コンパートメント症候群に至る、神経血管性の障害を診断し損うことである（Bourneほか, 1989）。
② 外傷や手術後、あるいは治療方法によって、血流閉塞は以下のような結果に至る可能性がある。
- 浮腫
- 塞栓（空気, 脂肪, 血液）
- 血塊形成
- 血管損傷
- 血管の圧迫（ギプス, 止血帯, 抑制具, 熱傷組織の結紮の性質）（Edwards, 2004；Kasirajanほか, 2002）

③ 神経血管性の障害は、限られた被膜や部位の組織圧迫が高まったときに生じる（Pellinoほか, 1998；Edwards, 2004）。
④ 空間を制限する因子は、皮膚や筋膜といった解剖学的なもの、あるいは四肢の周径熱傷といった病態生理学的なもの、ギプスなどの治療関連のものである（Faheyほか, 1999；McConnell, 2002）。
⑤ 組織圧迫を高めたり、内容物を覆う因子は、出血、浮腫形成、動脈圧の低下、静脈圧の上昇を招くものである（Pellinoほか, 1998）。
⑥ 浮腫による循環不全や神経圧迫により、四肢への血液供給が減少し、その結果、末梢神経損傷となる。恒久性の損傷は4～12時間以内に生じる（Faheyほか, 1999）。
⑦ 身体区画は、皮膚, 筋膜, 骨による非弾性的な境界によって囲まれている、筋肉, 神経, 血管の領域である。体には46の区画があり、腕や脚には

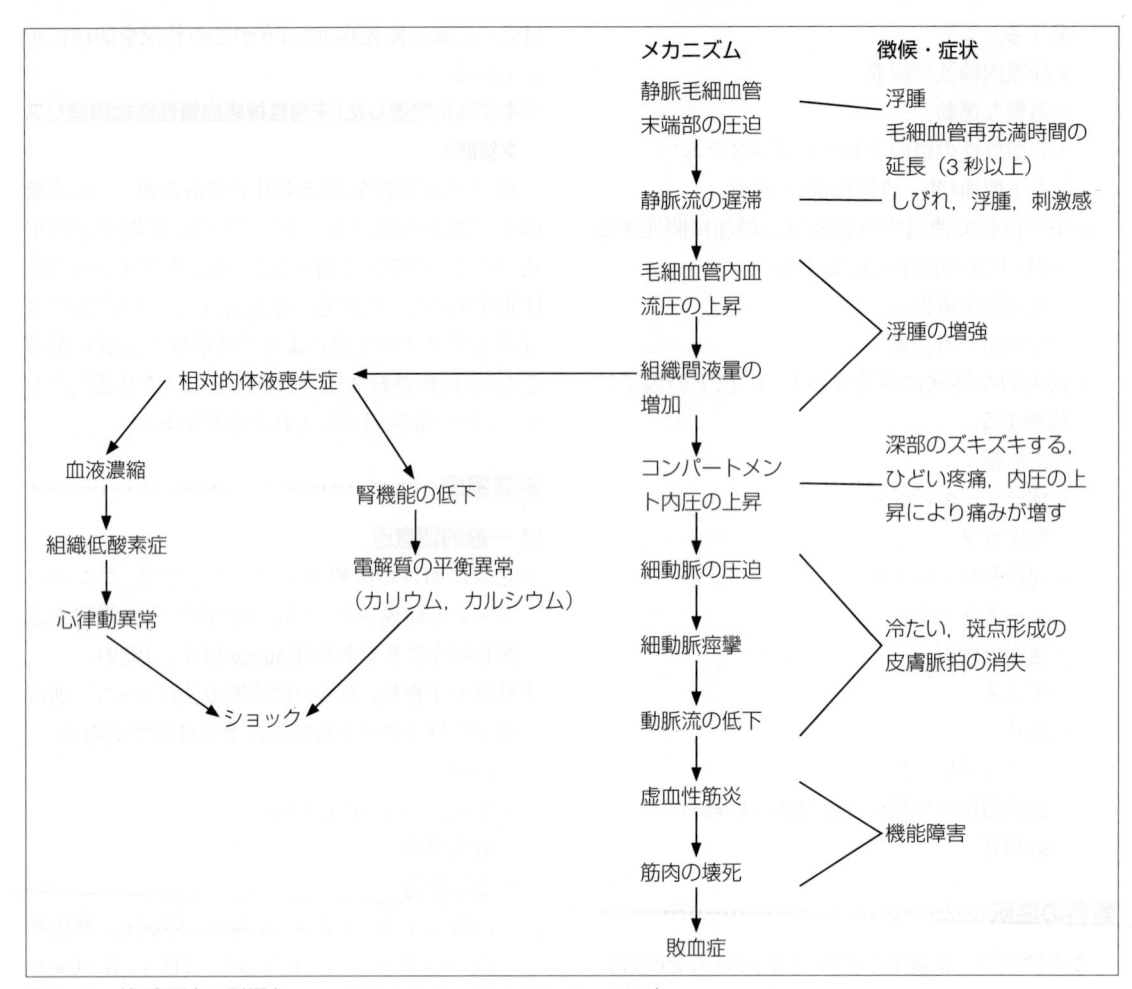

```
                                    メカニズム              徴候・症状

                                  静脈毛細血管 ———— 浮腫
                                  末端部の圧迫          毛細血管再充満時間の
                                       ↓              延長（3秒以上）
                                  静脈流の遅滞 ———— しびれ，浮腫，刺激感
                                       ↓
                                  毛細血管内血
                                  流圧の上昇  ─┐
                                       ↓       ├── 浮腫の増強
         相対的体液喪失症 ← ──── 組織間液量の ─┘
              ↓         ↘          増加
         血液濃縮          ↓           ↓         深部のズキズキする，
          ↓         腎機能の低下    コンパートメ ── ひどい疼痛，内圧の上
         組織低酸素症        ↓        ント内圧の上昇    昇により痛みが増す
          ↓         電解質の平衡異常      ↓
         心律動異常     （カリウム，カルシウム）  細動脈の圧迫 ─┐
          ↓                           ↓         ├─ 冷たい，斑点形成の
          ↓                        細動脈痙攣  ─┘   皮膚脈拍の消失
          ↓                           ↓
          ↓                        動脈流の低下
          ↘   ショック  ↙             ↓
                                   虚血性筋炎  ─── 機能障害
                                       ↓
                                   筋肉の壊死
                                       ↓
                                     敗血症
```

図 2-3　静脈圧迫の影響（Ross, 1991；Peck, 1991；Porth, 2006）

38区画がある（Kracunほか，1998）。

⑧静脈圧迫の影響やその結果生じる徴候や症状は図2-3に示す。

⑨走った後に悪化する下肢の激痛は慢性のコンパートメント症候群である可能性がある。ズキズキする，強く打たれたような下肢痛が，筋肉が暖まった（通常5〜10分）後に生じ，数分から1時間持続する。

焦点アセスメント基準

■■ 主観的データ
⦿関連因子をアセスメントする。
①以下の既往
- 末梢循環の障害
- 末梢性血栓

②喫煙

■■ 客観的データ
⦿関連因子をアセスメントする。
①浮腫；術後
②血管の圧迫
- ギプス
- 抑制具
- 筋区画内の出血
- 外傷
- 静脈穿刺

このほかの「焦点アセスメント基準」の情報は，http://thepoint.lww.com を参照

NOC
神経学的状態，組織循環：末梢

目標 ▶
クライエントは，末梢の感覚や動きが変化したと報告する。

指標▶
- 脈拍が触診可能
- 温かい四肢
- 毛細血管再充満が3秒以内に起こる。

NIC
末梢感覚管理，ポジショニング（体位づけ），塞栓対策

【一般的看護介入】

◉**最初の24時間は，少なくとも1時間おきに神経血管の状態を評価する。できれば健側と比較する。**
①皮膚
- 温度（温かい，冷たい）
- 色調（蒼白，状態により異なる，発赤，紅潮，青い）

②両側の脈拍（橈骨，後脛骨，足背動脈）
- 脈拍数，リズム
- 量（緊張度）
  0＝なし，触診できない
  　　弱い，衰弱，あったりなくなったり
  　　存在しているが低下している
  　　正常，触診できる
  　　動脈瘤

③浮腫（場所，圧痕形成）：上肢と下肢の一番広い直径の部分の周囲径を計測する。
④毛細血管再充満（3秒以内は正常）

◉**腕の損傷について**（Pellino ほか，1998；Ross，1991）
①運動能力をアセスメントする。
- 親指，手首，四指の過伸展
- 全指の外転（扇状に広げる）
- 親指と小指の接触

②先のとがったもので圧迫したときの感覚をアセスメントする。
- 親指と人差し指の間のみずかき部
- 小指の末端の脂肪塊
- 人差し指の末端表面

R：虚血がみられた後，毛細血管壁の浸透性が増加する。動脈が閉塞すると，血漿や細胞外液が組織へ流れ込み，腓腹筋に重度の浮腫ができる。筋膜と内圧によって循環が遮断され，組織が外皮の広がりを防げなくなると，疼痛や筋緊張が生じる。神経が無酸素状態になり，その結果，感覚麻痺や運動神経系の障害が生じる（Kracun ほか，1998）。

R：骨折部位の浮腫は筋血管系灌流を低下させる可能性がある。損傷を受けた筋を伸ばすと痛みが生じる。感覚障害は神経虚血の初期症状である。つまり，変調をきたしている特定部位が損傷を受けた筋区画を示している（Pellino ほか，1998）。

R：注意深いアセスメントで，神経血管性機能障害の初期の徴候を見つけることができる（Kasirajan ほか，2000）。

◉**脚の損傷について**（Pellino ほか，1998；Ross，1991）
①運動能力をアセスメントする。
- 足首を背屈（上方運動）し，中足指節関節で足指を伸展させる。
- 足首と足指を底屈させる（下方運動）。

②先のとがったもので圧迫したときの感覚をアセスメントする。
- 足の親指と第2指との間のみずかき部
- 足底の内側および外側表面（上方1/3）

R：虚血がみられた後，毛細血管壁の浸透性が増加する。動脈が閉塞すると，血漿や細胞外液が組織へ流れ込み，腓腹筋に重度の浮腫ができる。筋膜と内圧によって循環が遮断され，組織が外皮の広がりを防げなくなると，疼痛や筋緊張が生じる。神経が無酸素状態になり，その結果，感覚麻痺や運動神経系の障害が生じる（Kracun ほか，1998）。

R：骨折部位の浮腫は筋血管系灌流を低下させる可能性がある。損傷を受けた筋を伸ばすと痛みが生じる。感覚障害は神経虚血の初期症状である。つまり，変調をきたしている特定部位が損傷を受けた筋区画を示している（Pellino ほか，1998）。

R：看護師は注意深くアセスメントすることで，浮腫がコンパートメント症候群に至らないようにする。四肢の機能を守るため，8時間以内に治療を開始する（Kasirajan ほか，2000）。

◉**刺痛，しびれ，または手足の指を動かす能力の低下など，異常な感覚，新しい感覚，これまでとは異なる感覚があれば報告するよう指導する。**

R：神経血管系の低下は軽い症状から始まることが多い。早期発見によって，重度の合併症を予防するための迅速な介入が可能になる（Pellino ほか，1998）。

◉**浮腫や浮腫が機能に及ぼす影響を軽減する。**
①罹患した四肢の装身具を外す。
②禁忌でない限り，四肢を上げる。
③1時間に2〜4回，罹患した四肢の指を動かすようアドバイスする。
④創部や切開創からのドレナージ(性質，量)をモニターする。
⑤創部のドレナージシステムの開通性を保つ。
⑥禁忌でなければ損傷部に氷袋を当てる。氷袋と皮膚の間には布を挟む。
　R：原因をコントロールされ得ない浮腫は組織の圧迫，さらには神経や筋肉組織への血液供給の閉塞を増大させる。

◉**以下のことが生じた場合，医師に知らせる。**
①感覚の変化
②運動能力の変化
③青白い皮膚，斑点形成のある皮膚，チアノーゼ
④3秒以上の毛細血管再充満の遅滞
⑤脈拍(減弱または消失)
⑥疼痛の増加または薬でコントロールできない疼痛の増加
⑦他動による(他人による)筋肉のストレッチに伴う疼痛
⑧挙上による疼痛の増強
　R：看護師は注意深くアセスメントすることで，浮腫がコンパートメント症候群に至らないようにする。四肢の機能を守るため，8時間以内に治療を開始する(Kasirajanほか，2000)。

◉**上記の徴候や症状がある場合，四肢の挙上や氷を当てることは避ける。**
①患肢の循環を促進する。
②循環状態を最大限度に保つように水分負荷が最適になるようにする。
③血管や神経を圧迫する牽引装具やスプリントを観察する。
④手首や足首の抑制具を使用する場合，血管や神経への圧迫を観察する。少なくとも1時間おきに抑制具をとり，可動域で動かす。
⑤可能なら，患部の自動的(自分自身による)な可動域運動や歩行を勧める。
　R：脱水症や体液喪失は循環量や組織灌流を減少させ，神経血管系の損傷を助長させる。四肢挙上や氷によって循環量を減らす。

◉**股関節または膝関節の置換術後**
①人工関節の脱臼を防ぐため，正しい位置を保つ。
　■股関節：外転45度以下に保つ。
　■膝関節：殿部より少し上げる。曲げたり，過伸展してはいけない。
　R：損傷のある組織と筋肉は股関節の適切な支持をもたらさない。そのために変位を起こすことになる。
②ロールや枕，特別な器具で患部を中間位に保つ。
　R：浮腫によって循環が損なわれる。しかし，四肢を心臓の位置より上にあげれば，動脈血の血流が少なくなる。局所的重度熱傷の場合，浮腫によって血流が減少し，そのために熱傷が深くなる。

◉**必要に応じて，健康教育をする。**
①次の症状を注意したり，報告するようクライエントや家族を指導する。
　■重度の疼痛
　■しびれや刺痛
　■腫脹
　■皮膚の変色
　■麻痺または運動の減少
　■冷たく白い足指やつま先
　■ギプス内の悪臭，温かい部分，軟らかい部位，ひび
　R：看護師は注意深くアセスメントすることで，浮腫がコンパートメント症候群に至らないようにする。四肢の機能を守るため，8時間以内に治療を開始する(Kasirajanほか，2000)。

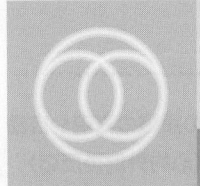

心的外傷後シンドローム

Post-Trauma Syndrome

心的外傷後シンドローム
　　心的外傷後シンドロームリスク状態
　　レイプ-心的外傷シンドローム

【定義】

心的外傷後シンドローム：クライエントが，1つまたはそれ以上の，不可抗力的な心的外傷性の出来事に対して適応できず，持続して苦痛を伴う反応をきたしている状態．

【診断指標】

■ 必須データ（必ず存在，1つまたはそれ以上）

次のような認知的・感情的・感覚運動的活動によって明らかになる心的外傷性出来事の追体験．

- フラッシュバック（出来事の場面が瞬間的によみがえる），割り込んでくる思考
- 繰り返す夢・悪夢
- 心的外傷性出来事についての過剰な言語的表現
- 生き残っていることに対する罪悪感，または生き残るために必要な行動に対する罪悪感
- 苦痛を伴う情動，自責，恥，悲しみ
- 傷つきやすいこと，または無力感，不安またはパニック
- 心的外傷性出来事の再発，死，体のコントロールの喪失に対する恐怖
- 怒りの爆発・激怒，激しい驚愕反応
- 過剰な警戒または過剰な用心深さ
- 刺激となる出来事に対する持続的な逃避
- 過剰な驚きの反応
- 心的外傷に関する思考，感情あるいは会話を避ける
- 睡眠の障害

■ 副次的データ（おそらく存在）

- 心理的・情動的麻痺
  - 現実性の解釈の障害，記憶障害
  - 錯乱，分裂，健忘
  - 心的外傷性出来事に関するあいまいさ
  - 注意力の狭小化，不注意，ぼうっとする．
  - 麻痺した感覚，抑圧した感情
  - 分離した感情，疎外された感情
  - 重要な活動に対する興味の減退
- ライフスタイルの変調
  - 従順，受動的，依存的
  - 自虐的（例．アルコール・薬物乱用，自殺企図，無謀運転，不法行為）
  - スリルを求める行為
  - 対人関係が困難
  - 心的外傷に対する恐怖症の出現
  - 心的外傷を想起させる状況や活動の回避
  - 社会的孤立・引きこもり，否定的な自己概念
  - 睡眠障害，情動障害
  - 焦燥感，衝動に対するコントロールができない，感情の爆発
  - 人や世界に対する信頼の喪失，人生を無意味だと思う．
  - 慢性の不安，慢性のうつ状態
  - 身体的症状ばかり気になる，多くの生理的症状

【関連因子】

■ 状況因子（個人・環境）

- 以下のような自然現象による心的外傷性出来事に関連するもの
  - 洪水
  - 地震
  - 火山噴火
  - 嵐

- ▶雪崩
- ▶流行病
- ▶その他の自然災害
- ●人為的原因による心的外傷性出来事に関連するもの
- ▶強制収容所への監禁
- ▶自動車の大事故
- ▶暴行
- ▶拷問
- ▶レイプ
- ▶爆破
- ▶大火災
- ▶目撃者のいる暴力
- ▶テロリストの攻撃
- ▶戦争
- ▶航空機事故
- ●工場災害に関連するもの(核,化学,その他の生命を脅かす事故)

著者の注釈

〈心的外傷後シンドローム〉の診断は,自然現象に起因するもの(例.洪水,流行病,地震)または人為的な出来事に起因するもの(例.戦争,レイプ,拷問)のいずれかの外傷性の出来事に対する情動的反応を示している。情動的反応(例.罪の意識,羞恥心,恐怖,怒り)は対人関係を阻害し,自己破壊的な行動(例.薬物乱用,自殺企図)に陥る可能性がある。看護師は特別な介入を必要とするときは,追加の診断を用いるとよい。たとえば,〈家族コーピング無力化〉,〈自己損傷リスク状態〉である。

〈レイプ-心的外傷シンドローム〉の診断名は,破壊性の強い急性期と再構築に向かう慢性期を含むものとして,1975年に採択された。関連する看護診断群としての症候群型看護診断の最近の定義によれば,この診断は症候群を表すものでなく,より正確には〈レイプ外傷反応〉と診断されるものである。このカテゴリーについての原因および寄与因子の記述は不要である。それは,原因が常にレイプであるからである。このようにして看護診断表現の根拠の部分は除外されている。しかし,レイプの個人的報告書にはその記述は追加されることになる。たとえば,「6月22日の性的暴行と獣姦の報告と多数の顔面の打撲傷によって明らかなように〈レイプ-心的外傷シンドローム〉」となる(記述に際してはERの記録を参照)。

診断表現上の誤り

◉生き残っていることに対する罪の意識の表現や自動車事故の悪夢の再現に関連した〈心的外傷後反応〉

生き残っていることの罪の意識や外傷を被った出来事に関する悪夢は,外傷後反応の発現の可能性を示しており,因子との関係を示すものではない。この場合,診断は,「悪夢の再現と生存に対する罪の意識の表現によって明らかなように,自動車事故に関連した〈心的外傷後反応〉」と言い換えることができる。

重要概念

■■ 一般的留意点

①心的外傷は通常の方法で処理したり,同化したりできない不可逆的な出来事の主観的体験として定義されている。心的外傷の状況は,通常の生活の中で体験するものと異なり,死の恐怖を呼び起こす実際的な身体的または精神的破滅の危険性がある。1つの心的外傷性の出来事は,おそらく1人の人だけでなく,同時に多数の人に影響を与える。心的外傷性出来事には人為的出来事(例.レイプ,戦争),または自然現象によるもの(例.雪崩や火山の噴火)がある。

②一般に,自然現象による心的外傷性出来事は,人為的なものに比較すると,重症性が低く,長く継続しない。なぜなら,人為的な出来事は,しばしば無関心,なげやりな態度,敵意などを結果として生じるからである。

③Horowitz(1986a, b)は,これらの現象を概念化して,心的外傷性出来事に対する人間の反応に段階的な傾向があることを示した。
- ■外傷に対する初期の反応は,あらゆる手段を用いて直接生命を脅かす状況の中で生き残り,機能することである。
- ■「無感覚(感じないようにする)」という効果的な対処の方法が心理的・情動的衝撃を軽減するために用いられる。
- ■いかに外傷体験を克服しようとしても,外傷の回想あるいは再現が意識の中に侵入してくる。
- ■「無感覚」と侵害反応との間で,各個人に特有な心の揺れ動きがみられる。

- 徐々に，その人は出来事とその影響に対して，より広範囲の知覚と合理化を用いることによって外傷を克服するようになる。
- 最後に，その体験は基本的な信念と価値観に一致する意味のあるものとして同化される。

④外傷による苦痛の程度は，外傷的体験の強烈さや持続期間およびその頻度と関連している。それは環境状況と人の主観的な体験の複雑な相互作用に関係している。すなわち，警告の度合い，生命への驚異，グロテスクなものへの曝露，死別，解雇，生存者の役割についての道徳的葛藤などの主観的体験である。

⑤小児の早期の体験，発達段階，および性格の強さなどの個人的特性は，心的外傷に対する反応に影響すると考えられる。
- 未解決の小児期の葛藤は，心的外傷によって再び引き起こされると考えられる。
- 年齢は重要な因子となる。すなわち，心的外傷はクライエントの発達段階を中断するからである。
- 個人的なコーピングの手段は，心的外傷の状況に直面した場合，重要となり，適応の効果に影響する。

■ 小児への留意点

①心的外傷に対する子どもの反応は，子どもの性格と外傷の規模，発達年齢および重要他者の反応によって影響される(Wong, 2003)。
②子どもは友だちや知人が殺害された後に心的外傷後ストレス症状を呈することがある(Pfefferbaumほか，2000)。
③子どもの虐待には無視(ネグレスト)と身体的，情緒的，性的虐待があり，全米における300万人の子どもに影響を及ぼしている。

焦点アセスメント基準

■ 主観的・客観的データ
◉診断指標をアセスメントする。
①心的外傷の既往*
- 非常にストレスの大きい，不安に満ちた状況にさらされたかどうかを尋ねる(関連因子参照)。
- すべての心的外傷をその日時や期間も含めて記載する。

②心的外傷性出来事に対するクライエントの反応
- 再体験または麻痺した反応の徴候と症状をアセスメントするために，クライエントが心的外傷の体験をした以後の，思考，感情，行動の変化について尋ねる(関連因子参照)。
- どのような再適応の問題があるかをアセスメントするために，心的外傷性出来事の後に生活スタイルや生活パターンが変化したかどうか尋ねる。

③可能な限り，家族のメンバーや適切な人に観察してもらったり，相談する。
- 心的外傷性出来事に関する過度の言語的表現
- 写真や他の外傷に関連した対象物をより分けるというような，外傷を思い出す物への強い関心
- 事実の否定，歪曲，極小化，誇張，責任の否認，白昼夢または逃避という対処
- 刺激(クライエントを取り巻く質問，騒音，活動)に対する無関心や解離の証拠
- 心的外傷性出来事以後の急激な，あるいは顕著な行動または人格の変化

NOC
虐待からの回復，コーピング，恐怖の自己コントロール

目標 ▶
クライエントは，体験を意味のある全体の中に同化し，目標を設定するなどで示されるように，自分の人生を追求していく。

指標 ▶
- 心的外傷の追体験あるいは感覚麻痺症状が減少してきたと報告する。
- 心的外傷性出来事を認め，体験を語り，恐怖，怒り，罪などの感情を表出することによって，外傷を克服し始める。
- 支援者または支援資源をみつけ，接触する

NIC
カウンセリング，不安軽減，情動支援，家族支援，サポートシステム(支援システム)強化，コーピング強化，積極的傾聴，共在，グリーフワーク促進，紹介

---

*既往を把握する目的は心的外傷の根拠を明らかにするためであり，その外傷の詳細を追求するためではない。これは適切な治療的関係の中で行われる必要がある。

【一般的看護介入】

◉ **クライエントが心的外傷性出来事を体験しているかどうかを判断する。**

①クライエントと面接するとき，じゃまが入らなくて，しかも処理しなければならない問題に備えて，スタッフと容易に連絡が取れる静かな部屋を確保する。

②心的外傷体験について話すことは，クライエントに大きな不快感を引き起こす可能性があることに注意する。

③クライエントがあまりにも不安になるようであれば，アセスメントは中止して，苦悩から回復するよう援助する。また，それ以外にも適切な介入が必要である。

R：心的外傷危機の短期介入は，被害者が確認されたら，直ちに開始されなければならない。

R：心理的反応の詳細な記録は治療の進行状況，治療の計画，最も高いリスクにある人の確認に役立つ。行動には個人差がある。感情は白熱化している，あるいはゆっくりで呆然としている，混乱している，もしくは明瞭である（Charron，1998）。

◉ **反応の程度と現在の機能レベルに及ぼす影響を評価する。**

◉ **追体験や感覚麻痺症状の極端な状態を軽減させるための援助をする。**

①クライエントがコントロールを回復できるような安全な治療環境を提供する。

②これらの感情や症状は，心的外傷性出来事を受けた個人によくあることを伝え，安心させる。

③クライエントに付き添い，不安状態がひどい間は援助する（〈不安〉を参照）。

④クライエントの衝動的な行動化をコントロールするために，制限を課したり，気持ちを吐露するよう促すことによって，また身体運動的な活動（例．歩行，ジョギング）に過剰なエネルギーを向けさせることによって援助する（〈自己損傷リスク状態〉，〈暴力リスク状態〉を参照）。

⑤精神的あるいは情動的麻痺が，クライエントの情動的な衝撃を軽減していることを認識する。

⑥積極的なリラクゼーションや深呼吸などの不安を軽減するための方法を教える。

R：激しい症状を緩和しようとすることで，被害者はコントロールを取り戻せるようになる（Charron，1998）。

R：被害者のコーピングに焦点を当てた看護介入により無力感を軽減することができる（Charron，1998）。

◉ **心的外傷性出来事を認め，その体験を語ることによって，また恐怖，怒り，罪の意識などの感情を表出することによって，外傷を克服し始めるようにクライエントを援助する。**

①安全で整った環境を提供する。

②心的外傷性出来事について語ることは，症状（例．悪夢，フラッシュバック，痛みを伴う情動，感情麻痺）を強める可能性があることを説明しておく。

③クライエントが自分のペースで進められるよう援助する。

④共感的でゆったりとした態度で注意深く耳を傾ける。

⑤外傷について話したり，何が起こったかを理解したり，個人的な事態の現実を認めるためにクライエントを支援する。

⑥外傷性出来事に伴う感情を浄化するよう，そしてその体験と怒りや抑うつ，不安との関係を認識するようにクライエントを援助する。

⑦クライエントが幻想と現実を識別し，クライエントの人生の変化した領域について振り返ってみることや語ることができるよう援助する。

⑧心的外傷性出来事に対処するうえで，文化的・宗教的な価値観を認め支持する。

R：被害者に事件を思い出させ，はっきりさせるための援助は出来事を認知させ，抑圧を予防する助けとなる。

R：被害者は自分のペースで心的外傷に対処する必要がある。

R：ゆったりした自信のある行動やアイコンタクトは被害者を落ちつかせ，彼らが生存し安全であることを保証する。

R：出来事の直後と進行中に共感とサポートを与えることは，より踏み込んだ心理的カウンセリングを被害者に紹介するための準備となる。急性期における主な課題は，コントロール状態にあること，1人にされることの恐怖，聞き手となる人をもつことである。

R：不安への対処は身体上のコントロールを維

持するための1つの方法となる（Boyd, 2005）。
●支援者や資源と連携したり関係をもつためにクライエントを援助する。
①クライエントが自らの強みと資源を認識できるよう援助する。
②利用できるサポートシステムを探す。
③クライエントがニーズに添ったサポートと資源との連携をはかれるよう援助する。
④以前の活動を再開するよう、また何か新しい活動を始めるようクライエントを支援する。
R：出来事の直後と進行中に共感とサポートを与えることは、より踏み込んだ心理的カウンセリングを被害者に紹介するための準備となる。急性期における主要な課題は、コントロール状態にあること、1人にされることの恐怖、聞き手となる人をもつことである。
●家族あるいは重要他者を援助する。
①被害者に何が起こっているかを理解できるよう家族や重要他者を援助する。
②家族や重要他者の感情を表出するよう促す。
③カウンセリングを実施し、必要に応じて適切な社会資源との連携について援助する。
●クライエントの外傷体験とそのニーズに応じて適切な看護ケアを提供する（〈レイプ-心的外傷シンドローム〉を参照）。
●クライエントが心的外傷を克服し、その体験を新しい自己概念の中に統合していけるように、継続的な治療環境を調整する。
R：地域におけるフォローアップカウンセリングと長期的サポート療法を設ける必要がある。

小児への看護介入

①子どもの発達段階に沿ってその体験を理解したり統合できるように援助する。
②子どもが遊戯療法のような安全で守られている場で体験を話したり、感情（例．恐怖、罪悪感、憤怒）を表現できるよう援助する。
③子どもが理解できる言葉で正確な情報や説明をする。
④特に青年期の男子については自殺のリスクを検討する（〈自殺リスク状態〉を参照）。
⑤家族メンバーが子どものニーズについての理解を深められるよう、家族カウンセリングを行う。
R：看護アセスメントは子どもの象徴的な、あるいは非言語的なコミュニケーションを取り入れる必要がある（Wong, 2003）。
R：字を書く、絵を描く、物語を語る、人形遊びをするなどの遊戯療法は子どもが演じたり、感情表現したり、彼らの経験したことを安心して伝えることができるように提供する必要がある。

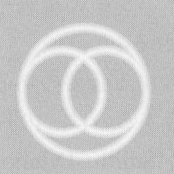

心的外傷後シンドロームリスク状態

Risk for Post-Trauma Syndrome

【定義】

心的外傷後シンドロームリスク状態：クライエントが、1つまたはそれ以上の不可抗力的な心的外傷性の出来事に対して適応できず、持続して苦痛を伴う反応をきたす危険のある状態。

【危険因子】

〈心的外傷後シンドローム〉の関連因子を参照

目標 ▶

クライエントは、心的外傷後でも適切に役割を果たし続ける。

指標 ▶

● 専門家に相談する必要のある徴候や症状を明らかにする。
● 心的外傷に関する感情を表現する。

【一般的看護介入】

〈心的外傷後シンドローム〉を参照

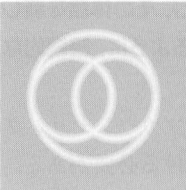

レイプ–心的外傷シンドローム

Rape Trauma Syndrome

【定義】

レイプ–心的外傷シンドローム：被害者が自らの意思に反して，同意のないまま，強制的で暴力的な性的暴行（腟または肛門の貫通）を加えられた状態。この暴行または暴行の試みから生じた心的外傷シンドロームには，被害者と家族の生活を破壊する急性期と，ライフスタイルを再構築する長期のプロセスがある（Holmstromほか，1975）。

【診断指標】

■ 必須データ（必ず存在）
- 性的暴行を受けたという訴え，あるいはその徴候

■ 副次的データ（おそらく存在）
- 被害者が子どもの場合，両親が同様の反応を示すことがある。

急性期
- 身体的反応
  - ▶消化器症状（悪心，嘔吐，食欲不振）
  - ▶泌尿生殖器系症状（疼痛，瘙痒感）
  - ▶筋骨格系の緊張（痙攣，疼痛）
- 心理的反応
  - ▶否認
  - ▶情動的ショック
  - ▶怒り
  - ▶恐怖：1人になること，あるいはレイプ犯人が戻って来るかもしれないという恐怖（被害者が子どもの場合は，罰や反動，遺棄，拒絶などを恐れる）
  - ▶罪悪感
  - ▶加害者，または暴行場面を見ることによるパニック
- 性的反応
  - ▶男性への不信感（被害者が女性の場合）
  - ▶性行動の変化

慢性期
- どの急性期反応も，問題が解決されなければ長期化する可能性がある。
- 心理的反応
  - ▶悪夢，または睡眠障害
  - ▶うつ状態
  - ▶自殺念慮
  - ▶不安
  - ▶恐怖症

著者の注釈
〈心的外傷後反応〉を参照

診断表現上の誤り
〈心的外傷後反応〉を参照

重要概念

■ 一般的留意点
① 米国で毎年およそ20万件以上のレイプが報告されている（RAINN，2002）。
② レイプは，被害者の自尊心を傷つけ，侮辱する性的手段を使った犯罪である。また，誰かが他人に対して同意がないにもかかわらず性的行為を行うことである。被害者のプライバシーの権利や保護，安全，安寧が必ず侵害される。
③ レイプは，医療者によって報告する必要のある犯罪である。被害者自身が報告するのは，10件中わずか4件といわれている（Smith–DiJulio，1998；Symes，2000）。
④ 昔の文化では（今日でも文化によっては），次のことが支持されていた（Heinrich，1987）。
  - 「女性の社会的立場は，男性の運命によって左右される」
  - 「女性は男性の所有財産であり，その価値を維持する責任がある」（したがって，レイプされた女性は価値を失う）
  - 「女性は男性にとって，彼らの力と地位と武勇の褒賞のシンボルとして重要である」
⑤ レイプについて次のような社会通念がある（Heinrich，1987）。

- 加害者は，衝動をコントロールできない性的欲求不満の男性である。
- レイプを犯すことは，ほんの一瞬の判断の過失からの一連の出来事である。
- 加害者は見知らぬ人である。
- レイプは被害者によって生じるものである。
- 淫らな女性のみが犯される。
- レイプは夜間1人で外出する女性に起こる。家にいれば安全である。
- 女性の意思に反してレイプされることはない。抵抗することで避けることができる。
- ほとんどのレイプは，黒人の男性と白人の女性との間で生じる。
- 女性は強制的なレイプによって男性を尊重するようになる。彼らはレイプを楽しんでいる可能性がある。
- 加害者は精神障害者または知的障害者であるため，彼らの行動には責任がない。

⑥以上の社会通念に同意する被害者，家族，社会，ケア提供者たちは，当事者を被害者としてみない場合がある。また，レイプの犯罪性を認めなかったり，援助を求めなかったりする。そして支持的介入を拒否する可能性がある(Heinrich, 1987)。

⑦加害者は，大きく次の3つのタイプに分けられる(Whitehill, 1998)。
- 力の加害者(性的暴行の55%)。彼らは自分に近い年齢の人を襲い，支配するために脅迫したり最小の暴力を用いたりする。暴行は計画的である。
- 怒りの加害者(性的暴行の40%)。彼らは若い女性あるいは高齢者を対象とする。彼らは，最大の力と拘束手段を用いる。その結果，身体的に傷つけることがある。
- 異常性愛加害者(性的暴行の5%)。暴行は計画的である。彼らは拷問のような苦痛から性愛的な満足感を得る。

⑧Burgess(1995)は，レイプを大きく3つに分類している。
- レイプ：加害者が信用，強制，暴力を利用して本人の同意なしに性的行為をするもの
- 従犯性交：助けられた人がそのことに対する派生的な態度として性的行為に同意する場合，あるいは，同意の欠如が認識や人格の発達に関係している場合(知的障害者や子どもは可能性が高い)
- 性的ストレス状態：性交することに最初は同意したが，その後，一方的に性交しないと決める。しかし，この心変わりを聞き入れてもらえない場合

⑨レイプはどのような年齢層にも，人種にも，またどのような学歴・所得層にも起こり得る(Smith-DiJulio, 1998)。

⑩男性の被害者は(同性愛者を含む)レイプを報告しようとしない。しかし彼らは，レイプ-心的外傷シンドロームの徴候を最も経験していると考えられる(Anderson, 1981～1982；Kaufman, 1980；Smith-DiJulio, 1998)。

⑪多くの子どもや成人が性的暴行の犠牲者であるが，決してその犯罪を報告し，助けを求めようとしない(Symes, 2000, p.30)。

⑫性的暴行の犠牲者は自殺企図，摂食障害，性的暴行の再体験，薬物乱用，抑うつ，不安障害に陥る傾向がより大きい(Symes, 2000)。

文化的考察

①虐待された女性は家庭内暴力を受けるという文化的慣習からもたらされ，夫から離別できないという文化的なダイナミクスによって孤立している可能性がある。さらに，言語的な障害が緊急通報用電話番号911に電話することや，彼女の権利や法律上の選択肢について学ぶことを妨げている可能性がある(American Bar Association, 2004)。

小児への留意点

①思春期の女性は特に性的暴行を受ける危険率が高い。レイプの被害者の50%以上が10～19歳であると推定されている(Wong, 2003)。

②子どもに対する加害者は，おそらくその子どもが知っている人物である。そして，暴行は普通子どもが自分の家か近所の家にいるほんの短い時間の間に起こっている(Pownall, 1985)。

③青年(特に少年)は，レイプの直後に自殺する傾向が高い(Holmes, 1999)。

④知人によるレイプは女子大学生の間ではよくあることであり，認識されず報告もされないと信じられている(Ellis, 1994)。

⑤大きな感情的苦悩と長期にわたる影響は，子どもが加害者を知っていて信用しているとき報告

される(Holmes, 1999)。
⑥青年期の女子は，自分が何らかの形で行為を助長した可能性があると信じているため，しばしば報告されない(アルコール飲用など)(Wong, 2003)。
⑦薬物使用による性的暴力は，飲み物の中に薬物を混入させて行われる。"デートレイプ"で使用される薬物はロヒプノール，GHB(ガンマヒドロキシ酪酸)，塩酸ケタミンである。このような薬物は脱抑制，無抵抗，筋弛緩，記憶消失を引き起こす(Smith, 1999)。

■■ 妊産褥婦への留意点
〈家族コーピング無力化：家庭内暴力〉を参照

■■ 高齢者への留意点
①高齢者におけるレイプの発生率は，報告されないままになっていることが多い(U. S.Department of Justice, 1989)。
②高齢者のレイプ被害の反応は，成人の被害者と似通っている。しかし，依存，無気力，抑うつの程度は高いと考えられる(Fielo, 1987)。
③ナーシングホームの入所者は虐待に対して最も弱い立場にいる。性的虐待の問題にあまり取り組まないのは，そのようなナーシングホーム入所者の性的暴力に対する無理解と高齢者に対する一般的な否定的態度あるいは敵対心，障害者としての認識などによると考えられる(Burgess ほか, 2000)。
④Burgess は，ナーシングホームにおける性的暴力の犠牲者20人のうち，11人が暴力を受けた1年以内に死亡していることを見い出した。このような犠牲者は抵抗するために，あるいは暴力直後に対処するために，身体的，社会的，心理的にも備えられたものをもっていない(Burgess ほか, 2000)。
⑤高齢者の虐待には身体的虐待，性的虐待，精神的虐待，無視，搾取，医療上の虐待を含んでいる(Goldstone, 2005)。

---

*経歴を求める目的は心的外傷の実体をはっきりさせることにあり，心的外傷の詳細を探ることではない。これは適切な医療の一環として行われるべきものである。

焦点アセスメント基準

■■ 主観的データ(記録が必要)
◉診断指標をアセスメントする。
①望まぬ性行動の経歴(小児，青年，成人)*
- レイプの時間と場所
- 加害者の正体または描写
- 性的接触(種類，量，強制度，武器)
- 目撃者(もしいれば)
- 痕跡を取り消す行動(着がえ，入浴，排泄，洗浄)
- 性的経歴
  ▶前回の月経日
  ▶避妊薬の使用
  ▶月経歴
  ▶前回の性交の日
  ▶性病歴

②急性期における暴行に対する反応
- 被害者と家族のアセスメント
  ▶身体的症状
  ▶心理的症状
  ▶性的反応
- 小児のアセスメント
  ▶出来事に対する理解
  ▶加害者の正体に対する認識
  ▶以前の暴行の可能性
- 両親，配偶者，他者のアセスメント
  ▶出来事に対する理解
  ▶被害者を援助する能力
  ▶対処能力

③慢性期における暴行に対する反応
- 被害者と家族の反応をアセスメント

■■ 客観的データ
◉損傷(斑状出血，裂傷，擦過傷)をアセスメントする。
- 消化器系(口腔，肛門，腹部)
- 筋骨格系
- 泌尿生殖器系

◉情動的反応をアセスメントする。
- 泣く。
- 平静
- 無関心
- 引きこもり
- 病的興奮

◉障害に対する認識と行動の変化をアセスメントする(Buegess, 2000)。
- 男性に対する回避的行動
- ナースステーションの近くにいつもいる。

- 胎児のような体位で横たわっている。
- 男性に対する恐怖感
- 引きこもり

このほかの「焦点アセスメント基準」の情報は，http://thepoint.lww.com を参照

NOC
虐待に対する防護，虐待からの回復，コーピング

目標 ▶
- 被害者は，危機的出来事の前の機能レベルにまで回復する。
- 被害児は，暴行と治療についての感情を表出する。
- 両親，配偶者，重要他者は，危機に陥る前の状態に回復する。

指標 ▶
短期目標
- 感情を人に伝える。
- ケアの理論的根拠および治療の手順を説明する。
- サポートシステムのメンバーを見つけ出し，適切に利用する。

長期目標
- よく眠れたと報告する。
- 元の食習慣に回復したと報告する。
- 身体反応がまったくない，あるいは時々しかみられないと報告する。
- 安静とリラクセーションを実施する。

NIC
虐待防護支援，コーピング強化，レイプ-心的外傷処置，支援グループ，不安軽減，共在，情動支援，鎮静法，積極的傾聴，家族支援，グリーフワーク促進

【一般的看護介入】

■■ 心理的反応
⊙ 心理的反応をアセスメントする。
① 一般的
- 恐怖症，悪夢
- 遺尿
- 否認，情動的ショック
- 怒り，恐怖，不安
- 抑うつ，罪悪感

② 主観的
- 無感覚，屈辱感，自責の念の表出
- 自殺念慮

③ 客観的
- 泣く
- 沈黙
- 手の振戦
- 過度の洗浄（特に小児期や青年期にみられる）
- 他者との相互関係の拒否（医療スタッフや家族）
- 過度の衣類着用（下着のかさね着）

R：レイプの被害者への介入が早ければ早いだけ，心理的ダメージを少なくすることができる。多くの被害者は暴行の記憶を抑圧したがっており，ほんの1日でもカウンセリングが遅れると，その後のケアの続行が難しくなる。カウンセラーとの直後の接触は，嫌悪感克服の1つの手段である。

⊙ 主な問題（心理的・医学的・法的）を，明確にし，必要としている支援を認識するようクライエントを援助する。

① ケアと検査について説明する。
- ゆったりとした態度で検査をする。
- 実施する前に詳細を説明する。
- 被害者にとって初めての内診である場合は，その体位や器具について説明しておく。
- 妊娠と性感染症の可能性について，またその有効な治療法について話し合う。

② 法的問題と警察の調査について説明する（Heinrich, 1987）。
- 将来法廷で使用できる資料を集めておく必要があることを説明する。
- レイプを訴えることについての選択は，被害者の判断によることを説明する。
- 警察の事情聴取が許可されたら，次のことをしておく。
  - 被害者と警察に相談して都合のよい時間を決める。
  - どのような質問をされるかをあらかじめ被害者に説明しておく。
  - 面接の間中，被害者のそばに黙って付き添っている。質問をしたり答えたりしてはいけない。
- 警察官が配慮のない，脅迫的で，不愉快な態度をとり，無作法な質問をするようであれば，

内密にその警察官と話し合う。その態度が続くようであれば，適切な手段を用いて正式に訴える。

R：被害者の状態をアセスメントするために，また記録化された証拠を得るために医学的・法的検査が行われる。それには一般検査，口腔内・骨盤内・直腸内検査，精液と性感染症のための培養検査，血清妊娠テスト，血液型，薬物とアルコールの分析検査などがある。明らかな残根片が分類されて封筒の中に入れられる。乾燥した精液が収集される。被害者の陰毛と頭髪がくしですかれ，サンプルが封筒の中に分類される。ひっかいた形跡のある指の爪が左右別々に分類されて封筒に入れられる(Heinrich，1987)。

● **可能な限り，心理的反応を軽減したり，取り除く。**

①信頼関係を促進する。
- 急性期の間は被害者に付き添うか，それ以外の支援を整える。
- 急性期の警察と病院の処置についてあらかじめ簡潔に話しておく。
- 医学的検査中には被害者を援助し，あらかじめすべての処置について話しておく。
- 個人的なニーズが満たせるよう助ける(検査後，証拠が取得された後の入浴など)。
- 被害者の求めに応じて話を聞く。
- ゆったりとした態度で被害者と家族を支援する。
- 被害者に対して感情的になることを避ける。
- 中立的な態度で支援する。
- 被害者の信念と価値体系を支援し，注釈を避ける。
- 子どもに治療を説明し，感情を表出させるため子どもと一緒に遊戯療法を始める。

R：性行為に対する否認や同意への被害者の権利は暴力的に踏みにじられているので，その後のケアの同意を得ることは重要である(Heinrich，1987)。被害者には実際に，可能な限り何が起こり，なぜ起こったのかについて話してもらうことが重要である。生命が脅かされる状況にあっても，被害者にコントロールできるという感覚を与えることが助けになる。

R：子どもの反応は年齢，身体的外傷の程度，加害者との関係，両親(ケア提供者)の反応などによって異なる(Wong，2003)。

R：遊戯療法は治療計画に不可欠なものである。レイプの被害者に対して，性器の付いた人形が遊戯療法で用いられる。ぬいぐるみの人形は性器を取り付けることができる。子どもは適当な性の人形で暴行を行動化することができる(少年の被害者は2つの男の人形を使う)。操り人形も遊戯療法には効果的である(Wong，2003)。

②可能な限り，レイプ外傷の出来事の1時間以内に危機カウンセリングを実施する。
- レイプ危機カウンセラーと連絡をとるよう勧める。
- 被害者のニーズに合った柔軟性のある個人的なアプローチをする。
- 行動を注意深く観察し，客観的データを記録する。
- その出来事に対する被害者の考え，感情，認識を話すように促す。
- 被害者の治療について話し合う，共感的態度を表明する。
- 被害者の言語表現の様式(表現的・抑制的)についてアセスメントする。
- これまでの被害者のコーピング機制について話し合う。
- 有効なサポートシステムを捜す。必要に応じて，重要他者の関与を勧める。
- ストレス耐性をアセスメントする。
- 被害者の反応の仕方についてそのクライエントを安心させる。
- 被害者の強さや資源をクライエントとともに探究する。
- 以前の機能レベルまで回復できることを信じていると被害者に伝える。
- 被害者の意思決定と問題解決を援助する。被害者に治療計画への関与をしてもらう。
- 一緒に感情の基盤を冷静に探ることにより，被害者の尊厳を回復できるよう援助する。
- レイプの犯人に対する恐れ，死の恐れ，罪責感，統制力の喪失，羞恥心，注意力散漫，怒り，不安，恐怖症，抑うつ，フラッシュバック，困惑，摂食障害，睡眠障害などの感情や徴候は，レイプ外傷の被害者には一般的なことである

と教え，安心させる。
- 被害者の権利を尊重する。たとえば，望まない訪問者を制限し，適切にプライバシーを守るようにする。
- この体験が被害者の生活を破壊し，急性期に起こった感情が繰り返されるかもしれないということを説明し，被害者自身のペースで克服していくように励ます。
- 書類への署名が必要な場合，十分な説明をする。
- 家族と友人に彼らのレベルに応じた簡潔なカウンセリングをする。
  - 愛と支援のために被害者の直接的なニーズを共有する。
  - 感情を表出すること，質問することを奨励する。

R：危機のカウンセリングは，正確な情報と進行中の感情的状態のアセスメントを提供できる(Smith-DiJulio，1998)。

R：レイプ危機センターでは被害者とその重要他者に対して，医学的検査や警察の事情聴取，訴訟手続きにかかわる情報を提供することや，病院，警察，裁判所に付き添うこと，およびカウンセリングなどのサービスを提供している。

R：いくつかの破局が被害者の家族や友人が症状を正常なものと判断することによって引き起こされる(Adamsほか，1989)。回復は他人の反応が助けとなったり妨げとなったりする。重要他者も危機や心的外傷に直面し，回復のために必要とされる(Adamsほか，1989)。

◉ **証拠書類によって医療的・法的な責務を遂行する**(Peterほか，1998)。

① 記録
- レイプの経過(日時，場所)
- 損傷の性質，暴力，武器，脅迫，抑制の使用状況
- 暴行の性質(愛撫，経口・肛門・腟の貫通，射精，コンドームの使用)
- 暴行を受けた後の行動(洗浄，入浴，シャワー浴，含嗽，排尿，排便，更衣，摂食，飲酒)
- 現在の状態(薬物やアルコールの使用)
- 医療経過，破傷風の免疫処置，婦人科の経過(最終月経)，最終の自発的な性交
- 情動の状態，精神の状態
- 検査所見，塗抹標本や培養の記録，血液検査，収集された証拠，写真(適切なら)
- 誰に，いつ，どんな根拠で。

② 次のような随伴状態を確認する。
- 性感染症(STD)(標本，血液検査，予防法)
  - 淋疾
  - ヒト免疫不全ウイルス(HIV)
  - トリコモナス症
  - 梅毒
  - B型肝炎
  - クラミジア
- 妊娠(検査，緊急避妊)
- 継続管理(follow-up)
  - 追跡検査
  - 予防接種

R：医学的・法的手順とそれらに関連した正確な情報を与えることは身体的侵入感とコントロールの喪失感を減少させる。

◉ **被害者が反応と感情をコントロールできるようになるまでフォローアップを続ける**(Andrews，1992)。

① 被害者が病院を退院する前に，地域の危機カウンセリングセンターにおけるフォローアップの予約をする。そして施設名と電話番号，案内の付いたカードを渡す。
② 家庭訪問または電話訪問を計画する。
③ 可能ならば，法律上のまたは牧師のカウンセリングを計画する。
④ 心理療法士，メンタルヘルスクリニック，市民活動，地域グループの弁護関連サービスへの紹介をする。

R：詳細なフォローアップ指導は被害者がそのときに情報を理解できない場合に提供される(Andrews，1992)。

R：フォローアップカウンセリングは長期にわたって援助を提供するものであり，レイプ体験の心的衝撃を少なくする(Smith-DiJulio，1998)。

身体的反応

◉ **身体的反応をアセスメントする。**
① 消化器系の過敏反応
② 泌尿生殖器の不快感
③ 直腸の不快感
④ 筋骨格系の緊張
⑤ 腟分泌物

⑥挫傷と浮腫
⑦次の状態の訴え
- 頭痛
- 倦怠感
- 瘙痒感
- 食欲不振
- 嘔気
- 疼痛
- 排尿時灼熱感

◎**身体的症状を軽減したり，取り除く。**
①消化器症状
- 食欲不振
  - 少量ずつ頻回に食事をするように勧める。
  - 食欲をそそるような食べ物を提供する。
  - 摂取量の記録をする。
  - 食欲不振が遷延するようなら〈栄養摂取消費バランス異常〉を参照
- 嘔気
  - ガスを発生させる食べ物を避ける。
  - 炭酸飲料を制限する。
  - 腹部膨満の観察をする。
  - 医師の指示により鎮吐薬を与薬する。

②泌尿生殖器の不快感
- 疼痛
  - 痛みの性質と持続時間をアセスメントする。
  - 水分の出納をチェックする。
  - 尿と外性器の出血の検査をする。
  - 痛みの訴えを注意深く聞く。
  - 医師の指示により鎮痛薬を与薬する(〈安楽障害〉を参照)。
- 分泌物
  - 分泌物の量，色，臭いをアセスメントする。
  - 初回の検査が終了した後，洗浄と更衣の時間をとる。
- 瘙痒感
  - 冷水で入浴することを勧める。
  - 浄化性の石けんの使用を避ける。
  - 不快を起こしている部位に触れないようにする。

③筋骨格系の緊張
- 頭痛
  - 急激な体位の変換を避ける。
  - 静かな，落ちついた態度で接する。
  - 禁忌でなければベッドを少し高くする。
  - 過去に効果があった痛みを軽減させる方法について話し合う。
- 倦怠感
  - 変調をきたしている場合，現在の睡眠パターンを査定する(〈不眠症〉を参照)。
  - 睡眠障害の促進要因について話し合い，可能な限りそれらの要因を除去するよう試みる。
  - 1日を通じて，頻回な休息時間を与える。
  - 睡眠中の妨害を避ける。
  - ストレスを引き起こすような状況を避ける。
- 情緒的反応
  - 情緒的に安心できる環境を整える。
  - 被害者の日課について話し合い，できるだけそれを守ることができるように援助する。
  - 急激な活動を避け，落ちついた態度でアプローチする。
  - 1日を通じて，頻回に安静時間を与える。

④全身性の打撲傷と浮腫
- 衣類による拘束を避ける。
- 患部には静かに触れる。
- 浮腫がみられるようであれば患部を高くする。
- 浮腫の部分に最初の24時間は冷罨法を，その後24時間は温罨法を実施する。
- 不快感を表出するよう促す。
- 打撲傷，裂傷，浮腫，擦過傷の有無と部位について記録する。

◎**被害者と家族に対して，健康教育をする。**
①消化器症状に対して：嘔気や嘔吐はジエチルスチルベストロール(合成女性ホルモン薬；DES)の副作用であることを説明する。
②泌尿生殖器の不快感に対して：搔爬部分を基に不快感が引き起こされていることを説明する。
③筋骨格系の緊張に対して
- 不安の潜在的原因を説明する。
- 緊張の緩和に役立つ方法を説明する。
- リラクセーション法を教える。
- これらの症状は，レイプ外傷の被害者によくみられるものであることを説明する。

R：レイプ-心的外傷シンドロームに対する看護介入は，心理的・性的・身体的反応の3つのタイプに対して有効であるといわれている。看護師は被害者のそれぞれの反応をアセスメントし，介入しなければならない。

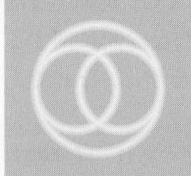

無力
Powerlessness

【定義】

無力：クライエント個人またはグループが，将来の展望，目標およびライフスタイルに影響を及ぼす出来事や状況に対して，個人のコントロール不足を実感している状態。

【診断指標】

■ 必須データ（必ず存在）

将来の展望，目標およびライフスタイルにマイナス影響を及ぼす状況（例．仕事，疾病，予後，ケア，回復速度）をコントロールできない不満を，直接あるいは婉曲的（怒り，無感動）に表現する（Erlen, 2006）。

無益な存在というセルフイメージ，自分の生活状況に対する幽閉感，情動的苦痛（Strandmark, 2004）

■ 副次的データ（おそらく存在）

- 情報収集行動の欠如
- 不本意な依存状態
- 受け身的姿勢
- あきらめ
- アパシー（無感動）
- 不安
- アクティングアウト行動（知らないうちに行動化すること）
- 怒り
- 抑うつ状態
- 暴力的行動
- 疎外感
- 脆弱感（弱者意識）

【関連因子】

■ 病態生理因子

慢性，急性を問わず，疾病経過はすべて無気力の原因や寄与因子になる。一般的な原因の一部は，次のとおりである。

- コミュニケーション能力の障害に関連するもの。卒中発作，ギラン・バレー症候群，気管内挿管に続発する。
- 日常生活動作遂行能力の障害に関連するもの。たとえば，脳梗塞，頸椎損傷，心筋梗塞，疼痛に続発する。
- 役割責任遂行能力の障害に関連するもの。外科手術，外傷，関節炎に続発する。
- 進行性消耗性疾患に関連するもの。たとえば，多発性硬化症，末期癌，AIDSに続発する。
- 物質乱用に関連するもの
- 認知的歪曲（曲解）に関連するもの。抑うつ状態に続発する。

■ 状況因子（個人・環境）

- 治療段階から症状緩和段階への変化に関連するもの
- コントロール喪失感とライフスタイルの制限に関連するもの（因子を特定する）
- 過食パターンに関連するもの
- コントロール重視の個人的性格に関連するもの（例．内的統制型）
- 病院や施設の制約の影響に関連するもの
- 他人に認められない恐怖感の増強に関連するもの
- 徹底した否定的フィードバックに関連するもの
- 長期の虐待関係に関連するもの

■ 発達因子

- 思春期
  ▶ 育児の問題に関連するもの
- 高齢者
  ▶ 複数の喪失に関連するもの。加齢に続発する（例．退職，感覚障害，運動障害，金銭，重要他者）。

著者の注釈

〈無力〉はさまざまな状況下で，程度の差こそあれ誰もが体験する感情である。Stephenson（1979）は，無力感には2種類あると述べている。「状況的

無力感」は特定の出来事に伴って起こり，十中八九は一時的なものである。これに対して「特性的無力感」は広範囲に及ぶので，全般的展望，目標，ライフスタイル，対人関係にも影響を及ぼす。看護診断〈無力〉は，状況的無力感よりも，特性的無力感に陥っているクライエントを対象にするほうが，臨床的に有効と思われる。

絶望感と無力感には相違がある。絶望感に陥っている人は，自分の生活をコントロールしているつもりでも，問題の解決法も，希望することを達成する方法もわからない。無力感に陥っている人は，問題に対する選択肢や答えはわかっているが，コントロールと力量不足を知覚するがゆえに，実行に移すことができない。無力感が長期に及ぶと，絶望感に変わることがある。

診断表現上の誤り

◉入院に関連した〈無力〉

入院は，クライエントと家族に，不安や恐れ，無力感など，さまざまな反応を引き起こす。短期入院が予想される場合には「慣れない環境，日常的慣例の喪失，プライバシーの侵害に関連した〈不安〉」を使用すると，状況的無力感を説明する有効な診断になる。問題の長期化による再入院の場合は，〈無力〉の診断を使用するほうが特性的無力感を適切に説明できる。この場合，診断は「肺感染による再入院と，キャリアや結婚生活への影響に関連した〈無力〉」と，書き換える必要がある。

重要概念

■ 一般的留意点

①コントロール喪失に対するクライエントの反応は，喪失の意味，個人のコーピングパターン，個人の性格（心理的・社会的・文化的・宗教的），他者の反応などに左右される。
②自力で結果をコントロールできないと思っている場合は，情報に対する注意力や記憶力が低下する。
③無力感は，内的－外的統制の概念と非常に密接に関係してるが，同義ではない。コントロールの座は，どちらかといえば不変的な人格特性であるのに対して，無力感は状況に応じて決まる。
④内的統制傾向の人は，自己や環境を積極的に操作すれば，結果に影響を及ぼすことができると信じている。内的行動の例としては，規則的な活動プログラムに参加する，新たな診断に関する文献を入手する，独自に技術を学ぶ，などである。
⑤外的統制傾向の人は，結果がどうあれ，自分の力ではコントロールできないと信じており，自分に起こることを他人のせいにしたり，宿命だとするきらいがある。外的行動の例としては，医師の対応に恐れを抱き，体重が減少する，自分の現状を他人のせいにして非難する，などである（例．抑うつ状態，怒り）。
⑥内的統制傾向の人は，自分自身で動機づけをする。一方，外的統制傾向の人は，動機づけにいつも他人の力を常に必要とする。年少児は通常は外的統制傾向にあるが，内的統制傾向に移るための学習ができる。たとえば，1日の必要栄養量と摂取量を毎日図表に記入するよう指導することで，適切な栄養素の概念の理解を促し，自分の食事パターンに責任をもたせることができる。
⑦内的統制傾向の人は，外的統制傾向の人よりも，意思決定能力の喪失が深刻な体験になりやすい。外的統制傾向のクライエントは，無力感に陥る傾向が強いように思われる。
⑧無力感は，絶望感や無能感の連続線上にある。
⑨SimmonsとWest（1984-1985）は，自己効力と職業的地位が高い高齢者は，コントロールできない状況への対処が，自己効力の低い同年齢者よりも困難になる，と報告している。若者の場合は，自己効力が高く，高収入で，職業的地位が高いと，コントロールできない状況に対しても，きわめて効果的に対処できることが実証されている。
⑩Miller（1985）は，無力感を制御しないと，自尊感情の低下と抑うつ状態の悪循環が起こり，その後に，絶望感に陥る，と仮定している。無力状態が緩和されないと絶望感に陥り，最終的には生存にも影響することがある（Seligman, 1975）。

■ 小児への留意点

①入院中の子どもは一般に無力感に陥る。
②〈無力〉の看護診断は，特に小児の場合には〈不安〉や〈恐怖〉の診断との識別が困難な場合もある。〈不安〉と〈恐怖〉の小児への留意点を参照。
③肯定的な自己概念を抱いていて自分自身の健康

を認知してコントロールする能力が高い小児は，治療法を厳守する傾向があった(Burkhartほか，2005)。

高齢者への留意点

①高齢者は，年齢が高くなるにつれて複数の喪失(今までの役割，家族，健康，身体機能)に遭遇しやすいので，無力感に陥る危険性が高い。疾病や入院(施設収容)といったストレス源が加わると，無力感は倍増する(O'Heath, 1991)。Millerは，パワー(活力)源は7種類あると述べている。すなわち，体力と予備力，心理的なスタミナ(耐久力)と援助のネットワーク，前向きなセルフコンセプト(自己概念)，エネルギー，知識，動機づけ，信念体系である(Miller, 1983)。

②内的統制傾向と望ましい総コントロール力は，健康状態や，モラール(士気)と生活満足度の高さと相関関係がある(Chang, 1978；Fuller, 1978)。

③人格特性，疾病のさまざまな影響，環境条件などは，無力感に影響を及ぼす。高齢者の場合，疾病状態によって運動が制限されることもある。環境の変化(例.集中ケア施設への転院)により，意思決定や自立の機会が奪われることもある。施設の方針により，ある種の興奮行動には，身体的・化学的抑制が必要になる場合もある(Miller, 2004)。

④人生後期における，役割や財産，責任などの変化は，コントロール喪失感の誘因になる。

⑤仲間よりも介護者との幅広い相互関係によって，無力感が生まれやすい。これは，複数の慢性疾患に罹患する機会が増加している高齢者に，病者役割を長期間演じさせる可能性があることを意味する(Lambertほか，1981；Miller, 2004)。

⑥高齢者の場合には，コントロールすれば望ましい成果が得られるという認識が情動的ウエルビーイングの増進と直結しており，逆に他人にコントロールされているという認識は情動的危険因子になる(Kunzmannほか，2002)。

文化的考察

①〈無力〉の看護診断を文化的背景が異なるクライエントに適用すると，問題が起こりやすい。ラテン系の文化にみられる宿命論(例.「なるようにしかならない」)という概念は，健康のためにライフスタイルの変更を試みる看護師にとって能力を試される問題になることがある(Andrewsほか，2003；Gigerほか，2004)。

②宿命論に関連した無力は受け入れられているので，一般にこれがクライエントの問題になることはない。

③看護師は，自分たちが設定するクライエントの目標と，クライエント自身が設定する目標を区別しなければならない。看護師は，クライエントと家族に最大限の配慮をしたうえで，この領域に取り組まなければならない(Andrewsほか，2003)。

④ヘルスケアの意思決定に関与する優先権は，部分的に全米保健政策やコミュニケーションと関係している(Rudellほか，2006)。

焦点アセスメント基準

無力は主観的な状態なので，看護師はクライエントの無力感に関する推論を，すべてクライエントに確認しなければならない。看護師は，クライエントを個別にアセスメントして，通常のコントロールおよび意思決定のレベルと，今まで所有していたコントロールの要素を失うことによる影響を，判断できるようにする。

R：効果的な介入を計画するために，看護師はクライエントがいつも自分の行動を変えることによって問題をコントロールしようとしているのか，それとも他人や外因によって問題がコントロールされることを期待しているのかを判断しなければならない。

主観的データ

◉診断指標をアセスメントする。

①意思決定パターン
- 「仕事や経済的な問題，健康管理などについて，いつもはどのような方法で意思決定をしていますか」
  ▶1人で決める。
  ▶他の人のアドバイスを受ける(誰の？)。
  ▶他の人に決めてもらう(配偶者？　子ども？　それ以外の人？)。

②個人および役割責任
- 「今まで，どのような責任を担っていましたか」
  ▶学童として，青年としては？
  ▶家庭では？
  ▶仕事では？
  ▶地域や宗教団体では？

◉ 関連因子をアセスメントする。
① コントロール力の知覚
- 「現在の健康問題をコントロールしたり，回復する力はどの程度（高い，まあまあ，並み，低い）だと思いますか」（例．糖尿病，失語症，活動耐性低下，肥満など）
- 「自分のコントロール力（高い，まあまあ，並み，低い）は，何に起因すると思いますか」
  ▶ 予防法
      良好な栄養状態
      ストレス管理
      体重コントロール
      運動プログラム
  ▶ その他
      医師
      重要他者
      看護師
      仲間集団
  ▶ どうにもならない
      宿命
      運
      チャンス

客観的データ
◉ 診断指標をアセスメントする。
① 整容，清潔ケアへの関与（必要とされる場合）
- 積極的に関与
- 励ましが必要
- 不承不承
- 拒否

② 情報収集行動
- 病状に関係する情報や文献を他人から積極的に求める。
- 励まして質問させる必要がある。
- 情報を受けようとしない。
- 関心がないと言う。

③ 意思決定や自己コントロール行動が制限されることに対する反応
- 容認
- コントロール力を行使する試みを増やす。
- 無関心
- 抑うつ状態
- 制限を巧みに回避しようとする。
- 怒り
- 制限を無視する。
- 引きこもり

④ 非言語
- 姿勢
- 語調
- アイコンタクト
- ジェスチャー

このほかの「焦点アセスメント基準」の情報は，http://www.thepoint.lww.com. を参照

NOC
うつ状態の自己コントロール，健康信念，健康信念：コントロール力の認識，参加：ヘルスケアの意思決定への参加

目標 ▶
クライエントは，状況と結果をコントロールするのに影響を及ぼす能力を言葉で表現する。

指標 ▶
- 自分でコントロールできる要因を明確にする。
- 可能な場合には，自分のケア，治療，将来について意思決定をする。

NIC
気分管理，教育：個別，意思決定支援，自己責任促進，ヘルスシステム案内，霊的支援

【一般的看護介入】
◉ 原因および寄与因子をアセスメントする。
① 知識不足
② 今までの不適切なコーピングパターン（例．抑うつ状態については「抑うつ状態に関連した〈非効果的コーピング〉」を参照）
③ 意思決定する機会の不足

◉ 可能であれば，寄与因子を除去するか減少する。
① 知識不足
- クライエントとケア提供者との間で，効果的なコミュニケーションを増やす。
- クライエントに処置，規則，選択肢をすべて説明する。説明するときに，医学用語を使用しない。クライエントが，治療中に体験しそうな感覚を予想できるように援助する（コントロール意識とコーピング法を補強する現実志向型認知的イメージを抱けるようにする）。
- 質問に応える時間を提供する。質問を忘れないよう，書きとめさせる。

- 各勤務帯ごとに10〜15分間の時間枠を設けてクライエントに知らせ，クライエントがその時間を利用して質問したり，希望する問題を話し合えるようにする。
- 疑問や関心事を予測して，情報を提供する。起こりうる事象と結果を予測できるよう援助する。
- クライエントの状態の望ましい変化（例．心筋梗塞後の血清酵素の減少，切開創の順調な治癒）は，クライエントが現実的に考えられるときに指摘する。
- クライエントに心配事や感情を言葉で表現させて，積極的に傾聴する。クライエントが心配している領域をアセスメントする。
- 受け持ちスタッフ制にする。
- 24時間のケア計画に責任をもつ看護師を1人選び，クライエントと家族に紹介する。
- 利用可能な場合は，自立支援団体と連絡をとる（例．乳房切除，人工肛門，対麻痺などのクライエントの会）。
- 疼痛や不安が誘因になっている場合は，行動コントロール法（例．リラクセーション，イメージ法，深呼吸など）の利用法について情報を提供する。

R：慢性疾患のクライエントには，自分は救われようのない犠牲者だという気持ちにならないよう援助する必要がある。希望感，自己コントロール，方向づけ，目標，アイデンティティなどがある人たちは，疾病という難題に前向きに立ち向かうことができる。

R：1領域のパワーが失われたり低下しても，新たなパワー源を導入したり，以前からある他領域のパワーを強化して，バランスを保つことができる。

R：看護師の個人的な資質と技術により，持てる力を発揮することができる（Mokほか，2004）。

R：クライエントが意味のある自己管理法を明確にできるよう学習環境を作る（Kralikほか，2004）。

R：人は，教育経験を積むことによって持てる力を余すところなく発揮することができる（Johnsonほか，2006）。

② クライエントに意思決定をコントロールしたり，個人的なケアの目標を明らかにする機会を提供する。

- クライエントに身の回りの整理を任せて，何をどこにしまえばよいか決めさせる（例．靴はベッドの下，絵や写真は窓際）。
- クライエントが望み，病院が許可する場合には，自宅から私物を持参するよう勧める（例．枕，写真など）。
- 必要物品は手の届く所に置く（ナースコール，尿器，ティッシュペーパー）。
- 選択の余地がない場合は，選択肢を与えない（例．深部Z字型筋肉内注射は，部位をローテーションさせる必要がある）。個人的に適切な選択肢を与える。
- 毎日の活動計画を話し合い，できる限りクライエントに決めさせる。
- クライエントの回復に合わせて，意思決定の機会を増やしていく。
- 選択肢を与えたときは，クライエントの決定を尊重し，それに従う。
- クライエントが自分で選択したことをケア計画に記入し，ほかのスタッフにもわかるようにする（「オレンジジュースは嫌い」，「シャワーを浴びる」，「着替えはシャワー前の7：30にする予定」）。
- 約束を守る。
- クライエントや家族が感情を表出する機会を提供する。
- クライエントや家族にケアに参加する機会を提供する。
- ケア提供者に父親的温情主義や母性愛（溺愛）の徴候がないか，十分に注意する（例．クライエントのために意思決定を代行する行為）。
- ケアカンファレンスを計画し，スタッフ各自の個別的なケアの方法を全員で検討できるようにする。このカンファレンスを通して，スタッフは各自が見い出した個々のクライエントの好む行為を，少なくとも1つは共有できるようにする。
- できないことよりも，できることに重点を置く。
- 実用的で現実的な短期行動目標を設定する（歩行距離を毎日1.5 m以上延ばし，1週間後にテレビルームに行けるようになる）。
- 日々の進歩を，毎日認識させる。

無力

- ■習得したこと，達成したことを賞賛する。
- ■コントロールできる要素とできない要素を明らかにできるよう援助する。変更できないものとできるものを受け入れられるよう援助する。
- ■クライエントが最悪の事態を恐れ，ほかのことに目を向けられなくなっている場合は，肯定的な側面を強調する（観点を変えてコントロールを取り戻すことにより，恐怖を軽減する）。
- ■自らの行動によってもたらされる成果を実感できるようにする。

③問題に対するクライエントの日常的な反応をアセスメントする（焦点アセスメント基準を参照）。
- ■内的統制傾向：自分の行動や環境を変えて，問題をコントロールしようとする。
- ■外的統制傾向：他人や外的要因（運命，幸運）を頼りにして，問題をコントロールしようとする。

④内的統制傾向のクライエントには，必要な情報を提供し，行動や環境を変更できるようにする。
- ■クライエントの要請に応えて，問題をできる限り詳細に説明する。
- ■指示された行動の因果関係を説明する（例．心機能障害における塩分制限の必要性，活動の生理的効果，ベッド上安静の効果）。

⑤外的統制傾向のクライエントをモニターし，励まして参加させる。
- ■記録をつけさせる（例．1週間の食事摂取，体重減少に関する図表，運動プログラム－様式と回数，服用した薬物）。
- ■可能であれば，電話で連絡をとってクライエントの状態をモニターする。
- ■わかりやすい文章で指示を与える（例．献立予定表，運動計画の様式および回数と時間，失語症の会話訓練）。
- ■適切であれば，重要他者に行動の操縦法を指導する。
- ■目標や段階に到達するたびに，賞を与える。

⑥クライエントが別の資源から力を引き出せるよう援助する。
- ■クライエントと重要他者に他のパワー源を利用させる（例．教会，ストレス軽減法）。
- ■自助団体
- ■支援団体
- ■宗教関係の指導者に紹介する。

- ■プライバシーを提供し，クライエントが要請した方法を支持する（例．瞑想法，イメージ法，特殊な儀式）。
- R：ヘルスケアにおける力関係のバランスは，力の意識的および無意識的な行使と同様に，個人的な選択に影響を及ぼすことがある（Hewitt‐Taylor, 2004）。
- R：自己像は，ライフスタイルが制約されたり，社会的に孤立したり，期待が裏切られたり，他人に依存していると，マイナスに変化する。
- R：現実的な目標を設定すると，動機と希望を高めることができる。
- R：クライエントは健康やライフスタイルに関する意思決定に積極的に関与すると，自己概念を高めることができる。

◉**必要に応じて，健康教育と専門機関への紹介をする（ソーシャルワーカー，精神科看護師，精神科医，訪問看護師，宗教関係の指導者，自助団体）。**

◉**クライエントとともに状況を評価する。**

①達成基準を満たしたり，無力感が消失した場合は，無力感を緩和するために用いたプロセスについて話し合う。どのような因子が無力感を誘発していたのか説明し，ある種の対策がなぜ効果的だったのか再考し，クライエントが今後どうすれば無力感を管理できるのか話し合う。

②システム（体制）の範囲内で，無力感を誘発する方針や日課を排除する活動を擁護する。

小児への看護介入

①子どもにも意思決定の機会を提供する（例．入浴時間を決める，注射をするときにじっとしている）。

②治療や処置などで，トラウマになりそうな状況を体験する前後に，遊戯療法に参加させる（年齢別の発達上のニーズに対する具体的介入は，〈成長発達遅延〉を参照）。

- R：無力に対する看護介入の目的には，病院の環境を調整して子どもの家庭に似た環境にすること，容認できる範囲で子どもに自らコントロールする機会を与えることなどが含まれる（Wong, 2003）。
- R：子どもは病気中や入院中も，遊戯活動に参加することにより，ストレスを強いられる状況に打ち勝つことができる（Wong, 2003）。

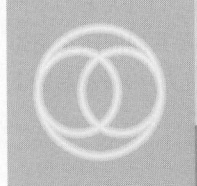

非効果的抵抗力

Ineffective Protection

非効果的抵抗力
　組織統合性障害*
　皮膚統合性障害
　▶ 圧迫，摩擦，剪断力，浸軟の影響に関連した
　口腔粘膜障害
　口腔粘膜障害リスク状態
　▶ 不適切な口腔衛生や口腔衛生を実行できないことに関連した

【定義】

非効果的抵抗力：疾病や外傷などの内的・外的脅威から身体を防御する能力が低下している状態。

【診断指標】

■ 必須データ（必ず存在，1つまたはそれ以上）
- 免疫不全
- 自然治癒力の障害
- 凝固機能の変調
- ストレスに対する不適応反応
- 感覚神経の変調

■ 副次的データ（おそらく存在）
- 悪寒
- 不眠
- 発汗
- 倦怠感
- 呼吸困難
- 食欲不振
- 咳嗽
- 衰弱
- 瘙痒感
- 不動状態
- 不穏状態
- 見当識障害
- 褥瘡

著者の注釈

この広範囲な診断は，免疫抑制，脊髄抑制，凝固因子の異常などが原因で，病原微生物や出血に対する防御機能が低下したクライエントを対象にしている。この診断を使用すると，いくつかの潜在的な問題を同時に扱うことになる。

看護師は，AIDS，DIC（播種性血管内凝固），糖尿病などの障害の代わりに〈非効果的抵抗力〉を使用しないよう注意しなければならない。それよりも，〈消耗性疲労〉，〈感染リスク状態〉，〈社会的孤立リスク状態〉のような，抵抗力の変調によって低下しやすい機能面の能力を説明する診断に焦点を当てるべきである。また看護師は，抵抗力の変調による生理学的合併症を，看護と医学の共同介入によって管理する必要があるので，適切な共同問題を明らかにしなければならない。

たとえば，次の3つの例に〈非効果的抵抗力〉の診断を使用した場合を想定してみよう。

A氏は白血病と白血球減少症で，感染の徴候はない。B氏には鎌状赤血球クリーゼが起きている。C氏はAIDSに罹患している。問題は，この診断によって看護の具体的な焦点ではなく，特定の反応を診断することが可能な状況を説明していることである。A氏には，「免疫系の機能不全に関連した〈感染リスク状態〉」の看護診断が適用できる。B氏

---

*この看護診断は，デトロイト・メディカルセンターにあるハーパー病院のクリニカルナーススペシャリスト集団によって開発され，NANDAへ提出された。

には，共同問題「PC：鎌状赤血球クリーゼ」を適用すると，医師と看護師が処方した介入を使用して看護師が観察・管理する状況を最も適切に説明できる。C氏には，看護診断〈感染リスク状態〉と共同問題「PC：日和見感染症」を適用できる。

これらの例からもわかるように，ほとんどの事例は〈感染リスク状態〉の看護診断と共同問題を選んで使用するほうが，〈非効果的抵抗力〉の看護診断よりも臨床的に有効なことを示している。

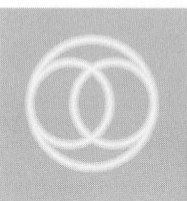

組織統合性障害
Impaired Tissue Integrity

【定義】
組織統合性障害：クライエントの皮膚組織や角膜組織，粘膜組織に損傷が起きている状態，またはその危険性が高い状態。

【診断指標】
■■ 必須データ（必ず存在）
- 角膜組織や外皮組織，粘膜組織の損傷，または身体組織への侵襲（切開，皮膚潰瘍，角膜潰瘍，口腔内の病変）

■■ 副次的データ（おそらく存在）
- （原発性，続発性の）病変
- 粘膜の乾燥
- 浮腫
- 白斑
- 紅斑
- 舌苔

【関連因子】
■■ 病態生理因子
- 皮膚-表皮接合部の炎症に関連するもの。以下の因子に続発する。
  - 自己免疫疾患
    全身性エリテマトーデス
    強皮症
  - 代謝性疾患，内分泌疾患
    糖尿病　　　　黄疸
    肝炎　　　　　癌
    肝硬変　　　　甲状腺機能不全
    腎不全
  - 細菌
    とびひ，毛嚢炎，蜂巣炎
  - ウイルス
    帯状疱疹，単純疱疹，歯肉炎，AIDS
  - 真菌
    白癬症，水虫，腟炎
- 組織に供給される血液や栄養の減少に関連するもの。以下の因子に続発する。
  - 糖尿病
    末梢血管疾患　　　貧血
    心肺疾患
    動脈硬化症　　　　静脈うっ血
  - 栄養障害
    肥満　　　　　るいそう
    脱水　　　　　栄養不良
    浮腫

■■ 治療関連因子
- 組織に供給される血液や栄養の減少に関連するもの。以下の因子に続発する。
  - 体温療法による極度の体温上昇・低下
  - NPO（禁飲食）状態
  - 手術
- 指示による安静（不動状態）に関連するもの。鎮静状態に続発する。
- 機械的外傷に関連するもの
  治療用固定器具：顎関節ワイヤー固定，ギプス包帯，牽引，整形外科器具／矯正装置
- 上皮細胞と基底細胞への放射線の影響に関連するもの
- 機械的な刺激や圧迫の影響に関連するもの。以下の因子に続発する。
  - 円座，ドーナッツ型クッション
  - 圧迫帯（駆血帯，止血帯）

- ▶フットボード（足底板）
- ▶抑制具
- ▶ドレッシング（包帯材料），絆創膏，溶液
- ▶体外式排尿カテーテル
- ▶経鼻胃チューブ
- ▶気管内チューブ
- ▶義歯，人工の補綴物・歯列矯正器
- ▶コンタクトレンズ

状況因子（個人・環境）

- 化学的外傷に関連するもの。以下の因子に続発する。
  - ▶排泄物
  - ▶分泌物
  - ▶有毒剤，有毒物質
- 環境の刺激源に関連するもの。以下の因子に続発する。
  - ▶紫外線-日焼け
  - ▶湿度
  - ▶咬傷（昆虫，動物）
  - ▶毒性植物
  - ▶温度
  - ▶寄生虫
  - ▶吸入剤
- 不動状態による圧迫の影響に関連するもの。以下の因子に続発する。
  - ▶疼痛
  - ▶疲労
  - ▶動機づけ
  - ▶認知・感覚・運動障害
- 不適切な個人的習慣（衛生，歯牙，食事，睡眠）に関連するもの
- 可動性障害に関連するもの（因子を特定する）
- やせ型の体格に関連するもの

発達因子

- 皮膚の乾燥，皮膚の退化，皮膚の弾力性喪失に関連するもの。加齢に続発する。

著者の注釈

〈組織統合性障害〉は広範囲な診断であり，その下位診断として〈皮膚統合性障害〉および〈口腔粘膜障害〉という具体的な診断がある。組織は，上皮組織，結合組織，筋肉組織，神経組織で構成されるので，〈組織統合性障害〉を使用すると，真皮より深部の褥瘡を正確に説明できる。〈皮膚統合性障害〉は，真皮および皮膚組織のみの損傷の説明に使用するべきである（p.453,「褥瘡の進行段階」参照）。

褥瘡がⅣ度の場合や，壊死や感染を起こしている場合は，「PC：Ⅳ度褥瘡」のような共同問題の診断にするのが適切である。これにより，医師と看護師が指示した介入によって，看護師が管理する状況を示すことができる。Ⅱ度またはⅢ度の褥瘡は，急性期ケア施設では包帯交換に医師の指示が必要とされるが，急性期以外の環境（例. 地域社会）では，看護師が独自に褥瘡の治療をするほうが適切で，法的にも認められているので，この状況を看護診断として提示すべきである。

クライエントが不動状態（寝たきり）で，複数の系統（外皮系とともに，呼吸器系，循環器系，筋骨格系など）に障害の前兆がある場合には，〈不使用性シンドローム〉の診断を使用すると，クライエントの状況全体を説明することができる。クライエントの角膜組織に損傷の危険性がある場合は，「意識消失状態に伴う，角膜の乾燥と涙液分泌低下に関連した〈角膜組織統合性障害リスク状態〉」という看護診断を使用できる。

診断表現上の誤り

◉皮膚・組織の外科的切除に関連した〈皮膚統合性障害〉

〈皮膚統合性障害〉は，外科的切除，気管瘻孔形成，熱傷などの新たな診断名として用いてはならない。外科的切除が行われると皮膚の防御機構が破壊されるので，病原微生物の侵入を受けやすくなる。したがって「外科的切除に関連した〈感染リスク状態〉」のほうが臨床的に有効な診断になる。

◉排泄経路の変更に関連した〈皮膚統合性障害〉

人工肛門造設や回腸造設など，排泄経路の変更を〈皮膚統合性障害〉の看護診断に書き換えてはならない。むしろ，看護師は，看護師に治療が可能な，クライエントの外科的処置に対する実際の反応や，起こり得る反応をアセスメントすべきである。たとえば，瘻孔周囲の皮膚は，排液でびらんする危険性があるので，「排液の隣接皮膚に及ぼす化学的刺激に関連した〈皮膚統合性障害〉」の診断が必要になる。化学的・機械的刺激による病変が隣接皮膚に現れている場合には，診断としては「人工肛門の正中線左側に2cm大の潰瘍出現による，瘻孔排液の浸潤に関連した〈皮膚統合性障害〉」が適切であろ

重要概念

■ 一般的留意点

①いずれの時点でも100万人を超えるアメリカ人が褥瘡を起こしている。褥瘡の発生率は，急性期ケア施設では2.7～29.5％で，クリティカルケアを受けているクライエント集団では41％と高く，高度な技術を有する看護施設やナーシングホームでも2.4～23％である(Maklebustほか，2000)。

②組織は特殊な細胞の集合体であり，結合して一定の機能を果たす。人体は，基本的に4種類の組織で構成される。それらは，上皮組織，結合組織(骨格組織と血液を含む)，筋肉組織，神経組織である。

③身体の外側は，外皮と呼ばれる上皮組織で構成される。外部に大きく開口している部位(例．口腔)はすべて，外側の外皮が変化して粘膜と呼ばれる内層を形成している。外皮はそれぞれ完全な粘膜と対になっている。外皮には，皮膚と皮下組織が含まれる。

④皮膚は，外側の表皮と深部の真皮の2層で構成される複雑な組織である。表皮の厚さはおよそ0.04 mm，真皮はおよそ0.5 cmである(Porth, 2006)。

⑤表皮には，内部の組織を(外傷，化学物質，細菌から)保護する防壁としての機能，感覚領域(触覚，痛覚，温覚，冷覚)の受容器としての機能，放射(熱を放出する)や伝導(熱を伝える)および対流(温まった空気の分子を移動して体内から逃がす)による体温調節器機能，水分と電解質の喪失を防いで水分平衡を維持する調節器としての機能，日光からビタミンDを吸収する受容器としての機能がある(Maklebustほか，2000)。

⑥表皮の再生は，カローンと呼ばれる水溶性核分裂阻止因子によって抑制される。カローン値は昼間のストレスおよび活動中に上昇し，睡眠中には低下する。したがって，安静時と睡眠中に，回復が促進される(Maklebustほか，2000)。

⑦無血管の表皮の下層には，高度に血管化した真皮がある。真皮には，上皮組織，結合組織，筋肉組織，神経組織が含まれる。真皮は，皮膚を丈夫にするコラーゲンが豊富である。毛囊は真皮内に伸びており，島細胞として作用し，小さな創の再上皮化を促進する。真皮の汗腺は，身体の水分調節と体温調節に関与している。真皮内の小さな筋肉が作用すると，鳥肌が現れる。痛覚，触覚，温覚，冷覚は，分化した皮膚神経終末で，一度破壊されると再生しない(Maklebustほか，2000)。

⑧皮下組織は真皮の下層にあり，体温を調節する脂肪が蓄えられている。残りの汗腺と毛囊も，ここに含まれている(Porth, 2006)。

⑨皮膚が抗原に反応すると，毛細血管が拡張し(紅斑)，細動脈が拡張して(発赤拡張)，毛細血管の透過性が高くなる(膨疹)。これらの作用により，限局性浮腫，痙縮，瘙痒感が誘発される。

⑩組織破壊の原因には，機械的なもの，免疫的なもの，細菌によるもの，化学的なもの，温熱によるものがある。機械的破壊には，身体の外傷や外科手術が含まれる。免疫的破壊は，抗原に対するアレルギー反応として起こる。細菌性の破壊は，細菌の異常増殖によって起こる。化学的破壊は，腐食性物質が無防備な組織と接触したときに起こる。温熱的破壊は，細胞が生存に適さない極度の低温や高温に曝された場合に起こる(Maklebustほか，2000)。

■ 創傷治癒

①創傷治癒は，複雑な因果連鎖的事象であり，組織の損傷と同時に始まる。創傷の治癒過程では，出血凝固，炎症，上皮化，線維形成とコラーゲン代謝，コラーゲンの成熟と瘢痕再形成化，創の萎縮が起こる(Wysocki, 1999)。

②創は，個人の全体像との関係で考慮する必要がある。創の癒合に影響を及ぼす主な要因は，栄養状態，ビタミン類，ミネラル類，貧血，血液量と組織の酸素飽和状態，ステロイド類，抗炎症薬，糖尿病，化学療法，放射線などである。

③創傷治癒には，次の内因子が必要である(Dudek, 2006)。

- 蛋白質の増加：炭水化物を十分に摂取し，負の窒素バランス，低アルブミン血症，体重減少などを防ぐ。
- ビタミン，ミネラル類の1日摂取量を増加する。
  - ビタミンA：10,000～50,000 IU
  - ビタミンB_1：0.5～1.0 mg／1,000 kcal

- ビタミン B_2：0.25 mg／1,000 kcal
- ビタミン B_6：2 mg
- ナイアシン：15〜20 mg
- ビタミン B_{12}：400 mg
- ビタミン C：75〜300 mg
- ビタミン D：400 mg
- ビタミン E：10〜15 IU
- 極微量の亜鉛, マグネシウム, カルシウム, 銅, マンガン

■ 適切な酸素供給と血液量およびその運搬能力

小児への留意点

①新生児は, 正常な皮膚であっても一般に蒙古斑や稗粒腫, 毛細血管性紅斑などの変化が現れるので, 両親は当惑するが, 臨床的には問題にならない。

②一般的な皮膚の状態には, 特定の年齢層の小児に影響を及ぼすものもある。このような皮膚の状態には, 乳児期のアトピー性皮膚炎とおむつ皮膚炎, 青年期のアクネ（尋常性痤瘡）などがある。

③乳児と年少児は表皮が薄いので, 直射日光を避けるために特別な予防法が必要である。

高齢者への留意点

①皮膚に柔軟性, 弾力性, 抗張力を与えるエラスチン（弾力素）は年齢とともに減少する。エラスチンは, 大血管壁, 心臓, 肺, 皮膚など, 身体運動に関与する組織にみられる（Boyntonほか, 1999）。

②血液, リンパ球, 骨などの結合組織全域にみられるコラーゲン（膠原質）は, 他の組織を互いに結合して支持する働きがある。結合組織の細胞外基質は, 主にコラーゲンとエラスチンで構成され, 真皮のおよそ80％がコラーゲンである。年齢とともに皮膚が弱くなるのは, 加齢に伴って, 真皮からコラーゲンが喪失し, 残りのコラーゲンの弾力性も退化するからである。

③高齢者の中には, 主に手背と前腕の皮膚が光沢や緩みを増したり, 薄くなったり, 透明になる人たちがいる。皮下脂肪は年齢とともに減少して, 骨突出部の衝撃を吸収する機能を果たさなくなるので, 高齢者は圧迫性潰瘍の危険性が高くなる。

④年齢が進むと, 免疫能が減退して血管形成が減少するので, 創傷の治癒が遅延する（Boyntonほか, 1999）。

⑤加齢に伴って皮脂の分泌と皮脂腺の数が減少すると, 皮膚は乾燥してきめが粗くなり, ひび割れや亀裂（あかぎれ）が生じやすくなる。

⑥高齢者の細胞は大型で増殖が緩慢になり, 線維芽細胞の数が減少し, 真皮の血管は減少する。これらの要因のすべてが, 創傷治癒の速度を遅らせる誘因になる。

⑦加齢に伴い, 発汗を起こす体温閾値が上昇し, 発汗量が減少する。

⑧高齢者の爪は, 爪床への血液の供給が減少するので, 光沢を失い, 固さや厚みを増して脆くなる。爪が割れやすくなるので, 感染の危険性が高くなる。趾爪が肥厚すると, 爪先の部分が爪床から遊離する。遊離した部分に組織片が集積すると, 真菌感染の危険性が生まれる。

文化的考察

①皮膚の色が濃くなるほど, 色調の変化のアセスメントは難しくなる。ベースラインは, 日中の光の下で, あるいは少なくとも60ワット電球の下で設定しなければならない。ベースラインにする皮膚の色調は, 色素沈着が最も少ない部位（例. 手掌, 足底, 前腕の下側, 腹部, 殿部）でアセスメントする必要がある（Weberほか, 2003）。

②皮膚全体の色調は, 基本的に赤味を帯びている。黒色系の皮膚の人たちが蒼白になると, 灰色がかった感じになる。褐色系の皮膚の人たちの場合は, 黄褐色になる。蒼白の有無は, 粘膜, 口唇, 爪床, 下眼瞼の結膜などでアセスメントできる（Andrewsほか, 2003）。

③毛細血管再充満時間は, 第2指または第3指, 口唇, 耳垂でアセスメントできる（Andrewsほか, 2003）。

④黒色系の人たちの皮膚の発疹や炎症をアセスメントするには, 看護師は観察ではなく, 触診で熱感と硬化を確かめる必要がある（Gigerほか, 2004）。

⑤蒙古斑は, ダークブルー（紺青色）や黒色の色素沈着で, 黒人, アジア人, アメリカ先住民, メキシコ系アメリカ人などの新生児にみられる。これは, 内出血と間違えやすい。大人になるまでに薄れるが, 依然として肉眼で認められる（Gigerほか, 2004）。

⑥一部の民間医療では, 蒙古斑を損傷と誤診することがある。東南アジアで行われる3種類の民

間療法は痕跡が残るので，暴行や虐待の徴候のように受け取れないこともない。Cao gio は，皮膚をコインで擦って内出血や点状出血による黄紋を生じさせる民間療法で，感冒や感冒に似た症状を治療する目的で行われる。Bat gio は，側頭部の皮膚をつねって頭痛を治療したり，頸部の皮膚をつねって咽頭痛を治療する民間療法である。つねった部分に点状出血や斑状出血が現れれば，治療は成功したとされる。Poua とは，タバコに似た枯れ草の先端部で皮膚を焼く民間療法である。火傷を起こすことにより，疼痛を起こす有害な要素を排出できると信じられている（Andrews ほか，2003）。

焦点アセスメント基準

主観的データ

①症状歴の既往
- 発症
- 悪化要因は何か
- 緩和要因は何か
- 頻度

②（アレルギーが疑われる場合）曝露（接触）の既往
- 伝染性疾患の保菌者
- 化学薬品，塗料，洗剤，植物，動物
- 温熱，寒冷

③内科，外科，歯科の既往歴，喫煙，飲酒

④最近の薬物療法
- 薬の種類は？ 回数は？ 最後に服用したのはいつか
- 症状への影響

⑤組織破壊の発生や進行を誘発する要因（次の項目をアセスメントする）
- 皮膚障害
  - 乾燥
  - るいそう
  - 浮腫
  - 発汗過剰
  - 肥満
  - 皮膚の老化
- 粘膜障害
  - 口内痛
  - 口腔内の病変，潰瘍
  - 歯肉出血
  - 口内斑
  - 舌苔
  - 乾燥
- 角膜障害
  - 瞬き反射の欠如
  - 流涙過多
  - 眼瞼下垂
  - コンタクトレンズの使用
  - 流涙減少
  - 感覚障害
- 酸素運搬障害
  - 浮腫
  - 貧血
  - 末梢血管疾患
    - ▶動脈硬化症
    - ▶静脈うっ血
    - ▶心肺疾患
- 化学的・機械的刺激
  - 放射線
  - コンタクトレンズ
  - ギプス，シーネ，矯正用具
  - 歯牙の補綴（義歯）
  - 失禁（便，尿）
- 栄養障害
  - 蛋白質欠乏
  - ビタミン欠乏
  - ミネラル・微量元素欠乏
  - 脱水
- 全身性疾患
  関連因子（病態生理因子）を参照
- 感覚障害
  - 意識レベルの低下
  - 神経症
  - 視覚，味覚の変調
  - 脳損傷，脊髄損傷
  - 錯乱状態
- 身体の不動状態

客観的データ

診断指標をアセスメントする。

①皮膚
- 色調
- 構造（手ざわり）
- 弾力性
- 血管分布状態
- 湿潤状態

- 皮膚温
② 病変
  - 類型
  - 形状
  - 部位
  - 大きさ
  - 分布
  - 滲出液
  - 色調
③ 循環
  - 毛細血管は遮断後3秒以内に充満するか。
  - 圧迫をやめて30分以内に，紅斑が消失するか。
④ 浮腫
  - 程度と部位に注意する。
  - 骨突出部を触診し，弾力性を観察する（浮腫の徴候）。
⑤ 口腔粘膜
  - 〈口腔粘膜障害〉の「焦点アセスメント基準」を参照

このほかの「焦点アセスメント基準」の情報は，http://thepoint.lww.com を参照

NOC
組織の統合性

目標 ▶
クライエントには，組織の治癒が促進している徴候が認められる。

指標 ▶
- リスクアセスメントに関与する。
- 褥瘡の予防に関与する意欲を表現する。
- 病因と予防法を述べる。
- 介入の理論的根拠を説明する。

NIC
教育：個別，サーベイランス

【一般的看護介入】

⊙ **原因や寄与因子を確認する。**
関連因子を参照

⊙ **皮膚を機械的に刺激する誘因を取り除く。**
① 身体を最大限動かすよう励まし，長時間の圧迫を避ける。
② 神経筋障害に対して
  - 圧迫，剪断力，摩擦，浸軟の適切な予防法を，クライエント・重要他者に指導する。
  - 組織障害の初期徴候を，クライエントが認識できるよう指導する。
  - 昼夜を問わず，最低2時間ごとに体位変換をする。
  - 30度の側臥位にする。
  - 二次的な手段として体重移動を頻繁に行い，全身の体位変換を補う。
③ クライエントを清潔にし，乾燥状態を保つ。
④ 周囲の圧迫源を最小にする（ドレーン類，チューブ類，包帯材料など）。
⑤ 皮膚の付着物をはがすときに，表皮を傷つけないようにする。
⑥ 適切な場合は，圧迫分散用具を使用する。
⑦ 危険性が高いクライエントには，セミファウラー位を制限する。（ベッドでの上半身の挙上は30度までに制限する）。
⑧ ギャッチベッドによる膝部の挙上は避ける。
⑨ 挙上用のシーツを使用して，クライエントの体位を整える。
⑩ 捕まり棒を頭上に取り付けて，クライエントが可動性を高められるようにする。
⑪ コーンスターチを使用して，摩擦を軽減する。

R：圧迫性潰瘍（褥瘡）予防の原則には，軟組織への圧迫の軽減や分散が含まれる。軟組織にかかる圧力が毛細血管内圧（およそ32 mmHg）を超えると毛細血管が閉塞し，低酸素状態に陥るので組織に損傷が起こる。

R：運動をしたり身体を動かすと，身体全域の血流量が増加する。

R：ベッドをできるだけ水平にし（30度以下），足部をフットボード（足底板）で支えると，剪断力を予防できる。剪断力は，隣接する2つの組織層が互いに反対方向へ移動するときに生じる圧力である。骨隆起部が皮下組織上を滑るように移動すると，真皮下の毛細血管が屈曲して締めつけられるので，組織循環が低下する。

⊙ **可能であれば，原因を取り除く。**
① ギプス包帯に対して
  - ギプス固定に伴う一般的な圧迫部位をモニターする。
  - 骨隆起部にパッドを当てる。
  - ギプス包帯の断端部を滑らかにし，皮膚面に

当たらないようにする。
- ギプスに緩めの部分や，パッドが移動する部位がないか調べる。

R：ギプス包帯によって神経血管構造とそのほかの身体部分が長期にわたって圧迫されると，壊死，褥瘡，神経麻痺などが起こる。

R：骨隆起部にパッドを当てることは，圧迫性潰瘍の予防に必要不可欠である。

R：ギプスの断端部が滑らかでなかったり，不自然に屈曲していると，摩擦によって周囲の皮膚に損傷が起こる。四肢を適切に挙上しないと，ギプスの断端部で皮膚が圧迫されるので，疼痛が起こる。

R：ギプスに緩みがあったり，パッドにしわがあると，ギプスの下側の皮膚が刺激される。

◉ **栄養チューブや気管内チューブの周囲に保護用の障壁を作り，チューブ周囲の皮膚を保護する。**

①ドレッシングが緩くなったり湿潤したら交換する。

②不快感を覚えたら報告するよう指導する。

R：カテーテルを挿入すると皮膚と粘膜が刺激されやすい。胃液は，重度の皮膚損傷の原因になる。

◉ **コンタクトレンズの使用による機械的刺激の軽減法を指導する。**

①クライエントにレンズの管理法を復習させる。

②過敏状態が現れた場合
- レンズを外す。
- 所定の溶液でレンズを洗浄する。
- 小さな傷や破片がないかチェックする。
- レンズを湿らせてから再装着する。

R：コンタクトレンズは消毒法を厳守し，ケースを毎日洗浄して空気乾燥し，3〜6か月ごとにケースを取り替えるよう指導する。

R：コンタクトレンズは異物なので，感染と過敏状態の予防に焦点を当てた指導をする必要がある。

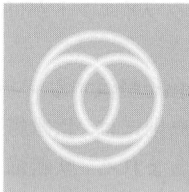

皮膚統合性障害

Impaired Skin Integrity

【定義】

皮膚統合性障害：クライエントの表皮や皮膚組織に損傷が起きている状態，またはその危険性がある状態。

【診断指標】

■ 必須データ（必ず存在）
- 表皮および皮膚組織の損傷

■ 副次的データ（おそらく存在）
- 皮膚の剝離
- 紅斑
- 瘙痒感
- 病変（原発性，続発性）

【関連因子】

〈組織統合性障害〉を参照

著者の注釈
〈組織統合性障害〉を参照

診断表現上の誤り
〈組織統合性障害〉を参照

重要概念
〈組織統合性障害〉を参照

焦点アセスメント基準
〈組織統合性障害〉を参照

NOC
組織の統合性：皮膚・粘膜

目標 ▶

クライエントは，（可能であれば）褥瘡がなくなり，皮膚の統合性が認められる。

指標 ▶
- リスクアセスメントに関与する。
- 褥瘡の予防に関与する意欲を表明する。
- 病因および予防法を述べる。
- 看護介入の理論的根拠を説明できる。

NIC
圧迫管理，圧迫潰瘍（褥創）ケア，皮膚サーベイランス，ポジショニング（退位づけ）

【一般的看護介入】

◎正式なリスクアセスメント尺度を使用して，活動・運動障害のほかにクライエントの危険因子を明らかにする（例．ブレーデン・スケール，Worton 得点）（AHCPR, 1992）。
「焦点アセスメント」を参照
◎寄与因子の除去に努め，褥瘡の発生を少なくする。
①便・尿失禁に対して
- 失禁の病因を特定する。
- 水分摂取を十分に行い，水和状態を適切に保つ（禁忌でない限り，1日約 2,500 mL）。口腔粘膜の湿潤状態をチェックし，尿比重を測定する。
- 膀胱からの排尿計画を立案する（2時間ごとより開始する）。
- 錯乱状態のクライエントには，失禁パターンを判断し，失禁が起こる前に介助する。
- クライエントに問題を説明して，計画に協力させる。
- 失禁時は，皮膚の pH を変調しない液体石けんで会陰部を洗浄する。
- 会陰部を保護するバリアを用いる（失禁用フィルム膜，スプレー式または貼用式）。
- 徴候があれば，失禁の有無を頻繁にチェックする。
- このほかの看護介入は，〈排尿障害〉を参照
- R：浸軟とは，長時間に及ぶ湿潤や水分の浸透によって組織が軟化するメカニズムである。皮膚が水浸しの状態になると細胞が脆弱になるので，表皮に侵食が起こりやすくなる。

②身体の不動状態に対して
- 可能であれば，関節可動域運動と体重移動を勧めて，全身の血流を促進する。
- ベッド上で，循環を最適の状態に保つ。
- 損傷しやすい部位の圧迫を緩和できるよう，頻繁に体位変換をする（例．損傷しやすい部位が背部の場合は，左側臥位から仰臥位，仰臥位から右側臥位，右側臥位から左側臥位，左側臥位から仰臥位の順序で計画する）。ベッドサイドにタイマーを用意する。
- その他の原因と圧迫からの皮膚の回復力に応じて，30分から2時間ごとにクライエントを体位変換するか，体重移動するようクライエントに指示する。
- 体位変換後1時間以内に発赤が消失しない場合には，体位変換の回数を増やす。
- クライエントの体重が均等に分布するよう，無理のない自然な体位をとらせる。可能であれば，30度後方側臥位も用いる。
- ベッドはできるだけ水平にし，剪断力を減少する。ファウラー位は，1回に30分を超えないようにする。
- 危険性の高い部位や潰瘍部の上方と下方に枕を使用し，ブリッジ効果を利用して患部がベッドに触れないように支える。円座はスポンジ製であれ，空気圧のものであれ，局所の圧迫を高めるので使用しない。
- 支持面を適切に保ち，皮膚の圧迫を分散したり軽減する。
- 吊り具を使用して，踵部をベッドから浮かす。
- 十分な人数のスタッフを確保してクライエントをベッドや椅子から持ち上げて移動し，皮膚面を引きずったり滑らせる移動法を避ける。
- クライエントに長袖の上衣とソックスを着用させ，肘部と踵部の摩擦を少なくする。
- 剪断力を減少するために，フットボード（足底板）で足部を支え，ずり落ちないようにする。
- クライエントが座っているときに，循環を最適の状態に保つ。
- 潰瘍発生の危険性が高いクライエントには，座位の時間を制限する。
- 可能であれば，クライエントに椅子の肘掛けを使用して10分おきに身体を浮かすよう指導したり，存在する危険因子によって少なくとも1時間おきに椅子から立ち上がって座れるよう援助する。
- 坐骨粗面上の圧迫を少なくするために，膝

部を支えずに下肢を挙上してはならない。
- 圧迫を緩和するクッションを用いて椅子にパッドを当てる。

■ 体位変換時に，潰瘍が発生しやすい部位を観察する。
- 耳部
- 肘部
- 後頭部
- 転子部*
- 踵部*
- 坐骨部
- 仙骨部
- 肩甲骨部
- 陰嚢部

■ 体位変換時に，紅斑と蒼白の有無を観察し，皮膚温と組織の柔軟性を触診する。

■ 発赤部位はマッサージをしない。毛細血管の損傷を予防するため，マッサージをしてはならない。

R：圧迫とは，一定の領域を下方へ押さえつける力である。軟組織に対する圧迫が毛細血管圧（およそ32 mmHg）を超えると毛細血管が閉塞し，低酸素状態に陥るので組織に損傷が起こる。

R：剪断力は平行に働く力で，ある組織層が左右いずれかの方向に移動すると同時に，別の組織層が反対方向へ移動するときに起こる。皮膚にベッドリネンが貼りつき，座位の姿勢の重みによって骨格が皮膚の内側で横滑りすると，表皮下の毛細血管が屈曲して締めつけられるので，組織循環が低下する。

R：摩擦は組織が生理的に摩耗する（擦り減る）状態である。皮膚がベッドリネンで擦れると，擦過傷によって表皮が剥離する。

③栄養不良に対して
■ 栄養士に相談する。
■ 蛋白質と炭水化物の摂取量を増やし，窒素バランスをプラスに保つ。栄養状態を観察するために，体重測定を毎日行い，血清アルブミン値を毎週検査する。

■ ビタミンとミネラルの1日摂取量が，食事や補助食品で維持されているか確かめる。（必要量は〈組織統合性障害〉の「鍵概念」を参照）。

■ このほかの看護介入は，〈栄養摂取消費バランス異常：必要量以下〉を参照

R：十分な栄養（蛋白質，ビタミン，ミネラル）は，創傷治癒，感染予防，免疫機能の保護，体力喪失の最小限化などに不可欠である（Maklebust ほか，2000）。

④感覚障害に対して
■ クライエントは不快感を感じなくなることがあるので，毎日クライエントの皮膚を観察する。

■ 鏡で皮膚を観察するようクライエントと家族に指導する。

R：圧迫を緩和する面は，身体で完全に圧迫されないようにしなければならない。効果的に行うために，支持面を最初に変形可能な状態にし，次に体重が支持面の全域に再分布するようにしなければならない。安楽感は，必ずしも圧迫が十分に緩和されているかどうかを判断する妥当な基準にはならない。使用する製品が圧迫の緩和に効果的かどうかの判断は，手でチェックするべきである。手掌を圧迫緩和マットレスの下に入れ，その手をクライエントが感知できたり，ケア提供者がクライエントを感知できる場合は，圧迫は十分に緩和されていない。

◉ 必要に応じて，健康教育を開始する。
①クライエントと家族に，褥瘡を予防するために家庭で利用できる技術を指導する。
②永久的障害者には，長期間使用できる圧迫軽減用具を検討する。

R：圧迫緩和は，どのような圧迫性潰瘍の治療計画にも一貫して取り入れる必要がある介入の1つである。

---

*隆起部の周囲に軟組織がほとんどないので，最も危険性が高い。

皮膚統合性障害
▶ 圧迫，摩擦，剪断力，浸軟の影響に関連した

NOC
〈皮膚統合性障害〉を参照

目標 ▶
クライエントには，皮膚潰瘍の治癒が促進している徴候が認められる。

指標 ▶
- 褥瘡の原因を明らかにする。
- 予防と治療法の理論的根拠を明らかにする。
- 創傷治癒を促進するために処方された治療計画に参加する。

NIC
〈皮膚統合性障害〉を参照

【看護介入】

⊙ **褥瘡の進行段階を確認する**（AHCPR，1992）。
① ステージⅠ：創のない皮膚の非蒼白性紅斑
② ステージⅡ：表皮，真皮の潰瘍化
③ ステージⅢ：皮下脂肪に達する潰瘍形成
④ ステージⅣ：筋肉，骨，支持組織を貫通する広範囲な潰瘍形成

⊙ **褥瘡の発生や悪化を誘発する要因を軽減するか，取り除く。**〈皮膚統合性障害〉の「身体の不動状態に対して」p.451 を参照

⊙ **褥瘡の悪化を予防する。**
① 発赤部位を刺激の少ない石けんで軽く洗浄し，石けんを完全に洗い落としてから，タオルで軽く叩くようにして（擦らずに）乾燥させる。
② 循環を刺激するために骨突起部のマッサージは避ける。
③ 次の方法を適宜使用して，健康な皮膚面を保護する。
  ■ コポリマー皮膚密封溶液の薄膜で覆う。
  ■ 通気性のよいフィルム性包帯材料で覆う。
  ■ ヒドロコロイド被膜で仕切りをして覆い，約 2.5 cm 幅のマイクロスコープ絆創膏（滅菌3Mの一種）で固定する。固定後は，2～3日そのままの状態を保つ（包帯交換をしない）。
  ■ 創傷は下記の外的な要因によって最も有効に治癒する（Maklebust ほか，2000）
  ● 湿気は上皮形成率や傷痕形成量に影響する胃を提供する。湿気のある環境は急速な治癒に最善の状況である。
  ● 傷が覆われないままであると，上皮細胞は痂皮の下に移動し，下の繊維性の組織を覆う。傷が半分覆われて，傷の表面がしめった状態になっていると，上皮細胞が傷の表面を急速に覆う。
  ● 包帯を適切に使用すると傷の湿気を促がす。半分覆うフィルム包帯の使用や親水コロイド防壁ウエハースは上皮あるいは真皮の傷を機械的に保護し，適度に湿気をもたらす。これらの包帯は漿液性の浸出液で傷をしめらせ，それらが外されるときには，傷の表面に付着するようなことはない。医師の指示が必要であろう。

④ 栄養摂取量を増加し，創の治癒を促進する。
  ■ カロリー計算をする。栄養士に相談する。
  ■ 蛋白質と炭水化物の摂取量を増やし，窒素バランスをプラスに保つ。栄養状態を観察するために，体重測定を毎日行い，血清アルブミン値を毎週検査する。
  ■ ビタミンとミネラルの1日摂取量が，食事や補助食品で維持されているか確かめる（必要量は〈組織統合性障害〉の「重要概念」を参照）。
  ■ このほかの看護介入は，〈栄養摂取消費バランス異常：必要量以下〉を参照

R：創傷治癒は，次の外因によって最も効果的に進行する（Maklebust ほか，2000）。
  ▶ 湿度は，上皮形成の速度と瘢痕形成の量に影響を及ぼす。適度に湿潤した環境は，創傷の早期治癒に最良の条件になる。
  ▶ 創傷を覆わないで開放状態にすると，表皮細胞は瘢痕の下層部と線維組織の下層部全域に移動する。創傷を半密封状態にして創傷の表面を適度の湿潤状態に保つと，表皮細胞は表面全域に急速に移動する。
  ▶ ドレッシングを適切に使用すると，創傷の湿度を最適に保つことができる。半密封フィ

ルムドレッシングや親水コロイド性防壁シートを使用すると，表皮や真皮の創傷を機械的に保護し，湿度を適切に保つことができる。このようなドレッシングは，漿液性滲出液のある創傷を洗浄する機能があり，除去するときも創面に貼りつかない。これらのドレッシングを使用する場合は，医師の指示が必要な場合もある。

R：創傷を治癒するには，蛋白質・炭水化物摂取量を増やして体重減少を防ぐとともに，ビタミンとミネラルの摂取量も増やす必要がある（Dudek, 2006）。

◉**湿潤性創傷治癒の原則を用いて，褥瘡の管理計画を立案する**（Maklebustほか，2000）。

①褥瘡の状態をアセスメントする（Bates‑Jensen, 1990）*。
②大きさをアセスメントする。創の最も長い面と最も幅が広い面を測定する。
③深さをアセスメントする。
- 皮膚に損傷なし
- 剥離（擦過傷）または表在性潰瘍の陥没
- 深部潰瘍の陥没
- 壊死
- 腱，関節に達する囊

④辺縁部をアセスメントする。
- 癒着
- 癒着なし
- 線維化

⑤穿堀性潰瘍部をアセスメントする。
- ＜ 2 cm
- 2〜4 cm
- ＞ 4 cm
- トンネル形成

⑥壊死組織の種類（色調，密度，癒着）と量をアセスメントする。
⑦滲出液の種類と量をアセスメントする。
⑧周囲の皮膚の色調をアセスメントする。
⑨末梢に浮腫や硬化がないかチェックする。
⑩肉芽組織をアセスメントする。
⑪上皮化（上皮形成）の状態をアセスメントする。
⑫（医師と共同で）壊死組織を除去する。
⑬潰瘍基部を滅菌生理食塩水で洗浄する。刺激性の強い防腐液は使用しない。
⑭肉芽形成をしつつある創床を外傷や細菌から保護する。創面を絶縁する。
⑮褥瘡を滅菌包帯材料で覆い，潰瘍基部を湿潤状態に保つ（例．フィルム性包帯材料，ヒドロコロイド被膜の包帯材料，湿布ガーゼなど）。免疫不全のクライエントの潰瘍は，封鎖しない。
⑯乾燥剤の使用は避ける（赤外線灯，マーロックス，マグネシウム乳剤など）。
⑰創感染の臨床徴候を観察する。
⑱褥瘡を週1回計測して，創癒合の進行状態を判断する。

R：局所治療の理論的根拠は次のとおりである（Maklebustほか，2000）。
- ▶壊死組織を切除する。壊死組織があると炎症が長期化するので，創傷治癒が遅延する。
- ▶創床を洗浄して清潔にし，細菌数を減少する。細菌数が 10^5 を超えると，宿主の抵抗力を圧倒するので，感染が起こりやすくなる。
- ▶創の死腔を閉鎖し，時期尚早の不完全な閉鎖と膿瘍の形成を防ぐ。
- ▶過剰な滲出液は周囲の皮膚を浸軟し，創床に感染を起こす危険性が高くなるので吸い取る。
- ▶創傷の表面を湿潤状態に保ち，細胞移動を促進する。創面が乾燥すると細胞移動が困難になるので上皮形成が遅延する。
- ▶創の表面を密閉状態にする。こうすると，血流と細胞移動が促進する。
- ▶治癒過程の創傷を外傷や細菌の侵入から守る。開放創は剥離や汚染，乾燥などが起こりやすく，剪断力の影響を受けやすい。

◉**壊死性，感染性および深部褥瘡の治療は，ナーススペシャリストか医師に相談する。**

R：外科的デブリードマン（壊死組織除去）が必要になる場合もある。

◉**必要に応じて健康教育を行い，専門機関へ紹介する。**

①クライエントと家族に潰瘍のケア法を指導する（Maklebustほか，1992）。
②皮膚を清潔に保ち，最適な栄養状態を維持することの重要性を指導する。
③家庭でも援助が必要な場合には，地域の看護局を紹介する。

---

*「完全褥瘡所見（complete Pressure Sore Status）」ツールと点数化の説明書の引用を参照。

R：創傷治癒は，次の外因によって最も効果的に進行する（Maklebust ほか，2000）。
- 湿度は，上皮形成の速度と瘢痕形成の量に影響を及ぼす。適度に湿潤した環境は，創傷の早期治癒に最良の条件になる。
- 創傷を覆わないで開放状態にすると，表皮細胞は瘢痕の下層部と線維組織の下層部全域に移動する。創傷を半密封状態にして創傷の表面を適度の湿潤状態に保つと，表皮細胞は表面全域に急速に移動する。
- ドレッシングを適切に使用すると，創傷の湿度を最適に保つことができる。半密封フィルムドレッシングや親水コロイド性防壁シートを使用すると，表皮や真皮の創傷を機械的に保護し，湿度を適切に保つことができる。このようなドレッシングは，漿液性滲出液のある創傷を洗浄する機能があり，除去するときも創面に貼りつかない。これらのドレッシングを使用する場合は，医師の指示が必要な場合もある。

R：局所治療の理論的根拠は次のとおりである（Maklebust ほか，2000）。
- 壊死組織を切除する。壊死組織があると炎症が長期化するので，創傷治癒が遅延する。
- 創床を洗浄して清潔にし，細菌数を減少する。細菌数が 10^5 を超えると，宿主の抵抗力を圧倒するので，感染が起こりやすくなる。
- 創の死腔を閉鎖し，時期尚早の不完全な閉鎖と膿瘍の形成を防ぐ。
- 過剰な滲出液は周囲の皮膚を浸軟し，創床に感染を起こす危険性が高くなるので吸い取る。
- 創傷の表面を湿潤状態に保ち，細胞移動を促進する。創面が乾燥すると細胞移動が困難になるので上皮形成が遅延する。
- 創の表面を密閉状態にする。こうすると，血流と細胞移動が促進する。
- 治癒過程の創傷を外傷や細菌の侵入から守る。開放創は剝離や汚染，乾燥などが起こりやすく，剪断力の影響を受けやすい。

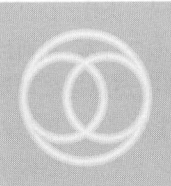

口腔粘膜障害

Impaired Oral Mucous Membrane

【定義】

口腔粘膜障害：クライエントが口腔内に損傷を起こしているか，その危険性が高い状態。

【診断指標】

■ 必須データ（必ず存在）
- 口腔粘膜の損傷

■ 副次的データ（おそらく存在）
- 変色：紅斑，蒼白，白斑，病変，潰瘍
- 湿潤状態の変化：唾液の増加または減少
- 清潔度の変化：挫滅組織片，悪臭，歯牙の変色
- 粘膜統合性の変化：嚥下困難，味覚の低下，離乳困難と（人工呼吸器）離脱困難
- 味覚の変化：嚥下困難，味覚の低下，義歯装着困難，灼熱感，疼痛，発声音の音質の変化

【関連因子】

■ 病態生理因子
- 炎症に関連するもの。以下の因子に続発する。
  - 糖尿病
  - 歯周疾患
  - 口腔癌
  - 感染症

■ 治療関連因子
- 口内乾燥に関連するもの。以下の因子に続発する。
  - 24時間を超える NPO（禁飲食）
  - 頭部または頸部への放射線照射
  - ステロイド薬や免疫抑制薬と，オピオイド，抗うつ薬，フェノチアジン，降圧薬，抗ヒスタミン薬，利尿薬，鎮静薬を含むその他の薬物の長期使用

- ▶抗腫瘍薬
- ▶酸素療法
- ▶口呼吸
- ▶輸血と骨髄幹細胞移植
- ●機械的刺激に関連するもの。以下の因子に続発する。
  - ▶気管内チューブ
  - ▶NGチューブ

■ **状況因子**(個人・環境)
- ●化学的刺激物に関連するもの。以下の因子に続発する。
  - ▶酸性食品
  - ▶薬物
  - ▶有毒物質
  - ▶アルコール類
  - ▶タバコ
  - ▶糖分の多い食品の摂取
- ●機械的外傷に関連するもの。以下の因子に続発する。
  - ▶歯牙の破損，歯牙の鋭角化
  - ▶義歯の不適合
  - ▶歯列矯正器
- ●栄養不良に関連するもの
- ●不十分な口腔衛生に関連するもの
- ●口腔衛生の知識不足に関連するもの

著者の注釈

〈組織統合性障害〉を参照

診断表現上の誤り

〈組織統合性障害〉を参照

重要概念

■ 一般的留意点

①口腔の健康状態は，日常生活活動(食事，水分摂取，呼吸)と対人関係(外見，自己概念，コミュニケーション)に直接影響を及ぼす。
②口腔疾患の多くは気づかないうちに発症し，病状がかなり悪化するまで疼痛は起こらない。
③唾液分泌が減少する一般的な原因は，脱水，貧血，頭頸部への放射線治療，ビタミン欠乏，唾液腺切除，アレルギー，薬物(例. 抗ヒスタミン薬，抗コリン薬，フェノチアジン薬，麻酔薬，化学療法薬)の副作用などである。

④粘膜損傷は，一般に放射線療法開始後7〜14日と，化学療法開始後3〜9日に起こる。
⑤EpsteinとSchubert(2003)は，化学療法を受けた患者の30〜75%，幹細胞移植を受けた患者の90%，頭頸部に放射線療法を受けた患者の100%が口腔粘膜に損傷を起こしていたことを明らかにした。
⑥粘膜炎の結果として，死亡率上昇のリスク，治療の遅延，栄養学的援助の必要性，疲労感と出血の増強，感染のリスク増大，疼痛，生活の質の低下などが起こる。
⑦粘膜に損傷が起きた場合の治療には，創傷管理の原則，すなわち湿潤，清潔および治癒促進が含まれる。
⑧アルコール類とタバコは口腔粘膜に慢性的な刺激剤となり，口腔癌の発症を誘発する可能性がある。
⑨口内炎は口腔粘膜炎と同義語である。
⑩口内炎と粘膜炎は，口腔の炎症と潰瘍化を意味する。粘膜炎は，原因に関係なく，口腔のいずれかの粘膜の炎症を意味する。これは，口腔，食道，腟のいずれかの部位に乾燥，発赤，炎症，ひび割れなどが起こり，粘膜の開放性のびらん，出血性潰瘍へと進行する。粘膜は，細胞が急速に増殖するので，毒性に対する感受性が高い。複数の治療法を受けているクライエントや，口腔の不衛生，齲歯，喫煙，飲酒などの体質的な危険因子があるクライエントは，粘膜炎を起こしやすい。
⑪化学療法や放射線の直接照射も口内乾燥症の原因になる。口内乾燥症が起こると，唾液が質的にも量的にも減少する(Beck, 2001)。

■ 小児への留意点

①口腔のカンジダ症(鵞口瘡)は新生児に一般的である。これは，人から人への伝播，出産時の母体の腟感染，汚染された乳頭や哺乳ビンの使用などによって罹患する(Wong, 2003)。
②歯生は不快感を伴うことがあり，歯肉が発赤したり腫脹することがある。

■ 高齢者への留意点

①加齢による口腔粘膜の変化は，弾力性の喪失，上皮細胞の萎縮，結合組織への血液供給の減少などである(Miller, 2004)。
②高齢者は，口内乾燥やビタミン欠乏により，口腔内の潰瘍化や感染が起こりやすくなる(Miller,

2004)。
③一般に高齢者は，唾液の粘稠度が上昇し，唾液の分泌量は減少する(Miller, 2004)。

焦点アセスメント基準

■ 主観的データ
◉診断指標をアセスメントする。
　診断指標を参照
◉関連因子をアセスメントする。
　関連因子を参照

■ 客観的データとフィジカルアセスメント
①標準口腔アセスメント/測定ツールを使用する。
②口腔粘膜のアセスメントに使用する器具を準備する。器具には，適切な光源，舌圧子，未滅菌ゴム手袋と，必要であれば吸引器も含まれる。口腔粘膜の変化，湿潤度，清潔度，潰瘍や病変の有無，口唇の統合性，スピーチの質と声の音質など，口腔全域を調べる。
◉診断指標をアセスメントする。
①口唇
　▶色調
　▶亀裂
　▶水疱
　▶裂溝
　▶潰瘍，病変
　▶出血
　▶浮腫
②舌
　▶色調
　▶塊
　▶亀裂，乾燥
　▶潰瘍
　▶浮腫
　▶出血
　▶病変
　▶滲出液(物)
　▶黒毛舌(糸状乳頭の異常成長)
　▶水疱
③口腔粘膜(歯肉，口腔底，頬粘膜，口蓋)
　▶色調
　▶出血
　▶歯垢
　▶湿潤
　▶腫脹(歯肉線上)
　▶潰瘍
④唾液
　▶水様性
　▶欠如
　▶粘性
　▶色調
⑤歯牙
　▶尖部
　▶弛緩
　▶一部欠損
　▶歯牙の欠落
　▶ひび割れ
　▶歯垢
⑥義歯/補綴
　▶状態
　▶適合性
　▶尖部
　▶亀裂
　▶弛緩部
　▶一部欠損
　▶歯肉
　▶色調
　▶浮腫
　▶出血
　▶嚥下
　▶嚥下機能
　▶疼痛
　▶音声
　▶会話困難
　▶太く低いしゃがれ声

このほかの「焦点アセスメント基準」の情報は，http://thepoint.lww.com を参照

NOC
口腔組織の統合性

目標▶
クライエントは，口腔粘膜の刺激が消失するか，炎症が治まり，治癒の徴候が認められる。

指標▶
● 口内損傷を起こす要因を説明する。
● 適切な口腔衛生の知識を実証する。

NIC
口腔衛生修復，化学療法管理，口腔衛生維持

【一般的看護介入】

◉**原因または寄与因子をアセスメントする。**
　関連因子を参照

◉**口内炎発症の危険性があるクライエントに，予防的口腔衛生を指導する。**

①歯磨きと歯垢除去の具体的な指導は，「不適切な口腔衛生に関連した〈口腔粘膜障害〉」を参照
②次の点をクライエントに指導する。
- 毎食後と就寝前に，歯磨き，歯垢除去，含嗽，加湿を含む治療計画を実施する。
- 高濃度のアルコール含有液，レモンやグリセリン・スワブなどでの口腔内洗浄は避ける。過酸化水素水の長期使用も避ける。
- 食塩水や重炭酸入り食塩水で口腔内の漱ぎをする。
- 2時間ごとおよび必要時に，口唇に潤滑油(例．ラノリン，AD軟膏，黄色ワセリンなど)を塗布する。
- 口腔内の病変と炎症を毎日視診し，変調があれば報告する。
- バランスのよい食事と多量の水分を摂取する。
- 香辛料や塩分の多い食品，ざらざらした粗い食品，酸性食品は避ける。
- 内服薬は食前60〜90分に服用し，食事の直前に局部麻酔薬を使用する。
- 次の症状が現れたら，医療提供者に報告する；体温38℃以上，口腔内に新たな病変や疼痛の出現，歯肉出血，嚥下困難や飲水不能，口内痛
- 口腔内を清潔な湿潤状態に保つ。

③口内炎の危険性があるクライエントに，抗真菌薬や抗菌薬を予防的に投与する必要があるか否か医師に相談する(Beck，2001)。
- 治療が開始される2〜3週間前に歯科受診をして感染症の診断と治療を受けられるようにし，治癒期間を十分に確保するようクライエントに指導する。
- 毎日のフッ素治療や口腔衛生の計画について歯科医に相談する。
- 治療中は必要時に，治療後は2か月間，歯科医の診察を受けるよう指導する。
- 口腔内に病変が疑われる場合はいかなるものも医療提供者に培養を依頼し，細菌を同定する。
- 処方されている場合は抗生物質，抗真菌薬，抗ウイルス薬を投与する。
- 体温を4時間ごとに測定し，異常値を医療提供者に報告する。
- 口腔内感染が疑われる場合や記録されている場合は，処置後に歯ブラシを交換する。

R：歯科疾患は感染の宝庫になるので，見識のある専門家による管理が必要とされる。

◉**口内炎の治癒を促進し，悪化を防ぐ。**
①舌圧子とペンライトを使用して，口腔内を1日3回視診する。口内炎が重度の場合は，4時間ごとに視診する。
②クライエントが覚醒中は1〜2時間ごとに，夜間は4時間ごとに，口腔衛生を確実に実施する。
③口腔内洗浄には生理食塩水を使用する。
④フロス(歯科用絹糸)の使用は24時間に1度にとどめる。
⑤出血が多い場合は，フロスを使用しない。

R：プロトコールを系統的に適用すると，口腔内の問題の発生と重症度を著しく軽減し，持続期間を短縮できる(Sadlerほか，2003)。

R：食塩とソーダ(炭酸ナトリウム)は，粘膜炎の予防的治療に効果的で，費用も安価である。発泡ブラシは，歯ブラシと同じように歯垢と細菌を除去して口腔内を予防する効果があるわけではない。生理食塩水よりも高濃度の含嗽液の有効性は，文献では支持されていない(Rubensteinほか，2004)。

R：適切な水分補給によって分泌物を液状化し，口腔粘膜の乾燥を予防しなければならない。

◉**口内痛を軽減し，十分な食物および水分摂取を維持する。**
①咀嚼機能と嚥下機能をアセスメントする。
②医師の指示により，軽い鎮痛薬を3〜4時間ごとに投与する。
③次の点をクライエントに指導する。
- 市販のマウスウォッシュ，柑橘類のジュース，香辛料の多い食品，極度に熱い食品や冷たい食品，固い食品，水分が少なくぱさぱさした食品，アルコール類，アルコール入りマウスウォッシュなどは避ける。
- 刺激の少ない低温の食品(シャーベット)を摂取する。
- 冷水を2時間ごとと，必要時に摂取する。

④特殊な介入は栄養士に相談する。
⑤このほかの看護介入は,「食欲不振に関連した〈栄養摂取消費バランス異常:必要量以下〉」を参照
⑥疼痛を緩和する口腔用溶液について医師に相談する。
- 2時間ごとと食前に2%キシロカイン・ビスカスを口腔内に塗布して吐き出させる。(咽頭痛がある場合は嚥下も可能である。ただし,嚥下した場合,キシロカインには局所麻酔作用があるので,嘔吐反射に影響を及ぼすことがある)。
- ゲルクリア(Gelclair)は濃縮ゲルなので,予防的バリアとして利用できる。しかし,持続時間が限られているので,頻繁に塗布する必要がある。予防法としては勧められない。
- 局所用モルヒネを使用すると,疼痛の程度を軽減して疼痛の持続時間を短縮できる。モルヒネは,アルコール基と調合されていると,灼熱感が起こることがある。

R:適切な水分補給によって分泌物を液状化し,口腔粘膜の乾燥を予防しなければならない。
R:口腔粘膜が乾燥すると不快感が起こり,損傷と感染のリスクが増大する。
R:ブンツェルらの研究(Buntzel ほか,2001)では,ゲルクリアを使用すると望ましい口内痛スコアを示し,短時間で疼痛が軽減し,摂食および会話能力が向上した。

◉ **必要に応じて健康教育を行い,専門機関へ紹介する。**
①クライエントと家族に,口内炎の発症と悪化を誘発する因子を指導する。
②口内痛を緩和して最適な栄養状態を維持するために食事の変更法を指導する。
③クライエントに家庭でのケア法を説明させたり,実際に行わせてみる。

R:口腔衛生を行う頻度は,クライエントの健康状態とセルフケア能力によって異なる。しかし,誰もが少なくとも毎食後と就寝前には歯磨きとうがいをする必要がある。危険性の高いクライエント(例.経鼻胃チューブ,癌,栄養不良などのクライエント)は,毎日口腔内をアセスメントする必要がある。慢性期ケア施設に入院中のクライエントは,「少なくとも1週間に1度」は口腔内をアセスメントをする必要がある。

口腔粘膜障害リスク状態
▶ 不適切な口腔衛生や口腔衛生を実行できないことに関連した

NOC
〈口腔粘膜障害〉を参照

目標 ▶
クライエントは,口腔の統合性が認められる。

指標 ▶
- 有害な歯垢がなくなり,二次感染を予防できる。
- 食べ物および水分摂取時に口腔の不快感がなくなる。
- 最良の口腔衛生を実演できる。

NIC
〈口腔粘膜障害〉を参照

【看護介入】

◉ **原因または寄与因子をアセスメントする。**
関連因子を参照

◉ **毎日の口腔衛生と定期歯科検診の重要性について話し合う。**
①歯牙・歯肉疾患と歯垢との関係を説明する。
②クライエントの口腔衛生遂行能力を評価する。
③可能な限り,口腔ケアは自分で行わせる。

R:歯垢や歯苔は口腔内にみられる微生物フローラ(生理的寄生菌)であり,歯髄腔疾患や歯周疾患の基本的な原因である。ブラシやフロスで歯磨きをして歯垢や歯苔を毎日除去すると,齲蝕や歯科疾患の予防に役立つ。

◉ **正しい口腔ケアを指導する。**
①クライエントを洗面台の前に座らせるか,立た

せる(洗面台まで行けない場合は,顎の下に膿盆をセットするか,ベッドサイドに吸引器一式を用意する)。
② 義歯とブリッジは毎日外して洗浄する。
- 義歯は義歯用歯ブラシかハードタイプの歯ブラシで内側と外側を磨き,冷水ですすいでから装着する。
- 挿管中の患者,意識障害の患者,重度の口内炎の患者には,義歯を装着するべきでない。義歯は洗浄液に浸して保管し,洗浄液は毎日交換して細菌の繁殖を防ぐ。
- 義歯はコップに入れて安全な場所に保管する。
- 適合しない義歯は,家族に処分させる。

③ 歯牙を,フロス(糸ようじ)で磨く(24時間ごと)。
- およそ60cmの歯科用フロスを1本用意して,両端を左右の第2指と第3指に巻きつけ,歯牙を1本ずつ磨く。
- 歯肉を傷つけないようフロスを歯間に静かに挿入し,歯牙の裏側から磨き始める。
- C字型になるよう歯牙をフロスで囲み,静かに左右に引きながら上下させ,歯牙の裏側全体を1本ずつ磨く。
- 逆方向にして,歯牙の前面を磨く。
- フロスは上に引き上げるか,片方を指から離して引くかして外す(多少,出血することがある)。
- うがいをする。
- 糸ようじを使用すると操作が簡単である(ただし,糸ようじは,歯牙の裏側には届かない)。

④ 歯磨きをする(毎食後と就寝前)。
- 軟毛の歯ブラシ(硬毛の歯ブラシは避ける)と,非研磨性の歯磨きペーストか,重炭酸ナトリウム溶液(ティースプーン1杯の重炭酸ナトリウムを,約240mLの水で溶解した液。ただし,ナトリウム摂取制限がある場合は禁忌)を使用する。歯ブラシは,使用後に空気乾燥して保管する。
- 前後に,あるいは小円を描くようにして,1度に1~2本ずつ歯牙の裏側と表側を磨く。
- 舌と頬粘膜を静かに磨く。
- 生理食塩水か滅菌水で30秒間うがいをする。
- 口唇と口内に保湿剤を塗布する。
- 口内乾燥症の患者は,無糖キャンデーをなめたり,シュガーレスガムを噛んだり,唾液分泌薬を使用することがある。

⑤ 口腔内を視診し,病変,疼痛,過度の出血がないかチェックする。

● 意識障害のクライエントや誤嚥の危険性があるクライエントに,必要に応じて頻繁に口腔清拭をする。

① 準備
- 軟毛歯ブラシ,歯磨きペースト,水入りコップ,吸引器一式,ヤンカウア(yankauer)吸引管,光源,含嗽用膿盆,タオル,ウォッシュクロス,ゴム手袋などの必要物品を用意する。
- 開始前に,クライエントに何をするのか説明する。
- クライエントを側臥位にし,背部を枕で支える(ベッド用吸収性パッドで保護する)。
- 必要であれば舌圧子かバイトブロックで開口する。
- ゴム手袋をして,介助者の手指を保護する。

② ブラッシングの手順
- 生歯のクライエントには,前項Cの手順に従ってブラッシングをする。重炭酸ナトリウム水(ティースプーン1杯の重炭酸ナトリウムに,水が約240mL)または,生理食塩水を使用する(ナトリウム制限のあるクライエントには禁忌)。
- 含嗽用膿盆を患者の口元に当て,ヤンカウア吸引管を使用して口腔内の分泌物を吸引する。
- 義歯をしているクライエントは義歯を外し,前項C-2の手順で洗浄する。半昏睡状態のクライエントの場合は義歯を外し,(義歯専用ケースで)水に浸して保管する。
- 代用品を使用してはならない。
- ゴム球付きのシリンジを使用して,口腔内を含嗽する。含嗽液は吸引器か,吸湿性(スポンジ)歯ブラシで吸引する。
- 必要であれば舌圧子やバイトブロックの位置を変えて,口腔内の他の部位をアセスメントする。介助者はクライエントの歯牙の咬合面や先端に指を当てがってはならない。
- 舌と頬粘膜を静かにブラッシングする。
- 口腔内の水分を吸い取り,口唇に潤滑油を塗布し,口腔には保湿剤を塗布する。

● 挿管中の患者や,人工換気装置を装着している患者に口腔清拭を行う。
- 意識障害の患者の場合と同様の必要物品を準

備する。
- 医学的に禁忌でなければ，患者のベッド頭部を30°挙上する。
- 歯牙，舌，歯肉を上記の手順で1日2回ブラッシングする。
- 2時間ごとと必要時に，口腔内を生理食塩水か口内含嗽液を浸したスワブで清拭する。
- 心臓手術を受けた患者には，医療提供者の記述指示により，口内用クロルヘキサジン・グルコネート含嗽液(0.12%)を1日2回使用する。他の患者集団への定時使用は勧められない(DeRisoほか，1996)。
- 口腔内と口唇に保湿剤を塗布する。
- 過剰な分泌物は，ヤンカウア吸引器を使って除去する。

R：口腔内疾患を誘発する要因は，過度の飲酒と喫煙，微生物，栄養不良(量，質)，口腔衛生不足，外傷(NGチューブ，義歯の不適合，先端部の尖った歯牙，先端部の尖った人工装具，洗浄具の不適切な使用)などである。

R：口腔内の健康状態は，歯垢内で成長する微生物に影響される。ICUでは，微生物が肺に送り込まれて，人工換気装置による肺炎が起こることもある(Munroほか，2004)。

R：CDC(米国疾病管理センター)は2003年度に，BMSCT(骨髄幹細胞移植)を受ける患者には治療前に歯科の評価と治療を受けるよう提言している。口腔ケアには，毎日フロスによる歯垢除去，少なくとも1日2回の軟毛歯ブラシによる歯磨き，歯ブラシを使用できない場合は代用品(スポンジ歯ブラシなど)の使用と，生理食塩水，滅菌水，炭酸水素ナトリウムのいずれかによる含嗽などが含まれる。

R：対照群を用いた研究では，代用品では歯ブラシほど十分に歯垢を除去できないことが明らかにされている(Pearsonほか，2002)。

◉ 必要に応じて健康教育を行い，専門機関へ紹介する。
① 個々に必要な歯ブラシ用具を工夫し，クライエントが自力で口腔ケアを行えるようにする。
- 手を強く握れないクライエントには作業療法士を紹介する。
- 手の可動性が制限されているクライエントには，歯ブラシの柄を太くする。柄の部分にスポンジを巻き，しわを寄せたアルミホイルか，自転車のハンドルの握り手を少量の焼石膏で接着する。
- 上肢の可動性が制限されているクライエントには，歯ブラシの柄を長くする。普通サイズの歯ブラシに古い歯ブラシ(刷毛の部分を切り落とす)の柄を，あるいはプラスチックの柄を接着剤などで接合する(歯ブラシは柄をゆっくり熱すると，使用しやすい形に曲げることができる)。

② 歯牙や歯肉に障害があるクライエントには歯科医を紹介する。

小児への看護介入
① 親に次のことを指導する。
- 飲料水中のフッ素濃度が0.7 ppm以下の場合は，子どもにフッ素サプリメントを与える。
- 妊娠中はテトラサイクリン系の薬物の服用を避け，8歳未満の子どもにも服用させない。
- 乳児にジュースやミルク入りの哺乳びんを持たせたまま，ベッド内で遊ばせない。
- 歯生時には，噛んでも安全な物を子どもに与える。
- 歯ブラシは頻繁に交換する(3か月ごと)。
- 2歳以降は，6か月に1度は歯科検診を受けさせる。
- 就学前の子どもには鏡の前でブラシとフロスで歯磨きをさせ，監視しながら援助する。
  - 歯磨きをするときに子どもに声をかける。
  - 子どもに，「鳥のようにチーチーと鳴いてみよう」と言って前歯を磨かせ，「ライオンのようにウォーと吠えてみよう」と言って奥歯を磨かせる(Wong, 2003)。
  - 歯ブラシによる歯磨きとフロスによる歯間の手入れを，就寝前の日課にする。

② 子どもに次のことを指導する。
- 歯のケアがなぜ重要なのか。
- 糖分の多い飲料や食品，チューインガムを控える。
- 水と良質の飲料を摂取する。
- フッ素入り歯磨きペーストを使用して，歯を磨く。

R：口腔衛生の目的は，齲蝕(虫歯)と歯周(歯根膜)疾患の原因になる歯垢や歯苔を取り除くことである(Wong, 2003)。

R：フロスを使用すると，歯肉線(縁)の歯垢や歯苔を取り除くことができる。

R：フッ化物を使用すると，歯牙の表面に及ぼす酸の作用が弱まるので，エナメル質の齲蝕に対する抵抗力が高くなる(Wong, 2003)。

妊産褥婦への看護介入

①適切な口腔衛生と継続的な歯科検診の重要性を強調する。ビタミンCの摂取量を増やすようアドバイスする。

②歯科受診時は，妊娠していることを必ず歯科医に伝えるようにさせる。

③妊娠中の歯肉の肥厚や圧痛は，正常なことを説明する。

R：正常な妊娠中の歯肉の肥厚，圧痛，出血などは血管の腫脹によって起こり，「妊娠性歯肉腫」と呼ばれる(Pillitteri, 2003)。

高齢者への看護介入

①加齢に伴う危険因子を説明する(Miller, 2004)。
- 退行性の骨疾患
- 口腔への血液供給量の減少
- 口内乾燥
- ビタミン欠乏

R：老年性変化と栄養欠乏により，口腔内に潰瘍形成や感染が起こりやすくなる(Miller, 2004)。

②一部の薬物は口内乾燥症の原因になることを説明する。
- 下剤
- 抗生物質
- 抗うつ薬
- 抗コリン作動(作用)薬
- 鎮痛薬
- 硫酸鉄
- 心臓血管系の薬物

R：口内乾燥症は組織損傷の誘因になる。

③歯科ケアの障壁になる要因がないか判断する。
- 経済面
- 可動性
- 器用さ
- 知識不足

R：歯科ケアの障壁になる要因は減少したり排除できる。

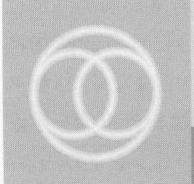

移転ストレスシンドローム

Relocation Stress (Syndrome)

移転ストレスシンドローム
▶ 保健医療施設への転院，または長期療養施設への入所に伴う変化に関連した

【定義】

移転ストレスシンドローム：クライエントがある環境から別の環境に移ったために，生理的および/または心理的な障害をきたしている状態。

移転ストレスに関する文献*には，次のような用語もみられる。新たな環境に入るストレス(admission stress)，移転後危機(postrelocation crisis)，移転危機(relocation crisis)，移転ショック(relocation shock)，移転トラウマ(relocation trauma)，移動ストレス(transfer stress)，移動トラウマ(transfer trauma)，引っ越しシンドローム(translocation syndrome)，移住ショック(transplantation shock)。

【診断指標*】

■ 主要データ(80 〜 100%)
- 引っ越しあるいは移転に対して以下の反応を示す。
  - ▶ 孤独感
  - ▶ 抑うつ状態
  - ▶ 怒り
  - ▶ 心配
  - ▶ 不安
- 混乱の増加(高齢者)

■ 副次的データ(50 〜 79%)
- ▶ 食習慣の変化
- ▶ セルフケア活動の減少
- ▶ 余暇活動の減少
- ▶ 前の睡眠パターンからの変化
- ▶ 消化器系障害
- ▶ ニーズを言葉に出すことが増える。
- ▶ 依存性を示す。
- ▶ 過剰な励ましを必要とする。
- ▶ 不安定さを示す。
- ▶ 落ちつきがない。
- ▶ 信頼感の欠如を示す。
- ▶ 引きこもり
- ▶ 不眠症
- ▶ アレルギー症状
- ▶ 体重の変化
- ▶ 悲しいという感情
- ▶ 移転前のスタッフと比べて，移転後のスタッフを好ましく思わない。
- ▶ 移転についての心配や混乱を言葉にする。
- ▶ 新しい生活状況の不安定さを言葉にする。

【関連因子】

■ 病態生理因子
- 変化に適応する能力の障害に関連するもの。以下の因子に続発する。
  - ▶ 身体面の健康状態の低下
    - 身体的な障害
  - ▶ 心理社会面の健康状態の低下
    - 移転前のストレスの増加・認知
    - うつ状態
    - 自尊心の低下

■ 状況因子(個人・環境)
- 新しい環境における中等度から高度の環境の変化に関連するもの。以下に続発する。
  - ▶ プライバシーの喪失

---

* Harkulich, J. & Brugler, C. (1988). *Nursing diagnosis — translocation syndrome : Expert validation study*. Partial funding granted by the Peg Schiltz Fund, Delta Xi Chapter, Sigma Theta Tau International；Barnhouse, A. (1987). *Development of the nursing diagnosis of translocation syndrome with critical care patients*. Unpublished master's thesis, Kent State University, Kent, OH.

▶ケアに対するクライエント自身のコントロールの低下
　▶役に立ってくれるケア提供者の減少または変更
　▶クライエントーモニター装置の増加や減少
　▶移転後の環境における騒音や活動の増加
　▶ライフスタイルの変化によるプライバシーの減少
●現在・最近・過去の人間関係の喪失に関連するもの。以下に続発する。
　▶幼いころの別離に関する否定的な経験（子どもだけでなく大人も）
　▶社会や家族との結びつきの喪失
　▶遺棄
　▶知覚されたまたは実際の，ケア提供者による拒絶
　▶新しい環境に長期に／永久的に住むという予感
　▶経済的な安全への脅威
　▶家族メンバーとの関係の変化
●差し迫った移転の準備をほとんど，またはまったくしていないことに関連するもの
　▶新しい環境で起こることに対する予測の欠如
　▶差し迫った移転を知ってから実際に移動するまでの時間がほとんど，またはまったくない。
　▶設備とスタッフに関する個人または家族の非現実的な期待
　▶移動する人のための意思決定とコントロールの欠如

■ 発達因子
◉学童期および思春期
●移転に伴う喪失に関連するもの。以下の因子に続発する。
　▶拒絶
　▶仲間の喪失
　▶学校に関連した問題に対する恐怖
　▶新しい思春期の仲間と学校の安全の低下

著者の注釈
　この診断はNANDAでは〈移転ストレス〉というシンドローム型看護診断として採択されている。これは診断指標の実在型またはリスク型看護診断の集合体であるシンドローム型看護診断の基準には合っていない。〈移転ストレス〉に伴う診断指標は，〈移転ストレスシンドローム〉ではなく〈移転ストレス〉に結びつく観察可能または報告可能な手がかりである。著者はそのラベルから「シンドローム」の語を削除することを推奨する。
　移転は，すべてのクライエントが巻き込まれる混乱を表している。それは，ある病棟から別の病棟へ，またはある施設から別の施設へ移るときにも生じる可能性がある。長期療養施設や新しい住まいへの永久的な移転をした場合も含まれる。年齢を問わずすべての人が移転によってなんらかの影響を受ける。身体的障害や精神的障害により機能が低下している場合，看護診断〈移転ストレスシンドローム〉があてはまる。
　移転のストレスに対する最善の看護アプローチは，診断として〈移転ストレスリスク状態〉を用いて，予防を始めることである。

診断表現上の誤り
◉家族の移転が差し迫ったことによる心配と悲しみに関連した〈移転ストレス〉
　悲しみや心配は家族の移転に関与している子どもにとっては適切な反応である。特に思春期は仲間関係によって混乱する。心配や悲しみは，関連因子ではなく心的状態の表現である。診断は以下のように表される。「悲しみや心配の報告に示されるように，仲間関係に及ぼす家族の移転の影響に関連した〈移転ストレス〉」

重要概念
■ 一般的留意点
①移転プロセスは，すべての移転者にとって心理的に不安定な時期である（Miller, 1995；Puskar, 1986）。
②アメリカ人の20％が毎年，移転を選択または強いられている（Puskar & Rohay, 1999）。
③移転ストレスは，移転のあらゆるタイプに生じる。移転のタイプには以下のものがある。以前の家から新しい家（一戸建て，アパート），家から施設（病院，長期ケアのナーシング施設），施設から家（特に長期にわたる疾病後），施設内での移動（同じ部屋のベッドから別のベッドへ，同じ病棟・フロアの部屋から別の部屋へ，違う病棟・フロ

アの部屋から別の部屋へ),施設間(病院から長期ケア施設,長期ケアのナーシング施設から別の長期のナーシング施設)(Daviesほか,2004)。

④移転ストレスは,移動前後の短期間に生じるのが典型的である。移転した人がすべて移転ストレスをきたすというのではない。というのは,関連因子は移転した人すべてに同じ度合いで現れるわけではないからである。

⑤移動が夫の転職による場合,移転した夫はしばしば新しい仕事に満足を感じる。移転した妻は満足の第1の源として新しい隣人や友人,家庭,地域活動に求める。移転前に働いていた場合,その妻はしばしば新しい環境で仕事が得られないことに孤独を感じる(Puskar,1990)。移転した妻たちは,活動的な行動(問題解決,家族と友人からサポートを得る,ボランティア活動)を示していれば,受け身的な行動(食べる,眠る,泣く,テレビを見る,自分や他人に怒る)をしているよりもうまく状況に対処できる(Puskar,1990)。

⑥移転ストレスは,モニターや看護師・医師の監視から切り離されることで,対処不能となる「分離不安」と比較されてきた。

⑦Houser(1974)は,CCUから移動した12名のクライエントについての研究の中で,以下のことを報告した。12名のうち6名のクライエントが心臓血管系合併症で再入院した。その6名のうち5名が移動時に極度の不安を抱いた。その気持ちについて話し合わなかったクライエントが,おそらく移動後,合併症を悪化させたと考えられる。移転ストレスの軽減を目的としたプログラムを開始すると,クライエントはあまり合併症を発症せず,また観察された合併症はコントロールグループより危険性が少なかった。

⑧移転ストレスに対する精神生理学的反応の発現率は,午前中に移動したクライエントより午後や夜に移動したクライエントのほうが高い(Lethbridgeほか,1976)。

⑨6つの病院に入院中の177名の心筋梗塞のクライエントの研究で,Minckleyら(1979)は次のことを明らかにした。
■クライエントが移動を知らされた時間の長さは,安心感を与える必要性と反比例する。
■CCU入院時に異常血圧のあるクライエントは,移動に対する否定的な影響を受ける危険性がより高い。
■女性は男性より移転に伴うストレスが体に現れやすい。

⑩クライエントだけでなく,家族もICUからの移動に対して不安になる(Mitchellほか,2003)。

⑪レベル1～3の新生児室と自宅との移転を経験した15人の未熟児の親へのインタビューにより,McDonaldら(1966)は,次のような親の反応を報告している。
■親のストレスの原因は,子どもの状態についての情報不足と,転棟や退院といった出来事,新しい場で自分たちの安楽が不安定になること,各新生児室でのケアの不一致,NICU(レベル3の新生児室)での特定のケア提供者への依存である。
■NICUから,中間のケア病棟(レベル2の新生児室)への移動について親は相反する感情を抱く。親はレベル2の新生児室へ移動するときが近くなるとNICUのケアに対してより批判的になり,NICUからの移動を正当化する。

⑫3次ケアのNICUから地域の病院の新生児室に転院した幼児の41名の母親は,転院によるストレスが軽度から中程度であり,転院をいくぶん肯定的にとらえていた。転院の質について,母親の期待が高ければ,転院に伴うストレスが低いことが報告された(Flanaganほか,1996)。

⑬依存心が強い人は,依存的でない人よりも移転の悪影響を受けやすい(Adsheadほか,1991)。

■■ 小児への留意点

①家族が移転する必要がある場合,家族の社会的なつながりが障害される可能性があり,そのため,健康状態や日常の機能,孤独感に若干の影響を及ぼすことになる(Puskar,1986)。

②年齢や成熟度の違いにより,子どもはさまざまな形で移転を体験する。

③移転した子どものストレスや欲求不満は,攻撃性や引きこもり,学業の遅れを招くことがある。また,子どもが新しい環境にうまく適応できない場合,将来適応に問題を生じる可能性がある。

④移転した子どもも大人も,不安感を引き起こした過去の別離の痛みを思い起こすことがある(Puskarほか,1991)。

⑤幼児や幼稚園児は,移転時にわずかな身体的障

害,食事や睡眠パターンに変調をきたすことがしばしばある(Puskarほか,1991)。
⑥思春期の移転では男子のほうが,新しい環境では仲間と困難をきたしやすい(接触が少ない,拒絶,いじめ,卑劣な行為)(Vernberg,1990)。一方,女子の場合には,ストレスや孤独感を言葉にしやすい(Ravivほか,1990)。
⑦思春期には自立するという発達課題があるが,移転によってこの課題の達成が遅れることもある(Puskarほか,1999)。

■ 高齢者への留意点
①移転への反応は,その人が移動する前にもっていた精神的な資源と移動の背景に関連がある。自立して生活できる場所ではあるが,自宅ではない場所への移転を経験した高齢女性の研究結果は,次のとおりである。
  ■移転前の自立性が大きい女性は,自分のニードを満たすためにまわりを操作する能力が強いと同時に,移転することに対するプレッシャーは大きいが,移転後の悩みは予想より少ない。
  ■移動前に自立性,または個人的な成熟度の低い女性は,友人をつくるのが簡単であったり,活動の機会があったりするというような,予期しない多くの利益を経験すると,悲しみは予想より少なくなる(Smiderほか,1996)。
②移転した田舎の高齢者がうまく順応できるための要因には,選択肢があるという思い,予測可能な環境,家族の社会的支援,隣人,友人,がある(Armer,1996)。
③長期療養施設への高齢者の移転は,死亡率の増加には関連性がない。
④ナーシングホームへの生活の移転は,時間がかかり,さまざまなことが生じるプロセスである。
⑤ナーシングホームへの移転に対する肯定的な評価は積極的な気力に関連があり,否定的な評価は消極的な気力に関連がある。
⑥高い教育を受けたナーシングホームの住人たちは,低い教育しか受けなかった住人よりも移転を否定的にみなしている(Gassほか,1992)。
⑦ナーシングホームの住人の移転についての見方と移転後の適応は,心理的・身体的健康,移転前のサポートシステムと新しいサポートシステム,気力,機能的な自立と関係があると報告されている(Beirneほか,1995;Gassほか,1992;Daviesほか,2004)。
⑧ナーシングホームへ移転させられたとき,高齢者は攻撃的な怒りから受け身のあきらめまでの広範囲なコーピング方法を用いる。
⑨移転ストレスに関連する看護介入はすべて,クライエントの効果的なコーピングを反映する必要がある。
⑩移転ストレスを最小限にするための看護介入が,拒否される場合もある。
⑪ナーシングホームで生活することは高齢者の自殺の原因になることが示されている。ナーシングホームへの移転時に自殺のリスクのある人は,自分自身の生活のコントロールの喪失への怒りだけでなく,生活の満足と心理的安寧がなくなったことに落胆し,希望を失っている。
⑫ナーシングホームにいる間の信頼の欠如は自殺念慮と相関がある。自尊感情が高いことや,関節炎,85歳という平均年齢も,ナーシングホームにおける高齢者の自殺リスクの有意な指標であることがわかっている(Haight,1995)。
⑬移転ストレスが最も生じやすいのは通常,移動の直前と移動後の3か月間である(Beirneほか,1995;Reinardy,1995)。
⑭Rogers(1997)の研究によると,ナーシングホームへの入所のプロセスは,家族が大切な人をナーシングホームに行かせる必要性を認識し,最終的に受け入れることから始まる。安全性に対する懸念が,移動先を探す最初の動機よりも入所を正当化する手段となっている。
⑮認知障害の診断を受けた長期療養施設への入所者は,セルフケアの低下がみられ,入所後3か月以内で退所していた。
⑯自分の環境にかなりなじんでいる長期療養施設の入居者(入所期間の中央値が36か月)は,滞在期間が比較的短い(24か月)入居者よりも,移転後に転倒を起こす傾向にある(Landerほか,1997)。
⑰移転する前にナーシングホームに少しなじませたり(例.数年ほど前に車で通ったことがある;Reedほか,1998),施設についてのビデオを見たり(Kaisikほか,1996)することで,高齢者の移転に対する恐怖心を軽減することができる。また,ナーシングホームが入所者の自宅に近い

⑱高齢夫婦の場合，配偶者がナーシングホームに入所すると，役割や関係性，生活構造（日課や活動など），時間管理，支援システムや自尊心に複雑な変化をきたす(Rosenkoetter, 1996)。

⑲急性期リハビリテーション後のナーシングホームでのリハビリテーションの研究によると，クライエントは2つの施設間で共通の療法士によるケアを受けると，好ましい成果をもたらす(Kosasihほか，1998)。

⑳計画なく長期療養施設に入所した人は，計画して入所した人よりも長く落ち込む（自分のことしか考えられない，感情的に反応する，泣く，孤独感を抱く）(Wilson, 1997)。

■■ 文化的考察

①移転ストレスはどの年齢集団にも，またどの文化にも共通してみられる現象である。中国では，33人の看護師全員が移転ストレスがあることを報告した。12の異なった国の23人の看護師も，移転ストレスがあることを報告した(Harkulichほか，1991)。

②イスラエルの青年は，「引っ越し」の後に移転ストレスを経験することがわかっている(Ravivほか，1990)。

③1年間国家間を移転したスウェーデンの子どもは，明らかに，レジャー活動が減り，自己同一性の喪失をきたし，国際的な役割について否定的な態度となった。外国での生活の1年間に，皮膚の乾燥や湿疹，刺すような痛みの感覚を含む，アトピーの感作，アレルギーの主観的症状が有意に増加した(Anderzenほか，1997)。

④大きな地震の後にアルメニアから移転した子どもには，移転による精神的な影響は引き起こされなかった。彼らは，災害地域に残った子どもたちと近似した心的外傷後ストレス症候群（PTSD）や抑うつのレベルを示した(Najarianほか，1996)。

⑤Hulewat(1996)は，彼女自身のソビエトユダヤ人の定住の経験から，家族が国家間の移転をするときの3つのコントロールの概念を明らかにした。定住の段階（実際の移動による分離，新しい家への到着，補償作用喪失，世代間移動の段階）；定住しようとしている人々の文化スタイルや精神的な力動；文化的差異を許容する能力や定住の段階に進むうえで必要な役割を果たす能力に基盤をおいた個別的な家族の力動。

⑥家族の世話についての文化的な信念が，長期療養施設への移転に影響を及ぼす。たとえば，Lee(1997)は，中国の高齢者は介護を家族の義務としている。そこで，彼らの多くは居住型のケアホームへの入所は，家族の拒絶と同等とみなし，無力感や自分の価値がなくなったという思いを抱く。

【焦点アセスメント基準】

■■ 主観的データ

◉ 診断指標をアセスメントする。

①移転した人が以下の不満を口にする。
- 新しい環境に満足していない。
- 家族の争い事の増加
- 適応問題
- 孤独
- コントロールの喪失
- 不安定感
- 自分自身の生活のコントロール喪失への怒り
- 配置に関して責任のある人々への怒り

②以下の変化
- 睡眠パターン
- 栄養摂取
- 社交性
- 認知
- 見当識

◉ 関連因子をアセスメントする。

①以下の経緯
- 最近3か月以内に環境が1つ以上変化した。
- 過去5年以内に頻回に移転をした。
- 以前の移転に伴って心的外傷の経験があった。
- 40年以上も同じ環境にいる。

②危険因子
- 中等度から重度の混乱，失見当識
- 健康状態の不良の認知
- サポート・家族・友達・スタッフの不足
- 低い自尊心
- 機能の悪化

- 不本意な引っ越し
- コミュニケーション障害
- ケアの継続性の欠如
- 生活に対する不満の表れ
- 移転準備の欠如
- 移転するクライエントの役割に対する選択肢，または情報の欠如
- さまざまな慢性疾患の存在
- 移転前のナーシングホームへの親和性の欠如
- 以前に居住していた所から遠いナーシングホームへの移転

■ 客観的データ

◉ 診断指標をアセスメントする。
① 体重の変化
② 睡眠の問題
③ 食事パターンの変化
④ 医療機関への受診の増加
⑤ 認知の変化
⑥ セルフケア行動の拒否

このほかの「焦点アセスメント基準」の情報は，http://thepoint.lww.com を参照

NOC
不安の自己コントロール，コーピング，孤独感，心理社会的適応，クオリティ・オブ・ライフ

目標▶
クライエント/家族は，身体的および/または精神的障害がなく，新しい環境に適応していることを報告する。

指標▶
- 新しい環境に関する意思決定行動を共有する。
- 新しい環境への移転に関する心配を表出する。
- 移転についてよい面を1つは言葉にする。
- 新しい環境での新しい結びつきを確立する。
- 新しい環境での活動に参加するようになる。

NIC
不安軽減，コーピング強化，カウンセリング，家族関与促進，サポートシステム(支援システム)強化，予期ガイダンス，家族統合性促進

【一般的看護介入】

◉ 各家族メンバーが移転に対する感情を共有できるようにする。
① 各個人にプライバシーを提供する。
② 各家族メンバーがお互いに気持ちを共有できるようにする。
③ 各家族メンバーに及ぼす移転の影響の可能性と相違について話し合う。
④ 攻撃性，引きこもり，アクティングアウト行動，食事の変調(乳房・哺乳びんによる授乳)など，移転による小児の潜在的変調について両親に教える。
⑤ 小児の医療・歯科の既往に関連する書類をすべて手に入れるよう親に指示する(例. 予防接種，伝染病，歯科的処置の記録)。
⑥ 古い環境から離れる際になんらかの儀式をさせる。回想するよう促すことで，多くの家族が古い環境に終止符をうつことができる。
  R：多くの研究者たちが，移転ストレスは予防できると報告している(Landerほか，1997；Loehnerほか，2004)。

◉ 移転に際しての小児に対する援助方法を親に教える。
① 子どもは楽観的になれない可能性があるということを理解したうえで，移転前，移転中，移転後に移転についてのよい点を知らせる。
② 以前の環境での友人・家族とのコミュニケーションの方法について，子どもとともにさまざまな選択肢を探す。前の地域での友人と子どもの関係，特に移転後に「仲間から安心感を受けること」は非常に重要である。
③ 新しい環境に日課を取り入れ，できる限り早期にその日課を定着させる。
④ 青少年における仲間の喪失という難事をよく理解する。
⑤ 子どもが以前所属していた組織に参加させる(例. ガールスカウト，スポーツ)。
⑥ 子どもを援助する場合，古い環境と新しい環境との類似点に焦点を当てる(例. クラブ，スカウト，教会グループ)。
⑦ 未知に対する恐れを軽減するため，授業中や昼食時に学校へ行く計画を立てる。
⑧ 部屋の家具の配置や装飾などについて，子ども

に選択肢を与える。
⑨最近，その学校に転校してきた生徒にその子を紹介するよう転校先の先生やカウンセラーに依頼する。
⑩子どもに移転によって生じた喪失感について嘆くことを許す。
R：近い将来移転するという計画がある場合，子どもには早めに知らせ，予測したり意思決定する機会を与える必要がある。

◉ **移転した思春期の若者のカウンセリングをするときは，次の領域をアセスメントする。移動についての思い，同時に起こったストレス要因，以前のふだんのコーピングスキル，家族や友人，地域のサポートグループについて。**
R：移転した思春期の子どもは，いつも以上に親や仲間の励ましを必要としているので，仲間のネットワークが重要になる。

◉ **必要に応じて，健康教育と専門機関への紹介をする。**
①移転前，最中，移転後にカウンセリングが必要になることがあることを知っておく。
②教会，子ども会，片親の会，高齢者グループ，Welcome Wagon（転入者に地域の情報を提供するサービス）やそれ以外の新しい土地の隣人グループなど，関連のある地域の組織について情報を提供する。
③適切な地域サービスについて家族に教える。
④新しい学生へのプログラムについて，養護教諭に相談する。
R：早期の移転計画は，関係している人すべてがスムーズに移転できるという点で優れている。

移転ストレスシンドローム

▶ 保健医療施設への転院，または長期療養施設への入所に伴う変化に関連した

NOC
〈移転ストレスシンドローム〉を参照。新しい環境への適応

目標▶
クライアントは，
- 新しい環境への適応と以前の環境から離れる理由について，肯定的な言葉を述べる。
- 身体的および/または精神的障害がなく，新しい環境に適応する。
- 新しい環境で新しい結びつきを確立する。
- 新しい環境で活動に参加する。

指標▶
- 新しい環境に関する意思決定行動にかかわる。
- 新しい環境への移行に関する心配を表出する。
- 新しい環境に対して現実的な期待を言葉にする。

NIC
〈移転ストレスシンドローム〉を参照

【一般的看護介入】

◉ **予防が鍵となる。移転前に，各人がどのようにストレスを防ぐのが一番よいかの戦略を練る。**
①どのスタッフメンバーも，ストレス要因を減らすために先取りして，クライアントとその家族にとっての移転の複雑な過程について気づいたり，注意したりする必要がある（Maun, 1996；Morgan, 1996）。
②ICUから移転する際，クライアントとその家族の最も重要な戦略は，事前に情報を与えることである（Mitchellほか，2003）。

◉ **移転ストレスに関与している因子をアセスメントする**（関連因子と焦点アセスメント基準を参照）。

◉ **原因や寄与因子を減らしたり，除去する。**
①新旧の環境的相違/新しい環境でケアがあまり継続されていない。
- 移転する住人やスタッフの準備計画を立案し，個人個人が新しい環境に親しみを感じるまで何回も物理的なレイアウトについて指導する。
- 移転の前にその場所を見ることができない人の場合，新しい環境についての視覚的提示（掲示板，ポスター，手紙など）と直接的な説明を

- クライエントやケア計画について前任者から情報を求める。
- まず最初は、移動前後の病棟での活動レベルや食事療法を同じ状態に保つ。
- 可能な場合、近くの似ている場所にクライエントを移動させる。
- 移動の前に、徐々にモニター装置から離脱させる。
- 移動補助具やめがね、補聴器、義歯、装具など個人的な物品はクライエントと一緒に移動させる。
- 昼間にクライエントを移動させる。
- 階段、その他の環境上の危険要素になりそうなものにはっきりと印をつける。
- 食事時間やリビングでの親しいグループに入れるようクライエントを支持する。
- 喜んで迎え、暖かい、清潔な受け入れ環境を促進する。
- 過去の、そして新しい環境における生活空間に関して検討するための時間を与える。
- 可能であれば、ICU からの移転前に、看護師の注意を少しずつ少なくする。
- ICU から移転する際、家族と個人への最も重要な戦略は、事前に情報を与えることである（Mitchell ほか、2003）。

R：問題解決と意思決定のコントロールを強化する戦略によって、効果的なコーピングを向上させ、罹患率や死亡率を減らす（Thorson ほか、2000；Loeher ほか、2004）。

②不本意な移転/意思決定でのコントロールの欠如
- 移転経験の間中、意思決定の機会を与える。
- 可能なら、室内装飾の使い方や家具の設置など新しい環境に関する情報を提供する。
- 重症治療病棟（CCU）からの転出を状態改善の指標とする。
- 日々の経過について入院中のクライエントに説明する。
- あわてず移動する。
- ナーシングホームへの移転前の共通目標を設定する。
- 移転準備についての質問・応答の機会を提供する。
- 新しいメンバーが施設の規則や規制にかかわれるようにするため、移転後にスタッフと入所者との定期的なミーティングを開く（Wilson、1997）。
- 可能な限り、入院している児のケアに親を関与させる。
- 入院している幼児の親に、病院の中のまたは外のサポートシステムの活用を奨励する。

R：Wilson（1997）や Meacham ら（1997）は、高齢者が移転に対する気持ちを隠したり、平常心を保とうとしたりすることで、重要他者を守ろうと努力していることを明らかにした。したがって、新しい入所者にとって、移転のストレスについて話し合えるために、他者との信頼関係を築くことが重要となる。

R：ICU から一般病棟への移転に直面している子どもの親で、移転の 1～2 時間前に言葉で説明を受けた人は、移転直前に情報を与えられた親より明らかに不安が減っていた（Miles、1999）。

◉移転の身体的影響を軽減する（重要概念を参照）。

①移転前のアセスメント
- 血圧、体温
- 呼吸器系機能
- 見当識
- 感染の徴候
- 不快レベル

②選択された身体的反応のハイリスクのクライエントを明確にする。
- 筋骨格系・神経系の欠損
- 高齢
- 心臓血管系の障害
- 見当識の変化
- 心臓血管系合併症（例．虚血、不整脈）

③混乱や活動耐性低下の発現を予防、または軽減する。
- 移転への適応が身体的に悪影響を及ぼした場合は、罹患率と死亡率の上昇を導く（Thorson ほか、2000）。

◉長期療養施設内への移動後は環境に溶け込めるよう促す。

①身の回りや日課について、できる限り多くの選択肢を与える。
②クライエントや家族に家から親しみのある物を持ってくるよう促す。

③施設内の配置(建物など)を案内する。
④移転してきたクライエントを新しいスタッフや仲間に紹介する。
⑤新しい施設でほかのクライエントとの相互作用を奨励する。
⑥以前の対人関係を保つよう援助する。
⑦喫煙規則を明確に伝え,喫煙できる場所を案内する。
⑧親友との関係を深めたり,維持できるようにする。
⑨長期療養施設では,入所者が2度目の移動をする際には,ふだんの日課を立て直す一方で,スタッフの配置を増やしたり,照明を増やす所が多い。
⑩ナーシングホームの入所者が,以前住んでいた地域からの面会者に会えるようにする。
⑪ボランティアやスタッフは,新しく入所した人同士が連絡を取れるように手配をする。さらに,新しい入所者が新しいネットワークの過程をたどれるように,移転に成功した入所者と会わせる。
　R：部屋の位置や好みのものに関する選択を与えられた入居者は,コントロールの感覚が高まり,ストレスが減る(Mitchell, 1999)。

◉**必要に応じて,健康教育と専門機関へ紹介をする。**
①クライエントに移転の準備をさせる。
　■移転によって起こることをたくさん予測できるよう,できる限り早く知らせる。
　■以下のことに関して,あらかじめ内容を設定したクライエント教育を進める。
　　●移転後の環境の特性
　　●スタッフの能力
　　●ケアの継続性のメカニズム
　　●移転の理論的根拠と,できれば専門家の継続的な最小限の監視
　　●新しい環境でのクライエントへの期待
　　●活動・自立のステージの増加
　■クライエント教育に家族を参加させる。
②よい健康習慣と病気中の利用資源に関する情報を提供する。
③「ライフライン」などの電話モニタリングシステムを教えると同時に,必要であれば適切な専門家に紹介する。
④移転ストレスシンドロームの危険性がある場合,移転してきた家族に新来者向けの地域機関や精神保健機関などを紹介する。
⑤入院している幼児の親に,やがてやってくる移転に対する思いや,彼らが興味をもっている関連情報についてアセスメントをとる。
⑥親には,入院している幼児について(例.状態,移転の時期,移転前と移転後の小児病棟間のケアの継続のしくみについて),そして彼らの心配事について,少なくとも毎日コミュニケーションをとる。
⑦親に,移転前に幼児が移転する場を訪ねてみるよう提案する。
⑧移転前と移転後の場の情報を交換するしくみを作り,利用する。
　R：移転前と移転後に,高齢者と開放的なコミュニケーションをとることで,変化や適応の経験,これまでのコーピングとその方法,意思決定のコントロールについてアセスメントする。
　R：入所者や家族への電話によるケースマネジメントや,ナーシングホームに入所後,入所者の問題にすぐ注意することが,適応の問題を防ぐために役立つ可能性がある。
　R：早産児の親は,子どもが移転する新しい環境についての情報をほしがっていることに加え,入院中自分たちの子どもを守りたいと思っている(McDonaldほか,1996)。
　R：慢性的な精神疾患のあるクライエントが地域に入ってくる場合,地域に移転しうまく適応できるようにする介入とサービスを計画し,実施するため,クライエントのニーズと問題を正確にアセスメントすることが重要である。

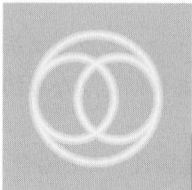

非効果的呼吸機能リスク状態*

Risk for Ineffective Respiratory Function

非効果的呼吸機能リスク状態
　人工換気離脱困難反応
　人工換気離脱困難反応リスク状態
　非効果的気道浄化
　非効果的呼吸パターン

【定義】

非効果的呼吸機能リスク状態（AFR）：クライエントが空気の通路としての気道の機能や，肺と血管系とのガス交換（酸素−二酸化炭素）が脅かされる危険性が高い状態。

【危険因子】

呼吸機能に変化をもたらす危険因子の存在（「関連因子」を参照）

【関連因子】

■ 病態生理因子

- 過剰な，または粘稠な分泌物に関連するもの。以下の因子に続発する。
  ▶感染，炎症，アレルギー，喫煙，心肺疾患
- 身体の不動状態，分泌物の貯留，非効果的な咳嗽に関連するもの。以下の因子に続発する。
  ▶神経系疾患（例．ギラン・バレー症候群，多発性硬化症，重症筋無力症）
  ▶中枢神経性抑うつ症，頭部外傷
  ▶脳血管発作（脳卒中）
  ▶四肢麻痺

■ 治療関連因子

- 身体の不動状態に関連するもの。以下の因子に続発する。
  ▶（特定の）薬物の鎮静作用
  ▶全身または脊椎麻酔

- 咳嗽反射の抑制に関連するもの。因子を特定する。
- 気管切開の影響（分泌物の変化）に関連するもの

■ 状況因子（個人・環境）

- 身体の不動状態に関連するもの。以下の因子に続発する。
  ▶手術または外傷　　▶疲労
  ▶疼痛　　　　　　　▶恐怖
  ▶不安　　　　　　　▶感覚・認知障害
- 湿度の極度の上昇や低下に関連するもの
- 小児の場合，うつ伏せ寝に関連するもの
- 笑わせたり泣かせる行為，寒冷，アレルゲン，煙への曝露に関連するもの

著者の注釈

呼吸機能の問題に関連した数多くの看護責任の中には，危険（寄与）因子の明確化と減少または除去，潜在的合併症の予測，呼吸状態のモニター，急性呼吸不全の管理などが含まれている。

〈非効果的呼吸機能リスク状態〉は，気道クリアランスやガス交換などの限られた範囲ではなく，呼吸器系全体に影響を及ぼす状態を説明するために著者が加えた診断である。アレルギーと身体の不動状態は呼吸器系全体に影響を及ぼす因子の例であり，それゆえ「身体の不動状態に関連した〈ガス交換障害〉」といった表現は適切ではない。身体の不動状態は，気道クリアランスと呼吸パターンにも影響を及ぼすからである。呼吸機能に影響を及ぼす因子（例．非効果的な咳嗽，ストレス）を看護師が確実に軽減できる場合には，〈非効果的気道浄

---

*この診断は，現在NANDAのリストに含まれていないが，問題が明確で有用なので掲載する。

化〉と〈非効果的呼吸パターン〉の診断が用いられる。

看護師は急性呼吸障害を説明するために，この診断を用いないように注意すべきである。それは本来，医学と看護の両方の責任である(つまり，共同問題である)。そのような問題は，「PC：急性低酸素血症」あるいは「PC：肺水腫」と診断される。クライエントの身体の不動状態が長期化して，呼吸器と同様に皮膚，筋骨格および血管系などの多数の系統が脅かされている場合には，看護師は〈不使用性シンドローム〉の診断を使用して，この状況をすべて説明する。

診断表現上の誤り

◉代謝性アシドーシスに対する呼吸器系の代償作用に関連した〈非効果的呼吸パターン〉

この診断名は，糖尿病性ケトアシドーシスに伴う呼吸パターンを示している。この状況に対する看護責任は，モニターをして変化を早期に発見し，迅速に看護および医学介入を開始することである。このケースは看護師が診断し，看護責任で治療法を処方する状況を示していない。むしろ，共同問題「PC：ケトアシドーシス」のほうが，この状況の看護責任を適切に示すことができる。

◉熱傷に続発する粘膜浮腫と線毛運動の消失に関連した〈非効果的気道浄化〉

上気道に熱傷を負ったクライエントは，後に肺水腫と呼吸困難を起こす危険性がある。この生命を脅かすおそれのある状況は，看護師と医師の両者の処方による介入が必要になる。共同問題「PC：熱傷に関連した〈呼吸器系(合併症)〉」にすれば，呼吸器系合併症の綿密な監視と，それが起きた場合には管理が必要になることを看護師に警告できる。

◉麻酔に続発する咳嗽反射と咽頭反射の低下に関連した〈非効果的気道浄化〉

この問題の看護の焦点は，適切な体位変換と口腔衛生による誤嚥の予防であり，効果的な咳嗽の仕方の指導ではない。したがって，看護師は「麻酔に続発する咳嗽反射と嘔吐反射の低下に関連した〈誤嚥リスク状態〉」に書き直すべきである。

重要概念

■ 一般的留意点

①換気は胸壁と腹壁の協調運動を必要とする。吸気時には横隔膜は下方に下がり，肋間筋群が収縮し，胸壁は外上方に持ち上げられ，胸腔内圧が低下して，空気が吸い込まれる。呼気時は，肺の弾性反跳力と胸部および横隔膜の弛緩により，空気が肺からはき出される。高齢者や慢性肺疾患のクライエントは呼気が減退するので，CO_2が貯留する可能性が高くなる。

②肺機能は，以下に左右される。
- 適切な灌流(肺血管を通過する血液)
- 十分な拡散作用(肺胞毛細血管膜を通過する酸素および二酸化炭素の動き)
- 良好な換気(肺胞と大気との間の空気交換)

③酸素付加は，酸素を血液中に送る肺の能力と，酸素を細胞の微小循環に送るために十分な心臓の血液駆出能力にかかっている。

④肺機能障害がある場合は，閉塞と拘束のいずれかまたは両方が原因で起こる機能障害の性質と程度を判定する肺機能検査が不可欠になる。気道抵抗は，閉塞性障害の原因になる。胸壁の拡張が制限されると「拘束性」の障害が起こる。「混合」型は，閉塞型の問題と拘束型の問題が結合した障害である。

⑤動脈血ガスと酸素飽和度の検査は，酸素付加の問題の診断に非常に役立つが，「バイタルサイン」と「精神機能」も，問題の重症度を判定するための重要な指針になる(クライエントの中には他のクライエントよりも酸素付加の問題に耐えられる人もいる)。

⑥不十分な酸素化(低酸素症)がバイタルサインに及ぼす影響

バイタルサイン	初期低酸素症／低酸素血症	後期低酸素症／低酸素血症
血圧	収縮期上昇・拡張期低下	低下
脈拍	上昇，弾性脈，不整脈	低下，浅脈，不整脈
脈圧	拡張	拡張・縮小
呼吸	速拍	遅延・速拍

⑦不十分な酸素付加が精神機能に及ぼす影響

初期低酸素症/低酸素血症	後期低酸素症/低酸素血症
被刺激性	痙攣
頭痛	昏睡あるいは脳組織浮腫
混乱	
動揺	

⑧咳嗽(「肺の看守役」)は, 声門を閉じたまま腹筋と胸筋の働きによって肺から空気を爆発的に排出することで達成される。ほとんどの咳嗽は肺の看守という目的にかなっているが, 以下は医学介入が必要な医学的問題の徴候の可能性がある。
- 2週間以上持続する咳嗽, あるいは高熱を伴う咳嗽
- 何らかの因子に一貫して誘発される咳嗽(実際には, アレルギー性気管支喘息の可能性がある)
- 特に子どもの犬吠様咳嗽

⑨息を止めた状態を続けると, バルサルバ法が可能になる。つまり胸腔と腹腔の内圧が著しく上昇し, 循環器系にも少なからぬ変化が起こる(心拍数, 心拍出量, 血圧などの低下)。

⑩頻呼吸, 過呼吸, 過換気, 徐呼吸, 低換気などは混乱を招きやすい用語である。
- 頻呼吸:速い速度の浅い呼吸
- 過呼吸:速い速度の深い呼吸
- 過換気:呼吸の速度や深さが増して, 肺胞換気量が身体の正常な代謝必要量を超える状態
- 徐呼吸:遅い速度の回数の少ない呼吸
- 低換気:呼吸の速度や深さが低下して, 毎分肺胞換気量が身体の必要量に達していない状態

⑪低酸素症と低酸素血症は, 頭蓋内圧亢進, 脳の腫脹, 脳損傷, ショックなどの誘因になる。発熱性疾患, 運動, 疼痛, 身体的・感情的ストレスなどが起きている間は, 酸素必要量が増加する。

⑫慢性二酸化炭素貯留(中毒)の既往があるクライエントは, 低酸素が呼吸の動因になっているので, 酸素吸入は慎重に行われなければならない(3 mL/分未満)。

⑬吸引や生理食塩水注入(滴下)は, ルーチンとして用いてはならない。個々のクライエントのニーズに基づいて用いるべきである。
- 以下を気管内吸引の必要性を示す臨床指標として用いる。
  - 気管チューブ内の分泌物
  - 頻繁な咳嗽や持続性の咳嗽
  - 聴診上, 外因性の呼吸音(ラ音, 上気道のグル音様ラ音)
  - 最高気道圧の上昇
  - 脈拍酸素測定値の低下(Svo_2, Pao_2)
  - 気道の開放状態が疑問視されるときに必ず起こる突発的な呼吸窮迫
- 吸引に対するクライエントの反応に基づいて生理食塩水を注入(滴下)する(チューブやカテーテルに分泌物が付着している場合, 粘液が気道を塞いでいる場合, 吸引カテーテルによって満足な咳嗽が誘発されない場合)。生理食塩水の注入(滴下)は, これを行うと力強い咳嗽が起こるクライエントにのみ有効である。
- 気管内吸引はいくつかの重要な合併症と関連しているが, 回数が十分でない吸引や不適切な吸引もはかり知れないほどのリスクを伴うことを忘れてはならない。微妙なバランスを維持することで, すべての合併症を最小限にとめられるようにする。

⑭看護師は以下の方法によって低酸素症の危険性を軽減できる(Change, 1995)。
- 吸引中および吸引直後の酸素飽和度と心肺律動のモニター
- 15秒以内の間欠的吸引(これ以上長く吸引を続けると, 無気肺を起こすことがある)
- 過拡張状態〔蘇生バッグまたは人工呼吸器の溜息(嘆息)機能を利用して換気量を事前に設定し, 1回換気量を増やす〕
- 前酸素化(吸引前に酸素吸入をする)
- 高酸素状態(現在の換気装置の設定レベルよりも酸素濃度の高い酸素を投与する)
- 過換気状態(1回換気量を変えずに呼吸数を増やす)

⑮肺疾患のクライエントの肺の運動を援助したり, 急性呼吸困難時に呼吸をコントロールする方法の学習を援助するために, 呼吸療法士がハーモニカを使用する方法は, 今後おおいに期待できる結果を示している。クライエントは, 楽しめる

だけでなく，呼吸をコントロールする能力を高めて，肺機能を最高レベルまで向上できる。
⑯ニコチンは，あらゆる毒性物質の中で中毒性と習慣性が最も高い物質の1つである。教育，予防的健康実践，ニコチン依存症治療，逆戻りの予防などを，看護実践基準にするべきである*。看護師は，必要に応じて何度でも（多くの場合，クライエントと顔を合わせるたびに）タバコを止める努力をするよう励まし，禁煙の援助を続けなければならない。「喫煙の影響に関する知識不足に関連した〈非効果的健康維持〉を参照

■■ 小児への留意点
①新生児の正常な呼吸の特徴は，幼児や小児とは異なる。
- ■呼吸は不規則で，腹式である。正確を期すために，呼吸数は1分間測定する（Wong, 2003）。
- ■呼吸数は30〜50/分の間である（Wong, 2003）。
- ■15秒以内の無呼吸は起こりうる（Wong, 2003）。
- ■不均一な鼻呼吸は生後3週間にわたって起こる（Wong, 2003）。

②幼児および年少児の呼吸器系の特徴は以下のとおりである。
- ■腹式呼吸は5歳になるころまで続く（Wong, 2003）。
- ■呼吸器疾患があると，胸壁のコンプライアンス（伸展性）が増加するので，陥没呼吸がかなり頻繁に観察される。小児の場合は，急速に呼吸機能不全に進行することがある（Hunsberger, 1989）。
- ■気道の内径が小さければ小さいほど閉塞の危険性が高くなる。
- ■幼児と年少児は，生成される喀痰を飲み込んでいる。

③Janson-Bjerklie ら（1987）は，気管支喘息の年少児には，一定レベルの気道閉塞がある高齢のクライエントよりも強度の呼吸困難が起こることを見い出した。
④ボトルに入れる水の色を選ぶ機会を与えられた患児は，そうでない患児と比較して，呼吸訓練を行う回数が有意に多かったと，Huckabay ら（1989）は述べている。
⑤最近の研究によると，過去に一般的な習慣だった乳児のうつ伏せ寝は，乳児突然死症候群（SIDS）の発生率が高いことが証明されている。そのため，仰臥位か側臥位のほうが安全といえる。〈乳児突然死症候群〉を参照

■■ 妊産褥婦への留意点
①エストロゲンとプロゲステロンが増加すると，肺の抵抗力が低下し，1回換気量が増える（Pillitteri, 2003）。
②妊娠中は，酸素消費量が14％増加する。そのうちの半分は胎児の発達に，残りはそれ以外のニーズ（子宮，乳房）に消費される（Pillitteri, 2003）。

■■ 高齢者への留意点
①加齢による呼吸器系の変化は，喫煙，身体の不動状態，免疫不全などの危険因子と相互作用しない限り，健康な成人の機能にはほとんど影響がない（Miller, 2004）。
②加齢による呼吸器系の典型的な変化は，次のとおりである（Miller, 2004）。
- ■全肺気量には変化なし
- ■残気量は50％増加
- ■肺下部ではガス交換が低下
- ■胸郭のコンプライアンスの低下
- ■呼吸筋群および横隔膜の筋力低下

③加齢によって脊柱後彎症が起きたり免疫反応が低下すると，呼吸機能が低下するので，肺炎やその他の呼吸器感染の危険性が高くなる。
④65歳以上の高齢者の肺炎，あるいはインフルエンザによる年間死亡率は人口10万人当たり9人である。喫煙，大気汚染物質への曝露，あるいは職業上の毒性物質への曝露などがあると，死亡率は人口10万人当たり217人に上昇する。危険因子が2つ以上ある場合には，死亡率は人口10万人当たり979人に上昇する（Miller, 2004）。

焦点アセスメント基準

■■ 主観的データ
⦿症状歴（例.疼痛，呼吸困難，咳）をアセスメントする。
- ●発症：悪化因子は？　緩和因子は？

---

*米国内科外科看護学会「喫煙に関する所信表明」http://www.medsurgnurse.org/（2000年12月5日）にアクセスして入手した情報

- 種類：緩和因子は？
- ほかの身体機能への影響
  ▶ 消化器系(嘔気, 嘔吐, 食欲不振, 便秘)
  ▶ 生殖泌尿器系(インポテンス, 腎機能)
  ▶ 心臓血管系(狭心症, 頻脈・徐脈, 体液貯留)
  ▶ 神経感覚器系(思考過程, 頭痛)
  ▶ 筋骨格系(筋疲労, 萎縮, 呼吸補助筋の使用)
- ライフスタイルへの影響
  ▶ 職業
  ▶ 社会的機能, 性的機能
  ▶ 役割機能
  ▶ 経済状態
- 活動・運動への影響

◉ 関連因子をアセスメントする。

① 原因や誘因の有無
- 喫煙(「パック-イヤー」：1日のタバコの箱数×喫煙年数)
- 麻酔または術前8週間以内の喫煙
- アレルギー：薬物, 食物, 環境因子(塵埃, 花粉), その他
- 鈍的あるいは顕性外傷, (胸部, 腹部, 上気道, 頭部)
- 手術：疼痛
  ▶ 胸部・頸部・頭部・腹部の切開
  ▶ 最近の気管内挿管
- 喘息・慢性閉塞性肺疾患(COPD)・副鼻腔疾患
- 環境因子
  ▶ 毒性の煙霧(洗剤, 煙)
  ▶ 猛暑や厳寒
  ▶ 日常的に吸い込む空気(呼気), 職場および家庭(多湿, 乾燥, 汚染レベル, 花粉レベル)
- 感染・炎症

② 幼児の場合, 以下の既往
- うつ伏せ寝
- 未熟児
- 出産時低体重
- 帝王切開
- 難産
- 母乳栄養法

■■ 客観的データ

◉ 診断指標をアセスメントする。

① 精神状態
② 呼吸器系の状態
- 気道
  - 自発性鼻呼吸
  - 経鼻気管内チューブ
  - 自発性口呼吸
  - 経口気管内チューブ
  - 経口エアウェイ
  - 気管切開
  - 経鼻エアウェイ
- 種類
  - 自発性, 努力性あるいは非努力性
  - 調節機械換気(CMV)
  - 自己誘発性間欠的機械換気(SIMV)
  - 呼吸数(1分間当たり)
  - リズム
  - 深さ
    ▶ 左右対称性
  - タイプ
    ▶ 固定・防護
    ▶ クスマウル呼吸
    ▶ 呼吸補助筋の使用
    ▶ チェーン・ストークス呼吸
- 咳嗽
  - 効果的(喀痰を排出して肺を浄化する咳嗽)
  - 非効果的(喀痰を排出しない, あるいは肺を浄化しない)
  - 誘因は？ 緩和要因は？
  - 咳嗽時に援助が必要
- 喀痰
  - 色調
  - 性状
  - 量
  - 臭気
- 呼吸音(聴診して調べる。右上・下葉と左上・下葉を比較する。胸部の4区画をすべて聴診する)

③ 循環状態
- 脈拍
- 血圧
- 皮膚の色調

このほかの「焦点アセスメント基準」の情報は, http://thepoint.lww.com を参照

NOC
誤嚥コントロール, 呼吸の状態

目標 ▶

クライアントは，呼吸数がベースラインと対比して正常範囲内になる。

指標 ▶

- 呼吸器症状を管理して呼吸機能を最高レベルまで高める介入に積極的に関与する意欲を示す。
- 呼吸状態を最高レベルまで高めるために適切な介入を述べる（健康状態によって違いがある）。
- 肺機能検査で測定した結果，肺機能が十分なレベルになる。

NIC
気道管理，咳嗽強化，呼吸モニタリング，ポジショニング（体位づけ）

【一般的看護介入】

◉ **原因を判断する。**

関連因子を参照

◉ **可能であれば，原因を減少したり取り除く。**

①医学的治療計画にそって早期に歩行を促す。
- 歩行できない場合は，1日に数度ベッドから離れて椅子に座る計画を立てる（例．食後1時間と就眠前1時間）。
- 徐々に活動を増やす。練習によって呼吸機能は改善し，呼吸困難は減少することを説明する。

R：仰臥位になると腹部の臓器が胸部側へ移動するので，肺が圧迫され，呼吸が困難になる。

②神経筋障害に対して
- ベッド上で体位変換をさせ，禁忌でない限り，胸郭を水平位から徐々に垂直位まで変える。
- 体位変換を介助して，頻繁に左側臥位と右側臥位をとらせる（可能なら1時間ごとに）。
- 深呼吸と調節咳嗽運動を1時間に5回するよう促す。
- 覚醒中は1時間ごとにブローボトル（肺活量の訓練用のびん）か，誘発性スパイロメータを使用するよう指導する（重症神経障害のクライアントには，夜間も覚醒させて行わせなければならない場合もある）。
- 四肢麻痺のクライアントには，クライアントと介護者に「咳嗽法」を指導する（介護者は，クライアントの横隔膜に手を添え，上方と内方に押す）。
- 小児にはブローボトルに色のついた水を入れて使用する。風船を膨らませるのもよい。
- 最良の水和状態を確保する。

R：運動と体動は，肺の拡張と分泌物の移動を促進する。誘導式肺活量測定法は，呼吸労作の有効性を計器で確認できるので，深呼吸の促進に役立つ。

R：適度な水分補給と加湿は分泌物を融解するので，喀痰の喀出が容易になり，微生物の成長を促進する分泌物の貯留を防ぐ。さらに，血液の粘稠度の低下にも役立つので，血栓形成のリスクも少なくなる。

③意識レベルが低下しているクライアントに対して
- スケジュールを決めて左側臥位と右側臥位をとらせる（例．偶数の時刻には左側臥位，奇数の時刻は右側臥位）。仰臥位のままにしてはならない。
- 食事注入（経鼻チューブ栄養，胃瘻栄養）後はクライアントを右側仰臥位にして，逆流と誤嚥を予防する。
- 禁忌でない限り，ベッドの頭部を30度挙上する。
- 〈誤嚥リスク状態〉を参照

R：仰臥位にすると，腹部の器官が胸部側へ移動して肺が圧迫されるので，さらに呼吸が困難になる。

④必要な場合は理学療法，すなわち呼吸療法を参照する。

R：肺機能を高めることが可能な介入には，肺コンプライアンスを改善する運動の条件づけ，リラクセーションと呼吸訓練，胸部叩打法，体位ドレナージ，心理社会的リハビリテーションなどが含まれる。

◉ **身体の不動状態の合併症を予防する。**

〈不使用性シンドローム〉を参照

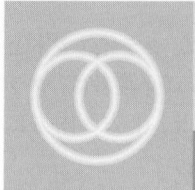

人工換気離脱困難反応

Dysfunctional Ventilatory Weaning Response

【定義】

人工換気離脱困難反応（DVWR）：クライエントが人工換気補助レベルを低下するプロセス（ウィーニング過程）に適応できず，離脱過程が中断したり長期化する状態。

【診断指標】

〈人工換気離脱困難反応〉は進行性の状態で，経験を積んだ看護師により，軽度，中程度，重度の3段階に明確化されている（Logan ほか，1990）。次の診断指標は離脱に反応して現れる。

■ 軽度

必須データ
- 不穏状態
- 呼吸数がベースラインよりわずかに上昇

副次的データ
- 酸素必要量が増加している感じ，呼吸苦，疲労感，熱感などが表現される。
- 機械が正常に機能していないのではないかと尋ねる。
- 呼吸にますます注意が集中する。

■ 中等度

必須データ
- 血圧がわずかに上昇：ベースラインより 20 mmHg 以内の上昇
- 心拍数がわずかに増加：ベースラインより 20/分以内の増加
- 呼吸数の増加：ベースラインより 5/分以内の増加

副次的データ
- 活動に対する過剰な警戒心
- 発汗
- 指導に反応できない。
- 目を見開く（びっくりしたような顔）。
- 協力できない。
- 聴診で空気流入音が低下
- 不安
- 皮膚の色調の変化：蒼白，軽度のチアノーゼ
- 呼吸補助筋をわずかに使用

■ 重度

必須データ
- 興奮状態
- 動脈血ガスがベースラインより著しく悪化
- 血圧がベースラインより 20 mmHg 以上の上昇
- 心拍数がベースラインより 20/分以上の増加
- 25/分以上の速い浅呼吸

副次的データ
- チアノーゼ
- 浅い喘ぎ呼吸
- 腹式奇異呼吸
- 偶発性の呼吸音
- 呼吸補助筋の最大限の使用
- 発汗過剰
- ベンチレーターと同調しない呼吸
- 意識レベルの低下

【関連因子】

■ 病態生理因子

- 筋力低下と疲労に関連するもの。以下の因子に続発する。
  ▶ 不安定な血行状態
  ▶ 代謝・酸塩基平衡異常
  ▶ 貧血
  ▶ 意識レベルの低下
  ▶ 重症の疾病過程
  ▶ 感染
  ▶ 慢性神経筋障害
  ▶ 慢性呼吸器疾患
  ▶ 慢性栄養不良
  ▶ 多臓器疾患
  ▶ 衰弱状態
  ▶ 体液・電解質平衡異常
- 非効果的気道浄化に関連するもの

■ 治療関連因子
- 気道閉塞に関連するもの
- 筋力低下と疲労に関連するもの。以下の因子に続発する。
  - ▶過剰な鎮静状態，痛覚消失症
  - ▶コントロールされていない疼痛
- 栄養不足（カロリー不足，炭水化物過剰，脂肪と蛋白質摂取不足）に関連するもの
- 換気装置への長期（1週間を超える）依存に関連するもの
- 以前不成功に終わった離脱の試みに関連するもの
- ペースが早すぎる離脱過程に関連するもの

■ 状況因子
- 離脱過程の知識不足に関連するもの
- 過剰なエネルギー必要量（セルフケア活動，診断および治療法，面会人）に関連するもの
- 不十分な社会的支援に関連するもの
- 落ちつかない環境（雑音，無秩序な出来事，あわただしい病室）に関連するもの
- 疲労に関連するもの。睡眠パターンの中断に続発する。
- 自己効力感不足に関連するもの
- 呼吸労作に関連した中等度から強度の不安に関連するもの
- 換気装置離脱に対する恐怖心に関連するもの
- 無力感に関連するもの
- 絶望感に関連するもの

著者の注釈

DVWRは，〈非効果的呼吸機能リスク状態〉のカテゴリーの中の具体的な診断である。〈非効果的気道浄化〉や〈非効果的呼吸パターン〉，〈ガス交換障害〉も，離脱の準備不足の指標として，あるいはDVWR出現の関連因子として離脱中に遭遇する診断である。DVWRは個々のクライエントに特有な状態である。その特有の原因と治療法は，クライエントを人工換気から離脱させる過程で浮上する。

離脱過程はアートであり，科学である。離脱はクライエントと共同作業が必要な過程なので，クライエントの信頼を得る看護師の能力と仕事への意欲が，特に長期のクライエントにとって，離脱の成果を決めるポイントとなる。この場合の信頼は，看護師の自然に表に現れる知識や自信と，クライエントに特有の不安に対処する能力によって育まれる（Jennyほか，1991）。

診断表現上の誤り

⦿離脱中の血圧上昇，心拍数および呼吸数の増加，興奮状態に関連した〈人工換気離脱困難反応〉

この診断は，離脱の問題の原因を示していない。関連因子は，人工換気離脱困難の証拠であって，原因や寄与因子ではない。原因が不明であれば「不明の病因により」と記し，原因がわかっていればそれを関連因子にした診断を記すべきである。

次のアセスメントや看護介入の多くは，診断を管理する治療段階だけでなく，中等度および重度の反応の予防にも適用される。

重要概念

■ 一般的留意点

① 離脱とは，クライエントが人工換気装置を付けずに自発呼吸ができるよう援助する過程である。人工気道のあるなしにかかわらず，ベンチレーターのサポートなしに自発呼吸が24時間できれば離脱は成功したと定義される。

② 換気装置の離脱はさまざまな専門分野の努力の賜物であり，知識のある看護師がいると結果にプラスの影響を及ぼす。経験をつんだ看護師は，離脱は身体的および生理的問題を抱えたクライエントとの共同作業の過程であることに合意している。人工換気装置に依存しているクライエントの場合，離脱はかなりのストレス体験になる（Loganほか，1991）。ベンチレーターを取り外すことに対するクライエントの知覚に関する近年の報告では，身体的な苦痛，看護師のケア行為，自己が変化するという思い，離脱に伴うクライエントの身体的・精神的・認知的な作業などを含むクライエントの懸念について説明している（Jenneyほか，1998）。

③ ベンチレーターの装着が長期化すると，ベンチレーターに関連した合併症を起こすことがある。長期に及ぶ挿管や人工換気装置の装着によりクライエントは術後肺合併症を起こす危険性がある。換気装置を装着しているクライエント，特に経口的挿管をしているクライエントには，病変や感染を早期に発見したり予防するために，口腔咽頭を系統的に毎日アセスメントする必要があ

る(Treloarほか，1995)。吸引前の生理食塩水の注入や滴下は，日常的に行うべきではなく，分泌物の性状，呼吸音の性質，咳嗽の性質と有効性，酸素付加と換気の状態などに基づいて必要性をアセスメントした後，必要と判断された場合にのみ行うべきである，と提言されている。

④離脱の準備状態を判断するためにさまざまな基準が提案されている。これらの基準は，酸素付加，呼吸筋の筋力，十分に換気をして動脈血二酸化炭素分圧($Paco_2$)を適切なレベルに保つ能力などの測定値(尺度)である。しかし，人工換気離脱に対するクライエントの反応に関する私たちの知識と結果の予測との間には，ギャップがある。Goodnough Hanneman(1994)は，離脱の予測因子を利用しても十分に予測できない理由の1つは，結果を決定する心肺病態生理因子間の相互関係が，単独の予測基準(例. 肺の機構)に反映されないからではないかと示唆している。系統的アセスメントツールを継続的に使用すると，クライエントの状態に合わせてプロセスを調整したり，時期尚早な離脱の試みや病的な離脱反応の予防に役立つ(Burnsほか，1994)。

⑤ベンチレーター装着後の結果は，短期と長期で相違がある。心理的見地，換気の動因(欲求)，呼吸筋の筋力と持久力，分時呼吸必要量，栄養状態などは，短期的なベンチレーター装着後の離脱にはほとんど影響がないように思われる(Mortonほか，2005)。

⑥呼吸の生理的呼気労作には，次の3つの要素が含まれる(Porth，2006)。
- 肺の弾力を拡張するコンプライアンス労作
- 肺や胸郭の粘性を克服する組織の抵抗労作
- 肺への空気の流入と流出に対する抵抗を克服する気道の抵抗労作

⑦機械換気の場合は，気道の内径が狭くなり，気道の長さが伸びて抵抗が高くなるので，呼吸労作が上昇する。離脱の段階で臨床医は，圧/量の変化を巧みに操作して，過度の疲労を起こすことなく呼吸筋の脱条件づけを促進しようとする(Mortonほか，2005)。

⑧DVWRには呼吸吸息筋の疲労を伴い，回復までに24～48時間を要す。この疲労によって呼吸困難が増強する。呼吸困難が増強すると不安が生まれ，不安によってますます疲労が誘発され息切れが増強する，といった悪循環に陥る。

焦点アセスメント基準

■■ 主観的データ

◉診断指標をアセスメントする。

①離脱過程の開始または継続に関する問題
- レディネス
- 過去の体験
- 期待
- 失敗の可能性

②安楽，休息，エネルギーレベルについての感情

③離脱過程の知識

◉関連因子をアセスメントする。

①薬物療法歴
②喫煙，飲酒

■■ 客観的データ

◉診断指標をアセスメントする。

①呼吸の状態：呼吸全般のアセスメント(〈非効果的呼吸機能リスク状態〉の「焦点アセスメント基準」を参照)
- 意識レベル
- ベースラインになる皮膚の色調
- 気道クリアランス
- 分泌物(種類と量)
- 偶発性呼吸音の有無
- 動脈血ガス
- 呼吸補助筋の使用
- バイタルサイン

◉関連因子をアセスメントする。

①呼吸器疾患，急性および慢性疾患

②人工換気装置に関する情報
- 換気装置の設定と気管内チューブのサイズ
- 換気装置の装着歴，換気装置が必要な理由
- ベンチレーター装着期間
- 以前に離脱を試みたかどうか。試みた場合はその結果

③最近の血行状態，栄養状態，感染，疼痛レベル

このほかの「焦点アセスメント基準」の情報は，http://thepoint.lww.com を参照

> **NOC**
> 不安のコントロール，呼吸の状態，バイタルサインの状態，知識：ウィーニング，エネルギー保存

目標 ▶

クライエントは，離脱の目標を段階的に達成する．

指標 ▶

- 人工換気装置なしに24時間自発呼吸を続ける．
  または，
- 次回の離脱に向けて積極的な態度を示す：離脱計画に意欲的に協力し，離脱過程の間，安楽な状態だと伝え，呼吸パターンをコントロールしようとし，情緒的反応をコントロールしようとする．
- 離脱労作では疲労しても，消耗はしない．

NIC
不安軽減，準備的感覚情報提供，呼吸モニタリング，換気援助，共在，耐久力

【一般的看護介入】

◉ **該当する場合は，以前離脱が失敗した原因をアセスメントする．**

関連因子を参照

◉ **離脱の準備状態を定める**（Burns, 1998；Morton ほか, 2005）．

①呼吸数35回／分未満
②換気装置下で酸素濃度40％以下
③吸気陰圧 − 20 未満
④呼気陽圧 ＋ 30 を超える．
⑤自発呼吸1回換気量5 mL／kg 超
⑥肺活量10～15 mL／kg 超
⑦休息が十分で，不快感がコントロールされている．
⑧離脱しようとする意欲
⑨発熱なし
⑩ヘモグロビンレベル正常

R：これらは離脱成功の予測因子になることが，研究で証明されている（Burns, 2004）．

◉ **離脱の準備状態が整ったら，クライエントを計画立案に参画させる．**

①離脱過程を説明する．
②段階的な離脱目標を協議する．
③経過を記号で表示できるように，目標を見やすく図式した表を作成する（例．換気装置を外す時間が長くなっていることを示す棒グラフや折れ線グラフ）．
④これらの目標は，クライエントと毎日再検討することを説明する．
⑤特別な離脱処置は，病棟のプロトコールを参考にする．

R：離脱プランの第一歩は，入念な患者の準備である．ここには，離脱の共同作業でクライエントが担う役割の指導，エネルギー源と身体的休息レベルの最大化，クライエントの取り組もうとする意欲の向上，自分は離脱の課題を遂行できるという信念の強化なども含まれる（Jenny ほか，1997）．クライエントは自分の考えを表現することが困難な場合もあるので，看護師は複数のコミュニケーション法を用いて，効果的な方法が見出せるまで粘り強く取り組まなければならない．

◉ **離脱過程におけるクライエントの役割を説明する．**

①最初の挿管時から，人工換気は一時的に使用する装置であることを繰り返し説明し，十分に理解させる．
②クライエントに離脱の準備ができたと判断した時点で，看護師がクライエントに期待する共同作業の役割を，クライエントと共有する．
③安楽のレベルを伝えたり，現在の離脱目標を達成しようとすることの重要性と，離脱中はいつでも休息できることを，クライエントが理解できるよう援助する．

R：これらの方策により，心理的レディネス（準備性）を高めることができる（McIntyre, 2004）．

◉ **自尊感情，自己効力感，コントロール感覚を強化する．**

①整容，更衣，可動性と，クライエントの関心事をテーマにした社交的交流などの対策を常態化することにより，自尊感情や自信，コントロール感覚を強化する．
②できる限りクライエントにコントロールさせるためにクライエントの状況や経過について情報を提供し，ケアの詳細に関する意思決定を共有できるようにし，できるだけクライエントの好みに従い，安楽のレベルを改善する．
③活動の成功をほめたり，前向きな見方をするよう奨励したり，今までの順調な経過を評価することにより，自信を深めさせる．たいていは離脱に

成功することを説明し，いずれの段階でもクライエントに付き添うことを伝えて安心させる。
④クライエントの離脱能力に自信を示す。
⑤離脱のペースを落として確実に成功させたり，後戻りを最小限にすることにより，クライエントの自信を維持する*。
⑥クライエントの警戒心や半信半疑な思いを軽減するため，何をなぜ行おうとしているのか説明する。
⑦安楽や自信に悪影響を及ぼす懸念(家族，話題，病室での出来事，過去の離脱の失敗)に注意し，率直に話し合う。可能であれば，それらの懸念を軽減する。
　R：離脱の成功はアートであり科学である。アートとしての離脱は，クライエントの個別的な状況について主観的な臨床判断を用いるかどうかにかかっている。科学としての離脱は，酸素交換や二酸化炭素交換，機械的な有効性などの理論が関係している(Henneman, 1991)。前向きな見通しを伝え，安全な環境をつくり出し，クライエントの自尊感情や自信を強化し，クライエントが離脱のアートと科学を融合させる能力によって逆風に対処できるよう援助する過程で，看護師は必要不可欠な要素である(Jennyほか，1994)。

◉**不安や疲労のマイナス影響を少なくする。**
①必要以上の疲労や不安を避けるため，頻回に状態を観察する。系統的で包括的なツールを使用する。パルスオキシメーターを使用すると，酸素濃度を非侵襲的にモニターでき，人目につくこともない。
②疲労が蓄積する前に，時間を決めて定時に休息させる。
　■活動を軽減する。
　■医師と相談して換気装置のサポートや酸素量を維持したり増加する。
③休息時間中は，室内の照明を薄暗くし，「(睡眠中につき)入室はご遠慮ください」と書かれたカードを掲示し，1分間に60〜80ビートの音楽をかけて休息に役立てる。音楽の種類はクライエントに選ばせる(Chan, 1998)。
④「きっと成功しますよ，成功させましょう」と言ってクライエントを安心させ，冷静な姿勢と呼吸調節を助長する。
⑤音楽や催眠，バイオフィードバックなど代替療法の利用も考慮する。
⑥クライエントが動揺し始めた場合は，ベッドサイドに付き添ってクライエントを落ちつかせ，呼吸調節を取り戻すよう指導する。この介入の間は，酸素飽和度やバイタルサインを慎重に観察する。
⑦離脱の試みを中断する場合は，クライエントの離脱失敗という受け止め方に対処する。今回はよい予行練習になったので，有効な訓練だったと言ってクライエントを安心させる。今回の作業が呼吸筋にとってよいことで，今後の実践の改善につながることをクライエントに意識させる。
　R：離脱の成功はクライエントの十分なエネルギー源，利用できるエネルギーの慎重な使用，呼吸労作の負荷に耐えられるクライエントの能力の範囲内で換気装置を取り外す技術などにかかっている。エネルギーの保存が変調したり枯渇すると，疲労が増強する(Burns, 1991)。したがって，エネルギー保存のテクニックはどの離脱方法にも不可欠である(Jennyほか，1998；Loganほか，1990)。

◉**クライエントの安心感を高めるような，離脱にプラスの環境を作り出す。**
①静かな雰囲気で，人の出入りが少なく，クライエントの耳に話し声が入らない病室を用意する。
②中等度から強度の反応を起こしたクライエントや危険性の高いクライエントの離脱は，熟練したスタッフに任せる。
③安心感を強めるため，病室内を見通せるようにする。
④必要なときは，直ちに援助が受けられることをクライエントに伝えて安心させる。
⑤面会者がクライエントに及ぼす影響を観察し，面会者がどのようにすれば最適な援助ができるか理解できるよう援助する。
⑥可能な場合は，離脱過程中にサポートできる人の面会を奨励する。クライエントを動揺させる人の面会は延期する。
⑦クライエントは立ち聞きする傾向があるので，話し合いには必ず参加させる。
　R：離脱過程の後退はよくあることなので，クライエントにはサポートが必要になる。離脱過

---
*プライマリケア医の指示が必要。

程が長期化する場合は，クライエントに心理的な動機づけをして，クライエントが離脱への意欲を最初から最後までもち続けられるようにしなければならない。音楽療法は，機械換気をしているクライエントのリラクセーションの向上にプラスの効果があるように思われる（Chlan, 1995）。無力感，絶望感，抑うつ状態は，クライエントの積極的な意思決定，体験する感覚の説明，肯定的なフィードバック，希望や励ましやサポートの提供などによって軽減に努める（Logan ほか，1991；Witta, 1990）。

　R：1分間に60〜80ビートの音楽には，中枢神経系の覚醒レベルを低下して眠気を催すような，リラックス状態を生み出す働きがある（Chan, 1998）。

◉**エネルギー源を最高レベルまで高める。**
①定期的に咳嗽と深呼吸の援助をする。また，指示された気管支拡張薬，加湿，吸引を用いて空気の流入を改善する。
②人工換気装置装着中と離脱過程のクライエントを対象にした現行のガイドラインに明記されている栄養学的援助を，確実に行う。
③過労を防ぐために，十分な休息時間を与える。
④必要な場合は，夜間に換気装置を使用して睡眠時間を増やし，不必要に起こさないようにする。
⑤身体の器官系統の安定性を判断するため，疾病過程を観察する。

　R：エネルギーを適切なレベルに維持するために，栄養学的援助が必要である。二酸化炭素レベルの過剰な上昇と呼吸性酸血症を予防するために，脂肪生成，栄養過剰，炭水化物過負荷などの合併症を防ぐ必要がある（Higgins, 1998）。

◉**活動量をコントロールする。**
①休息またはリラクセーションに十分な時間をとれるように，必要な活動を調整する。
②スタッフ全員が，個別化されたケアプランに従う体制を確保する。
③ゆっくりとした深いリズミカルなパターンの呼吸を実演してみせて，呼吸コントロールを指導する。クライエントが換気装置に合わせて呼吸できるように援助する。
④クライエントが集中しすぎて緊張し始め，不安が増強する場合は，面会人やラジオ，テレビ，会話などで気晴らしをさせる。

　R：ベンチレーターのサポートがなくなると，クライエントの労作は大きくなる。クライエントの離脱作業には，呼吸のコントロール，安楽のレベルの伝達，治療計画への協力，疲労感や不安感に対する情緒的反応をコントロールする試みなどが含まれる（Jenny ほか，1991）。

◉**施設の呼吸器離脱プロトコールを順守する。**
①プランの詳細と予定表を記録する。
②離脱プロセスを終結するための基準を事前に設定する。
③専門分野ごとに責任を略述する。
④勤務帯ごとに目標と進行状況を再考する。反応を記録する。
⑤修正が必要な場合は，共同で行う。

　R：目標，責任および予定表を明確にした共同離脱プランにより，換気装置を装着する日数とICU入室日数が短縮されている（Hennemanほか，2002）。

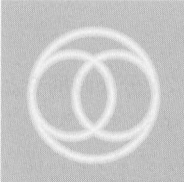

人工換気離脱困難反応リスク状態

Risk for Dysfunctional Ventilatory Weaning Response

【定義】

人工換気離脱困難反応リスク状態：クライエントが，身体的・心理的に人工換気離脱の準備ができていないために，離脱過程で人工換気装置の低レベルのサポートに適応できない危険性がある状態。

【危険因子】

■ 病態生理因子
- 気道閉塞に関連するもの
- 筋肉の衰弱と疲労に関連するもの。以下の因子に続発する。
  - ▶呼吸機能の障害
  - ▶意識レベルの低下
  - ▶不安定な血行力学的状態
  - ▶代謝異常
  - ▶発熱
  - ▶酸・塩基平衡異常
  - ▶律動異常
  - ▶貧血
  - ▶精神的混乱状態
  - ▶体液・電解質平衡異常
  - ▶重症疾患
  - ▶感染
  - ▶多臓器疾患

■ 治療関連因子
- 非効果的気道浄化に関連するもの
- 過度の鎮静，痛覚消失に関連するもの
- コントロールされていない疼痛に関連するもの
- 疲労に関連するもの
- 栄養不良に関連するもの（カロリー摂取不足，炭水化物の過剰摂取，脂肪と蛋白質の摂取不足）
- ベンチレーターへの長期依存に関連するもの（1週間以上）
- 過去に成功しなかった離脱の試みに関連するもの
- ペースが早すぎる離脱過程に関連するもの

■ 状況因子（個人・環境）
- 筋肉の衰弱と疲労に関連するもの。以下の因子に続発する。
  - ▶慢性的な栄養不足
  - ▶肥満
  - ▶非効果的な睡眠パターン
- 離脱過程に関する知識不足に関連するもの
- 離脱に対する自己効力感の不足に関連するもの
- 呼吸労作に伴う中程度から重度の不安に関連するもの
- 人工換気装置離脱に対する恐怖心に関連するもの
- 無力感に関連するもの
- 抑うつ的な気分に関連するもの
- 絶望感に関連するもの
- コントロールされていないエネルギー必要量に関連するもの（セルフケア活動，診断および治療処置，面会人）
- 不十分な社会支援に関連するもの
- 不安定な環境に関連するもの（騒音，動揺するような出来事，あわただしい病室）

著者の注釈

〈人工換気離脱困難反応〉を参照

診断表現上の誤り

〈人工換気離脱困難反応〉を参照

重要概念

■ 一般的留意点

①ベンチレーター離脱不成功のリスクが高いクライエントは，何らかの理由で，離脱の準備状態が次のような従来の基準を満たしていない人々である。
- ■呼吸数が25/分未満

- ベンチレーター下で酸素濃度が40％以下
- 吸気陰圧が−20未満
- 呼気陽圧が＋30を超える。
- 自発的な1回換気量が5 mL/kgを超える。
- 肺活量が10〜15 mL/kgを超える。
- クライエントの動脈血ガスが適量
- 休息が十分で苦痛がコントロールされている。

②離脱は，長期の気管内挿管や気管切開による筋の脱条件づけや合併症を避けるために，できる限り早期に行うことが重要であるが，時期尚早な離脱の試みは生理的にも心理的にも悪影響があるので，逆効果になる場合がある。

③離脱は共同作業が必要な過程なので，クライエントの信頼を得て意欲をもたせる看護師の能力が，特に長期のクライエントには，離脱の成果を決めるポイントとなる。このような信頼感は自然に表に現れる看護師の知識や自信と，クライエントに特有の懸念に対処する能力によって育まれる（Jennyほか，1991）。

④離脱の共同作業には看護師にもクライエントにも明確な役割がある。看護師はクライエントをよく知り，クライエントのエネルギーを管理し，離脱作業でクライエントを援助する必要がある。クライエントの共同作業では信頼関係と，離脱過程の間自分が守られているという確信が必要とされる。

⑤呼吸筋は疲労が一定のレベルに達するとストレスがかかるので，休息が必要になる。疲労の臨界点や休息時間については文献には記録されていないので，この判断は臨床の専門知識に左右される（Slutsky，1993）。

⑥人工換気離脱困難には，一般に多くの要因が関係している。Marini（1991）は，ベッドサイドでは，経験豊富な臨床家によって行われる離脱の試みに対する主観的アセスメントが，離脱の成功や失敗を予測する上で最も信頼の高い因子になると言及している。重度の呼吸器疲労は，回復して次の段階へ進むまでに24〜48時間を要するので，クライエントの離脱過程を綿密にモニターして予防する必要がある。

⑦離脱の試みに対する病的反応は，クライエントの動機づけや自己効力感にも影響を及ぼすので，離脱の能力に疑問を抱くようになったり，取り組む決意が揺らぐこともある（Jennyほか，1991）。

焦点アセスメント基準

〈人工換気離脱困難反応〉を参照

NOC
〈人工換気離脱困難反応〉を参照

目標 ▶
クライエントは，
- 離脱を始める意欲を示す。
- 成功させる能力に前向きな態度を示す。

指標 ▶
- 情緒的コントロールを維持する。
- 離脱計画に協力する。

NIC
〈人工換気離脱困難反応〉を参照

【一般的看護介入】

〈人工換気離脱困難反応〉を参照

非効果的気道浄化

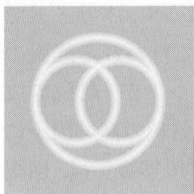

Ineffective Airway Clearance

【定義】

非効果的気道浄化：クライエントが効果的な咳嗽ができずに，呼吸状態が脅威に曝される状態。

【診断指標】

■ **必須データ**（必ず存在，1つまたはそれ以上）
- 非効果的な咳嗽，または咳嗽の欠如
- 気道分泌物喀出不能

■ **副次的データ**（おそらく存在）
- 異常な呼吸音
- 呼吸数，リズム，深さの異常

【関連因子】

〈非効果的呼吸機能リスク状態〉を参照

重要概念

〈非効果的呼吸機能リスク状態〉を参照

焦点アセスメント基準

〈非効果的呼吸機能リスク状態〉を参照

NOC
誤飲のコントロール，呼吸の状態

目標 ▶
クライエントは，誤嚥を起こさない。

指標 ▶
- 効果的な咳嗽と，ガス交換が増加していることを実証する。
- 咳嗽を促進する介入の理論的根拠を説明する。

NIC
咳嗽強化，気道吸引，ポジショニング（体位づけ），エネルギー管理

【一般的看護介入】

〈非効果的気道浄化〉の看護診断に対する看護介入は，関連因子にかかわらず，この診断を受けたクライエントすべてに対する介入を意味する。

◉ **原因あるいは寄与因子をアセスメントする。**
　関連因子を参照

◉ **アセスメントと評価**

①喀痰（色調，量，臭気）

②咳嗽運動の前後の呼吸状態（呼吸音，呼吸数，リズム）

　R：これらをアセスメントすると，異常な喀痰（緑色，黄色，血痰，喀痰貯留）を発見できる。

③歯ブラシを使用して4時間ごとに口腔ケアを提供する。

　R：歯ブラシを使用して口腔ケアをすると，歯苔と細菌を減少できる。最適な口腔ケアを行うと口臭が軽減するので，食欲を増進し，社会的相互作用を向上することができる（Pearsonほか，2002）。

◉ **気道浄化のバリアを除去するか軽減する。**

①適切な体位を維持できない。

　■ 体位変換を頻繁に援助する。〈誤嚥リスク状態〉がないかモニターする（〈誤嚥リスク状態〉を参照）。

②非効果的な咳嗽

　■ クライエントに咳嗽を適切にコントロールする方法を指導する。
　　- 上半身をできるだけ高く起こして，深く，ゆっくりと呼吸する。
　　- 横隔膜呼吸（腹式呼吸）を行う。
　　- 3〜5秒間呼吸を止めてから，できるだけ多くの空気を口からゆっくり吐き出す（胸郭下部と腹部が陥没する）。
　　- 2度目の息を吸って，止め，ゆっくり吐き出し，（口腔や咽喉後部からではなく）胸部から力強い咳をする，2回短く力強い咳をする。

　R：深呼吸には気道を拡張し，表面活性物質の生成を刺激し，肺の組織面を拡大する働きがあるので，呼吸器系のガス交換が向上する。

咳をすると分泌物が緩んで気管支へ送り出されるので，喀出や吸引が可能になる。クライエントによっては「ハーハー」と吐き出すような呼吸が効果的で，苦痛が少ない場合もある。
R：背筋を伸ばして座ると腹部の器官が肺から離れるので，肺を大きく膨らませることができる。
R：横隔膜呼吸には，呼吸数を減少して肺胞換気量を増加する働きがある。

③手術や外傷に伴う疼痛や疼痛の恐れ
- 現行の疼痛治療計画をアセスメントする。
  - 必要に応じて鎮痛薬を投与する。
  - 鎮痛薬の投与を，咳嗽の時間帯に合わせて調整する（例．咳嗽時間帯の30分〜1時間前に投与する）。
  - その効果をアセスメントする：嗜眠傾向が強すぎないか，まだ疼痛を訴えているか。
  - 覚醒レベルと身体の運動機能が最高で，疼痛緩和が最適な時間を記録する。これが能動的な呼吸・咳嗽訓練に適した時間になる。
- 感情面のサポートをする。
  - 疼痛緩和後の咳嗽の重要性を説明する。
  - 咳嗽で縫合部が離開することはなく，手や枕で固定すれば，咳嗽による疼痛も最小限にできることをクライエントに伝えて安心させる。
- 疼痛部位に適切な安楽法を用いる。
  - 腹部や胸部の切開創を手，枕，あるいは両方を当てて固定する。
- 咽頭痛に対して
  - 禁忌でなければ加湿する。
  - 2〜4時間ごとに温かい生理食塩水によるうがいを考慮する。
  - 特に咳嗽訓練の前に，麻酔作用のあるロゼンジ甘味錠剤の使用やうがいを考慮する*。
  - 咽頭部に滲出液，発赤，腫脹などがないかチェックする。発熱と関係がないか注意する。
  - 麻酔後の咽頭痛は一般的な症状で，短期間の問題であることを説明する。
- 筋肉痛や筋緊張を防ぐために，身体のアライメントに注意して適切な体位を維持する。
  - 枕を余分に用意してクライエントの両側，特に患側に使用する。
  - 前かがみの姿勢や，胸郭と腹部を締めつけるような姿勢を避けて，適切な体位をとらせる。体位を頻回にアセスメントする。
- 呼吸と咳嗽労作を高めるための鎮痛薬使用について，クライエントの理解度をアセスメントする。
  - 意識レベルが最良のときにクライエントを指導する。
  - 看護ケア計画の根拠を継続的に強化する（「鎮痛薬が効き，最も効果的に咳嗽ができるときに，あなたの咳嗽を手助けするために戻って来ます。きっと効果的な咳ができると思いますよ」）。
R：疼痛や疼痛に対する恐怖感は，咳嗽や呼吸訓練への意欲を抑制することがある。十分な疼痛緩和が不可欠である。
R：咳嗽訓練は疲労と苦痛を伴う。情緒的なサポートによってクライエントを励ますことができる。温湯はリラクセーションに役立つ。

④粘稠な（濃い）分泌物
- 適切な水和状態を維持する（心拍出量低下や腎疾患などで禁忌でなければ，1日に2〜3Lまで飲水量を増加する）。
- 吸気の湿度を適切に維持する。
R：濃い分泌物は排出が困難なので，粘液栓を形成して無気肺を起こすことがある。
R：分泌物は，十分に水分を含ませて排出が可能な液状にしなければならない。

⑤疲労，脱力感，傾眠
- 休息時間を計画して，取り決めをする（「今，十分に咳嗽をして，その後で休息しましょう」）。
- 肯定的な強化をしながら，厳しく指導し，咳嗽を促す（「一生懸命，咳をしましたね。たやすいことではないことはわかっていますが，大切なことです」）。
- 鎮痛薬使用後，眠気のピーク時ではなく，安楽のレベルがピーク時に咳嗽の練習を行っているか確認する。
- 咳嗽後と食前は休ませる。
- 傾眠状態あるいは意識レベルが低下している場合は，1時間おきに刺激して，深呼吸をさせ

---
*プライマリケア医の指示が必要。

る(「深呼吸してください」)。
⑥緩和しない慢性的咳嗽
- ■吸気の刺激物質(例. 塵埃, アレルゲン)をできるだけ除く。
- ■中断のない休息時間を提供する。
- ■医師の指示に従い, 鎮咳薬, 去痰薬を投与する(薬物投与直後は, 薬効を最高にするために飲食を控えさせる)。

R:コントロールされない咳嗽は疲労が蓄積ばかりで効果的ではなく, 気管支炎を誘発することもある。

◉健康教育を提供し, 必要に応じて専門機関を紹介する。
①クライエントと家族に次の指導をする。
- ■水分補給必要量
- ■口腔ケア
- ■効果的な咳嗽テクニック
- ■感染の徴候(喀痰の色調の変化, 発熱)

②必要な場合は, 在宅ヘルス看護機関に紹介する。
R:喀痰の貯留と感染を予防するために, 家庭でも効果的な咳嗽を続けるよう指導する必要がある。

小児への看護介入
①たとえ苦痛であっても, 子どもに咳嗽させる必要性を, 両親に指導する。
②成人や年長児に肺を聴診させて, 肺がきれいか, ラ音が聞こえるかどうかを述べさせる。
③必要であれば, 援助法を呼吸療法士に相談する。
R:咳嗽の利点を説明して実演してみせると, 親子の協力が得られる。

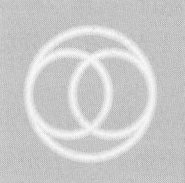

非効果的呼吸パターン
Ineffective Breathing Patterns

【定義】
非効果的呼吸パターン:クライエントの呼吸パターンが変調して, 十分な換気が行われていない状態, あるいはその可能性がある状態。

【診断指標】
■ 必須データ(必ず存在, 1つまたはそれ以上)
- ●呼吸数やパターンの変化(ベースラインと比較して)
- ●脈拍の変化(数, リズム, 性状)

■ 副次的データ(おそらく存在)
- ●起座呼吸
- ●不規則な呼吸
- ●頻呼吸, 過呼吸, 過換気
- ●装具で固定された呼吸, 病変部を防護する呼吸

【関連因子】
〈非効果的呼吸機能リスク状態〉を参照

著者の注釈
〈非効果的呼吸機能リスク状態〉を参照

診断表現上の誤り
〈非効果的呼吸機能リスク状態〉を参照

重要概念

■ 一般的留意点
①過換気とはPco_2の低下と呼吸性アルカローシスを伴う呼吸亢進状態である。
②過換気症候群の原因は, 器質的なもの(薬物の作用, 中枢神経系の病変), 生理的なもの(高山, 炎熱, 運動に対する反応), 情緒的なもの(不安, ヒステリー状態, 怒り, 抑うつ状態), 習慣化した欠陥のある呼吸習癖(早い速度の浅い呼吸)などである(Porth, 2006)。
③過換気症候群の症状は頭痛, 呼吸困難, しびれ感や刺痛, めまい, 胸痛, 動悸などで, 時には失神することもある(Porth, 2002)。
④パニック状態になると過換気症状が現れることがあり, パニック障害のクライエントは過換

気になることがある。
⑤慢性閉塞性肺疾患(COPD)のクライエントのケアに携わる看護師は全員が，口すぼめ呼吸の指導に熟練していなければならない。この呼吸法は，COPDのクライエントにとって生存に必要な技術なので，機能を維持するために習得しなければならない(Truesdell, 2000)。口すぼめ呼吸には，呼吸数を減少し，1回換気量を増加し，動脈血CO_2を減少し，動脈血O_2を増加し，運動遂行能力を改善する働きがあることが，いくつかの研究で証明されている(Truesdell, 2000)。
⑥クライエントに，鼻から息をゆっくり吸い込むよう指導する(深く吸い込みすぎないよう注意する)。口をすぼめながら(唇の中央部だけをわずかに開けたまま)ゆっくり息を吐き出させる。呼気に少なくとも吸気の2倍の時間をかけ，強く吐き出さないようにして，吐き出す空気の流れを一定に保つ(Truesdell, 2000)。

NOC
呼吸の状態，バイタルサインの状態，不安の自己コントロール

指標▶
- 呼吸数がベースラインと対比して正常範囲内になる(8〜24回/分)。
- クライエントは，息切れ感が緩和(または改善)したと表現する。
- 原因と，その予防法や管理法を述べる。

NIC
呼吸モニタリング，漸進的筋肉リラクセーション法，教育，不安軽減

【一般的看護介入】

◉症状歴と原因をアセスメントする。
①以前の発症：いつ，どこで，どのような状況で

②原因
- 器質的なもの
- 生理的なもの
- 情緒的なもの
- 欠陥のある呼吸習癖

◉原因を取り除いたり，コントロールする。
①原因を説明する。
②クライエントに付き添う。
③恐怖心やパニック状態が発症を助長している場合
- 可能であれば，恐怖の原因を取り除く。
- 安全を確保するために対策を講じることを伝えて，クライエントを安心させる。
- 看護師(あるいはクライエントが信頼している人)とのアイコンタクトをとることで，クライエントに不安な状況を考えさせないようにする。「さあ，私を見て。私と一緒にゆっくり呼吸をしましょう」と声をかける。
- 吐き出した空気を再度吸わせる方法として紙袋を用いる(吐き出されたCO_2を再度吸うことで呼吸の速度が遅くなる)。
- 〈恐怖〉を参照。

④クライエントに「あなたなら呼吸をコントロールできます」と言って安心させる。看護師が援助することを伝える。
⑤調節呼吸法(例. 口すぼめ呼吸)を指導したり，呼吸療法士に相談して，欠陥のある呼吸パターンを克服する訓練を受けられるようにする。
　R：介入は呼吸パターンの遅速化と，クライエントに反応をコントロールさせる指導が中心になる。
　R：息切れを起こしているクライエントには，対策を講じるので症状は改善すると言って落ちつかせること(例.「私が付き添って援助します。症状は必ず改善します」)が，パニック状態を軽減して症状を緩和するために欠かせない介入である。

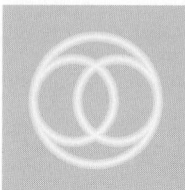

非効果的役割遂行

Ineffective Role Performance

【定義】

非効果的役割遂行：クライエントが自分の役割遂行だと知覚している方法に破綻をきたしている状態，あるいはその危険性の高い状態。

【診断指標】

■ 必須データ(必ず存在)
- 役割知覚または役割遂行に関連した葛藤

■ 副次的データ(おそらく存在)
- 自分が知覚している役割の変化
- 役割の否認
- 役割についての他人の知覚の変化
- 役割を再開するための身体的能力の変化
- 役割についての知識の欠如
- 責任についての通常のパターンの変化

著者の注釈

〈非効果的役割遂行〉の看護診断には，役割知覚または役割遂行に関連した葛藤という診断指標がある。誰もが多方面の役割をもっている。この役割は，性や年齢などの先天的なもの，親役割や職業などの後天的なもの，会社やチームメンバーなどの過渡的なものなどがある。

発達段階や社会活動の水準，文化的信念，価値観，ライフイベント，病気や障害を含む多くの要因が，役割に影響を与えている。その役割遂行に困難をきたしている場合，〈非効果的役割遂行〉として問題を示すよりも，むしろ機能上の困難さの影響を述べるほうが役に立つ。たとえば，脳血管発作(CVA)を起こした人は，職業を失うことで一家の大黒柱ではなくなる。この状況では，「CVAに続発する家計の提供者としての役割の喪失に関連した〈悲嘆〉」の看護診断が適切であろう。ほかの例として，女性が病気のために家事に関する責任が果たせなくなり，家族メンバーによってこれらの責任が肩代わりされている場合，起こってくる状況は，「病気に続発する役割責任の喪失に関連した〈自己概念混乱リスク状態〉」および「家族の知識不足に関連した〈家事家政障害リスク状態〉」と表現するほうがよい。

また，役割義務または役割期待を担う人に関する家族内での葛藤は，「役割義務を担う家族メンバーの期待に関する葛藤に関連した〈非効果的家族機能〉」のように看護診断の関連因子として表現される。

臨床的研究がこの診断とその関連した看護介入を定義するまで，〈非効果的役割遂行〉は別の看護診断，たとえば〈不安〉，〈悲嘆〉，〈自己概念混乱〉の関連因子として用いるとよい。

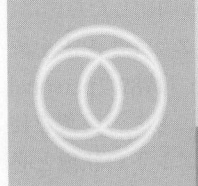

セルフケア不足シンドローム

Self-Care Deficit Syndrome

セルフケア不足シンドローム*
 摂食セルフケア不足
 入浴/清潔セルフケア不足
 更衣/整容セルフケア不足
 道具使用セルフケア不足*
 排泄セルフケア不足

【定義】

セルフケア不足シンドローム：クライエントが運動機能や認知機能の障害により，5種のセルフケア活動のそれぞれを遂行する能力が低下している状態。

【診断指標】

■ **必須データ**（セルフケア活動のいずれの領域にも不足が認められる）

①摂食セルフケア不足
- 食べ物を切り分けたり，容器を開けることができない。
- 食べ物を口に運ぶことができない。

②入浴セルフケア不足（全身清拭，整髪，歯磨き，皮膚や爪のケア，化粧を含む）
- 全身や身体の一部を洗うことができない，または洗おうとしない。
- 水源が得られない。
- 水温や水流を調節できない。
- 清潔行為の必要性を認識できない。

③更衣セルフケア不足（寝衣以外にも，普段着や外出着も含む）
- 衣服の着脱ができない。
- 衣服のボタンをかけたり，ひもを結べない。
- 自分で満足のいく身づくろいができない。
- 衣類の付属品の入手や交換ができない。

④排泄セルフケア不足
- トイレやポータブルトイレで排泄できない，または排泄しようとしない。
- 適切な清潔行動ができない，しようとしない。
- トイレやポータブルトイレまで移動できない。
- 排泄行動に応じて衣服を着脱できない。
- 水洗トイレの水を流せない，ポータブルトイレを空にできない。

⑤道具使用セルフケア不足
- 電話の使用が困難
- 交通機関を利用できない。
- 洗濯，アイロンかけが困難
- 食事の用意が困難
- 金銭の管理が困難
- 薬物の服用が困難
- 買い物が困難

【関連因子】

■ **病態生理因子**
- 協調運動の欠如に関連するもの。（特定の）因子に続発する。
- 筋肉の痙攣や弛緩に関連するもの。（特定の）因子に続発する。
- 筋力低下に関連するもの。（特定の）因子に続発する。
- 部分麻痺や完全麻痺に関連するもの。（特定の）因子に続発する。
- 萎縮症に関連するもの。（特定の）因子に続発する。

---

*この診断は現在 NANDA のリストには含まれていないが，問題がはっきりしていて実用的なのでここに載せている。

- 筋拘縮に関連するもの。(特定の)因子に続発する。
- 視覚障害に関連するもの。(特定の)因子に続発する。
- 四肢の機能喪失や切断に関連するもの
- 初期の発達レベルへの退行に関連するもの
- 過剰な儀礼的行動に関連するもの
- (特定の)身体的欠損に関連するもの

■■ 治療関連因子
- (特定の)体外装具に関連するもの〔ギプス包帯, 副子(シーネ), 矯正器, 静脈内(IV)器具〕
- 術後の疲労と疼痛に関連するもの

■■ 状況因子(個人・環境)
- 認知障害に関連するもの
- 疲労に関連するもの
- 疼痛に関連するもの
- 動機づけの低下に関連するもの
- 混乱状態に関連するもの
- 能力障害の不安に関連するもの

■■ 発達因子
- 高齢者
  ▶ 視力低下, 運動能力の低下, 筋肉の衰弱に関連するもの

著者の注釈

セルフケアには日常的なニーズを満たすために必要な活動が含まれる。これは一般に日常生活動(ADL)といわれ, 長い年月をかけて習得して, 終生の習慣になる。セルフケア活動には, 何を行うべきか(衛生, 入浴, 更衣, 排泄, 摂食)だけではなく, どの程度, いつ, どこで, 誰と, どのように行うのかも含まれる(Miller, 2004)。

セルフケア能力が低下する恐怖や現実に直面すると, 誰もがパニックを起こす。多くの人が, 自立性を失うことは死ぬことよりも怖い, と報告している。セルフケア不足は, 自己概念と自己決定を根底から揺るがすことになる。そのため, セルフケア不足に対する看護は, 提供するケア方法に終始すべきではなく, むしろ, 適応できる技術の明確化に重点を置き, クライエントを最大限参加させて, 自立性を可能な限り高められるようにする必要がある。

以前は〈全面的セルフケア不足〉という看護診断を使用して, 摂食, 入浴, 排泄, 整容のできないクライエントを説明していた(Carpenito, 1983; Gordon, 1982)。「全面的(total)」と明記した意図は, 数種類のADL能力が低下したクライエントを説明するためだった。Magnan (1989, personal communication)によると, 不運にもこの言葉を使用したために, ときどき「クライエントの状態と必要な看護介入について先入観をもった判断」を招いていた。この診断名では, 最小限の保護ケアしか必要とされない植物状態のクライエントを対象にした診断ととらえられかねない。そこで〈全面的セルフケア不足〉は, 発達やリハビリテーションの可能性を意味する言葉ではないという理由で削除された。

〈セルフケア不足シンドローム〉の診断は, 現在はNANDAのリストに登録されていないが, 5種のセルフケア活動の能力がすべて低下しているクライエントを説明するために本書に加えた。このようなクライエントに対して, 看護師は各領域ごとに機能をアセスメントし, クライエントに可能な参加レベルを明らかにする。目標は, 現在の機能レベルを維持することと, 参加レベルと自立性を高めることのいずれかまたは両方である。このシンドロームの特徴は, 5つの領域すべてのセルフケア不足を1つにまとめた診断なので, 必要な介入をグループにまとめて提示できるとともに, 特定の領域のセルフケア不足に対する介入だけを明示することも可能である。

〈セルフケア不足〉の診断の適用に伴う危険性は, クライエントのケアがどの程度のレベルであれケアへの参加は不可能だと即断し, 焦点にすべきリハビリテーションがなおざりにされることである。看護師はクライエントの自立性を高めるために機能レベルを分類することが重要になる。(「焦点アセスメント基準」の機能レベルの分類スケールを参照)。この看護診断には, このスケールを使用する。たとえば〈排泄セルフケア不足〉(レベル2)。また, 継続的な再評価も, クライエントのセルフケアに参加する能力の変化を明らかにするために必要である。

診断表現上の誤り

⦿ 人工肛門ケアの知識不足に関連した〈排泄セルフケア不足〉

〈排泄セルフケア不足〉は, トイレに行くこと, 便座に座ること, 便座から立ち上がること, 排泄に伴

う衣服の着脱，排泄に関連した清潔行動ができないクライエントを説明する診断である。したがって人工肛門ケアの知識不足に，この診断は適用されない。危険因子あるいは徴候と症状からみて，この状況には「人工肛門ケアの知識不足に関連した〈非効果的治療計画管理〉」の診断が適用される。

- **着衣のファスナーやボタンを留められないことに関連した〈更衣セルフケア不足〉**

着衣のファスナーやボタンを留められない状態は，〈更衣セルフケア不足〉の症状や徴候で，関連因子ではない。看護師は焦点アセスメントを用いて，寄与因子を判断しなければならない（例．必要な応用技術の知識不足）。

- **認知障害に関連した〈セルフケア不足シンドローム〉**

シンドローム型の看護診断としては，関連因子がないので，実際には治療上あまり有効な診断とはいえない。診断を記述する場合には，〈セルフケア不足シンドローム：摂食(1)，入浴(4)，更衣・整容(4)，排泄(5)，道具使用(2)〉とすべきである。カッコ内の数字は，援助が必要な現在の機能レベルを示している。目標や達成基準は，機能の改善や向上の成果を示すものでなければならない。

重要概念

■ 一般的留意点

①セルフケアは，個人がそれぞれ自分の生活パターンを自分でコントロールし続ける権利を強調する意味合いの概念である（この概念は，病者にも健常者にも適用される）。
②基本的な生理的・心理的ニーズを満たすために，ある限られた期間，他者に依存することは容認される。
③セルフケア活動を遂行する能力の退行は，脅威的な状況に対する防衛機構の1つでもある。
④患肢を無視する行為は，患肢の存在に対する記憶喪失を意味する（例．脳血管発作や脳外傷で部分麻痺を起こしている人は，患側の上肢や下肢を無視することがある）。
⑤以下は，セルフケアの課題の再学習を促進する重要な要素になる。
- 構成された一貫性のある環境と日課を提供する。
- 課題を繰り返し指導し，繰り返し練習させる。
- 疲労が最も少ない時間に課題を指導し，練習させる。
- 慣れた環境で顔なじみの指導者と行う。
- 忍耐力と決断力をもち，肯定的態度で臨む（クライエントも指導者もともに）。
- 一に練習，二に練習，練習あるのみ。

⑥Lubkin（1995）は動機づけの4原則について次のように述べている。
- 秘められた資源（力，才，力量）を明らかにする。
- 十分に活用されていない能力を高める。
- プラス思考の生活パターンを創始する。
- 既存の制限範囲内で最大限の活動をする。

■ 持久力

①持久力，すなわち一定の遂行レベルを維持する能力は，（心臓，呼吸器系，循環器系を最良の状態で機能させるために）酸素を消費してエネルギーを生成する能力と，神経および筋骨格系機能の影響を受ける。したがって，これらの系統に変調があるクライエントは，エネルギーの需要が増加するか，エネルギー生成能力が低下している。
②ストレスが起こると，エネルギーを必要以上に消費する。ストレッサーが多いほど疲労は増強する。ストレッサーには，個人的なもの，環境的なもの，疾患に関連したもの，治療に関連したものがある。考えられるストレッサーの例は次のとおりである。

個人的	環境的	疾患関連	治療関連
年齢	隔離	疼痛	薬物
サポートシステム	騒音	貧血	歩行器
ライフスタイル	慣れない環境	診断検査	

③活動
（例．セルフケア，運動）に関連した酸素量減少の徴候と症状は，次のとおりである。
- 心拍数の上昇が運動終了後3～5分間持続，または脈拍のリズムの変化
- 活動によって収縮期の血圧値が上昇しないか，低下する。
- 呼吸数の低下あるいは過剰な増加および呼吸困難
- 脱力感，顔面蒼白，脳の低酸素症（錯乱状態，協調運動の失調）

④このほかの情報は，〈活動耐性低下〉の重要概念を参照

■ 小児への留意点

①乳幼児や年少児は，ADLをケア提供者の援助に依存している。

②両親やケア提供者は，小児のセルフケア技術の習得を促進することができる。望ましい結果は，小児が自らケアに関与し，能力を最大限発揮することである(Wong, 2003)。

③看護師は，セルフケア活動に参加して自己と環境をコントロールする力を高めようとする小児のユニークな能力を，個別にアセスメントする必要がある。

④癌で自己概念の得点が高い小児は，自分でできるだけ多くのセルフケアを行い，母親からの依存的なケアをあまり受けようとしない(Mosherほか, 1998)。

⑤セルフケアの要求を自分だけでなく他人によって満たされていると，自己概念が低下する(Mosherほか, 1998)。

■ 高齢者への留意点

①老年性変化そのものは，セルフケア不足の原因ではない。しかし，高齢者は機能的な能力が低下する慢性疾患の発病率が高い(例. 関節炎, 心臓疾患, 視力障害)。

②認知症の高齢者は，記憶障害，指示に従う能力，判断力などにより，程度の差はあるがセルフケア活動に困難を伴う(Miller, 2004)。

③ナーシングホームに入居している高齢者の63%は，認知障害のため基本的なADLを遂行できない(Miller, 2004)。

④家族介護者は，高齢者の自立行動は異例だと思い込んでいるので，高齢者の障害を過剰に悪化させたり，退行を加速させることが非常に多い(Miller, 2004)。

■ 文化的考察

①文化圏によっては，家族がクライエントにできる限りのことをしてやることで，クライエントに配慮する姿勢を示そうとする(例. 食事や入浴の介助)。このような慣習は，クライエントのリハビリテーションプログラムへの積極的な参加の妨げになる(Andrewsほか, 2003)。

②どのような文化にも，誰が，いつ，どこで，誰に接触するのかについて，しばしば暗黙のルールがある(Andrewsほか, 2003)。

焦点アセスメント基準

■ 主観的・客観的データ

◉次のスケールを使用して，ADLのレベルを領域ごとに評価する。

0 = 全面的自立
1 = 補助具の使用が必要
2 = 最小限の人的援助が必要
3 = 介助および/またはある程度の監督が必要
4 = 全面的に監督が必要
5 = 全面的に介助が必要，あるいは介助不能

◉診断指標をアセスメントする。

①自力で摂食する能力
- 嚥下する。
- 食べ物を選ぶ。
- 咀嚼する。
- 台所用具を使用して食物を切り分ける。
- 食べ物を調べる。
- 容器の蓋を開ける。
- 飲み物をコップで飲む。

②自力で入浴する能力
- 入浴するために脱衣をする。
- 浴室へ行く。
- 水温を調節する。
- 身体各部を洗う。
- 口腔ケアをする。
- 必要物品を手にとる(水, 石けん, タオル)。

③自力で更衣・整容する能力
- 衣服の着脱
- 衣服をボタンやファスナーで留める。
- 歯を磨く。
- 適切な衣服を選ぶ。
- 爪を洗う, 切る。
- (電気)コードをプラグに接続する。
- 適切な衣服を探す。
- 髪の毛を洗ってセットする。
- 脱臭剤を使う。
- 髭を剃る。

④自力で排泄する能力
- トイレに行き衣服を下ろす。
- 衣服を整える。
- 清潔行動(手を洗う)
- 便座に座る。
- 便座から立つ。

- タンポンや生理用ナプキンを使用できる。
- 局部を清潔にする，トイレの水を流す。

⑤道具使用 ADL
- 電話
  ▶ ダイヤルやプッシュボタンを操作する能力
  ▶ 話したり，聞く能力
  ▶ 応答する能力
- 移動
  ▶ 車を運転する能力
  ▶ 交通手段の利用
- 洗濯
  ▶ 洗濯機の利用
  ▶ 洗う，アイロンをかける能力
  ▶ 片づける能力
- 食料の調達と調理
  ▶ 料理する能力
  ▶ 食べ物を選ぶ能力
  ▶ 買い物をする能力
- 薬物
  ▶ 記憶力
  ▶ 服用する能力

⑥家計
- 小切手を切ったり，支払いをする能力
- 現金販売に対応する能力（簡単な計算，複雑な計算）

◎ 関連因子をアセスメントする。
- 記憶力
- 判断
- 指示に従う能力
- ニーズを認識して表現する能力
- ニーズを予測する能力（食べ物，洗濯）
- 社会的サポート
  ▶ クライエントをサポートする人々
  ▶ 移動，買い物，金銭の管理，洗濯，家事，食事の準備などで援助を受けられる可能性
  ▶ 地域の資源

① 動機づけ
② 持久力

このほかの「焦点アセスメント基準」の情報は，http://thepoint.lww.com を参照

NOC
〈入浴／清潔，摂食，更衣，排泄および道具使用セルフケア不足〉を参照

目標 ▶
　クライエントは，摂食，更衣，排泄，入浴活動に参加する。

指標 ▶
- セルフケア活動の選択肢（例．時間，物，場所）を明確にする。
- ケアの援助を受けた後に，適切な清潔行動を実行する。

NIC
〈摂食，入浴，更衣，排泄および道具使用セルフケア不足〉を参照

【一般的看護介入】

◎ 原因あるいは寄与因子をアセスメントする。
① 視覚障害
② 認知障害
③ モチベーションの低下
④ 運動障害
⑤ 知識不足
⑥ 不十分な社会的支援
⑦ 過剰な儀式的行動
⑧ 能力障害に対する不安
⑨ 不合理な恐怖
⑩ 発達レベルの退行

◎ 参加能力を最大限に高める。
① 現在の参加レベルをアセスメントする。
② それぞれのセルフケア活動に参加する能力が向上する可能性のある領域を判断する。
③ クライエントの目標を探求する。
④ 時間を十分に与えて，他者の援助なしに活動を遂行できるようにする。自立を高め，クライエントが活動を遂行できない場合にのみ援助する。
⑤ 問題のある活動を実施する方法を実演してみせる。

◎ 自尊心と自己決定能力を高める。
① 次にあげる項目について，好みを判断する。
   - 計画
   - 製品
   - 方法
   - 衣服の選択
   - 髪型
② セルフケア活動中に，選択肢を提供し，好みを聞く。

③障害に注意が集中しないようにする。
④自力でやり遂げたことをほめて評価する。
⑤クライエントに障害をごまかしの手段や言いわけにさせない。クライエントが既存の制限にいつまでもこだわり続ける場合は無視する。

◉**各々のセルフケア活動(摂食,更衣,入浴,排泄)に参加する能力を評価する。**

①各々の活動の評価を数値で表示する(焦点アセスメント基準の数値尺度を参照)。
②能力を頻繁にアセスメントして,適切な数値に更新する。

◉**必要に応じて,各々の看護診断(摂食,入浴,更衣,排泄,道具使用セルフケア不足)の看護介入を参照する。**

①クライエントのセルフケア能力を高めると,コントロール感覚と自立心が高まるので,総合的なウエルネスを増進することができる。
②ハンディキャップ(社会的不利)の有無に関係なく,誰もがセルフケア活動中はプライバシーを提供され,尊厳ある扱いを受けるべきである。
③セルフケアとは,看護師がクライエントのために計画したことを行わせることではなく,クライエントが自分で最良の日常生活を計画できるよう励まして指導する,という意味である。

④身体可動性は,セルフケアのニーズを満たし,良好な健康状態と自尊感情の維持に必要である。
⑤清潔は,安楽,肯定的な自尊感情,他者との社会的相互作用などのために重要である。
⑥自分で自分のケアができなくなると,依存心が生まれ,自己概念が低下する。セルフケア能力が向上するにつれて,自尊感情も高くなる。
⑦能力および機能障害は,否認,怒り,フラストレーション(欲求不満)などの原因になることが多い。これらは妥当な感情であることを認識して対処しなければならない。
⑧セルフケアは最良の指導によって向上する。効果的に指導するために,看護師は学習者が自分のニーズや目標として認識している内容を判断し,次に看護師が学習者のニーズや目標だと信じている内容を判断した上で,看護師と学習者がともに受け入れられる目標を設定するようにしなければならない。
⑨選択肢を提供し,クライエントをクライエント自身のケア計画立案に関与させると,無力感が軽減し,開放感,コントロール感覚,自己価値感などが高まるので,治療計画に積極的に従うようになる。

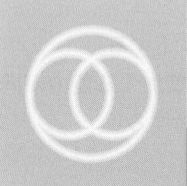

摂食セルフケア不足
Feeding Self-Care Deficit

【定義】

摂食セルフケア不足:クライエントが,自力で食事行動を遂行したり,完遂する能力に障害がある状態。

【診断指標】

- 食べ物をカットしたり,食品の容器を開封できない。
- 食べ物を口に運べない。

【関連因子】

〈セルフケア不足シンドローム〉を参照

著者の注釈

〈セルフケア不足シンドローム〉を参照

診断表現上の誤り

〈セルフケア不足シンドローム〉を参照

重要概念

〈セルフケア不足シンドローム〉を参照

焦点アセスメント基準

〈セルフケア不足シンドローム〉を参照

NOC
栄養状態，セルフケア援助：食事，嚥下の状態

目標▶
　クライエントは，自力で食事をする能力が向上していることを実証する。あるいは，援助が必要だと報告する。

指標▶
- 必要な補助用具を利用する能力を実践する。
- 食べることへの関心と食欲が増進していることを実証する。
- 治療の根拠と手順を説明する。
- 食物摂取不足の原因を説明する。

NIC
摂食，セルフケア：摂食，嚥下療法，教育，誤嚥対策

【一般的看護介入】

◉**原因をアセスメントする。**
① 視覚障害（失明，視野欠損，奥行知覚の低下）
② 四肢の障害や喪失，機能障害（ギプス，切断，不全麻痺，麻痺）
③ 認知障害〔認知症，外傷，脳血管発作（CVA）〕

◉**活動を再学習したり，活動に適応する機会を提供する。**
① 摂食に対する一般的看護介入
- クライエントの好きな食品と嫌いな食品を，クライエントや家族に確かめる。
- 同じ環境で食事をさせる（注意が散漫にならない快適な環境）。
- 食品を適温に保つ（熱いものは熱く，冷たいものは冷たく）。
- 疼痛は食欲や自力で食事をする能力に影響を及ぼすので，疼痛の緩和をはかる。
- 食前と食後に適切な口腔ケアを行う。
- クライエントに義歯やめがねを使用するよう勧める。
- クライエントが身体的な障害に応じて食事時に最も自然な姿勢をとれるよう援助する（椅子に座り，テーブルにつく姿勢が最良）。
- 食事中に社会的な交流ができるようにする。
- 〈栄養摂取消費バランス異常：必要量以下〉を参照。

② 感覚・知覚障害のクライエントに特有の看護介入

- クライエントに処方された矯正レンズを使用するよう勧める。
- トレイやテーブルの上の食器や食べ物の位置を説明する。
- 料理について説明し，食欲を刺激する。
- 知覚障害がある場合には，色の違う食器を選び，容易に区別できるようにする（例．赤いトレイ，白い皿）。
- クライエントの日常的な食事パターンを確かめ，好みに応じて料理を並べる（また，時計の文字盤を目安にして料理を配置する）。料理の並べ方をケア計画に記録する（例．肉は6時，ポテトは9時，野菜は12時の位置）。
- 「指でつまんで食べる食品（例．パン，ベーコン，果物，ホットドッグなど）」を勧めるようにして，自立を高める。
- 視野欠損のクライエントには視覚が周囲に慣れるまで，死角側に食べ物を置かない。徐々に，視野全域に目を向けるよう指導する。

③ 四肢喪失のクライエントに特有の看護介入
- クライエントが困惑しないように食事環境を整え，落ちついて食事ができるよう十分な時間を与える。
- 監視や援助は，再学習や適応に必要な場合にのみ行う。
- 必要な補助具を提供し，自立を高める。
  - 食べ物が皿からこぼれないよう皿を保護するもの
  - 皿や碗を安定させるために，底を固定する吸盤式補助具
  - 食器をしっかり握れるように，パッドを巻いた大型の取っ手
  - 食器を支える締め金の付いた手関節部や手部のシーネ
  - 特殊なコップ（持ちやすく工夫したもの）
  - 食べ物を切り分けやすいロッカーナイフ
- 必要な場合は，準備を援助する。容器を開け，ナプキンをセットし，香辛料の容器を開け，肉を切り分け，パンにバターを塗る。
- クライエントが十分なスペースで食事ができるように，食卓をアレンジする。

④ 認知障害のクライエントに特有の看護介入
- クライエントが食事摂取に集中できるように

なるまでは，1人で静かに食事ができる環境を提供する。
- クライエントに窒息や誤嚥の危険性がなくなるまでは，食事プログラムを管理する。
- 用具の置き場所や目的を指導する。
- 外部に気をとられないよう配慮し，不要な会話は避ける。
- 食事中は，クライエントに最も自然な姿勢をとらせ，身体的疲労を気にせずに食事ができるようにする。
- クライエントに食事に集中するよう励ます。ただし，クライエントが疲労や欲求不満を感じたり，動揺しないよう注意する。
- クライエントがすべての食事を正規の順序で食べられるようになるまでは，いつもの順序で一度に1種類ずつ食べ物を提供する。
- 少量ずつ，きちんと食べるようクライエントを指導する。不全麻痺や麻痺がある場合は，食べ物を麻痺のない側に入れる。
- 頬の内側に食べ物が残っていないかチェックする。
- このほかの看護介入は〈嚥下障害〉を参照

⑤毒殺を恐れて，食事をしようとしないクライエントに対して
- 缶詰を自分で開けさせる。
- 家庭的なスタイルで食事を提供し，ほかの人たちが食べているところを自分の目で確かめられるようにする。

◉必要に応じて健康教育を行い，専門機関へ紹介する。
①クライエントと家族がすべての介入の理由と目的を理解できるようにする。
②必要な指導を継続する。
- 安全な食事摂取法を持続させる。
- 誤嚥を予防する。
- 適切な食器類を使用する（先の尖った器具は使用しない）。
- 熱い飲み物は温度を確認する。衣服を保護する（例．紙製の胸当て）。
- 適用可能な補助具の使用法を指導する。

R：食行動には，生理的・心理的・社会的・文化的な意味がある。食事の管理をさせると，総合的なウエルネスが向上する。

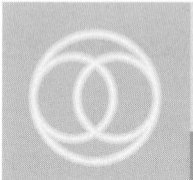

入浴/清潔セルフケア不足

Bathing/Hygiene Self-Care Deficit

【定義】

入浴/清潔セルフケア不足：クライエントが自力で入浴/清潔行為を遂行したり，完遂する能力に障害がある状態。

【診断指標】

- 自力で入浴する能力の低下（全身を洗う，整髪，歯磨き，皮膚や爪のケア，化粧）
  ▶ 全身や体の一部を洗うことができない，または洗おうとしない。
  ▶ 水源が得られない。
  ▶ 水温や水流を調節できない。
  ▶ 清潔行為の必要性を認識できない。

【関連因子】

〈セルフケア不足シンドローム〉を参照

著者の注釈

〈セルフケア不足シンドローム〉を参照

診断表現上の誤り

〈セルフケア不足シンドローム〉を参照

重要概念

〈セルフケア不足シンドローム〉を参照

焦点アセスメント基準

〈セルフケア不足シンドローム〉を参照

NOC
セルフケア：日常生活動作，セルフケア：入浴，セルフケア：清潔

目標▶
　クライエントは，期待される最高レベルの入浴動作ができる。あるいは，制限があっても遂行できることに満足感を報告する。

指標▶
- 清潔な身体に，心地よさと満足を述べる。
- 補助具を使用できる能力を実演する。
- 入浴行動が低下する原因を説明できる。

NIC
セルフケア援助：入浴/清潔，教育：個別

【一般的看護介入】

◉**原因をアセスメントする。**
①視覚障害（失明，視野欠損，奥行き知覚の低下）
②四肢の喪失，機能障害（ギプス，切断，不全麻痺，麻痺，関節炎）
③認知障害〔加齢，外傷，脳血管発作（CVA）〕

◉**再学習や動作に適応する機会を提供する。**
①入浴できないクライエントに対する一般的看護介入
- 入浴時間と日課に一貫性をもたせ，最大限の自立を促す。
- 処方された矯正レンズや補聴器を使用するよう勧める。
- 浴室の温度を適温に保つ。水温はクライエントの好みに合わせる。
- 入浴中はプライバシーを尊重する。
- 浴室内はすっきりと整理整頓する。
- 入浴中に皮膚の状態を観察する。
- 入浴に必要な用具はすべて，容易に手の届く範囲に配置する。
- 浴室内の安全性を確保する（滑り止めマット，手すりなど）。
- 身体的に可能な場合は，自宅の設備に合わせて，浴槽やシャワー室を使用するよう勧める（退院後の生活に備えて病院で練習させる）。
- 必要な補助具を提供する。
  - 浴槽やシャワー用の椅子
  - 背部や下肢の先端部まで届く長めの柄が付いたスポンジ
  - 移動に補助が必要な場合は，浴室の壁に手すりを取り付ける。
  - 浴槽内の椅子への移動を容易にするバスボード（浴槽台）
  - 洗い場，浴槽，シャワー室の床に，滑り止めの板かマットを敷く。
  - 石けん用ポケット付きの手袋型ウォッシュクロス
  - 改良型歯ブラシ
  - 髭剃り用ホルダー
  - 手に持ったまま操作可能なシャワー
- 疼痛が入浴行動に影響を及ぼす場合には，疼痛の緩和をはかる*。

②視覚障害のクライエントに特有の看護介入
- クライエントが最も使いやすい場所に入浴用具を配置する。
- クライエントに視野欠損があり周囲の状況に慣れていない場合は，視野欠損のある側に入浴用具を置かない。
- クライエントが1人で入浴するときは，手の届く所にコールベルを置く。
- 視覚障害者にも一般の人と同程度のプライバシーを提供し，尊厳を守る。
- 介助者は，浴室へ出入りする前にクライエントに声をかける。
- 入浴用具を確認するクライエントの能力を観察する。
- 口腔ケア，整髪，髭剃りをするクライエントの能力を観察する。
- クライエントの手が届きやすい場所に，着替え用の衣服を置く。

③四肢を喪失したり，四肢に障害のあるクライエントに特有の看護介入
- 早朝か就寝前に入浴させ，衣服の着脱回数を少なくする。
- 入浴中に鏡を使用して麻痺部位の皮膚を観察するよう勧める。
- 四肢切断のクライエントには，断端部や残存部の皮膚の統合性が良好か，入浴中に観察するよう勧める。
- 四肢切断のクライエントには，断端部を1日2

---
*プライマリケア医の指示が必要

回清拭し，水分を十分に拭き取ってから，包帯や義肢を装着する。
- 四肢の使用法やハンディキャップ（社会的不利）に対する適応法の再学習に必要な場合のみ，監督や援助を行う。
- 感覚が欠如している場合は，入浴中に患部を使用するよう勧める（クライエントは感覚が欠如している部位の存在を忘れる傾向がある）。

④認知障害のクライエントに特有の看護介入
- 混乱を軽減するための援助プログラムに入浴時間を組み入れて，毎日同じ時刻に入浴できるようにする。
- 指示は簡潔明瞭に与えて，クライエントが混乱しないようにする。入浴用具の目的を説明し，歯ブラシに歯磨きペーストを付けておく。
- クライエントが全身を洗えない場合は，体の一部のみを適切に洗えるようになるまで繰り返し練習させる。うまくできたことに対して肯定的な強化をする。
- クライエントが援助なしで安全に課題を実施できるようになるまで行動を監視する。
- 課題に集中するよう励ます。ただし，疲労しないよう注意する。疲労すると，混乱が増強する。
- 入浴中に，皮膚を強く圧迫する。一般に，軽く圧迫したほうがよいと誤解されがちなので，注意する。
- ぬるめの湯でシャワーや入浴をさせ，混乱したり動揺しているクライエントをリラックスさせる。

◉必要に応じて，健康教育を行い，専門機関へ紹介する。
① スタッフと家族の間で，クライエントの能力と学習への意欲について情報交換する。
② 補助具の使用法を指導する。
③ 家庭の入浴設備を確かめて，改造する必要があれば助言する。作業療法士やソーシャルワーカーを紹介し，家庭で必要な用具を入手できるよう援助する。
④ 家庭の設備に合わせて，浴室やシャワー室の使用法を指導する。
⑤ クライエントに麻痺がある場合は，クライエントや家族が発赤しやすい部位をもれなくチェックできるよう指導する（殿部，骨隆起部）。
⑥ 家族に浴室環境の安全性を確保するよう指導する。

R：セルフケアを遂行できないと，依存心が生まれ，自己概念が低下する。セルフケア能力が向上するにつれて，自尊感情も高くなる（Maherほか，1998）。

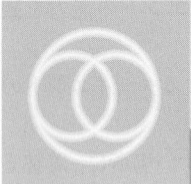

更衣/整容セルフケア不足

Dressing/Grooming Self-Care Deficit

【定義】

更衣/整容セルフケア不足：クライエントは自力で更衣／整容行為を遂行したり，完遂する能力に障害がある状態。

【診断指標】

● 自力で更衣をする能力の低下（寝衣だけでなく，普段着や外出着の着用も含む）
▶ 衣服を着脱する能力の障害
▶ ボタンやファスナーを留めたり，ひもを結ぶことができない。
▶ 満足できる整容（身だしなみを整えること）ができない。
▶ 服装品の入手や交換ができない。

【関連因子】

〈セルフケア不足シンドローム〉を参照

著者の注釈

〈セルフケア不足シンドローム〉を参照

診断表現上の誤り

〈セルフケア不足シンドローム〉を参照

重要概念

〈セルフケア不足シンドローム〉を参照

焦点アセスメント基準

〈セルフケア不足シンドローム〉を参照

NOC
セルフケア：日常生活動作，セルフケア：更衣，セルフケア：整容

目標 ▶

クライエントは，更衣動作の能力が向上していることを実証する。あるいは，課題の実施に他者の援助が必要なことを伝える。

指標 ▶

- 更衣行動の自立を高めるための補助具を使用する能力を実演する。
- 外出着の着用に興味が増していることを実証する。
- 更衣動作の能力が低下する原因を説明する。
- 治療の根拠と手順を述べる。

NIC
セルフケア援助：更衣/整容，教育：個別，更衣

【一般的看護介入】

⊙ **原因をアセスメントする。**
① 視覚障害（失明，視野欠損，奥行知覚の低下）
② 四肢の喪失，機能障害（ギプス，切断，不全麻痺，麻痺）
③ 認知障害〔加齢，外傷，脳血管発作（CVA）〕

⊙ **更衣行動を再学習したり，適応する機会を提供する。**
① 自力で更衣動作を行うための一般的看護介入
  - 処方された矯正レンズや補聴器を使用するよう勧める。
  - 援助なしで継続的に練習を続けるようにして，更衣行動の自立を高める。
  - 更衣しやすいように緩めの，袖や裾がゆったりした前開きの衣服を選ぶ。
  - この課題は疲労や苦痛，困難を伴うことがあるので，衣服の着脱は時間的に十分な余裕をもって行わせる。
  - 進歩がみられるまでは行動の一部を学習し，実行できるように計画する。
  - クライエントが自力で着用するために必要な衣類を，着用する順に並べる。
  - 必要と思われる更衣用補助具を提供する。一般的に使用される補助具の一部は，更衣用ステッキ（アーム），スウェーデン式リーチャー（引っかけ棒），ファスナーの引手（把手），ボタン掛け，長柄の靴べら，弾性の靴ひもに靴用ファスナー，マジックテープ（商品名はヴェルクロ），長めの靴用革舌などである。下着はすべて，マジックテープ製のファスナーにする。
  - 寝衣ではなく，普段着や外出着を着るよう勧める。
  - 必要な場合には，着脱の30分前に鎮痛薬を投与し，更衣活動への参加レベルを高める*。
  - 着脱中はプライバシーを提供する。
  - クライエントの遂行レベルを確認し，衣服が手の届きやすい場所にあるか確かめて，安全に着脱できるよう配慮する。
② 視覚障害のクライエントに特有の看護介入
  - 衣類が最適な場所にあるかクライエントに確認させ，更衣が最もしやすいように環境を調整する（例．不要な障壁は除去する）。
  - クライエントが更衣している場所に出入りするときは，声をかける。
  - クライエントに視野欠損がある場合は，周囲の状況に視覚が適応するまで，患側に衣服を置かないようにする。その後，クライエントに上下左右に顔を向けて視野全体に目を向けるよう促す。
  - 更衣を始める前に補助具を装着する（例．上肢のシーネなど）。
  - 喪失した四肢に義肢を使用する場合の指導については，理学療法士や作業療法士に相談したり，紹介する。
③ 認知障害のクライエントに特有の看護介入（Miller，2004）
  - 言語的コミュニケーションは簡潔に行う。
    - 「はい，いいえ」で答えられる質問をする。
    - 1つずつ指示する（例．ソックスを履いてください）。
    - 各段階ごとにほめる。
    - 簡潔明瞭に話す。

---

*プライマリケア医の指示が必要

- 名前で呼ぶ。
- 同じものを示す場合は同じ単語を用いる（例．シャツ）。
- 下半身を済ませてから上半身に移る。
■ 環境を整理整頓する。
- 照明が良好か確認する。
- ベッドを整え，視覚の混乱を最小限にする。
- 衣服の前側を下にして並べる。
- 着用する順番に衣服を並べる。
- 衣服の選択肢は2種類に限定する。
- 着合わせる衣類はハンガーに一緒にかけて置く。
- 更衣場に汚れた衣服を置かない。
■ 非言語的な手がかりを与える。
- 正しい順序で1度に1枚ずつ手渡す。
- 履く側の足の近くに靴を置く。
- ジェスチャーを交えて説明する。
- 使用する部位を指さしたり，触れたりする。
- クライエントが最終段階まで遂行できない場合は，可能であれば，今までできていた段階まで終えられるようにする。たとえば，ズボンのジッパーを締める，ベルトのバックルを留める。
- 徐々に援助を減らしていく。

◉ **必要に応じて，健康教育を行い，専門機関へ紹介する。**
① 前述の指示と根拠について，クライエントと家族の理解度や知識をアセスメントする。
② 必要な指導を継続する。
■ クライエントの能力と学習意欲について，スタッフと家族と情報を交換する。
■ それぞれの障害に特有の補助具の使用法と技術を指導する。
■ 更衣環境の安全性を維持するよう指導する。
■ 誤りを訂正する場合に，非難しないよう心掛ける。
R：最適な整容ができると，心理的ウエルネスが増進する（Tracey，1992）。

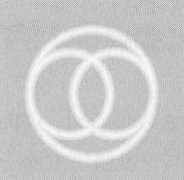

道具使用セルフケア不足

Instrumental Self-Care Deficit

【定義】

道具使用セルフケア不足：クライエントが家庭管理に欠かせない一定の活動を遂行したり，サービス機関を利用する能力に障害がある状態。

【診断指標】

次の項目の1つまたは2つ以上に困難が観察されるか，報告される。
- 電話の使用
- 交通機関の利用
- 洗濯，アイロンがけ
- 食事の準備
- 買い物（食料，衣類）
- 金銭管理
- 薬物の服用

【関連因子】

〈セルフケア不足シンドローム〉を参照

著者の注釈

〈道具使用セルフケア不足〉は，現在はNANDAのリストに登録されていないが，問題が明瞭で，診断が実用的なので本書に加えた。この診断は，社会生活に必要な一定の活動を行ったりサービス機関を利用する場合に生じる問題を説明したものである（例．電話の使用，買い物，金銭管理など）。この診断は，退院計画を立案する場合や，地域看護師による家庭訪問の間に考慮することが重要である。

診断表現上の誤り

⦿食事の計画と洗濯物の管理ができなくなる可能性に関連した〈道具使用セルフケア不足〉

看護師は，クライエントや家族が家庭生活や家庭管理に必要な一定の活動に従事する能力が低下する可能性を推測した場合に，〈道具使用セルフケア不足可能性〉の診断をするとともに，この診断を疑った理由を示す関連因子を加える必要がある（例．「日課想起が困難な状態に関連した」，「計画立案技術の低下に関連した」）。看護師が推測した記憶力や判断力低下の根拠は〈道具使用セルフケア不足〉の危険因子と考えられる。

重要概念

■ 一般的留意点

① Brody（1985）は，地域社会で生活するために，人は5種類のADLのほかにも，自力で実施したり援助を受けなければならない活動があることを明らかにした。

② 手段的日常生活活動（IADL）には，家事，食べ物の準備と調達，買い物，洗濯，自分で薬物を安全に服用する能力，金銭を管理する能力，交通機関の利用などが含まれる（Miller，2004）。

③ IADLはほかのADLよりも複雑な課題である。

④ 高齢者や障害者の擁護は，ナーシングホームよりも地域社会で行うほうが経済的にもきわめて有益である。米国では1981年に，高齢者向け医療費の25%がナーシングホームに支払われたが，これらの施設でケアを受けていた高齢者は，わずか5%にすぎなかった。ナーシングホームでのケアに費やされる公的経費のおよそ90%は，メディケイド（低所得者・身障者向け医療保障制度）で支払われている（Miller，2004）。

⑤ また米国社会では，ナーシングホームよりも地域で擁護するほうが，自立性を維持し，家族生活を強固にし，高齢者の価値を認めることになる。

焦点アセスメント基準

〈セルフケア不足シンドローム〉を参照

NOC
セルフケア：道具使用日常生活動作（IADL）

目標 ▶

クライエントや家族は，家庭の切り盛りに満足感を報告する。

指標 ▶

- 補助具の使用法を実演する（例．電話や料理用の補助用具）。
- 服薬計画を厳守する方法を説明する。
- 電話をかけたり，受けたりできると報告する。
- 自力であるいは他者の援助を受けて，定期的に洗濯をしていると報告する。
- 少なくとも1日に2回は栄養価の高い食事をしていると報告する。
- 買い物，受診，礼拝，社会活動への交通機関の選択肢を明確にする。
- 簡単な金銭取引の扱い方を実演する。
- 金銭上の問題を援助してくれる人を見分けられる。

NIC
教育：個人，紹介，家族関与促進

【一般的看護介入】

⦿原因と寄与因子をアセスメントする。

① 視覚障害，聴覚障害
② 認知障害
③ 可動性障害
④ 知識不足
⑤ 不十分な社会的支援

⦿自助具を見つけられるよう援助する。

① クライエントが整容・更衣に使用する補助具
〈身体可動性障害〉を参照

② 台所・食事用補助具
- 片側を高くした皿
- 柄を大きくして持ちやすくしたナイフ，フォーク，スプーン（発泡プラスチック製カーラーを取り付ける）
- コップにストローを固定できるブルドッグクリップ
- 食品やポットを支えて固定できるようにセットしたまな板（バタートーストやマッシュポテトを作るときに使用する）。
- 片手で操作が可能な据え付けの栓抜きや缶切り
- 皿の下に取り付ける滑り止め用具（浴槽の滑り

止めにも同じ素材の板が使用される）
- ■皿を固定できる両面吸盤付きホルダー

③コミュニケーション，安全性
- ■通路・入口（門）に，自動灯火式の照明を設置する。
- ■浴室やトイレへの通路に，常夜灯を設置する。
- ■ベッドサイドに照明を配置する。
- ■特製の電話機（音声の増幅，大型のダイヤルやプッシュボタンなど）

◎認知障害があるクライエントのセルフケアと安全性を高める。

①達成可能な活動を評価する。
②安全性に寄与する技術を指導する。
- ■暗くなる前に照明のスイッチを入れる。
- ■常夜灯を使用する。
- ■周囲をすっきりと整理整頓する。
- ■時計やカレンダーを手がかりにする。
- ■買い物，洗濯，掃除などをする日や診察予約日を思い出させる手段として，それらの課題を図案化してカレンダーに記入する。

③洗濯について次のことをクライエントに指導する。
- ■暗い色と明るい色の衣類を分ける。
- ■衣類の洗濯の順序を図式した絵を用いる。
- ■カップに線を引き，使用する石けんの分量を示す。
- ■アイロンがけは最小限にする。
- ■自動温度調節装置（サーモスタット）つきのアイロンを使用する。

④栄養価の高い食品を毎日選び，調達し，料理する能力を評価する。
- ■必要不可欠な食品や調理品の手がかりになる買い物リストを常備する。
- ■買い物に出かける前にリストを復習して必要な物をチェックし，店に入ったら選んだ物に印をつけるよう指導する（印は鉛筆で記入し，消して再利用できるようにする）。
- ■1人分の食事の買い物の仕方を指導する（具体的な方法は〈栄養摂取消費バランス異常〉を参照）。
- ■可能であれば電子レンジを使用するよう指導し，熱による損傷や事故を予防する。

⑤服薬計画を厳守するためのヒントを提供する。
- ■7日分を分割して保管できる市販の薬品ホルダーに薬剤を入れておいてもらう。
- ■毎日，その日に服用する分を正確に取り出す。服用時間を記入した小さなカップに分けて入れる。
- ■必要であれば，薬物の形と分量をカップに図解する。
- ■外出や外泊をするときは，カップの薬剤をプラスチックの袋に移して持参するよう指導する。

⑥服用量を間違えた場合，誰に連絡して指示を受けるべきか指導する。

◎でかけるときに利用できる資源を判断する。

①隣人，血縁者
②コミュニティセンター
③教会関係者
④ソーシャルサービス機関

◎利用できるソーシャルサポート源を判断する。

①互いに便宜をはかり合えないか話し合う（例．隣人の洗濯を引き受け，代わりに買い物を手助けしてもらう）。
②いつでも，すぐに援助を受けられる人を確認する（例．隣人，友人，ホットライン）。
③洗濯，買い物，金銭問題などの援助源を確認する。

◎必要に応じて，健康教育を行い，専門機関へ紹介する。

①援助の必要性を明確にすることの重要性を話し合う。
②地域の機関に援助を依頼する（例．社会福祉機関，高齢者を対象にした地域の機関，長老格の隣人，公衆衛生看護）。

R：介入は，クライエントと家族が可能な限り機能面の自立を維持できるよう援助することが中心になる（Miller，2004）。

R：介護者がいない場合は，地域の資源をクライエントに役立てることができる（Miller，2004）。

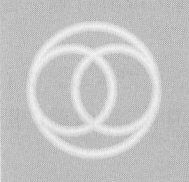

排泄セルフケア不足

Toileting Self-Care Deficit

【定義】

排泄セルフケア不足:クライエントが自力で排泄行為を遂行したり,完遂する能力に障害がある状態。

【診断指標】

- トイレやポータブルトイレのある場所へ移動できない,移動しようとしない。
- 適切な清潔行動ができない,しようとしない。
- トイレやポータブルトイレまで往復できない。
- 排泄動作に応じて衣服を着脱できない。
- トイレを水洗したり,便器を空にできない。

【関連因子】

〈セルフケア不足シンドローム〉を参照

著者の注釈

〈セルフケア不足シンドローム〉を参照

診断表現上の誤り

〈セルフケア不足シンドローム〉を参照

重要概念

〈セルフケア不足シンドローム〉を参照

焦点アセスメント基準

〈セルフケア不足シンドローム〉を参照

NOC
セルフケア:日常生活動作,セルフケア:清潔,セルフケア:排泄

目標 ▶

クライエントは,自力で排泄動作を行う能力が向上していることを実演する。あるいは,排泄行為の遂行に介助者が必要だと報告する。

指標 ▶

- 排泄行動を適切に行うための補助具を使用する能力を実演する。
- 排泄動作ができない原因を説明する。
- 治療の根拠と手順を述べる。

NIC
セルフケア援助:排泄,セルフケア援助:清潔,教育:個人,共同目標設定

【一般的看護介入】

◉原因をアセスメントする。
① 視覚障害(失明,視野欠損,奥行知覚の低下)
② 四肢の喪失,機能障害(ギプス,切断,不全麻痺,麻痺)
③ 認知障害〔加齢,外傷,脳血管発作(CVA)〕

◉排泄行動を再学習したり,適応する機会を提供する。
① 排泄動作が困難なクライエントに共通の看護介入
- 処方された矯正レンズや補聴器を使用するよう勧める。
- 膀胱と腸に既往症がないか,クライエントや重要他者から情報を得る(〈便失禁〉,〈排尿障害〉を参照)。
- 排泄のニーズを表現するためにクライエントが用いるコミュニケーションの仕方を確かめる。
- 排尿と排便を記録して,排泄パターンを判断する。
- 十分な水分とバランスのとれた食事を摂取させて,十分な排尿と正常な排便を助長する。
- クライエントの能力範囲内で活動と運動を奨励し,正常な排泄を助長する。
- 排便について話し合う頻度が少ないという理由で,十分に問診をせずに「便通定着」と明記しない。
- 排泄動作中にクライエントが転倒しないよう,十分に注意する(クライエントも介助者も損傷しないよう,床に敷物を敷いて衝撃を軽くする)。

- 介助なしで訓練を続け，トイレ行動の自立を高める。
- 排泄の課題に十分な時間をかけ，疲労を防ぐ（排泄に十分な時間をかけないと，失禁や便秘の原因になる）。
- （可能であれば）留置カテーテルや失禁予防用コンドーム型排尿管の使用は避け，自尿を促進する。

②視覚障害のクライエントの排泄に特有の看護介入
- 使いやすい所にコールベルを置き，クライエントが速やかに排泄の援助を受けられるようにする。コールには直ちに応対し，クライエントの不安を軽減する。
- 便器や尿器が必要な場合は，クライエントの手が届く範囲に置かれているか確認する。
- 視野欠損のあるクライエントには死角側にトイレ用具を置かない（クライエントが視覚的に環境に慣れてから，周囲全体に目を向けさせ，用具を捜すよう指導する）。
- クライエントの排泄する場所に出入りする前に声をかける。
- クライエントのトイレ用具を入手したり，介助なしでトイレまで行く能力を観察する。
- トイレまでの通路を整頓し，トイレ周囲の安全性を確保する。

③四肢障害や四肢喪失のクライエントの排泄に特有の看護介入
- 監視と援助は，義肢の再学習や適応に必要な場合のみ行う。
- 排泄の課題を遂行するときに，クライエントに患部や患肢を観察したり，患肢を使用するよう勧める。
- 作業療法や理学療法で教えられた有効な移動法を用いるよう勧める（看護師も，計画されている移動法を熟知する）。
- 必要な補助具を提供し，自立と安全性を高める（車椅子型トイレ，尿がこぼれない閉鎖式の尿器，骨折用便器，便座が高めのトイレ，片側に手すりのあるトイレ）。
- トイレまでの通路を整頓し，安全性を高める。

④認知障害があるクライエントの排泄に特有の看護介入
- 2時間ごと，毎食後，就寝前に排泄行動を促す。
- 排泄のニーズを知らせることができるクライエントには，2時間ごと，毎食後，就寝前に排泄行動を開始する。
- コールには直ちに応対し，欲求不満や失禁を防ぐ。
- 普段着を着用するよう勧める（混乱しているクライエントの多くは，普段着を着用している時間帯は排泄を自制できる）。
- 便器や尿器の使用は避ける。身体的に可能な場合は，トイレで普通に排泄をする雰囲気で行わせる（いつも同じトイレを使用させるようにして，慣れさせる）。
- クライエントに期待することは言葉で手がかりを提示し，成功したらプラスの強化をする。
- 夜間に排泄の自制を期待する前に，昼間に排泄を抑制できるようにする（昼間に排泄の自制が回復した後も，夜間は失禁を繰り返すことが多い）。
- そのほかの「失禁」に関する情報は，〈排尿障害〉を参照

◉ 必要に応じて，健康教育を行い，専門機関へ紹介する。

①前述の看護介入と根拠について，クライエントと重要他者の理解度と知識をアセスメントする。
- クライエントの能力と学習意欲について，スタッフと家族で情報を交換する。
- トイレ環境の安全性を確保する。
- 移動法の知識を強化する。
- 補助具の使用法を指導する。
- 家庭のトイレに必要なものを確かめ，作業療法士やソーシャルワーカーを紹介して，必要な機器が入手できるよう援助する。

R：セルフケアができないと，依存心が生まれ，自己概念が低下する。セルフケア能力が向上するにつれて，自尊感情も高くなる（Maherほか，1998）。

R：クライエントを排泄行動にできるだけ関与させるようにすると，排泄行動での援助の必要性に伴う羞恥心を軽減できる（Maherほか，1998）。

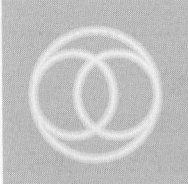

自己概念混乱*

Disturbed Self-Concept

自己概念混乱*
　ボディイメージ混乱
　自己同一性混乱
　自己尊重混乱
　自己尊重慢性的低下
　自己尊重状況的低下
　自己尊重状況的低下リスク状態

【定義】

自己概念混乱：クライエントの自分自身に対する感じ方，考え方，見方が否定的に変化している状態，またはその危険性が高い状態。ここには，ボディイメージ，自尊感情，役割遂行能力，自己同一性などの変化が含まれる(Boyd, 2004)。

【診断指標】

自己概念混乱には，3つの構成要素（ボディイメージ，自尊感情，自己同一性）のいずれか1つの要素の変化や2つ以上の要素の組み合わせによる変化が含まれるだけでなく，変調の原因になる変化の性質もきわめて多種多様なので，この診断には「典型的」な反応はない。予想される反応は次のとおりである。
- 身体の一部に触れようとしない，見ようとしない。
- 鏡を見ようとしない。
- 限界，変形，外形や美観を損なわれた状態について話し合おうとしない。
- 不適切な試みをしたり，自分のための治療指示を拒絶する。
- 変形したり外形が損なわれている実態を否定する。
- 他者への依存が増す。
- 悲嘆徴候：泣く，絶望する，怒る。
- 自己破壊的行動（アルコールや薬物の乱用）
- 健常者に敵意をあらわにする。
- 環境と身体との関係を評価する能力に変化が現れる。

【関連因子】

自己概念混乱は，さまざまな健康問題，状況，葛藤などに対する反応として起こる。一般的な因子の一部は次のとおりである。

■■ 病態生理因子
- 容姿，ライフスタイル，役割，他者の反応などの変化に関連するもの。以下の因子に続発する。
  ▶慢性疾患
  ▶重度の外傷
  ▶身体の一部喪失
  ▶疼痛
  ▶身体機能の喪失

■■ 状況因子（個人・環境）
- 見捨てられ感情や敗北感に関連するもの。以下の因子に続発する。
  ▶離婚，重要他者との離別や死別
  ▶失業や作業能力の喪失
- 不動状態や機能喪失に関連するもの
- 満たされない人間関係に関連するもの（親子関係，配偶者との関係）

---

*この診断は現在 NANDA のリストには含まれていないが，問題が明確で実用的なので掲載する。

- 性的嗜好に関連するもの(ホモセクシュアル,レズビアン,バイセクシュアル,禁欲)
- 10代の妊娠に関連するもの
- 両親の育児における性差に関連するもの
- 両親から受けた暴力体験に関連するもの
- 通常の責任パターンの変化に関連するもの

発達因子
- 中年
  - ▶ 役割および責任の喪失
- 高齢者
  - ▶ 役割および責任の喪失

著者の注釈

自己概念には自己に対する見方が反映されており,ボディイメージ,自尊感情,役割遂行能力,および自己同一性が含まれる。自己概念は生涯にわたって発達し,変えることは困難である。これは環境や他者との相互作用や,自分が抱いている他人の自分に対する見解に影響される。

〈自己概念混乱〉は広範囲な診断カテゴリーで,その中に具体的な看護診断がある。最初は,看護師は十分な臨床データがないので,たとえば〈自己尊重慢性的低下〉や〈ボディイメージ混乱〉といった具体的な診断を妥当化できない場合がある。この場合は,具体的な診断を裏づけるデータが揃うまでは,〈自己概念混乱〉を使用できる。

自尊感情は自己概念を構成する4要素の1つである。〈自己尊重混乱〉は一般的な診断カテゴリーである。〈自己尊重慢性的低下〉と〈自己尊重状況的低下〉は,〈自己尊重混乱〉の具体的なタイプを示しているので,いずれの診断にも具体的な看護介入が含まれる。最初は,看護師は十分な臨床データがないので,〈自己尊重慢性的低下〉や〈自己尊重状況的低下〉のような具体的な診断を妥当化できないこともある。この場合は,これらのカテゴリーの主要な診断指標を参考にして,診断を妥当化することになる。

〈自己尊重状況的低下〉は一時的な出来事である。しかし,これが繰り返し起きたり,否定的な自己評価が長期間続くと,〈自己尊重慢性低下〉に移行しやすい(Willard, 1990, personal communication)。

診断表現上の誤り

物質乱用に関連した〈自己概念混乱〉

否定的な自己概念とアルコール類・薬物乱用との間には関連性はあるが,関連因子として提示している物質乱用は,看護の焦点を説明していない。クライエントが物質乱用の問題を認識し,援助を求めている場合には,診断は「アルコール類・薬物なしではストレス因子を建設的に管理できない状態に関連した〈非効果的コーピング〉」が適切である。クライエントが問題を否定しているので,看護師はクライエントの否定的態度に対処しようとするのであれば,「物質乱用・依存の認識不足に関連した〈非効果的否認〉」の診断を適用できる。看護師が〈自己概念混乱〉を示唆したり確定するデータを入手している場合は,寄与因子(例. 社会的汚名の影響による罪悪感)を模索する必要がある。この場合に,看護師は焦点アセスメントで寄与因子を確認するまで「不明の病因」という用語を使用できる。

乳房切除術に関連した〈ボディイメージ混乱〉

乳房切除術により,悲嘆,怒り,自己に対する否定的な感情など,さまざまな反応が生まれる。乳癌の手術を受ける女性は,〈ボディイメージ混乱〉と〈自己尊重混乱〉の危険性が高い。したがって,診断は「外見の変化および癌の診断に対する認知的マイナス効果に関連した〈自己概念混乱リスク状態〉」が最適である。看護師は,〈自己概念混乱〉を裏づけるデータを得ている場合には,それを実在型看護診断として関連因子とともに記述し,その記述に「〜によって明らかなように」という表現を含めて,出現している徴候と症状を特定するべきである(例.「"新しい自己"に対する否定的な感情表現と,夫には見せないという決意の報告によって明らかなように,外見の変化と癌の診断に対する認知的マイナス効果に関連した〈自己概念混乱〉」)。

重要概念

一般的留意点

① クライエントにも看護師にも,自身の私的な自己概念がある。他者に効果的に対処するには,看護師は自分の行動,感情,態度,反応などを自覚していなければならない。

② 自己概念には,感情,態度,価値観などが含まれ,これはあらゆる体験に対する反応に影響を及ぼ

③自己概念は乳児期から高齢に至るまで継続的に進化している。年齢が進むにつれて、新しい技術や課題が加わる。発達課題の達成の成功は、肯定的な自己概念を形成する一因になる(Boyd, 2005)。

④他者との相互作用、社会文化的環境、発達課題の達成などは、自己概念に影響を及ぼす(Boyd, 2005)。

⑤自己概念にはボディイメージ、自尊感情、自己同一性の要素が含まれる(Boyd, 2005)。
- ボディイメージ：自分の身体に抱いている意識的態度と無意識的態度の総計で、現在および過去の認知が含まれる。
- 自尊感情：自分の価値について、自分の行動と自己理想との一致度の分析に基づいて自ら下す個人的な判断。高レベルの自尊感情は、誤りや挫折、失敗などをしても、自分を生まれつき価値がある重要な存在として無条件に受け入れる姿勢に根ざしている。
- 自己同一性：パーソナリティを構成する素因のことで、個人の一体性、連続性、不変性(一貫性)、独自性を意味する。これは、自主性を意味し、性別に対する自己認識が含まれる(性同一性)。同一性の形成は幼児期に始まり、生涯を通して継続するが、青年期に最も重要な課題になる。

⑥ボディイメージは3つの要素、すなわち、身体的現実と、身体的理想、身体表現で構成される(Price, 1990)。
- 身体的現実：現実に存在する身体のことで、好むと好まざるとにかかわらず、遺伝的な影響と、外部環境での生活による消耗や破綻などの影響を受けて形成される(医師の正式な検査によって診断を受ける場合もある)。身体的現実は老化過程の結果としても、身体の利用や酷使によっても変化する。身体的現実の急激な変化は、外傷、悪性腫瘍、感染症、栄養障害などと関連がある。
- 身体的理想：これは、私たちが頭の中でイメージした身体の理想的な見せ方と振る舞い方である。身体的理想は社会的・文化的基準、コマーシャル、フィットネスおよび健康に対する態度の変化などの影響を受ける。身体的現実が変化すると身体的理想は脅かされるが、身体的理想による障害(例. 神経性食欲不振症)もまた身体的現実の平衡状態に影響を及ぼすことがある。
- 身体表現：身体的現実が身体的理想の基準を満たすことは滅多にないので、この2つのバランスを保とうとして、身体表現が用いられる。身体表現とは、文字どおり外部環境に身体を表現する方法のことで、具体的には着飾り方、身だしなみの整え方、歩き方、話し方、上肢や下肢のポーズのとり方、歩行用ステッキや補聴器のような補助具の使い方などである。また、四肢の麻痺や喪失(身体的現実)も、身体表現の手腕に影響を及ぼす。身体表現法の多くは、一般大衆の消費を当て込んだものなので、象徴的な価値観が見え隠れしている。

⑦自己概念の構成要素に起こる混乱は、次のように説明できる。
- ボディイメージ：身体の構造や機能が実際に変化したり、変化を認知した結果、自己に対する見方が変化する状態
- 自己理想：自己に課する期待や努力が変化する状態
- 自尊感情：望んでいることを達成する能力に対する自信喪失
- 役割遂行(能力)：所定の社会で特定の役割を果たすことによって期待される機能や活動を実施できない状態
- 自己同一性：自己に対する認知障害(「私は誰？」)

身体の一部喪失、機能喪失

①人は誰もが自己について、自己価値や魅力、愛らしさ、才能などに対する思いを含む概念を抱いている。身体損傷を負うと、自分の身体と人格にダメージを受ける。このような外傷や喪失は悲嘆過程を伴う。

②顔の外形が損なわれると、ボディイメージと自己概念がほぼ全面的に変化する。

③Bergamascoら(2002)は、熱傷のクライエントに決定的な出来事を2つ明らかにしている。それは、自分の身体の変化に(たとえば、鏡を見て)気づいていることと、他人が自分の瘢痕を意識していることにも気づいていることである。

④再イメージ化(イメージチェンジ)の成功に影響

を及ぼす因子は，喪失した機能の価値，変化の性質，それ以前の生活体験，自尊感情，社会的支援，他者の態度などに対するクライエントの考え方と，医療技術へのアクセスである。
⑤最近新たに体験した機能障害に対する悲嘆過程は，次のように説明されている(Friedman‑Campbell ほか，1984)。
- ■ショック・否認
    - ●外傷や外傷の重症度を否認する。
    - ●自己を防衛するために喪失についてできるだけ考えないようにする。
    - ●喪失を知性的には受容するが，感情的に否認する。
- ■意識化
    - ●自己に及ぼす喪失の影響を実感する。
    - ●喪失による深刻な身体感覚を体験する。
    - ●怒りを排除する。
    - ●罪悪感と非難のみに心を奪われる。
    - ●喪失を悼み，引きこもる。
    - ●変化を拒み，慣れ親しんだ日常生活に固執する。
- ■身体機能の喪失に対する管理
    - ●自己に及ぼす喪失の影響に対処し始める。
    - ●喪失による束縛から徐々に自己を解放する。
    - ●環境の変化に適応しなおす。
    - ●新しい関係にエネルギーを注ぐ。

自尊感情

①自尊感情は，自己概念と自己理想を比較することによって発達する。自己概念と自己理想が一致すればするほど，自尊感情は高くなる。
②自尊感情は，自分のコンピテンス(環境と効果的に相互交渉する能力)と効力に対する自己認識や，他人の評価によって生まれる。一般に，人々は自分自身，世界，将来について自己向上型の前向きな信念を抱いている。この偏った認識は，客観的な証拠が示すよりもはるかに前向きである。
③自尊感情が低下すると，環境をコントロールする力を発揮できるという信念も減退する。同様に，個人的なコントロールが減退していると認知すると，自尊感情も低下する。失敗を能力不足(内因)のせいにすると，期待と動機が低下する。
④個人の自己概念が脅かされると，自尊感情は3段階の認知過程によって防御される。
- ■経験に照らして意味を模索する。
- ■事態を制御する力を回復し，個人のコントロールを発揮する。
- ■自己向上(「他人と比べて，自分はどう処理していけるのか」)。

⑤次の行動は自尊感情の低下と関連がある。融通が利かない，ぐずぐず延期する，不要な弁解を繰り返す，自分の能力を最小限に見積る，欠点を強調する，失敗を予期する，自己破壊的行動，承認探究行動，賛辞を受容できない，自分の意見を軽視する，親密な関係を築くことが困難，必要なときに「ノー」と言えない(Miller，2004)。
⑥自尊感情の低下は，暴力行為の重要な原因とみなされてきた。しかし，これとは逆の考え方も理論的には成り立つ。暴力行為は，自己本位の性向が脅かされる(つまり，自己にきわめて有利な見解が，他人や環境の抵抗にあう)ことからしばしば起こる。これは，高い自尊感情に秘められた暗黒面である。

■■ 小児への留意点

①自己概念は習得される。たとえば，子どもが自己について一般的な概念を抱くようになるのは，発達段階初期に現れる変化の結果である。
②子どもは，自尊感情を啓発して維持するために，自分は価値があり，ある意味で特別な存在であり，ほかのどの子どもよりも優れていて，愛されていると感じる必要がある(Wong，2003)。
③自尊感情は，子どもが意味のある関係を発達させ，発達課題を習得するにつれて高くなる。青年期の初期は，青年が仲間集団の中で自己のアイデンティティや個性を定義しようとする段階なので，自尊感情が危険にさらされる時期でもある(Boyd，2005)。
④自分の身体に対する過去と現在の認識，生理的機能，成熟段階，他者の反応などは，子どものボディイメージの発達に影響を及ぼす。青年期は，思春期のさまざまな変化(二次性徴)によってボディイメージを変更せざるを得ない時期なので，ボディイメージの形成に重要な発達段階と考えられる。年齢別にみた肯定的なボディイメージの発達の特徴は，次のとおりである(Boyd，2005)。

年齢	発達課題
生後～1歳	軽度の欲求不満に耐えることを学ぶ。信頼することを学ぶ。
1～3歳	身体を好きになることを学ぶ。次のことを習得する。 ●運動技能 ●言語技能 ●排泄訓練
3～6歳	イニシアティブを学ぶ。性別を学ぶ。親をモデルとして同一視する。(運動,言語など)技能を増大する。
6～12歳	勤勉意識が発達する。性役割同一性が明確になる。仲間との相互作用を学ぶ。学問的技能が発達する。
青年期	自己同一性と性役割を確立する。抽象思考を用いる。個人の価値体系が発達する。

⑤子どもは,両親や重要他者が自分を見る方法で自己を見る方法を学ぶ。

⑥子どもは健全なパーソナリティを発達させるために,肯定的で正確なボディイメージ,現実的な自己理想,肯定的な自己概念,高い自尊感情が必要である。

⑦慢性疾患や身体障害を体験したり,それによって抑制を強いられると,健全な自尊感情の発達が妨げられるように思われるが,最近の研究は逆の証拠を示している。身体障害者集団は,健常者集団と比べて社会的な承認や運動および仕事の能力では自己概念が低いと思われるが,自尊感情は全体的に必ずしも低下していなかった。自尊感情の高い障害者を健常者集団と比較するのではなく,同じ障害者集団のメンバーの中で自分の得意でないことを必要以上に過小評価し,否定的なフィードバックを自分の責任ではなく障害者という烙印を押された集団に属しているせいにする人たちと比較すると,彼らは私的に3つの戦術を身につけていて,これを自分の自尊感情を守るために用いていることが明らかになった(Spechtほか,1998)。また,精神疾患のクライエントについても,自尊感情が低いと決めつけるべきではない。仕事に対する価値観,社会的関係,家族との活動のような生活の質(QOL)に影響を及ぼす要因を測定したところ,これらの要因を体験しているクライエントは自尊感情が高いことが明らかになった(Van-Dongen,1998)。

⑧肥満の青少年は,特にボディイメージや自尊感情の発達に混乱が起こる危険性があると思われているが,過剰な体重増加を外因のせいと信じている青少年よりも,自分の責任だと信じている青少年のほうが自尊感情は低下しやすい。また,過剰な体重増加は社会的相互作用の妨げになると信じている子どもたちにも,自尊感情の低下がみられる(Pierceほか,1997)。

⑨青少年の否定的な自己概念は,過食,喫煙,薬物乱用のような健康に有害な自滅的健康行動と関連していた(Winkelstein,1989)。

⑩マスター(熟練)とは,ストレスに対する肯定的なコーピングを意味する。コーピングが成功すると,自尊感情が高まる。

■ 高齢者への留意点

①Miller(2004)によると,自尊感情は高齢者の「抑うつ状態と幸福感の双方と最も関連性の高い特徴の1つ」である。

②自尊感情は,他者および他者の意見との相互作用に左右される。西欧社会では,一般に加齢に対する否定的な見解が高齢者の自尊感情を低下させる誘因になってる。

③否定的な社会的態度,社会的相互作用の減少,体力や環境への統制力の低下など,さまざまな変数の相互作用により,高齢者の自尊感情は低下する。

④Meisenhelder(1985)は,高齢者の自尊感情に最も有意味な影響を及ぼす人たちは,配偶者,仲間(男性には最も重要),権威筋(女性には最も重要),同居者,そして社会や仕事,教会で身近に接する人たちであると報告している。

⑤長期ケア施設に入院している高齢者の自尊感情に影響を及ぼす環境因子には,室内装飾,社会的役割,可能な選択肢の数,建築様式,空間,プライバシーなどが含まれる(Miller,2004)。

⑥健康状態の低下,重度の障害,日常的な疼痛などがある高齢者は,自尊感情が低下しているという報告がある(Hunterほか,1981～1982)。

文化的考察

①ラテン文化圏では，男性は一家の長であり，家族全員に権力を行使する。男性は家族を扶養して保護しなければならない。セルフイメージ（自己像）と家族のイメージが，深くかかわりあっている。男性の家族を扶養する能力に挑戦するものは何であれ，男性の本質的な意味や自己概念に挑戦することにほかならない(Andrewsほか，2003)。

焦点アセスメント基準

〈自己概念混乱〉はさまざまな形で現れる。クライエントは，他の生活過程の変調に反応することがある（〈霊的苦悩〉，〈恐怖〉，〈非効果的コーピング〉を参照）。看護師はこのことを認識し，アセスメントデータを利用して，影響が及ぶ範囲を突きとめる必要がある。

看護師が，〈自己概念混乱〉の診断に必要な手がかりを確認して，推論することはきわめて難しい。喪失，疼痛，能力障害，醜貌などに対して，個人は1人ひとり違った反応を示すからである。したがって，看護師は変化を診断しようとする前に，クライエントの問題に対する日常的な反応やクライエント自身に対する感情を判断する必要がある。

主観的データ

◉診断指標をアセスメントする。

①自己の見解
- 「あなた自身について説明してください」
- 「自分の一番好きなところは？ 好きでないところは？」
- 「自分で変えたいと思うところは？ 他人があなたに変えてほしいと思っているところは？」
- 「楽しいと思うことは？」
- 「病気にかかったことで自分に対する考え方が変わったと思いますか」

②同一性（アイデンティティ）
- 「自分の業績で満足していることは？」
- 「将来のプランは？」

③役割責任
- 「生計の手段は？ 仕事上の責任は？ 家庭での責任は？」
- 「これらの責任に満足していますか」
- クライエントの役割が変化した場合，生活様式や人間関係に及ぼす影響は？

④身体的な問題
- 「恐れたり，心配したり，神経質になっていませんか」
- 「今までに心理的に動揺したことは？ 眩暈は？ 疼痛や苦痛は？ 息切れは？ 動悸は？ 頻尿は？ 嘔気・嘔吐は？ 睡眠障害は？ 疲労は？ 性的な関心の喪失は？」

⑤情動と気分
- 「今の気分は？」
- 「自分の日常的な気分を説明するとしたら？」
- 「どんなことに幸福感を覚えますか，どんなことで動揺しますか」

⑥ボディイメージ
- 「自分の身体で一番好きなところは？ 好きになれないところは？」
- 「今後どのような制限が加わると思いますか」
- 「現在の病気・障害について感じていることは？」
- 「病気・障害になり，自分に対する感じ方が変わったと思いますか，あなたに対するほかの人の反応の仕方はどうですか」
- 小児には自画像を描かせることも可能である。

◉関連因子をアセスメントする。

①ストレス管理
- 「ストレスの管理法は？」
- 「問題が起きたら，誰に援助を求めますか」

②サポートシステム
- 「現在，人間関係で何か問題がありますか」
- 「家族はあなたの病気についてどう思っていますか」，「理解していますか」
- 「定期的に家族で問題を話し合いますか」
- 「他にどのようなサポートが受けられますか，宗教では？ 社会的には？」

客観的データ

◉診断指標をアセスメントする。

① 一般的外観
- 顔の表情
- 姿勢，ボディランゲージ（アイコンタクト，頭や肩の屈曲，歩行・歩幅）

②思考過程，思考内容
- 見当識
- 疑惑
- 殺人，自殺念慮
- 散漫

- 性的偏見
- 妄想(誇大妄想,追跡妄想,関係妄想,影響妄想,身体感覚妄想)
- 集中困難
- 思考過程の遅延
- 記憶力の減退,自分の経歴の大部分の記憶を喪失
- 判断力障害
- 不安

③行動
- 学校での問題(無断欠席,学力低下,留年)
- 仕事上の問題(遅刻,生産性の低下,事故を起こしやすい傾向,燃えつき症候群)
- 社会的引きこもり
- 性行動(増加,減少,乱交)

④コミュニケーションのパターン
- 重要他者に対して
  - ▶ 良好な関係
  - ▶ 依存
  - ▶ 敵対
  - ▶ 過酷な要求

⑤栄養状態
- 食欲
- 摂食パターン
- 体重(増加・減少)

⑥休息―睡眠パターン
- 最近の変化

このほかの「焦点アセスメント基準」の情報は,http://thepoint.lww.com を参照

NOC
クオリティ・オブ・ライフ,うつ状態のレベル,自己尊重,コーピング

目標 ▶
クライエントは,健全な適応とコーピングの技能を行動で示す。

指標 ▶
- 自己と状況を,歪曲せずに現実的に評価する。
- 前向きな感情が増強していることを言葉で表現し,行動で示す。

NIC
希望注入,気分管理,価値明確化,カウンセリング,紹介,サポートグループ,コーピング強化

【一般的看護介入】

〈自己概念混乱〉の診断と関連性があると思われるさまざまな問題に対する看護介入は,非常に類似している。

⦿**クライエントと頻繁に接触し,思いやりと前向きな関心をもって対応する。**

R:介護者による頻繁な接触は受容を意味するので,信頼を高めることができる。クライエントは否定的な自己概念を抱いているので,スタッフへの働きかけをためらうことがある。

⦿**クライエントに,次のことに対する感情と思考を表現するよう勧める。**

①状態
②経過
③予後
④ライフスタイルへの影響
⑤サポートシステム
⑥治療

R:クライエントに感情を表出するよう促すと,怒りとフラストレーション(欲求不満)を安心して吐き出すことができるので,自己認識を高めることができる。

⦿**信頼性の高い情報を提供し,誤った考えを明確にする。**

R:誤解があると,当然のことながら不安が高まり,自己概念が損なわれる。

⦿**再イメージ化のプロセスを説明する**

(重要概念「身体の一部喪失,機能喪失」を参照)。

①外見や機能を喪失した後に形成する新たな自己のイメージは,以前とはまったく別のユニークなものになることを説明する。

②このプロセスは最低でも1年かかることをアドバイスする。

③クライエントが社会のホモ(同性愛)嫌悪とその結果を検証できるよう援助し,そうした感情が内面化しないようにする。クライエントが適切な集団や組織に加われるよう橋渡しをする。

④母性教育と健全/堅実なサポートシステムを提供する。出産をする場合は,乳児のケアを選択肢に含める。

⑤教育を提供し,エンパワーメントを促進したり,焦点を変えてQOLの評価と向上を援助する支

援グループを紹介する。
　R：クライエントは，セルフイメージ（自己像）の変化にのみ焦点を当てて，自己概念全体に寄与する肯定的な特質には焦点を当てない傾向がある。看護師はこのような肯定的な面を強化し，それをクライエントが新たな自己概念に再び組み入れられるよう励ます必要がある。

◉クライエントが自分の肯定的な特性と，新たに利用できそうな機会を明らかにできるよう援助する。

◉必要に応じて，清潔と整容の援助をする。
　R：セルフケアと計画立案に参加すると，肯定的なコーピングを助長できる。

◉訪問者を歓迎する。
　R：クライエントを援助する人たちが頻繁に訪問すると，クライエントは自分もまだ価値があり，受け入れられていると感じることができるので，肯定的な自己概念を高めることができる。

◉クライエントが自立を高め，役割責任を保持するための対策を明らかにできるよう援助する。
①活動の優先順位を設定する。
②必要に応じて，移動時に介助者や補助具を利用する。
　R：セルフケアと計画立案に参加すると，肯定的なコーピングを助長できる。
　R：自己概念を構成する強力な要素は，役割として期待される機能を果たす能力なので，依存レベルを低下して他者が関与する必要性を少なくすることである。

◉クライエントの価値を伝えることの重要性と関係者側が重視していることを，サポートシステムの関係者と話し合う。
　R：クライエントの価値を伝えると自尊感情が高まり，適応レベルが向上する。
　R：楽観的になると，社会関係が向上し，社会的支援を効果的に利用して自尊感情を維持できる。支持的態度を示す友人と家族は，提言をしたり資源を提供してクライエントのコントロール感覚を強化できるので，自尊感情を高め，自信をもたせることができる（Morse, 1997）。

◉必要に応じて，健康教育をする。
①必要であれば，地域で利用できる資源をクライエントに教える（例. 精神衛生センター，Reach for Recovery や Make Today Count のような自助グループ）。
②〈ボディイメージ混乱〉や〈自己尊重混乱（慢性的および状況的低下）〉の健康教育を参照
　R：カウンセリングの過程で霊的な問題を扱う場合には，霊的機能とそれに伴って自由裁量で使用される介入を正確にアセスメントし，クライエントの信念を尊重する必要がある。
　R：看護師は十分な教育を受け，最新の知識を保持しなければならない。看護師は，自己概念が混乱しているクライエントに治療的ケアを提供できるレベルを確保するために，定期的に臨床で監督と支援を受ける必要がある。

■■ 小児への看護介入
①子どもに自分の体験を状況に当てはめさせる（例.「注射は虫に刺されたような感じだったと言う子もいれば，何にも感じなかったと言う子もいます。あなたはどう感じたか教えてください」）(Johnson, 1995)。
②「よい」,「悪い」の言葉で行動を説明しないようにする。具体的かつ描写的に説明する（例.「今日は，処置のときにじっとしていてくれたので，本当に助かりました。協力してくれてありがとう」）(Johnson, 1995)。
③過去に体験したことを，これから体験することに結びつける〔例.「X線写真の機械（カメラ）は，前のときとは違うようにみえるかもしれません。写真を撮るときは，この前のときと同じように動かないでじっとしています。写真を撮るときに乗る台は，この前と同じように動きますよ」〕(Johnson, 1995)。
④看護師自身の話題はプラス思考の立場で，楽観的に伝える（例.「今日はとても忙しくて，仕事を全部片づけることができるかどうか心配しています。もちろん私はできるほうに賭けています」,「手術を終えてここに戻ったら，しばらくベッドの上で過ごすことになります。戻ってきたら，ベッドの上で何をしたいですか」）。
⑤子どもに選択肢を与えて，遊び時間の計画を立てられるよう援助する。作品として残る工作を勧める。
⑥同年代の子どもたちや支持的な大人との相互作用を勧める。

⑦子どもに病室を工芸品や個人の所持品で飾るよう勧める。
⑧離婚調停，家族および兄弟姉妹療法の早期紹介，学校プログラムなどを含む対策を推薦して支援し，これらの問題で，傷つきやすいクライエントを明らかにして支援できるようにする。
⑨自尊感情の尺度を選ぶ場合は，認知発達レベルと暦年齢を考慮に入れる。治療中は，コンピテンス(適性能力)，力量，道徳的価値，受容などの領域を含む自己概念の次元について現実に基づく評価を用いる(Wong, 2003)。
R：子どもをほめるときは，行動を「よい」，「悪い」で説明するよりも，具体的かつ描写的に説明するほうが有効である。

R：子どもに自分が体験したことを説明させると，子ども1人ひとりがユニーク(唯一無二)な存在であることを支持することになる。
R：看護師は，子どもが現在あるいは将来の体験を過去の体験と結びつけることによって現状を有意味なものにするのに役立つ情報を提供できる。
R：前向きに自己を語ると，子どもに楽観的な姿勢を示すことができる。
R：子どもに選択させたり，生産的な遊びをさせると，自己概念を向上することができる。
R：技術の構築と肯定的な社会的関係により，子どもの価値観と価値が高まる(Wong, 2003)。

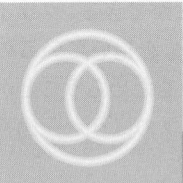

ボディイメージ混乱

Disturbed Body Image

【定義】

ボディイメージ混乱：自分の身体に対する感じ方が混乱したり，その危険性がある状態。

【診断指標】

■ 必須データ(必ず存在)
- 身体の構造や機能の実際の変化や認知的変化に対する否定的な言語的・非言語的反応(例．羞恥心，当惑，罪悪感，反感)

■ 副次的データ(おそらく存在)
- 身体の一部を見ようとない。
- 身体の一部に触れようとない。
- 身体の一部を隠そうとする，あるいは過剰に露出する。
- 社会へのかかわり方の変化
- 身体に対する否定的な感情，無能感，絶望，無力，弱者感情
- 変化や喪失に心を奪われ，ほかのことは考えられない。
- 実際の変化を確かめようとしない。
- 身体の一部や喪失部位を非人格化する。
- 自己破壊的の行動(例．自傷行為，自殺企図，過食・拒食)

【関連因子】

■ 病態生理因子
- 外見の変化に関連するもの。以下の因子に続発する。
  ▶慢性疾患
  ▶身体の一部喪失
  ▶身体機能の喪失
  ▶重度の外傷
  ▶加齢
- 外見に対する非現実的な知覚に関連するもの。以下の因子に続発する。
  ▶精神病
  ▶神経性食欲不振症
  ▶過食症

■ 治療関連因子
- 外見の変化に関連するもの。以下の因子に続発する。
  ▶入院
  ▶手術
  ▶化学療法
  ▶放射線療法

状況因子（個人・環境）

- 身体的外傷に関連するもの。以下の因子に続発する。
  - ▶ 性的虐待
  - ▶ レイプ（既知または未知の加害者）
  - ▶ 暴力行為
- 外観に及ぼす（特定の）影響に関連するもの
  - ▶ 肥満
  - ▶ 不動状態（寝たきり状態）
  - ▶ 妊娠

著者の注釈

〈自己概念混乱〉を参照

診断表現上の誤り

〈自己概念混乱〉を参照

NOC
ボディイメージ，小児の発達レベル：(年齢を特定する)，悲嘆の解決，心理社会的適応，生活の変化，自己尊重

目標 ▶

クライエントは，新しいコーピングパターンを実行に移し，外見を受容していることを言葉で表現して行動で示す(整容，服装，姿勢，摂食パターン，自己の体裁)。

指標 ▶

- セルフケア・役割責任を取り戻す意欲と能力を行動で示す。
- サポートシステムとの接触を開始したり再開する。

NIC
自己尊重強化，カウンセリング，共在，積極的傾聴，ボディイメージ強化，グリーフワーク（悲嘆緩和作業）促進，サポートグループ，紹介

【一般的看護介入】

◉ **看護師とクライエントの信頼関係を築く。**

①クライエントを励まして感情を表出させる。特に，自己に対する感じ方，考え方，見方を表現するよう促す。
②クライエントが抱いている敵意，悲嘆，恐怖心，依存心を認めて，感情に対するコーピング法を指導する。
③信念体系を探る（例．疼痛，苦悩，喪失は罰を意味するのか）。
④クライエントに自分の健康問題，治療，経過，予後について質問するよう促す。
⑤信頼性の高い情報を提供し，すでに提供した情報を強化する。
⑥クライエント自身やケア，ケア提供者についてクライエントが抱いている誤解を明らかにする。
⑦批判を避ける。
⑧プライバシーと安全な環境を提供する。
⑨クライエントの同意を得て，治療的タッチを用いる。
⑩クライエントに高次元のパワーに関する宗教的信念と価値観を述べるよう勧める。

R：介護者による頻繁な接触は受容を意味するので，信頼感を高めることができる。クライエントは否定的な自己概念を抱いているので，スタッフへの働きかけをためらうことがある。したがって，スタッフのほうから働きかける必要がある。

◉ **社会的相互作用を促進する。**

①クライエントが他者の援助を受け入れられるよう援助する。
②過保護を避け，要求を制限する。
③運動を奨励する。
④重要他者に，クライエントの身体的変化と情動的変化に対応できるよう準備をさせる。
⑤家族が適応できるよう支援する。
⑥仲間や重要他者の訪問を奨励する。
⑦仲間や家族との接触（手紙，電話など）を奨励する。
⑧病棟の活動にかかわるよう促す。
⑨類似した体験をしている人と一緒に過ごす機会を提供する。
⑩クライエントの価値を伝えることの重要性と関係者にとって重要なことを，サポートシステムの関係者と話し合う。

R：社会的相互作用により，クライエントは自分が受容されていることと，以前のサポートシステムが今までどおり利用できることを再確認できる。

◉ **状況に応じて固有の看護介入を提供する。**

①身体の一部喪失，または機能喪失に対して
- ■クライエントと重要他者にとって喪失の意味

を，喪失の可視性，喪失した機能，情動的難事といった点からアセスメントする。
- 喪失や喪失による機能の能力について，誤った考えと社会的迷信を探究して，明らかにする。
- 喪失に対する反応として，否定，ショック，怒り，抑うつ状態などがクライエントに現れることを予測する。
- 喪失に対する他人の反応の影響を認識し，重要他者と感情を共有するよう勧める。
- クライエントに自分の感情を表出させたり悲嘆を吐露させて，クライエントが抱いている感情を確認する。
- ロールプレイを利用して，感情を共有できるよう援助する。クライエントが「人工肛門がある私の体なんて，夫は触れたくもないに決まってるわ」と言った場合，看護師は夫役になり，クライエントの人工肛門について話し合う。その後，役を交代すると，クライエントは自分で思い描いた夫の反応に対する自分の感情を行動化できる。
- 現実的な選択肢を探究し，クライエントを勇気づける。
- クライエントの強みと資源を，クライエントと一緒に探る。
- 手術に起因するボディイメージの変化を解決できるよう援助する。
  - 身体の喪失部位には，できるだけ早期に人工器官を装着する。
  - 喪失部位を見るよう励ます。
  - 喪失部位に触れるよう励ます。
  - 新しいボディイメージの形成に役立つ活動を奨励する(例.新しい衣服を買いに行く)。
- 健康問題とその管理法を指導する。
- 手術部位のケアに，クライエントを参加させる。
- 実行可能であれば，徐々にクライエントにセルフケアの責任を負わせ，最終的に自分で全面的に責任を負えるようにする。
- クライエントが自分の経過を継続観察できるよう指導する(Miller, 2004)。
- 必要であれば，〈性的機能障害〉を参照

R：個人的な特質と強みを明らかにすると，クライエントがボディイメージの変化だけでなく，自己概念全体に寄与するプラスの特徴にも目を向けさせることができる。看護師はこのようなプラスの側面を強化して，それらを自分の新たな自己概念に再び組み入れるようクライエントに勧めるべきである。

R：セルフケアと計画立案に参加すると，変化に対して前向きなコーピングを促進できる。

②化学療法に伴う変化に対して(Camp‐Sorrell, 2000)
- 脱毛，生理不順，一次的または永久的不妊，エストロゲン(発情ホルモン)値の低下，腟の乾燥，粘膜炎などの可能性について話し合う。
- 心配事や恐れていることと，治療に伴う変化が生活に及ぼす影響について認識していることを共有するよう勧める。
- どの部位に脱毛が起こるのか説明する(頭部，睫毛，眉毛，腋毛，恥毛，下肢)。
- 治療が終了すれば，色調や性質は変化することもあるが，元通りに生えそろうことを説明する。
- 脱毛が始まる前にかつらを選んで使用するよう勧める。美容師に相談して，ルックスの変え方について助言を求めるよう提案する(例.櫛の入れ方，クリップの仕方など)。
- かつらを着けないときは，スカーフや帽子を被るよう勧める。
- 次の方法によってクライエントが，脱毛を最小限にできるように指導する。
  - ショートカットにする。
  - シャンプーの過剰使用を避け，コンディショナーを週2回使用する。
  - 洗髪後は髪をタオルで軽く叩くようにして乾燥させる。
  - ホットカーラー，ドライヤー，カール用アイロンの使用は避ける。
  - 髪を手やクリップ，ボビーピンなどで引っ張らないようにする。
  - ヘアスプレーや毛染め剤の使用は避ける。
  - 歯間の隙間が広いヘアブラシを使用する。過激なブラッシングは避ける。
- クライエントを米国癌協会に紹介し，新品や中古のかつらについて情報を入手できるようにする。かつらは課税控除品であることをクライエントに知らせる。

- 目に見える変化に対してほかの人々(配偶者,友人,同僚)が苦慮しそうな難題について話し合う。
- 対応に苦慮すると思われる人たちには,事前に電話をしたり,コンタクトをとるようクライエントに勧める。
- 友人や血縁者に援助を求めるようクライエントに勧める。立場が逆なら,友人にどのような援助をしたいと思うか,クライエントに尋ねる。
- 重要他者に感情や恐れを共有する機会を提供する。
- 重要他者が,クライエントの肯定的な面と,それを共有する方法を明らかにできるよう援助する。
- カップルを支援する団体について情報を提供する。

R:変化は起こるが対処可能であることを,オープンな態度で正直に話し合うと,コントロール感覚が高まる。

R:セルフケアと計画立案に参加すると,変化に対して前向きなコーピングを促進できる。

R:集団に参加するなどして社会的相互作用が増えると,クライエントは社会的にも知的にも刺激を受けるようになるので,自尊感情が高まる。

③神経性食欲不振症,神経性過食症に対して
- ボディイメージの歪曲とボディイメージに対する不満を区別する。
- 精神科のカウンセリングを紹介する。

④精神疾患に対して
- 固有の情報と介入は,〈思考過程混乱〉を参照

⑤性的虐待に対して
- 固有の情報と介入は,〈家族コーピング無力化〉を参照

⑥性的暴行に対して
- 具体的な情報と介入は〈レイプ-心的外傷シンドローム〉を参照

⑦暴力行為に対して
- 具体的な情報と介入は〈心的外傷後反応〉を参照

◉ 必要に応じて健康教育をする。
①必要であれば,どのような社会資源を利用できるのか指導する(例.精神衛生センター,その他の自助グループ)。
②ウエルネス対策を指導する(〈健康探究行動〉を参照)。

R:エゴの強みに欠けていて,コーピングの資源も不十分なクライエントは,専門的なカウンセリングの対象になる。

R:グループに参加して社会的相互作用の機会が増えると,社会的および知性的な刺激を受けるので,自尊感情が高まる。

小児への看護介入
①入院中の小児に対して
- 可能であれば,子どもに説明して入院前に病院を訪問させ,入院中に接するスタッフを紹介したり環境を見学させて,入院の準備をさせる。
- できるだけ家庭で慣れ親しんでいる環境や日課に近づける(例.お気に入りの玩具やブランケット,就寝前のお話)。
- 愛情こまやかなケアと心づかいをする(例.だっこ)。
- 子どもに,恐怖や心配事,怒りなどを共有する機会を与える。
  - これらの情動は正常であることを認識する。
  - 子どもの誤解を正す(例.自分は罰を受けている,両親は怒っている)。
  - 両親が帰宅するときに泣いたとしても,子どもに付き添ったり,面会に来るよう両親に勧める。見捨てられるのではないかという恐怖を軽減するために,両親に次に面会に来る日時について子どもに正確な情報を与えるよう指導する。
  - 両親に子どものケアを手伝わせる。
  - 子どもに自画像を描かせ,言葉で説明させる。
- 子どもが自分の体験を理解できるよう援助する。
  - 可能であれば,子どもに事前に説明する。
  - 状態,治療,薬物療法などに伴う感覚と不快感を説明する。
  - 泣きたいときには我慢させずに泣かせる。
- ベッド上安静の期間中も,順調に経過しているという感覚を持ち続けられるようにする。
  - たとえわずかでも身体を動かすよう励ます。
  - 入浴中に子どもに質問をして,子どもが自

分の身体の部位を確認できるようにする：「足はどこですか」
- 子どもに鏡を使わせて，自分の身体を目で確かめさせる。

②ボディイメージはどのように発達し，どのような相互作用が子どもの自己知覚に寄与するのか，両親と話し合う。
- 身体の各部位の名称と機能を教える。
- 変化したことを知らせる(例．身長)。
- 着用する衣服は，多少とも自分で選べるようにする。

③思春期の小児に対して
- 思春期の「適応」のニーズについて，両親と話し合う。
  - 思春期のクライエントの悩みを簡単に片づけないようにする。
  - 可能な場合は，柔軟に対応し，妥協する(例．衣服の自由はときと場合によって許可する。喫煙は禁止する)。
  - 選択肢と代案について考える期間を交渉する(例．4～5週間)。
  - 要望を受け入れられない場合は，理由を提示する。要望の理由を聞き出す。可能であれば妥協する(例．両親は門限を午後11時にしたいと言い，クライエントは12時にしたい場合は，11時半で妥協する)。
- 両親が不在のときには，悩みごとを話し合う機会を与える。
- 思春期のクライエントがベストだと思っている容姿と嫌いな容姿を説明させる。
- 間もなく起こる発達上の変化に対して準備をする。

R：子どもの世界を正常に保つ試みは，安全性を高めるのに役立つ(Wong, 2003)。
R：遊戯療法を行うと，子どもは自分で選ぶ機会が得られるので，コントロールできるようになる(Wong, 2003)。
R：緊張や恐怖を表出するはけ口を与える介入は，子どもの本来の姿を維持するのに役立つ(Wong, 2003)。
R：選択の機会を与えてそれが成功すると，自尊感情とコーピングが向上する。

妊産褥婦への看護介入

①心配事を共有するよう勧める。
②可能な場合は，心配事を1つずつ傾聴したり，ほかの人に援助を依頼する。
③妊娠して母親になることによって直面する課題と変化について話し合う。
④クライエント自身の期待と重要他者の期待を共有するよう勧める。
⑤愛情と親愛の情の根源を明らかにできるよう援助する。
⑥未来の両親に予期的ガイダンスを行う。
- 疲労と神経過敏
- 食欲の変動(むら)
- 胃腸障害(嘔気，便秘)
- 背部痛と下肢の疼痛
- 性的欲求と行動の変化(妊娠後期の性行為の体位)
- 気分の変動(むら)
- 恐怖(自己，胎児，魅力の喪失，母親として十分でないことに対する)

⑦心配事を配偶者間で共有するよう勧める。

R：変化は起こるが管理できるといった表現で，隠し立てをせずに正直に話し合うと，コントロール感が高まる。
R：他人の準備をすると，自分の場合よりも自由に，現実的な援助を提供できる。
R：思春期の女性は，妊娠すると自分のボディイメージが混乱して不安になる。

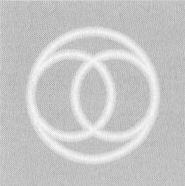

自己同一性混乱

Disturbed Personal Identity

【定義】

自己同一性混乱：クライエントが自己と非自己を区別できない状態，あるいはその危険性がある状態。

【診断指標】

〈自己概念混乱〉あるいは〈成長発達遅延〉の「診断指標」を参照

著者の注釈

この看護診断は，〈自己概念混乱〉の下位カテゴリーである。今後，臨床研究が進み，この診断が他の下位カテゴリーの診断と区別して定義されるようになるまでは，「焦点アセスメント基準」と「一般的看護介入」は，〈自己概念混乱〉や〈成長発達遅延〉を参照する。

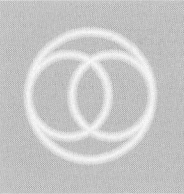

自己尊重混乱

Disturbed Self-Esteem

【定義】

自己尊重混乱：クライエントが自己および能力を否定的に自己評価している状態，またはその危険性が高い状態。

【診断指標】(Leunerほか，1994；Norrisほか，1987)

■ **必須データ**（必ず存在，1つまたはそれ以上）
（観察や報告による特性）
- 自己を否定する言語表現
- 罪悪感・羞恥心の表出
- 事態に対処する能力がないと自己を評価する。
- 自己について肯定的なフィードバックを合理化して退けたり否認し，否定的なフィードバックを誇張する。
- 問題解決能力の欠如または低下
- 初めての物事や状況にしりごみする。
- 個人的な失敗を合理化する。
- わずかな非難にも過敏に反応する。

■ **副次的データ**
- 主張しない。
- 過剰な迎合。
- 優柔不断
- 受け身的態度
- 承認や再保証を過剰に求める。
- 文化的に適切な身体表現の欠如（姿勢，アイコンタクト，動作）
- 誰の目にも明らかな問題を否認する。
- 問題に対する非難や責任を，他人に転嫁する（投影）。

【関連因子】

〈自己尊重混乱〉は，一時的か慢性的かのいずれかである。問題解決に失敗したり複数のストレスが連続的に起こると，自尊感情が慢性的に低下するので〈自己尊重慢性的低下（CLSE；Chronic Low Self-Esteem）〉の診断が適用される。これから提示する関連因子の中で，長期にわたって出現するCLSEに関連する因子は，カッコでCLSEと示す。

■ **病態生理因子**
- 外見の変化に関するもの。以下の因子に続発する。
  ▶ 身体の一部喪失
  ▶ 身体機能の喪失

- ▶容姿の変化（外傷，手術，先天性欠損症）
- ■ **状況因子**（個人・環境）
- ●依存のニーズが満たされないことに関連するもの
- ●見捨てられ感情に関連するもの。以下の因子に続発する。
  - ▶重要他者の死
  - ▶重要他者との離別
  - ▶小児誘拐，殺人
- ●敗北感に関連するもの。以下の因子に続発する。
  - ▶リストラ，または作業能力の喪失
  - ▶体重の増加・減少
  - ▶失業状態
  - ▶経済的な問題
  - ▶月経前症候群
  - ▶人間関係の問題
  - ▶夫婦間の不和
  - ▶離別
  - ▶養父母
  - ▶姻戚関係
- ●暴力行為に関連するもの：個人的な暴力行為，あるいは他人の暴力行為に関係するもの。例．同年齢，同じ地域
- ●学業不振に関連するもの
- ●非効果的な親子関係の実体験に関連するもの（CLSE）
- ●虐待関係の実体験に関連するもの（CLSE）
- ●子どもに対する親の非現実的な期待に関連するもの（CLSE）
- ●自己に対する非現実的な期待に関連するもの（CLSE）
- ●親に対する子どもの非現実的な期待に関連するもの（CLSE）
- ●親の拒絶に関連するもの（CLSE）
- ●一貫性に欠ける懲罰に関連するもの（CLSE）
- ●無力感や敗北感に関連するもの。施設収容に続発する。
  - ▶精神衛生施設
  - ▶孤児院
  - ▶刑務所
  - ▶中間施設
- ●多数の失敗体験に関連するもの（CLSE）
- ■ **発達因子**
- **乳児・幼児・就学前児童**
- ●刺激や親密性の欠如に関連するもの（CLSE）
- ●両親・重要他者との離別に関連するもの（CLSE）
- ●親の継続的な否定的評価に関連するもの
- ●親のサポート不足に関連するもの（CLSE）
- ●重要他者への不信感に関連するもの（CLSE）
- **学童期**
- ●学年レベルの目標達成の失敗（落第）に関連するもの
- ●仲間集団の喪失に関連するもの
- ●否定的なフィードバックの繰り返しに関連するもの
- **青年期**
- ●独立と自立の喪失に関連するもの。（特定の）因子に続発する。
- ●仲間関係の崩壊に関連するもの
- ●学業の問題に関連するもの
- ●重要他者の喪失に関連するもの
- **中年期**
- ●老年性変化に関連するもの
- **高齢者**
- ●喪失に関連するもの（知人，機能，経済的，退職）

著者の注釈

〈自己概念混乱〉を参照

診断表現上の誤り

〈自己概念混乱〉を参照

重要概念

〈自己概念混乱〉を参照

焦点アセスメント基準

〈自己概念混乱〉を参照

自己尊重慢性的低下
Chronic Low Self-Esteem

【定義】

自己尊重慢性的低下：クライエントが自己や能力を長期にわたって否定的に自己評価している状態。

【診断指標】(Leunerほか, 1994; Norrisほか, 1987)

■ 必須データ(80～100%)
- 長期的・慢性的な特性
  - 自己否定的な言語表現
  - 羞恥心・罪悪感の表出
  - 事態に対処する能力がないと自己評価する。
  - 自己について肯定的なフィードバックを合理化して退けたり否認し、否定的なフィードバックを誇張する。
  - 初めての物事や状況にしりごみする。
  - 否定的なフィードバックを誇張する。

■ 副次的データ(50～79%)
- 仕事(学業)や生活上の出来事での度重なる失敗
- 他人の意見に過剰に迎合し、依存する。
- 文化的に適切な身体表現の欠如(アイコンタクト、姿勢、動作)
- 自己主張の欠如、受身的態度
- 優柔不断
- 過剰に再保証を求める。

【関連因子】

〈自己尊重混乱〉を参照

著者の注釈

〈自己概念混乱〉を参照

診断表現上の誤り

〈自己概念混乱〉を参照

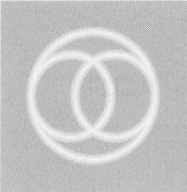

NOC
うつ状態のレベル, クオリティ・オブ・ライフ, 自己尊重

目標 ▶

クライエントは、自己のプラスの面を明らかにし、抑うつ状態の徴候から解放されたと報告する。

指標 ▶

- 過度の非現実的な自己期待を修正する。
- 限界を受容したと言葉で表現する。
- 判断を交えずに自己を認識して表現する。
- 自己破壊的な行動をやめる。
- 言語および行動に伴うリスクを担い始める。

NIC
希望注入, 不安軽減, 自己尊重強化, コーピング強化, 社会化強化, 紹介

【一般的看護介入】

◎クライエントが現在の不安レベルを軽減するよう援助する。

① 支持的および非判断的態度で接する。
② 沈黙を受容する。但し、看護師はいつでも対応できることをクライエントに理解させる。
③ 必要に応じて方向づけをする。
④ 歪曲やこじつけを明らかにする。ただし、明らかにしたことをクライエントにつきつける行為(直面化)はしない。
⑤ 看護師自身の不安を認識し、それをクライエントに伝えないようにする。
⑥ このほかの看護介入は、〈不安〉を参照

　R：自尊感情の低い人々は一般に不安を抱えており、恐怖を抱いている。これまでとは違う介入を効果的に行うために、事前に不安レベルを軽度または中等度まで低下しなければならない(Mohr, 2003)。

◎クライエントの自意識を高める。

① 思いやりのある態度で注意深く見守る。
② クライエントの私的空間を尊重する。
③ クライエントが話したり体験していることについて、看護師の解釈を確認する(「あなたが言っているのは、こういう意味ですか」)。

④クライエントが非言語的に表現しようとしていることを言葉で表現できるよう援助する。
⑤クライエントが否定的な表現の枠組みと定義を再考できるよう援助する（例.「失敗」ではなく，「後退」）。
⑥クライエントの個別性の維持に役立つコミュニケーションを利用する（「私たちは」ではなく「私は」）。
⑦クライエントに十分な注意を向ける。特に新たな行動に注意する。
⑧適切な身体的習慣を奨励する（健康食品と摂食パターン，運動，適度の睡眠）。
⑨課題や技術を試みるよう励ます。
⑩達成したことに対して現実的なプラスのフィードバックをする。
⑪他人との合意に基づいて妥当化するようクライエントに指導する。
⑫自尊感情を構築する訓練を指導し，奨励する〔自己主張（自我確認），イメージ法，鏡映法，ユーモアの活用，瞑想・祈り，リラクセーション〕。
⑬プライバシーのニーズを尊重する。
⑭適切な私的境界を設定できるよう援助する。
⑮スタッフ間で意思統一を図り，一貫性を確保する（Miller，2004）。
　R：対策は，クライエントが自己に抱いている否定的な感情を見直し，肯定的な特性を明らかにできるような援助が中心になる。

◉**コーピング源の活用を促進する**（Stuartほか，1999）。
①クライエントの個人的な強みになる得意分野を明らかにする。
　■スポーツ，趣味，工芸
　■健康状態，セルフケア
　■仕事，訓練，教育
　■想像力，創造力
　■習字，計算
　■対人関係
②看護師が観察したことをクライエントと共有する。
③クライエントに活動に携わる機会を提供する。
　R：クライエントが最終的に自分の行動に責任を負えるようになるために，クライエントとの共同作業が必要になる（Stuartほか，2006）。

◉**クライエントが自分の思考や感情を表出できるよう援助する。**
①自由表現法と自由質問法を用いる。
②肯定的な言い方と否定的な言い方の両方で表現するよう励ます。
③表現する手段として，運動，絵画，音楽を利用する。
④クライエントの現実検証能力に障害がある場合は，〈思考過程混乱〉の看護介入を参照
　R：クライエントの感情を受容していることを伝えると，自己受容が高まる。

◉**肯定的な社会化の機会を提供する。**
①仲間や重要他者の訪問・接触を奨励する（手紙，電話）。
②1対1の相互作用の場で役割モデルになる。
③活動，特に強みを発揮できる活動に参加させる。
④自分の殻に閉じこもる行為をクライエントにさせない（〈社会的孤立〉看護介入を参照）。
⑤支持的集団療法に参加させる。
⑥必要な社会的技術を指導する（〈社会的相互作用障害〉の看護介入を参照）。
⑦他者と類似体験を共有するよう勧める。
　R：クライエントに成功を実感できる機会を提供すると，自尊感情が高まる（Stuartほか，2006）。

◉**攻撃性，不衛生，反芻症（瞑想病），自殺念慮のような問題行動には制限を加える。**
　問題としてアセスメントする場合は，〈自殺リスク状態〉や〈暴力リスク状態〉を参照

◉**社会的・職業的技術を啓発できるよう準備する。**
①職業相談を紹介する。
②ボランティア組織に参加させる。
③同年齢の人たちが行う活動への参加を奨励する。
④教育を継続できるよう手配する〔例. 文学クラス，職業訓練，芸術・音楽クラスなど〕。
　R：成功の機会により，自尊感情を高めることができる。

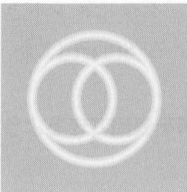

自己尊重状況的低下

Situational Low Self-Esteem

【定義】

自己尊重状況的低下：以前は肯定的な自尊感情を抱いていたクライエントが，何らかの事象（喪失，変化）に反応して，自己に否定的な感情を抱くようになる状態。

【診断指標】(Levnerほか，1994；Norrisほか，1987)

■必須データ(80～100%)
- ライフイベント（生活事象）に反応して，以前は肯定的な自己評価をしていたクライエントが，一時的に否定的な自己評価をするようになる。
- 自己に対する否定的な感情表現（無力，役立たず）。

■副次的データ(50～79%)
- 自己否定的な言語表現
- 羞恥心・罪悪感の表出
- 状況・出来事に対処不能という自己評価
- 意思決定が困難

【関連因子】

〈自己尊重混乱〉を参照

著者の注釈

〈自己概念混乱〉を参照

診断表現上の誤り

〈自己概念混乱〉を参照

重要概念

■一般的留意点

①健全なパーソナリティの資質は，次のとおりである（Stuartほか，2002）。
- ■肯定的で正確なボディイメージ
- ■現実的な自己理想
- ■肯定的な自己概念
- ■自尊感情が高い。
- ■役割遂行に満足している。
- ■明確な同一性感覚

②健全なパーソナリティの人々は，深刻な出来事が起きたり，否定的な体験が続いて肯定的な自己認識が変化すると，その変化を実感できる（Stuartほか，2006）。

③それまで自己に抱いていた肯定的な見解を揺るがすような状況に対する反応は，弱気，無力感，絶望感；恐怖；弱者意識；虚弱感，不完全感，無益感，不適格感などである（Stuartほか，2006）。

NOC
意思決定，悲嘆の解決，心理社会的適応：生活の変化，自己尊重

目標▶

クライエントは，将来に対して肯定的な展望を表現し，従来の機能レベルを回復する。

指標▶

- 自尊感情を脅かす原因を明らかにして，問題に対処する。
- 自己の肯定的な面を確認する。
- 自分の行動とその結果を分析する。
- 変化の肯定的な面を明らかにする。

NIC
積極的傾聴，共在，カウンセリング，認知再構築，家族支援，サポートグループ，コーピング強化

【一般的看護介入】

◉クライエントが自分の感情を確認し，表現できるよう援助する。

①判断を交えず共感的な態度で接する。
②聞き役に徹する。怒る，泣くなどの表現を妨げない。
③クライエントがこのように感じるようになったときに，何が起きたのか尋ねる。
④さまざまなライフイベント間の関係を明確にする。

R：感情と思考を明確にすると，自己受容を高めることができる。

◎**クライエントが肯定的な自己評価を確認にできるよう援助する。**
①クライエントは今まで，他の危機的状況にはどのように対処していたのか。
②クライエントは，不安をどのように管理するのか――運動，引きこもり，飲酒・薬物，会話などによってか。
③適応可能なコーピング機構を強化する。
④肯定的な能力や特性（例．趣味，技能，学業，対人関係，容姿，誠実性，勤勉など）を調べて強化する。
⑤クライエントが肯定的な感情も否定的な感情も受容できるよう援助する。
⑥防衛的な態度をとらない。
⑦クライエントの能力を信頼していることを伝える。
⑧クライエントを共同目標の設定に参加させる。
⑨クライエント自身について，真実に基づく肯定的な意見を記録させる（記録は「他見無用」にする）。通常の日課を一部リストアップして，毎日読み上げさせる。
⑩自尊感情を構築する訓練の活用を強化する〔自己主張（自己確認），イメージ法，瞑想・祈り，リラクセーション，ユーモアの活用〕。

◎**行動と自己評価との関係を探求する。**
①現在の行動とその結果を検証するよう勧める（例．依存性，ぐずぐず引き延ばす行為，孤立など）。
②誤った認識を明確にできるよう援助する。
③成功・失敗と喪失・罰についてクライエントの考えを探り，物事を適切な見地から捉えられるよう援助する。
④非現実的な期待を明らかにできるよう援助する。
⑤否定的な無意識的（習慣的）思考を明らかにできるよう援助する（「こんなこと，できっこない」）。
⑥クライエントが物事を一般化しすぎていないか検討する（「こんなことができなければ，自分は何をやっても敗北者だ」）。
⑦状況に応じてクライエントが自分の責任とコントロールすべきことを明確にできるよう援助する（例．問題を他人のせいにして非難ばかりしている場合）。

R：この洞察は，適切な意思決定に役立つ。

◎**現行のサポートシステムをアセスメントして，稼動させる。**
①１人暮らしか，雇用されているのか。
②求めに応じてくれる友人や親族はいるのか。
③信仰は支えになるのか。
④以前に地域の資源を利用したことはあるのか。
⑤職業再訓練のためのリハビリテーションを紹介する。
⑥今後の訓練のために，復学できるよう援助する。
⑦地域のボランティア組織に関与できるよう援助する（高齢者雇用，養祖父母，地域の支援団体）。
⑧学生には，学業が続けられるよう手配する。

R：社会的支援により，資力，自尊感情およびウエルビーイングが高まる（Dirsken, 2000）。

◎**クライエントが新しいコーピング技能を習得できるよう援助する。**
①自分自身との会話の仕方を練習する（Murray, 2000）。
　■変化とその因果関係を要約して書かせる（例．「夫（妻）は不倫をした。私は裏切られた」）。
　■この状況に役立ちそうな事柄を３つ書かせる。
②変化に対応できる人物とコミュニケーションを図る。
③クライエントに肯定的な未来と成果をイメージする課題に挑戦させる。
④新たな行動を試みるよう励ます。
⑤クライエントが状況をコントロールできるという信念を強化する。
⑥実行に移すという確約を得る。

R：自己との会話により，クライエントは既存の変化を好きになるとは限らないが，変化に潜在する利点を見い出すのに役立つ（Murray, 2000）。

◎**クライエントが特定の問題に対応できるよう援助する。**
①レイプ：〈レイプ―心的外傷シンドローム〉を参照
②喪失：〈悲嘆〉を参照
③入院：〈無力〉と〈親役割葛藤〉を参照
④家族の病気：〈家族機能破綻〉を参照
⑤身体の一部変化または喪失：〈ボディイメージ混乱〉を参照
⑥抑うつ状態：〈非効果的コーピング〉と〈絶望〉を参照

⑦家庭内暴力:〈家族コーピング妥協化〉を参照

■ 小児への看護介入
① 小児に成功体験と，自分が必要とされていることを実感できる機会を提供する。
② 子どもの周囲を，写真，所持品，自分で作成した絵画，工芸品などで飾り，専用のコーナーにする。
③ 構成された遊びの時間と，自由に遊べる時間を提供する。
④ 病院でも家庭でも，学業を継続できるようにする。勉強中は中断しない。
R:〈自己概念混乱〉を参照

■ 高齢者への看護介入
① クライエントを名前で呼ぶ。
② スタッフ同士で話すときと同じトーンでクライエントと話す。
③ 乳幼児を連想させる言葉は避ける(例. オムツ)。
④ 家族の写真，個人の所持品，過去の経験などについて尋ねる。
⑤ 能力障害や機能障害を「老齢」のせいにさせない。
⑥ 寝室や浴室へ入るときはノックをする。
⑦ 時間を十分に与えて，クライエントが自分のペースで課題を達成できるようにする。
R:自尊感情は，多かれ少なかれ他人の反応に左右されるので，介護者は高齢者を一人前の大人として扱い，敬意を払わなければならない(Miller, 2004)。

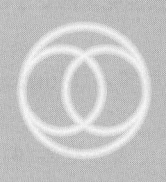

自己尊重状況的低下リスク状態
Risk for Situational Low Self-Esteem

【定義】
自己尊重状況的低下リスク状態：以前は自己に肯定的な自尊感情を抱いていたクライエントが，何らかの事象(喪失，変化など)に反応して，自己に否定的な感情を抱く危険性がある状態。

【危険因子】
〈自己尊重状況的低下〉を参照

著者の注釈
〈自己尊重状況的低下〉を参照

診断表現上の誤り
〈自己尊重状況的低下〉を参照

重要概念
〈自己尊重状況的低下〉を参照

目標 ▶
クライエントは，将来について前向きな展望を表現し続け，自己の肯定的な側面を明確にしようとする。

指標 ▶
● 自尊感情を脅かすものを明らかにする。
● 変化に伴う肯定的な側面を明らかにする。

【一般的看護介入】
〈自己尊重状況的低下〉を参照

自己損傷リスク状態

Risk for Self-Harm

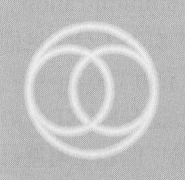

自己損傷リスク状態*
　自己虐待リスク状態
　自己傷害(自傷)
　自己傷害リスク状態(自傷リスク状態)
　自殺リスク状態*

【定義】

自己損傷リスク状態：自分自身に直接的な損傷を加える可能性のある状態。これには，自己虐待，自己傷害(自傷行動)，自殺の1つまたはそれ以上を含むことがある。

【診断指標】

■■ 必須データ(必ず存在，1つまたはそれ以上)
- 自分に危害を加える欲求や意図を表現する。
- 死にたい，または自殺すると表現する。
- 自分を傷つけた既往歴がある。

■■ 副次的データ(おそらく存在)
- 以下のことを訴える，または観察される。
  ▶うつ状態
  ▶絶望感
  ▶不健康な自己概念
  ▶無力感
  ▶幻覚/妄想
  ▶サポートシステムの欠如
  ▶物質乱用
  ▶情緒的な痛み
  ▶衝動をうまくコントロールできない。
  ▶敵意
  ▶興奮

【関連因子】

自己損傷リスク状態は，種々の健康問題や状況，葛藤に対する反応として生じることがある。原因のいくつかを以下に示す。

■■ 病態生理因子
- 無力感や孤独感，絶望感に関連するもの。以下の因子に続発する。
  ▶障害
  ▶終末期疾患
  ▶慢性疾患
  ▶慢性疼痛
  ▶薬物依存
  ▶物質乱用
  ▶ヒト免疫不全ウイルス陽性の診断を受けたばかり
  ▶精神機能障害(器質性または外傷性)
  ▶精神障害：統合失調症，人格障害，双極性障害(躁うつ病)，青年期の適応障害，心的外傷後症候群，身体表現性障害

■■ 治療関連因子
- 治療結果(内科的・外科的・心理的)に満足できないことに関連するもの
- 次のことに長期間依存することに関連するもの
  ▶透析
  ▶化学療法，放射線療法
  ▶インスリン注射
  ▶人工呼吸器

■■ 状況因子(個人・環境)
- 以下のことに関連するもの

---

*この診断は，現在NANDAのリストには含まれていないが，問題がはっきりしていて実用的なのでここに載せている．

- ▶監禁
- ▶抑うつ状態
- ▶非効果的な個人コーピングスキル
- ▶親としての葛藤・夫婦生活の葛藤
- ▶家族内での物質乱用
- ▶児童虐待
- ▶現実の喪失，または知覚された喪失に関連するもの。以下の因子に続発する。
    - 収入源・仕事
    - 離別・離婚
    - 地位・名誉
    - 自然災害
    - 重要他者の死亡
    - 遺棄の脅威
    - 誰かが家からいなくなる
- ●現実の喪失，または認識された(身体または自己尊重の)損傷に対する報復を望むことに関連するもの

発達因子
- ●青年期
    - ▶自暴自棄の感情に関連するもの
    - ▶ピアプレッシャー（仲間の圧力）に関連するもの
    - ▶親の子どもに対する非現実的な期待に関連するもの
    - ▶うつ状態に関連するもの
    - ▶転居に関連するもの
    - ▶大切なものの喪失に関連するもの
- ●高齢者
    - ▶多くの喪失に関連するもの。以下の因子に続発する。
        - 退職
        - 社会的孤立
        - 大切なものの喪失
        - 疾病

著者の注釈

〈自己損傷リスク状態〉は，自己虐待，自己傷害(自傷)または自殺の危険を包括した広範な診断を表している。最初は，同じような発現の仕方をすることがあるが，その意図によって区別できる。自己傷害(自傷)と自己虐待は，ストレスを(一時的に)軽減しようとする病的な試みであるが，一方，自殺は永久的にストレスを軽減するために死のうとする

(Carscadden, 1992, personal communication)。〈自己損傷リスク状態〉は，データが不十分で区別がつかない場合，初期診断として有用である。

〈自殺リスク状態〉は，現在のところNANDAの診断項目には採択されていないが，問題を明確にするためにここに加えた。〈自分自身に対する暴力リスク状態〉は，〈暴力リスク状態〉のカテゴリーの下位にある。暴力という用語は，すばやく激しい実力行使あるいは乱暴，もしくは人を傷つける身体的力として定義されている。周知のとおり，自殺は暴力的でもあり，非暴力的でもある(バルビツール薬の過剰服用など)。この診断の状況において「暴力」の用語を用いても，残念ながら自殺の潜在的状態にあるクライエントを発見できない。それは，その人が暴力を起こすはずがないと認識しているからである。

〈自殺リスク状態〉は，自殺の危険性が高い状態および保護の必要性のある人を明確に示している。この診断の取り扱いには危険性を確認すること，クライエントと約束をすること，保護を与えることがある。抑うつや絶望感の潜在している人の治療は，他の適切な看護診断(例.〈非効果的コーピング〉,〈絶望〉)として扱うべきである。

診断表現上の誤り

⊙癌と最近診断されたことに関連した〈自殺リスク状態〉

このような場合，最近癌の診断を受けたこと自体は自殺の危険因子ではない。クライエントは，打ちひしがれて強いショックを受け，自殺企図を示すに違いない。看護師は，自殺の根拠を単独の危機または深刻な身体的障害を根拠にして，機械的に人間にラベルづけしてはならない。〈自己損傷リスク状態〉というすべての診断表現には，自殺企図に関する言語的・非言語的な手がかりを含まなければならない(例.「耐えられない生活についての訴えや身の回りのものを手放しているという報告に関連した〈自殺リスク状態〉)。

重要概念

一般的留意点

①暴力というものは，自分自身に対してであれ他者に対してであれ，周囲の人から強い反応を引き出す。ケア提供，ヘルスプロモーション，養育

にかかわる専門家である看護師は，暴力に対する自分自身の態度や反応，行動を吟味しなければならない。
②自己損傷の多くは「羞恥心が基にある」問題なので，その状態は過大報告されるよりも，実際より少なく報告される場合が多い。自己損傷を起こす人は傷の原因を隠すのが非常にうまく，確認は困難である。
③自己損傷はどのような経済的・教育的背景の人にも，また男性にも女性にもみられる。通常は10代前半にみられるが，思春期以前に始まることもある。自己損傷は，幼児期の身体的・精神的・性的虐待の長期間の影響と関連することが多い。
④自分自身を傷つける人の多くは，人格障害あるいは境界型人格障害という精神科診断がつくが，それ以外の診断としては，自己損傷（病態生理学的因子を参照）として扱うことがある。重要な点は，この診断のついた人がすべて自分自身を傷つけるわけではなく，また自己損傷を起こす人にすべてこの診断があてはまるわけではない。治療は診断によって異なる（Carscadden, 1997）。
⑤（統合失調症でも薬物によるものでも）妄想や幻覚のある人には自己損傷に対する別の理由づけがある。妄想と幻覚は抑制されなければならない。それと同時に，本人の安全が原則になる。自己損傷は精神障害のある人にもみられ，この人たちの管理は自傷の認知レベルによって異なる。
⑥自己損傷は，繰り返されたり常習化することが多く，クライエントと治療者との関係をゆがめたり，崩壊させたりし，入院の必要性が増して長期化する。このような入院は，問題をさらに悪化させてしまう。入院は通常クライエントの依存性を増強し，責任感を低下させる。

自己損傷
①自己損傷が差し迫っている場合にはさまざまなレベルや段階がある。1つのレベルから別のレベルへの移り変わりは急速であったり，ゆっくりであったりする。その段階や各段階の特性を知ることで介入が促進される。段階が早ければ早いほど，思考が明確で，気持ちはそれほどうっ積せず，よりコントロールできる。本人が診断指標を理解すれば，容易に段階を確認できる（Carscadden, 1993a）。

②自己損傷は，それを見聞きした人に対して，焦燥感や災難の切迫感，強くて切迫した責任感を引き起こすことがあるが，それにとらわれたり，何かをしなければならないといった気持ちにならないよう気をつける必要がある（このことは，精神的・心理的な障害のある人にはあてはまらない）。自傷行動をやめさせようとしたり予防しようとすると，その行為そのものが自殺も含めたさらに深刻な傷害を起こしやすくしてしまうことがある。リスクが高くなるのは，(a)干渉する機会が多ければ多いほど，間違って死に至るようなことが多くなる（違う薬を服用する，薬を飲み過ぎる，期待していた救助が得られない），(b)同じ結果になるように，さらに危険性の高い方法を使ってみたいと思うようになることがある，(c)遠からず，逆転移で嫌悪感を抱くようになる，などの場合である。看護師は共感は示しても，感情に左右されることなく，本人の行為は本人だけが操れるのであって，誰も自傷者の保護者や救助者にはなれないことを伝えなくてはならない。これは誰にとっても言いにくいことである。生き延びて分別を取り戻すためには，自傷者は自分自身の行為に対して責任を取れるようにならならなくてはならない。誰かがコントロールしていては，自傷者はよくならない（Carscadden, 1998）。
③自傷シンドロームでは，家族の苦悩は忘れられがちである。自傷者と同じように家族も同様の恥に基づく価値観にとらわれている。自傷者との生活の中で，日常的にうろたえたり欲求不満や無力感を感じたりしているので，家族以外に助けを求めることを避ける。自己損傷に対する偏見を取り除く，自傷がどのように家族に影響を及ぼしているのかを明らかにする，回復への道をたどりながら家族と自傷者とを支える何らかの対処方法を考える，などの援助を必要としている。家族カウンセリングと同様，教育的なグループとサポートグループも，このプロセスを始めるにはよい方法である（Carscadden, 1997）。

自殺
①自殺行動は，長期にわたって蓄積された耐え難い生活上のストレス因子から逃避するための試みである。極度のストレッサーがあって，そのコーピングスキルが不十分で，ソーシャルサポートがなく，極度の絶望感に陥ることに付随して

起こる（Boyd, 2005）。
② 健全なコーピングスキルの欠如とアルコールや薬物のような逃避行動は，しばしば自殺行動と相互に関連している。
③ 自殺の危機は，その人とその人のサポートシステムの双方に起こる。自殺は，本人と重要他者の双方によってありうる選択と考えられている場合もある。
④ 抑うつ状態，低い自尊心，無力感，絶望感は，自殺と強く関連している。絶望感が大きければ大きいほど，自殺の危険性は高くなる。喪失は明らかに自殺の危険性を高める。たび重なる喪失は自殺の危険性を劇的に高める。
⑤ 現実検討ができない，妄想がある，衝動を抑えられない人はハイリスクである。アルコールや薬物は衝動の抑制をさらに弱める傾向がある。
⑥ 行動の変化（例．身のまわりのものを贈与する）は，自殺の危険性が高まっていることを示す徴候である場合がある。自殺者は，自殺を企てる直前には具合がよくなったようにみえることがある。これは決意した後に気持ちが軽くなるためと考えられる。
⑦ 人口統計的要因は，自殺の危険性が高い人を明らかにすることに役立っている。
- 米国では，自殺の危険性は65歳以上の白人の高齢男性が最も高い。危険性は年齢とともに直線的に上昇している（Boyd, 2005）。
- 思春期もハイリスク群である。
- 女性のほうが自殺を試みることは多いが，男性のほうが自殺を完遂する。
- 失業と頻繁な転職は自殺の危険性の上昇と関連がある。
- アルコールはハイリスクと関連している。
- 社会的関係での満足度が大きければ大きいだけ，自殺の危険性は低くなる。したがって，離婚や別居，やもめ暮らしはリスクが高くなる。
- 自殺企図の既往がある人は自殺を繰り返しやすいので，ハイリスク群に入る。
⑧ 資源が利用できればできるほど，危機をより効果的に調整できる。資源とは，人的サポートシステム，職業，身体的・精神的能力，財源，住居である。
⑨ ストレスへの対処方法として自殺企図を用いる人もいる。自殺企図が頻繁になればなるほど致死的になり，死に至る危険性が高くなる。自殺念慮はもっと危険性が高く，より詳細な計画にしていくことで，漠然としたものから具体的な考えとなる。1つの出来事が自殺企図のきっかけになることがある。生活上の不幸な出来事と自殺企図に結びつく出来事との違いは，本人がすでに強い自殺念慮をもっていたかどうかである。
⑩ 致死性は「うまく自殺を成し遂げるであろう見込み」と言える。「計画された死ぬ方法がうまくいく可能性と意志の深刻さ」によって決まる（Boyd, 2005, p.860）。
⑪ 重症の自殺志願者は自殺念慮を否認する場合もあるので，看護師はリスクをアセスメントするために言語的な手がかりと非言語的手がかりを活用する必要がある。
⑫ 自殺の危険性の予測は，厳密な科学ではありえない。次のことから誤りを招くことがある。
- 指標として雰囲気に頼りすぎる。自殺する人すべてが臨床的にうつ状態であるとは限らない。
- 直感への依存。多くの人がその意図を全面的に覆い隠すことができる。
- サポートシステムのアセスメント不足
- 逆転移，誘発されている否定的な感情をセラピストが認める力がない場合
- 自殺の犠牲者の5人に1人が，メンタルヘルスサービスあるいは身近なケア提供者（PCP）にその1か月以内に接触していた（Ortiz, 2006）。
⑬ 次の要因は，誰にでも必ず現れるとは限らないが，自殺の危険性のレベルの高低をアセスメントできる（Varcarolis, 2006）。
- 高レベル
  - 思春期または45歳以上
  - 男性
  - 離婚，別居，やもめ暮らし
  - 社会的孤立
  - 専門職
  - 失業または安定した職歴の欠如
  - 慢性疾患または終末期疾患
  - 強い抑うつ
  - 妄想/幻覚
  - 強い不安
  - 絶望/無力感

- ●頻繁な自殺企図
- ●中毒または嗜癖
- ●具体的な計画をもっている。
- ●頻繁なあるいは持続的な自殺念慮
- ●致死率の高い方法
- ●容易に利用できる自殺方法
- ■低レベル
  - ●25～45歳
  - ●12歳以下
  - ●既婚
  - ●肉体労働者
  - ●重大な医学的問題がない。
  - ●具体的計画はない，またはもっていても致死率の低い計画
  - ●女性
  - ●社会的に活動的
  - ●従業員
  - ●頻繁でない物質乱用
  - ●飛躍した思考(計画があいまいな場合)
⑭ HIV陽性者では，「自分の感染を知ってすぐと，AIDSの末期が最も自殺のリスクが高い」(Siegelら1999，p.53)。
⑮ HIV陰性のゲイの男性が経験するAIDSに付随する複数の喪失は，抗いがたい気持ち，身体的疲労および霊的堕落を繰り返し経験することになる(Malinson, 1999)。

■ 小児への留意点

① 10歳未満の子どもや思春期初期は，自己損傷がはっきり現れ始める年齢である。大人たちは態度の変化や身なりの変化に気づき，度重なる「事故」には疑いをもたなければならない。
② 自殺は思春期における死亡原因の第2位である。顕著な傾向は次第に若年グループ層へと移行している。
③ 子ども(5～14歳)の自殺は，他の年齢層に比べてより衝動的である。活動亢進状態が衝動性の一因になっていると考えられる。
④ 思春期ではうんざりという態度や怒りの行動によって感情が隠されてしまうので，うつ状態に気づくことが難しい。症状には，悲しみ，悲観，社会活動からの引きこもり，悩みに集中する，肉体的不満，睡眠や食事パターンの変化，罪悪感，不全感などがある。
⑤ 自殺を考える思春期の子どもたちは，めったに親友はおらず，仲間関係が乏しい。
⑥ ゲイの若者は異性愛の同年齢の人よりも2～3倍自殺を企てやすいと推測されている。年間自殺者の30%が10代のゲイであると思われる。
⑦ 自殺は思春期の死亡原因の第1位である。原因の多くは重要な人間関係の喪失あるいは欠如である(Mohr, 2003)。
⑧ ヒスパニック系の思春期の女子のうち，自殺をはかったことがある人は，19.3%と報告されている。重要な関連因子には家族に自殺企図歴がある，性的虐待か身体的虐待の既往，環境内のストレスなどがある(Gigerほか, 2004)。

■ 高齢者への留意点

① 65歳以上の白人男性は，ほかの年齢層の2倍の自殺率である。この年代は，人口の18.5%を占めるが，全自殺数の23%を占める(Miller, 2004)。
② 引退，精力の喪失，意味のある役割の喪失は高齢男性の自尊感情にマイナスに作用する。
③ 高齢者は自殺を計画した場合，完遂する傾向にある。自殺未遂に対する自殺比は若年者では200：1であるが，高齢者の比率はおよそ4：1である(McIntosh, 1985)。
④ アルコールはうつ病の一因となる。うつ病はアルコールの量を増やす。双方が老年期の自殺の重要な危険因子である。
⑤ 抑うつ状態の高齢者は，一般に若年者より自殺について話すことが少ないが，より暴力的な手段を用いるので，自殺を成し遂げる率が高い(Miller, 2004)。
⑥ 自殺の可能性は，高齢者がたいてい受動的で非暴力的であるという一般通念のために，よく見落とされる。それに加えて，高齢者の場合，抑うつと絶望感についての訴えがとらえにくいため，見落とされやすい(Miller, 2004)。
⑦ 高齢者は自らの意図をあまり伝えず，より確実な手段をとる(Mellickほか, 1992)。家族や高齢者市民センター，牧師，医師などは潜在的な問題を最も簡単に明らかにできるネットワークである。
⑧ 高齢者は自殺する1か月以内に身近なケア提供者に高い率で接触している(Louma, 2002)。

■ 文化的考察

① 突発的で暴力的な死を受容することは，たいていの社会の家族メンバーにとって容易なことで

はない（Andrewsほか，2003）。
② イスラム教の戒律のもとでは自殺は厳しく禁じられている。宗教によって（例．カトリック）は，自殺者には教会での葬儀が許されない。
③ 北方シャイアン・アメリカ先住民は，自殺や暴力的な死では，魂が魂の世界に入れなくなると信じている（Andrewsほか，2003）。
④ イヌイット高齢者には，部族の生計に貢献しない者の自殺が期待されていた（Gigerほか，2004）。

焦点アセスメント基準

看護師は，〈自殺リスク状態〉，〈自己傷害（自傷）あるいは自己虐待リスク状態〉のそれぞれの診断を区別できなければならない。最初，それらの診断は（行動上または表現上）同じようにみえるかもしれないが，その意図によって区別する。自己傷害（自傷）と自己虐待は，（一時的に）ストレスから楽になろうとする病的な試みであるが，自殺は（永久にストレスから楽になるために）死のうとすることである。洞察力のある看護師ならば，どの診断が適切であるのかを判断できるデータを，アセスメントの中で収集できる。たとえ自殺を意図していなくても，実際に死んでしまうような自己損傷になってしまうクライエントがいることを忘れないようにする。

■■ 主観的データ
⊙ 危険因子をアセスメントする。

① 心理的状態
- ■ 顕在している問題
  - ● 最近大きなストレッサーを受けたか。
  - ● 気分はどうか。
  - ● 自らを傷つけたいと望んでいるか。
  - ● その理由を話すことができるか。
  - ● 死にたいのか，それとも痛み（考え/感情）を取り去りたいだけなのか。
  - ● 自殺計画をアセスメントする。
    - ▶ 方法：具体的な計画はあるのか（例．薬，手首を切る，銃で撃つ），救助プランはあるのか。
    - ▶ 実行可能性：方法はアクセスできるのか，アクセスは容易か困難か。
    - ▶ 具体性：計画はどのぐらい具体的であるか。
    - ▶ 致死性：その方法はどのぐらい致死的か。
- ■ 感じていること
  - ● 絶望感
  - ● 怒り/敵意
  - ● 無力感
  - ● 罪悪感/羞恥心
  - ● 孤立/自暴自棄
  - ● 衝動性
- ■ 薬品依存/物質乱用
  引きこもりに苦しんでいる人なのか，薬物などの影響を受けていないか，アセスメントする。化学物質の使用は認知能力を下げ，衝動性を高める。
- ■ 精神的問題の既往
  - ● 自己損傷の既往
    - ▶ 方法
    - ▶ どの程度最近のことか。
    - ▶ 救助される保証
    - ▶ 致死性
    - ▶ 回数
  - ● 外来クライエントのフォローアップ・サポートシステム

② 医学的状態
- ■ 急性または慢性の疾患：それが生活にどのような影響を与えているか。
- ■ 処方薬
  - ● 何を飲んでいるのか。
  - ● 指示どおりに飲んでいるか。

③ 過去の環境におけるストレス源
- ■ 仕事の変化/喪失
- ■ 仕事/学校における失敗
- ■ 経済的損失の恐れ
- ■ 離婚/別居
- ■ 重要他者の死
- ■ 病気/事故
- ■ 家族内でのアルコール/薬物使用
- ■ 親の拒絶
- ■ 機能不全家族ダイナミクス
- ■ 身体的・心理的・性的虐待
- ■ 非現実的な期待
  - ● 子に対する親の
  - ● 親に対する子の
  - ● 自分自身に対する
- ■ 重度の心的外傷

④ 現在の環境におけるストレス源

- ■ 上記(過去の環境)のいずれか。
- ■ 刑事訴訟の恐れ
- ■ 本人のアルコール/薬物使用
- ■ 役割変化/責任
- ■ 自己概念に対する脅威(現実または知覚された)

⑤自己損傷に対する本人の認識をアセスメントする。
- ■ 認めているか否か：本人は自己損傷と認めているか，または「事故だ」と主張しているか。
- ■ 自己損傷の報酬や理由は何か。
  - ● 非言語的コミュニケーション：人の注目を得て，また自分のニーズのために他者を束縛する。
  - ● 他者に信じさせる：疼痛の身体的証拠
  - ● 絶望感を表す。
  - ● 心の内で感じていることを外に表す(不快，恐怖，くず)。
  - ● 自己損傷をするに値すると思っている：悪い，醜い，有害，狂っている。
  - ● 疼痛および怒りの解放：自己損傷を用いることは，自殺を予防する安全弁となる。
  - ● 自らの体のコントロールの(再)確立
  - ● まだ生きているのか確かめる：血が流れていることが生きている体の証
  - ● サドマゾヒスティックな快感がある。
  - ● 臨死嗜癖がある。
- ■ その過程を具体的に明確にできるか。
  - ● 個人的誘因：知覚，状況，人または場所の特定のタイプ
  - ● フラッシュバックまたは悪夢
- ■ 乖離しているか，「無感覚」か
- ■ 自己損傷の行為以前のレベル，または段階を本人が明確にできるか
- ■ 自己損傷をやめる動機
  - ● やめたいとか，終わりにしようと思っている。
  - ● 情緒的な痛みがなくなってほしいと思い，その痛みの一部として自己損傷をとらえ，変化を考えている。
  - ● 自己損傷行動をあきらめる気がない。

⑥サポートシステム
- ■ ストレスのある間，誰に頼るのか。
  - ● 頼れる人はいるのか。
- ● 現在の状況に対するその人たちの反応は
  - ▶ 否認
  - ▶ 無力感・欲求不満
  - ▶ 援助することを受け入れない。
  - ▶ 援助に対する心配と願望
  - ▶ 怒り・罪悪感
- ■ 人的・財政的資源
  - ▶ 職業
  - ▶ 住居
  - ▶ 財源

客観的データ
◉ 危険因子をアセスメントする。

①一般的状態
- ● 表情
- ● 服装
- ● 姿勢

②面接中の態度
- ● 攻撃的
- ● 敵意
- ● 落ちつきのなさ
- ● 協力的
- ● 引きこもり
- ● 非協力的

③コミュニケーションパターン
- ● 絶望/無力(主観的)
- ● 暗示的
- ● 否認
- ● 自殺表現
- ● 妄想
- ● 優柔不断
- ● 幻覚
- ● 堰を切ったように話す。
- ● 誤解
- ● 集中困難
- ● 過敏(主観的)

④栄養状態
- ● 食欲
- ● 過食行動
- ● 体重(食欲不振，肥満)

⑤睡眠-休息パターン
- ● 暗闇に対する恐怖
- ● 眠りが浅い。
- ● 入眠困難
- ● 睡眠過多

- 睡眠困難
- 悪夢

⑥身体的症状
- 震え
- 動悸
- 興奮
- 胸苦しい
- 過度な警戒
- 耳鳴り
- 息切れ
- こぶしの硬直
- 発汗
- さまざまな痛み：胃，頭，筋肉
- 顔色の変化

⑦自己損傷の証拠
- ■以下の場合，非常に疑わしい。
  - 度重なる事故
  - 暑い日に長袖を着ている。
  - 体の一部を出すのを躊躇する。
- ■以下が見受けられる。
  - 傷跡
  - 腫脹/こぶ
  - 裂傷
  - 赤く炎症を起こしている部分
  - 擦過傷
  - やけどの跡
  - 期待通りに治らない部分
  - 毛のある所・まだらに毛のない所
- ■体の一部がよく悪くなる。
  - 手首，腕，脚，足首
  - 頭，顔，目，首
  - 胸部，腹部
  - 性器
- ■自傷行為
  - 切る。
  - つつく。
  - 切りつける。
  - えぐる。
  - 刺す。
  - 頭を強打する。
  - 引っ掻く。
  - 叩く(例. 壁をこぶしで，など)。
  - 焼きつける(タバコ，ライター，マッチ，ストーブ，アイロン，ヘアカール用アイロン)。
  - 腐食剤の使用(例. 排水クリーナー)
- ■自虐行動
  - 頭をぶつける。
  - 平手でたたく。
  - つつく。
  - 引っ掻く。
  - 致死的ではない薬物・毒物の使用
  - 拒食・過食行動
  - 異物を飲み込む〔ガラス，針，安全ピン，ストレートピン，金物類(くぎ，ねじなど)〕。
  - 髪を引き抜く。
  - 過度の摩擦
  - 深刻な身体的あるいは医学的状態に対する治療拒否(例. 糖尿病)

このほかの「焦点アセスメント基準」の情報は，http://thepoint.lww.com を参照

NOC
攻撃性の自己コントロール，衝動的行動の自己コントロール

目標▶
損傷を負うことのない別の選択肢を選ぶ。

指標▶
- 自己損傷を考えていることを認める。
- 自己損傷が生じた場合，自己損傷を利用したと言って認める。
- 個人的なきっかけを明らかにできる。
- 不快な感情を明確にし，耐えることを身につけることを学ぶ。

NIC
共在，怒りコントロール援助，環境管理：暴力予防，行動変容，安心感強化，衝動コントロール訓練，危機介入

【一般的看護介入】

⊙**看護師とクライエントの信頼関係を築く。**
①批判的でない言動や行動で，1人の価値のある人間としてクライエントを受容していることを示す。
②配慮や気配りをもって，質問する。
③考えや気持ちを表現することを促す。
④積極的に耳を傾ける。または，クライエントが黙っている場合，ただそばにいることによってサポートする。

⑤クライエントの過敏性を知っている。
⑥その人ではなく,その行動で分類する。
⑦かかわりにおいて誠実である。
⑧クライエントが希望や代わるものを認められるよう援助する。
⑨必要な処置と介入について理由を告げる。
⑩治療的な関係を通じて,クライエントの尊厳を保つ。
R:ケア提供者が受容を示しながら頻繁に接触すると,信頼関係を促進することがある。クライエントは否定的な自己概念のためにスタッフとの接触をためらうことがある。したがって,看護師のほうから手を差し伸べる必要がある。

◉ **現実を確認する。**
①統合失調症,または薬物性精神病
- その人に「安全ですよ」と告げる。
- 静かで穏やかな声で話す。
- 幻覚作用のある薬を飲んでいるときには,「話をして気分を落ちつかせる」。興奮が高まったら,直ちにやめる。
- クライエントの要求に応じる。クライエントの恐怖心を軽視したり,言語的表現で非難を示したりしないで,感覚的・環境的な誤解を指摘する。
- 妄想や幻覚は過ぎ去ることをクライエントに伝えて安心させる。
- 妄想的な思考や脅威的な幻覚(不安の高まり,興奮,いら立ち,行ったり来たりする,過覚醒)が高まる徴候を観察する。

②心的外傷,または機能不全
- 「あなたは悪くない,狂っていない,絶望的でない」とクライエントに話す。
- 個人的な過去のことを話してくれたときには,「あなたを信じています」と言う。多くの場合,クライエントは否認され,軽視されて成長してきた。
- 1人ではないことを知らせる。
R:クライエントの行動は受け入れられなくても,1人の人間として受け入れられる。

◉ **古い考え,感情のパターンを構成し直すよう援助する(Carscadden, 1993a)。**
①変化は可能であるという信念を奨励する。
②思考-感情-行動の概念を明確にするようクライエントを援助する。
③自己損傷に対する代償や不利益を評価するようクライエントを援助する。
④否定的な意味のこもった言葉は言い換える。(例.「失敗」ではなく「ふりだし」)
⑤個人的なきっかけを明確にするよう奨励する。
⑥実行できる方法を見い出せるよう援助する。
⑦回復についての相反する感情をクライエントが評価できるように助ける。
⑧感じていることに慣れること,また感じていることを生かすことをクライエントに奨励する。
R:感じていることや知覚したことを表現することは,クライエントの自己への気づきを高める。また,看護師はクライエントのニーズに向けて効果的な看護介入を計画することができる。クライエントの認識を確認することは安心感を与え,不安を減らすことになる。

◉ **新しい行動の開発を促す。**
①すでに身につけているよいコーピングスキルを認める。
②看護師自身の行動や相互作用の中で役割モデルを見せる。
③肯定的な主張,瞑想,およびリラクセーション法の利用,その他の自尊感情を築いていく訓練を勧める。
④無力ではなく,人の役に立っているという考えを促進する。
⑤きっかけ,考え,気持ち,うまくいった方法,いかなかった方法を記録し,日記をつけることを勧める。
⑥きっかけを確認したり,自己損傷が切迫している程度をとらえる方法として,身体への気づきを身につけるようクライエントを援助する。
⑦状況・関係に取り組むためのロールプレイを援助する。
⑧クライエントにとって,健全な自我境界をもてるよう促す。
R:感じていることや知覚したことを表現することは,クライエントの自己への気づきを高める。また,看護師はクライエントのニーズに向けて効果的な看護介入を計画することができる。クライエントの認識を確認することは安心感を与え,不安を減らすことになる。

- **自己損傷を減らす環境を支持する。**

  専門家がこの領域をどのくらいコントロールしたり，影響を及ぼしたりするかは，診断と環境設定，そこの方針(例．自宅，居住施設，治療施設，公共施設)に左右される。現場の方針によって自己損傷の行為への介入を定められている場合，次のような介入を行う。

  ① クライエントの時間と活動の枠組みを作る。
  - クライエントの活動と休息の必要性に合わせた1日のスケジュールを立てる。
  - 競争しないで他者を援助したり，他者と活動することを勧める。
  - 身体的な活動によってうっ積した緊張や目的のない多動性を軽減する(例．そう快な散歩，ダンスセラピー，エアロビクス)。
  - R：自己損傷行為の(否定的あるいは肯定的)強化につながる報酬を決して与えないことが重要である。とげを抜くように，傷の治療は冷静に行うべきであり，厳かに提供すべきである。できるだけ早く活動・スケジュールを戻し，クライエントに責任感を取り戻してもらう。

  ② 過剰な刺激を取り除く。
  - 静かで穏やかな雰囲気を提供する。
  - 強固な一定の制限を設け，その範囲内でできる限り多くのコントロール／選択肢を与える。
  - 最低限の制限の中でコントロールを取り戻したり，悪化を防いだり，治療を認めたりするのを援助するため，初期段階で介入する。
  - コミュニケーションを簡潔に保つ。混乱している人は複雑なコミュニケーションができない。
  - 刺激を軽減するため，その人が逃避できる場所を提供する(例．休憩室，拘束室；幻覚のある人には侵入的ではない観察者のいる，暗い拘束室が必要となる)。
  - (危機段階の場合)，環境から危険な物を取り除く。

  ③ 別の方法を用いるよう促す。
  - 絶えず別の方法があることを強調する。
  - 自己損傷はコントロールできないものではなく，1つの選択肢であることを強調する。
  - 考えや怒りや落ち込みなどの気持ちを言葉で表現できる機会を与える。
  - 受け入れることができる身体的なはけ口を提供する(例．わめく，枕を叩く，新聞紙を破る，粘土や合成粘土を使う，散歩する)。
  - ちょっとした身体的方法を提供する(例．リラクセーションテープ，穏やかな音楽，温かい風呂，気分転換活動)。
  - R：自己破壊的な行動は心の内の怒りや悲しみの裏がえしのことがある。

  ④ 自己損傷の切迫の程度を確認する。
  - 初期段階(思考段階)
    - 許すならば(前もって判断する)，安心させるタッチを提供する。
    - これは「古い記憶」であり，新しい思考および信念パターンに置き換えることを連想させる。
    - 負担の少ない穏やかな方法を提供する。
  - 上昇段階(感情段階)
    - ほかの方法を考えることに気づかせる。
    - クライエントが責任をとれるよう支援するため，できる限り多くのことを本人にコントロールさせる。
      ▶ コントロールしているか。
      ▶ どうしたらあなたの役に立つか。
      ▶ どんな手助けを私にしてほしいか。
    - この段階に一層熱心な介入を提供する。
    - 自己損傷につながる恐れのあるものはすべて片づけるよう勧める。
  - 危機段階(行動段階)
    - 自分を傷つけたりしない代替方法を選択した場合，肯定的なフィードバックを送る。
    - 損傷を与えるような物を持っている場合，それを下に置くように頼む。
    - 絶えず代替案があることを強調し続ける。
    - コントロールできない場合のみ，拘束する。
    - コントロールの責任感を取り戻させるため，できる限り早く拘束は外す。「今，コントロールできますか」，「安心だと感じていますか」
    - 危機段階中は，平静を保ち思いやりをもち続ける。
    - 懲罰的でなく，批判的でもない態度で実際の問題に対応する。
  - R：環境のコントロールは基本であるばかりでなく，決して軽視できない看護介入である。きちんと組まれたスケジュールは境界や安全を提供し，守られている感覚を強める。静か

な環境は行為の再発を抑え,気持ちを落ちつけて,混乱や恐怖の生じる可能性を減らす。守られた環境での全身運動は,攻撃的反応を減らすことができる。休息時間がリラクセーションの機会を増やし,危機的反応を静め,身体・精神・心を再びつなぐからである。

■危機後の段階
- 自分自身を傷つけなかった場合は,肯定的に強化する。
- 危機段階前に得意とした方法に基づいて問題解決を援助する。
- 代替案を選択しなかった場合,外傷・損傷の程度をアセスメントする。
- 必要ならば,補助や医学的ケアを提供する。
- できるだけ自己傷害行為の既往にはあまり注目しないで,それ以前の段階に焦点を当てる。例.「何がきっかけか覚えていますか」,「どんなことが心によぎりましたか」,「ほかに何ができたと思いますか」
- できるだけ早く,通常の活動/日課に戻す。

R:不適応行動はストレスや不安を処理するために健全な行動と置き換えられる(Stuartほか,2006)。

⑤必要に応じて,地域に対するサポートを始める。
■家族に教育する。
- 建設的な感情表現
- 自己損傷の切迫しているレベルを認識する方法
- 適切な介入で援助する方法
- 自己損傷の行動/結果の扱い方

■24時間体制のホットラインの電話番号を提示する。
■以下の紹介をする。
- 個人のセラピスト
- 家族カウンセリング
- ピアサポートグループ
- 余暇/産業カウンセリング
- 中間施設
- その他の地域資源

R:社会的孤立は,低い自尊感情や自己破壊行動を永続させる(Stuartほか,2006)。
R:乖離している人,わけのわからない人,安全ではない人は,リラクセーションや視覚化の際に,「体を投げ出して」とか「目を閉じて」と言われても無理なため,準備が整うまで決して勧めてはならない。

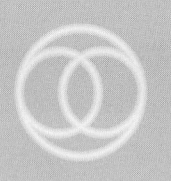

自己虐待リスク状態

Risk for Self-Abuse

【定義】

自己虐待リスク状態:自殺するつもりはないが,自分の体を傷つける原因になる,またはならない,意図的な行為を自分自身に実行する危険性が高い状態。

【診断指標】

必須データ(必ず存在,1つまたはそれ以上)
- 自分を傷つける欲求または意思の表出
- 以下の例に示される自己虐待の徴候
  ▶頭を打ちつける。　▶平手で叩く。
  ▶つつく。　　　　　▶引っ掻く。
  ▶薬物/毒物の致死量に至らない使用
  ▶拒食/過食行動
  ▶異物嚥下(ガラス,針,安全ピン,ストレートピン,くぎやねじなどの種々の金物類)

【関連因子】

〈自己損傷リスク状態〉を参照

著者の注釈

〈自己損傷リスク状態〉を参照

診断表現上の誤り

〈自己損傷リスク状態〉を参照

重要概念

〈自己損傷リスク状態〉を参照

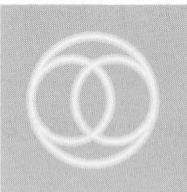

自己傷害(自傷)*

Self-Mutilation

【定義】

自己傷害(自傷):自殺するつもりはないが,じかに組織を傷つけるやり方で,故意に自分自身を傷つけようとしている状態。

【診断指標】

- 自己を傷つけるための欲望または意図の表出
- 以下のような自己損傷を試みたという既往
  ▶切りきざむ。
  ▶つつく。
  ▶切りつける。
  ▶引っ掻く。
  ▶突き刺す。
  ▶えぐる。

【関連因子】

〈自己損傷リスク状態〉を参照

著者の注釈

〈自己損傷リスク状態〉を参照

重要概念

〈自己損傷リスク状態〉を参照

焦点アセスメント基準

〈自己損傷リスク状態〉を参照

【一般的看護介入】

〈自己損傷リスク状態〉を参照

自己傷害リスク状態(自傷リスク状態)*

Risk for Self-Mutilation

【定義】

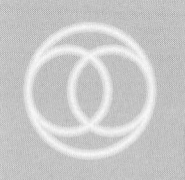

自己傷害リスク状態(自傷リスク状態):自殺するつもりはないが,じかに組織を傷つけるやり方で,故意に自分自身を傷つけようとする危険性が高い状態。

【診断指標】

〈自己損傷リスク状態〉を参照

【関連因子】

〈自己損傷リスク状態〉を参照

著者の注釈

〈自己損傷リスク状態〉を参照

診断表現上の誤り

〈自己損傷リスク状態〉を参照

重要概念

〈自己損傷リスク状態〉を参照

---

*訳者注 自己傷害は通常「自傷」という。自傷他害の自傷である。したがって〈自己傷害(自傷)〉とした。

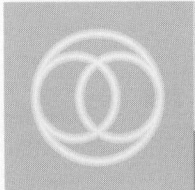

自殺リスク状態

Risk for Suicide

【定義】

自殺リスク状態：自殺する危険性が高い状態。

【診断指標】

■ 必須データ（必ず存在）
- 自殺念慮
- 以前の自殺未遂

■ 副次的データ
〈自己損傷リスク状態〉を参照

【関連因子】

〈自己損傷リスク状態〉を参照

重要概念

〈自己損傷リスク状態〉を参照

焦点アセスメント基準

〈自己損傷リスク状態〉を参照

NOC
衝動的行動の自己コントロール，自殺企図の自制

目標▶
クライエントは自殺を試みない。

指標▶
- 生きたいと述べる。
- 怒り，孤独，絶望の感情を言葉にする。
- 自殺念慮が生じた場合，連絡をとる人を特定する。
- 別の対処機制を見い出す。

NIC
積極的傾聴，コーピング強化，自殺予防，衝動コントロール訓練，行動管理：自己損傷，希望注入，患者契約，サーベイランス：安全性

【一般的看護介入】

◉ **自己破壊の現在の危険性を軽減しながらその人を援助する。**

①現在の危険度をアセスメントする（表2-19）。
- ■高度
- ■中等度
- ■軽度

②長期的な危険性のレベルをアセスメントする。
- ■ライフスタイル
- ■計画の致死性
- ■通常の対処機制
- ■活用できるサポート

③危険度に基づいた安全な環境を提供する。
「ハイリスクの人を直ちに管理する」
- ■深刻な自殺の恐れのあるクライエントは，綿密に監視された環境に収容する。
- ■完全に安全な環境を作り出すことは不可能であるが，危険な物の除去や十分な観察は，心配していることの非言語的メッセージとなる。ガラス，爪やすり，はさみ，マニキュアの除光液，鏡，針，かみそり，缶，ビニール袋，ライター，電気製品，ベルト，ハンガー，ナイフ，毛抜き，アルコール，銃などを制限する。
- ■食事は綿密に監視された場所で，通常は病棟または病室で提供する。
  - 食べ物と水分の適度な摂取量を確保する。
  - 紙やプラスチックの食器を使用する。
  - すべての食器をトレイに乗せて戻しているかをチェックする。
- ■経口薬を投与するときには，薬を全部，飲み込んでいるかをチェックする。
- ■施設の方針にしたがって，スタッフにクライエントをチェックするよう指示する。スタッフの交替要員を補充する。
- ■医師から特に指示がない限り，クライエントを病棟内に拘束する。病棟外では，クライエントに同伴者をつける。

表2-19 自殺のリスクのアセスメント表

行為または徴候	リスクの強さ		
	軽度	中等度	高度
不安	軽度	中等度	高度またはパニック状態
抑うつ	軽度	中等度	重度
孤立，引きこもり	軽度の孤立感，引きこもりはない	軽度の絶望感と引きこもり	絶望，引きこもり，自己否定，孤立
日常の機能	効果的	気分に左右される	抑うつ的
	学業成績はよい*	成績にむらがある*	低い成績
	親しい友人あり	何人かの友人がある	少数のまたは親しい友人はなし
	自殺企図なし	自殺願望あり	自殺企図あり
	定職あり		転職歴または乏しい職業歴
ライフスタイル	安定している	中等度の安定	不安定
アルコール，薬物使用	時々使用	常用	持続的な乱用
自殺企図の既往	まったくなし，低い致命率の少量の薬	1度または数回（薬，浅いリストカット）	1度または数回（薬を全部，銃，縊首）
関連する出来事	なしまたは議論	訓戒の必要な行為*	人間関係の断絶
		成績不振*	愛する者の死
		仕事上の問題	職業の喪失
		家族の疾病	妊娠*
行為の目的	なしまたは不明確	羞恥心または罪悪感の強調	死の願望
		他者への処罰	死者と同一化という逃避
		注意をひく	消耗性の疾患
家族の反応，家族構成	支持的	混合した反応	怒りと非支持的
	通常の状態を維持	離婚，別居	混乱
	良好なコーピング，精神的健康	通常は対処と理解をする	頑固，虐待的
	自殺歴なし		家族の自殺歴あり
自殺計画（方法・場所・時間）	なし	計画をしばしば考える，時々思いつく	具体的な計画あり

*子どもと青年にのみ適用

〔Hatton, C.L., & McBride, S.（1984）. Suicide：Assessment and intervention, Norwalk, CT：Appleton-Century-Crofts；Jackson, D.B. & Saunders, R.B.（1993）. Child health nursing. Philadelphia：J. B. Lippincottから引用〕

- 面会者に制限されているものを指導する（例. ビニール袋に入れて食べ物を決して渡してはならないことを確認する）。
- 危険度によっては，スタッフがいれば，制限されたものを使用してもよい。深刻な自殺の恐れのある人には，制限されたものとの接触は許してはならない。
- 深刻な自殺の恐れのある人は，失踪を防ぐために病院の寝衣を着用する必要がある。危険が少なくなるにつれて，自分の服を着用できる。
- 施設の方針にそって，定期的に部屋の検査を行う必要がある。
- 必要な場合，隔離と抑制を行う（〈対他者暴力リスク状態〉を参照）。
- 失踪し，自殺の危険がある場合，警察に知らせる。
- 絶えず観察している場合，プライバシーがなくても目を離すべきではない。

R：自殺行動は生物的，心理的，認知的，環境的危険因子，すなわち自殺企図ときっかけとなるできごとによってアセスメントできる。

R：自殺のリスクをアセスメントするために，ケア提供者は本人に簡単で，直接的な質問をす

る必要がある。手段がより具体的で，より致死的でより使用可能であればあるほど，現在の危険性が高くなる。アメリカ文化で最も致死率が高い方法は，銃による自殺と首つり自殺である。致死率が最も低いのはリストカット（手首を切ること）である。

④このクライエントは自己損傷の危険があるということを全スタッフに知らせる。文書と口頭による伝達の両方を用いる。

◉**自尊感情を確立するよう援助する。**
①批判的でなく，共感的な態度で接する。
②その状況に対する自分自身の反応を認識する。
③心からほめる。
④他者とかかわるよう勧める。
⑤外の世界に注意をそらす（例.雑用）。
⑥1人ではないという感覚を伝える（集団療法，ピア療法を用いる）。
⑦交流相手を探す。
⑧規則を教えることによって制限を設定する。
⑨確実で継続的なアプローチをする。
⑩軽い衝動コントロールとしての日課を計画する。
　R：自殺する人は通常その決行に対して相反する気持ちを抱いている。看護スタッフは態度の変化が生じるような肯定的な目標をもって援助する。

◉**サポートシステムと接触し，連絡がとれるよう援助する。**
①家族や重要他者に知らせる。
②サポートをとりつける。
③行動は繰り返されないという，誤った保証をしてはいけない。
④本人やサポートシステムからのあいまいな不明瞭なメッセージを指摘する。
⑤社会活動を増やすことを奨励する。
　R：ケア提供者は深刻な自殺企図のクライエントによって身動きできなくなったり，疲労困憊する。絶望の感情はしばしばケア提供者にも伝達される。

◉**肯定的な対処機制を開発できるようにクライエントを援助する。**
①さらに介入する場合，〈不安〉，〈非効果的コーピング〉および〈絶望〉を参照
②怒りや敵意を適切に表出するよう勧める。
③自殺や以前企てたことに思いをめぐらさないよう制限を設定する。
④自殺の誘因を認識できるよう援助する。「あなたがそうした考えを抱く前に何が起こっていたのですか」
⑤生活ストレスと過去の対処機制を見直すよう促す。
⑥代替行動を見つける。
⑦今後のストレスを予期し，代替案を計画できるよう援助する。
⑧不従順で抵抗する人には，適切な行動修正技法を用いる。
⑨否定的な思考パターンを明確にできるようクライエントを援助し，そうしたパターンを変えるやり方を指導する。
⑩治療目的の計画や進行の評価に本人を関与させる。
　R：自分のケア計画にクライエントが参画することは，責任感とコントロールに関する本人の感覚を増強することになる。

◉**健康教育を行い，必要に応じて専門機関へ紹介する。**
①クライエントが生活ストレスに対処できるように指導する（リラクセーション，問題解決技法，建設的に感情を表す方法）。
②集団療法かピア療法を紹介する。
③特に小児や思春期の子どもが関与している場合，家族療法を紹介する。
④家族に制限の設定方法を教育する。
⑤家族に建設的な感情表現を教える。
⑥危険性が高まっていることを認識する方法を重要他者に指導する：行動の変化，言語的・非言語的コミュニケーション，引きこもり，抑うつの徴候
⑦24時間救急ホットラインの電話番号を教える。
⑧可能なら職業訓練所を紹介する。
⑨可能な場合，中間施設や他の施設を紹介する。
⑩継続的な精神科フォローアップを紹介する。
⑪余暇活動を増やすため，高齢者市民センターや他の施設を紹介する。
⑫自殺してしまった後は，家族への介入を紹介する。
　R：看護介入は現在のクライエントのリスクのタイプに基づいて行われる。長期の治療は救急ケアよりも通常困難である。

小児への看護介入

① 自殺の兆しをすべて深刻に受け止める。
② 死ぬとどうなるのかを子どもが理解しているか判断する（例.「死ぬってどんな意味があるの」,「今までに道端で死んでいる動物を見たことがあるの」,「それは起き上がって走ることができるの」など）。
③ 両親, 友だち, 学校の職員や本人に「安全を守る」ことを約束させる。
④ 自殺願望について感じていることや理由を探る。
⑤ 治療に最も適切な環境に関して精神科の専門家に相談する。
⑥ うつ病の症状や自殺行動の徴候について教えるために学校の教育プログラムに参加する。
⑦ 思春期の子どもと一緒に次のことを探求する（Mohr, 2003）。
- 家族の問題
- 精神の状態
- サポートシステムの強み
- 友情や恋愛関係の破綻
- 未遂行為の深刻さ
- 失敗の存在（例. 試験, 進路）
- 最近のあるいは直近の変化（転校, 転居など）
- 性的志向

⑧ 問題/喪失に関して共感していることを伝える。
⑨ 仮面うつ状態の徴候に注意を払う（例. 倦怠感, 不眠不休, 焦燥感, 集中困難, 身体化, あるいは他者, 特に大人からの過剰な依存や孤立）(Mohr, 2003)。

R：自分自身を傷つけるすべての兆しやジェスチャーは, 成長期にある子どもであっても深刻なものとして受け取られるべきである。
R：治療方法は子どもの生活状況, 精神科的既往, 利用可能なサポートシステムに左右される。
R：両親, 友だちおよび学校の職員は助けるために協力すべきである。
R：自殺の兆しや観念は特別なケアを必要とする危機の徴候である。
R：自殺企図や兆しは死に対する真の願望の表現ではなく, むしろ助けを求める叫びをはっきりと表現している。
R：自殺を企てる子どもは, 著しいうつ状態にある (Varcarolis, 2006)。
R：自分, 仲間, 容姿に発達上関心をもつ思春期の子どもにとって, 避けられないストレッサーは特に重要である (Varcarolis, 2006)。

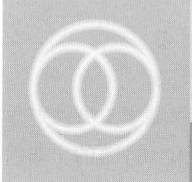

感覚知覚混乱

Disturbed Sensory Perception

【定義】

感覚知覚混乱：クライエント個人や集団の入力刺激の量, パターン, 解釈がマイナスに変化している状態, またはその危険性が高い状態。

【診断指標】

■ 必須データ（必ず存在）
- 環境刺激に対する不正確な解釈, 入力刺激の量やパターンの負の変化

■ 副次的データ（おそらく存在）
- 時間や場所に対する失見当識
- 人に対する失見当識
- 問題解決能力の変調
- 行動やコミュニケーションパターンの変調
- 不穏状態
- 幻聴, 幻視の報告
- 恐怖
- 不安
- 感情鈍麻, 無感動
- 過敏状態

【関連因子】

数多くの因子が感覚知覚混乱を誘発する可能性がある。一般的な因子の一部は次のとおりである。

■ 病態生理因子(感覚器官の変調)
- 誤解に関連するもの。以下の因子に続発する。
  〔感覚器官の変調〕
  ▶視覚, 味覚, 聴覚, 嗅覚および触覚障害
  〔神経系の変調〕
  ▶脳血管発作(CVA)
  ▶腫瘍
  ▶髄膜炎
  ▶ニューロパシー(神経障害)
  ▶脳炎
  〔代謝系の変調〕
  ▶体液および電解質平衡異常
  ▶アルカローシス
  ▶腎不全
  ▶アシドーシス
  〔酸素運搬障害〕
  ▶脳
  ▶心臓
  ▶呼吸器系
  ▶貧血
- 運動制限に関連するもの。以下の因子に続発する。
  ▶対麻痺
  ▶四肢麻痺

■ 治療関連因子
- 化学的変化に関連するもの。以下の因子に続発する。
  ▶薬物〔例. 鎮静薬, トランキライザー(精神安定薬), ステロイド, 抗痙攣薬, 抗ヒスタミン薬, 強心配糖体, 抗コリン作動(作用)薬〕
  ▶手術(例. 緑内障, 白内障, 網膜剥離)
- 物理的隔離に関連するもの(例. 逆隔離, 伝染病, 刑務所)
- 不動状態に関連するもの
- 運動制限に関連するもの(例. ベッド上安静, 牽引, ギプス固定, ストライカー固定枠, 電動式回転ベッド)

■ 状況因子(個人・環境)
- 以下の因子に関連するもの
  ▶疼痛
  ▶ストレス
  ▶睡眠障害
- 環境障壁に関連するもの
  ▶騒音
  ▶照明
  ▶プライバシーの欠如
  ▶持続的な変化
  ▶過剰な活動
  ▶頻繁な要求
- 単調な環境に関連するもの
- 社会化の喪失に関連するもの
- コントロールの喪失に関連するもの

著者の注釈

〈感覚知覚混乱〉は, 生理的因子(例. 疼痛, 断眠, 不動状態, 有意な環境刺激の過剰または減少など)の影響によって感覚と知覚に変調が起きているクライエントを説明する診断である。留意点は,〈思考過程混乱〉の診断も知覚感覚の変調を説明できることである。この2つの診断を識別するために, 障壁や因子が刺激を正確に解釈するクライエントの能力の妨げになる場合に〈感覚知覚混乱〉が適用されるのに対して, 人格障害や精神障害がこの能力の妨げになる場合には〈思考過程混乱〉のほうが正確な診断になることを覚えておく必要がある。

〈感覚知覚混乱〉の診断には, 6つの下位カテゴリー, つまり「視覚」,「聴覚」,「運動感覚」,「味覚」,「触覚」,「嗅覚」がある。これらの下位カテゴリーを臨床場面で使用すると, 問題がいくつか浮上する。たとえば, 視覚欠損があるクライエントの場合, 看護師は〈感覚知覚混乱:緑内障の影響に関連した視覚(障害)〉のような診断に対してどう介入するのか, どのような目標が可能か, といった問題である。看護師は, 障害ではなく, 視覚障害に対するクライエントの反応をアセスメントして, その反応を明示する必要がある。

〈感覚知覚混乱〉には, 感覚障害を加えないほうが, 臨床的に有効である。感覚障害に対する反応には, 次のような診断例がある。
- 視覚:〈身体損傷リスク状態〉
  〈セルフケア不足〉
- 聴覚:〈コミュニケーション障害〉
  〈社会的孤立〉
- 運動感覚:〈身体損傷リスク状態〉
- 嗅覚:〈栄養摂取消費バランス異常〉
- 触覚:〈身体損傷リスク状態〉
- 味覚:〈栄養摂取消費バランス異常〉

診断表現上の誤り

⦿脊髄損傷に伴う感覚神経路の障害に関連した〈感覚知覚混乱〉

脊髄損傷のクライエントには，感覚喪失に関係したさまざまな反応が起こるが，これらの反応は，〈身体損傷リスク状態〉，〈気分転換活動不足〉，〈感覚知覚混乱〉などの診断で説明し，対処することができる。感覚喪失，不動状態，体位制限などの理由で，有意な感覚刺激の入力を増やすことを看護の焦点にするのであれば，看護師は「腹臥位時の視野の縮小と触覚刺激の不足に関連した〈感覚知覚混乱〉」と記述するべきである。

⦿〈感覚知覚混乱〉：感覚受容の変調に関連した視覚（混乱）

視覚障害により，恐怖，損傷のリスク状態，セルフケアの不足，感覚遮断などを含む，さまざまな反応が誘発される可能性がある。〈感覚知覚混乱〉の診断を用いて視覚や聴覚の障害を説明しようとすると，看護師が対処できる問題を明確にできなくなる。

重要概念

■ 一般的留意点

①「知覚（perception）とは，刺激を統合し，分類し，識別して，意味づけするプロセスである。個人は，情報を受容して構成する能力によって周囲に適応できる。刺激は感覚受容器を通して集められる」（Drury ほか，1991，p.369）。

②どのような状況や条件の下でも，感覚や解釈能力が低下すると，感覚知覚混乱が起こる。

③「感覚知覚混乱の行動学的特徴は，入院後1～2日目に突然現れることで，一般に数時間で回復する場合もあれば，数週間続く場合もある」（Wilson，1993，p.751）。行動学的徴候と症状が現れる回数と重症度は，軽度の見当識障害から明らかな精神病までさまざまである（Wilson，1993）。

④感覚知覚混乱による症状発現は，持続的に現れる場合もあれば，周期的なパターンで現れる場合もある。たとえば，夜間にのみ一定の行動が現れる場合もある（Wilson，1993）。

⑤感覚知覚が変化すると，環境と調和する能力に影響が現れる。

⑥人は誰もが，程度や種類の異なるさまざまな刺激を自分にとって安楽なレベルにコントロールしようとする。

⑦クライエントは，以下の目的で変化，複雑性，刺激を体験する必要がある。
- ■注意力，集中力，覚醒（喚起），意識性などの機能を維持する。
- ■内面化されている秩序と現実を維持する。
- ■認知的な活動と社会化を促進する。

⑧不動状態になると，利用できる感覚情報が質的にも量的にも減少する。さらに，環境と相互作用する能力も低下する（Porth，2006）。

⑨急性期ケア施設に入院している不動状態のクライエントは，繰り返される無意味な騒音（例．インターホン，モニター類，病院のスタッフ）により，感覚過負荷にさらされる（Porth，2006）。

⑩感覚過負荷になると，感覚衝撃が起こり，有意味な刺激が遮断されるので，感覚遮断も同時に起こる。

⑪入力刺激の性質と量が混乱すると，人間の生理的機能，情動，認知，感情などの領域に障害が起こる。

⑫疾病状態になると，感覚器官の効率が低下するので，情報を十分に受容して解釈する能力（力量）が変調する。

⑬このほかの情報は〈思考過程混乱〉の「重要概念」を参照

■ 小児への留意点

①新生児は，成長と発達に多大な影響を及ぼす感覚能力が十分に発達している（Wong，2003）。
- ■新生児は模様，大きさ，形を識別できるが，距離には十分に順応できないことが実証されている。
- ■新生児は，音の刺激に対して覚醒，号泣，驚愕反射（びっくり反射）などによって反応する。
- ■新生児は苦味と甘味を識別している。
- ■新生児は，特に顔面の触覚刺激を感知する（Wong，2003）。

②Piagetは，生後2年間を感覚運動期と呼んでいる。この時期の特徴は，感覚運動体験に由来する情報を統合し，構成することである（Wong，2003）。

③感覚知覚に変調がある小児にも，他の小児と同じ基本的ニーズがある。しかし障害児の場合は，

発達を最大限促進するために，体験に適応させなければならない。

■■ 高齢者への留意点
①高齢者は，慣れない環境では視覚情報の処理にかなりの時間を必要とする。また，入力刺激を認識し，処理するために照明を明るくする必要がある。照度の変化に対する反応にも時間がかかる（Miller, 2004）。
②聴覚・視覚からの入力刺激を処理する時間が十分でないと，感覚過負荷を起こす傾向がある。
③高齢者は，孤立，物理的隔離，老年期における慢性的障害の発生率の上昇などにより，感覚遮断が起こりやすい。
④感覚知覚混乱の発生率は，40歳を過ぎると4倍になり，70歳を超える高齢者で最高になる（Miller, 2004）。
⑤Wilson（1993）は，入院高齢患者の感覚知覚混乱の全体的な発生率は24～80%で，大差があると報告している。

焦点アセスメント基準

■■ 主観的データ
◉診断指標をアセスメントする。
①症状歴
   ■クライエントの報告
      ●集中困難
      ●疲労，神経過敏
      ●不安
      ●異常感覚
   ■発症と説明
      ●悪化因子は？
      ●頻度は？
      ●緩和因子は？
◉関連因子をアセスメントする。
①最近受けた手術
②最近の入院
③神経障害
④感覚器官の障害
⑤バイオリズムパターンの変化
⑥運動制限
⑦物質乱用（薬物，アルコール類）
⑧社会的孤立
⑨薬物
⑩環境（騒音，照明）

■■ 客観的データ
◉関連因子をアセスメントする。
■■ 主観的・客観的データ
◉リスクレベル（危険度）をアセスメントする。
①表2-20を参照
②一定の環境では誰でも感覚知覚が混乱するリスクがあるので，表2-20に示したツールは，リスクの高い人々を明らかにする手段である。得点が高ければ高いほど，リスクレベルも高くなる（Wilson, 1993）。

このほかの「焦点アセスメント基準」の情報は，http://thepoint.lww.com を参照

NOC
見当識，思考変調の自己コントロール

目標▶
クライエントは，感覚過負荷の症状が軽減したことを実証する（証拠となる事実を示す）。

指標▶
● 可能であれば，潜在的な危険因子を明らかにして，取り除く。
● 治療法の根拠を述べる。

NIC
認知刺激，リアリティ・オリエンテーション

【一般的看護介入】

◉危険性の高いクライエントを明確にする。
「焦点アセスメント基準」を参照
◉可能であれば，原因と寄与因子を取り除くか，軽減する。
①過剰な騒音や照明に対して
   ■ベッドサイドの不要な点滅灯は絶縁テープで覆う。
   ■夜間は照明を暗くする。
   ■目隠し用の眼帯を使用するよう勧める。
   ■騒音の出力を下げる。
      ● 不要な警報装置は電源を切る。
      ● 耳栓を使用するよう勧める。
      ● 可能であれば，睡眠時間帯は自動点滅装置とそのたぐいの機器の使用を制限する。
      ● 不要な機器の電源を切る。
      ● 可能であれば，クライエントを直接的な騒音源から離れた場所に移動する。

表2-20 感覚知覚混乱リスクアセスメントツール

入院前の状態	現在の状態
A. 80歳以上　　　　　　　　　　得点A. □ 　□いいえ＝0点　□はい＝1点 B. 性別　　　　　　　　　　　　得点B. □ 　□0点＝女性　□1点＝男性 C. 認知障害の既往歴　　　　　　得点C. □ 　□0点＝障害なし 　□1点＝障害あり D. 聴覚機能　　　　　　　　　　得点D. □ 　□0点＝障害なし 　□1点＝矯正具・補助具(補聴器)使用 　□3点＝矯正具・補助具未使用 　急性の変化−聴力 　　□無＝0点　□有＝1点 E. 視覚　　　　　　　　　　　　得点E. □ 　□0点＝障害なし 　□1点＝矯正具・補助具(眼鏡)使用 　□3点＝矯正具・補助具未使用 　急性の変化−視力 　　□無＝0点　□有＝1点 F. 言語能力　　　　　　　　　　得点F. □ 　□0点＝障害なし 　□1点＝矯正具・補助具使用 　□3点＝矯正具・補助具未使用 　急性の変化−言語 　　□無＝0点　□有＝1点 G. セルフケア能力　　　　　　　得点G. □ 　□0点＝自立 　□1点＝他者の介助が必要 　急性の変化−セルフケア 　　□無＝0点　□有＝1点 H. 可動性　　　　　　　　　　　得点H. □ 　□0点＝自立 　□1点＝補助具が必要 　□2点＝介助者が必要 　急性の変化−運動 　　□無＝0点　□有＝1点 I. 入院時の骨折　　　　　　　　得点I. □ 　　□無＝0点　□有＝1点 J. 排泄パターン　　　　　　　　得点J. □ 　□0点＝正常または自立 　□1点＝放置, 失禁, 依存 　急性の変化−排泄パターン 　　□無＝0点　□有＝1点	A. 入院の優先度　　　　　　　　得点A. □ 　□1点＝随意 　□2点＝緊急・至急 B. 療養場所　　　　　　　　　　得点B. □ 　□0点＝在宅　□1点＝施設環境 C. 認知状態の評価　　　　　　　得点C. □ 　□0点＝SPMSQ*得点0-2 　　またはアセスメントで認知機能障害なし 　□1点＝SPMSQ得点3-10 　　またはアセスメントで認知機能障害あり 　SPMSQ得点□ D. 化学物質の変更　　　　　　　得点D. □ 　①　#入院前(BH)に化学物質を使用　　　□ 　②　#BHの化学物質を現在も続行　　　　□ 　③　1. と2. の相違　　　　　　　　　　　□ 　④　#入院後に新しい化学物質を使用　　□ 　⑤　麻薬の使用 　　□無＝0点　　　□有＝1点　　　　　□ 　⑥　神経弛緩(遮断)薬の使用 　　□無＝0点　　　□有＝1点　　　　　□ E. 血液化学(検査)　　　　　　　得点E. □ 　□0点＝正常範囲内 　□1点＝検査値は正常範囲外 F. 症候性感染　　　　　　　　　得点F. □ 　□無＝0点　□有＝1点 G. 疼痛　　　　　　　　　　　　得点G. □ 　□0点＝疼痛なし 　□1点＝コントロールされている疼痛 　　（0～10段階尺度で1～3の評価） 　□2点＝コントロールされていない疼痛 　　（0～10段階尺度で4以上の評価） H. 重要他者の訪問　　　　　　　得点H. □ 　□0点＝継続的に訪問 　□1点＝重要他者が1日に2～3回訪問 　□2点＝1日に2回未満の訪問 I. 病室の種類　　　　　　　　　得点I. □ 　□0点＝戸外の景色を眺められる窓と, 　　　　光の変化を映す窓がある 　□1点＝病棟内を眺められる窓がある, 　　　　または, 戸外の壁やビルの見える窓がある 　□2点＝窓はない

「入院前」と「現在の状態」のリスク因子得点を加算する。総計リスク得点　□

*SPMSQ = Short Portable Mental Status Questionnaire（短答式携帯精神状態質問紙）
（著作権：Lisa D.Brodersen, 1993年. 1995年1月2日改訂. 著者の許可を得て使用. Cardio MAC Iowa Health Institute, Des Mines IA.）

- 重要でない私語を避ける。
- 騒音を発しない。
- 午後10時以降はテレビを見ないよう勧める。
  - 音源を共同で使用する。
  - イヤホン付きのラジオを使用してリラックスできる軽音楽を提供できないか，検討する。
  - 騒音を減少する必要性をスタッフ間で共有し，最低2～4時間はクライエントの睡眠を中断しないようにする。
  - 騒音レベルが高い時間帯に補聴器をオフにする利点について話し合う。
  - R：多種多様な感覚刺激を規則的に促進すると，感覚遮断の長期化による変調の予防に役立つ。

②慣れない環境に対して
  - 装置とその目的，騒音源などを説明して，クライエントの恐れと懸念の軽減を試みる。
  - 騒音に対する自分の知覚をほかの人と共有するよう勧める。
  - 英語(日本語)を話せないクライエントに環境を説明するために，通訳の援助を受けられるようにする。

◉再方向づけを促進する。
①クライエントが3領域(人，場所，時間)をすべて見定められるようにする。
  - クライエントを名前で呼ぶ。
  - 頻繁に自己紹介する。
  - 場所を確認する。
  - 時間を確認する。
    - 「おはようございます，ジョーンズさん。私はメアリー・スミスです。今日1日，あなたのお世話をさせていただきます」
    - 「ジョーンズさん，ここがどこかわかりますか，あなたは，病院にいるのですよ」
    - 「今日は5月6日で，今，午前8時30分です」

R：クライエントが体験することになる感覚刺激を事前に説明すると，苦痛，緊張，混乱などが軽減する。

②活動をすべて説明する。
  - 課題を1つ1つ，簡潔に説明する。
  - これから体験することになる感覚を，主観と客観を交えて説明する。
  - 課題に関連した機器を操作させる。
  - 洗顔などの課題に関与させる。
  - クライエントの側を離れる時間と，戻る時間を伝える。
  - R：「介護者は，自分たちの行動と活動パターンが環境の混乱を増強する場合もあれば，治療環境にプラスに作用する場合もあることを認識する必要がある」(Druryほか，1991, p.379)。

◉運動を促進する。
①クライエントに可能な限りベッドから離れるよう勧める(食事は椅子に座ってする)。
②ベッドで過ごすときは，等尺運動と等張運動を行うよう指導する。
③クライエントに自力で頻繁に体位変換をするよう促す。ほんの少し回転して身体の一部を浮かすだけでもよい。
④歩行を勧めるために，行き先を選ばせ，歩行に目的をもたせる(歩いてラウンジまで行き，食事をする)。
  R：寝たきり状態や拘束状態になると，入力感覚刺激が質的にも量的にも減少する。

◉損傷の予防措置を講じる。
①手すりの位置を一定に保ち，ベッドは一番低い高さにする。
②使いやすい場所にナースコールを置く。
③その他の看護介入は，〈身体損傷リスク状態〉を参照

◉現実と空想を識別できるよう援助する。
①看護介入は，〈思考過程混乱〉を参照

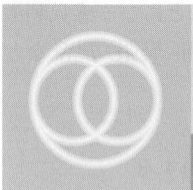

非効果的セクシュアリティパターン

Ineffective Sexuality Patterns

非効果的セクシュアリティパターン
▶ 出産前後の変化に関連した
性的機能障害

【定義】

非効果的セクシュアリティパターン：クライエントが自らのセクシュアリティに関する危惧を表出している状態。

【診断指標】

■■ 必須データ（必ず存在）
- 性行動，性的健康，性的機能，性的アイデンティティに関する実際の懸念

■■ 副次的データ（おそらく存在）
- 性行動，性的健康，性的機能，性的アイデンティティについて心配していることの表明
- 医学診断や病状に対する治療が性的機能または性的不能に及ぼす影響に関する気がかりの表明

【関連因子】

非効果的セクシュアリティパターンは，種々の健康問題，状況，葛藤に対する反応として起こる。よく見られる原因を以下に示す。

■■ 病態生理因子
- エネルギーや性衝動への生化学的影響に関連するもの。以下の因子に続発する。
  - ▶ 内分泌系
    - 糖尿病
    - 甲状腺機能亢進症
    - アジソン病
    - ホルモン産生量の減少
    - 粘液水腫
    - 末端肥大症
  - ▶ 泌尿生殖系
    - 慢性腎不全
  - ▶ 神経筋骨格系
    - 関節炎
    - 筋萎縮性側索硬化症
    - 多発性硬化症
    - 脳や脊髄，感覚神経，自律神経への神経伝達の障害
  - ▶ 循環器・呼吸器系
    - 末梢血管異常
    - 癌
    - 心筋梗塞
    - うっ血性心不全
    - 慢性呼吸器障害
- 特定の疾患に関する恐怖に関連するもの〔性感染症（STD）〕
  - ▶ ヒト免疫不全ウイルス（HIV），後天性免疫不全症候群（AIDS）
  - ▶ ヒトパピローマ（乳頭腫）ウイルス
  - ▶ ヘルペス
  - ▶ 淋病
  - ▶ クラミジア
  - ▶ 梅毒
- 性行為へのアルコールの影響に関連するもの
- 二次的な腟の粘液の減少に関連するもの（因子を特定する）
- 早漏の恐れに関連するもの
- 性交中の痛みに関連するもの
- 妊娠の恐れに関連するもの

■■ 治療関連因子
- 以下のことの影響に関連するもの
  - ▶ 薬物（表2-21）
  - ▶ 放射線療法
- 外観の変化（外傷，根治手術）による変化した自己概念に関連するもの

表 2-21 セクシュアリティを変調させる薬物

薬物	セクシュアリティに対する影響
アルコール	・少量なら性欲を増大し、性的抑制を弱めることもある ・多量摂取は勃起や射精にかかわる神経反射を弱める ・常習的飲酒は男性不妊やインポテンスの原因となる。女性では性欲の減退やオルガスムの妨げになる
亜硝酸アミル	・オルガスムのときに吸入すると、末梢血管拡張薬はオルガスムを強める ・勃起不全、低血圧、失神を引き起こすことがある
抗うつ薬	・性器への神経刺激を末梢でブロックする ・かなりの確率でインポテンスや射精機能不全を起こす
抗ヒスタミン薬	・性器への副交感神経刺激をブロックする ・鎮静効果が性欲を減退させる場合もある ・愛液の分泌低下
降圧薬	・男女ともに性欲が減退する ・降圧薬によっては50％以上の男性にインポテンスと射精の問題を引き起こす
鎮痙薬	・性器への副交感神経刺激を抑制する ・インポテンスを起こすことがある
化学療法	・多剤併用療法は男性の無精子症もしくは精子過少症、女性の一過性の無月経あるいは永久的な無月経を起こすことがある。受精能力は一時的または永久的に変化することがある。性欲の減退、ボディイメージの変調をもたらすことがある
コカイン	・短期間の使用は性的な喜びを高めると報告されている ・常習的使用は、男女ともに性欲の喪失、性機能不全の原因となる
ホルモン薬	・エストロゲンは男性の性機能を抑制する ・テストステロンは男女ともに性欲を高めるが、女性の男性化を起こすことがある ・蛋白同化ステロイドの常用は精巣の萎縮、テストステロンの減少および精液産生の減少を起こす。永久不妊をきたす場合もある
マリファナ	・性的抑制を低下させる ・常習的使用は性欲減退とインポテンスを起こすことがある
催眠薬	・常習的使用は男女ともに性欲の減退を起こす ・テストステロンレベルと精液の量を減少させる ・勃起・射精機能不全がよくみられる
経口的避妊薬	・妊娠の恐怖を取り除く ・性欲の減退を起こす場合がある
鎮静薬、トランキライザー	・初期で少量の使用はリラクセーションと抑制の低下により性的快感を強めることがある ・長期間の使用は性欲を減退させ、不感症とインポテンスを引き起こす可能性もある
利尿薬	・多量の場合には、勃起、射精、性欲に問題を起こすことがある
抗不安薬	・男女ともに性欲を変化させ、男性の勃起の問題と射精の遅れを招く
勃起不全治療薬：シルデナフィル（バイアグラ）	・性交能力に障害をもつ男性の勃起能力を高める

非効果的セクシュアリティパターン

■ **状況因子**(個人・環境)
- パートナーの問題に関連するもの(因子を特定する)
  - ▶性行為を望まない。
  - ▶パートナーを得られない。
  - ▶知識がない。
  - ▶虐待的
  - ▶離別、離婚
- プライバシーがないことに関連するもの
- ストレッサーに関連するもの。以下の因子に続

発する。
　　▶職務上の問題
　　▶価値観の葛藤
　　▶経済的な心配
　　▶人間関係の葛藤
- 間違った情報あるいは知識不足に関連するもの
- 倦怠感に関連するもの
- 肥満に伴う拒絶への恐怖に関連するもの
- 痛みに関連するもの
- 性的不全に対する恐怖に関連するもの
- 妊娠に対する恐怖に関連するもの
- うつ状態に関連するもの
- 不安に関連するもの
- 罪悪感に関連するもの
- 過去の不満足な性体験に関連するもの

発達因子
- 青年期
　　▶非効果的な役割モデルに関連するもの
　　▶否定的な性教育に関連するもの
　　▶性教育の欠如に関連するもの
- 成人期
　　▶親としての適応に関連するもの
　　▶閉経が性欲に及ぼす影響に関連するもの
　　▶価値観の葛藤に関連するもの
　　▶妊娠がエネルギーレベルとボディイメージに及ぼす影響に関連するもの
　　▶加齢がエネルギーレベルとボディイメージに及ぼす影響に関連するもの

著者の注釈

　〈非効果的セクシュアリティパターン〉と〈性的機能障害〉の診断は，区別することが困難である。〈非効果的セクシュアリティパターン〉は，〈性的機能障害〉を含んだ広義の診断名として使用される。〈性的機能障害〉は，セックスセラピーの専門教育を受けた看護師ならば最も適切に用いることができる。〈性的機能障害〉の診断名は，〈非効果的セクシュアリティパターン〉ときちんと区別がつくまでは，ほとんどの看護師は使うべきではない。

診断表現上の誤り

● 性欲がないという報告に関連した〈非効果的セクシュアリティパターン〉

　性欲がないという報告は，〈非効果的セクシュアリティパターン〉の症状の1つを表しているもので，「～に関連した」という表現はしない。さらにアセスメントすることで現在の性パターンにおけるクライエントの不満が明らかになった場合には，看護師は「不明の原因に関連した性欲がないという報告によって明らかな〈非効果的セクシュアリティパターン〉」という診断名で記録できる。この診断の表現に「不明の原因」を用いることは，寄与因子（例．ストレス，薬の副作用）を確定するための焦点アセスメントを促す。

● 脊髄損傷に続発するインポテンスに関連した〈性的機能障害〉

　看護師はこの看護診断をどのように扱うべきか。感情の表出や情報を提供するための看護計画や専門機関への紹介は，性的機能障害を扱っていることにはならない。むしろ，看護の焦点は「性的機能に対する脊髄損傷の影響と，原因および利用できる社会的資源についての知識不足に関連した〈不安〉」という診断でうまく表現される。

重要概念

■ 一般的留意点

①性的健康とは，人格やコミュニケーション，愛を高め豊かにする性的存在としての身体的・情緒的・知的・社会的側面の統合である。

②性行動はセクシュアリティに関する感情や態度を伝えるために用いる行動である。このような行動は性的緊張を和らげたり，1人で，あるいは他者と性的満足を獲得する，あるいは子どもをもうけるための行動である（Wilmoth, 1993）。

③すべての人は性的存在である。セクシュアリティはアイデンティティの不可欠な構成要素である。

④セクシュアリティには自分自身をどのように感じ，他者とどのようにかかわるかを含んでいる。

⑤性的機能とは，パートナーがいてもいなくても，老いも若きも性的に満たされる方法を実行に移す，心理的・生理的な能力である。

⑥セクシュアリティと性的機能には，年齢，婚姻状

態，人間関係の状態，性的志向性，個人の価値観，性の知識，（社会的・経済的・地理的な）資源，文化，身体的健康ならびに情緒的健康が影響する（Katzun，1990；Smith，1993）。
⑦重症疾患のクライエントの多くは性欲の低下，性交渉の回数の減少，性的機能に対する満足の低下をきたしていることが研究で明らかになっている。
⑧性的に健全な人の特徴は次のとおりである（Reederほか，1997）。
- 体の外観にかかわらず，肯定的なボディイメージがある。
- 正常で自然なこととして性的機能と身体機能を受容している。
- 人間のセクシュアリティと性的機能についての正確な知識をもっている。
- 自分自身の性的感情の認識と受容
- かかわりの中で親密な関係を結ぶ能力
- 自己や他者の誤りや欠点を受容する。
- 妊娠したくないときには妊娠を防ぐ。
- 性感染症（STD）から自分を守る。

⑨性的表現は性交だけではない。言語的，非言語的コミュニケーションと同様，親密な触れ合いやタッチのような他の形も含まれる。

薬物とセクシュアリティ

①薬物は性的機能にプラスにもマイナスにも影響する（表2-21参照）。
②人はセクシュアリティへの薬物の影響を含む，すべての副作用について教育される権利を有する。

セクシュアリティについての話し合いにおける看護師の役割

①看護師は，生涯を通してのセクシュアリティと性的健康に関する教育を受けていなければならない。セクシュアリティ，性的機能，性的に何が正常で，何が異常と考えるかについて，看護師自身の信条や感情を知ることが大切である。
②多くの看護師は，セクシュアリティの領域でケアを提供することに困難を感じており，クライエントが特別な質問をしない限り，性については話題にはしない。しかし，研究では，多くのクライエントは看護師や他の医療従事者がセクシュアリティの話し合いの口火を切ることを望んでいることを示している。
③PLISSITモデル（Annon，1976）は，普通の看護師がセクシュアリティの領域でケアを提供するうえで役立つ。
- 承認（Permission）：クライエントや重要他者に性的な考えと感情を話し合う意思を伝える（例.「あなたと同じ診断を受けた人の中には，病気がどのように性的機能に影響するかを心配している人がいます。そのような心配が，あなた自身にもパートナーにもありますか」）
- 限定された情報（Limited Information）：ある状況（妊娠など），状態（癌など）や治療（薬物治療など）がセクシュアリティや性的機能に与える影響についての情報を本人や重要他者に提供する。
- 具体的な指示（Specific Suggestions）：性的機能を高められるような具体的な指導をする（例. 性交体位の変更）。
- 集中療法（Intensive Therapy）：もっと援助を必要とする人に適切な医療専門家を紹介する（例. セックスセラピスト，外科医）。

④性に関する心配事を話し合うことを「承認」することは，セクシュアリティの領域の看護ケアではきわめて重要な視点である。看護師は次のような承認を提供する必要がある。
- 健康歴の初回聴取に，大腸や膀胱機能に関する質問と同じような聞き方でセクシュアリティに関する質問をする。これは，看護師がセクシュアリティを人間の健康の基本的な部分であると思っていることを，クライエントに理解してもらうのに役立つ。
- クライエントの入院や外来受診中の適切な時期に，性に関する心配事を話し合うことを提案する（Wilmoth，1994a）。

⑤看護師は，セクシュアリティに関するすべての秘密を守ることをクライエントに保証し，性的な問題について専門機関に紹介する前に本人から許可を得る。

避妊と性感染症

①研究によれば，機械的なバリア法（コンドーム，避妊ペッサリー，腟スポンジ，頸管キャップ），またはノンオキシノール9配合の化学的バリア法（フォーム，ゼリー，クリーム）の併用はHIVやSTDの感染を減少させるうえで効果がある。
②子宮内器具（IUD），経口避妊薬，ノルプラント

(Norplant), デポプロヴェラ(Depo-provera)の使用や, 不妊手術はSTDの予防にはならない。このような方法を用いているクライエントには, STDの予防のために, 化学的・機械的なバリア法の利用について助言する必要がある。

■ 小児への留意点

①性役割のアイデンティティは, 幼児期に始まり青年期に定まる。
- 乳児は, 1歳の終わりまでに体の部分をわかるようになる。
- 幼児は, 性による差異を学ぶ。
- 就学前の子どもは, しばしばマスターベーションや仲間との性的遊びにふける(例. 性器の比較)。
- 学童期の子どもは, 自らの性役割のアイデンティティを自覚するようになる。マスターベーションや性的な遊びは低学年の児童には一般的であるが, 高学年の児童は目的をもった性的な行動に夢中になる(例. 抱擁, 異性へのキス)(Wong, 2003)。
- 青年期には, 思春期の身体的な変化に応じ変化したボディイメージを経験する。青年期の発達課題のポイントは, アイデンティティの形成である。それは, 性的成熟と性役割を身につけることに左右される(Wong, 1999)。

②両親は, 子どもの人生で性教育に関する最初の影響力となる。これには, 話されることと同様に話されないことも含まれる。

③生涯を見越した考え方に基づく公的な性教育は, 児童期の中ごろに最もよく提供されている。取り上げる内容には, 性的成熟や生殖の過程を入れる必要がある(Wong, 1999)。

④性感染症は思春期の若者と若年成人がかかる主な病気の原因である。女性のクラミジア感染で最も感染率が高いのは思春期である(STD予防局, 1997)。

⑤思春期の若者と若年成人による危険な行為はSTD, 骨盤内炎症性疾患, 不妊症, AIDS, BまたはC型肝炎ウイルス(HBV)感染, ヒトパピローマウイルス(HPV)感染, 陰部ヘルペスなどの慢性的で根治しにくい状況に対する無防備さを助長している。

⑥中学3年生〜高校3年生の半数が性交をしたことがあると報告している(CDC, 2000)。

⑦高校生の約16%が, 4人以上の性的パートナーがいると報告している(CDC, 2000)。

⑧コンドームを使用していると報告したのは, 高校生の58%だけであった。避妊しているという報告はわずか16%であった(CDC, 2000)。

■ 妊産褥婦への留意点

①妊娠中, 妊婦はさまざまなレベルの性欲をもっている。
- 性的に非常に興奮しやすい女性もいる。
- まったくセックスをしたくない女性もいる。
- 妊娠の各段階で性欲は大きく変化する。
- 女性のボディイメージは, セクシュアリティに影響する(やせが象徴するように, 多くの妊婦はサイズの変化に当惑する)。
- 女性の体に対する考え方は, パートナーが女性に対して感じる性的魅力に影響する。

②産褥期は自己不信に悩む時期である。初めの6週間で, 新米の母親は喪失感, 憂うつ感, 疲労感, 抑うつ, 無知, 孤立感を味わう。自尊感情と同様にセクシュアリティにも苦しんでいる場合がある。

③Polomero(1999)は産後における男女の性に関する心配を明らかにした(M:男, W:女)。
- お互いのための時間をもつこと(M, W)
- 初めての性交(M, W)
- 子どもを放っておくこと(W)
- 避妊(M, W)
- 情熱, 楽しみ, ロマンスを取り戻すこと(M, W)
- 求められること(W)
- 疲労とその性的欲望への影響(W)
- 産後うつ病(M)
- パートナーとの親密さと赤ちゃんとのバランスをとること(W)
- 癒される時間が必要なこと(W)
- 痛みの恐怖(M, W)
- 自分と自分の体に対するパートナーの認識(W)

■ 高齢者への留意点

①高齢者は, 加齢による性的な解剖学的生理学的変化にもかかわらず, 性交渉にかかわる心理的身体的能力がある。

②性交渉は高齢者にとって利点があることが多く, 相手と親密になり生活の質が改善し, 不安が軽減される。

③高齢の女性はエストロゲン循環がなくなるため,乳房の張りの減少,腟壁が薄くなることと弾力性の喪失,腟の潤滑液の減少,および腟の長さの短縮をきたす(Miller, 2004).
④高齢の男性は,精液の産生力の減少,射精力の減退,小さくなり硬さを失った精巣をきたす.直接的な刺激が勃起には必要であるが,勃起は長い時間維持できることもある(Miller, 2004).
⑤意味のある関係が限られてきている高齢者にとって,親密さを示す行為やタッチのニーズは特に重要である.
⑥過去の性的機能(楽しみ,興味,頻度)は,高齢者の性交渉の予測因子である.老齢期における性交渉を可能にするためには,生涯を通じて性交渉にかかわる必要がある.
⑦成人した子どもやケア提供者は,普通高齢者の性交渉を「不道徳で不適切で否定的」なものとして見ている(Miller, 2004).
⑧高齢者の性的機能は,俗信や誤解に最も影響されている.Miller(2004)によれば,性は若さそのものであるとされているため,「老人はセックスレス」という固定観念が広く信じられている.

■ 文化的考察
①いくつかの文化圏の人々(例.ヒスパニック,アメリカ先住民)には,セクシュアリティについて語ることに大きなためらいがある.
② Horn(1993)によれば,黒人女性は子どもを産むことを女らしさの1つの証明とみている.白人の10代の女子は,避妊をよいことと認めている.インド人の10代の女子は,妊娠することに価値を置いている(Horn, 1993).
③産褥期をけがれた状態とみなす文化もある.ある食物やしきたり(例.性交)をタブーとしている.女性は産褥期の出血のある間は隔離されることもある.いくつかの文化では,沐浴という儀式で隔離期を終了する(例.ナバホ,ヒスパニック,伝統的ユダヤ人)(Andrewsほか,2005).
④アメリカ先住民の女性は,月経を体の調和と安寧を保つために大切なものだと信じている(Andrewsほか,2003).

焦点アセスメント基準
■ 性的な履歴を取るためのガイドライン
①秘密を保持するために,当事者だけに限られたリラックスした場で,セクシュアリティについて話し合う.
②看護師自身の信条や習慣によってクライエントを決して批判しない.
③クライエントが答えを拒むことを許容する.
④用語を確認する,意味を伝えるために必要なら俗語を用いる.
⑤今回このクライエントに関係がある領域のみをアセスメントする.
⑥開放的で温かい雰囲気であること,事実に基づいていること,気まずい思いをさせないこと,安心させることを心がける.
⑦性的経験は何もないことを当然とするよりは,何らかの性的経験がクライエントにはあるということを当然と考えたほうが適切であることを心にとどめておく.
⑧履歴を取り終えるまでに数回の面接が必要な場合もある.

■ 主観的データ
◉ **背景をアセスメントする.**
- 年齢,性別,夫婦関係,人間関係
- 重要他者とのコミュニケーションパターン
- 性の志向・好み
- 重要他者との関係の質
- 子どもや兄弟姉妹の数
- 宗教や文化的背景
- 性的虐待
- 職業や経済的状態
- うつ
- 既往歴と手術歴
- 薬物療法
- ドラッグやアルコール飲用(現在と過去)

◉ **セクシュアリティパターンと心配についてアセスメントする.**
①あなた(の健康問題)は(妻・母親・パートナー・父親・夫)としての務めを果たすことにどのような影響がありますか(Wilmoth, 1994a).
②あなた(の健康問題)は(男性・女性)として自分自身の感じ方にどのような影響がありますか(Wilmoth, 1994a).
③あなた(の健康問題)は性的な機能を果たすことにどのような影響がありますか(Wilmoth, 1994a).
④性的機能

- 通常のパターン
- 現在のパターン
- 満足(本人の, パートナーの)
- 性的欲望(本人, パートナー)
- 男性にとっての勃起の問題(達成度, 持続性)
- 男性にとっての射精の問題(早漏, 遅漏, 逆行性射精)
- 女性の愛液の減少
- 女性のオルガスムの減少

⑤性の問題
- 言葉による説明
- 発現(いつ, 徐々に・急に)
- 経過パターン(増加傾向, 減少傾向, 不変)
- 原因についての考え
- 他者による問題の理解(パートナー, 医師, その他)
- 期待

⑥学童期
- ■知識
  - 「男の子と女の子の違いは?」
  - 「子どもはどうして生まれるのか」
  - 「誰が, 何歳のときに教えたのか」
- ■体の変化
  - 「体がどこか変わってきていますか。どのように, なぜ?」
  - 「このような変化をどう思いますか」
- ■自慰
  - 「ほとんどみんな自分の体にさわっていますが, そのことをどう思いますか」

⑦青年期
- ■知識と態度
  - 「セックス, 裸体, さわることに対する親の考え方はどうでしたか」
  - 「あなたの家庭ではどんな話題が話し合われていますか」
  - 「どうしたら妊娠するのですか」
  - 「どんな避妊の方法がありますか」
  - 「性感染症について何を知っていますか」
- ■体の変化
  - 「体がどこか変化してきていますか。どのように, なぜ?」
  - 「これらの変化をどう思いますか」
- ■性交渉
  - 「性的に活発な若者もいますが, 性的に活発でない若者もいます。このことについてあなたはどう思いますか」
  - 「あなたは性的に活発ですか。もしそうなら, あなたの使っている避妊や安全な性交の方法を説明してください」
  - 「10代の若者たちの中には, 同性に魅かれている人もいます。あなたはそのような感情をもったことがありますか」(Smith, 1993)

⑧高齢者
- ■知識
  - 「高齢者はセクシュアリティにほとんど興味を示さないと言われたら, どんな感じがしますか」
  - 「性感染症についてあなたは何を知っていますか」
- ■体の変化
  - 「自分の体が老いていくのをどう感じていますか」
  - 「あなた自身, 性的な魅力を得るために何かやっていますか」
- ■性交渉
  - 「人に愛され大切にされていると感じていますか」
  - 「触れ合いや愛し合いたいというニーズをどうやって満たしていますか」
  - 「性的交渉を維持することはできていますか」

◉**関連因子をアセスメントする。**

関連因子を参照

このほかの「焦点アセスメント基準」の情報は, http://thepoint.lww.com を参照

NOC
ボディイメージ, 自己尊重, 性同一性, 受容

目標▶

その人は, 以前の性交渉に戻る, もしくは別の満足できる性交渉をする。

指標▶
- ストレッサー, 喪失, 性的機能の変化による影響を明らかにする。
- ストレッサーを減らすための行動に変える。
- 健康問題による性交渉の制限を明確にする。
- このような制限に応じて性行為の適切な変更を明確にする。

●性交渉に満足していると言う。

NIC
行動管理：性的，カウンセリング，性カウンセリング，情動支援，積極的傾聴，教育：セクシュアリティ

【一般的看護介入】

◉**原因あるいは寄与因子をアセスメントする。**
関連因子を参照

◉**クライエントの性的機能のパターンを探る。**
心配事を話す気にさせる。すべてのクライエントが性的な経験をもっていると考え，感情や心配を話し合う意思を伝える。
R：多くのクライエントは性の問題について話し合おうとしない。適切なアプローチがクライエントに感情や気がかりなことを話す気にさせる。

◉**性的機能と生活ストレッサーの関係を話し合う。**
①性的機能におけるストレッサーと問題の関係を明らかにする。
②性的機能に及ぼすストレッサーの影響を緩和するために利用できる選択肢を探る（例．睡眠時間を増やす，運動量を増やす，食事の変更，ストレス緩和法の探求）。
R：障害を受けた性的機能は生理的なものであることを説明することで，欠陥と感じることや自尊感情の低下を軽減することができる。実際に性的機能の改善に役立つこともある。

◉**性的パートナーとの率直な話し合いの必要性について繰り返し確認する。**
①クライエントとパートナーが性について心配事を話し合うために，どのようにロールプレイを活用するか説明する。
②タッチ，マッサージ，そのほかの方法を通して親密さやいたわりの表現の必要性を繰り返し確認する。
③性行為は常に腟への挿入を必要とするわけではなく，手や口による刺激でもパートナーがオルガスムに達することを伝える。
R：ロールプレイは相手の立場に自分を置き換えてみることができ，恐怖や心配を自然に話せるようになり，見通しをもつ助けとなる。

◉**急性あるいは慢性の疾病がある場合**
①可能ならば，原因あるいは寄与因子を取り除くか減らす。疾病の症状をコントロールしたり減らすために計画された医学的治療法を守ることが大切であることを教える。
②限られた情報と具体的な示唆を与える。
■クライエントとパートナーに，病気による性的機能について心配している実際の制約に対して適切な情報を与える（限られた情報）。
■病気による制限に対処するための援助として，性行為で修正可能なことを教える（具体的な示唆）。
■詳細は表 2-22 を参照
R：パートナーはお互いに性行為について心配している。このような感情を抑圧することが関係性を悪くする。

◉**体の部分的な変化や喪失への適応を促す。**
①喪失に対するクライエントとそのパートナーの適応の段階をアセスメントする（否認，抑うつ，怒り，解決；〈悲嘆〉を参照）。
②最大限に回復するために医学的治療を守るよう励ます。
③カップルに彼らの関係の強さについて話し合ったり，その強さへの喪失の影響を検討するよう励ます。
④変化や喪失と性的機能の問題との関係を明らかにする。
R：性的機能に及ぼす脊髄損傷の影響について正確な情報を与えることは，見当違いな希望をもつことを防いだり，適切なときに真の希望を与えることになる。

◉**疾病に起因する制約に対処するよう援助するために，性行為で修正可能なことを教える（具体的に教える）。**
①体位の修正
②楽にしたりバランスを取るために枕を使用する。
③排液あるいは臭気をコントロールする方法
④患部を覆う魅力的なランジェリーの使用
R：性の楽しみと満足が得られるのは性交だけに限らない。それ以外の思いやりの表現のほうがより深い意味を示している場合もある。

◉**必要であれば，次のような専門家を紹介する。**
①ストーマ療法士
②医師
③専門看護師
④セックスセラピスト

表 2-22 セクシュアリティを変調させる疾患

健康問題	性的合併症	看護介入
糖尿病	男性：糖尿病性神経障害または細小血管障害による勃起不全	情報：適切な代謝のコントロールを勧める 示唆：最終的には泌尿器科医に委託する。陰茎へのインプラントが必要な場合もある
	女性：性欲の減退，腟潤滑液の減少	情報：適切な代謝のコントロールを勧める。腟炎の徴候と症状を教える 示唆：水溶性の潤滑ゼリーの使用を提案する
慢性閉塞性肺疾患	咳嗽と痰を伴う激しい呼吸困難による活動不耐性	情報：呼吸のコントロール法を教える。薬が最も効果を現しているときに性交を計画することや，満腹状態，運動後，覚醒直後の性交は避け，急がず，リラックスして，ストレスの少ない状態で計画する
	不安	示唆：胸部の圧迫を最小にする体位を提案する（座位または側臥位）。ウォーターベッドも性交中の運動量を減らすのに役立つことを説明する
関節炎	疼痛，関節のこわばり，疲労	情報：関節炎は生理的には性的機能に何も影響がないことを説明する 示唆：薬が最も効いているときに性交の計画をするよう夫婦に提案する。関節をやわらげるために暖かい風呂かシャワーに1人でまたはパートナーと入ることを勧める。軽い運動をする
	ステロイド薬によるリビドーの減退	情報：性欲の減退は薬物による普通の副作用であることを教える
良性の前立腺肥大の治療のための経尿道的前立腺切除術（TURP）	内膀胱括約筋の損傷による逆行性射精	情報：勃起とオルガスムは起こるが射精は少なくなるかできなくなることを説明する。尿は混濁する
心臓・血管系疾患	不安，行動に対する恐怖，胸痛・死・性欲の減退・勃起の減退の恐怖，性交渉をやめるというパートナーの決定に対する恐怖	情報：梗塞は生理的な性的機能に直接影響がないことを説明する　性的準備状態の指標（速足で歩ける，胸痛を感じずに階段を2階まで登る）に基づくと，梗塞後5〜8週で性交渉は普通安全になる 　満腹状態，アルコール摂取後，極端な室温での性交渉は避けるよう指導する。ある薬物によっては性機能不全を起こす場合があることを指摘する（表2-21を参照） 示唆：非性的タッチを奨励する。精力を消耗しない体位を提案する（側臥位，後背位，パートナー上位の座位） 　マスターベーションの選択を提示する。口と性器の性行為が心臓に大きな負担とならないことを保証する。肛門へのペニスの挿入は迷走神経を刺激し，心機能を低下させるため肛門性交は避けるよう注意を促す
慢性腎不全（CRF）	慢性または再発性の尿毒症は抑うつ状態を生み出し，性欲や性的興奮を減退させる	情報：疾病や透析のストレスが性欲減退の原因となる場合があることを認める。性行為の重圧を感じない非性的タッチを勧める 　このような問題は通常透析の有無にかかわることを再確認する。受精力が回復している場合もあるので避妊は継続すべきであることを伝える。性的機能障害が情緒的なストレスや疾患の生理的な要素によることもあることを説明する

（次ページに続く）

(表 2-22 の続き)

健康問題	性的合併症	看護介入
慢性腎不全(CRF)	治療を受けていないCRFでは，女性に排卵停止と月経停止を起こし，男性に精巣の萎縮，精子形成の減少，血中テストステロンの減少，勃起障害を起こす。透析は女性での排卵と月経を回復させ，男性のテストステロンを正常なレベルに戻ることがある。性欲は治療により病前のレベルに戻る可能性がある	示唆：夜間の陰茎の腫脹の測定は，男性の性的機能障害の原因が器質的なのか心理的なのかを区別できることを説明する
両側の卵管卵巣摘出を伴う腹式子宮摘出術	エストロゲン循環の喪失性的アイデンティティ，悲嘆，生殖能力の喪失における術後の心理的適応または変化	情報：閉経の徴候と症状を教える。水溶性の腟潤滑ゼリーを使用するよう教える 医師とエストロゲン代替クリームについて相談するよう勧める。ほとんどの場合，術後6週間で性交を再開していると説明する その女性にとって子宮や卵巣を失うことの意味を探究する。手術が性的に反応することや機能する能力を変えないことを保障する
腸瘻形成術 前方・後方切除術	女性：子宮と卵巣の喪失，腟の短縮	情報：上記参照 示唆：陰茎挿入の深さを浅くする体位を指示する（例．側臥位，女性の両脚を閉じた正常位，女性上位）
	男性：勃起障害，交感神経や副交感神経支配が遮断されるため，射精量・射精力の減少または逆行性射精が起こる（注：直腸組織の除去の量で機能障害の程度を測定できる）	情報：勃起障害が一時的または永久的である可能性を説明する。性的コミュニケーションを意味する，タッチや他の性的結合のない行為の利用を奨励する
人工肛門形成術，回腸造瘻術	性的な自己概念，ボディイメージの変調	情報：体の外見の変化についての感情を表現できるように，パートナーとコミュニケーションをもつよう勧める
	性欲，性的興奮，オルガスムの減退	情報：疲労や性欲の減退が術後は普通であることを教える。性的魅力を増やす方法を検討する。隠すためにセクシーなランジェリーや衣服を着ることを提案する
	便の流出や悪臭についての不安	性交渉の前にバッグを空にしておくことを教える。アクシデントが起こったとしてもユーモアのセンスで解消できると励ます
	男性の勃起障害(年齢と手術のタイプによって異なる)	性交が不可能であっても，性欲を満足させる他の方法を奨励する

(次ページに続く)

(表2-22の続き)

健康問題	性的合併症	看護介入
脊髄損傷	脊髄損傷の程度とタイプにより性的不能となる。損傷後には生殖器の性機能と大脳の性衝動の分離	情報：損傷の及ぶ範囲により，性的な選択肢について検討する。たとえば，骨盤の運動を拡大するウォーターベッドなど。適時，避妊法を継続するよう勧める
	上部運動神経完全損傷の男性は射精できない場合がある	示唆：ほかの体位（例．パートナー上位）を話し合う。バイブレーター，マッサージや他の性的な表現方法を試すよう勧める。陰茎のインプラントの適応者がいる場合もある。尿道感染症の可能性がある。泌尿器科へ紹介する
		（注：脊髄損傷の性生活について多くの情報が入手できる。読者はこの問題についての参考文献を参照されたい）
癌	性生活への影響は疾患と治療の部位による	情報：不安と恐怖，表出を勧め，喪失に対する悲嘆ができるようにする
	性的タッチと性交渉を求めることについて罪の意識を感じることもある	癌に罹患していても，性的な表現をすることは自然なことで，この期間にはしばしば親密な関係のニードが高まることを説明して安心させる
	役割機能と性的に規定された性の役割の変化	パートナーとこのことについて話し合うことを勧める。一時的な場合もあるが，役割変更について話し合うよう励ます
	伝染性であるという恐怖	クライエントとパートナーにその疾患が性交渉で感染しないことを保証する
	ボディイメージの変化	毛髪が残っている間にかつらや付けまつげの購入を話し合う。性的に魅惑的で，魅力的な感じを高めるためのセクシーなランジェリーなど
	疲労	過度の疲労は性欲を妨げるが，疲労がパートナーの拒絶を意味しないことを説明する。患者とパートナーとの言語的・非言語的コミュニケーションを勧める
化学療法	アルキル化剤，代謝拮抗薬，抗腫瘍性抗生物質：無月経，精液減少，無精子，性欲減退，卵巣機能不全，勃起障害	情報：体の外見や機能の変化について話し合うよう勧める。精子バンクのオプションを探す。避妊を継続するよう強調する。腟スメア偽陽性ということもありうる
	アルカロイド系抗癌薬：逆行性射精，勃起障害，性欲減退，卵巣機能不全，一時的な性欲，性的興奮の減退	性的でないタッチや休息を勧める。アルコールや催眠薬，鎮静薬を性交渉の前に使用しないこと，愛液不足に水溶性の潤滑ゼリーを使用すること，好中球減少の期間は口唇，肛門性交は避けるよう勧める
	性器の催奇形性と変異誘発物質	妊娠前に性器についてのカウンセリングを受けるようカップルに勧める
放射線療法	ほとんどの副作用は部位に左右される。しかし，疲労や好中球減少，食欲不振などの副作用は通常，すべてのクライエントにみられる	情報：休息期間をとってから性交渉を計画し，患者の動作が少なくてすむ体位の利用を教える。性的でないタッチやコミュニケーションを勧める。表面的な治療では患者が放射能をおびていないことを教える。部位によって異なる副作用と性的機能に対する影響があることを教える

非効果的セクシュアリティパターン
▶ 出産前後の変化に関連した

NOC
自己尊重, ボディイメージ, 役割遂行

目標▶
クライエントは, 性的パターンにおける満足感が増したと述べる。

指標▶
- セクシュアリティを妨げる因子を明らかにする。
- 心配事を打ち明ける。

NIC
性カウンセリング, 予期ガイダンス, 教育：セクシュアリティ, ボディイメージ強化, サポートシステム強化

【看護介入】
◉ 妊娠中と出産後の性的パターンをアセスメントする
(Reederほか, 1997)。

出産前
①妊娠が生活や性的関係に多くの変化をもたらしたか。
②妊娠中または出産後の性的関係について何か心配事や悩みがあるか。
③主治医は妊娠中の性交について何と言ったか。
④妊娠によってどのような感情が起こったか(両者に質問する)。
⑤外見の変化をどう思うか。
⑥情緒面の変化についてどう思うか。
⑦お互いの妊娠経験についてどう思うか。
⑧妊娠中の性交についてどう思っているか, 文化的な影響はないか。
⑨妊娠中に性生活に関してすべきことと, すべきでないことについてどんなことを聞いているか。
⑩妊娠中の性交で身体的にどんな困難を経験したか。
⑪子どもがあなたの生活を変えるかもしれないことについてどう思うか。そういった変化にどのように対処していくつもりか。
⑫身体的にどんな感じか。
⑬何か薬を飲んでいるか。
⑭最近, 健康状態に何か変化があったか。

出産後
①まだ出血しているか。
②性行為を再開しているか。
③再び妊娠することを恐れているか。
④母乳栄養は性的関係を変化させているか。
⑤子どもがあなたのセクシュアリティに影響しているか。
⑥会陰切開部の治癒の後, 性交中不快ではないか。
⑦出産後から愛液が足りないことがあったか。
⑧パートナーと2人だけになる時間があったか。
  R：性のパターンや気がかりなこと, 恐怖を探ることは, 間違った情報を修正し, パートナーとの対話をオープンにする機会にもなる。

◉ 寄与因子を減らしたり, 取り除く。
①体の変化
- 妊娠や変化についての知識を得るために, 文献や推薦図書を提供する。
- 地域の資源を紹介する。
- 早期に妊娠クラスを紹介する。
- 出産準備クラスを紹介する。
- 妊娠中の性についてのビデオを観る。
- 妊娠後期の腹部圧迫を避ける性交体位の選択肢を提供する。
  - 側臥位
  - 女性が手と膝をついた体位
  - 女性の膝位
  - 女性上位
  - 女性の立位
  - 女性の騎乗位
- 出産後の変化について話し合う。
  - 文献を提供する。
  - 以下の変化について安心感を与える。
    ▶ 会陰切開術
    ▶ 悪露：どれだけ長く続くか, どのように変化するか。
    ▶ 愛液
    ▶ 子宮の復古
    ▶ 弛緩した腹筋
    ▶ 乳房のうっ血

▶性交中の乳汁の漏出
- ●この状態は一時的なもので2〜3か月で回復することを保証する。
- ●産褥体操クラスを紹介する。

R：妊娠は男女ともにストレスとなる。パートナーの双方が混乱しているときに親密な身体的接近を拒否することは，緊張と疎外感を増加させることになる。

R：妊娠，分娩，出産と分娩後に伴う変化に対する女性とそのパートナーの準備教育は，不安を軽減させる。

②性的欲求の変化
- ■とても性欲を感じることから，単に寄り添って寝たいというまで，性的態度は妊娠期間を通して変化することを教えて安心させる。
- ■相手が望むならどんな楽しみ方でも受容できるよう支援する。柔軟で選択可能な性的パターンを勧める（例．口唇性交，相互の自慰，愛撫，なでること，マッサージ，バイブレーター）。
- ■欲望または興味の変化に関してパートナーに正直に伝えるよう勧める。

R：女性はパートナーの受け入れについて心配していることがある。男性が女性を傷つけることを恐れている場合もあるので，胎児は性行為によって損傷されないことを説明する必要がある。

③疲労
- ■特に最初の3か月と最後の1か月は疲労が重要な要素となることを認識する。
- ■疲労は出産後の性の問題への主要な寄与因子となる。
- ■ほかの雰囲気作りと同じように性的にも，つながりをもつ時間を作るよう勧める。
- ■手助けを求め，ベビーシッターを雇うよう勧める。

R：性欲に影響を与える因子について（例．疲労）カップルの理解を促すことにより，相手に拒絶されたという感じを和らげることになる。

④情緒不安定
- ■女性とそのパートナーに情動的側面を話し合うよう勧める。
  1) 産後，情緒的な変化が激しい場合がある。それはホルモンの影響によるものであるが，疲労やアイデンティティの喪失によって悪化する。
  2) 葛藤の感情は普通である。女性とパートナーはそのような感情を話し合う機会をもつことが必要である。
     - ●パートナーへの怒りは一般的である。このことが性的関係に影響を与えることは確かである。
     - ●乳児への怒りは，激しい罪悪感を引き起こすので，女性は，さらに児に執着して他者を拒絶する。あるいはうつ状態になっていることがあり，乳児やパートナーに対する反応が弱まったりする。
     - ●感情の表出と受容が非常に重要である。
- ■傾聴する：感情を詳しく話す時間を与える。
- ■これらの感情が正常であることを知らせて安心させる。
- ■本を紹介する。
- ■ほかの妊娠中の夫婦の話を聞くよう勧める。
- ■適切ならば，看護師自身の体験を話す。
- ■必要なら，治療を紹介する。

R：コミュニケーションの問題は夫婦の問題の最も一般的なものである。カップルに対しては，自分たちの性的ニーズや好みについて話し合うよう勧める必要がある。

⑤胎児を傷つけるという恐れ
- ■問題（早期陣痛，死産の経験，出血または破水）がなければ，性交は陣痛が始まるまで許されることを話して安心させる。
- ■安心させるため医師に委託する。
- ■誤った情報を探る。子宮内の胎児の保護状態を示す解剖学的チャートを用いる。
- ■オルガスムをもたらす収縮は害にならず，すぐにおさまることを伝える。

R：合併症がある場合を除いて，妊娠中の女性が快適で希望する範囲でパートナーと性行為をもつことは問題ない。

⑥妊娠中の性交疼痛症
- ■どんな痛みがいつあるかを探る。
- ■別の体位を指示する。
  - ●女性上位
  - ●後背位
  - ●側臥位
- ■水溶性の潤滑剤の使用を勧める。
- ■痛みが続くようなら医師に相談するよう勧め

る。
　　R：性交体位の選択肢としては腹部の圧迫を避けるか，深い挿入を避けることなどがある。
⑦出産後の性交疼痛症
　■どんな痛みがどんな状況のときに起こるかを調べる。
　■会陰切開の治癒状態をアセスメントする。
　　●切開は，1週間で表面は治癒する。
　　●溶解性の糸による縫合は，回復するのに1か月かかる。それまでには圧痛や腫脹をきたすことがある。
　　●神経は敏感で6か月は痛むことがある。
　■別の体位を助言する。
　■水溶性の潤滑剤の使用を勧める（授乳中の女性は授乳中での，愛液の減少を報告している）。
　■女性が自分の骨盤底筋群を確認し，それを訓練により強化することを教える。
　　●後部骨盤筋群強化法：大便を途中で止めようとする状態を想像し，大腿を閉じたり腹筋を使うことなく肛門の筋肉を閉める。
　　●前部骨盤筋群強化法：尿を途中で止めようとする状態を想像し，（前後の）筋肉を4秒間閉めたり，緩めたりする運動を10回繰り返す。1日4回行う（必要なら，1時間4回に増やしてもよい）。
　■排泄中の尿を数回止めることを教える。
　■痛みが続くようなら医師に紹介する。
　　R：女性の場合，性交渉での不快感は性欲を減退することになる。
⑧子どもに対する罪悪感
　■話し合うことを勧める：このような感情は正常であるということを知らせて安心させ，詳しく話せる時間を作る。
　■このような感情の表出はしばしば解放感や緊張の緩和を生みだす。
　■話し合いにパートナーも加える（両者とも同じように，お互いに自由に表現できないと感じていることもある）。
　■産後のサポートグループを紹介する。
　■病的であるようならば，心理的または社会的援助を紹介する。
　■乳児を育てるうえでの援助を得るようにカップルに勧める。彼らには，1人になれる時間が必要である。子どもが泣いてじゃまをする心配のない，彼らだけになれる所で「デート」を計画する。彼らは自分たちの親密さを再発見したり取り戻したりすることがある。
　　R：父親は出産前でも出産後でも，自分を適応させる必要がある。父親は喪失感や疎外感を抱く。特に乳幼児が母乳を吸っているときに怒りを感じて混乱することがある（Barclayほか，1996；Donoran，1995）。
⑨妊娠の恐れ
　■話し合うことを勧める。
　■避妊法を探る。
　■避妊についてはナースプラクティショナーか婦人科医を紹介する。
　■母乳を授乳することは避妊効果とは関係のないこと，出産前の避妊具は合わなくなっていることを知らせる。
　　●経口避妊薬は授乳中に使用できるものもあるが，一般に乳汁分泌が減ることを警告しておく。
　　R：男性と女性において妊娠の恐怖は性欲をそこなう。
⑩カップルの結びつきを深める方法（Polomeno, 1999）
　■恐怖や不安について考える（別々に）。
　■恐怖や不安を打ちあけるのに支障となることについて話し合う。
　■打ちあけるロールプレイをする。
　■思いやりを表す「小さなこと」についてカップルに話し合うよう勧める。
　■「心の語り」について教える。さえぎられたり，文句を言われずに片方が5分話す。それからもう片方が話す。最後にカップルは抱き合い「愛してる」と言う（Polomeno, 1999）。
　■「性的会話」（Gray, 1995）を教える。役立つ質問は，
　　●私とセックスするのはどうですか。
　　●もっとセックスしませんか。
　　●前戯はもっと多いほうがいいですか，それとも少ないほうがいいですか。
　　●あなたに触れるときに私にしてほしい方法がありますか。
　■恋愛感情をもちつづけることについて話す。
　　●お互いにいつも隣りに座る。
　　●手を握る。

- ●パートナーを喜ばせるメッセージを送る。
- R：女性にとっては，家事を手伝ったり，外に食事に行く計画を立てるなどの，思いやりを表す「ちょっとしたこと」でも同等の価値がある。男性にとっては大きな贈り物はポイントが高いのに対して，小さな行為はポイントが低い(Gray, 1995)。
- R：「カップルの関係の中で，生き生きと愛情や情熱，セックスを保つためにはロマンスが重要である」(Polomano, 1999, p.15)。
- R：女性にとってロマンスは，自分が大切にされ尊重されていると思えるものである。女性が男性の努力に感謝の気持ちを表せば，男性はもっと愛情を感じ，もっとロマンティックにしようとがんばる(Gray, 1995)。

●健康教育や専門機関を紹介する。
①下記の状態がある場合，夫婦に性交を控えて，医師の助言を求めるよう指導する(Gilbertほか, 1998)。
- ■性器出血
- ■頸管の早期開大
- ■多胎妊娠
- ■児頭の陥入または下降感
- ■前置胎盤
- ■破水
- ■早期産の既往
- ■流産の既往

②以上のことがあれば，夫婦はいかなる性行為もしてはならない。ほとんどの状況で，腟への挿入をしなくてもオルガスムは禁忌である。カップルには，してよいこととしてはならないことについてきちんと質問をするように指導しなければならない。

③STDにかかったり，相手に感染させたりするリスクのある女性には，妊娠中を通して安全な性交を教え，勧める。

④参考資料となる印刷物を提示する。

⑤まだ問題が解決しない場合は，カウンセラーを紹介する。
- R：性交とオルガスムは，妊娠のハイリスクにある女性を除き，ほとんどの女性にとって安全である(Gilbertほか, 1998)。

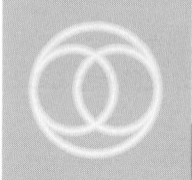

性的機能障害

Sexual Dysfunction

【定義】

性的機能障害：報われない，または不適切とみなされる性的機能の変化を経験している状態，またはその危険性が高い状態。

【診断指標】

■■ 必須データ(必ず存在，1つまたはそれ以上)
- ●性的機能に関する問題があると言葉で表す。
- ●DSM-IVの性的機能障害の基準を満たしている。

■■ 副次的データ(おそらく存在)
- ●性行為に関する将来の限界に対する恐怖
- ●セクシュアリティについての誤った情報
- ●セクシュアリティと性的機能についての知識不足
- ●性的表現に関する価値観の葛藤(文化的・宗教的)
- ●重要他者との人間関係の変調
- ●性的役割に対する不満(知覚している，または実在している)

著者の注釈
〈非効果的セクシュアリティパターン〉を参照

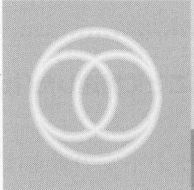

社会的相互作用障害

Impaired Social Interaction

【定義】

社会的相互作用障害：クライエントが相互作用に対して，否定的な反応や不十分な反応，あるいは不満足な反応をきたしている状態。または，その危険性の高い状態。

【診断指標】

社会的孤立は，主観的な状態である。したがって，看護師は，クライエントの孤独感に関する推論の妥当性を示さなければならない。なぜならば，その原因は多様であり，クライエントは，その人なりの方法で孤独感を表現するからである。

■ 必須データ(必ず存在，1つまたはそれ以上)
- 孤独感や拒絶の感情を表現する。
- 他者ともっと接触したいと希望する。
- 社会的地位における不安を訴える。
- 意味のある人間関係がないと述べる。

■ 副次的データ(おそらく存在)
- 時間がたつのが遅い(「月曜日は，私にはとても長く感じる」)。
- 精神集中や意思決定ができない。
- 役立たずだという感情
- 拒絶されていると感じる。
- 活動性の低下(身体的・言語的)
- 抑うつ状態や不安，怒りの表出
- 近しい人との交流ができない。
- 寂しい，面白くない感情
- 意思の疎通ができない。
- 引きこもり
- アイコンタクトが乏しい。
- 自分自身の思考や想い出に心を奪われている。

【関連因子】

社会的相互作用障害は，価値のある関係を確立できなかったり，維持できないことに関連したさまざまな状況や健康問題から生じる。よくある原因を以下に示す。

■ 病態生理因子
- 困惑，身体可動性やエネルギーの限界に関連するもの。以下の因子に続発する。
  - ▶身体機能の喪失
  - ▶体の一部の喪失
  - ▶病気の末期状態
- コミュニケーションの障壁に関連するもの。以下の因子に続発する。
  - ▶聴覚障害
  - ▶言語障害
  - ▶知的障害
  - ▶慢性精神疾患
  - ▶視覚障害

■ 治療関連因子
- 手術による外観の変化に関連するもの
- 治療上の隔離に関連するもの

■ 状況因子(個人・環境)
- 他者からの疎外に関連するもの。以下の因子に続発する。
  - ▶絶えず続く不平
  - ▶強度の不安
  - ▶反芻症
  - ▶衝動的行動
  - ▶露骨な敵意
  - ▶妄想
  - ▶ごまかしの態度
  - ▶幻覚
  - ▶不信，または疑念
  - ▶まとまりのない思考
  - ▶不合理な考え方
  - ▶依存的態度
  - ▶自己中心的態度
  - ▶強い独裁的な信念
  - ▶感情の未熟性
  - ▶うつ的行動
  - ▶攻撃的反応
- 言語的・文化的障壁に関連するもの
- 社交的技能の欠如に関連するもの

- 通常の社会的パターンの変化に関連するもの。以下の因子に続発する。
  - ▶絶離婚
  - ▶移転
  - ▶死

■■ 発達因子
- 小児・青年期
  - ▶不適当な感覚刺激に関連するもの
  - ▶外観の変化に関連するもの
  - ▶言語障害に関連するもの
- 成人
  - ▶仕事をする能力の喪失に関連するもの
- 高齢者
  - ▶通常の社会パターンの変化に関連するもの。以下の因子に続発する。
    - 配偶者の死
    - 機能障害
    - 退職

著者の注釈

社会的能力とは，他者と効果的に相互作用する能力のことである。人間関係は，生活体験を通じて肯定的にも否定的にも人を支えるものである。他者との肯定的な人間関係は，肯定的な自己概念，社会的技能，社会的感受性，自立のニーズの受容を必要とする。他者と十分満足のいく相互関係をもつためには，自己の強みと限界を認め，受け入れる必要がある（Maroni, 1989）。

精神的な健康状態が不健全な人は社会性に欠け，有効な社会的相互作用に必要とされる依存の関係に苦痛を感じる。自己概念に乏しい人は，常に他者のニーズのために自分のニーズを犠牲にするか，いつも他者のニーズよりも自分のニーズを優先させる。

〈社会的相互作用障害〉という診断は，他者との非効果的な相互作用を示すクライエントのことを表している。その状態が極端であったり，長期にわたるものであれば，その問題は，〈社会的孤立〉という診断になる。〈社会的相互作用障害〉に対する看護の焦点は，クライエントが他者のニーズに気づく能力を高め，相互に益を得る関係性が作れるように教えることである。

診断表現上の誤り

◉社会的地位の不安を言葉にすることに関連した〈社会的相互作用障害〉

この診断の場合，クライエントの不安の訴えは診断の手がかりを表しているが，関連因子ではない。看護師は，クライエントの不安の理由を判断するために焦点アセスメントを行うが，その理由がはっきりするまでは，診断は「不明な原因に関連した〈社会的相互作用障害〉」と記す。

重要概念

■■ 一般的留意点
① Blumerは，人間の行為と相互作用に関する3つの前提を述べている。
- ■生活体験は，人によって意味が異なる。人はそれぞれ，意味のある重要な状況や人々に対して反応を示す。
- ■人は，他者との社会的相互作用から意味を学ぶ。
- ■物事に直面している間，人は状況を解釈し，以前にあったことの意味を応用したり，その意味を修正したりする。

② 効果的に環境とかかわり合うことのできる能力を社会的能力という。

③ 社会的に有能であるためには，効果的な現実検討や問題解決の能力，さまざまなコーピングメカニズムが必要である。

④ うまく機能しない原因は，個人にも環境にもある。同じ人であっても，環境や状況によってうまく適応できたり，適応できなかったりする。

⑤ 夫婦生活と安定した職業が，適切な社会機能と最も関係がある。

■■ 慢性精神疾患
① 慢性精神疾患の特徴は，長期間にわたって繰り返して再発することである。クライエントがどの程度，役割遂行能力を障害されるかは，さまざまである。その障害の程度は，社会的な適合性と関連してくる。

② 思考過程障害は，社会的または職業的な役割行動を適切に実行する能力に支障をきたしている状態である。

③ 最も多く認められる症状の1つに，依存がある。入退院を繰り返して，医師に多くの時間を費や

させたり，退院や与薬などの変更を拒んだり，家を離れることを拒否するなどの形で依存が表されることがある。

④クライエントが社会とうまくかかわっていけない原因はさまざまである。その中に，現実をうまく考えていくことができないという理由がある。現実を正しく認識できなければ，日々の問題に対処していくことは困難である。また，社会から孤立して，あるいは長い入院生活のために他人とうまく付き合えなくなってしまったというクライエントもいる。

⑤慢性精神疾患のクライエントは友人がなく，社会的に孤立し，地域活動にほとんどかかわらないことが多い(Varcarolis, 2006)。

⑥慢性精神疾患のクライエントが脱施設化することによって，入院患者数と平均在院日数は減少してきており，今日では慢性疾患のクライエントの状況は以前とは異なってきている。現在，18〜35歳の新しいクライエント集団が出現している。彼らは施設収容されている高齢のクライエントとは，明らかに異なる。すなわち，前者は一時的に何回も入院するのに対して，後者は長期間病院に入院している。

⑦慢性精神疾患のクライエントは職を失っていることが多い。それは，仕事ができないというのではなく，情緒や人間関係の機能に欠陥があるからである。社会的技能訓練に関する研究では，退院後の社会生活への順応は，技能形成プログラムによって改善されることが報告されている。

小児への留意点

①子どもは，親が情緒的に障害を受けていると著しく影響を受ける。情緒的な障害のある親は，子どもの身体的ニーズ，あるいは安全のニーズに対応することができない場合がある。

②子どもは，身の回りの世界についての説明を親から受けている。社会的相互作用障害や思考過程障害がある親は，子どもに自分の社会的経験を正しく説明できない場合がある(Varcarolis, 2006)。

③〈社会的相互作用障害〉は〈社会的孤立〉をもたらすこともある。〈ペアレンティング障害〉も参照

④物質乱用の問題のある青年期は，人目を引くために，またはストレス軽減のために物質を使う。個人的・社会的能力に乏しい人もその傾向にある(Johnson, 1995)。

⑤慢性精神疾患の若いクライエントには，衝動の抑制(例．自殺企図，法的な問題，アルコール，薬物中毒)，感情の障害(例．怒る，言い争う，反抗的になる)，現実検討の欠如などの問題が，特にストレスがあるときにみられる。慢性精神疾患のクライエントは，組織依存的で自分の意思をきちんともたない人もいれば，組織に反抗的で欲求不満に耐えられず，問題を拒絶する人もおり，さまざまである(Varcarolis, 2006)。

⑥いろいろな違いはあるものの，ほとんどのクライエントにみられる共通点がいくつかある(Varcarolis, 2006)。

- 安定した支持的な人間関係を維持できない。ほとんどの人が，少しかかわった人と一時的で不安定な人間関係しかもてない。
- 誤った判断を繰り返す。これは，経験から学ぶということができず，ある状況で得た知識を別の状況に応用できないためである。
- ストレスに弱い。ストレスを経験することは，破局につながる大きな危険因子である。
- 社会的相互作用のパターンが，大変な労力を要するものであったり，敵意が示されたり，操作的である。そのため，ケア提供者に否定的な反応をもたらす。

高齢者への留意点

①効果的な社会的相互作用は積極的な自己尊重によるものである。高齢者が，若年者に比べて自分のことを低く評価しているというデータはない(Miller, 2004)。

②高齢者に一般的にみられる自己尊重に対する脅威は，価値の低下，依存，機能的障害，および自己抑制力の低下である(Miller, 2004)。

③うつ病による日常の感情障害が，高齢者の27%にみられる。重篤なうつ病は，地域社会で生活している高齢者の2%に，ナーシングホームに入居している高齢者の12%にみられる(Varcarolis, 2006)。

④うつ病の高齢者は，社会への関心がなくなり，社会とのかかわりに積極的な相互作用を示さない。

焦点アセスメント基準

■■ 主観的データ
◉ 診断指標をアセスメントする。
① 交友関係
- 友人, 家族がいるか
- 友人を作ろうとしているか
- 友人に接触しようとするか, または友人からの接触を待っているか
- 社会的相互関係に満足しているか
- 社会ネットワークに対する不満の理由は何か

② コーピング能力
- ストレスや葛藤に対してどう反応するか
  - 物質乱用(薬物, アルコール, 食べ物)
  - 攻撃性(言葉, 動作)
  - 引きこもり
  - 自殺念慮, または自殺をほのめかす行為

③ 触法歴(逮捕歴, 有罪判決)

◉ 関連因子をアセスメントする。
① 相互作用のパターンと技能
- 職業について
  - 職探しと面接の技術
    ▶ 自己の職業上の適性を明らかにできる。
    ▶ 適切な服装ができる。
    ▶ 適切な質問ができる。
    ▶ 就職先を決めることができる。
    ▶ 履歴書を作成できる。
    ▶ 雇用に対して現実的な期待をもっている。
  - 職歴
    ▶ 雇用期間
    ▶ 退職理由(同僚や上司との問題)
    ▶ 転職の頻度
  - 同僚との関係
    ▶ 仕事時間外の接触
- 生活様式
  - 居住のパターン
    ▶ どこに住んでいるか：家族と, グループで, 下宿, 公共施設
    ▶ どのくらいの期間
    ▶ 引っ越しの頻度
    ▶ 引っ越しの理由
  - 地域で生活することへの障害
    ▶ 個人衛生の乏しさ
    ▶ 法的問題
    ▶ 自立に対する期待
    ▶ 失業
    ▶ 余暇活動の欠如
    ▶ 不安定な短期の居住
    ▶ 公共の場での不適切な態度
    ▶ 社会的孤立
- 余暇, 娯楽
  - 余暇に何をするか
  - 余暇を楽しむことを阻害する因子は何か
  - 1人で過ごすのとグループで過ごすのはどちらが好きか

■■ 客観的データ
◉ 関連因子をアセスメントする。
① 外見
- 表情(例. 悲しみ, 敵意, 無表情)
- 服装(例. 几帳面, だらしない, 挑発的, 風変わり)
- 個人衛生
  - 清潔
  - 服(適切性, 状態)
  - 服装, 髪を整える。

② コミュニケーションパターン
- 内容
  - 適切
  - 信心深い。
  - とりとめもなく話す。
  - 無価値的
  - 疑い深い。
  - 妄想
  - 問題を否認する。
  - 強迫観念
  - 過大視
  - 殺人や自殺の計画
  - 性的偏見
- 会話のパターン
  - 適切
  - 優柔不断
  - 新語(造語)を使う。
  - 言いたいことがはっきりしていない。
  - 考えがまとまらない。
  - 支離滅裂
  - 話題が飛ぶ。
- 会話の回数
  - 適切

- ●減少
- ●多弁
- ●高圧的

③対人関係技能
- ■人の話を適切に聞いたり，答えたりすることができる。
- ■会話のスキルをもっている。
- ■内向的，自分の殻に閉じこもる。
- ■依存，受動的態度
- ■強要する，主張する。
- ■敵意
- ■満足な交友関係の障害
  - ●社会的孤立
  - ●思考障害
  - ●強度のうつ状態
  - ●慢性精神疾患
  - ●パニック発作
  - ●疾患に伴う偏見

このほかの「焦点アセスメント基準」の情報は，http://thepoint.lww.com を参照

NOC
家族の環境：内部的，社会的相互作用の技法，社会的関与

目標▶
個人/家族は，満足感が高まったと報告する。

指標▶
- ●社会化を妨げる問題のある行動を自覚する。
- ●破壊的な社会的行動（行動を特定する）ではなく，建設的な行動をとるようになる。
- ●効果的な社会化を促す方法を述べる。

NIC
予期ガイダンス，行動変容，家族統合性：促進，カウンセリング，行動管理，家族支援，自己責任促進

【一般的看護介入】

◎**基本的な社会的技能を維持できるよう支援し，社会的孤立に陥らないようにする**（詳しい看護介入については，〈社会的孤立〉を参照）。

①個人に合った支持的な人間関係を提供する。
- ■生活上のストレスになんとか対応できるよう援助する。
- ■現実に目を向ける。
- ■ストレスがどのように問題を悪化させるかを認識させる。
- ■健康的な防衛手段を支援する。
- ■別の行動を見い出せるよう援助する。
- ■最善の方法を考えられるよう援助する。

②集団療法によって支援する。
- ■「今，ここ」に焦点を当てる。
- ■不適切な行動をとらないよう，集団内の規範を設ける。
- ■新しく身につけた社会的行動を試してみるよう促す。
- ■治療中，不安を和らげるよう菓子や飲み物を用いる。
- ■社会的な行動を示した役割モデルを示す（例．友好的な挨拶には，無視しないで親しげな反応を返す）。
- ■自分自身を隠さず正直になることによって，仲間同士の関係を築いていく。
- ■限られた社会的相互作用の技能しかもっていないクライエントを勇気づけるために，質問したり，観察したりする。
- ■自分自身の知覚が正しいものであることを他者と確認するようメンバーを促す。
- ■メンバー内における強みを明確にし，個々の弱点を見ないようにする。
- ■活気のある集団が，あるクライエントにとっては一時的な社交の場所となる場合もある。
- ■小さい集団，あるいは予定されている個人の会合を利用する。

③きちんと服薬しているか観察する。
- ■副作用や症状の増悪に関する質問をする（自己管理を期待してはいけない）。

④自己主張がなく受動的な人にはアサーティブな態度で接する。
- ■決められた約束や仕事の面接などを放棄した場合，クライエントに連絡をとる。
- ■クライエントが参加するようになるのを待たない。

⑤自分の行動に責任をもたせる。
- ■責任のある人間として扱う。
- ■決定権を与えるが，必要であれば大要は定めておく。
- ■病気を自分の行動の言い訳にさせない。

- ■ 必要時には法的な問題を含めて，結果を設定し，守らせる。
- ■ 自らの行動や態度が，いかに人間関係の対立の原因となっていることが多いかを理解させる。

⑥必要であれば，依存的態度を容認する。
⑦広くいろいろな種類の組織やサービスを利用する(例．医療機関，精神病院，職業安定所，社会的な機関，住居斡旋機関)。
- ■ 1つの機関で調整して，サービスを提供する必要がある(クライエントが自力で調整することはできない)。
- ■ これまではケースマネジャーがうまく連携させてきた。
- ■ 計画は柔軟性があり，また文化に適したものでなくてはならない。

R：新しい技能を試み，新しい社会的状況を探るために，継続的にクライエントを励ます必要がある。

R：看護師は適切な社会的技能の模範的役割を演じ，それ以外の社会的技能の例としてグループを活用する。

R：効果的な社会的技能は，指導と実演，練習とフィードバックにより学ぶことができる(Stuartほか，2001)。

◉ **問題のある行動を減らしていく。**
①現実検討の障害(〈思考過程障害〉を参照)
②余暇活動を楽しむことができない(〈気分転換活動不足〉を参照)。
- ■ 交友計画
- ■ デイケアセンター

③社会的孤立(〈社会的孤立〉を参照)
④敵対および暴力的爆発(〈不安〉および〈暴力リスク状態〉を参照)
⑤自殺の危険性，企図(〈自殺リスク状態〉を参照)
⑥対処方法
- ■ 制限を設けて利用する(〈不安〉の「怒り」の項参照)。
- ■ 自分の反応を認識する。

◉ **社会的技能が身につくよう援助する。**
①社会的相互作用が障害される環境を確かめる(例．生活，学習，仕事)。
②できれば，クライエントが生活している環境の中で指導する(例．仕事場まで同行したり，同じ所に住んでいる人と一緒に働く)。
③個別性のある社会的技能プログラムを開発する。社会的技能の例としては，整容−個人衛生，姿勢，歩き方，アイコンタクト(視線)，会話を始める，相手の話を聴く，会話を終えるなどがある。模範を示したり，態度の予行演習，準備することも含む。
④言葉による指導には，実際にやってみせることと，実際に行わせることとを組み合わせる。
⑤時間厳守，出勤，雇用者との病気の管理，服装など，適切な社会的態度の限界をしっかりと設定する。
⑥仕事に関連した問題をグループで討論させる。
⑦クライエントのレベルによって，最も成功する保護的な仕事場や，パートタイムの雇用を選ぶ。
⑧積極的なフィードバックを行う。具体的で詳細なフィードバックをする。一度に3つ以上の行動についてフィードバックはしない。細かすぎるフィードバックは，混乱を与え不安を増大する。
⑨「することができる」という考え方を伝える。
⑩社会的相互作用についてロールプレイをする(McFarlandほか，1996)。
- ■ どのようにして会話を先導するか。
- ■ どのようにして会話を継続するか。
- ■ どのようにして会話を終わらせるか。
- ■ どのようにして要求を断るか。
- ■ どのようにして質問するか。
- ■ どのようにして仕事の面接をするか。
- ■ どのようにして活動をするために他者を誘うか(例．映画に行く)。

R：ロールプレイは，問題の状況をリハーサルし，フィードバックを受ける機会となる。反応の結果を安全に探すことができる。

R：受動的な態度や動機の欠如は病気の一部であり，したがって，ただ単にケア提供者によって受け入れられるべきではない。ケア提供者は，クライエントが参加するのを待つよりは，治療はクライエントが受けるべきものと確信をもったアプローチ(自信をもって勧めるアプローチ)を使わなければならない(Varcarolis，2006)。

◉ **理解し，サポートするよう家族や地域のメンバーを援助する。**
①精神疾患や治療，経過について，事実を家族に

伝える．疾患を受容できるよう家族を優しく援助する．
② 日常の問題に対処することに対する家族メンバーの欲求不満を確認する．
③ 環境からの刺激の過剰や不足について指導する．
④ 自分たちの罪悪感や態度がどのような影響を与えるかについて家族に議論させる．
⑤ 家族と提携できることを明らかにする．
⑥ 定期的な休息ケアを調整する．
⑦ クライエントと関係のある家主，店主およびその他の関係者をサポートする．
- 精神疾患についての情報を提供する．
- クライエントを扱うのに必要な人間関係技能を教える（直接的，断言的で，簡単な指示；模範を示す）．
- クライエントに問題が起きたときに連絡する人の名前と電話番号を教える．
- このような教育は，特定の人物からの要求に応じて行う．

R：家族への介入は，慢性精神疾患の家族員のリハビリテーションを成功させるのに，非常に重要である（Mohr, 2003）．

R：クライエントも家族もストレス下にある．家族をはりつめさせるクライエントの行動には，過度に手のかかる行動，社会的引きこもり，会話の欠如，余暇への興味がない，などがある．家族も，支援的でも非支援的でもその行動によって，地域社会で生きていくクライエントの能力に影響を及ぼす．

◉ 状況を困難にするものに対する対策を探す（例．混乱したコミュニケーション，思考の変調，アルコールや薬物使用）（Stuart ほか, 2001）．
① メンバー間で感情について話し合う．
② 協力的な計画を立てる．
③ 夫婦や親との連携を強化するための定期的な活動を計画する．
④ ストレス解消が必要な時期を明らかにする．

R：家族が問題を扱う方法を身につけられるよう援助することで，人生をコントロールできるという感覚をもたらすことができる（Stuartほか, 2001）．

◉ 必要に応じて，健康教育と専門機関へ紹介する．
① クライエント教育（McFarland ほか, 1996）

- クライエントとしての役割責任（はっきりわかるように要請する，治療に参加する）
- 1日の活動をおおまかに思い浮かべ，それらを実行するよう意識を集中する．
- コミュニケーションをするために，他者にどのようなアプローチをするか．
- どのような相互作用が，クライエントに思いやりや尊敬を与えるのかを他者に理解させる．
- クライエントがどのように家族役割の形成に参加し，責任を負うかを明確にする．
- 不安の兆候と不安を緩和する方法を明らかにする．
- クライエントの積極的な態度を見つけ出し，クライエント自身が建設的な選択をすることに満足する．

② さまざまな社会的資源を紹介する；しかし，主な資源となる機関（施設）は1つにし，連携と継続性を維持させる（例．職業訓練，怒りコントロール援助）．
③ 必要に応じて，支持的な家族療法を紹介する．
④ 家族を地域の自助グループに紹介する．
⑤ 危機介入のためのサービス機関の電話番号を知らせる．

R：地域資源は，効果的な管理と支援にとって不可欠である．

R：受身的な態度あるいは意欲の欠如は，病の一部である．したがって，ケア提供者は，それを単に受け入れるだけではいけない．ケア提供者は，クライエントが治療に参加することを待つよりも，むしろ治療に"専念させる"という積極的な方法を用いなければならない（Varcarolis, 2006）．

小児への看護介入
① 衝動のコントロールが問題である場合
- かなりの限界を設ける．
- お説教をしない．
- 単純明快に述べ，支援する．
- 日課を続ける．
- 適切な遊びの技能を身につけるには，遊び友だちを1人に制限する（例．親戚，大人，小さい子ども）．
- 徐々に遊び友だちを増やす．
- フィードバックはすぐに，継続して与える．

② 特定の親役割の技能について話し合う．

- ■望ましい行動がわずかでも増えたらほめる。
- ■年齢に合った取り決めをする〔例．休憩，活動（車や自転車の使用）の制限〕。

③以下について親を指導する。
- ■厳しい批評を避ける。
- ■子どもの前では争わない。
- ■子どもの目を見て指示を出し，子どもに言ったことを繰り返させる。
- ■年長の子どもに，自分自身を監督する目標行動を教え，自信をつけさせる。

④反社会的行動が存在する場合，以下について援助する。
- ■社会化を妨げる行動を説明する。
- ■別の反応をロールプレイする。
- ■付き合う範囲をコントロールできる数に絞る。
- ■肯定的態度と否定的態度に対して仲間のフィードバックを引き出す。

⑤社交性欠如がなくなるよう思春期のクライエントを援助する。
- ■自己主張
- ■怒りの管理
- ■問題解決
- ■自分の意に反することを拒否する技能
- ■ストレスの管理
- ■価値観を明らかにする。

R：衝動のコントロール不足は社会化に影響する（例．家族，同年齢の子ども，学校）(Johnson, 1995)。

R：子どもの成功を高めるために，効果的なペアレンティング技能を身につけられるような援助が家族には必要である(Wong, 2003)。

R：社交性欠如を解消するスキルによって，社会的受容性が増し，コントロール力と自己尊重が高まる。

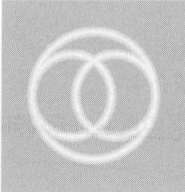

社会的孤立

Social Isolation

【定義】

社会的孤立：クライエント個人またはグループが，他者とのかかわりを増やす必要性や希望を実感したり，認識しているが，そのかかわりができない状態。

【診断指標】

社会的孤立は，主観的状態である。したがって，看護師は，クライエントの孤独感に関する推論の妥当性を示さなければならない。なぜなら，その原因が多様であり，クライエントは，その人なりの方法で孤独感を表現するからである。

■ **必須データ**（必ず存在，1つまたはそれ以上）
- ●孤独感や拒絶感を表現する。
- ●他者ともっと接触したいと希望する。
- ●社会的地位における不安を訴える。
- ●意味のある人間関係がないと述べる。

■ **副次的データ**（おそらく存在）
- ●時間がたつのが遅い（「月曜日は，私にはとても長く感じる」）。
- ●精神集中や意思決定ができない。
- ●役立たずだという感情
- ●意思疎通できない。
- ●拒絶されていると感じる。
- ●引きこもり
- ●悲しげな，沈痛な様子
- ●アイコンタクトが乏しい。
- ●自分の考えや思いに心をとらわれる。
- ●活動性の低下（身体的・言語的）
- ●抑うつ状態や不安，怒りの表出
- ●近しい人との交流ができない。

【関連因子】

社会的孤立の状態は，確立された関係の喪失や，そのような関係をつくれないことに関連した状況や健康問題から生じる。よくみられる原因を以下に示す。

■ **病態生理因子**
- ●人から拒絶されることに対する恐怖に関連す

るもの。以下に続発する。
- ▶肥満
- ▶癌(頭部・頸部の手術による外観の変化,他人の迷信に伴う恐怖)
- ▶身体的障害(対麻痺,四肢切断,関節炎,片麻痺)
- ▶情緒的障害(極度の不安,抑うつ状態,偏執症,恐怖症)
- ▶失禁(羞恥心,臭気)
- ▶伝染性疾患〔後天性免疫不全症候群(AIDS),肝炎〕
- ▶精神疾患(統合失調症,双極性感情障害,人格障害)

状況因子(個人・環境)
- ●重要他者の死に関連するもの
- ●離婚に関連するもの
- ●外見の変形に関連するもの
- ●人から拒絶されることに対する恐怖に関連するもの。以下に続発する。
  - ▶肥満
  - ▶入院,または疾患の末期状態(死にゆく過程)
  - ▶極度の貧困
  - ▶失業
- ●他の文化圏への移動に関連するもの(例.慣れない言語)
- ●通常の交通手段の喪失に関連するもの

- ●不満足な相互作用の既往に関連するもの。以下に続発する。
  - ▶社会的に容認できない行動
  - ▶薬物中毒
  - ▶アルコール中毒
  - ▶妄想的思考
  - ▶未熟な行動

発達因子
- ●小児期
  - ▶保護のために隔離される,または伝染性疾患にかかる。
- ●高齢期
  - ▶通常の社会的接触の喪失

著者の注釈……………………………………

1994年,NANDAは〈孤独感リスク状態〉という新しい診断を追加した。この診断は,4段階の開発過程の第1段階にすぎないが,この診断のほうが「～に対する反応」というNANDAの定義によくあてはまる。〈社会的孤立〉は反応ではなく,孤独の原因や誘因である。また,人間は周囲に大勢の人がいても孤独を感じることがある。

著者は,臨床の場では〈社会的孤立〉という診断を使わず,〈孤独〉または〈孤独感リスク状態〉という診断を使うことをお勧めする。

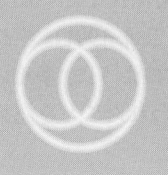

慢性悲哀
Chronic Sorrow

【定義】

慢性悲哀:ある出来事や状態,あるいは通常の状態での継続的な喪失によって生じる,愛する人の永久的な変化に対して,永続的な精神的苦痛や悲しみを経験している状態,あるいは経験する危険性がある状態。悲しみの程度はさまざまである(Teel, 1991)。

【診断指標】

必須データ(必ず存在,1つまたはそれ以上)
- ●愛する人を失う,または愛する人が障害を抱えることによって生じる一生続く悲しみ。程度はさまざまである。

副次的データ(おそらく存在)
- ●怒り
- ●フラストレーション
- ●恐れ
- ●無力感

【関連因子】

■ 状況因子(個人・環境)
- 小児あるいは成人に達した子どもの状態に続発する, 通常の状態の慢性的な喪失に関連するもの
  - ▶ 自閉症
  - ▶ 重篤な側彎症
  - ▶ 慢性の精神病的状態
  - ▶ ダウン症
  - ▶ 精神遅滞
  - ▶ 二分脊椎
  - ▶ 鎌状赤血球症
  - ▶ 1型糖尿病
  - ▶ ヒト免疫不全ウイルス(HIV)
- 不妊による生涯に及ぶ喪失に関連するもの
- 変性疾患に伴う進行性の喪失に関連するもの(例. 多発性硬化症, アルツハイマー病)
- 愛する人を失うことに関連するもの
- 致命的な疾患をもつ子どものケアに伴う喪失に関連するもの

著者の注釈

　慢性悲哀は, 1962年にOlchanskyによって定義された. 時期が限られており, 最終的には喪失に適応することで終結する悲嘆は, 慢性悲哀とは異なる. 慢性悲哀の程度は多様であるが, 障害や慢性的な状態がある限り, その人の生涯にわたって続く(Burke, 1992). また子どもを喪失する際にも慢性悲哀が起きる. それは, "普通の生活"を営む能力を損なう慢性疾患に悩んでいる個人にも起きる(例. 対麻痺, AID, 鎌状細胞貧血).

診断表現上の誤り

● 最近の姉の死に関連した〈慢性悲哀〉

　慢性悲哀は, 正常な状態の喪失によって生じた二次的喪失に関連する. その喪失は, 愛する人を失うという状態であり, 人間関係を不可能にする. 親, きょうだい, 子どもの死は, 残された者の生涯を通して影響する. この喪失に対する最初の反応が悲嘆である. しかし時間が経つにつれて精神的な苦痛が広がっていく. この反応は〈慢性悲哀〉か〈悲嘆機能障害〉である. 看護師がそれらの区別をするためには注意深いアセスメントと検討が役立つ.

重要概念

① 慢性悲哀は"終わることのない葬儀"といわれている. なぜならば, 精神的な終結あるいは解決の機会がないからである(Lindgrenほか, 1992；Northington, 2000).

② 慢性悲哀は, 周期的に起こったり, 何度も繰り返し起こったりする. 人の喪失や失望または不安にさせる状況が引き金となる(Lindgrenほか, 1992).

③ 慢性精神疾患は, 喪失体験の終結が予想できないという事態を招く(Eakes, 1995；Mohr, 2003).

④ 慢性悲哀は, 機能的なコーピング反応である. それは正常であり, 病因となる悲嘆や抑うつ状態とは異なる(Burkeほか, 1992).

⑤ 愛する人の死への反応が, 慢性悲哀となることがある. たとえば, 30代の女性の死は, 残された姉妹に慢性悲哀の反応を引き起こす場合がある.

⑥ 子どもに障害が起きたとき, 親の最初の反応は, 不安, 家族機能障害, 否定そして悲嘆となる. その後, 親は助けを求めるようになる. ある終結の形をもつ死への悲嘆反応とは違って, 慢性悲哀の親は, 悲嘆反応を定期的に繰り返し体験することになる(Kearneyほか, 2001).

⑦ 愛する人に気持ちを伝えることや意思の疎通が不可能になったとき, 失った関係性を思い出させるものが日常的に存在する(Teel, 1991). 学校の活動, 家族旅行, デートなどのように, 多くの状況がその関係への希望が失われたことを認識させるきっかけとなる.

⑧ MallowとBechtel(1999)は, 障害を負った子どもの母親は, 慢性悲哀の反応を示すが, 父親にはこのあきらめ, 甘受するという反応がみられなかったと報告した.

⑨ 発達障害の子どもをもつ親は, 喜びと悲しみ, 希望と絶望, 挑戦と落胆を経験する(Kearneyほか, 2001).

焦点アセスメント基準

■ 主観的データ
● 診断指標をアセスメントする.
① 知覚／コーピング

②子どもの能力，言語的能力，運動能力，社会的スキル，友人関係（友情），セルフケア能力，過去の／最近の病気（Melnykほか，2001）。
③コーピングに対する障壁（Melnykほか，2001）。
④家族内の人間関係
⑤ソーシャルサポート
⑥経済的問題，雇用
⑦変化／家族内ストレス因子
このほかの「焦点アセスメント基準」の情報は，http://thepoint.lww.com を参照

NOC
うつ状態の自己コントロール，コーピング，情動の安定，受容：健康状態

目標▶
悲しみを増大させるきっかけとなるような発達上の出来事を予測するための援助を受けるようになる。

指標▶
- 悲しみを表出する。
- 喪失について定期的に話し合う。

NIC
予期ガイダンス，コーピング強化，紹介，積極的傾聴，共在，回復力促進

【一般的看護介入】

◉**慢性悲哀について説明する。**
①正常な反応である。
②通常の状態の喪失に焦点を当てる。
③時間の制限がない。
④生涯を通じて持続する。
　R：慢性悲哀は，周期的に起きて進行する（Gaminoほか，2002）。

◉**変化が起きてからの感情を外に出すようにクライエントを励ます**（例．子どもの誕生，事故）。
　R：家族はオープンで，正直なコミュニケーションが有益であると述べている。彼らは，生涯にわたる危機を軽減するために何ができるか知る必要がある（Eakers，1995）。

◉**生涯に及ぶ危機に対しクライエントに準備させる。**
①失った希望や夢について話し，人に伝えるよう徐々に促す。
②当然あるべきものを失ったという感情を増幅させるような発達上の出来事（例．学校劇，スポーツ，卒業記念ダンスパーティ，異性とのデート）を明らかにできるように援助する。
③感情は，年月が経つにつれて強くなったり弱くなったりすることもあるが，悲しみは消えないということを確認しておく。
④クライエントに，これらの危機は，その"知らせ"を初めて聞いたときの反応と同じように感じることがあることをアドバイスする。
　R：感情に焦点を当てた共感は，孤立感を軽減させる（Eakesほか，1998）。

◉**慢性悲哀を経験している人と一緒に自助グループに参加し，悲嘆を表現するよう促す。**
①サポートシステムと友情を保つことの重要性を強調する。
②以下のような困難について話し合う（Monsen，1999）。
　- 心配を抱えて生きること
　- 子どもをほかの子どもと同じように扱うこと
　- 葛藤を抱えたままでいること
　R：親は似たような経験が進行しているほかの親たちから，有効なコーピングメカニズムを学ぶことができ，社会的な分離を予防することができる。
　R：Monsen（1999）は，二分脊椎の子どもをもつ親のコーピングパターンを報告している。それは，心配を抱えて生きること，その子どもをほかの子どもたちと同じように扱うこと，そしてかなり長期間にわたって強くあり続けること，といったコーピングパターンである。

◉**親が最もすぐれたケア提供者であることを認める**（Melnykら，2001）。
①親から日課となっていることを聞き出す。
②別の医療提供者へ引き継ぐことについて家族を準備させる（例．子どもを大人の提供者へ）。
③特殊な手続きについて親に教える。
　R：このような介入は，尊敬や自尊心を高める（Melnykほか，2001）。

◉**家族に適切なサービスと連絡をとってもらう**（例．在宅ケア，介護休暇のカウンセラー）。
　R：カウンセリングは最初の段階から周期的に必要とされる。

◉**追加の介入については〈家族介護者役割緊張〉を参照**

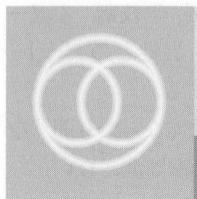

霊的苦悩

Spiritual Distress

霊的苦悩
　▶ 宗教や霊的な信条と処方された治療計画との矛盾に関連した

霊的苦悩リスク状態
道徳的苦悩
信仰心障害
信仰心障害リスク状態

【定義】

霊的苦悩：クライエント個人または集団が，人生に対する強さや希望，そして生きる意味を与える信念システムまたは価値システムに障害をきたしている状態。

【診断指標】

■ 必須データ（必ず存在）
- 信念システムへの障害をきたしている。

■ 副次的データ（おそらく存在）
- 人生や死，悩みに対して疑問を抱く。
- 人生や死，苦悩の意味を伝える。
- 生きている意味や目的を感じないと表現する。
- 人生や喜びの感覚，内的やすらぎ，愛情に関する興味を欠く。
- 失望や絶望を表す。
- 魂のぬけがらのように感じる。
- 自分または他者からの情緒的な分離を示す。
- 霊的な，宗教的な共同体からの疎外感を経験する。
- 自己，他者，神，創造主との調和の必要性を表明する。
- 感情的な変調を示す，または報告する（たびたび泣く，うつ状態，無関心，怒り）。
- 霊的なことに，突如興味を示す（霊や宗教に関する本，霊や宗教に関するテレビ番組）。
- 突然，霊的な儀式を変える（拒絶，無視，疑義，熱狂的な帰依）。
- 家族，愛する人，仲間やヘルスケア提供者が霊的な信条や儀式に反対したと言う。
- 宗教や霊的な信念システムの信頼性に疑問をもつ。
- 信念や宗教儀式への障害に対して援助を求める。

【関連因子】

■ 病態生理因子
- 霊的健康における問題や霊的つながりとの分離に関連するもの
  - ▶ 入院
  - ▶ 疼痛
  - ▶ 終末期疾患
  - ▶ 体の一部または機能の喪失
  - ▶ 外傷
  - ▶ 消耗性疾患
  - ▶ 流産，死産

■ 治療関連因子
- 処方された（特定の）治療法と信念との葛藤に関連するもの
  - ▶ 流産
  - ▶ 隔離
  - ▶ 手術
  - ▶ 四肢切断
  - ▶ 輸血
  - ▶ 薬物療法
  - ▶ 食事制限
  - ▶ 医療処置

■ 状況因子（個人・環境）
- 重要他者の死または病気に関連するもの
- 祈りや瞑想，そのほかのしきたりなど宗教的儀式を行うことに対する当惑に関連するもの
- 精神的儀式の実行への障害に関連するもの
  ▶ 集中治療のための制限
  ▶ プライバシーの欠如
  ▶ 特別な食物，食事がとれないこと
  ▶ ベッド上または病室内安静による行動制限
- 家族，仲間，医療提供者に反対された信念に関連するもの
- 離婚，愛する人からの別離に関連するもの

著者の注釈

ウエルネスは，その人のもつすべての資源〔社会的・心理的・文化的・環境的・精神（霊）的，および生理的〕の利用を含めた，成長の潜在能力に対する反応を表している。看護師は，クライエントを包括的にケアする専門職であるが，研究によると，一般にクライエント，家族，地域の精神（霊）的側面の問題に直面することを避けていると報告されている（Kendrickほか，2000）。

クライエントや家族に肯定的な精神性（spirituality）を促すには，看護師も自らの精神性を認識しなくてはならない。看護師にとっては，クライエントの精神的問題をアセスメントする前に，まず自己評価をする必要があり，精神性の健康のアセスメントは，看護の場面だけに限定されなければならない。看護師は精神性の問題や苦悩をもつクライエントに対して，霊的援助の資源を提供したり，クライエントの話を批判的でない態度で聴いたり，クライエントのニーズを満たす機会を提供して援助することができる（Stoll，1984；O'Brien，2003）。

霊的なものと宗教的なものは異なる概念である。BurkhartとSolari-Twadellは，霊を"意味と自分自身を経験し統合する能力；他者，芸術，音楽，文学，自然または個人よりもより大きな力"と定義している（2001，p.51）。宗教は"特定宗派の信条や団体，それに関連した儀式に参加しようとする能力"である（Burkhartほか，2001，p.51）。人間の全体性として霊的な側面は常に存在しているが，宗教的な習慣や儀式という文脈では，存在するときもしないときもある。

〈信仰心障害〉は，2004年にNANDAによって承認された。この診断名は，クライエントの宗教的な儀式が障害され，儀式の数を減らすことや場所を変えることによって看護師が援助できる場合に〈霊的苦悩〉として用いることもできる。〈信仰心障害〉が診断名として妥当である。

クライエントが，宗教的習慣や儀式が行えず，看護師がその状況を変えることができない場合，ふさわしい診断名は〈霊的苦悩〉である。

診断表現上の誤り

◉ 重篤な疾患および宗教的信仰に対する疑いに関連した〈霊的苦悩〉

重篤な疾患はクライエントの宗教的信仰に疑念を抱かせ，罪の意識，怒り，失望，無力感を引き起こす。しかし，重篤な疾患は，霊的苦悩の存在への特定の寄与因子や手がかりではない。関連因子が認められるまで，看護師は，「宗教的信仰についての疑念の表明で示されるように，不明の原因に関連した〈霊的苦悩〉」として診断を記録することができる。この場合の看護の焦点は，クライエントの感情や恐怖を積極的に聴くことである。

重要概念

■ 一般的留意点

① すべての人間は，正式な宗教的儀式に関与するしないにかかわらず，霊的な側面をもっている（Burkhardt，1994；Carson，1999）。クライエントは，たとえ見当識障害や錯乱状態，情緒的疾患，理性の喪失や認知的障害があっても，1人の霊的存在である。

② 看護師はクライエントの霊的本質を，身体的・心理社会的側面とともに，全体的なケアの一部として考慮しなければならない。研究によると，危機的状態にあるほとんどのクライエントにとって，宗教は非常に重要なものであることが指摘されている（Kendrickほか，2000）。

③ 精神性とは必ずしも宗教とは限らないが，宗教も含まれている。精神性のニーズには宗教的信仰，価値観，人間関係，超越的なもの，感動やコミュニケーションなどがある（Kemp，2001）。創造力や自己表現も精神性に重要である（Waldほか，1990）。それ以外に精神性を表すものには内的な力，意味や目的，知や転生がある（O'Brien，2003；Burkhardt，1994）。

④保健医療システムでは，ケア計画やケア提供の際，霊的な事柄をあまり重要視していない。このような状況はホスピスではあてはまらない。ホスピスでは霊的側面を認識し，ケアに取り入れている（Millison，1995；O'Brien，2003）。

⑤信仰は善悪や家族，子育て，仕事，金銭，それ以外の機能に対する考え方や行動に影響を及ぼす。

⑥クライエントの精神性のニーズに効果的に対処するために，看護師は自分自身の信念や価値観を認識し，自分の価値観が他者にもあてはまるものではないことを知っておく必要がある。また，クライエントの知覚された精神性のニーズに合った援助をする場合は，クライエントの信念を重んじる必要がある。

⑦信者にとって祈りや宗教儀式は，科学的にその効果が「実証」されようとされまいと重要なものである。

⑧研究によると，多くの看護師が精神性のケアを行ううえで十分に準備ができていないと感じており，看護ケアに精神性のケアを取り入れている者は15%以下であった（Piles，1990）。「看護師が精神性のケアをしようとしない理由は次のとおりである。(1)宗教や精神性をプライベートな問題とみなし，本人と神だけが扱えると考えているため。(2)クライエントの宗教信仰について不愉快に感じていたり，精神性のニーズをもつことを拒否しているため。(3)精神性や他者の信仰についての知識がないため。(4)精神性のニーズを心理的ニーズと勘違いしているため。(5)クライエントの精神性のニーズを満たすのは看護師ではなく，家族または牧師の責務だと思っているため」（Andrewsほか，2003，p.402）。

■ 小児への留意点

①James Fowlerの信仰心の発達段階(1981)は"区別できない信仰心（幼少期）"を含む。子どもが信頼，勇気，希望，愛情を確立しようと躍起になっている場合，看護師は親子の結びつきの課題に関心を払う必要がある。

②小児科看護師は，"直感的-投影的信仰"の段階(3～6歳)で，子どもの信仰心が，宗教的伝統における模範や情動，行動や物語に影響されることを知っておく（Fower，1981）。

③"空想的な話"の信仰の段階(7～12歳)では，子どもは信仰上の物語，信念，しきたりを習得する（Fower，1981）。

④"総合的-抽象的"段階(13～20歳)では，アイデンティティや考え方の一部として含まれている家族の信仰心から抜け出て，青春期の信仰心が発達する（Fower，1981）。

■ 高齢者への留意点

①全米高齢者問題評議会は霊的安寧状態を，「神，自己，地域社会，すべてをはぐくみ祝福する環境と関係しながら生きることを肯定している状態」と定義している（http://www.ncoa.org/contecy.ctm?sectionID=41$detail=393，2007年2月12日）。

②高齢者(65歳以上)が多かれ少なかれ年を重ねるにつれて宗教的・霊的問題にかかわるようになるということについては，研究者の間で論点となっている（O'Brien，2003）。

③高齢者は習慣や儀式を，若者よりも重視する傾向がある（Pettersonほか，1997）。

④高齢者の身体的，心理社会的な不利が宗教的習慣を妨げることがあるが，個人的な霊性は深められていく（Seymour，1995）。

⑤高齢者の宗教に関する研究では，宗派間に共通する宗教的習慣を説明している。たとえば，祈り，黙想，教会のメンバーシップ，宗派ワークショップの参加，教義指導，霊的書籍の購読などである（Hastead，1995）。

⑥認知レベルが下がっている高齢者に対しては，若い頃に伝統的な祈りを学んだことを時々思い出してもらうことで心地よくなれる（O'Brien，2003）。

⑦霊的苦悩を引き起こし，高齢者を危機的状況に至らせる因子には，加齢とともにわきあがる死後の世界に対する疑問，形式的な宗教的コミュニティーからの離別，喪失や悩みによって絶えず問われる価値-信念システムがある。

⑧高齢者の約75%が宗教組織のメンバーである。これは，必ずしも彼らが形式的な奉仕や集会に定期的に出席することを意味しているのではない（Miller，2004）。

⑨James Fowler(1981)の成人の信仰心の段階には，包括的信仰心の段階（中年またはそれ以降）が含まれている。この段階では，高齢者は以前に捨てた古い伝統と最近の宗教的信念を再編成し始める。ここに看護師はクライエントのより

一層成熟した精神性を認め，病気に意味を見い出すようクライエントを援助する(O'Brien, 2003)。

⑩高齢者の一般的なコーピング方法である祈りは，孤独感や疎外感を癒し，自己の価値と希望の感覚を高める。個人的な祈りと瞑想に加えて，テレビとラジオはしばしば精神生活に刺激を与える。宗教的なテレビ番組の視聴者の60％は50歳以上で，主に女性であると推定されている(Bearonほか，1990)。

⑪高齢者は生活の面で制約があるため，若年者よりも精神生活に依存することになる。霊的領域は，他者との相互関係を満足させてくれる。高齢者は，伝統や慣例の価値観を明確にすることによって，老化という否定的で孤立をもたらす側面をいくぶん埋め合わせることができる。信仰は人生に刺激や目標を与えるうえで役立つ。

⑫高齢者は，一般に健康と疾病の信念を宗教的信念と結びつける。看護師は，クライエントが宗教的な面から疾病を理解できるように，クライエントの信念を適切にアセスメントする必要がある。

■ 文化的考察

①宗教的信念は文化に不可欠な要素であり，疾患の原因についてのクライエントの説明，疾患の重症度に関する認識，治療の選択などに影響を及ぼすものである。重篤な疾患や死が差し迫った状況などの危機では，宗教がクライエントや家族にとって心の拠り所であり，適切と信じている一連の行動に影響を及ぼす(Andrewsほか，2003)。

②クライエントがある特定の文化に属していることが，その文化の主な宗教を信仰しているという意味ではない。さらに，クライエントがある宗教を信仰していても，その信念や儀式をすべて受け入れているとはかぎらない(Andrewsほか，2003)。

③看護師の役割は，「クライエントの宗教的価値観を判断することではなく，クライエントと家族にとって重要な宗教に関連するものを理解することである」(Andrewsほか，2003，p.142)。表2-23は看護師にこの点についての理解を促すものである。

焦点アセスメント基準

ほとんどの霊的な状態のアセスメントツールは，無信仰の霊的儀式よりも，キリスト教義を反映している。アセスメントツールは，専門職（チャプレン，看護師，ソーシャルワーカー，医師）によって異なり，それぞれの分野に応じて専門的に，霊的な視点をあてて記述されている。包括的な霊的アセスメントは霊的なケアの専門家が行い，病気の変化や進行に応じて霊的なニードに関する再アセスメントを必ず行う必要がある。より包括的な霊的アセスメントは患者-看護師の信頼関係が確立されている場合のみに可能になる(Taylor, 2001)。

アセスメントの際には，
▶自由回答式質問法を用いる。
▶不安，行動，コミュニケーションの一致に関してアセスメントする。
▶絵画，宗教的なシンボル，風景写真，音楽など，クライエントに意味をもたらす環境の中の物にすべて注意する。
▶質問が個人的内容で機密性があることを自覚してアセスメントを始める。それに答えるクライエントの安楽レベルをアセスメントする。
▶質問に対応するクライエントの言葉に留意し，それに応じて質問を変える。

■ 主観的データ
◉診断指標をアセスメントする。
①霊的な力や意味の根源は何か。
②平和や安楽，信念，安寧，希望，価値の根源は何か。
③宗教的信念をどのように実行しているか。
④霊的安寧に重要な行為はあるか。
⑤霊的リーダーはいるか。その方と接触したいか。
⑥霊的信念に影響を与えた疾患や障害があるか。
⑦いかに自分を大切にするかという点において，あなたの信仰や信念はどんな影響を受けているか。
⑧この疾患の間，あなたの行動に影響を与えたのは，どのような信念だったか。
⑨あなたの健康を回復させるために，あなたの信念はどんな役割を果たしたか。
◉関連因子をアセスメントする。
看護師はクライエントが霊的な強さを保てるようにするため，どのような援助ができるのか（例.

表2-23 宗教的信念の概観

不可知論者
信条：神が存在するかどうか知ることは不可能である（特殊な道徳価値が行為を導く）

アンマン派
病気：たいてい家族内で世話をする
教本：聖書，Ausbund（16世紀のドイツの賛美歌）
信条：すべての政府による援助を拒否
　　　近代化を拒否
　　　予防接種の合法的な免除

アルメニア人
東方正教の項参照

無神論者
信条：神は存在しない（特殊な道徳価値が行為を導く）

バハーイ教
病気：宗教と科学はともに大切である
　　　通常の病院のルーチン検査と治療は普通受け入れる
死：埋葬方式；死亡場所の近くに埋葬する
信条：宗教の目的は調和と平和を促す
　　　教育は大変重要

バプテスト，神の教会，キリスト教会，ペンテコステ派（アッセンブリーオブゴッド教団，フォースクエア教会）
病気：一部では，按手礼を行い，祈とうを通して神聖に癒す
　　　聖餐式を要請する
　　　一部は，医学的治療の禁止
　　　病気を神罰または悪魔の侵入と考える
食事：禁酒（大部分の派では強制）
　　　コーヒー，紅茶，タバコ，豚肉，またはしめ殺された動物（ある派では強制）の飲食の禁止
　　　ある派では断食
誕生：幼い者に洗礼を受けさせない
教本：聖書
信条：ある派ではglossolalia（宗教的恍惚状態で発する難解な言葉，異言）を行う

仏教
病気：精神を鍛える試練とみなす
　　　聖職者によるカウンセリングを願う
　　　祝祭日における治療を拒否する（1/1，1/16，2/15，3/21，4/8，5/21，6/15，8/1，8/23，12/8，12/31）
食事：厳しい菜食主義（いくらか強制的）
　　　アルコール，タバコ，薬の使用を控える
死：聖職者による最後の儀式での詠唱
　　　死は復活を導き，明敏と正気でいたいと願う
教本："八正道"に関する仏陀の説教
　　　Tripitakaすなわち知恵の「三籠」
信条：洗礼は最も重要である
　　　苦悩は普遍である

クリスチャン・サイエンス
病気：思考と精神における誤りにより引き起こされる
　　　薬，静脈内注射，輸血，精神療法，催眠術，身体検査，生検，視力・聴力・血圧検査，および他の医学的・看護的介入を受け入れない
　　　法的に必要な予防注射のみ受け入れる

（次ページに続く）

(表 2-23 の続き)

クリスチャン・サイエンスのリーダーからの支援，またはクリスチャン・サイエンスの看護師や医療従事者による治療を望む(そのような非医療者や看護師の名簿はクリスチャン・サイエンス誌に掲載されていることがある)
治癒は魂の復活である
死：検死は突然死の場合のみ許される
教本：聖書
　　　Mary Baker Eddy による『聖句の鍵としての科学と健康』

キリスト教会
バプテストを参照

神の教会
バプテストを参照

儒教
病気：体は両親から与えられたもので，大切にケアしなければならない
　　　健康を維持または回復させようという強い気持ちがある
信条：家族および高齢者を大変重要なものとして尊敬する

異教(たいてい生きている主唱者を伴ったさまざまなグループ)
病気：大部分では敬虔な宗教的治療法を行う
　　　最新の薬剤を拒絶し，医療スタッフを敵として非難する
　　　治療上の応諾および継続は一般的に悪い
　　　病気は間違った考え，または悪魔が宿ることによると表現する
信条：改宗を通じての異教の拡大が重要
　　　現実の定義についての異教の環境を信頼する

東方(ギリシャ)正教(ギリシャ正教，ロシア正教，アルメニア正教)
病気：聖餐式，按手礼，聖別式，または聖油式の秘跡を望む
　　　大部分では安楽死に反対し，生命を維持するためのあらゆる努力を奨励する
　　　ロシア正教会の男性は，手術のために必要なときだけ髭を剃る
食事：水曜日，金曜日，四旬節の間，クリスマスの前日，または聖餐式の前6時間に断食する(重病者は免除)
　　　断食の間は，肉・乳製品そしてオリーブオイルを避ける(重病者は免除)
誕生：生後 8 ～ 40 日にたいてい水を浸すことにより洗礼を受ける(一部では強制的)
　　　直ちに堅信礼を次に行う
　　　ギリシャ正教のみ：もし幼児の死が差し迫っている場合，看護師は少量の水を 3 回額に付け，幼児に洗礼を施す
死：葬式と聖餐式の執行(一部では強制的)
　　　検死，ミイラ化，および火葬に反対
教本：聖書，祈とう書
信仰装品：聖画像(イエス，マリア，聖者の絵)は非常に重要である
　　　　　聖水そして火の灯っている蝋燭
　　　　　ロシア正教は必要なときにのみ，十字のネックレスを着ける
その他：ギリシャ正教は堕胎に反対
　　　　少なくとも年 1 回はざんげする(一部では強制的)
　　　　年 4 回の聖餐式：クリスマス，復活祭，6/30，8/5（一部では強制的）
　　　　祝祭日の日付は，西方クリスチャンカレンダーとは違う

イギリス国教(聖公会)
病気：精神的治療法を信じる
　　　ざんげと聖餐式を望む
食事：金曜日には肉類を控える
　　　四旬節の間，または聖餐式の前は断食する
誕生：幼児の洗礼は必須である(看護師は幼児に死が差し迫っているとき，額に水を注ぎ「私は汝を父なる神，神の子そして聖霊の御名において洗礼する」と述べ，洗礼する)

(次ページに続く)

(表2-23の続き)

死：葬式は選択性である
教本：聖書，祈とう書

フレンド派（クェーカー教徒）
牧師または司祭はいない；神に対する直接的な，個々の，精神的な経験が極めて重要
食事：大部分では，アルコール，薬物を避け，節度のある生活を好む
死：多くの人が死後の世界を信じていない
信条：平和主義が重要である；多くの人が戦争に対して，良心的兵役拒否者である

ギリシャ正教
東方正教の項を参照

ヒンズー教
病気：病気を極小化し，一過性の性質を強調する
　　　前世のカルマ（行動・運命）の結果とみなす
　　　心身の調和が崩れたため，あるいは対人関係の緊張によって引き起こされる
　　　治療によって生じた治癒反応を信じる
　　　代替療法（例．ハーブ療法，信仰療法）を強く信じる
食事：さまざまな教義，多くの菜食主義者，多くの人がアルコール（一部では強制的）を慎む，牛肉および豚肉は禁じられ
　　　ている，魚や調理した食べ物を好む
死：魂の不死を信じる
　　生まれかわるとみなす；目覚めることを祈る場合もある；聖歌を唱える
　　聖職者は首，または手首あるいは体の周りに糸を結ぶ—はずれないように
　　水を口に注ぎ，家族が体を洗う
　　火葬が好まれている—死後すぐに行われる
信条：身体的・精神的・霊的な修養および身体と霊魂の浄化を強調
　　　ヒンズー教のバラモンの霊として世界で信じられていること，一つの神が万物を満たす
教本：四ベーダ（経典），ラマヤナ
　　　ウパニシャッド（ベーダ経典の一部），マハバラーナ
　　　バガバッド・ギータ（インドの二大叙事詩の1つ），プラナス
礼拝：たいてい家で毎日祈る
　　　静かな瞑想
　　　水，火，光，音，自然物，特別な姿勢，身振りを使用

エホバの証人
病気：輸血，臓器移植を拒む（強制的）
　　　それ以外の医療処置やすべての現代科学も拒む
　　　敬虔な宗教的治療に反対
　　　人工妊娠中絶に反対
食事：血がついている食物を拒む；血ぬきした肉を食べる
教本：聖書

ユダヤ教
病気：医学的ケアを強調
　　　臓器提供および臓器移植にはラビへの相談が必要
　　　安息日（金曜日の日没から土曜日の日没まで）における外科的処置を拒む；危篤状態では免除する
　　　摘出臓器または身体組織の埋葬を好む
　　　髭剃りを拒む
　　　頭巾と靴下を常に着用，頭と足は覆い隠されるべきだという信念
食事：Tishan-b'Ab（8月）とYom Kippurの祭日（9月または10月）には，24時間の断食
　　　Matzoを過ぎ越し祭の週の間（3月または4月）ふくらんだパンと取り替える

(次ページに続く)

(表 2-23 の続き)

　　　　豚肉，貝や甲殻類，そして肉とバター類を同じ食事時に，あるいは同じ皿(乳製品を初めに出し，2〜3 分後に肉を出す；この反対の順序は清浄な食事習慣でない)で食べたりすることを禁じている厳しい清浄な食事(Kosher)慣習を順守する(一部では強制的)。危篤状態では免除される
誕生：宗教的割礼式は生後 8 日目(一部では強制的)
　　　胎児は埋葬される
死：埋葬式は付き合いのあった人々が体を洗う
　　死後できるだけ早く埋葬する
　　火葬には反対
　　検死解剖や科学のために献体することには反対
　　多くの人が死後の世界を信じない
　　一般に不可逆的な脳の損傷の後(=脳死)の延命に反対する
教本：モーゼの五書
　　　タルムード
　　　祈とう書
信仰装品：Menorah(7 つ枝の付いている燭台)
　　　　　Yarmulke(常に身に付けているだろう頭巾)
　　　　　Tallith(朝の祈りのために付けている祈りのショール)
　　　　　Tefillin または聖句箱(聖書の一節がついている革紐のある革製の箱)
　　　　　Star of David(首の周りに付けている)
信条：安息日(金曜日の日没から土曜日の日没まで)には，書くこと，旅行，電気製品の使用，治療を受けることを求めない。

クリシュナ(ヒンズー教の神)信仰
食事：ニンニクまたは玉ネギを抜いた菜食
　　　薬物，アルコールはたしなまず，ハーブティーのみ
死：火葬が必須
教本：ベーダ(4 部の経典)
　　　Srimad-Bhagavatam
信条：mantra(聖歌)の継続的な実行
　　　死後の転生を信じている

ルーテル教会，メソジスト派，長老教会派
病気：聖餐式，聖別・祝福式，または聖職者・長老による訪問を要請する
　　　一般に医学の利用を奨励する
誕生：幼児・小児・成人に水を振り掛ける，または水に浸すことで洗礼する
死：選択的な葬儀，または聖書講読
教本：聖書，祈とう書

メノー教派
病気：按手礼を拒む
　　　ショック療法や薬剤を拒む
教本：聖書，Dondecht Confession of Faith の 18 条項
信念：近代化を避ける
　　　政治，年金または，健康プランなどにかかわらない

メソジスト
ルーテル教会の項参照

モルモン教(モルモン教徒のイエス・キリスト教会)
病気：アルコール類，タバコ，薬物などのような有害な物をたしなむことで病気になるとされる
　　　罪からの救いの方法の必要なものとしてみられる
　　　教会の神主により執行される聖餐式の聖礼典を望む
　　　按手礼を行うことを通して治癒を祈る
　　　教会は病気の間，財政上のサポートを提供する

(次ページに続く)

(表2-23の続き)

食事：アルコール，タバコ，温かい飲み物(紅茶やコーヒー)を禁止する
　　　肉を控え目に使う
誕生：新生児の洗礼は行わない
　　　新生児は，罪なく生まれてくる
死：火葬は反対される
教本：聖書
　　　モルモン教の本
信仰装品：特別な肌着を男女ともに着用しており，重篤な病気，分娩，非常時などを除いて脱衣することはない
信念：堕胎は反対
　　　生前において洗礼されなかった故人のために代理で洗礼を受ける

モスレム(イスラム教徒，回教徒)およびブラックモスレム

病気：宗教的治療法を拒む，延命のためのあらゆる努力に賛意を示す
　　　宿命論的な観念により医師の指示を守らないことがある(病気は神の意思である)
　　　グループの祈とう者は必要－聖職者でなくても
食事：豚肉が禁じられている
　　　アルコールそして伝来のブラックアメリカンフーズ(トウモロコシパン，チリメンキャベツ)を拒む
　　　ラマダンの間(回教暦の第9月－西洋カレンダーでは毎年違うときになる)，日の出から日没まで断食する；重篤な疾患では免除される
誕生：割礼は儀式に同伴することで実行される
　　　30日を過ぎて流産した胎児は人として扱われる
死：可能ならば家族を立ち会わせて死の前に罪の告白をする；メッカの方に向くことを望むことがある。
　　家族は特別の手順にそって体を洗い支度を整える，その後，死者の顔をメッカに向ける。
　　剖検および臓器移植を拒む
　　葬儀は通常死後24時間以内
教本：コーラン(聖典)
　　　ハディス(伝承)
礼拝：1日5回－日の出前・正午・午後・夕方・眠前－メッカのほうを向き，祈り用の絨毯の上にひざまずく
　　　礼拝の後，儀式的な洗い
信条：すべての活動(寝ることを含めて)は，健康のために必要なことに制限されている
　　　体の清潔はとても重要である
　　　すべてのモスレム教が賭け事と偶像崇拝を禁じている

ペンテコステ派

バプテストの項参照

長老教会派

ルーテル教会の項参照

クェーカー教徒

フレンド派の項参照

ローマカトリック教

病気：個人の罰とみなさず人類の罪のために，神から与えられたものである
　　　告白(ざんげ)と聖餐式を願う
　　　すべての重篤患者のための聖別式をする(患者によっては，これを「最後の儀式」とみなし，自分が死にいくことを推測する)
　　　臓器の提供と移植を許す
　　　切断した四肢を埋葬する(一部では強制的)
食事：聖灰水曜日と聖金曜日には，断食または肉を控えることが課せられる(重篤な患者は免除される)，四旬節の間と金曜日は随意
　　　聖餐式を受ける1時間前には固形食を断ち，3時間前にはアルコールを慎む(強制的，ただし，重篤な患者は免除される)

(次ページに続く)

(表 2-23 の続き)

誕生：幼児と流産した胎児は必ず洗礼を受ける（看護師は死が差し迫っている場合，水を額に振り掛け「父と子と聖霊の御名において洗礼する」と述べ洗礼する）
死：聖油を塗る（必須）
　　　特別な人工的生命維持手段は不必要とみなす
教本：聖書
　　　　祈とう書
信仰装品：ロザリー，十字架，聖人のメダル，聖像，聖水，灯された蠟燭
その他：日曜日または土曜日および祝日（1/1，8/15，11/1，12/8，および復活祭の 40 日後）に集会への参加（重篤な患者は免除される）
　　　　　少なくとも年 1 回ざんげの誓いをする（必須）
　　　　　人工妊娠中絶には反対

ロシア正教
東方正教の項参照

キリスト再臨派（Advent Christian Church）
病気：洗礼または聖餐式を望む
　　　一部では聖職者の法を信じる
　　　催眠には抵抗を示す
　　　安息日（金曜日の日没から土曜日の日没まで）の治療を拒否する
　　　健康的な食事と生活スタイルを強調する
食事：アルコール，コーヒー，紅茶，麻薬，または刺激物は禁止（強制的）
　　　豚肉，他の肉，貝や甲殻類を控える人もいる
誕生：幼児の洗礼に反対する
教本：聖書，特にモーゼの十戒と旧約聖書

神道
病気：祈りでの治癒を信じる
　　　体の清潔に大きく関係している
　　　体の健康は，生活の喜びと素晴らしさに重点が置かれるため，価値があるとされる
　　　家族はケアをする上で，また感情面のサポートをする上で極めて重要である
信条：先祖，古代の神および自然を崇拝する
　　　伝統を強調する
　　　祭礼のためには美しく心のなごむ場所が重要である

シーク教
食事：主に菜食主義，卵と魚は除外
宗教的信条：男性は整髪しない，木製の櫛，鉄製の腕輪，短剣，半ズボンを着用
　　　　　　これらの象徴は侵してはならない
死：火葬が必須，通常死後 24 時間以内
教本：Guru Grant Sahab

道教
病気：病気は健康との二元性の一部とみなす
　　　病気に忍従し受け入れる
　　　医学的治療を干渉とみなす
死：生命の自然な部分としてみる
　　　遺体は 49 日間家に置かれる
　　　喪は独特な儀式に続く
教本：老子による Tao-te-ching
信条：黙想のための美しい心のなごむ場所が重要である

ユニテリアン・普遍主義派
病気：理由，知識，個人の責任が強調される。そのため聖職者に会うことは好まない

（次ページに続く）

(表2-23の続き)

> 誕生：たいてい幼児の洗礼を実施しない
> 死：火葬を好む
> **禅**
> 瞑想はロータスポジション（ヨガの座り方）を使用する（多くの時間・年月が瞑想や熟考に費やされる），目的は心の安定・統一を得ることである
> 病気：禅の指導者に相談することを望む

霊的リーダーに連絡をとる，霊的な時間にはプライバシーを確保する，読書用の物品を依頼する）。

■ 客観的データ
◉ **診断指標をアセスメントする。**
① 現在実践していること
- 現在の信仰または精神的物品（衣服，メダル，聖書の本文）
- 宗教的リーダーの訪問
- 礼拝所への訪問
- 魂への助言または援助を求める。

② 魂のニーズの面談に対する反応
- 悲嘆，疑念，不安，怒り

③ 信仰の実践への関与
- 以前していたことの拒否または軽視
- 宗教的な事柄への関心の増加

このほかの「焦点アセスメント基準」の情報は，http://thepoint.lww.com を参照

NOC
希望，スピリチュアルウエルビーイング

目標 ▶
クライエントは，病気になっている間，病気も含めて生命の意味と目的を見い出す。

指標 ▶
- 信念や精神性に関する感情を表現する。
- 病気と関連付けて宗教的信念システムを説明する。
- 宗教的・精神的儀式の意味と快感を見い出す。

NIC
霊的成長促進，希望注入，積極的傾聴，共在，情動支援，霊的支援

【一般的看護介入】
◉ **原因と寄与因子をアセスメントする。**
① 病気・苦痛・差し迫った死の危機に際して，説明や安楽を与えるための宗教的信念が不十分
② 今の危機に対処するための自分の信仰の質，または強さに疑問をもつ。
③ 病気・苦痛・死を招いている，引き起こしていることに対する，神と信仰・信念への怒り
  R：クライエントは神や宗教的リーダーへの怒りを「禁じられた」こととみなし，霊的葛藤について話すことに躊躇する場合がある。

◉ **可能な場合，原因・寄与因子を除去または軽減する。**
① 死の徴候や可能性があるために，脅かされたり傷つきやすくなっている感情
- 疾患がある中で意味を見い出すことが重要であることをクライエントと家族に話す。
- 犠牲者ではなく生存者として自分を見るために祈りやイメージ，瞑想などをするよう提案する。

  R：Stoll（1984，p.347）によると，「個人的な祈りや重要他者との祈りは最も重要な霊的な対処法であり，宗教儀式であるとの報告が圧倒的に多い」。
  R：クライエントが受ける霊的ケアによっての回復の速さや質，クライエントや家族の死の体験の質に影響する場合がある。
  R：看護師はクライエントの精神性のニーズを認識し，尊重しながら代弁者として機能する。その機能は看護師以外の医療者には見落とされたり無視されたりすることがある。

② 病気・苦痛・差し迫った死の危機に際して，説明や安楽を与えるための宗教的信念が不十分
- 感情，質問などに耳を傾ける姿勢を示すことで関心があることを伝える。

- 必要なら，心の安寧というテーマを取り上げ，看護師と宗教的な事柄を話し合う「許可」を与える。
- より広い視野で，今の生活上の出来事をとらえられるようクライエントを援助するために，過去の信念と宗教的経験について質問する。
- 問題解決の過程を通して，必要なら新しい精神的な悟りが得られるようにクライエントを援助する。
- 通常の，または新しい宗教的リーダーに連絡をとるよう促す。
- 看護師自身が苦痛でなければ，クライエントと祈り・黙想・聖書を読むことを提案する。または可能であれば，医療チームのメンバーをもう1人手配する。
- 宗教儀式である祈り・聖書の通読・黙想のために，じゃまの入らない静かな時間を提供する。

R：精神性は善悪，家族，子育て，仕事，金銭，そのほかの機能に関する考え方や行動に影響を及ぼす。

R：Stoll（1984, p.347）によると，「個人的な祈りや重要他者との祈りは最も重要な霊的な対処法であり，宗教儀式であるとの報告が圧倒的に多い」。

R：クライエントが受ける霊的ケアによって回復の速さや質，クライエントや家族の死の体験の質に影響する場合がある。

R：物理的な環境は精神性に影響を及ぼすため，看護師は可能なかぎり，静かであること，自然，音楽，アートなどを考慮しながら，適切な環境を提供する必要がある。

③現在の病気・苦痛・死に対処するための自分の信仰の質に疑問をもつ。
- クライエントが，自己疑惑，罪悪感，それ以外の否定的な感情を表明するときには耳を傾けるようにする。
- 沈黙とタッチは，疑いまたは絶望の状態にあるクライエントに看護師の存在と支援を伝えるうえで有効になる。
- 過去の強さの源または精神的支援を知るため「人生を振り返ること」を提案する。
- 信仰・信念を強化するために，誘導型イメージ法または黙想法を指導する。
- 通常の，または新しい宗教的リーダーに連絡をとることを提案する。

R：物理的な環境は精神性に影響を及ぼすため，看護師は可能なかぎり，静かであること，自然，音楽，アートなどを考慮しながら，適切な環境を提供する必要がある。

R：研究によると，霊的安寧のレベルが高い人は不安のレベルが低い傾向にある。多くの人にとって，宗教的活動は直接的なコーピング活動であり（Sodestromほか，1987），疾患への順応に肯定的な影響を及ぼす（Carsonほか，1992）。

R：看護師はクライエントの精神性のニーズを認識し，尊重しながら代弁者として機能する。その機能は看護師以外の医療者には見落とされたり無視されたりすることがある。

④病気・苦痛・死を招いている，または引き起こしていることに対する，神と信仰・信念への怒り
- 神に対する怒りは，病気・苦痛・死に対する通常の反応であることをクライエントに教える。
- クライエントが怒りの感情を認め，話し合えるように援助する。
- 怒りを表出し，和らげる方法を見つけるために，問題解決をクライエントにさせる。
- いつもの宗教的リーダーに連絡をとることを提案する。
- クライエントがいつもの宗教的リーダーと感情を共有できない場合は，ほかの精神的支援ができる人に連絡をとる（牧師のケア，病院のチャプレンなど）。

R：クライエントは神や宗教的リーダーへの怒りを「禁じられた」こととみなし，霊的葛藤について話すことに躊躇する場合がある。

R：看護師はクライエントの精神性のニーズを認識し，尊重しながら代弁者として機能する。その機能は看護師以外の医療者には見落とされたり無視されたりすることがある。

R：Hinton（1999）は，人が差し迫っている死を受容するのは，死の必然性，信仰的・霊的価値，人生の完成，罪の減少という信念，万人共通ということと関連することを明らかにした。

⦿**霊的な傾聴にかかわる**(Cameron, 1998)。
①説明や批判は避け，助言する。
②宗教的な教義を用いて応答しない。
③非指示的なコミュニケーション技法を用いる。
④正しいことは何かを決定できるよう援助する。

■ **小児への看護介入**
①就寝時や食前のお祈りを続けるよう励ます。
②子どもの宗教的信念に矛盾がない場合
　■宗教的な絵本やそれ以外の宗教的なものを与える。
　■適切な本やもの(例．メダル，彫像)について家族に相談する。
■病気は悪いことをした罰だと，子どもが感じているかどうかを探る(Wong, 2003)。
　R：子どもの日常生活の一部となっている活動を続けることは，脅威のある状況に子どもが立ち向かうのに役立つ(Wong, 2003)。
　R：米国社会にはユダヤ教とキリスト教の共通の志向があるため，看護師はほかの宗教的背景に目を向ける必要がある(例．仏教，ヒンズー教，イスラム教)。
　R：子どもは，しばしば病気やけがを現実的または想像上の罰とみなす(Wong, 2003)。

霊的苦悩
▶ 宗教や霊的な信条と処方された治療計画との矛盾に関連した

NOC
〈霊的苦悩〉を参照

目標 ▶
クライエントは，疾病体験も含めて人生の意味や目的を見い出す。

指標 ▶
●罪悪感または恐怖感が減ったと話す。
●治療計画についての自分の意思決定が支持されていると話す。
●矛盾が消失または減少したと述べる。

NIC
〈霊的苦悩〉を参照

【看護介入】

⦿**原因や寄与因子をアセスメントする**(表2-1を参照)。
①宗教的規制に関する情報や理解の欠如
②治療計画に関する情報や理解の欠如
③説明に基づいた真の葛藤
④小児の治療に関する親の葛藤
⑤緊急処置や手術の前の熟考する時間の不足
　R：看護師の役割は，家族の代弁者のようなものである。
　R：看護介入の焦点は，別の方法やそれぞれの選択肢の結果について情報を提供することである。
　R：看護師は家族と医療チームのほかのメンバーとの連携をもつ必要がある。
　R：裁判所は治療を拒否する親の権利を退け，子どもの命を救うように指示を出している(Wong, 2003)。

⦿**可能な場合，原因・寄与因子を減らしたり取り除いたりする。**
①宗教的規制についての情報の欠如
　■重篤状態または入院しているクライエントに受け入れられるよう，宗教的リーダーに規制と義務の免除について話してもらう。
　■宗教的な規制や義務の免除に関する書物をクライエントに提供する。
　■信仰グループの他者から情報を求めたり，規制について話し合うようクライエントを促す。
　■これらの話し合いの結果をカルテに記す。
　R：看護師の役割は，家族の代弁者のようなものである。
　R：看護介入の焦点は，別の方法やそれぞれの選択肢の結果について情報を提供することである。
　R：看護師は家族と医療チームのほかのメンバーとの連携をもつ必要がある。
②治療計画についての情報不足
　■治療計画，治療(内容)，薬物療法についての正確な情報を与える。

- ■治療の性質と目的を説明する。
- ■治療をしなかった場合に起こり得る結果について話し合う。事実に基づき率直に話し，治療を受けるようにクライエントをおどかしたり強制してはならない。
- R：看護師の役割は，家族の代弁者のようなものである。
- R：看護介入の焦点は，別の方法やそれぞれの選択肢の結果について情報を提供することである。

③説明に基づいた真の葛藤
- ■クライエントと医師に別の治療法を考慮するように促す*（クリスチャン・サイエンスの看護師や開業医の利用，輸血なしでの手術のための特別な外科医と技術）。
- ■クライエントが説明に基づく意思決定ができるよう援助する。たとえ決意が看護師の価値と矛盾していたとしても。
  - ●自らの宗教的リーダーに相談する。
  - ●指示を変えることで，クライエントが矛盾のない信念をもって看護師からケアを受けられるようにする。
  - ●気持ちを共有するため，医療チームの間で話し合いをする。
- R：看護師の役割は，家族の代弁者のようなものである。
- R：看護介入の焦点は，別の方法やそれぞれの選択肢の結果について情報を提供することである。

④子どもの治療に対する親の葛藤
- ■親が子どもの治療を拒絶する場合，上記の介入を行う。
- ■それでも治療を拒絶する場合は，医師または病院管理者は治療に同意するように，仮の保護者を任命するため裁判所の指示を得ることができる*。
- ■両親をサポートするため（子どもも）宗教的リーダーに連絡する。
- ■否定的な感情を表現させる。
- R：看護師の役割は，家族の代弁者のようなものである。
- R：看護介入の焦点は，別の方法やそれぞれの選択肢の結果について情報を提供することである。
- R：看護師は家族と医療チームのほかのメンバーとの連携をもつ必要がある。
- R：裁判所は治療を拒否する親の権利を退け，子どもの命を救うように指示を出している（Wong，2003）。

⑤緊急の治療
- ■可能なら，家族に相談する。
- ■可能なら，霊的ニーズがかなえられるまで治療を遅らせる（例．手術の前に最後の儀式を受けさせる）*。必要なら，処置室または手術室に宗教的リーダーを派遣する。
- ■クライエントが宗教的に受け入れられない治療を受容することを選択するか，受容することを強制される場合には，反応を予期しサポートする。
  - ●抑うつ状態，消極的態度，怒り，恐怖
  - ●生きる意欲の欠如
  - ●回復のスピードと質の低下
- R：看護師の役割は，家族の代弁者のようなものである。
- R：看護介入の焦点は，別の方法やそれぞれの選択肢の結果について情報を提供することである。

霊的苦悩

---
*プライマリケア医の指示が必要

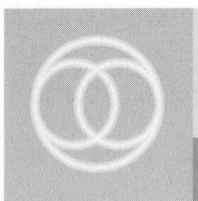

霊的苦悩リスク状態
Risk for Spiritual Distress

【定義】
霊的苦悩リスク状態：個人またはグループが，人生において，強さや希望，意味を与えてくれる信念や価値のシステムに，障害をきたす恐れのある状態。

【危険因子】
〈霊的苦悩〉を参照

著者の注釈
〈霊的苦悩〉を参照

診断表現上の誤り
〈霊的苦悩〉を参照

重要概念
〈霊的苦悩〉を参照

NOC
希望，スピリチュアルウエルビーイング

目標 ▶
クライエントは，疾病も含めて人生の意味や目的を見い出す。

指標 ▶
- 宗教的儀式を行う。
- 信念に対する満足感を表明する。

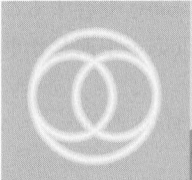

【一般的看護介入】
〈霊的苦悩〉を参照

道徳的苦悩
Moral Distress

【定義】
道徳的苦悩：人が道徳的な意思決定をする際に，その道徳的な行動をもって決断できないために，精神的不安定，身体的不快感，不安，苦悩を経験している状態。

著者の注釈
この新しくNANDA-Iに採択された看護診断は，看護師が実践するあらゆる場面に応用される。この診断がNANDA-Iに提出されたとき，この診断を裏付ける文献は主に，看護における道徳的苦悩に焦点を合わせていた。

道徳的苦悩が患者や家族に生じた場合，著者はこの分野の専門家，たとえば，カウンセラー，セラピスト，あるいは看護スピリチュアルアドバイザーへの紹介をお奨めする。

本書の著者は，看護の標準的な実践として〈道徳的苦悩〉を紹介する。この基準は，特定の看護師の介入や病棟，部署での介入で，道徳的苦悩の防止を取り扱っている。病棟や看護部，施設における個々の看護師のために，道徳的苦悩を対処するための方法を提示する。

【診断指標】
■ 必須データ
道徳的選択を実行に移すのが困難であることへの苦悶を表明する。

■ 副次的データ
感情
- 無力
- 罪悪感
- 不安
- 恐怖

- ●欲求不満　●回避
- ●怒り

【関連因子】

下記の因子は，必ずしもすべての看護師に道徳的苦悩を引き起こすわけではない。どのような患者にも終末期に人工呼吸器をつけることを支持しない看護師は，終末期の患者が人工呼吸器をつけていると道徳的苦悩を抱くであろう。道徳的苦悩は，自分自身の道徳的信念に従えず，そのために苦悩する看護師に起こる。

■ **状況因子**(個人・環境)
- ●終末期の意思決定
  - ▶絶望的な病人に無駄に思えるような治療を提供していることに関連した(例.輸血，化学療法，移植，機械的人工換気)
  - ▶死後の意思表示に対する相容れない対応に関連した
  - ▶ただ単に死を延ばすための延命行為にかかわっていることに関連した
- ●治療の意思決定
  - ▶医療チームが適切と思っている治療を患者やその家族が拒むことに関連した
  - ▶絶望的な患者の人工呼吸を家族が中止する決断能力がないことに関連した
  - ▶患者の願いではないが生命を存続させたいと願う家族の希望に関連した
  - ▶患者の苦痛が増強する処置を行うことに関連した
  - ▶患者の苦痛が軽減しない処置を提供することに関連した
  - ▶不適切な医療を暴露したい思いと医師への信頼を維持したい思いとの葛藤に関連した
- ●専門家としての葛藤
  - ▶ケアをするには不十分な資源に関連した(例.時間，人材)
  - ▶意思決定の過程に加われなかったことに関連した
  - ▶患者との関係性やケアよりも技術的な手技や業務を重視することに関連した
- ●文化的な葛藤
  - ▶男性家族メンバーによって女性患者の意思決定がなされることに関連した
  - ▶米国の医療システムとの文化的葛藤に関連した

重要概念

下記の重要概念は看護における道徳的苦悩に関するものである。

① Gutierrez は，「看護師の道徳的判断や適切な道徳行為の認識は，苦悩を和らげる(無害)ため，患者の希望を尊重する(自主性)ため，真理を維持する(真実)ため，そして数少ない医療資源を適切に使用する(公平性)ため，という強い道徳的価値と結びついている」(2005，p.236)と報告している。

② 人間や生き物に本来備わっている目的は，超自然的に意図されている(Hanna, 2004)。人間は他者や物の成果を決めることができるが，「他者や物の存在の"終わり"を操作しようとしたり，破壊しようとした場合」，その「操作や破壊が非道徳的であり，人間や物の存在の本質に反する」ということになる(Hanna, 2004, pp.75-76)。

③ 看護師は，患者や家族を擁護したり意思決定を支援したりする特別な立場にある。それは，ケアを提供している間，患者や家族とより近くかかわれるためであり，また，提案している治療に決めたとしても金銭的な利益がないからである。

④ 看護師は，権力と責任のバランスを取ろうとするときに葛藤を経験する(Corley, ほか, 2001)。看護師は権力以上に責任をもつことがしばしばある。また，看護師は，患者のために処方箋を書く医師と自分たちを雇っている管理者との二重の権力に応じなければならない。

⑤ Wilkinson (1987-1988)の報告によると，「看護師は，医師を罪作りな人間とみなし，同僚や管理者を道徳的状況に非協力的な人間とみなしている」(p.21)。

⑥ Kramer (1974)によると，新卒生は，学校で学んだ価値観を実社会に適用することが，不可能ではないにしても難しいとわかったとき，精神的不均衡や不快感，苦悩を抱くと報告している。

⑦ 道徳的苦悩にある看護師の対処行動には，意識的なものもあれば，無意識的なものもある(Wilkinson, 1987-1988)。無意識的な行動は次のことに重点を置いている。
  - ■自分自身よりもむしろ他者の非道徳的行為
  - ■自らの道徳的行為を阻む強力な制約

- クライエントへのケアが否定的な影響を受けないように

また，意識的な行動は以下のとおりである。
- クライエントを回避する。
- 病棟や施設を去る，看護職を辞める。

⑧道徳的行動に従おうとする強制力には，外的因子と内的因子が認められている(Wilkinson, 1987-1988)。

外的因子
- 医師
- 訴訟の恐怖
- 協力的でない看護管理者，施設の管理方針

内的因子
- 仕事を失う恐怖
- 自信喪失
- 過去の行動が無駄になること
- 規則に従う社会性
- 勇気の喪失

⑨米国では，5人に1人未満が集中治療室を使用して入院をしている(Angusほか，2004)。重篤な疾患と末期疾患の区別は明らかではない(Elpernほか，2005)。延命のための積極的な介入で迎える死は，医療従事者，患者，家族に戸惑いや葛藤，苦悩をもたらす(Elpernほか，2005)。

⑩2001年にCorleyとその共同研究者らが，道徳的苦悩によって辞職した看護師を調査したところ，調査対象者数の15％であったと報告している。2005年に，同研究者は，その数は25.5％を超えたと報告している。

⑪その研究では，看護において道徳的苦悩の原因となるものを3つに分類した。それは，個々の責任感，患者にとって最善でないこと，偽りであった(Corleyほか，2001)。

⑫道徳的苦悩スケールを用いたElpernら(2005)は，道徳的苦悩の最も高いレベルの因子を下記のように報告した。
- 誰も「プラグを抜く」決断をしようとしない状況で，人工呼吸器で生きながらえている絶望的な患者のケアにかかわり続けていること
- 患者には最善ではないにもかかわらず，延命を望む家族の希望に従うこと
- 単に死を遅らせているだけと思われる延命行為を行うこと
- 自分は同意していないが，病院が訴訟を恐れているため，家族の希望とする患者ケアを行うこと
- 終末期患者に対して医師が指示する不必要な検査や処置を行うこと
- 鎮痛薬の量を増やすと死を招くであろうという医師の懸念によって，患者の苦痛を緩和せずにケアを提供すること(Elpernほか，2005, p. 526)。

⑬2005年に，Corleyとその共同研究者らは，不用意なスタッフは道徳的苦悩の最大の原因であると報告した。

焦点アセスメント基準

■ 主観的データ
- 以下の関連因子が明らかになった状況に関連する精神的不均衡をアセスメントする。
  ▶ 無力
  ▶ 怒り
  ▶ 欲求不満
  ▶ 罪悪感
  ▶ 欲求不満
  ▶ 回避
- 関連因子をアセスメントする。
関連因子を参照

NOC
苦悩のレベル，社会支援，希望，恐怖の自己コントロール

目標▶
看護師は，道徳的苦悩を防いだり軽減したりする手段を述べる。

指標▶
- 道徳的苦悩の原因を明らかにする。
- 同僚に苦悩を打ち明ける。
- 患者，家族とともに意思決定能力を向上するための手段を2つ明らかにする。
- 医師と状況について話し合えるための手段を2つあげる。
- 看護師の道徳的苦悩を軽減するための施設の手段を明らかにする。

【一般的看護介入】

①道徳的な仕事と行動について調べる。
- 道徳的苦難について自分で学ぶ。参考文献を

参照
- 自分が道徳的苦難を抱いたときの話をする。また，同僚から話を引き出す。
- 道徳的な行動についての本を読む。Gordonの"Life Support: Three Nurses on the Front Lines"やKritekの"Reflections on Healing：A construct"を参考にする(参考文献リストを参照)。

R：物語によって，看護師は強み，見識，共通の苦難や道徳的行動の選択肢を認識できる(Tiedje, 2000)。看護師は，道徳問題で自らの心情を話すよう求められた際は，積極的に応じている(Elpernほか，2005)。

②道徳的に問題である臨床状況を施設ではどのように管理しているか調べる。倫理委員会がある場合は，方針や手続きについて確認する。

R：倫理的・道徳的な意味合いを含む患者ケアの課題や問題を率直に話し合えるように組織で支援することによって，臨床家たちが倫理的環境を認識できるようになる(Olson, 1998)。

③道徳的苦悩を避けようとしない。

R：道徳的苦悩への反応は，否定的にみなされる(Hanna, 2004)。しかし一方で，道徳的苦悩をうまく乗り越えようとする人たちにとっては，人格を養うための人生のチャレンジとしてみることもできる(Hanna, 2004, p.77)。

④クライエントと，可能であれば家族と話し合いを始める。
- 状況をどのようにとらえているのかを調べる。
- 質問をしたら間をおく。例. この状況であなたにはどのような選択肢がありますか？
- 現在の状況に対する気持ちを引き出す。

⑤クライエントの終末期の意思決定を徐々に探る。

R：直接的ではあるが徐々に尋ねたり話し合うことは，クライエントや家族が状況や，治療の選択肢，意思決定を明らかにするうえで手助けとなる。

⑥必要であれば，ノーコード(救命救急の特別体制をとる必要のない)状態を説明する。緩和ケアでは焦点が積極的な治療から変わることを説明する。

R：家族はしばしば，ノーコード状態はまったくケアをしないことだと思っている。緩和ケアは，死に行く過程の中で安楽に焦点を当てている。

⑦自分の道徳的苦悩を招いている状況について同僚と話し合う。

R：Elpernら(2005)によると，看護師が自らの個人的な苦悩を打ち明け，自分の感情が例外ではないことがわかると楽になったという。

⑧コーチとして同僚に積極的に協力し，また，同僚にコーチとしてかかわってもらう。

R：コーチとは，過程を通して傾聴し，導き，そしてフィードバックを与える人のことである(Tiedje, 2000)。

⑨リスクは低いが，道徳的な臨床状況を満たしていないケースを扱うことから始める。行動を起こす前にリスクを調べ，現実的に対応する。

R：道徳的行動には勇気がいる。リスクに立ち向かうことは，身につけることができる技能である。

⑩かかわっている他の同僚と率直に話し合う。自分が気にかけていることから話し始める。たとえば，「私は〜で居心地が悪い思いをしています。というのも，家族が〜と尋ねる/質問する/感じているからです。○○さんも〜と尋ねます/質問します/感じています。」

R：各々の専門家は権利と義務をもっている。その軋轢は，心を開いた話し合いをし，感情や価値を伝え合うことで解決されることもある(Caswellほか，1995)。脅威を与えない言葉によって，困惑や恥ずかしさを軽減することができる。

⑪他の専門家(牧師，管理者，ソーシャルワーカー，倫理委員会)と話し合う。

R：看護師は，組織の中で他の職種からのサポートを受けて道徳的仕事を支援されている。

⑫看護師のライフスタイルの中に健康増進とストレス解消を取り入れる。どの家族にも終末期の判断についての話し合いが必要であることを主張する。〈ストレス過剰負荷〉，〈非効果的健康維持〉を参照

R：健康的な生活スタイルはストレスを軽減できる。そして，道徳的作業のための活力のレベルを高める。

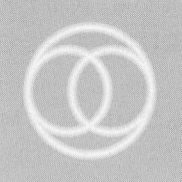

信仰心障害

Impaired Religiosity

【定義】

信仰心障害：個人や集団が，ある特定の宗派や宗教的共同体の信念を頼りにすることができず，関連する儀式に参加できない状態。

著者の注釈

〈霊的苦悩〉を参照

【診断指標】

定められた宗教的儀式に従うのが困難なため苦悩を感じている。たとえば，
- 宗教的祭儀
- 食事制限
- 決まった衣服
- 祈り
- 礼拝への要求
- 祭日の遵守
- 宗教的共同体から離れることによる情緒的苦悩を表出する
- 宗教的信頼や社会的ネットワークに関する情緒的苦悩を表出する
- 以前の信仰のパターンや習慣に復帰する必要性を表出する
- 宗教的信念や習慣を疑問視する

【関連因子】

■ 病態生理因子
- 病気/疾患に関連するもの
- 苦痛に関連するもの
- 痛みに関連するもの

■ 状況因子
- 活動に関する個人的な危機に関連するもの
- 死の恐怖に関連するもの
- 霊的儀式を行うことへの困惑に関連するもの
- 霊的儀式を行うことへの障壁に関連するもの
  - 集中治療室での制限
  - 寝たきりや隔離
  - プライバシーの欠如
  - 特別な食物や食事が得られないこと
  - 入院
- 信者に苦悩を起こす宗教的共同体の中の危機に関連するもの

重要概念

〈霊的苦悩〉を参照

① 霊的苦悩にいる人を支援するために，看護師は，さまざまな霊的グループの信念や活動についてよく知っておく必要がある。表 2-23 (p.578) に，健康や病気に直接関係のある信念や活動について記載している。それはただの参考に過ぎないが，主な宗教，宗派，霊的グループを ABC 順に並べている。同じ活動や制限をもつ宗派についてはまとめて示している。各宗教のメンバーが必ずしも，表に示したような活動や信仰を固守しているわけではない。宗教的選択を尋ねるときは，彼らの独自の活動や伝統を確認することが重要である。特定の集団の信念や哲学を拡大して話し合うことはしてはならない。より詳細な情報を提供している参考文献については巻末を参照

焦点アセスメント基準

〈霊的苦悩〉を参照

NOC
スピリチュアルウエルビーイング

目標 ▶

信仰や慣習を実践できることに対する満足感を表出する。

指標 ▶

- 健康に支障のない霊的儀式を続ける。
- 罪や不安感が減少したと表明する。

NIC
霊的支援

【一般的看護介入】

◉クライエントが正当な信仰または霊的実践や儀式を行いたがっているかどうかを調べる。クライエントが望んでいる場合は，その機会を与える。

R：祈りやそれ以外の霊的儀式に高い価値を置いている患者にとって，そのような実践は意味や目的を与えることができ，さらに安楽や強みの源となる(Carson, 1999)。

R：プライバシーや静かな状態は，内省や熟考できる環境になる。

R：祈りや儀式は，クライエントが霊的つながりを維持し，重要な儀式を行うのに役立つ。

◉看護師がクライエントの宗教的または霊的信念や儀式の重要性を理解し受け入れていることを表出する。

R：中立的な態度を伝えることは，患者の信念や儀式を表現する不安を軽減することがある。

R：看護師は，クライエントと同じ宗教的信念や価値観をもっていなかったとしても，クライエントの霊的ニードに合うよう手助けすることができる。

◉原因となる因子や寄与因子をアセスメントする。

- 病院や老人ホームの環境
- 病気の経過や治療計画による制限（例. 牽引しているために祈りをするのにひざまずくことができない，普段食べている宗教上の食事と違う施設の食事）
- 霊的儀式を要求して，医療スタッフや看護師に負担をかけたりいら立たせるのではないかという恐怖
- 霊的信念や習慣に対する困惑（特に思春期にはよく見られる）
- 霊的な意味のある品物，書物，環境から離れること
- 霊的な場所や礼拝への交通手段がない。
- 緊急事態や時間がないために宗教指導者の都合がつかない。

R：プライバシーや静かな状況は，内省や熟考できる環境となる。

R：看護師は，クライエントと同じ宗教的信念や価値観をもっていなかったとしても，クライエントの霊的ニードに合うよう手助けすることができる。

R：祈りや儀式は，クライエントが霊的つながりを維持し，重要な儀式を行うのに役立つ。

◉可能であれば，原因となる因子や要因を除去または軽減する。

①病院や老人ホームの環境によって強いられた制限

- 毎日の祈り，宗教的指導者，霊的な書物，瞑想に必要なプライバシーや静かな環境を提供する。
  - カーテンを引く，ドアを閉める。
  - テレビやラジオを消す。
  - 可能ならば，電話の取り次ぎを控えるよう受付に頼む。
  - カーデックスに霊的な介入を記載し，ケアプランに組み入れる。
- 希望があれば，儀式を行うために宗教指導者に連絡し，宗教的儀式や礼拝を執り行う。
  - クライエントの状況に関して宗教指導者と話し合う。
  - ファーザー（神父）と呼ばれるローマカトリック，ギリシャ正教，米国聖公会の司祭，牧師と呼ばれる他のキリスト教の聖職者，ラビと呼ばれるユダヤ教の指導者に申し入れる。
  - 可能ならば，訪問の間，邪魔が入らないようにする。
  - きれいな白い布をかけたテーブルやスタンドを提供する。
  - 訪問や患者の反応を記録する
- 施設内の可能な宗教的なサービスや物資について伝える。

R：中立的な態度を伝えることは，クライエントの信念や儀式を表現する不安を軽減することもある。

R：プライバシーや静かな状況は，内省や熟考できる環境となる。

R：看護師は，クライエントと同じ宗教的信念や価値観をもっていなかったとしても，クライエントの霊的ニードに合うよう手助けすることができる。

②疾病過程や治療計画に関した制限

- 健康に支障のない精神的儀式を奨励する（表2-23参照）。
  - 祈りや精神的儀式に際して，身体的制限の

ある患者を支援する(例：可能であれば，ロザリオをもたせる，ひざまずけるよう援助する)
- 個人の清潔習慣を支援する。
- ひげが霊的に重要である場合はひげを剃らない。
- 可能なときはいつでも，患者が宗教的な衣服や宝石を身に着けることを認める。
- 切断した四肢や臓器を埋葬する際は特別な手配をする。
- 家族や宗教指導者が身体の儀式的ケアを行うことを許可する。
- 重要な宗教的儀式(例. 割礼)に必要とされるものを手配する。

■ 健康に支障がなければ，宗教的な規制食にする(表2-23参照)。
- 栄養士と相談する。
- 可能であれば，短期間の断食を許可する*。
- 必要であれば治療食を変更する*。
- 可能であれば，家族や友達に特別な食物を持ってきてもらう。
- 霊的グループメンバーに在宅のクライエントへの食事を提供してもらう。
- 配膳の方法や食事時間などはできるかぎり柔軟に対応する。

R：祈りやそれ以外の霊的儀式に高い価値を置いている患者にとって，そのような実践は，意味や目的を与えることができ，安楽や強みの源となる(Carson, 1999)。

R：看護師は，クライエントと同じ宗教的信念や価値観をもっていなかったとしても，クライエントの霊的ニーズに合うよう手助けすることができる。

R：これらの方法は，患者が霊的つながりを維持し，重要な儀式を行うのに役立つ。

R：多くの宗教は特定の行動を禁止している。その制約に従うことは，患者の崇拝の重要な部分である。

③強制や困惑の恐怖
■ さまざまな精神的信念や儀式を受け入れていることを伝える。
■ 批判的でなく，敬意をもった態度を示す。

■ 霊的ニードの重要性を認める。
■ 医療チームが進んで霊的ニードを満たす援助をしていることを表明する。
■ プライバシーを提供し，機密性を保持する。

R：中立的な態度を伝えることは，クライエントの信念や儀式を表現する不安を軽減することもある。

R：看護師は，クライエントと同じ宗教的信念や価値観をもっていなかったとしても，クライエントの霊的ニーズに合うよう手助けすることができる。

④霊的な意味のある品物，書物，環境から離れること
■ 宗教的・霊的な品物や読み物がなくて寂しく思っているかを尋ねる(表2-23参照)。
■ 病院の聖職者，宗教指導者，家族，霊的グループのメンバーから欠けている事柄について情報を得る。
■ 霊的な品物や書物は丁重に扱う。
■ 可能な限り，霊的な読み物や書物を身近において容易に見られるようにする。
■ 紛失や損害を防ぐ(例. 洗濯したらガウンに止めていたメダルがなくなった)。
■ 明らかに霊的な意味のない品物でも，クライエントにとって精神的に重要であるかもしれないことを認める(例. 結婚指輪)。
■ 臨機応変に，大きい文字や点字，録音テープなどを利用する。
■ ほかの人と一緒に祈る機会や，儀式をすることに心地よさを感じる同じ宗教グループのメンバーや医療従事者が経典を読む機会を与える。
- 推薦朗読箇所
  ▶ ユダヤ教徒とセブンスデイアドベンチスト派は，詩篇23, 34, 42, 63, 71, 103, 121, そして127にみられる。
  ▶ キリスト教徒では，コリントの信徒への手紙Ⅰ:13章，マタイによる福音書 5章 3-11，ローマの信徒への手紙 12章，主の祈りに感謝する。

R：祈りやそれ以外の霊的儀式に高い価値を置いている患者にとって，そのような実践は，意味や目的を与えることができ，安楽や強みの源となる(Carson, 1999)。

---
*プライマリケア医の指示を必要とする。

R：プライバシーや静かな状況は，内省や熟考できる環境となる。
R：これらの方法は，クライエントが霊的つながりを維持し，重要な儀式を行うのに役立つ。

⑤交通手段の不足
- 病院内の礼拝堂や静かな環境のところへ連れて行く。
- 在宅の場合は，教会やユダヤ教の礼拝堂への交通手段を手配する。
- 可能であれば，テレビやラジオの霊的な番組が観られるようにする。

R：プライバシーや静かな状態は，内省や熟考できる環境を与える。
R：看護師は，クライエントと同じ宗教的信念や価値観をもっていなかったとしても，クライエントの霊的ニードに合うよう手助けすることができる。

⑥緊急事態や時間がないために宗教指導者の都合がつかない
- ギリシャ正教，米国聖公会，ローマカトリックの親の重病の新生児に洗礼を授ける。
- 可能であれば，ほかの必須の宗教儀式を行う。
- 病院の霊的ケアの専門家に訪問してもらう。

R：祈りやそれ以外の霊的儀式に高い価値を置いている患者にとって，そのような実践は，意味や目的を与えることができ，安楽や強みの源となる(Carson, 1999)。
R：看護師は，クライエントと同じ宗教的信念や価値観をもっていなかったとしても，クライエントの霊的ニードに合うよう手助けすることができる。
R：これらの方法は，クライエントが霊的つながりを維持し，重要な儀式を行うのに役立つ。

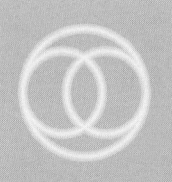

信仰心障害リスク状態

Risk for Impaired Religiosity

【定義】
信仰心障害リスク状態：個人が，ある特定の宗派や宗教的共同体の信念を頼りにすることができず，関連する儀式に参加できない危険性のある常態。

【関連要因】
〈信仰心障害〉を参照

NOC
スピリチュアルウエルビーイング

目標▶
宗教的活動に満足している状態が続いていると表明する。

指標▶
- 宗教的儀式を続ける。
- アセスメント後，満足感が増したと述べる。

【一般的看護介入】
〈信仰心障害〉を参照

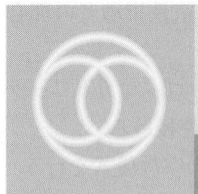

ストレス過剰負荷

Stress Overload

【定義】

ストレス過剰負荷：個人または集団が，活動を必要とするものの量と種類が過剰で疲弊している状態。

【診断指標】

■ 身体的
- 頭痛
- 消化不良
- 睡眠障害
- 不穏状態
- 疲労

■ 情緒的
- 啼泣
- 怒り
- ぴりぴりしている。
- いらいらしている。
- 神経質
- 動揺しやすい。
- 打ちのめされている。
- 気分が悪い。

■ 認知的
- 記憶の喪失
- 常に不安
- 健忘症
- ユーモアの喪失
- 意思決定が困難
- 秩序立てて考えることが困難

■ 行動的
- 孤立
- 過敏
- 親密感の喪失
- 食べずにはいられない
- 過剰な喫煙
- 憤り

【関連因子】

1人のクライエントの〈ストレス過剰負荷〉の関連因子は，病態生理的因子，発達因子，治療関連因子，状況因子，環境的因子，個人的因子などが複数混在する。

■ 病態生理因子
- 以下の対処に関連するもの
  - 急性疾患：心筋梗塞，骨盤骨折
  - 慢性疾患：関節炎，うつ病，COPD
  - 末期疾患
  - 新しい診断：がん，性器ヘルペス，HIV，多発性硬化症，糖尿病
  - 外見を損なうような病態

■ 状況因子（個人・環境）
- 重要他者の実際の喪失または予期される喪失に関連するもの。以下の因子に続発する。
  - 死, 瀕死
  - 転居
  - 離婚
  - 徴兵
- 以下の対処に関連するもの
  - 瀕死
  - 戦争
  - 暴行
- 社会経済的状態の実際の変化または知覚されている変化に関連するもの。以下の因子に続発する。
  - 失業
  - 新しい仕事
  - 昇進
  - 病気
  - 個人財産の破産
- 以下の対処に関連するもの
  - 家庭内暴力
  - 新しい家族員
  - 物質濫用
  - 人間関係の問題

■ 発達因子
- 以下の対処に関連するもの
  - 退職
  - 経済的な変化
  - 住居の喪失
  - 経済的喪失

著者の注釈

2006年に新しく採択されたこの診断は，多様なストレス因子による影響で打ちのめされている人を示している。ストレス過剰負荷状態が解消されないと，クライエントは堕落したり，けがや病気になる危険性が高くなる。

重要概念

不安や非効果的コーピングについての具体的な情報については，看護診断〈不安〉や〈非効果的コーピング〉を参照

①ストレスはどの人にも必ず存在している。ストレスとは，生活上のプレッシャーや出来事の身体的，心理的，社会的，霊的側面である（Edelman

②ストレスは，ホメオスタシスやウエルビーイングの喪失や，喪失の恐れに対する相互作用のプロセスである（Cahill, 2002）。
③ストレスは，一次的であれ恒久的であれ，人に害を及ぼす特定のストレッサーや負荷に反応している心理的，情緒的状態のことである（Ridner, 2004, p.539）。
④過剰なストレスは認知や知覚，適応を必要とする（Cahill, 2001）。
⑤ストレスの慢性的状態や心理的ストレスが繰り返される状況（抑うつ，怒り，敵意，不安）は，心血管系疾患や動脈硬化，頭痛，消化器系障害を引き起こす（Edelmanほか，2006）。
⑥ストレスに反応して，食べすぎ，座位中心のライフスタイル，薬やアルコールの過剰摂取，喫煙，社会的孤立など，不健康な行動をとるようになる（USDHHS, 2002）。

焦点アセスメント基準

主観的・客観的

①クライエントに通常のストレスレベルを尋ねる。
　0＝ほとんどなし　　　　10＝かなりある
②ストレスが機能にどのような影響を及ぼしているかクライエントに尋ねる。
　▶仕事　　　　▶睡眠
　▶人間関係
③以下の感情についてアセスメントする。
　▶怒り　　　　　▶不幸な気持ち
　▶いらだち　　　▶ぴりぴりした状態
　▶絶望　　　　　▶退屈
　▶無感動　　　　▶動揺しやすい状態
　▶親密感の喪失　▶我慢できない状態
④認知的な徴候をアセスメントする。
　▶健忘症　　　　▶常に不安
　▶記憶の喪失　　▶自暴自棄な考え
　▶意思決定が困難　▶ユーモアのセンスの喪失
⑤以下の過剰や乱用をアセスメントする。
　▶睡眠　　　　　▶たばこ
　▶アルコール　　▶食べ物
　▶薬（処方薬・市販薬）

NOC
ウエルビーイング，健康信念：不安の緩和，コーピング，知識：健康促進，知識：健康資源

目標▶
クライエントはストレス因子を減らしたり対処するために行動を2つ変える意思を言葉にする。

指標▶
●抑制できるストレス因子とできない因子を明確にする。
●ストレス管理ができるようになるために，うまく変えられそうな行動を1つあげる。
●ストレス管理がうまくできるようになるために，ストレスを軽減したりなくしたりできる行動を1つあげる。

NIC
現在のストレス因子を評価し，外因性（コントロールできないもの）か内因性（いくぶんコントロールできるもの）かを区別するためにクライエントを援助すること

【一般的看護介入】

R：圧倒的に多くのストレッサーに直面していても，修正したり取り除くことのできるストレッサーがどれかを区別するために援助をすることはできる（Edelmanほか，2006）。
①クライエントが自分の考えや感情，行動や身体的反応を認識できるよう援助する。
　R：自己認識によって，クライエントは自らの体験をとらえなおしたり，解釈しなおしたりすることができる（Edelmanほか，2006）。
②交通渋滞のなかでストレス・サイクルを壊す方法と，そこでは心拍数や呼吸数，怒りの感情が増幅することをクライエントに教える（Edelmanほか，2006）。
　■何か楽しいことを考えることで，意図的に気分転換をする。
　■気分転換できる活動をする。
　■リラクセーションのための休憩を始める。4秒かけて鼻から息を吸い込む。
　■録音テープや印刷物，ヨガなどリラクセーション法についての資源を参照する。
③クライエントに翌週に変えたいと思っている事柄を1～2つあげてもらう。

- ■食事（1日につき野菜を1種類食べる）
- ■運動（毎日1～2区画分歩く）

R：すでに打ちのめされているクライアントの場合，生活様式のわずかな変化によって成功する可能性が高くなり，自信につながる（Bodenheimer ほか，2005）。

④睡眠障害がみられる場合，〈不眠〉を参照
- ■どんな活動が平穏な気持ちや喜び，幸せな気持ちをもたらすのかを尋ねる。そのような活動を週に1つ取り入れるよう指導する。

R：常に疲労困憊している人はそのような活動を断ってしまっている。余暇はストレス・サイクルを崩すことができる（Wells-Federman，2000）。

⑤霊的なニーズが欠如していると確認された場合は，〈霊的苦悩〉を参照
- ■生活に変化を取り込む必要があるとしたら，何が大切か尋ねる。

R：価値の明確化は，打ちのめされている人が何を重要と考え，価値を置いているかに気づき，それが現実の生活習慣に存在しているかどうか確かめるのを助ける。（Edelman ほか，2006）。

⑥もっとバランスのとれた健康を促進するような生活様式にするために，現実的な目標を設定できるようクライアントを援助する（Wells-Federman，2000）。
- ■何がより重要か。
- ■あなたの生活のどんなところを最も変えたいのか。
- ■その第一段階はどんなことか。
- ■いつ？

R：現実的な目標を設定すると，自信と達成感が増す（Bodenheimer ほか，2005）。

⑦必要に応じて健康教育と専門家への紹介を行う。
- ■クライアントが物質やアルコールの乱用をしている場合，薬やアルコール乱用の専門家を紹介する。
- ■クライアントに重度のうつや不安がある場合，専門のカウンセリングを紹介する。
- ■家族機能が破綻している場合，家族カウンセリングを紹介する。

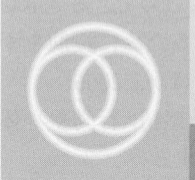

乳児突然死症候群リスク状態

Risk for Sudden Infant Death Syndrome

【定義】

乳児突然死症候群リスク状態：生後1年未満の乳児が既往歴による予測も検死による説明もつかない，突然死をする危険性が高い状態。

【危険因子】

危険因子が1つだけということはない。多くの危険因子が影響する（関連因子参照）。

【関連因子】 （McMillan ほか，1999）

■ 病態生理因子
- ●病気にかかりやすいことに関連するもの。以下のことに続発する。
  - ▶チアノーゼ
  - ▶低体温
  - ▶発熱
  - ▶哺乳が下手
  - ▶刺激に過敏
  - ▶呼吸困難
  - ▶頻脈
  - ▶多呼吸
  - ▶低出生体重児*
  - ▶SGA*
  - ▶未熟性*
  - ▶低いアプガースコア（＜7）
  - ▶死亡前2週間の下痢，嘔吐，元気がない様

*広く認められている。研究者の間で一般的に合意されている。

子
- 病気にかかりやすいことに関連するもの。出産前の母親の状態に続発する。
  - ▶貧血*
  - ▶尿路感染
  - ▶乏しい体重増加
  - ▶性感染症

■ 状況因子(個人・環境)
- 病気にかかりやすいことに関連するもの。母親の状態に続発する。
  - ▶喫煙*
  - ▶妊娠中の薬物使用
  - ▶母乳栄養の欠如*
  - ▶不適切な出産前のケア*
  - ▶教育レベルが低い*
  - ▶シングルマザー*
  - ▶初めての多胎
  - ▶母親の年齢が若い(＜20歳)*
  - ▶若年妊娠*
- 病気にかかりやすいことに関連するもの。以下の因子に続発する。
  - ▶ものがいっぱいある生活状態*
  - ▶うつ伏せで寝ている*。
  - ▶家族の財政状態が貧しい。
  - ▶寒い環境
  - ▶社会経済的地位が低い。
- 病気にかかりやすいことに関連するもの。以下の因子に続発する。
  - ▶性別：男*
  - ▶アメリカ先住民*
  - ▶多胎出産
  - ▶アフリカ系
  - ▶家族内に乳児突然死症候群(SIDS)の既往がある。

診断表現上の誤り

◉ 親が低収入であることに関連した〈乳児突然死症候群リスク状態〉

　貧しい生活状況はSIDSに関連しているが、この診断の言葉遣いには問題がある。臨床では次のような診断のほうがより有用である。「SIDSの原因と予防についてケア提供者の知識不足に関連した〈乳児突然死症候群リスク状態〉」

重要概念

① SIDSは日齢7〜365日の間の主要な死亡原因の1つである(Wong, 2003)。
② SIDSの発生率は，1996年に米国小児科学会（AAP）が新生児を仰臥位に寝かせるよう勧告をして以来，約40％減少している(AAP, 2000)。
③ 病因はわかっていないが、病理解剖では、肺浮腫と胸郭内の出血といった一貫した病理所見がある。
④ アプニアモニターがSIDSを予防する証拠はない(Sherratt,1999)。

焦点アセスメント基準

関連因子を参照

NOC
知識：母子保健, リスクコントロール：喫煙, リスクコントロール, 知識：乳児の安全性

目標▶
ケア提供者は，調整可能な危険因子を減らすか排除する。

指標▶
- 仰臥位か側臥位で乳児を寝かせる。
- 妊娠中，乳児のそば，家の中で喫煙をしない。
- 妊婦健診と新生児の健診を受けている。
- 母親の健康状態が改善する（例．貧血の治療，適切な栄養をとる）。
- 適切であれば，薬物中毒治療プログラムやアルコール中毒治療プログラムに参加する。

NIC
教育：乳児安全, リスク確認

【一般的看護介入】

◉ ケア提供者にSIDSについて説明し，現在の危険因子を明らかにする。
　R：SIDSの危険性の高い両親の場合，看護の焦点は情緒的支援である。

---
*広く認められている。研究者の間で一般的に合意されている。

◉調整可能な危険因子を減らすか取り除く。
◉家庭での心肺モニタリングが必要かどうかを判断する。小児科医あるいは新生児・小児科ナースプラクティショナーに相談する(Wong, 2003)。
①アラームが鳴ったときは機械ではなく，児に着目するよう両親に教える。
②以下について両親がアセスメントするよう教える。
■児の皮層色(ピンクか)
■児の呼吸
　R：退院前の適切な準備は重要である。多くの処置に家族が対処することを支援する。
◉SIDSを減らすための環境の整え方を教える。
①新生児を仰臥位に寝かせる。
②寝ている間乳児を暖めすぎない。
③やわらかいベッドに寝かせない(例．マットレス)。
④枕を使わない。
⑤乳児との添い寝を避ける(Anderson, 2000)。
⑥タバコの煙を避ける。
　R：腹臥位で寝かせることがSIDSと関連している(Wong, 2003)。
　R：妊娠中の母体の喫煙と出生後に煙にさらされることがSIDSとの関連性がある(AAP, 2000)。
◉健康教育を開始し，適時専門機関に紹介する。
①適時，家庭でのモニターやCPRの利用方法を指導する。
②適時，薬物中毒治療プログラムやアルコール中毒治療プログラムに紹介する。
③禁煙の方法について話し合う(索引で喫煙の項を調べる)。
④適時，緊急時の電話番号を報せておく。
⑤適時，社会的機関に紹介する。

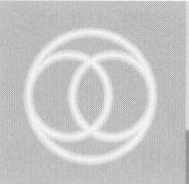

術後回復遅延

Delayed Surgical Recovery

【定義】

術後回復遅延：セルフケア活動の開始と実施に要する術後日数が長引いている，あるいは長引くリスクがある状態。

著者の注釈

この新たに承認された診断は，予定された期間内に手術から回復を遂げていないクライエントを対象にしている。NANDA-Iの診断指標を検討すると，診断指標(徴候と症状)と関連因子との違いに多少混乱した部分がある。この診断を用いることができるのは，リスク診断としてである。術後回復遅延となるハイリスクとして，たとえば肥満，糖尿病，癌がわかっている。看護介入はこの状態を予防するために実施される。現在この診断は，臨床で利用できるほど十分に開発されていない。著者は，ほかの看護診断，たとえば〈セルフケア不足〉，〈急性疼痛〉，〈栄養摂取消費バランス異常〉などを使用することをお勧めする。

【診断指標】

●活動(家庭，仕事)再開の延期
●回復にはもっと時間が必要だという認識
●セルフケアを実施するための援助が必要
●手術部位の治癒が中断している形跡
●嘔気を伴うあるいは伴わない食欲喪失
●動き回ることが困難
●疼痛や苦痛の報告

思考過程混乱

Disturbed Thought Processes

思考過程混乱
記憶障害

【定義】

思考過程混乱：意識的思考や現実見当識，問題解決，判断，コーピング，および性格，精神障害に関連する理解力に破綻をきたしている状態。

【診断指標】

■ **必須データ**(必ず存在)
- 内的刺激または外的刺激，あるいは，内外両方の刺激の不正確な解釈

■ **副次的データ**(おそらく存在)
- 問題解決，抽象的な思考，記憶の欠如などの認知機能の障害
- 猜疑心
- 妄想
- 幻覚
- 恐怖
- 強迫観念
- 注意散漫
- 一般的に認められた正当性の欠如
- 混乱，見当識障害
- 儀式的行動
- 衝動的な言動
- 不適切な社会行動

【関連因子】

■ **病態生理因子**
- 薬物やアルコールの禁断症状に続発する生理的変化に関連するもの
- 生化学的変化に関連するもの
- 急性で原発的な脳の病態(例．外傷による脳の損傷)に関連するもの
- 退行的な脳の病態(例．アルツハイマー型認知症)に関連するもの

■ **状況因子**(個人・環境)
- 情動的トラウマに関連するもの
- 虐待(身体的・性的・精神的)に関連するもの
- 苦痛に関連するもの
- 幼年時代のトラウマに関連するもの
- 抑制された恐怖に関連するもの
- パニックレベルの不安に関連するもの
- 持続的な低レベルの刺激に関連するもの
- 注意が及ぶ範囲の狭小化と情報処理能力の低下に関連するもの。以下に続発する。
  ▶ 抑うつ状態
  ▶ 不安
  ▶ 恐怖
  ▶ 悲嘆

■ **発達因子**
- 高齢者
  ▶ 孤立，遅発性うつ状態に関連するもの

著者の注釈

〈思考過程混乱〉は，日常生活の妨げとなる知覚および認識の変調をきたしているクライエントを表している。原因は心理的障害である(例．抑うつ状態，人格障害，気分障害)。この診断の看護の焦点は，思考の障害を抑えること，現実見当識を促進すること，あるいはその両方である。

看護師は診断を用いる際，思考に障害をきたしたり，混乱しているクライエントすべてに対して「ゴミ箱」的診断として使用することのないように注意すべきである。しばしば高齢者にみられる混乱は，老化現象と誤認されがちである。高齢者における混乱は1つの因子(例．認知症，薬物の副作用，代謝異常)，または加齢に伴う複数の因子に関連する抑うつ状態によっても，引き起こされる可能性がある。高齢者の場合，抑うつ状態は認知症よりも頻

繁に思考障害を引き起こす(Miller, 2004)。さらに情報が必要な場合は,〈混乱〉を参照。

診断表現上の誤り

◉抑うつ状態に関連した〈思考過程混乱〉

抑うつ状態や認知障害の徴候や症状が現れた場合,〈思考過程混乱〉を用いることは適切に思われる。しかし,抑うつ状態と関連する認知障害は,治療が必要な反応としてというよりは,むしろうつ病の症状としてみなすべきである。抑うつ状態は非効果的なコーピングを示している状態である。したがって,次の診断のほうが臨床上有効である。「緩徐な感情の表れ,たえず続く悲嘆の報告,動機の欠如,記憶障害によって明らかなように,不明の原因に関連した〈非効果的コーピング〉」。抑うつ状態の最も大きな問題は自己尊重が低いことであるから,看護師は自己尊重の低下を引き起こしている,あるいは影響している因子(例.障害,喪失,拒絶感)を確認するために焦点アセスメントを用いる。

◉記憶喪失に関連した〈思考過程混乱〉

記憶喪失は多くの状態の中で現れる。たとえば,うつ状態,認知症,不安,感覚遮断,精神障害,内分泌障害などである。看護の焦点は寄与因子によってさまざまである。たとえば,頭部外傷による記憶喪失はたいてい強い不安を生じる。このような例では〈不安〉という診断のほうが有効になる。危険を有する記憶喪失は〈身体損傷リスク状態〉に関連する。〈思考過程混乱〉がこのクライエントに適切であるなら,その診断は,「記憶喪失などによって明らかなように,特定の状況(例.脳血管障害に伴う低酸素症)に関連した〈思考過程混乱〉」と言い換えるべきである。

重要概念

①思考とは,個人の日常生活における経験を統合する脳の機能過程である。認識過程は,推理や理解,判断,記憶に関連する精神過程である。認識機能は,生理的機能,環境の刺激や感情の状態の影響を受ける(Porth, 2002)。

②記憶や知覚の認識過程は,個人のもつ知識の量と同様その人の現在のニーズや興味によって影響を受ける。

③認識能力の発達は,身体的な成熟過程のパターンに伴って発達するものであり,さまざまな知覚刺激が必要とされる。

④刺激を得ることの質的・量的な障害は個人の思考過程に影響を及ぼす可能性がある。

⑤物事に対する思考は感情や行動の双方に影響を及ぼす。思考,感情,行動のいずれかが変化すれば,他の2つが変化することになる。

⑥人は意味をもたせることで状況をコントロールしようとする。そのような意味には合理的な意味合いもあれば,不合理な意味合いもある。長期にわたる不合理な信念は,慢性的な欲求不満状態を招く。そのような人の思考のパターンには,「〜すべきだ」とか「〜しなければならない」という特徴がある。

⑦疾病期間中のソーシャルサポートの喪失,疾病が軽減するとともに妄想や幻覚を強める自尊感情の低下,重度の疾病に伴う絶望感など,多様な喪失や人生の破綻を生じる可能性のあるクライエントは,自殺の可能性が高いと考えられる。

■■ 現実

①現実検討は,自己の外界に対する客観的な評価と判断であり,自分の思考や感覚とは異なる。現実検討は,幼小児期の経験とその人生でかかわってきた重要他者によって決定される。

②妄想(固定化した誤った信念)と幻覚は,極端な情緒的ストレスがあるときに起こる。それらはパニックを少なくしようとして現れたものである(Varcarolis, 2006)。

③妄想には以下のものがある。
- ■誇大:アイデンティティや能力の重要性を過大視している。
- ■被害:自分が苦しめられていると感じる。
- ■関係:他人の行動が自分自身に影響していると信じる。
- ■影響:他人に対して及ぼす力を過大視している。
- ■コントロール:自分が他人によって動かされていると感じる。
- ■体の感覚:根拠もないのに自分の臓器が病気であるという思い
- ■背信:病的な嫉妬のために自分の愛する人が不貞であると思い込む。

④妄想は現実を変えようと試みるときに現れる。まず自分の感情を否定し,その否定的な感情をその環境に投影する。最終的に他者にそのことを

説明しないと気がすまなくなる(Mohr, 2003)。
⑤疑い深く誇大妄想のあるクライエントに投影されている基本的感情は，自分は不十分で価値がないという感情である。
⑥幻覚は，その人自身の思考のうちにあるものから現れる知覚である。本人は現実にその現象を聞き，見て，感じ，味わうのである。
⑦幻覚は根本的なニーズ(例．孤独，不安，自己価値)を満たすものであり，他の行動に切り替えることができるまではやめようとしない(Mohr, 2003)。幻覚は聴覚的なものが最も多く現れる。
⑧クライエントは自分の空想の世界に長くとどまることがあり，言葉を共通に認識することができなくなるという状況になる。つながりは言葉の障害だけでなく，言葉が一般的に受容されている意味と，クライエントにとっての意味が異なることもある。
⑨混乱した思考はしばしば行動の退行現象をもたらし，コミュニケーションを妨げたり，他者との相互作用に困難を引き起こしたりする。
⑩錯覚は誤った感覚的知覚である。錯覚は急性譫妄や器質性脳症候群に最もよく見られる。

焦点アセスメント基準

クライエントや重要他者からデータを得る。

■ 主観的データ
◉個人歴をアセスメントする。
①生活スタイル
- 趣味
- 体力および限界
- 職業歴
- (過去，および現在の)コーピングパターン
- 教育
- ストレスに対処したり作用する以前のレベル
- アルコール，薬物の使用

②サポートシステム(有効性)
③既往歴および受けた治療歴(薬物治療)
④日常生活活動(物事を実行する能力と願望)
⑤家族
- 関係性の質
- 精神疾患の既往
- 症状についての信条
- 文化的・宗教的・民族的な集団とのかかわり合い
- サポートの質
- 精神疾患についての信条

◉診断指標をアセスメントする。
①以下の感情
- 極度の悲嘆と価値のなさ
- 非現実的な世界に住んでいる。
- 他者への不信，疑惑
- 過去の行為への罪悪感
- 他者が物事をさせたり，言わせたりする。
- さまざまな状況下における懸念
- 過度の自尊心
- 非人格化
- 拒絶されている，もしくは孤立している。

②恐怖感
- 他者に傷つけられるかもしれないこと
- うまく処理できないこと
- 考えが混乱していること
- 別離してしまうこと
- 自由を奪われてしまうこと
- 外部の導因によって心がコントロールされてしまうこと
- 体が腐敗していく，あるいは存在しなくなること

③幻覚(視覚，聴覚，味覚，嗅覚，触覚，他覚的な要素も含む)
- 状況
- ポジティブあるいはネガティブ
- 1日の発症回数，タイプ，特色および詳細
- 前歴
- 結果
- 頻度，時間帯
- それらをコントロールする能力
- 持続期間

④抑うつ状態(Miller, 2004)
- 記憶障害
- 一貫した悲嘆
- 動機づけの欠如
- 無表情な反応
- 集中することができない。

⑤妄想
- 一定している，またはつかの間である。
- 思考伝播(他者が自分の考えを読みとることができる)
- 思考挿入(他者が思考を記憶している)

- 疲労，食欲不振，便秘，不眠，嚥下困難といった身体的訴え
- 意気消沈の前兆，自尊心の低下，金銭，死，罪などの妄想

⑥見当識
- 人物，時，場所

⑦問題解決能力
- 「電話が鳴ったらどうしますか」
- 「医者と大統領はどう違いますか」

⑧記憶

■ **客観的データ**(主観的要素も含む)
◉ **診断指標をアセスメントする。**

①一般的外観
- 表情(警戒している，悲しそうな，敵意のある，無表情)
- 衣服(細心の注意を払っている，だらしない，魅惑的な，風変わりな)

②面接中の振る舞い
- 引きこもり
- 静かな
- 敵意を示す。
- 否定的な
- 無感情
- 協力的な
- 注意力・集中力のレベル
- 不安のレベル

③コミュニケーションパターン
- 内容
  ▶ 適切
  ▶ 殺人傾向
  ▶ 性的没頭
  ▶ 自殺念慮
  ▶ とりとめもない。
  ▶ 内容がない。
  ▶ 疑心暗鬼
  ▶ 強迫観念
  ▶ 問題を否定する。
  ▶ 妄想
  ▶ 宗教的
  ▶ 無益な
- 話し方
  ▶ 適切
  ▶ 思考冗漫(的を射ることができない)
  ▶ 脈絡のない考え
  ▶ 問題に解決を与える結論を引き出すことができない。
  ▶ 思考途絶(考えを完成させることができない)
  ▶ 反響言語(オウム返し)
  ▶ 1つの話題から違う話題へ飛躍する。
- 会話の程度
  ▶ 適当
  ▶ 少ない。
  ▶ 過多
  ▶ 抑えている。
- 感情
  ▶ 無作法
  ▶ 身振り，癖，しかめ面
  ▶ 言語内容に不適切な態度
  ▶ 言語内容にふさわしい態度
  ▶ 抑揚がない。
  ▶ 言語内容と一致する態度
  ▶ 生き生きした
  ▶ あるポーズをとる。
  ▶ 悲しそうな

④相互作用能力
- 看護師との間で
  ▶ 不適合
  ▶ 依存を示す。
  ▶ 良好な関係
  ▶ 過重要求，嘆願
  ▶ 引っ込み思案，うわのそら
  ▶ 敵意を示す。
- 重要他者との間で
  ▶ すべての(いく人かの)家族のメンバーと良好な関係をもつ。
  ▶ 相互作用を求めようとしない。
  ▶ 1人の(すべての)メンバーに敵意を向ける。
  ▶ 訪問者がいない。

⑤精神運動活動
- 正常範囲内
- 興奮
- 減少・昏迷

このほかの「焦点アセスメント基準」の情報は，http://thepoint.lww.com を参照

NOC
認知能力, 見当識, 集中力, 思考変調の自己コントロール, 情報処理, 記憶, 意思決定

目標▶
クライエントは, 現実見当識を維持し, 明瞭に他者と意思を伝達する。

指標▶
- 思考・行動の変化を認識する。
- 幻覚・妄想が生じる前の状況がわかる。
- 幻覚・妄想に効果的に対処するコーピング手段を使用する(手段を特定する)。
- 病棟の活動に参加する(活動を特定する)。
- 妄想的なことをあまり表さなくなる。

NIC
認知刺激, 認知症管理, リアリティ・オリエンテーション, 家族支援, 意思決定支援, 幻覚管理, 不安軽減, 記憶訓練, 環境管理:安全

【一般的看護介入】

●クライエントの本来の姿を高めるコミュニケーションを促進する。

①開放的で率直な対話を促す。
- 静かで, いたわるような態度で接する。
- 根気強くやり通し, 首尾一貫し, 希望をもっている。
- 率直に相手と感情を分かち合う。会話中にクライエントの名前を呼ぶ。
- 期待と要求について話し合う。
- クライエントが他者を信頼できるかどうか試しているのに気づく。
- 守れない約束はしない。
- 看護師が会える各勤務時間帯における時間を示す。猜疑心のあるクライエントにスタッフが最初に接するときは, 最小限の接触で短時間にし, 疑いが増さないようにする。
- 約束を守れないときは説明する。
- クライエントが経験していることの解釈を確かめる(「私はあなたが他人に対し恐怖心をもっていると理解しています」)。
- 言語的・非言語的メッセージの両方を注意深く聴きとる。
- クライエントが非言語的に示すことを, 言葉を使って表現できるように援助する。
- 不安を引き起こさないようにわかりやすい用語を使う。
- はっきりと聞きとれるように話す。
- 動作や表情, 声の調子の重要性を認識する。
- 誤解される可能性の最も少ない, 事実に基づいた方法で情報を与える。猜疑心のあるクライエントには冗談を言ったりひやかしたりしてはならない。
- クライエントが個性を保てるようなコミュニケーションをとる(例.「私たち」の代わりに「私」を用いる)。
- 小声でのコメントまたは現実から離れた解釈を助長するような不完全な説明はしない。
- クライエントの事例を他の医療専門職と話し合う種々のミーティングの内容について, すべてをクライエントに話す。
- クライエントの知らない処置を行う前には, 簡潔に説明する(薬物療法, 侵襲的な処置, 治療など)。

②クライエントの個人的空間を保つ。
- 信頼関係ができるまでは, クライエントの体に触れないようにする。
- 広い空間で(小さな部屋や職場ではなく)クライエントに話しかけるようにする。
- 45度の角度で向かい合う。

③苦痛を最小にする。
- これらの症状は病気の一部であり, 回復するにつれて元に戻ることを伝え, クライエントを安心させる。

④クライエントの内的な世界とそれが何を意味するのかを理解するよう努める。

⑤クライエントがラポールを確立できるようにするため, ケアを担当するスタッフの人数は最小にする。

⑥クライエントが静かで安楽な状態でいられるようにする。

R:効果的なケア提供者とは自信があり, 率直で, 臨機応変で, 希望をもっており, 不確実なことや間違い, 怒りに対して寛容である(Mohr, 2003)。

R:看護師が, 適切な言語的および非言語的な反応を用いて健全な役割モデルを示す(Mohr, 2003)。

◉ **自分の思考と現実を区別できるようにクライエントを援助する。**

①幻覚出現の確認をする。
- 言語的・非言語的な手がかりの観察：不適当な笑い，返事の遅れ，目の動き，発音しない唇の動き，自動運動の増加，にやにやする。
  - 今，あなたは何かを聞いたり，見たりしていますか。
  - 今，何が起こっているのですか。
- クライエントが直面している潜在的なニーズに関連した思考や感覚を観察することを援助する。
  - これは以前にも起こりましたか。
  - あなたは孤独でしたか。
  - あなたは何を行い，考えていましたか。
- クライエントが幻覚を分析できるよう援助する。
  - 幻覚はどれくらい生じるのか（頻度）。
  - 幻覚の強さ，または明確さ（強度）
  - 症状の発現はどれくらい続くのか（持続性）。
  - いつ，どこで出現するのか，出現する前に何が起こるのか（前兆）。
  - 幻覚の後，何が起こるのか（結果）。
  - 幻覚を詳細に説明する。
- 別の幻覚がないか調べる（例．クライエントはメッセージによって異なった声を出す）。
- クライエントのそばにいる。

②幻覚を自己規制したりコントロールできるようクライエントを援助する。
- 不安を高めるきっかけを明確にする。
- コントロールする方法について話し合う。
  - 記録をつける：いつ，何が，どのようにして幻覚が治まったか。
  - 効果があるものを強める。

③"今，ここ"に焦点を置く。
- クライエントの経験や現実についての知覚を受け入れる（Baker, 1995）。
- クライエントが体験を説明するのに用いた言葉を理解する。そこにはさまざまな象徴するものや内包された感覚があることが多い（Baker, 1995）。
- クライエントが思考を重要他者と分かち合うことによって確認するように援助する。
- クライエントが刺激を誤解して受け止めたり，妄想状態にあるときに名誉を傷つけたり，見くびったりしない。また，笑ったり，からかったりしない。
- クライエントの弱点ではなく，強みを見つけ，そこに目を向けるようクライエントを励ます。
- 内的な刺激と外的な刺激を区別するよう指導する（例．「声が聞こえる」への反応として：「それはテレビの声よ」，あるいは「私には何も聞こえないけれど，あなたにはそう思えるのですね」と言う）。
- 現実見当識の障害を確認したり，肯定する印象を与えることは避け，機転をきかせて，議論や主張をしないで疑っていることを表明する。
- 中身より現実見当識の障害の背後にある感情に焦点を当てる。
- コミュニケーションの現実的な側面に焦点を置く（例．クライエントが「テレビが僕の心を支配している」と言った場合は，「他人があなたを支配しようとしたら，あなたはどんなふうに感じますか」と言う）。
- 妄想について繰り返し話し合わないよう制限を設ける（「そのことについては，すでにあなたは話しています。現実的なことを話しましょう」）。
- 現実の物事や人に意識を向けることを再学習するよう指導する。
- 妄想や幻覚によって満たされている隠れたニーズを明らかにする。
- クライエントのニーズが空想的に表現されていることを気づかせ，それらのニーズを満たすにはもっと適切な方法があることを教える（例．被害妄想によって表される攻撃性は，金属性のものをハンマーでたたくというような建設的な行動に置き換えられる）。
- 身体的な訴えを頭ごなしに却下してはいけないが，過度に心配してもいけない。
- クライエントが感情や現実に基づく経験について話すときは，肯定的に強化する。
- クライエントが錯覚を起こしているときは，錯覚の原因となるものを取り除く。できれば，それが何かを安心させながら説明する。また，クライエントが希望すれば，それを調べさせる。
- 錯覚の発現を最小にするには，家から感覚に関連したものを持ってきてもらう，常夜灯をつ

ける，慣れない器具やものを説明する，クライエントにそれを操作させたり，環境をクライエントの感覚レベルに合わせたりする。たとえば，感覚の過剰負荷の軽減あるいは感覚刺激の増加をはかる。

R：幻覚のある人を1人にすると，恐怖心を強め，先入観を深めることになる(Mohr, 2003)。

R：クライエントは「今，ここ」に焦点を当てた会話や活動を徐々に始めることによって，現実との接点を取り戻せるようになる(Mohr, 2003)。

R：クライエントに積極的な精神作業(例．言語的な反応を与える)をさせるような介入が効果的である(Farrellほか，1998)。

R：幻覚を引き起こす状況をクライエントが認識できるように援助することで，予防方法がわかるようになる。

④不合理な思考を減らすように援助する(〈不安〉を参照)。

⑤クライエントが症状(例．幻覚，妄想)に対処できるような種々の方法を検討する。
- ■行動的なコントロールの方法
  - ●活動レベルの向上または低下
  - ●態度の変化
  - ●回避メカニズム
    - ▶潜在的に望ましくない状況を回避すること
    - ▶特定の限定的な社会的引きこもりをすること
  - ●自分自身にそっと囁いたり，歌いかける。
  - ●静かに数を数える。
  - ●大きな声で読み上げる。
  - ●ある文言を繰り返して言う(例．「私は大丈夫」と繰り返し言う)。
  - ●余暇活動を勧める。
    - ▶読書
    - ▶買い物
    - ▶絵画
    - ▶趣味
    - ▶庭仕事
  - ●幻覚を減らすために片方の耳をふさいだり，耳栓をしたりする。
    - ▶ヘッドホンで聴く。
    - ▶自己治療を避ける。
- ■認知的なコントロールの方法
  - ●受身的および積極的に注意をそらすこと
  - ●心を乱す考えや声を積極的に抑制する。
  - ●考えをやめる。
  - ●幻覚による声/考えと闘う。
  - ●声/考えを忘れてしまう。
  - ●問題解決
  - ●気晴らし
    - ▶ラジオを聴く。
    - ▶テレビを見る。
    - ▶歌う。
    - ▶祈る。
  - ●自己概念を改善する。
  - ●論理的な会話
  - ●幻覚を積極的に証言する。
- ■生理的なコントロールの方法
  - ●薬物もしくはアルコールの使用
  - ●睡眠
  - ●リラクセーション
  - ●不安管理
  - ●運動
  - ●PRN薬物治療を受ける。

⑥幻覚を悪化させる化学物質を避ける(アルコール，カフェイン，違法な薬物，抗ヒスタミン薬)。

⑦治療プログラムに積極的に参加できるようにクライエントを促したり，援助したりする。
- ●対処方法を実施する。
- ●症状と闘う。
- ●前述した出来事や状況などを解釈する方法について，別の見方を探す。

R：生理的なコントロールの方法により，自律神経の興奮を減らすように生理的状態を変化させることができる。

R：認知的なコントロールの方法には，症状から気をそらせるような精神的な過程をつくりだす。

R：行動的なコントロールの方法とは，症状から気をそらせるような対応である。

◉思考に障害のあるクライエントにコミュニケーションがもっと効果的になるよう援助する。

①クライエントが言っていることの意味を尋ねる。自分は理解していると決めてかからない。

②クライエントが言っていることの内容について，自分の解釈を確認する(「あなたが言いたいこと

はこういうことですか」)。
　③「私たち」や「彼ら」など広い意味を示す代名詞を明らかにする(「『彼らとは誰ですか』」)。
　④クライエントが説明している,あるいは考えている途中で主題を変えたときは,焦点を当て直す。
　⑤クライエントの一連の考えについていけなくなったらそのことを告げる。
　⑥あなたが理解できない単語や言葉遣いを真似したり,言い直したりしない。
　⑦複数の中から選択できる質問をし,「はい」あるいは「いいえ」で答えを求める。
　⑧質問を短く,はっきりと言う。
　⑨必要ならば,何度も質問を繰り返す。
　⑩注意深く聞く。
　⑪クライエントの行動に対処が必要なとき,DISCを活用する。DISCとは,クライエントの行動を明らかにする(describe),望ましい行動を示す(indicate),看護活動を具体的にあげる(specify),肯定的および否定的な結果(consequence)を明らかにする。(「あなたの金切り声は,周りを混乱させます。落ち着くまでしばらく,自分の部屋で独りで過ごしてください。15分したら見に行きます。もし,それまでに冷静になっていないときは,落ち着けるように何か薬を出します」)。
　　R:誠実な態度によってクライエントは洞察力を得られ,自らの感情を軽視しないようになる。

◉もっと成熟した機能レベルにする。
①自分の行動に制限を設けるようクライエントを援助する。
  ■別のコーピング方法について話し合う(例.泣く代わりに散歩する)。
  ■退行は受け入れられない行動であるという態度をクライエントに示す。
  ■満足感を先にのばせるよう援助する(例.「ベッドを作るのを手伝ってほしいと,あなたがもう一度言うまでに5分待っていただきたいのですが」)。
  ■現実的な期待を達成できるように指導する。
  ■不満を避けるため期待をうまく配分する。
②クライエントの意思決定のプロセスを指導し,支援する。
  ■選択肢および各選択肢の利点と欠点を検討するようクライエントを援助する。
  ■日常生活活動を組み立てていくことを支援する(例.活動時間の前に入浴時間をとるようにスケジュールを組む)。
  ■これまでよりも責任のある仕事をしているクライエントにはほめる。
  ■過ちをおかしたときには怒らず,理解を示す。計画を立てて,過ちから学べるよう援助する。
  ■クライエントが自らの治療計画に貢献できる機会を提供する。
  ■現実的な未来の目標を設定するのを指導する。目標を達成するにあたって問題となることを検討して,いろいろな選択方法を示す。

◉ニーズと要求を区別することを指導する。
  ■ニーズと要求の違いを説明する(例.食と衣はニーズであり,クライエントが自分でできるのに,他者に着がえや食事をしてもらうことは要求である)。
  ■クライエントが他者に及ぼす自らの行動の影響を検討することを援助する。よくない反応を引き起こしているようであれば,行動を変えるように促す。
  ■ニーズと目標を達成するための取り決めを教える。
  ■クライエントが何を求めているのか,どう感じているのかを言うように援助する。
  ■クライエントのニーズや要求に添ってくれなくても,必ずしもクライエントに対して敬意を抱いていないわけではないことを理解できるよう援助する。
①クライエント個人にもグループにも認知行動療法を用いる。
  ■症状が問題を引き起こしていることを知り,クライエント自身がその問題に対して何かできるよう援助する。
  ■症状とつきあっていく方法を作り出せるよう援助する。
  ■症状と闘えるようクライエントを励ます。

◉前向きに社会化できる機会を提供する。
①1対1の対応でクライエントを援助する。
  ■お互いの関係のなかで温かく,正直で,誠実な態度を示す。
  ■あなたがクライエントを受け入れていることを示す。
  ■親密な人間関係の必要性を否定する人もいることを理解する。

- 対人関係に抵抗を示すような態度に気を付ける。
- あなたがクライエントの社会生活における不安を理解していることを知ってもらう（「あなたにとって社会生活は難しいことでしょう」）。
- クライエントが親密になることに恐怖感を抱いている場合は，慎重に接する。
- 現実に基づいた問題や話題について話し合うよう促す。

②拒絶される行動を理解するよう援助する。
- 対人関係の不安を少なくするような行動を明らかにする（例．運動，呼吸法訓練）。
- 破壊的な態度には，きっぱりと，またやさしく抑える。
- 否定的な感情は，言葉や建設的な行動で表出させる。
- 妄想的な考えや破壊的な行動については議論や論争を避ける。
- クライエントが他者から引き出した反応に対する責任をとるよう援助する。
- 家族とおしゃべりをした後で，関連する問題を話し合うよう促す。
- 他者との関係における新しい技能をロールプレイの方法で試させる。

③さらに詳細な看護介入については，〈社会的相互作用障害〉を参照

◎健康状態を増進し，外傷を予防する。

①服薬計画を説明し，観察する。
- 薬を服用したことを記憶する能力をアセスメントする。
- どの薬びんにも服用する時間が記されたステッカーを貼り，その色により適切な服用時間を忘れないよう援助する。
- 薬物の目的とその副作用について指導する。
- 身体症状をすべて報告するよう指導する。
- 処方された薬物，特に抗精神病薬を服用するよう促す（例．リチウム）。
- 薬が確実に飲み込まれたかチェックする。クライエントが薬を内服しているかどうか疑問に思ったら（例．病状の改善がみられないとき），濃縮薬に替える。極端に猜疑心や敵意の強いクライエントに対しては，濃縮薬から始める。そうすれば，口をチェックしなくてすみ，不信感が強まらない。
- 食べ物に薬を混ぜてはいけない。
- アルコールと一緒に薬を飲むことが危険であるということを説明する。
- 神経遮断性の悪性症状，錐体外路への副次的影響，および遅発性の運動異常などを観察する。

R：指示を守って服薬することは症状管理にきわめて重要である。

②栄養摂取をモニターする。
- 食習慣を観察する（量，選択，回数，好き嫌い，食欲）。
- 体重の増減を記録する。
- 活動レベルに関する十分な栄養について話し合う。
- クライエントに特に好きな食べ物を選択させる。スナックを好んで食べるクライエントとは取り決めをする（例．「卵を1つ食べたら，ドーナツを1つ注文できる」）。
- 栄養摂取に支障をきたすかもしれない食べ物や体に関連した妄想を記録する。
- 活動が盛んなクライエントには，摂取カロリー（エネルギー）を増やすように勧める。
- すぐに手で食べられる食べ物を与える（例．サンドイッチ）。
- 食べ物を選択させる（家族が持ってきた食べ物や未開封のもの，フルーツなどのほうを選ぶ場合もある）。
- もっと詳細な看護介入については，〈栄養摂取消費バランス異常〉を参照

R：ビタミン不足（例．サイアシン，ナイアシン）は易怒性や混乱を招く（Porth, 2006）。

③セルフケア活動の能力をアセスメントする。
- 援助を必要としている身体的ケアの領域を明確にする（睡眠，休息，栄養，入浴，更衣，排泄，運動）。
- 外見からわかるクライエントの動機や興味を記録する。
- セルフケアに責任をもつために必要とされる手段を教える。
- 日課を計画する際に自立心と責任感が育つように援助する。
- 睡眠障害をモニターする。
- 極端に猜疑心の強い人には，個室を提供する。
- 電気を点灯したままにしておく。

■就寝時には刺激性のない飲み物とスナックを与える。
■睡眠薬の必要性をアセスメントする。
■可能であれば，抗精神病薬の最終服用を，就寝時に与えるよう調整する(例．1日2回服用：午前と就寝時)。
■さらに看護介入が必要な場合は，〈セルフケア不足〉を参照
　R：セルフケアを促すことは独立心を高め，自尊心を強める。
④睡眠-休息パターンをアセスメントする。
■睡眠，休息および気分転換活動の時間を組み立てる。
■睡眠を促進する方法を検討する(例．ホットミルク，入浴，読書)。
■問題がなくなるまで睡眠-休息パターンをグラフで観察する。
■さらなる介入については〈不眠〉を参照
　R：思考過程混乱は睡眠を乱す。睡眠が中断されると思考過程をさらに混乱させる。
⑤希望を与える。具体的な看護介入については〈絶望〉を参照

◉自己や他者に対する暴力の可能性を減らす。
①環境からの刺激を最小限にする。
■鮮やかな色や大きな騒音の負担を減らす。
■短く簡潔に事実を伝える。
■一貫した態度を示す。
■信頼関係を築くために担当スタッフを注意深く割り当てる。
■大きな集団を避ける。
②クライエントがうまくやれそうな活動をさせる。
■勝ち負けを争うスポーツは避ける。
■猜疑心の強い人はすぐれた管理者になることが多い。
■短時間の活動に参加させる。
■身体活動(運動)を勧める。
③敵意をあらわにすることを許容する(喧嘩や破壊的行為をしないかぎり)。
■批判的な態度をとらない。
■個人攻撃をしない。
　R：活動は自我を脅かさないものを選ぶ。規則的な運動によって過度のストレスを一掃することができる。
④攻撃性を表す徴候をアセスメントする(「あのロシア人スパイは今晩私を襲いに来る」)。さらに詳しい看護介入については，〈対他者暴力リスク状態〉を参照
⑤自殺のきっかけを見分ける。
■気分や行動が急に変化する。
■自分自身を傷つけるような計画を報告する。
■自分自身，もしくは他者を傷つけるようにしむける声があることを報告する。
■行動の変化を注意深く観察する。不眠状態が増える。
■クライエントの自己損傷の危険性を他の職員とともに監視する。
■さらに詳しい看護介入は，〈自殺リスク状態〉を参照

◉必要に応じて，健康教育および専門機関への紹介をする。
①地域の生活に適応するうえでの困難を予測する。地域へ帰ることについての心配事を話し合い，クライエントの退院に対する家族の反応を聞き出す。さらに，ケースマネジャーに紹介する。
②生活上のストレスを処理できるよう健康教育をする(リラクセーションの方法，問題解決の技能，他者とどう交渉するか，感情をどのように建設的に表現するか)。
③切迫した不適応を示す疾患の再発の徴候と症状を再検討する。
④援助をするための他の専門職を紹介する。
■余暇活動を学ぶための作業療法士
■新しい仕事の技能を習い，向上するための職業訓練士
■生活の準備，家計の問題，家族との交渉を相談するためのソーシャルワーカー
⑤地域の精神科医院の住所と電話番号を教える。
⑥地域生活に復帰するための援助をする社会的機関を知らせる。
■一般的な社会的機関
　●精神保健・精神発達遅滞センター
　●精神保健協会
　●ファミリーサービス(家族へのカウンセリング)
　●薬物中毒リハビリテーションセンター
■特別な社会的機関
　●Alcoholic Anonymous（匿名アルコール依存者更生会）

- グレイ・パンサー（高齢者の権利を守ることが最初の狙いであったが，現在はすべての人の社会的・経済的な公正と平和のための協会となっている）
- 自殺危機介入センター
- シナノン（薬物やアルコールの依存からのリハビリ施設）
- コンタクト

⑦クライエントの病気および上手な対処法について家族と重要他者を指導する。家族や重要他者を情緒面で支援する。

R：地域生活に十分適応するには継続したケースマネジメントが必要である。

小児への看護介入

①思考の障害がある小児の場合，解離性障害の徴候をアセスメントする（Mohr, 2003）。
- 虐待歴（身体的・性的）
- 健忘症がみられる期間
- 別の人格に切り替わる。
- 情緒障害
- 行動の急変

②さまざまな専門領域の評価方法を参照する。

R：解離性障害を認識し，評価し，治療することは重要である。子どもに早期に適切な治療を行うことで，虐待を終結させる。機能に障害をきたしている家族は家族機能を取り戻すための計画を立てる（Mohr, 2003）。

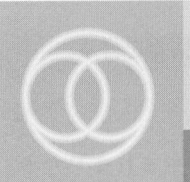

記憶障害
Impaired Memory

【定義】

記憶障害：クライエントが一時的あるいは永久的に断片的な情報や行動の技能を記憶したり，思い出したりできない状態。

【診断指標】

必須データ（必ず存在，1つまたはそれ以上）
- もの忘れが観察される，あるいは本人がそのことを訴える。
- 行動したかどうか判断できない。
- 新しい技能や情報を習得したり，思い出すことができない。
- 以前に習得した技能を実施することができない。
- 事実についての情報を思い出すことができない。
- 最近のことや過去のことを思い出すことができない。

【関連因子】

病態生理因子
- 中枢神経系の変調に関連するもの。以下の因子に続発する。
  - ▶脳変性疾患
  - ▶病変
  - ▶頭部外傷
  - ▶脳血管障害
- 情報処理の量と質の低下に関連するもの。以下の因子に続発する。
  - ▶視覚障害
  - ▶聴覚障害
  - ▶身体的健康の悪化
  - ▶疲労
  - ▶学習習慣
  - ▶知的技能
  - ▶教育レベル
- 栄養不足（例. ビタミンCやビタミンB_{12}，葉酸，ナイアシン，チアミン）に関連するもの

治療関連因子
- 記憶装置に影響を及ぼす（特定の）薬物に関連するもの

状況因子（個人・環境）
- 自己達成の期待に関連するもの
- 過剰な自意識と心配に関連するもの。以下の因子に続発する。

- ▶悲嘆
- ▶不安
- ▶抑うつ状態
- ●アルコール摂取に関連するもの
- ●動機の欠如に関連するもの
- ●刺激の欠如に関連するもの
- ●集中できないことに関連するもの。以下の因子に続発する。
  - ▶ストレス
  - ▶疼痛
  - ▶注意散漫
  - ▶知的刺激の欠如
  - ▶睡眠障害

著者の注釈

この診断は，記憶を改善することでクライエントの機能がよくなる場合に有用である。クライエントの記憶が脳の変性のために改善できない場合は，この診断は適切ではない。その代わり，看護師は，〈セルフケア不足〉あるいは〈身体損傷リスク状態〉など，記憶障害が機能に及ぼす影響を評価する。介入の焦点は記憶を改善することではなく，セルフケアの改善や保護に置くことになる。

重要概念

■ 一般的留意点

①記憶は浅いレベルから深いレベルまでの，情報処理を行う連続した行為であり，特定の記憶の持続期間は情報処理の深さによって異なる（Miller，2004）。

②記憶には3つの段階がある（Miller，2004）。
- ■感覚記憶：視覚，聴覚，味覚，嗅覚，触覚を通して得られた情報を知ることであり，ほんの数秒しか続かない。
- ■短期記憶：少ない（短い）情報を覚えること（例．電話番号）
- ■長期記憶：記憶を貯蔵すること。必要なときはいつでも思い出すことができる。

③記憶機能はそれ以外の認知機能より人々を悩ます。高齢者がもの忘れをすると，病気の徴候として解釈される。若者がもの忘れをすると，心の中にあまりにもたくさんのことがあるせいだと考える。

④集中できない場合は，リラクセーションやイメージすることで記憶や学習を向上させる（Miller，2004）。

⑤アルツハイマー病の初期の段階で最も著しい障害は，最近の出来事が記憶できないことである（Maier-Lorentz，2000）。

■ 高齢者への留意点

①短期記憶は加齢とともに衰えていく（Miller，2004）。

②良性の老人性健忘症は進行性ではなく，日常生活に支障をきたさない程度の記憶喪失である（Kaneほか，1994）。

③記憶の障害が進行し，記憶以外の知的機能も影響された場合は，認知症を考慮する（Kaneほか，1994）。

焦点アセスメント基準

クライエントや重要他者から情報を得る。

■ 主観的データ

●診断指標をアセスメントする。

①遠い過去の出来事：「どこで生まれましたか」，「どこの小学校に通っていましたか」，「初めての仕事は何でしたか」，「いつ結婚しましたか」

②最近の出来事：「誰かほかの人と暮らしていますか」，「お孫さんはいますか」，「お孫さんの名前はなんと言いますか」，「最近お医者さんのところに行ったのはいつですか」

③即時記憶，記憶保持：関連のない3つの事柄を言い，クライエントにそれをすぐに繰り返させ，5分後に再度言わせる。

④即時記憶，一般的理解，想起：クライエントに短いストーリーを読ませ，そのストーリーを要約させる。

⑤即時記憶，認識：複数の選択問題を尋ね，正しい答えを選択するよう求める。

⑥記憶能力
- ●セルフケア行動
- ●必要なものを買う
- ●薬の服用
- ●予約
- ●料金の支払い

このほかの「焦点アセスメント基準」の情報は，http://thepoint.lww.com を参照

NOC
見当識，記憶

目標 ▶
クライエントは，記憶がよくなったと報告する。

指標 ▶
- 記憶を向上させる方法を3つ見つける。
- 記憶を阻害する因子を述べる。

NIC
リアリティ・オリエンテーション，記憶訓練，環境管理

【一般的看護介入】

◉ 記憶障害に対するクライエントの信念について話し合う。

① 誤った情報を修正する。
② 否定的な期待から記憶障害になる可能性があることを説明する。
   R：記憶は教育レベルや期待など，多くの個人的な要因や環境的な要因にかなり影響される。たとえば，社会が高齢者はもの忘れがひどいと思っていると，必然的に高齢者はもの忘れをするようになる。
   R：記憶の問題は多くの因子に関連している。例．中枢神経系の病理，栄養不足，低い教養，感覚の欠如，ストレス，疼痛，抑うつ状態

◉ クライエントが集中できない場合は，リラクセーションやイメージの効果について説明する。

◉ 以下のような記憶を向上させる方法を2，3教える（Maier-Lorentz, 2000；Miller, 2004）。

① 何かに書き留める（例．リスト，カレンダー，ノートを使用する）。
② 書き留めたものと合わせて聴覚的なものを使用する（例．タイマー，目覚し時計）。
③ 環境的な手がかりを利用する（例．いつもの場所から物を移動させることもあるので，必ず通常の場所にそれを戻し，すぐに思い出せるようにする）。
④ 物を置く場所を決めておき，いつもその場所に置くようにする（例．鍵はドアの近くのフックにかけておく）。
⑤ 思い出すきっかけになる適切な場所に置く（例．修理する必要のある靴はドアの近くに置く）。
⑥ 視覚的にイメージできるものを利用する（「絵は千の言葉の価値がある」）。覚えておきたいものは心の中で絵を描いてみる。風変わりな絵ほど，記憶しやすい場合がある。
⑦ 積極的に観察する。自分の周りで何が起こっているのか，細かいことに注意を払い，環境に目を向ける。
⑧ 関連性，すなわち連想する（例．夏時間に時刻を変えたり，夏時間から時刻を変えることは「春が来た，あるいは秋が訪れたこと」である）。
⑨ 名前とイメージを関連づける（例．キャロルとクリスマスキャロル）。
⑩ 覚えたいことを声に出して繰り返し言ったり，紙に書いたりして覚え込む。
⑪ 自分で指示をする：声に出して指示する（例．「カウンターの上に鍵を置いてから，外出する前にストーブを消すこと」）。
⑫ 記憶しやすいように情報をいくつかに分ける（例．住所や郵便番号を覚えるときはグループに分けて「706，55というように」覚える）。
⑬ 論理的なカテゴリーに情報をまとめる（例．シャンプーとヘアスプレー，歯みがきとマウスウォッシュ，石けんと体臭防止剤）。
⑭ リズムをつけた手がかりを使う（例．1492年にコロンブスは青い海を航海した）。
⑮ 頭文字を用いて関連づける（例．Carrot にんじん，Apple りんご，Radish ラディッシュ，Pickles ピクルス，Egg 卵，Tea bags ティーバッグを購入することを覚えるために，CARPET カーペットという言葉で覚える）。
⑯ 連想できる言葉を作る（例．自動車のナンバープレートの文字を覚えるために，CML を"camel"という言葉にする）。
⑰ 覚えようとするときには，アルファベット順に探してみる（例．Martinという名前を思い出すためにAで始まる名前で始めて，正しい記憶が呼び起こされるまでアルファベット順に探していく）。
⑱ 覚えておきたいことに関連のあるストーリーを作る（例．クリーニング屋と郵便局に行かなければならない場合，ズボンを1本郵便で送るというストーリーを作る）。
   R：記憶を改善しようとするなら，覚えようとする意思と，覚えておく技法についての知識の両方が必要である（Miller, 2004）。

◉ 何かを学んだり，覚えようとしている場合，以下のことを説明する。
①できるかぎり注意が散漫にならないようにする。
②急がせない。
③日課になるようにする。
④ノートかカレンダーを持つようにしたり，メモを思い出すきっかけとして利用する。
　R：記憶障害は情報が抽象的なものではなく，意味のある論理的なものであれば，改善することができる。

◉ **指導する場合**（Miller，2004）
①注意が散漫にならないようにする。
②情報はできるだけ正確に与える。
③実際的な例を使う。
④学習者のペースで指導する。
⑤視覚や聴覚に訴えるものを使用する。
⑥まえもって記憶をまとめたものを用意する。要点や手がかりなど。
⑦記憶の助けとなるものを使うよう促す。
⑧眼鏡はきれいにしておき，明かりはやわらかな白色にする。
⑨間違った答えを言ったときはすぐに訂正する。
⑩言葉で答えるように促す。
⑪セルフケア活動を毎日の日課に取り込み，同じ時間に同じことをさせる。
　R：単純で直接的な指導法は学習と記憶力を高める。
　R：学習への障害があるかどうか判断する。例．ストレス，アルコール，疼痛，抑うつ状態，低い教養。
　R：詳細は個々の看護診断を参照

高齢者への看護介入
①加齢に伴う変化について正確な情報を提供する。
②加齢による健忘症と認知症の違いを説明する。
　R：クライエントや家族は記憶の問題をすべてアルツハイマー病と同じものだと認識している場合がある。
　R：正確な情報を提供することで恐怖心を静めることができる。

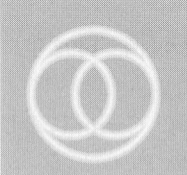

非効果的組織循環（領域を特定する：腎，脳，心肺，消化管）
Ineffective Tissue Perfusion
(Specify : Renal, Cerebral, Cardiopulmonary, Gastrointestinal)

非効果的組織循環（領域を特定する：腎，脳，心肺，消化管）
　非効果的末梢血管組織循環

【定義】
　非効果的組織循環：毛細血管への血液供給が減少したために，細胞レベルの栄養と呼吸が低下している状態，あるいは，その危険性がある状態。

著者の注釈
　組織循環は，身体系内部と細胞レベルのさまざまな生理学的要因に左右される。非効果的組織循環に対する反応として，クライエントは機能面の健康パターンの一部あるいはすべてが混乱したり，生理学的合併症を起こすことがある。たとえば慢性腎不全のクライエントは，体液・電解質平衡異常，アシドーシス，栄養学的問題，浮腫，疲労感，瘙痒感，自己概念の混乱などの危険性がある。〈非効果的腎組織循環〉は，これらのさまざまな反応を対象にした診断なのか，それとも単に腎不全や腎結石の医学診断を新たな看護診断として改名しただけなのだろうか。
　〈末梢血管〉以外の領域に〈非効果的組織循環〉を使用すると，いずれの領域を特定した診断であれ，医学診断の代わりに新たなラベルを提示したにすぎないので，看護の焦点も責務も説明していないラベルになる。以下は，文献から引用した〈非効果的組織循環〉の診断例と目標である。

●GI（消化管）出血に続発する循環血液量減少

に関連した〈非効果的組織循環〉
目標：組織循環が改善する。これは，バイタルサインの安定によって証明される。
- 頭蓋内圧上昇に関連した〈非効果的脳組織循環〉
目標：ICP（頭蓋内圧）が 15 mmHg 以下になり，ICP の臨床症状が減少する。
- 鎌状赤血球症クリーゼに続発する鎌状赤血球化の血管閉塞性に関連した〈非効果的組織循環〉
目標：組織循環の改善が実証される。これは，尿量が基準を満たし，疼痛が消失し，末梢の脈拍が十分に触知できることによって証明される。

上記の達成目標はすべて，看護師がクライエントの状態をアセスメントして適切な看護介入と必要な医学介入を決定するために用いる基準を示している。したがって上記の状況はそれぞれ，以下の共同問題を示している。
　PC：GI 出血，PC：ICP 上昇，
　PC：鎌状赤血球症クリーゼ

〈非効果的組織循環（腎，脳，心肺，消化管）〉の診断は，1980 年に NANDA で承認された。現在この診断は，1990 年に承認された NANDA の定義と同じではない（第 1 部第 2 章を参照）。このような診断を使用すると，看護師は目標の達成に必要な介入を処方する責務を果たすことができない。〈非効果的組織循環〉を用いる代わりに，腎，心臓，脳，肺，GI などの組織循環が変調した場合に適用できる看護診断や共同問題に焦点を当てるべきである。

〈非効果的末梢血液組織循環〉は，慢性の動脈不全や静脈不全，潜在性血栓性静脈炎の説明のために使用すると，臨床上有用な看護診断になる（逆に，急性の塞栓症や血栓性静脈炎は，共同問題を示している）。看護師は，術後のクライエントの血栓性静脈炎の予防に焦点を当てると，診断を「術後の不動状態と脱水に関連した〈非効果的末梢血液組織循環リスク状態〉」と記述できる。

診断表現上の誤り

● 食道静脈瘤出血に関連した〈非効果的消化管組織循環〉

この診断は，明らかに看護師が看護および医学介入によってモニターと管理をする状況を示しているので，共同問題「PC：食道静脈瘤出血」に書き換えるべきである。

● 頭蓋内感染に続発する脳浮腫に関連した〈非効果的脳組織循環〉

この診断は，単に脳炎，髄膜炎，膿瘍などの医学診断の代わりに新たなラベルを表示しているにすぎない。看護師は，それよりも「PC：頭蓋内圧（脳圧）亢進」や「PC：敗血症」などの共同問題を特定して，看護の責務を明示できるようにするべきである。さらに，一定の看護診断（例.〈感染仲介リスク状態〉,〈安楽障害〉）が適切な場合もある。

● 深静脈血栓症に関連した〈非効果的末梢血管組織循環〉

深静脈血栓症は医学診断であり，これは医師と看護師が処方する介入に基づいて看護師がモニターして管理する責任がある反応，つまり生理学的合併症（例．血栓症，静脈潰瘍）を示している。この状況は，「PC：血栓症」のような共同問題によって説明できる。さらに，看護師は〈不使用性シンドローム〉や「危険因子に対する知識不足に関連した〈非効果的健康維持リスク状態〉」のような看護診断を適用すると，看護独自の介入を用いて不動状態に伴う合併症を予防したり，再発の予防法を指導することができる。

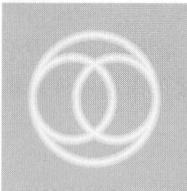

非効果的末梢血管組織循環

Ineffective Peripheral Tissue Perfusion

【定義】

非効果的末梢血管組織循環：毛細血管への血液供給が減少したために，末梢の細胞レベルで栄養と呼吸が低下している状態，あるいは，その危険性がある状態。

【診断指標】

■■ 必須データ(必ず存在，1つまたはそれ以上)
- 以下の項目のいずれか1つが存在(定義は重要概念を参照)
  - ▶跛行(動脈性)
  - ▶安静時痛(動脈性)
  - ▶鈍痛(動脈性または静脈性)
- 脈拍の減弱化あるいは消失(動脈性)
- 皮膚の色調の変化
  - ▶蒼白(動脈性)
  - ▶チアノーゼ(静脈性)
  - ▶反応性充血(動脈性)
- 皮膚温の変化
  - ▶低下(動脈性)
  - ▶上昇(静脈性)
- 血圧の下降(動脈性)
- 3秒を超える毛細血管再充満時間(動脈性)

■■ 副次的データ(おそらく存在)
- 浮腫(静脈性)
- 感覚機能の変化(動脈性)
- 運動機能の変化(動脈性)
- 栄養組織の変化(動脈性)
  - ▶爪の硬化と肥厚
  - ▶脱毛
  - ▶治癒しない創傷

【関連因子】

■■ 病態生理因子
- 血流不全に関連するもの。以下に続発する。
  - ▶血管系疾患
    - 動脈硬化症
    - ルリーシュ症候群
    - 静脈性高血圧
    - レイノー病，レイノー症候群
    - 動脈瘤
    - 静脈瘤様腫脹
    - 動脈血栓症
    - バージャー病
    - 深静脈血栓症
    - 鎌状赤血球症クリーゼ
    - 膠原病性血管疾患
    - 肝硬変
    - 関節リウマチ
    - アルコール中毒
  - ▶糖尿病
  - ▶低血圧
  - ▶血液疾患
  - ▶腎不全
  - ▶癌，腫瘍

■■ 治療関連因子
- 身体の不動化(固定)に関連するもの
- 侵襲ラインに関連するもの
- 圧迫部位・圧縮(弾性圧迫包帯，ストッキング，抑制具)に関連するもの
- 血管の外傷や圧迫に関連するもの

■■ 状況因子(個人・環境)
- 子宮の肥大による骨盤内血管の圧迫に関連するもの
- 腹部の肥大による骨盤内血管の圧迫に関連するもの
- 喫煙による血管収縮作用に関連するもの
- 循環血流量の減少に関連するもの。脱水に続発する
- 就下性静脈うっ血に関連するもの
- 低体温症に関連するもの
- 筋肉塊による圧迫に関連するもの。重量挙げに続発する

著者の注釈
〈非効果的組織循環〉を参照

診断表現上の誤り
〈非効果的組織循環〉を参照

重要概念

■ 一般的留意点
①細胞の栄養と呼吸は，微小循環系の血流量が十分かどうかによる。
②細胞の酸素付加が十分かどうかは，以下の過程による(Porth, 2006)。
- 空気を十分に交換する肺の機能(O_2–CO_2)
- 細胞膜を通して血液中の酸素と二酸化炭素を拡散する肺胞の機能
- 酸素を運搬する赤血球(ヘモグロビン)の機能
- 血液を十分な力で送り出して微小循環へ供給する心臓の機能
- 血液を微小循環へ供給する健全な血管の機能

③低酸素血症になると(血液中の酸素含有量が減少し)，細胞が低酸素状態になるので，細胞が腫脹し，損傷が起こりやすくなる。
④動脈の血流は，身体を「下垂」位にすると促進し，「挙上」位にすると抑制される(血液は重力の作用によって下方へ向かい，心臓から遠ざかる)。
⑤末梢組織循環に変調がある場合は，看護師はその性質を考慮しなければならない。末梢血管系を構成する2大要素は，動脈系と静脈系である。徴候，症状，病因，看護介入などは，この2大系統のいずれの問題かによって相違があるので，別個に扱われる。
⑥動脈壁が変調すると，脳血管発作や冠動脈疾患の発症率が高くなる(Porth, 2006)。
⑦循環脂質が高レベルになると，冠状動脈性心疾患，末梢血管疾患および脳血管発作の危険性が高くなる(Porth, 2006)。

■ 高齢者への留意点
①血管の老年性変化に血管硬化がある。血管が硬化すると，末梢抵抗が上昇するので，圧受容器の機能に障害が起こり，器官の血流を促進する機能が低下する(Miller, 2004)。このような老年性変化により，静脈は拡張して，弾力性が低下する。下肢の大静脈弁の機能も低下する。加齢に伴って筋肉の質量が低下し，不活動状態になると，末梢循環がさらに低下する(Miller, 2004)。
②身体的な脱条件づけや運動不足により，心臓血管の老年性変化による機能面の影響が加速する。脱条件づけの寄与因子には，急性疾患，運動制限，心疾患，抑うつ状態，動機不足などが含まれる(Miller, 2004)。

焦点アセスメント基準
表2-24と表2-25を参照

■ 主観的データ
◎診断指標をアセスメントする。
- 疼痛(付随する因子，出現する時刻や時間帯)
- 蒼白，チアノーゼ，感覚異常
- 温度変化
- 運動機能の変化

◎関連因子をアセスメントする。
①病歴
- 関連因子を参照

②危険因子
- 喫煙(無，中止，年数)
- 不動状態
- 静脈炎の病歴
- 座位中心のライフスタイル
- 心疾患，末梢血管疾患，脳血管発作，腎疾患，糖尿病などの家族歴
- ストレス

③薬物
- 種類
- 副作用
- 用量

■ 客観的データ
◎診断指標をアセスメントする。
①皮膚
- 皮膚温(冷たい，温かい)
- 色調(蒼白，就下性の発赤，紅潮，チアノーゼ様，褐色様変色)
- 潰瘍形成(大きさ，部位，周辺組織の状態)

②両側の脈拍(橈骨動脈，大腿膝窩動脈，後脛骨動脈，足背動脈)
- 数，リズム
- 微弱
- 強弱
- 正常，容易に触診可

表2-24 動脈不全対静脈不全：主観的データの比較

症状	動脈不全	静脈不全
疼痛		
部位	足，下肢筋，足趾	踝（足関節部），下腿
性質	灼熱痛，ショックを起こすレベルの疼痛，刺痛，拍動痛，痙攣痛，(鋭い)激痛	鈍痛，締めつけられるような痛み
強度	筋活動レベルの上昇や四肢の挙上によって増強する	水分摂取量，下肢静脈瘤保護用弾性ストッキングの使用，筋活動レベルの低下などによって変化する
時期	運動によって起こり，予測可能	朝方より夕方に増強する
背景	患側筋群の使用	日中に長時間の立位や座位により増強する
悪化要因	運動	不動状態
	四肢の挙上	四肢の下垂
緩和要因	運動の中止	四肢の挙上
	四肢の下垂	圧迫ストッキングや弾性包帯
感覚異常	しびれ感（麻痺，無感覚），刺痛，灼熱感，触覚の低下	動脈系や神経に障害がない限り，変化はない

表2-25 動脈不全対静脈不全：客観的データの比較

徴候	動脈不全	静脈不全
皮膚温	冷たい	温かい
色調	挙上時に蒼白，下垂時に発赤（反応性充血）	紅潮，チアノーゼ 足関節周囲に典型的な褐色様変色
毛細血管再充満時間	＞3秒	該当せず
脈拍	触知不能または微弱	動脈疾患が随伴したり浮腫によって不明瞭にならない限り触知可
運動	神経・筋の虚血により運動能力が低下する	関節運動が制限されるほど浮腫が重度でない限り，運動能力は変化しない
潰瘍形成	外傷足の部や趾部先端（循環の最も遠位）に生じる 潰瘍は深く，輪郭は明瞭 周辺組織は光沢があり，皮膚が薄く，ピンと張っている	足関節周囲（弁の機能不全によって起こる慢性静脈うっ血による圧迫が最大になる部位）に生じる 潰瘍は浅く，輪郭は不明瞭 周辺組織は浮腫状で，静脈が拡張する

- 欠如，触診不可
- 動脈瘤様

③感覚異常〔しびれ感（麻痺，無感覚），刺痛，灼熱感〕
④浮腫（部位，陥没形成）
⑤毛細血管再充満時間（正常値3秒未満）
⑥運動機能（正常，低下）

このほかの「焦点アセスメント基準」の情報は，http://thepoint.lww.com を参照

NOC
感覚機能：皮膚感覚，組織の統合性，組織循環：末梢

目標 ▶
クライエントは，疼痛が緩和したと報告できる。

指標 ▶
- 末梢血管の問題を自分の言葉で定義できる。
- 末梢循環を改善する要因を明確にできる。
- 変更が必要なライフスタイルを明確にできる。
- 血管拡張を促進する医学的治療計画，食事，薬物，活動を明確にできる。
- 末梢循環を抑制する要因を明確にできる。
- 医師や医療専門職者に相談すべき時期が言える。

NIC
末梢感覚管理，循環ケア：静脈機能不全，循環ケア：動脈機能不全，ポジショニング（体位づけ），運動促進

【一般的看護介入】

◉ **原因と寄与因子をアセスメントする。**
① 基礎疾患
② 動脈血流の抑制
③ 静脈血流の抑制
④ 体液量の過剰あるいは不足
⑤ 低体温あるいは血管収縮
⑥ 徴候・症状の発症に関連した活動

◉ **動脈血流を改善する要因を促進する。**
① 四肢を下垂位に保つ。
② 四肢を保温する（末梢血管疾患のクライエントは感覚障害が，組織損傷を起こすほど高温かどうか判断できないことがあるので，電気座布団や湯たんぽは使用しない。また，体外の温熱を使用すると，組織の代謝必要量が許容量をこえるレベルまで上昇することもある）。
③ 外傷の危険性を少なくする。
　■ 少なくとも1時間ごとに体位を変える。
　■ 足を組む動作は避ける。
　■ 外的な圧点を少なくする（靴の裏地にささくれ立った部分がないか毎日点検する）。
　■ 踵部の保護に羊革製品を使用しない（羊革製品を使用すると，踵部と足背部の圧が上昇する）。
　■ 関節可動域運動を勧める。
　■ 禁煙について話し合う（「喫煙に関連した〈非効果的健康維持〉」を参照）。
　R：動脈の血流は，下垂位によって促進し，挙上位によって抑制される（重力の作用により，血液は心臓より下方へ移動する）。
　R：きつめの衣服とある種の下肢の肢位は，下肢の血管を圧縮するので，循環がさらに低下する。

◉ **静脈血流を改善する要因を助長する。**
① 四肢を心臓の高さよりも上に挙上する（重度の心疾患や呼吸器疾患がある場合は，禁忌になることもある）。
② 長時間の立位や下垂位は避ける。
③ 静脈うっ血を予防するために，弾性包帯や弾性膝下ストッキングの使用を考慮する。
④ 静脈の血流を妨げる外的な静脈圧迫を減少するか除去する。
　■ 膝下への枕の使用や，膝部の挙上が可能なギャッチベッドの使用は避ける。
　■ 足を組む動作を避ける。
　■ 1時間ごとに体位を変えたり，四肢を動かしたり，手指や足趾を小刻みに動かす。
　■ ガーターや弾性膝上ストッキングは避ける。
　■ クライエントに深静脈血栓症の危険性や疑いがある場合は，下腿の腓周径と大腿周径を測定し，ベースラインを設定する。
　R：静脈の血流は「挙上」位によって促進し，「下垂」位によって抑制される（血液は重力の作用によって心臓から下方へ移動する）。

◉ **状態の意味と選択肢について話し合う。**
① クライエントに，危険因子や疾病過程，生活への影響に対する感情や懸念，知識などを共有するよう勧める。
② クライエントが変更したいライフスタイルに基づいて行動を選択できるよう援助する（Burchほか，1991）。
　■ 複数の変更は避ける。
　■ クライエントの能力や資源，健康状態全般を考慮する。
　■ 現実的になり，楽観的になる。
③ 〈リスク傾斜健康行動〉を参照

◉ **毎日の歩行プログラムを立案する。**
① プログラムが必要な理由を説明する。
② 疲労を避けるようクライエントに指導する。
③ 医師に心機能のアセスメントを受けるまで，運動量を増やさないよう指導する。
④ 歩行によって血管や筋肉に損傷は起こらないことを説明し，クライエントを安心させる。「疼痛が起こるまで歩行」-休息-歩行再開のパターンを繰り返すと，筋の酸化的代謝機能が向上する。
⑤ ゆっくり開始する。
⑥ スピードや距離ではなく，歩行行動そのものが重要なことを強調する。
⑦ ゴールとステップを設定し，段階的に達成できるよう援助する。
　■ 毎日10分の歩行
　■ 毎日10分および週3回20分の歩行
　■ 毎日20分の歩行

- 週3回30分の歩行
⑧クライエント自身が経過を観察できる方法を提案する(例. グラフ, チェックリストなど)。
    R：筋のポンプ作用を訓練すると, 循環が改善する。
    R：短期目標の達成により, 変化を継続する動機づけが助長される。
- **必要に応じて, 健康教育を開始する。**
①以下の事項を指導する。
    - 長時間の飛行やドライブは避ける(少なくとも1時間ごとに立って歩く)。
    - 潤滑剤を使用して乾燥皮膚を滑らかに保つ(ひび割れができた皮膚は, 感染に対する物理的バリアとして機能しなくなる)。
    - 寒いときは, 暖かい服装をする。
    - コットンかウール製のソックスを着用する。
    - 手を寒冷(家庭の冷凍庫を含む)にさらすときには, 手袋かミトンを使用する。
    - 暑いときは, 脱水にならないようにする。
    - 足と足趾には, 特別な注意を払う。
        - 毎日足浴し, 十分に乾かす。
        - 足を濡れたままにしない。
        - 足に刺激性の石けんや化学製品(ヨードチンキを含む)を使用しない。
        - 爪を切り, やすりをかけて滑らかにする。
    - 足部と下肢に損傷や圧迫部位がないか, 毎日点検する。
    - 清潔な靴下をはく。
    - 足にフィットしたはきごこちのよい靴を着用する。
    - 靴の裏地がささくれ立っていないか, 毎日点検する。
    R：足部のケアを毎日行うと, 組織の障害を減少できるので, その後の循環低下の予防や早期発見に役立つ。
②一定の危険因子とアテローム性動脈硬化症の発生との関係を簡単に説明する。
    - 喫煙
        - 血管収縮
        - 血圧上昇
        - 血液中の酸素量の減少
        - 脂肪血症の増進
        - 血小板凝集能の亢進
    - 高血圧
        - 持続的な圧迫による外傷によって血管内壁に損傷が起こるので, 斑の形成と血管内腔の縮小化が促進する。
    - 高脂血症
        - アテローム性動脈硬化症が増進する。
    - 座位中心のライフスタイル
        - 筋緊張と筋力が減退する。
        - 循環が低下する。
    - 過剰な体重増加(標準体重の10%を超える)
        - 脂肪組織により, 末梢(血管)抵抗が上昇して跛行が増強する。
        - 脂肪組織は血管が少ない。
    R：ニコチンは心血管系へ影響を及ぼすので, 冠状動脈疾患, 脳血管発作, 高血圧, 末梢血管系疾患の誘因になる(Porth, 2006)。
    R：肥満状態になると, 心臓の作業負荷が増加するので高血圧になる(Porth, 2006)。
③疼痛を緩和する方法を指導する。
    - 虚血性の疼痛がある場合は, 下垂肢位をとる。
    - 静脈性の疼痛緩和には, 四肢を挙上する。
    - 切断後の幻肢痛は, 断端部や反対側の健肢にマッサージやタッピングをして緩和する。
    - リラクセーションや気晴らしのような看護手段を用いて, 疼痛の緩和をアシストする。
    - 上記の方法で疼痛が緩和しない場合は, 主治医や疼痛専門医に依頼する。
    - 基礎疾患の徴候・症状と, 医師あるいは医療専門職に相談すべき時期を指導する。
    - ライフスタイルの変化は, コミュニティの資源を参照
    R：コミュニティの資源は, 体重減少, 禁煙, 食事療法および運動プログラムを利用するクライエントに役立つ。

片側無視

Unilateral Neglect

【定義】

片側無視：身体の麻痺側および/あるいは患側周囲の物，人物，音に注意を向けることができない状態，あるいはそれらを「無視」する状態。

【診断指標】

■ 必須データ（必ず存在，1つまたはそれ以上）

- 身体の麻痺側および/あるいは体外空間を無視する（半側空間無視）。または，
- 患側四肢あるいは患側体幹の存在を否認する（病態失認）。

■ 副次的データ（おそらく存在）

- 空間認知困難
- 片麻痺（通常は左側）

【関連因子】

■ 病態生理因子

- 知覚能力障害に関連するもの。以下に続発する。
  - ▶脳血管障害（CVA）
  - ▶脳損傷，外傷
  - ▶脳動脈瘤
  - ▶脳腫瘍

著者の注釈

〈片側無視〉は，脳の右半球に最も頻発する交互係蹄(けいてい)の障害を意味する。この診断は〈片側無視シンドローム〉というシンドローム型看護診断とみなすこともできる。第1部の第3章に述べたように，シンドローム型看護診断は，その状況に関連した一連の看護診断群である。〈片側無視シンドローム〉の看護介入は，〈セルフケア不足〉〈不安〉および〈身体損傷リスク状態〉が焦点になる。

診断表現上の誤り

⦿ 右側頭部，顔面および右上肢の整容と清潔不足に関連した〈片側無視〉

身体の片側の整容不足は，神経系に疾患や損傷が認められる場合には，〈片側無視〉の指標になるが，関連因子ではない。診断名を表記する場合に，看護師は「片側無視をいかに治療するのか」を問うべきである。この場合は適応技術の指導が看護の焦点になるので，「適応技術の知識不足に関連した〈片側無視〉」という診断表記が適切である。〈片側無視〉をシンドローム型看護診断とみなす場合には，適切な診断表記は〈片側無視シンドローム〉になる。シンドローム型看護診断は，診断名に病因が含まれているので，「〜に関連した」は不要である。介入の焦点は同様に，適応技術を使用して無視を軽減することである。

重要概念

■ 一般的留意点

①片側無視は，片側不注意，片側身体失認（片側空間失認，アントン・バビンスキー症候群），病態失認，局在（感覚部位）失認とも呼ばれる。

②片側無視の最も一般的な原因は，右半球の脳損傷である。この障害は主に右頭頂葉の病変によって起こる。前頭葉，下部頭頂葉，視床，線条体などの病変も片側無視の原因になる（Lin, 1996；Katz ほか，2000；Pierce ほか，2002）。

③右頭頂葉は左右両側の刺激に反応する。左頭頂葉に病変があると，右頭頂葉は同側や対側性（右側）の刺激に反応し続ける。しかし左頭頂葉は，同側性の刺激には右頭頂葉ほど十分に反応できないので，左頭頂葉よりも右頭頂葉の病変のほうが，対側性の感覚不注意が重度になりやすい（Porth, 2006）。

④片側無視は，身体患側（半身）に対する注意不足や否認を特徴とし，この範囲はしばしば体外空間にまで及ぶ。これは発作後に改善することが

ある。研究対象の13％は完全に回復していた（Appelrosほか，2004）。

⑤同側性半盲（反対側の視野欠損）は，通常は片側無視とともに起こる。片側麻痺と半盲は2つの別個の事象なので，このいずれかが単独で起こることもある。同時に起こる場合は，これらの喪失に対する補償が非常に困難になる（Porth, 2006）。

⑥病態失認（麻痺を無視する状態）と着衣失行症は，左右いずれかの半球に病変がある場合に起こるが，利き腕でない側の半球に病変がある場合に頻繁に観察される。

⑦頭頂葉損傷のクライアントには，身体摸式（図式），空間判断および感覚解釈に問題が認められる。

⑧さらに，このタイプの脳損傷のクライアントには，無視症候群を複雑にする次の特徴の一部またはすべてが現れることがある。
- 衝動性
- 注意持続時間の短縮
- 障害の程度や範囲に対する洞察力の欠如
- 習得技術の低下
- 相手の顔を認識できない。
- 具体的な思考力の低下
- 混乱状態

⑨右半球卒中発作に関連したさまざまな行動異常からの回復の予後は，脳梗塞に比して脳出血のほうが良好である（Lin, 1996）。

⑩これらのシンドロームの有無と程度を早期に認識すると，より正確な目標を立案できる。

小児への留意点
①片側無視を発症する危険性が最も高い子どもは，たとえば，卒中発作などによって片麻痺に罹っている子どもである。卒中発作は，先天性心疾患や鎌状赤血球性貧血，髄膜炎，頭部外傷の子どもに起こりやすい。

高齢者への留意点
①片側無視を体験する人々はほとんどが高齢者で，理由はこの集団の卒中発作発症率が最高であるが故にすぎない。

焦点アセスメント基準

主観的・客観的データ
◎診断指標をアセスメントする。
①クライエントの問題に対する知覚
②日常生活活動（ADL）への影響
- 入浴，整容，清潔
  - 患側を洗っているか。
  - 義歯を正しい位置に装着しているか。
  - 顔の両側の髭を剃っているか。
  - 片側しか髪をとかしていないか。
  - すべての歯牙を磨いているか。
  - 顔の両側とも化粧をしているか。
  - めがねを正しい位置に装着しているか。
- 食事
  - 患側の口腔内に食べ物が残留していないか。
  - 料理を半分しか食べていないか（例．皿や盆の健側にある食べ物しか食べない）。
- 更衣
  - 患肢に衣服を着用できるか。
- 可動性，姿勢
  - 車椅子に座っているときに，上半身が健側にもたれかかったり傾いていないか。
  - 健側上肢は，ラップボードから落ちて垂れ下がっていないか。
  - 頭や目は，健側に向いていないか。
  - 車椅子を押したり車椅子歩行をしているときに，患側の物体にぶつかったり衝突したりしないか。
- 安全
  - 歩行できないときに，歩こうとしたり椅子やベッドから移動しようとしないか。
  - 患側上下肢に感覚はあるか。
  - 患側の上肢や手を頻繁に損傷していないか（切傷，こぶ，打撲傷）。
  - 損傷したときに，痛みを感じるか。
  - いつ損傷したのか気づいているか。
  - 視野全域を入念に調べているか。
  - 視野欠損を補うために患側へ顔を向けているか。
  - 刺激に対して患側から反応しているか。
  - 下垂した患側上肢が，車椅子のスポークに巻き込まれたり，ベッド柵や戸口にはさまれ

ることはないか。
このほかの「焦点アセスメント基準」の情報は，http://thepoint.lww.com を参照

NOC
ボディイメージ，体位変換：自力，セルフケア：日常生活動作

目標 ▶
クライエントは，患側の機能・感覚の喪失を補うために，視野全域を入念に調べる能力を実証できる。

指標 ▶
- 環境内の安全を脅かす因子を明確にする。
- 欠損と治療が必要な理由を述べる。

NIC
片側無視管理，セルフケア援助

【一般的看護介入】

◉ 神経心理学者，理学療法士，作業療法士，リハビリテーション・ナーススペシャリストなどと意見交換をして，他分野にわたる総合的なプランを，クライエントのためにクライエントとともに作成する。
 R：片側無視の治療は，多分野にわたる総合的なものでなければならない（Freeman, 2001；Pierce ほか，2002）。

◉ クライエントが知覚障害を認識できるよう援助する。

① 最初は，障害に応じて環境を調整する。
 ■ 健側に人を立たせたり，呼び出し灯やベッドサイドスタンド，テレビ，電話，私物などを配置する。
 ■ 健側がドア側に向くようにベッドを配置する。
 ■ 健側から近づいて，話しかける。
 ■ 患側から近づかなければならない場合は，入室時に自分の存在を知らせて，クライエントを驚かさないようにする。
 ■ クライエントの患側上下肢に処置をするときは，健側を壁側に近づけて，可能な限り注意散漫にならないようにする。

② 補償と学習によって忘れている視野を認識できるよう指導する場合は，クライエントの環境を徐々に変化させて，家具や私物を視野から移動させて遠ざける。

③ 環境を整理整頓して簡素にし，十分な照明を確保する。
 ■ 活動の間に休憩を入れる。
 ■ 「あなたは今，壁の方を向いています」などと具体的な手がかりを提供する。

④ 垂直方向をわかりやすくして，垂直面と水平面のゆがみを少なくするために，全身が映る鏡を提供し，クライエントが患側に傾いていることを目で確認できるようにする。

⑤ デモンストレーションだけでなく，言葉による指示もする。指示は簡潔にする。

⑥ 車椅子のクライエントには，ラップボード（プレキシスグラス製が望ましい）を用意する。その上に指先を中央にして患側上肢を置く。ボード上の上肢を捜すように促す。

⑦ 歩行可能なクライエントには，患側上肢の下垂と肩関節亜脱臼を防ぐために，スリングを使用する。

⑧ ベッドに臥床するときは，枕上に患側上肢を載せて浮腫を予防する。

⑨ 絶えず環境に対する手がかりを提供する。

⑩ 時計，お気に入りの指輪やブレスレットなどを患側に装着し，患側に注意を向けやすくする。
 R：患側を焦点にできるよう刺激するために，クライエントにさまざまな対策を提供する（Carr ほか，2002）。

◉ クライエントがセルフケアとその他の ADL に必要な適応ができるよう援助する。

① 処方された矯正レンズや補聴器を使用するように勧める。

② 入浴や更衣，トイレに対して
 ■ ADL を行うときは，まず最初に患肢・患側に注意を向けるよう指導する。
 ■ ADL を行うときは，いつも患肢に目を向けるよう指導し，クライエントが患肢の位置を常に把握できるようにする。
 ■ 更衣や整容は，鏡の前で行うよう指導する。
 ■ 左右を区別しやすくするために，靴や衣服の裏側に色分けしたマーカーを縫いつけたり貼るよう提案する。
 ■ 入浴中に患肢を身体の一部として意識し，摩擦やマッサージをして四肢を知覚するよう勧める。
 ■ 適切な場合は補助具を利用する。

- このほかの介入は,〈セルフケア不足シンドローム〉を参照

③食事に対して
- 最小限の皿と食べ物,食器で食事を提供する。
- 少量ずつ摂取し,健側に食べ物を入れるよう指導する。
- 一口食べ終えるたびに,舌を使って患側に「残留」した食べ物を取り除くよう指導する。
- 食後と薬物服用後に,食べ物や薬物が残留していないか口腔内をチェックする。
- 1日3回と必要時に口腔ケアを行う。
- まず最初に食べ物をクライエントの視野の範囲内に置く。そして徐々に視野の範囲外へ移動し,視野全域を見渡すよう指導する。
- 適切な場合は,食事用補助具を利用する。
- このほかの介入は,〈摂食セルフケア不足〉を参照
- クライエントに咀嚼困難や嚥下困難がある場合は,「嚥下困難に関連した〈栄養摂取消費バランス異常:必要量以下〉」を参照

R:環境に適応すると,感覚遮断は最小限になる。しかし,最初はクライエントに両側に注意を向けさせるよう試みるべきである。
R:注意を喚起する手がかりや助言は,クライエントの環境への適応に役立つ。

◉**損傷の予防法を指導する。**
整頓された明るい環境を確保する。
①クライエントが環境全体に目を向けられるように再訓練をする。
- クライエントに顔を正中線より患側に向けるよう指導し,患側方向の景色を眺められるようにする。
- 顔を患側に向ける必要がある活動を行う。
- 歩行中や車椅子歩行中に,環境全体に目を向ける必要性をクライエントに思い起こさせる。

②触感を利用して,患側の上肢と下肢をクライエントに再確認させる。
- クライエントに健側の手で患側を擦りながら患側の上肢と下肢を観察するよう指示する。
- さまざまな生地の素材で患側を擦り,感覚を刺激する(温,冷,粗,柔)。

③患側上肢および/または下肢を視野に入れ続けるように指導する。
- ラップボードに患側上肢を載せて置く(プレキシグラス製ラップボードを使用すると,患側下肢が見えるので,患側下肢を身体の一部として一体化するのに役立つ)。
- 歩行できるクライエントには上肢用スリングを提供する。
- クライエントに温熱源や寒冷源と動力装置や部品の周囲では特に注意するよう指導し,患側の損傷を予防できるようにする。

R:認知障害がある場合は判断力が低下するので,損傷のリスクが高くなる(Katzほか,2000)。
R:スキャンニング(注意して見ること)は,損傷の予防と,生活空間全域に対する意識の向上に役立つ。
R:感覚や運動機能が低下すると,損傷を起こしやすくなる。

◉**健康教育と専門機関への紹介をする。**
①クライエントと家族の双方が片側無視の原因と,あらゆる介入の目的と根拠を理解できるようにする。
②必要に応じて,指導を続行する。
③片側無視について説明する。
④クライエントの技術の再学習を促進するテクニックを,家族に指導する(例.視野の手がかり,視野のスキャンニング)。
⑤適切な場合は,補助具の使用法を指導する。
⑥安全な環境維持の原則を指導する。

R:片側無視を改善して損傷を予防するための対策は,退院後も家庭で継続しなければならない。

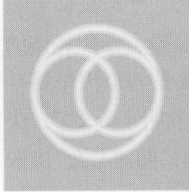

排尿障害

Impaired Urinary Elimination

排尿障害
 成熟性遺尿症*
 機能性尿失禁
 反射性尿失禁
 腹圧性尿失禁
 持続性尿失禁
 切迫性尿失禁
 溢流性尿失禁

【定義】

排尿障害:クライエントに排尿機能障害が起こる状態,あるいはその危険性が高い状態。

【診断指標】

■ 必須データ(必ず存在,1つまたはそれ以上)

- 次のような排尿問題の報告や体験
  - ▶尿意切迫
  - ▶尿漏れ
  - ▶頻尿
  - ▶膀胱の膨満
  - ▶排尿遅延
  - ▶夜間頻尿
  - ▶大量の残尿
  - ▶尿失禁
  - ▶遺尿症

【関連因子】

■ 病態生理因子

- 膀胱排出口の機能不全に関連するもの。先天性尿路異常に続発する。
- 膀胱容量の減少,または膀胱過敏に関連するもの。以下の因子に続発する。
  - ▶感染

           ▶糖尿
           ▶外傷
           ▶癌腫
           ▶尿道炎

- 膀胱信号の消失,または膀胱信号を認識する能力の障害に関連するもの。以下の因子に続発する。
  - ▶脊髄損傷,脊髄腫瘍,脊髄感染症
  - ▶糖尿病性神経障害
  - ▶脳損傷,脳腫瘍,脳感染症
  - ▶アルコール性神経障害
  - ▶脳血管発作
  - ▶脊髄癆
  - ▶脱髄(髄鞘脱落)性疾患
  - ▶パーキンソン病
  - ▶多発性硬化症

■ 治療関連因子

- 膀胱括約筋への手術の影響に関連するもの。以下の因子に続発する。
  - ▶前立腺切除術後
  - ▶骨盤腔内広範囲切除術
- 診断用器具の使用に関連するもの
- 膀胱筋の緊張低下に関連するもの。以下の因子に続発する。
  - ▶全身麻酔,または脊髄麻酔
  - ▶薬物療法(医原性)
     抗ヒスタミン薬
     免疫抑制療法

---

*この診断は現在 NANDA のリストには含まれていないが,問題が明確で実用的なので掲載した。

▸エピネフリン
▸利尿薬
▸抗コリン薬
▸トランキライザー（精神安定薬）
▸鎮静薬
▸筋弛緩薬
▶留置カテーテル抜去後

■■ 状況因子（個人・環境）
● 子宮底筋の筋力低下に関連するもの。以下の因子に続発する。
 ▸肥満
 ▸出産
 ▸加齢
 ▸最近の顕著な体重減少
● 排尿のニーズを伝える能力の障害に関連するもの
● 膀胱排出口閉鎖に関連するもの。糞便埋伏（宿便），慢性の便秘に続発する。
● 膀胱筋の緊張低下に関連するもの。脱水に続発する。
● 膀胱信号に対する注意力低下に関連するもの。以下の因子に続発する。
 ▸抑うつ状態
 ▸せん妄
 ▸意図的な抑制（自己誘導的条件づけ）
 ▸混乱状態
● トイレまでの環境障壁に関連するもの。以下の因子に続発する。
 ▸トイレまでの距離
 ▸不十分な照明
 ▸慣れない環境
 ▸高すぎるベッド
 ▸ベッド柵
● トイレにアクセスする能力の障害に関連するもの。以下に続発する。
 ▸カフェイン・アルコールの使用
 ▸可動性障害

■■ 発達因子
● 小児
 ▸少ない膀胱容量に関連するもの
 ▸動機づけ不足に関連するもの

著者の注釈

〈排尿障害〉は，臨床で効果的に使用するには広範囲すぎる診断のように思われる。それ故に看護師は，できる限り〈腹圧性尿失禁〉のような具体的な診断を使用するべきである。失禁の原因や寄与因子が明確でない場合は，それが判明するまで，「失禁によって明らかな，不明の原因に関連した〈排尿障害〉」の診断を暫定的に記載できる。

看護師は焦点アセスメントを行い，急性の状態（例．感染，薬剤の副作用）に反応して起きた一過性の失禁なのか，あるいは，種々の慢性的な神経系や泌尿生殖器系の状態に反応して確立された失禁なのかを判断する（Miller, 2004）。さらに，失禁のタイプ（機能性，反射性，腹圧性，切迫性，完全尿失禁）も区別する必要がある。〈完全尿失禁〉の診断は，どのタイプにも当てはまらないことが確認されるまで使用すべきでない。

診断表現上の誤り

◉ 外科的尿路変更に関連した〈排尿障害〉

この診断は，尿路造設という新しい診断ラベルを提示したもので，看護の責務に焦点を当てていない。尿路造設のクライエントは，機能的パターンと生理的機能への影響をアセスメントする必要がある。このクライエントには，共同問題「PC：尿路閉塞」および「PC：腹腔内尿流出」とともに，〈ボディイメージ混乱リスク状態〉と〈非効果的健康維持リスク状態〉の看護診断が適用できる。

◉ 腎不全に関連した〈排尿障害〉

この診断は腎不全という医学診断を書きかえただけなので，看護診断としては適切でない。同じ理由で「急性腎不全に関連した〈体液量過剰〉」も適切とはいえない。腎不全は，さまざまな実在型・潜在型看護診断（例．〈感染リスク状態〉，〈栄養摂取消費バランス異常〉）と，共同問題（例．「PC：体液・電解質平衡異常」，「PC：代謝性アシドーシス」）の原因や寄与因子になる。

◉ 加齢の影響に関連した〈完全尿失禁〉

加齢による泌尿器系への生理学的作用は，その他の危険因子（例．運動障害，脱水，薬物の副作用，膀胱信号に対する認識力の低下）が存在すると，マイナスの影響を及ぼす。この看護診断は，留置カテーテル，失禁用ブリーフ（パンツ），マットレスカバーなどの使用を連想させるとともに，高齢者に対して失禁を予期するような偏見を浮き彫りにしている。これらの用具を使用する場合には，看護師は

失禁の治療ではなく，尿の管理をすることになる。これらの用具の使用は，短期的な解決手段である。この状況では，〈感染リスク状態〉および〈皮膚統合性障害リスク状態〉が適用される。高齢者に失禁の症状が現れた場合，看護師は細心の注意を払って手順を踏まえた後に，「失禁」の看護診断ラベルを適用するべきである。尿失禁を繰り返す可能性を高める因子が存在し，クライエントにも動機がある場合には，「（特定の状況，たとえば脱水，運動障害，膀胱容量の低下）に関連した，〈機能性・切迫性尿失禁リスク状態〉」の看護診断が適用される。これは，失禁を必然的なものとして予測することではなく，予防することを看護介入の焦点にした診断である。機能性尿失禁と切迫性尿失禁のあるクライエントには，「膀胱容量への加齢の影響，自己導入的水分摂取制限，歩行障害に関連した〈機能性・切迫性失禁〉」の診断を使用すると，膀胱容量を増加したりトイレまでの障壁を減少する援助に焦点を当てることができる。

重要概念

■ 一般的留意点

① 排尿自制の維持には，下部尿路を構成する次の3つの要素が関与している（Porth，2002）。
- 膀胱壁の括約筋：膀胱壁を拡張して尿の容量を増加する。
- 内括約筋や尿道基始部：これが収縮して尿漏れを予防する。
- 外括約筋：随意的な調節により，切迫した状況（例．膀胱の過剰な膨満）で自制を助長する。

② 膀胱の神経支配は，第2から第4仙骨の脊髄に由来する。膀胱は副交感神経の支配下にある。排尿の随意的調節は大脳皮質，中脳，髄質の影響を受ける（Sampselleほか，1998）。

③ 女性の尿道の長さは3〜5 cmである。男性の尿道はおよそ20 cmである。排尿自制は主に尿道で行われるが，尿意を抑制する高次排尿領域は大脳皮質にある。

④ 正常な膀胱容量（不快感を覚えない容量）は250〜400 mLである。膀胱内の尿量が150〜250 mLに達すると，尿意が起こる。

⑤ 女性は座位，男性は立位をとると，外括約筋と会陰筋が最適な状態で弛緩する。

⑥ 膀胱容量が1,000 mLまで増加したり（無緊張性膀胱），フォリーカテーテルなどで持続的に排出されると膀胱組織の緊張が消失する。

⑦ 排尿反射を刺激するクレーデ法は，膀胱容量が200 mL未満になると，あまり効果がない。

⑧ アルコール類，コーヒー，紅茶は天然の利尿作用があるので，膀胱刺激物質である。

⑨ 第2〜4仙骨より上位の脊髄を損傷すると，痙攣性または反射性の膀胱緊張が起こる。第2〜4仙骨より下位の脊髄を損傷すると，弛緩性またはアトニー性（無緊張性）膀胱が起こる。

⑩ 脳の抑制中枢や膀胱へ抑制刺激を伝導する経路に影響を及ぼす病変により，無抑制膀胱が起こる。

■ 感染

① 尿の貯留は，細菌増殖の誘因になる。細菌は尿管を上行して腎臓に達する（上行性感染）。

② 膀胱感染を繰り返すと，膀胱壁は線維化するので，膀胱容量が減少する。

③ 尿貯留，感染，アルカリ尿，膀胱容量の減少などは，尿管結石の形成を誘発する。

■ 尿失禁

① 失禁の問題を報告しているクライエントのうち，50％は一過性のもので，残りの約2/3も，治療により回復か著しい改善が可能である（Resnickほか，1985）。高齢者の尿路疾患を管理するために効果的な矯正法が多数あるので，尿失禁の発生を最小限にするために積極的なアプローチを用いるべきである（Fantiほか，1996）。

② 本来の失禁パターンの既往を判断することが重要になる。失禁の初発は，尿路以外の促進因子（例．薬物，急性疾患，トイレにアクセスできない状態，排尿前にトイレまで行けないような運動障害）に起因することが多いので，一般的には容易に治療できる。失禁は一過性（回復可能）か確立されたもの（コントロール可能）のいずれかに分類できる。
- 一過性の失禁の原因は，急性の混乱状態，尿路感染，萎縮性腟炎，薬物の副作用，代謝平衡異常，宿便，運動障害，尿路性敗血症，抑うつ状態，褥瘡などである。
- コントロール可能な失禁の治癒は可能でないが，尿の排出法は計画できる（Fantiほか，1996）。

③ ある種の薬物は失禁と関連性がある。麻薬や鎮

静薬は膀胱信号に対する注意力を低下させる作用がある。アドレナリン系の薬物は膀胱出口の抵抗力を高める作用があるので，尿貯留が起こる。抗コリン薬（抗うつ薬，一部のパーキンソン病治療薬，鎮痙薬，抗ヒスタミン薬，抗不整脈薬，麻酔薬）は，慢性的な尿のうっ滞と溢流を起こす。利尿薬は尿量を急速に増加する作用があるので，排尿を遅延できなければ尿失禁が起こる（Miller, 2004）。

④糖尿病の人は膀胱膨満感に対する意識が低下していることがある。これは，糖尿病によって残尿量増加，頻尿，切迫性が誘発されるからである。

⑤失禁がある人の社会的孤立は，恐れや困惑によって自ら強いる場合もあれば，臭気や美意識を気にする他人に強要される場合もある。

⑥抑うつ状態になると，膀胱信号に対する認識や反応が低下するので，失禁を起こしやすくなる。

間欠的導尿法

①この方法を用いると，膀胱筋の緊張性を維持し，膀胱の過拡張を防ぎ，膀胱を完全に空にすることができる。

②慢性的に拡張した膀胱から一度に 500 mL 以上の尿を排出すると，激しい出血を起こすことがある。これは，膀胱内圧が急激に低下し，膀胱の拡張によって圧迫されていた血管が，急速に拡張して破れるからである（最初に 500 mL を排出した後，15 分ごとにカテーテルをクランプして 100 mL ずつ排出する）。

③膀胱内に 500 〜 700 mL 以上の尿を貯留するべきでない。

④第 4 胸椎より上位の脊髄損傷のクライエントは，自律神経系の反射異常の危険性があるので，排尿が大量に（500 mL 以上）あっても，膀胱を完全に空にする必要がある。交感神経系が遮断されると，静脈は急速に拡張しなくなる。

持続性尿失禁

①認知障害のある持続性尿失禁のクライエントには，ケア提供者主導型の治療が必要である。施設では，留置カテーテル，使い捨てまたは再生可能な失禁用パンツやパッドは，ケアを提供する側には便利であるが，クライエントには好ましくない。補助具や装具は，他の方法をすべて試みた後に考慮する。家庭では，認知障害のあるクライエントよりも介護者のニーズが優先されやすい。在宅クライエントが施設ケアを希望する主な理由は尿失禁である（Miller, 2004）。

高齢者への留意点

①一般社会で生活している高齢女性の 12 〜 49％と高齢男性の 7 〜 22％が尿失禁を起こしており，その発生率は入院中のクライエントでは 40％に，施設収容のクライエントでは 50％にのぼる（Steeman ほか，1998）。高齢者の失禁はともすると見逃されがちで，専門家による適切な評価が行われず，その結果として適切な治療も施されていないことが大きな問題の 1 つである。高齢者は，失禁のような合併症は避けられない状態と受けとめているので，問題として認めないことがある。

②老年性の生理学的変化により，膀胱容量の減少，尿の不完全排泄，充満中の膀胱収縮，残尿の増加などが起こる（Miller, 2004）。

③若年の成人は 350 〜 400 mL の尿量を不快感なしに貯留できるのに対して，高齢者が不快感なしに貯留できる尿量は 250 〜 300 mL である。

④高齢者は尿意が遅延するので，最初に尿意を感じてから，実際に排尿するまでの間隔が短くなり，切迫した状態になる（Miller, 2004）。高齢者の尿意に支障をきたす因子（例．薬剤，抑うつ状態，水分摂取制限，神経障害）やトイレまで行くのに時間がかかることも失禁の原因になる。

⑤そのほかに失禁を誘発する老年性の生理学的要素は，腎臓の尿濃縮力の低下，骨盤底筋の緊張低下，排尿を遅らせる能力の低下などである。

⑥習慣的に頻繁に排尿したり水分摂取制限をすると，膀胱を充満する機会がなくなるので，排尿欲求信号をつかさどる神経機構に障害が起こり，尿意切迫を誘発することがある。

⑦加齢に伴う視力低下，運動障害，エネルギーレベルの低下は，トイレの往復に時間をかける必要があり，排尿を遅らせる能力も求められることを意味する。

⑧高齢者は膀胱容量が限られていて，膀胱の収縮を抑制する機能が低下しているので，尿意切迫を体験する。

焦点アセスメント基準

■ 主観的データ
◎ 診断指標をアセスメントする。

①「今までに排尿のコントロール（あるいはトイレへの往復）に問題はありませんでしたか」
- ■ 既往症状
  - コントロール不能
  - 排尿時痛や違和感
  - 尿漏れ
  - 排尿時灼熱感
  - 排尿遅延
  - 排尿パターンの変化
  - 切迫感
  - 残尿
  - 頻尿
- ■ 発症と持続期間
- ■ ライフスタイルへの制約
  - 社会生活
  - 性生活
  - 職業上
  - 役割責任

② 尿失禁（成人）
- ■ 排尿の自制歴
  - 排尿の自制レベルは許容できる範囲か。
  - 「虚弱性」膀胱の既往
  - 排尿を自制できるようになった年齢
  - 失禁の家族歴
  - 遺尿症の既往
- ■ 発症と持続期間（昼間，夜間，一定の時間帯）
- ■ 出現率を高める因子
  - トイレに行くのが遅れたとき
  - 咳嗽時
  - 笑ったとき
  - 興奮したとき
  - 立ち上がったとき
  - トイレを出たとき
  - ベッドで寝返りをしたとき
  - 走ったとき
- ■ 尿意
  - ある
  - ない
  - 減退傾向
- ■ 切迫後に排尿を遅らせる能力
  - ある（何分くらいか）
  - ない
- ■ 排尿前，排尿中の感覚
  - 排尿開始が困難
  - 無理やり尿を排出する必要性
  - 排尿中止が困難
  - 尿意の欠如
  - 疼痛を伴う緊張感（テネスムス症状）
- ■ 排尿後の解放感
  - 完全
  - 排尿後も尿意持続
- ■ カテーテル，失禁用パンツ，マットレスカバーの使用

③ 遺尿症（小児）
- ■ 発症およびパターン（昼間，夜間）
- ■ 排泄訓練歴
- ■ 夜尿の家族歴
- ■ 患児に対する他者の反応（両親，兄弟，仲間）

◎ 関連因子をアセスメントする。

① 生理的危険因子
- 水分摂取パターン（特に就寝前の飲料の種類と量）
- 脱水（自己導入，利尿薬の過剰使用，カフェイン，アルコール類）
- 前立腺肥大
- 膀胱感染，腟感染
- 慢性疾患（例．糖尿病，アルコール中毒，パーキンソン病，アルツハイマー病，多発性硬化症，脳血管発作，ビタミン B_{12} 欠乏症）
- 代謝障害（例．低カリウム血症，高カルシウム血症）
- 宿便，重症の便秘
- 特定の薬物〔利尿薬，抗コリン薬，抗ヒスタミン薬，鎮静薬，アセトアミノフェン（鎮痛解熱薬），アミトリプチリン（抗うつ薬），アスピリン，バルビツール薬，クロルプロパミド（血糖下降薬），クロフィブラート（過コレステリン血症治療薬），フルフェナジン（精神安定薬），ハロペリドール（中枢神経抑制薬），麻薬〕
- 多胎出産，難産
- 骨盤，膀胱，子宮の手術と障害

② 環境障壁
- トイレまでの距離が 12 m 以内
- 階段，狭い入口
- 薄暗い照明

- 公共の場でトイレを捜す能力

客観的データ
◉ 診断指標をアセスメントする。
① 尿の流出状態
- 遅延
- 尿線が細い。
- 数滴(微量)
- 断続的
- 飛沫状
- 遅延,または開始が困難
- 滴下(少量)

② 尿
- 色調,臭気,外観,比重
- 性状(陽性か陰性か)
  - 糖
  - 細菌
  - 蛋白
  - 赤血球
  - ケトン

◉ 関連因子をアセスメントする。
① 排尿および水分摂取パターン
- 2〜4日間の記録を基にベースラインを設定する。
- 毎日摂取する水分の種類は？
- 尿失禁が起こるのはいつか。

② 筋緊張度
- 腹部は,硬いか,軟らかいか,下垂腹か
- 顕著な体重減少または増加の既往は？

③ 反射
- 馬尾神経反射の有無
  - 肛門反射
  - 球海綿体反射

④ 膀胱
- 膨満(触知可)
- 外的刺激により空にできるか(クレーデ法,恥骨上部を軽く叩くか会陰部に微温湯を滴下する,バルサルバ法,陰毛を軽く引いて刺激する,肛門を緊張させる)。
- 容量(最低 400〜500 mL)
- 残尿
  - なし
  - あり(量は？)

⑤ 機能面の能力
- 便座に座る,便座から立つ。
- トイレまで自力で歩行する。
- バランスを維持する。
- 衣服を操作する。

⑥ 認知能力
- トイレに行きたいと言う。
- 助言により排尿を開始
- 失禁の認識
- 失禁の予測

⑦ 以下の要因の有無をアセスメントする。
- 便秘
- 抑うつ状態
- 宿便
- 運動障害
- 脱水
- 感覚障害

このほかの「焦点アセスメント基準」の情報は,http://thepoint.lww.com を参照

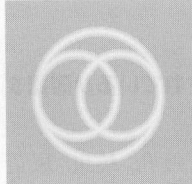

成熟性遺尿症*

Maturational Enuresis

【定義】

成熟性遺尿症：病態生理学的な原因がなく，睡眠中に小児に不随意的に排尿が起こる状態。

【診断指標】

■■ 必須データ（必ず存在）
- 睡眠中に不随意な排尿の出現が報告または観察される。

【関連因子】

■■ 状況因子（個人・環境）
- ストレッサー（学校，兄弟姉妹）に関連するもの
- 膀胱信号に対する不注意に関連するもの
- 慣れない環境に関連するもの

■■ 発達因子
- 小児
  - ▶ 少ない膀胱容量に関連するもの
  - ▶ 動機づけの欠如に関連するもの
  - ▶ 注意ひき行動に関連するもの

著者の注釈

遺尿症は生理学的な因子や成熟因子によって起こる場合もある。遺尿症が起きていても，狭窄，尿路感染，便秘，夜間の痙攣発作，糖尿病などの病因による場合は除外する。これらの状況は看護診断の対象にはならない。

遺尿症が，少ない膀胱容量，熟睡していて信号を知覚できない状態，膀胱信号に対する注意力不足などの原因で起こる場合や，成熟的な問題（例．弟や妹の誕生，学校でのプレッシャー）に関連している場合は，〈成熟性遺尿症〉の看護診断が適切である。心理的な問題は，一般に遺尿症の原因ではないが，この問題に対する知識不足や無神経な態度が原因になることがある。小児に罰を与えたり，辱めるような看護介入は避けなければならない。

診断表現上の誤り

⦿ ストレスおよび葛藤に関連した〈成熟性遺尿症〉

看護師は，成熟性遺尿症の病因よりも，親子への管理法の指導に焦点を当てるべきである。また，看護師は両親に問題を共有するよう促し，懲罰的な行動を避けるよう指導する必要がある。このような看護に焦点を置くと，この診断は「夜尿の報告によって明らかな，不明の病因に関連した〈成熟性遺尿症〉」に書き換えることができる。

重要概念

①新生児は膀胱容量が少ないので，1日に20回ほど排尿する。小児は成長するにつれて膀胱容量が増大するので，排尿回数は減少する（Wong, 2003）。

②ほとんどの小児は，4〜5歳までに神経筋による排尿の調節が完了する（Kelleher, 1997）。

③遺尿症は「排尿調節が可能と思われるすべての年齢に起こる尿失禁」と定義される。

④遺尿症の病因は複雑であり，十分に解明されていない。次の因子が関係していると考えられている。
- 発達・成熟の遅延（例．機能的に膀胱容量が少ない，熟睡，知能低下）
- 器質的因子（例．感染，鎌状赤血球性貧血，糖尿病，神経筋障害）
- 心理的・情緒的因子（例．弟や妹の誕生，入院，両親の離婚などのストレス因子）（Kelleher, 1997）。

⑤溢流性尿失禁の危険性がある小児は次のとおりである（Wong, 2003）。
- 尿管の先天性異常
- 神経障害
- 手術を受けた小児

⑥遺尿症は主に成熟上の問題であり，一般に6〜

---

*この診断には関連因子が必ず存在する。ここに示した以外の関連因子が共存することもある。

8歳の間に解消される。女児よりも男児に起こりやすい。99%は青年期までに排尿を自制できるようになる(Kelleher, 1997)。
⑦両親や近親者に夜尿の既往があると，子どもは夜尿を起こす頻度が極めて高い(Kelleher, 1997)。
⑧強度の不安は，子どもが排尿の自制に必要な技能を習得する妨げになる(Morison, 1998)。
⑨夜尿症の小児のほとんどは，精神疾患もなければ器質的疾患もない(Kelleher, 1997)。

焦点アセスメント基準

■ 主観的データ

◉診断指標をアセスメントする。
①発症
②パターン(昼間，夜間)
③1か月間に起こる回数

◉関連因子をアセスメントする。
①排泄訓練歴
②夜尿症の家族歴
③他者の反応(両親，仲間，兄弟姉妹)
④最近の変化やストレス源
- 学校
- 仲間
- 弟や妹の誕生
- 転居
- 家族の問題

⑤膀胱信号に対する不注意
⑥性的虐待

このほかの「焦点アセスメント基準」の情報は，http://thepoint.lww.com を参照

NOC
排尿の自制，知識：遺尿症，家族機能

目標 ▶
患児は，睡眠サイクルの間に夜尿をしなくなる。

指標 ▶
- 患児と家族は，遺尿症を軽減する因子を列挙できる。

NIC
尿失禁ケア：遺尿症，排尿習慣訓練，予期ガイダンス，家族支援

【一般的看護介入】

◉遺尿症の生理学的原因が除外されているか確認する。
　この例には，感染，尿道閉塞，瘻孔，蟯虫，尿道上裂，異所性尿管，軽度の神経機能障害(活動亢進，認知能力発達遅延)などが含まれる。

◉寄与因子を明らかにする。
　関連因子を参照

◉前向きな親子関係を促進する。
①遺尿症は発達の過程で起こる性質のものなので，通常は自然に緩解する比率が高いことを，親と子どもに説明する。
②非難(辱める行為，罰する行為)は，遺尿症の解消に役立たないばかりか，逆に子どもを内気にして羞恥心や恐怖心を抱かせる結果になることを，親に説明する。
③「夜尿は他の子どもたちもするので，悪いことでも罪深いことでもない」と言って子どもを安心させる。
　R：親と仲間からの叱責，罰および拒絶により，羞恥心，困惑，自尊感情の低下が誘発される(Carpenter, 1999)。
　R：遺尿症を発達の1段階として説明すると，子どもへの非難や親のフラストレーションが軽減する(Morison, 1998)。
　R：遺尿症の治療を受けている子どもは，治療を受けていない子どもよりも，自己概念が向上する(Longstaffe, 2000)。

◉可能であれば，寄与因子を除去する。
①少ない膀胱容量
- 水分摂取後に排尿を遅らせるよう子どもに勧めて，膀胱の拡張を助長する。

②熟睡児
- 就寝前に排尿させる。
- 就寝前は，水分摂取量を制限する。
- 子どもが夜間(午後11時ごろ)に尿意を感じて目を覚ましたら，正の強化*のために完全に覚醒させる。

③何かに熱中していて膀胱緊満感を感じない(昼間遺尿症の)場合

---
*好ましい行動をほめて，同じ行動が繰り返されるよう教育すること

- ■排尿時に起こる尿意を意識できるよう子どもを指導する。
- ■子どもに排尿調節能力を高める指導をする(意図的に排尿を開始したり中断させる。たとえ短時間でも、昼間に排尿を「がまん」させる)。
- ■子どもに排尿の仕方について日記を書かせる。遺尿をしなかった日や夜を、(カレンダーに☆を記入するなどして)一目でわかるようにする。
- ■子どもが夜尿をしたら、(可能であれば)なぜ夜尿が起きたと思うか説明させたり記録させる。
- R：行動報酬システムを利用すると、排泄行動に関連した親子の相互作用を高め、尿失禁の発生を減らすことができる(Carpenter, 1999)。
- ●必要に応じて健康教育を行い、専門機関へ紹介する。
① 遺尿症の子どもに対して
- ■子どもと両親に、遺尿症について事実を指導する。
- ■遺尿の悪影響をコントロールする方法を、子どもと親に指導する(例. 外泊するときは、ビニル製マットレスカバーや、洗濯機で洗える寝袋を使用する)。
- ■子どもは夜尿をコントロールできないが、夜尿は介入によってコントロールできることを説明する(Morison, 1998)。
② 遺尿症と失禁について、一般の人たちに指導する機会を探す(例. 学校, PTA, 自助グループ)。
③ 遺尿症用目覚まし時計の作動法を説明する(Schulman, 2000)。
- R：警告信号を利用する介入により、治療中と治療後に大半の小児の夜尿が減少する(Macaulayほか, 2004)。
- ●夜間遺尿症に対する介入は、社会的および情動的恥辱の軽減に焦点を当てなければならない(Macaulay, 2004)。
- ●助けてもらえると信じている子どもは、成功する見込みが最も高い(Morison, 1998)。

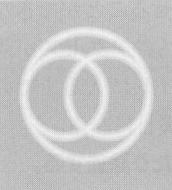

機能性尿失禁
Functional Incontinence

【定義】

機能性尿失禁：時間内にトイレへ行くことが困難または不可能なために失禁が起こる状態。

【診断指標】

■ 必須データ(必ず存在)
- ●トイレに行く前か途中で起こる失禁

【関連因子】

■ 病態生理因子
- ●膀胱信号の減退と、膀胱信号を認識する能力の障害に関連するもの。以下の因子に続発する。
  - ▶脳損傷, 脳腫瘍, 脳感染
  - ▶アルコール性神経症
  - ▶脳血管発作
  - ▶パーキンソン病
  - ▶脱髄(髄鞘脱落)性疾患
  - ▶進行性認知症
  - ▶多発性硬化症

■ 治療関連因子
- ●膀胱の緊張低下に関連するもの。以下の因子に続発する。
  - ▶抗ヒスタミン薬
  - ▶免疫抑制療法
  - ▶エピネフリン
  - ▶利尿薬
  - ▶抗コリン薬
  - ▶精神安定薬
  - ▶鎮静薬
  - ▶筋弛緩薬

■ 状況因子(個人・環境)
- ●運動障害に関連するもの
- ●膀胱信号に対する注意力低下に関連するもの
  - ▶抑うつ状態
  - ▶意図的な抑制(自己導入による脱条件づけ)
  - ▶混乱状態

- トイレまでの環境障壁に関連するもの
  - ▶距離的に遠いトイレ
  - ▶高すぎるベッド
  - ▶不十分な照明
  - ▶ベッド柵
  - ▶慣れない環境

■■ 発達因子
- 高齢者
  - ▶運動機能/感覚喪失に関連するもの

重要概念

①機能性尿失禁とは，膀胱も括約筋も正常な人が，時間内にトイレまで行くことができないか，行こうとしないために起こる失禁である。
②機能性尿失禁は，排尿行為を管理する身体的および情動的能力に影響を及ぼす状態が原因で起こることがある。
③根源的な心理的問題は，機能性失禁の病因になる可能性がある。
④ナーシングホーム入居者のおよそ45％が失禁している。このような尿失禁者の82％は，身体の可動性が制限されている。

焦点アセスメント基準

〈排尿障害〉を参照

NOC
組織の統合性，排尿の自制，排尿

目標▶
クライエントは，失禁がなくなるか，回数が減少したと報告する。

指標▶
- 家庭の環境障壁を除去するか最小限にする。
- 排尿，移動，衣服の着脱に役立つ補助具を使用する。
- 失禁の原因を説明する。

NIC
会陰(陰部)ケア，尿失禁ケア，排尿誘発，排尿習慣訓練，排尿管理，教育：手技/処置

【一般的看護介入】

- 原因や寄与因子をアセスメントする。
  - ■トイレの障害物
  - 不十分な照明，滑りやすい床，場違いな家具や敷物，不適切な履き物，距離的に遠すぎるトイレ，高すぎるベッド，上げたままのベッド柵。
  - 不適切なトイレ：歩行器や車椅子で入るには狭すぎる，便座が高い・低い，手すりがない。
  - 援助を求める信号システムが不十分。
  - プライバシーの欠如
  - ■感覚・認知障害
    - 視覚障害(失明，視野欠損，奥行き知覚の低下)
    - 加齢，外傷，卒中発作，腫瘍，感染などによる認知障害
  - ■運動・可動性障害
    - 上肢・下肢の運動・筋力制限(衣服の着脱ができない)
    - 歩行の障壁(例．眩暈，疲労，歩行障害，高血圧)
  - R：クライエントが排尿を遅らせることができないと，障壁によってトイレへのアクセスが遅れるので失禁を起こす。トイレに入るまでの数秒間が，自制と失禁との境目になる。
- 可能であれば，寄与因子を減少したり除去する。
①環境障壁
  - ■トイレまでの通路の障害物，照明，距離をアセスメントする。
  - ■便座の高さ，手すりの必要性をアセスメントする。
  - ■トイレの広さが十分かアセスメントする。
  - ■必要であれば，トイレとベッドの間にポータブルトイレを用意する。
②感覚・認知障害
  - ■視力が減退しているクライエントに対して
    - 十分な照明を確保する。
    - 専門医が処方した矯正レンズを使用する。
    - トイレの通路を整頓して安全な状態にする。
    - 使いやすい場所に呼び鈴を常備する。
    - 便尿器を使用する場合は，いつも使用しやすい同じ場所に常備されているか確認する。
    - トイレ内でのクライエントの安全性をアセスメントする。
    - 個人衛生に対するクライエントの能力をアセスメントする。

- 認知障害のクライエントに対して
  - 2時間ごと，毎食後，就寝前にトイレ行為を思い起こさせる手がかりを提供する。
  - 排尿のニーズを伝えられるように適切な手段を確立する。
  - クライエントのコールには，直ちに応答する。
  - 普断着を着用するよう勧める。
  - 通常の環境で排泄させる（可能であれば，トイレを使用する）。
  - 安全を確保するとともに，プライバシーを提供する。
  - 排尿に必要な動作に十分な時間を与える。
  - どこで，どの動作をしているのか，クライエントに繰り返し方向づけをする。
  - クライエントへのアプローチに一貫性をもたせる。
  - 簡単な指示を段階的に与える。言語的・非言語的手がかりを利用する。
  - 成功するたびに正の強化をする。
  - トイレ内でのクライエントの安全性をアセスメントする。
  - 衣服の着脱を容易にする用具の必要性をアセスメントする。
  - 個人衛生に対するクライエントの能力をアセスメントする。
  - R：認知障害があるクライエントには，排尿パターンを確立して失禁を軽減するために，言語的手がかりとトイレ行動を思い起こさせる助言や合図を絶えず送り続ける必要がある（Fantiほか，1996）。

⦿ 排尿の自制を促進する要因を提供する。

① 最適な水分補給を維持する。
  - 禁忌でない限り，水分摂取量を1日当たり2,000〜3,000 mLに増やす。
  - 高齢者に，口渇感に頼らずに口渇感がない場合にも水分を摂取するよう指導する。
  - 2時間ごとに水分を摂取させる。
  - 午後7時以降は水分摂取量を減少し，夜間の摂取量は最小限にする。
  - コーヒー，紅茶，コーラ，アルコール類，グレープフルーツジュースは利尿作用があるので，摂取量を減らす。
  - トマトジュース，オレンジジュースは尿のアルカリ性を高める傾向があるので，大量摂取は避ける。
  - 尿を酸性化するために，クランベリー（モモの類）ジュースを摂取するよう勧める。
  - R：脱水は，膀胱充満感の防げになるので，膀胱の緊張力喪失の誘因になる。一定の時間間隔で水分を補給すると，膀胱を規則的に充満して空にするプロセスを促進するのに役立つ。
  - R：コーヒー，紅茶，コーラ，グレープフルーツジュースなどは利尿作用があるので，尿意切迫の原因になる。
  - R：酸性尿は，膀胱炎に関係するほとんどの細菌の増殖を抑制する作用がある。
  - R：希釈尿は，感染と膀胱過敏状態の予防に役立つ。

② 少なくとも3日に1度の排便を確保するために，十分な栄養を維持する。

③ 排尿を促進する。

④ 人格的（統合性）を高めて動機づけを行い，排尿調節の増強をはかる。
  - 失禁に対する思いを共有するようクライエントに勧めて，社会生活への影響を判断する。
  - 失禁は治療が可能で，治療が不可能な場合もコントロールできることをクライエントに伝えて，尊厳を維持できるようにする。
  - 失禁を容認せず，自制できるようになることを期待する（例．普段着を着用するよう勧め，便尿器の使用は思いとどまらせる）。
  - 失禁用のパッドや下着は，入念な再条件づけの努力を6週間行ってまったく成功しなかった場合にのみ使用させる。
  - 夜間の自制を期待する前に，昼間に自制できるよう働きかける。
  - 社会生活に順応するよう励ます。
    - 整容を自分でするよう励まし，援助する。
    - 入院中は，病室外（娯楽室，ラウンジ）で食事をする機会を提供する。
    - 恐れや困惑によって社会生活に順応できない場合は，コントロールできるようになるまで，一時的に生理用ナプキンやブリーフを使用するよう指導する。
    - 衣服を汚したらできるだけ早く着替えをさせる。汚れたまま放置して，間接的に制裁を加えるようなことは避ける。

- 尿や便の臭気を除くために，クロロフィル（葉緑素）錠を経口的に使用するようアドバイスする。
- その他の看護介入が必要な場合は，〈社会的孤立〉と〈非効果的コーピング〉を参照

R：普段着や寝衣を着用すると，失禁を起こすことが少ない家庭環境に近づけるのに役立つ。病院のガウンを着用すると失禁を強化することがある。

⑤皮膚の本来の機能（統合性）を高める。
- 圧迫潰瘍を発症する危険性の高いクライエントを確認する。
- 皮膚のpHを酸性に保つ(Scardillo, 1999)。
- 刺激の強い石鹸やアルコール製品の使用は避ける。
- 皮膚の水分を除去し，乾燥状態に保つ。
- このほかの情報は〈皮膚統合性障害リスク状態〉を参照

R：尿中のアンモニアは，皮膚をアルカリ化して，刺激物に対する抵抗を弱める作用がある(Scardillo, 1999)。

◉**尿路感染症(UTI)の予防法を指導する。**
①膀胱を定時に完全に空にするよう勧める。
②十分な水分摂取量を確保する。
③尿を酸性に保つ：柑橘類のジュース，コーラ，コーヒーは控える。
④尿のpH値をチェックする。
⑤クライエントが尿の性状の異常な変化を認識できるよう指導する。
- 粘液と沈殿物の増加
- 血液の混入（血尿）
- 色調〔正常は麦わら（淡黄）色〕や臭気の変化

⑥クライエントにUTIの徴候と症状を観察するよう指導する。
- 体温上昇，悪寒，戦慄
- 尿の性状の変化
- 恥骨上部の疼痛
- 排尿時痛
- 尿意切迫
- 少量ずつ頻繁に排尿，少量ずつ頻繁に失禁
- 脊髄損傷クライエントの痙攣の増強
- 尿のpH値の上昇
- 嘔気・嘔吐
- 腰部痛・側腹部痛

R：細菌は，膀胱に残留し停滞した尿中で急速に増殖する。さらに，膀胱が過剰に拡張すると膀胱壁への血流が妨げられるので，細菌の増殖による感染が起こりやすくなる。定時に膀胱を完全に空にすると，感染の危険性が著しく低下する。

◉**年齢に関連した膀胱機能への影響と，尿意切迫感や遺尿症は，必ずしも失禁に移行しないことを説明する。**

◉**必要に応じて，健康教育を行い，専門機関へ紹介する。**
①訪問看護師（作業療法部門）に紹介し，家庭のトイレ設備のアセスメントを受けられるようにする。

■■ 高齢者への看護介入

①失禁は，避けることのできない加齢現象ではないことを強調する。
②失禁を恐れるあまり，水分摂取を制限しないよう説明する。
③水分摂取の信号として，口渇感に頼りすぎないよう説明する。
④夜間は，トイレにアクセスしやすい環境にする必要があることを説明する。必要に応じて，ポータブルトイレや尿器の使用も考慮する。

R：原因を説明すると，行動を起こす動機づけになる。

R：脱水状態になると，膀胱の充満感（排尿信号）が消失するだけでなく，尿意に対する注意力も低下するので，失禁が起こりやすくなる。

R：高齢者は，加齢に伴って口渇感が低下する(Miller, 2004)。

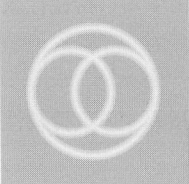

反射性尿失禁
Reflex Incontinence

【定義】
反射性尿失禁：切迫感，尿意，排尿感，膀胱充満感などがなく，予測可能な不随意的尿漏れが起こる状態。

【診断指標】
■ 必須データ（必ず存在）
- 無抑制性膀胱収縮
- 自然排尿（自尿）を促す不随意反射
- 膀胱緊満感や尿意切迫感の部分的または完全な喪失

【関連因子】
■ 病態生理因子
- 反射弓より上位の刺激伝導障害に関連するもの。以下の因子に続発する。
  - ▶ 脊髄損傷，脊髄腫瘍，脊髄感染

重要概念
① 脊髄の運動（神経）路および感覚路を含む仙髄部（T12）より上位の病変により，反射性膀胱が起こる。このタイプの膀胱機能障害は反射性膀胱のほかに一般的な名称として，痙性膀胱，脊柱上（棘上）膀胱，過緊張性膀胱，自律性膀胱，上位運動ニューロン膀胱とも呼ばれる。
② 病変によって脊髄が完全に離断されていない場合は，不定の所見が現れる。
③ 反射性神経因性膀胱に陥ると，高次大脳中枢でコントロールが行われなくなるので，排尿を随意に開始したり停止することができなくなる。
④ 単脊髄反射弓には，排尿のコントロールを肩代わりする機能がある。
⑤ 球海綿体反射が陽性の場合は，排尿反射（脊髄反射弓）に損傷がないことを意味する。
⑥ 尿道括約筋による開放と，尿道括約筋を取り巻く横紋筋による弛緩が協調しないと，排尿後の残尿が大量になる可能性がある。
⑦ 自律神経反射異常亢進は，反射活動が異常に亢進する状態で，第8胸椎より上位に病変がある脊髄損傷のクライエントのみに起こる。このようなクライエントには，上位運動ニューロン膀胱（反射性失禁）が最も頻発する。これは，血圧が致死レベルまで上昇するので，生死にかかわる状況である。自律神経反射異常亢進は，膀胱や腸管の過伸展に起因する刺激によって起こることが最も多い。

焦点アセスメント基準
〈排尿障害〉を参照

NOC
〈機能性尿失禁〉を参照

目標 ▶
クライエントは，自分が満足できる乾燥状態になったと報告する。

指標 ▶
- 残尿量が 50 mL 以下になる。
- 反射的排尿を開始するために誘発法を利用する。

NIC
〈機能性尿失禁〉を参照。骨盤底筋運動，体重管理

【一般的看護介入】
◉ **原因および寄与因子をアセスメントする。**
   関連因子を参照
◉ **クライエントに治療の根拠を説明する。**
◉ **膀胱再訓練，再条件づけプログラムを立案する**（〈持続性尿失禁〉の一般的看護介入を参照）。
◉ **反射的排尿を刺激する手法を指導する。**
① 経皮的誘発法
  - 恥骨上で深く鋭いタッピングを繰り返し行う（最も効果的な方法）。
  - クライエントへの指導
    - 半座位をとらせる。
    - 5秒間に 7〜8 回の割合で（1 回に 35〜40

回)膀胱壁に向けて直接タッピングを行う。
- 片手で行う。
- 膀胱上の刺激部位を変え，最も効果的な部位を探す。
- 適度の尿線になるまで刺激を続ける。
- 1分間ほど休止し，膀胱が空になるまで刺激を繰り返す。
- 一連の刺激を1～2回行っても反応がない場合は，排出する尿がないことを意味する。

■ 上記の方法で効果がない場合は，次の方法をそれぞれ2～3分間行い，別の方法に移るまで1分間ほど間隔をあけるよう指導する。
- 陰茎亀頭部をさする。
- 鼠径靱帯上の腹部を軽く叩く。
- 大腿内側をさする。

■ 最低3時間ごとに排尿または誘発をするようクライエントに勧める。
■ 排尿の誘導に用いたメカニズムを，水分出納表に記入する。
■ 腹筋をコントロールできるクライエントには，排尿を誘発している間にバルサルバ法を用いる。
■ 水分摂取量を増加する場合は，誘発する回数を増やして，膀胱の過剰な拡張を予防する必要があることを指導する。

■ 間欠的導尿プログラムを計画する(〈持続性尿失禁〉を参照)。

◉ **必要に応じて，健康教育を行う。**
① 膀胱再条件づけプログラムを指導する(〈持続性尿失禁〉を参照)。
② 間欠的導尿法を指導する(〈持続性尿失禁〉を参照)。
③ 尿路感染症の予防法を指導する(〈持続性尿失禁〉を参照)。
④ 反射異常の危険性が高い場合は，〈自律神経反射異常亢進〉を参照

R：反射弓を刺激すると，内膀胱括約筋の機能が復帰するので，排尿が可能になる。反射弓は，膀胱壁や皮膚(例．恥骨上および恥骨)を刺激すると，刺激が誘発される。

R：好ましい経皮的誘発法は，恥骨上を素早く軽打する方法，陰毛を軽く引っ張る方法，腹部マッサージ，指で直腸を刺激する方法などである。

R：クレーデ操作は，外括約筋が収縮すると尿道を損傷したり，膀胱尿道反射を起こす可能性があるので，反射性膀胱のクライエントには避けなければならない。

R：腹筋が収縮すると，膀胱は圧縮されて空になる。

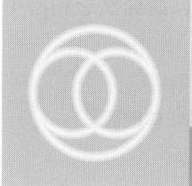

腹圧性尿失禁
Stress Incontinence

【定義】

腹圧性尿失禁：腹腔内圧が上昇した直後に不随意な尿漏れが起こる状態。

【診断指標】

必須データ(必ず存在)
- 立ち上がる動作，くしゃみ，咳嗽，走ったり重い物を持ち上げる動作などによって腹圧が上昇すると，尿漏れ(通常は50 mL未満)が起こる，というクライエントの報告

【関連因子】

病態生理因子
- 膀胱排出口の機能不全に関連するもの。先天性尿路異常に続発する。
- 骨盤筋と支持組織の退行性変化に関連するもの。エストロゲン欠乏に続発する。

状況因子(個人・環境)
- 腹腔内圧の上昇と骨盤筋の筋力低下に関連するもの。以下の因子に続発する。
  ▶ 肥満
  ▶ 性行為

- ▶妊娠
- ▶不十分な個人衛生
- ●骨盤筋と支持組織の衰弱に関連するもの。以下の因子に続発する。
  - ▶最近の顕著な体重減少
  - ▶出産

発達因子
- ●高齢者：筋緊張の喪失に関連するもの

重要概念

一般的留意点
①排尿自制は，膀胱と尿道の接合部，会陰床の支持機能，尿道周囲の筋肉によって維持される。
②腹圧性尿失禁は，腹圧上昇時に尿道口で尿の通過をコントロールできない場合に起こる少量の尿漏れである。
③腹圧性尿失禁は，一般に更年期に起こる弾力性の低下によって悪化する。
④閉経後の女性の腟円蓋に蒼白の萎縮が認められる場合は，腟用エストロゲンクリームの塗布を試みると，失禁の出現率の低下に役立つことがある。
⑤ストレス試験は，腹圧性尿失禁の診断に利用できる。この試験は，膀胱を充満した状態でクライエントを立位にし，咳をさせるか緊張させて，尿管口を観察する。咳をしたり緊張すると同時にわずかでも尿の流出が観察されれば，腹圧性尿失禁の診断が考えられる。
⑥純粋な腹圧性尿失禁のクライエントは，膀胱内圧測定図(膀胱内圧容積曲線)は正常である。
⑦腹圧性尿失禁の程度は次のとおりである。
- ■1度：腹圧が突然上昇すると尿漏れが起こるが，夜間には決して起こらない。
- ■2度：歩行時や体位変換(座位から直立位，あるいはベッド上で仰臥位から起座位)時に，わずかな身体的ストレスによって失禁が起こる。
- ■3度：この段階は完全尿失禁なので，身体的な活動や体位変換とは関係なく尿漏れが起こる。

妊産褥婦への留意点
①子宮が圧迫されると腹圧性尿失禁が起こることがある。これは羊水と誤解されやすい。

焦点アセスメント基準

〈排尿障害〉を参照

NOC
〈機能性尿失禁〉を参照

目標 ▶
クライエントは，腹圧性尿失禁が軽減または消失したと報告する。

指標 ▶
- ●失禁の原因と治療の理論的根拠を説明できる。

NIC
〈機能性尿失禁〉も参照。骨盤底筋運動，体重管理

【一般的看護介入】

◉寄与因子を明らかにする。
◉骨盤底筋の機能不全が排尿の自制に及ぼす影響を説明する(重要概念を参照)。
◉骨盤筋運動を指導する(Dougherty, 1998)。
①運動が正しく行われているか自己アセスメントする方法を指導する。
- ■片足を椅子に乗せて起立し，指を腟に挿入して収縮の強度を触診で感知する。収縮の強度を次の0〜5の6段階尺度で評価する(Sampselleほか，1998)。
  - 0＝収縮を触診できない。
  - 1＝非常に弱い，ほとんど感知できない。
  - 2＝弱いがはっきり感知できる。
  - 3＝良好だが，指で適度に圧迫すると持続しない。
  - 4＝良好だが，指で強く圧迫すると持続しない。
  - 5＝強度が最大で，強い抵抗を伴う。
- ■収縮に伴って陰核が下方へ動いて肛門が収縮しているか，鏡を使用して観察する。
- ■失禁のスペシャリストに相談し，腟を圧迫する方法を用いて骨盤底筋を強化できるようにする(Perkins, 1998)。

②骨盤筋運動を指導する。
- ■前骨盤底筋を強化するために，排尿の中断を試みる場合をイメージして前後の筋を収縮し，10秒後に弛緩する。10秒ほど待って次の収縮をする。これを10回繰り返す運動を1日4回行う。排尿中に数回ほど排尿を中断して開始する。
- ■排尿中断テストを行い，排尿を中断するまで

に要する時間によって収縮の有効性を測定する。排尿中断テストは，1日に2回以上行わないよう忠告する。
- ■骨盤筋運動は，6～8週間以内に効果が現れ，50～100%の比率で尿漏れが消失することを説明する（Dougherty，1998）
- ■この運動は，最良の結果が得られた後も最低週に3回は継続するよう助言する（通常は16週間まで。Dougherty，1998）。

R：腹圧性尿失禁の場合は，出産や外傷，更年期性萎縮症，肥満などにより，骨盤底筋（恥骨尾骨筋）と肛門挙筋が衰弱したり，伸展した状態にある。

R：ケーゲル運動（骨盤筋運動）には，骨盤底筋を強化して調和する働きがある。この運動によって筋を十分に強化し，尿道圧をかけられるようにすると，軽度の腹圧性尿失禁を予防することができる。この運動は，予防法として女性全員に指導するべきである。研究では，骨盤筋運動によって腹圧性尿失禁を改善したり，完全にコントロールできることが証明されている（Dougherty，1998）。

◉**膀胱再条件づけや筋肉再訓練後も失禁が続くクライエントには，保健指導をする。**
①クライエントの人格的統合性を向上する（〈持続性尿失禁〉を参照）。
②皮膚の本来の機能（統合性）を向上する（〈持続性尿失禁〉を参照）。
③適切な場合には，間欠的導尿プログラムを計画する（〈持続性尿失禁〉を参照）。

■■ **妊産褥婦への看護介入**
①妊娠中の腹圧上昇に対する介入
- ■長時間の立位は避けるよう指導する。
- ■頻繁に，少なくとも2時間ごとに排尿することの利点を指導する。
- ■出産後に骨盤筋運動を指導する。

R：子宮によって膀胱が圧迫されると，不随意の尿漏れを起こすことがある。

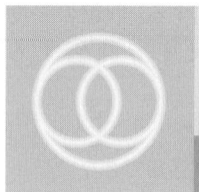

持続性尿失禁
Continuous Incontinence

【定義】
持続性尿失禁：膀胱の膨満や充満感なしに予測できない持続性の尿漏れが起こる状態。

【診断指標】
■■ **必須データ**（必ず存在，1つまたはそれ以上）
- ●膀胱の膨満なしに起こる持続的な尿漏れ
- ●睡眠中に，2回以上の夜尿
- ●治療法に反応しない（難治性の）尿失禁

■■ **副次的データ**（おそらく存在）
- ●排尿の膀胱信号に気づかない。
- ●失禁に気づかない。

【関連因子】
〈排尿障害〉を参照

重要概念
〈排尿障害〉を参照

焦点アセスメント基準
〈排尿障害〉を参照

NOC
〈機能性尿失禁〉を参照

目標 ▶
クライエントは，（昼間，夜間，24時間のいずれかに特定する）排尿を自制できる。

指標 ▶
- ●失禁の原因と治療の根拠を明らかにする。
- ●1日の水分摂取量の目標を明らかにする。

NIC
〈機能性尿失禁〉も参照。環境管理，導尿，教育：手技/処置（処置/治療），チューブケア：尿路，膀胱訓練

【一般的看護介入】

● **膀胱の再訓練・再条件づけプログラムを作成する。プログラムには，コミュニケーション，排尿パターンのアセスメント，水分摂取計画，排尿計画（回数）を含める。**

①全スタッフ間と，クライエント−家族−スタッフ間のコミュニケーションを向上する。
  ■計画したプログラムについて，スタッフ全員に十分な知識を提供する。
  ■プログラムに対するスタッフの反応をアセスメントする。

②クライエントの膀胱再訓練プログラムに参加するための潜在能力をアセスメントする。
  ■認知力
  ■行動を変容したい欲求
  ■協力する能力
  ■参加意欲

R：排尿自制訓練プログラムは，自己主導型かケア提供者主導型のいずれかである。自己主導型の膀胱訓練，膀胱再訓練および運動プログラムは，動機づけが十分で認知障害のないクライエントが対象になる。計画的トイレ行動や習慣形成訓練で構成されるケア提供者主導型プログラムは，認知障害があるクライエントの介護に意欲的なケア提供者が適切である（Miller, 2004）。

③クライエントに計画の根拠について情報を提供し，インフォームドコンセントを得る。

④クライエントに成功や失敗の理由について正確な情報を提供し，プログラムを継続するよう励ます。

⑤排尿パターンをアセスメントする。
  ■以下をモニターして記録する。
    ●摂取量と排泄量
    ●水分摂取の時間と量
    ●摂取した水分の種類
    ●失禁の量：できれば計測し，計測できない場合は，少量，中等量，多量かを概算する。
    ●排尿量，随意的排尿か不随意的排尿か。
    ●尿意の有無
    ●残留尿量（用手誘発法や排尿の試みが不成功に終わった後に，膀胱に残っている尿量）
    ●残尿量（随意または用手誘発法のいずれかで排尿した後に，膀胱に残っている尿量。排尿後残尿とも呼ばれる）
    ●誘発尿量（タッピングやクレーデ法のような用手誘発法後に排出した尿）
  ■排尿の前にみられる一定の行動を明らかにする（例．不穏状態，叫び声，運動）。
  ■所定の欄に記録する。

⑥水分摂取量と排尿回数の予定表を作成する。
  ■禁忌でなければ，1日2,000 mLの水分を提供する。
  ■午後7時以後の水分摂取は控える。
  ■最初は最低2時間ごとに，夜間は最低2回膀胱を空にする。2〜4時間間隔を最終目標にする。
  ■クライエントが予定の排尿時間前に失禁する場合は，排尿間隔を短くする。
  ■クライエントの排尿後残尿が100〜150 mL以上ある場合は，間欠的導尿を計画する。

⑦失禁による刺激性皮膚炎を軽減する（Scardillo, 1999）。
  ■皮膚に及ぼす尿のアルカリ作用を軽減する。
    ●洗い落とす必要のない会陰用クリームを使用する。
    ●芳香剤，アルコール，アルカリ性薬品は避ける（市販の石けんの多くに含まれている）。
    ●毛孔が開いている入浴直後にモイスチャー軟膏を塗布する。
    ●閉塞性のモイスチャー軟膏を選ぶ（白色ワセリン，ラノリン，皮膚軟化薬）。
  ■洗浄による損傷を減少する。
    ●洗浄で軟膏をすべて除去しようとしない。
    ●ごく少量の石けんを使用して皮膚を軽く洗浄する。
    ●皮膚の水分は，タオルで擦らずに，軽く叩くようにして吸い取る。
    ●モイスチャークリームを使用する。

R：自己主導型であれ介護者主導型であれ，排尿自制訓練プログラムの必須項目には，動機づけ，排尿および失禁パターンのアセスメント，1日2,000〜3,000 mLの規則的な水分摂取，2〜4時間間隔で定刻に適所で排尿，継続アセスメントなどが含まれる（Miller, 2004）。

R：間欠的導尿法は，医療施設で行う場合には無

菌操作を厳守する。医療施設に存在する細菌は施設外で検出される細菌よりも感染力が強く，薬物耐性も高いからである。家庭環境の細菌は感染力が強くないので，在宅クライエントは清潔操作で行うことができる。

R：脱水状態になると，膀胱充満部（排尿信号）が消失し，感覚に対する注意力も低下するので，失禁を起こすことがある。

◉**必要な場合は，間欠的導尿プログラム（ICP）を計画する。**

①摂取量と排泄量をモニターする。
②1日の水分摂取量を最低 2,000 mL に設定する。
③導尿は，病院では無菌操作で行い，家庭では清潔操作で行う。
④導尿量は 500 mL 未満が望ましい。
⑤導尿の間隔を調節し，望ましい導尿量になるようにする。
⑥一般的な導尿の間隔は，4〜6時間である。
⑦尿量は夜間に増加することもある。この場合は，夜間の導尿回数を増やす必要がある。
⑧導尿予定時刻の前に，クライエントに排尿を促す。
⑨最初は，排尿後の導尿（残尿測定）を最低6時間ごとに行う。
⑩随意的に毎回膀胱を空にできる場合や，誘発による排尿後の残尿が毎回 50 mL 以下になった場合は，ICPを中止する。

R：間欠的自己導尿法は，定時に膀胱へカテーテルを挿入して尿を排出する方法であり，神経障害で膀胱を空にできない場合に適用される。

R：間欠的導尿法は，医療施設で行う場合には無菌操作を厳守する。医療施設に存在する細菌は施設外で検出される細菌よりも感染力が強く，薬物耐性も高いからである。家庭環境の細菌は感染力が強くないので，在宅クライエントは清潔操作で行うことができる。

◉**長期的な膀胱管理に向けて，間欠的導尿プログラム（ICP）をクライエントと家族に指導する**（「重要概念」を参照）。

①導尿プログラムの理由を説明する。
②水分摂取と導尿回数との関係を説明する。
③膀胱が過剰に充満すると，上行性感染が誘発されたり，尿がうっ滞して細菌の増殖が誘発される危険性があるので，状況に関係なく指示された時間に膀胱を空にすることの重要性を説明する。

R：間欠的導尿法を用いると，留置カテーテルの長期使用に伴う疾病罹患率を低下し，自立を高め，肯定的な自己概念を高め，通常の性的関係を保つことができる。

R：膀胱が過剰に膨満すると，膀胱壁の血流量が減少するので，細菌が増殖して感染が起こりやすくなる。

◉**膀胱再条件づけプログラムをクライエントに指導する。**

①理論的根拠と治療法を説明する（重要概念を参照）。
②失禁をコントロールするための水分摂取，排尿訓練，用手誘発および導尿の計画を説明する。
③最良の結果を得るために，プラスの強化とプログラムの厳守が重要なことを，クライエントと家族に指導する。
④必要な場合は保健師を紹介し，膀胱再条件づけの援助を受けられるようにする。

R：自己主導型であれ介護者主導型であれ，排尿自制訓練プログラムの必須項目には，動機づけ，排尿および失禁パターンのアセスメント，1日 2,000〜3,000 mL の規則的な水分摂取，2〜4時間間隔で定刻に適所で排尿，継続アセスメントなどが含まれる（Miller, 2004）。

◉**健康教育を行う。**

①適切な場合には，間欠的導尿法を指導する。
②尿路感染症の予防法を指導する。
③クライエントが地域社会で生活する場合は，訪問看護師を紹介し，経過観察や定期的に留置カテーテルの交換が受けられるようにする。

R：長期カテーテル法は，保健師の援助が必要になる。

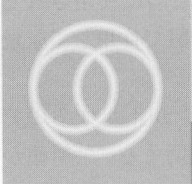

切迫性尿失禁

Urge Incontinence

【定義】

切迫性尿失禁：突然に強い尿意を伴って不随意的な尿漏れが起こる状態。

【診断指標】

■ 必須データ(必ず存在)
- 尿意切迫後の失禁

【関連因子】

■ 病態生理因子
- 膀胱容量の減少に関連するもの。以下の因子に続発する。
  - ▶感染
  - ▶脳血管発作
  - ▶外傷
  - ▶脱髄性疾患
  - ▶尿道炎
  - ▶糖尿病性神経障害
  - ▶神経障害や損傷，腫瘍，感染
  - ▶アルコール性神経障害
  - ▶脳損傷
  - ▶パーキンソン症候群

■ 治療関連因子
- 膀胱容量の減少に関連するもの。以下の因子が続発する。
  - ▶腹部の手術
  - ▶留置カテーテル抜去後

■ 状況因子(個人・環境)
- 膀胱伸展受容器の過敏状態に関連するもの。以下の因子に続発する。
  - ▶アルコール
  - ▶カフェイン
  - ▶水分過剰摂取
- 膀胱容量の減少に関連するもの。頻尿に続発する。

■ 発達因子
- 小児：少ない膀胱容量に関連するもの
- 高齢者：膀胱容量の減少に関連するもの

重要概念

①切迫性尿失禁は，強い尿意を伴う不随意的な尿漏れである。これは大量の尿漏れが特徴で，情動的な要因，体位変換，水が流れる光景や流水音などによって誘発される。このタイプの尿失禁は，一般に膀胱排尿筋不安定性または膀胱不安定性失禁と呼ばれる。

②排尿筋不安定性の特徴は，尿失禁を起こすほど強力な無抑制型の排尿筋収縮が起こることである。一般的な原因は，中枢神経系疾患，求心路の興奮性亢進，排尿反射の脱条件づけなどである。

③無抑制性神経因性膀胱障害のクライエントには，大脳皮質に排尿を抑制する機能に影響を及ぼす損傷がある(例．脳血管発作，パーキンソン病，脳損傷・脳腫瘍)。膀胱充満感も低下しているので，切迫感が起こる。尿意を感じてから無抑制収縮が起こるまでの時間は限りなくゼロに近い。

④警告時間は，尿意切迫感の後に排尿を遅延(がまん)できる時間である。警告時間が短縮して時間内にトイレに行けなくなると失禁が起こる。

焦点アセスメント基準

〈排尿障害〉を参照

NOC
〈機能性尿失禁〉を参照

目標 ▶
クライエントは，失禁の回数がゼロ，あるいは(具体的に何回から何回に)減少したと報告する。

指標 ▶
- 失禁の原因を説明する。
- 膀胱の刺激源を述べる。

NIC
〈機能性尿失禁〉を参照

【一般的看護介入】

◉**原因や寄与因子をアセスメントする。**
関連因子を参照

◉**排尿・失禁および水分摂取パターンをアセスメントする。**
①水分補給を最適なレベルに保つ（〈持続性尿失禁〉を参照）。
②排尿パターンをアセスメントする（〈持続性尿失禁〉を参照）。

◉**可能な場合は，原因や寄与因子を減少するか除去する。**
①膀胱の刺激源
　■感染・炎症に対して
　　●医師に紹介して，診断と治療を受けさせる。
　　●膀胱再条件づけ訓練プログラムを開始する（〈持続性尿失禁〉を参照）。
　　●アルコール類，カフェイン，コーラ（刺激物）などの摂取と失禁との関係を説明する。
　■水分摂取不足の危険性と，感染症や濃縮尿との関係を説明する。
　R：尿路感染症と腎結石を予防するために，適切な水分補給が必要である。
②膀胱容量の減少
　■尿意切迫から排尿までの時間を測定する〔排尿を遅延（がまん）できる時間を記録する〕。
　■排尿の遅延が困難なクライエントには，排尿の援助を求めたら直ちに対応する必要を，スタッフに伝える（ケアプランに記載する）。
　■クライエントに，膀胱容量を増やして自制する時間を延ばすための指導をする。
　　●排尿時に毎回尿量を測定する。
　　●排尿をできるだけ長く「がまん」させる。
　　●プラスの強化をする。
　　●習慣による不要な頻尿をやめさせる。
　　●膀胱再条件づけプログラムを作成する（〈持続性尿失禁〉を参照）。
　R：自己導入や医原性の原因によって排尿反射が脱条件づけされると，失禁が起こりやすくなる。頻繁に排尿すると（2時間間隔以内），慢性的に排尿量が減少するので，膀胱容量が減少して排尿筋の緊張と膀胱壁の肥厚が増強し，結果的に失禁が起こりやすくなる。
③膀胱の過拡張
　■利尿薬は，体液を減少するために使用されることを説明する。これは，腎臓で作用して尿量を増加する薬物である。
　■糖尿病の場合は，インスリンが不足するので血糖値が上昇することを説明する。血糖値が上昇すると体組織から体液を引き込むので，浸透圧性の利尿が起こり，尿量が増加する（多尿症）。
　■尿量が増加した場合は，定期的に排尿して，膀胱の過拡張を予防する必要があることを説明する。
　■排尿パターンをアセスメントする（〈持続性尿失禁〉を参照）。
　■排尿後の残尿をチェックする。残尿が100 mLを超える場合は，膀胱再条件づけプログラムに間欠的カテーテル導尿法を含める。
　■膀胱再条件づけプログラムを開始する（〈持続性尿失禁〉を参照）。
　R：膀胱が過剰に拡張すると，膀胱感覚がなくなるので尿失禁が起こる。
④無抑制性膀胱収縮
　■排尿パターンをアセスメントする（〈持続性尿失禁〉を参照）。
　■尿意切迫感を伝える方法を確立する（ケアプランに記録する）。
　■排尿の訴えに対して即座に対応する必要性をスタッフに伝える。
　■計画的排尿パターンを確立する。
　　●覚醒中（食後，運動後，入浴後，コーヒーや紅茶を摂取後，就寝前）に，排尿の機会を提供する。
　　●最初は30分ごとに，便尿器，ポータブルトイレ，またはトイレを使用させ，徐々に間隔を延ばして最低2時間ごとにする。
　　●クライエントが失禁した場合は，計画した排尿間隔を短くする。
　　●排尿や失禁前の行動・活動を記録する（〈持続性尿失禁〉を参照）。
　　●可能であれば，クライエントに排尿時間まで「がまんする」よう勧める。
　　●主治医に，薬理学的介入を相談する。
　　●このほかの膀胱再条件づけプログラムに関する情報は，〈持続性尿失禁〉を参照
　R：自己主導型であれ介護者主導型であれ，排

尿自制訓練プログラムの必須項目には，動機づけ，排尿および失禁パターンのアセスメント，1日2,000〜3,000 mLの規則的な水分摂取，2〜4時間間隔で定刻に適所で排尿，継続アセスメントなどが含まれる（Miller, 2004）。

◉健康教育を行う。

①クライエントに尿路感染症の予防法を指導する（〈機能性尿失禁〉を参照）。

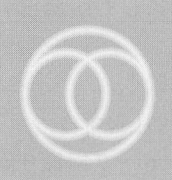

溢流性尿失禁*

Overflow Incontinence

【定義】

溢流性尿失禁：膀胱の過拡張によって不随意な尿漏れが起こる状態。

【診断指標】

■ 必須データ（必ず存在，1つまたはそれ以上），あるいは

- 膀胱の膨満（急性可逆性の病因とは関係ない）
- 頻繁に少量の排尿や尿漏れ（溢流性尿失禁）を伴う膀胱の膨満
- 100 mL以上の残尿
- 排尿後に大量の残尿が観察される，あるいは少量の不随意的な尿漏れの報告
- 夜間頻尿

【関連因子】

■ 病態生理因子

- 括約筋の遮断に関連するもの。以下の因子に続発する。
  ▸狭窄
  ▸尿管瘤
  ▸膀胱頸部拘縮
  ▸前立腺肥大
  ▸会陰部の腫脹
- 輸入路の障害や機能不全に関連するもの。以下の因子に続発する。
  ▸脊髄の損傷，腫瘍，感染
  ▸脳の損傷，腫瘍，感染
  ▸脳血管発作

  ▸脱髄（髄鞘脱落）性疾患
  ▸多発性硬化症
  ▸糖尿病性神経障害
  ▸アルコール性神経障害
  ▸脊髄瘻

■ 治療関連因子

- 膀胱出口の閉塞や輸入路の障害に関連するもの。薬物療法（医原性）に続発する。
  ▸抗ヒスタミン薬
  ▸テオフィリン（筋弛緩薬，血管拡張薬）
  ▸エピネフリン
  ▸イソプロテレノール（交感神経興奮薬，鎮痙薬）
  ▸抗コリン薬

■ 状況因子（個人・環境）

- 膀胱出口の閉塞に関連するもの。宿便（糞便埋伏）に続発する。
- 排尿筋機能不全に関連するもの。次の因子に続発する。
  ▸排尿の脱条件づけ
  ▸ストレスや不快感との関連性

重要概念

①溢流性尿失禁は3つの異なる原因，すなわち膀胱出口の閉塞，排尿筋の機能不全，輸入路の障害によって起こる。

②排尿筋機能不全の特徴は，無抑制性排尿筋収縮圧が尿失禁を起こすほど上昇することである。排尿筋機能不全の原因の1つは排尿反射の脱条件づけであり，これは排尿に関連した不安や不快感が特徴である。もう1つの原因は，中枢神経系疾患である。

*以前の診断名は〈尿閉〉

③輸入路の障害は，単反射弓の感覚神経枝と運動神経枝の両方を損傷した場合に起こる。したがって，膀胱が充満していることをクライエントに伝える感覚も，膀胱を空にする運動性インパルスも起こらない。こうして，クライエントは（自律性）神経因性膀胱障害に陥る。このタイプの神経因性膀胱障害があるクライエントは，膀胱に正常な容量を超える尿が充満したり，咳嗽や緊張，運動によって膀胱内圧が上昇すると，尿漏れが起こりやすい。

焦点アセスメント基準

〈排尿障害〉を参照

NOC
〈機能性尿失禁〉を参照

目標 ▶

クライエントは，自分が満足できる乾燥状態に到達する。

指標 ▶

- 必要であれば，クレーデ法やバルサルバ法を用いて排尿し，残尿が 50 mL 以下になる。
- 随意に排尿する。

NIC
〈機能性尿失禁〉も参照。溢流性尿閉ケア，膀胱訓練

【一般的看護介入】

関連因子を参照。
- **治療法の根拠を説明する。**
- **膀胱再訓練や再条件づけプログラムを作成する**（〈持続性尿失禁〉を参照）。
- **膀胱を空にする方法を指導する。**
①クライエントを座位にする。
  ■腹圧のかけ方とバルサルバ法を指導する。クライエントに次のように指示する。
   - 上半身を両大腿部の上に前屈する。
   - 可能であれば，腹筋を収縮させて腹圧をかける（いきむ）か「気張る」。腹圧をかけている間，呼吸を止める（バルサルバ法）。
   - 尿の流出が止まるまで腹圧をかけ続けるか，呼吸を止めたままにする。1分間休止し，再び腹圧をかけ，できるだけ長時間続ける。
   - 尿の排出がなくなるまで続ける。
  R：バルサルバ法によって腹筋が収縮する。これは，手で膀胱を圧迫する方法である。
  ■クレーデ法を指導する。クライエントに次のように指示する。
   - 両手を開き（または握り拳にして），臍部の真下に置く。
   - 片手をもう一方の手の上に置く。
   - 骨盤弓に向けて，下方に強く圧迫する。
   - 尿の排出がなくなるまで，6〜7回繰り返す。
   - 数分間待って，完全に空になるまで繰り返し行う。
  R：クライエントの多くは，クレーデ法が膀胱を空にするのに役立つ。しかし，この操作は排尿筋が慢性的に萎縮している場合には適切でない。このような場合に膀胱を圧迫すると，膀胱から尿を尿道だけでなく，尿管へも押し戻すことがある。尿が腎盂へ逆流すると，腎臓に感染を起こすことがある。
②使用した排尿誘導法を，水分出納表に記入する。
③誘導による排尿後の残尿を測定する。残尿が 100 mL を超える場合は，間欠的導尿プログラムを計画する（〈持続性尿失禁〉を参照）。
  R：清潔操作による間欠的自己導尿法（CISC）は，過剰な膨満を予防し，排尿筋の緊張度を維持し，膀胱を完全に空にするのに役立つ。CISC は，基本的にはクレーデ操作やタッピング後の残尿測定に用いられる。残尿が減少するにつれて，導尿の回数も次第に少なくなる。CISC は，クライエントによっては排尿反射の再条件づけにもなる。

- **健康教育を行う。**
①膀胱再条件づけプログラムを指導する（〈持続性尿失禁〉を参照）。
②間欠的導尿法を指導する（〈持続性尿失禁〉を参照）。
③尿路感染症の予防法を指導する（〈持続性尿失禁〉を参照）。
  R：膀胱を空にする方法が成功しない場合は，別の方法で失禁を管理する必要がある。

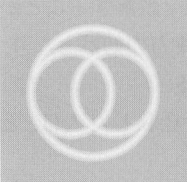

対他者暴力リスク状態

Risk for Other-Directed Violence

【定義】

対他者暴力リスク状態：他者や環境に向かって攻撃的になっている状態，またはその危険性がある状態．

【危険因子】

■ 必須データ（必ず存在）
危険因子の存在（「関連因子」を参照）

【関連因子】

■ 病態生理因子
- 攻撃行動の前歴と脅威としての周囲の知覚に関連するもの．下記の因子に続発する．
- 攻撃行動の前歴と被害妄想の病歴に関連するもの．下記の因子に続発する．
- 攻撃行動の前歴と躁病性の興奮の病歴に関連するもの．下記の因子に続発する．
- 攻撃行動の前歴と感情を言語化できない病歴に関連するもの．下記の因子に続発する．
- 攻撃行動の前歴と過剰な精神的負担の病歴に関連するもの．以下の因子に続発する．
  - ▶側頭葉てんかん
  - ▶頭部損傷
  - ▶進行性中枢神経系障害（脳腫瘍）
  - ▶ホルモンのバランス異常
  - ▶ウイルス性脳症
  - ▶精神発達遅滞
  - ▶微細脳機能障害
- アルコールまたは薬物の中毒反応に関連するもの
- 器質性脳症候群に関連するもの

■ 治療関連因子
- 薬物の中毒反応

■ 状況因子（個人・環境）
- 攻撃行動を実際に行った前歴に関連するもの
- 短期間にストレス因子が増したことに関連するもの
- 急激な興奮に関連するもの
- 猜疑心に関連するもの
- 被害妄想に関連するもの
- 身体的暴力の言葉による脅しに関連するもの
- 欲求不満耐性が低いことに関連するもの
- 刺激をうまくコントロールできないことに関連するもの
- 未知のものに対する恐怖に関連するもの
- 悲劇的な出来事に対する反応に関連するもの
- 発達段階を通じた機能不全家族の反応に関連するもの
- コミュニケーションパターンの機能不全に関連するもの
- 薬物またはアルコールの乱用に関連するもの

著者の注釈

〈対他者暴力リスク状態〉の診断は，攻撃的になっている人，または特定の因子（例．アルコールまたは薬物の中毒反応，幻覚または妄想，脳障害）のために他者を攻撃する危険性が高いことを示している．この場合，看護の焦点は，暴力症状の出現を減らすことであり，本人と他者を保護することである．

看護師は，不安や自己尊重の低下などの潜在的問題に取り組む場合，この診断を用いてはならない．むしろ，暴力の原因（配偶者，子ども，高齢者）にも焦点を当てるために，〈不安〉または〈非効果的コーピング〉の診断を参照すべきである．家庭内暴力が明らかな場合，または疑われる場合は，〈家族コーピング無力化〉の診断を検討する．自殺の危険性のある人には，〈自殺リスク状態〉の診断が妥当である．

診断表現上の誤り

⦿ 妻による虐待の報告に関連した〈対他者暴力リスク状態〉

「配偶者による虐待の報告」は，〈暴力リスク状態〉ではなく，家族機能障害を表している．配偶者の虐

待は，個人および家族療法を必要としている複雑な状態である。加害者と被害者のためには，〈家族コーピング無力化〉と〈非効果的コーピング〉の看護診断のほうが臨床的に有用である。

◉ **スタッフによる興奮状態の不十分な管理に関連した〈対他者暴力リスク状態〉**

この診断表現は，法的に問題があり，建設的な方法を提示していない。興奮しているクライエントに対するスタッフの管理が不適切な場合，看護師はこれをクライエントの問題としてではなく，スタッフの管理の問題として対処しなければならない。スタッフが知識不足のためにクライエントの興奮を高めている場合には，看護師はその看護計画にすべきこととすべきでないことを簡潔に示さなければならない。さらに，スタッフに対しては，暴力行為の前兆と興奮の軽減方法を認識するための教育プログラムを実施すべきである。このようなクライエントに関して，看護師は，「精神機能の障害と被害妄想に関連した〈対他者暴力リスク状態〉」と診断を書き直す。

重要概念

■■ 一般的留意点

① 暴力を振るう人の主要な問題は無力感である。暴力的な行動は，受動性と無力感に対する1つの防衛である。
② 攻撃的な行動は不安に対する防衛の1つである。この対処機制は，個人の力とコントロールの感覚を増すことで不安を軽減する（怒りについてさらに検討する必要がある場合は，〈不安〉の「重要概念」を参照）。「怒りの行動化」を促す介入は，攻撃性を強化することで回避されることになる。
③ 暴力には通常，先行する予測可能な関連事項がある（例．1つのストレス因子あるいは一連のストレス因子）。
④ 脳の機能障害が暴力行動の主要因子，あるいは寄与因子である場合でも，社会的変数と環境変数を評価しなくてはならない。器質障害はストレスの処理能力を妨げることがある。鉛や殺虫剤などの有毒化学物質の曝露や摂取が人の正常な行動を変えることがある。脳機能障害による暴力行動の例には，噛みつく，引っかく，痙攣，気分が変わりやすいなどがある。
⑤ 恐怖と不安は，環境に対する知覚をゆがめる。疑い深く，妄想のある人は，刺激を誤解することが多い。アルコールや薬物も判断力の妨げとなり，行動の内的抑制が効かなくなる。
⑥ 子どものころに情緒的分離を経験した人は，とりわけ自尊感情への攻撃に弱い。
⑦ 誰に対して怒っているのかが明らかでも，その人が実際の攻撃対象ではないことがある。依存している相手に対して怒りをあらわにできないことはよくある。
⑧ スタッフは，暴力をふるうクライエントに対して怖がったり過剰反応を起こしがちである。薬物を増やす，隔離する，またはそのクライエントを避ける，あるいはかかわらないで対処しようとし，制裁につながりやすい。その状況をより効果的に管理するには，スタッフは暴力を振るう人に対する自分自身の反応を明らかにしなければならない。また，スタッフは暴力を振るう可能性があるという直感を信じるべきである（Farrellほか，1998）。
⑨ 隔離に対するクライエントの認識の研究によると，恐怖，侮辱，孤独，羞恥心によって生じる無力感が最悪の感情であると思われていた（Norrisほか，1992）。
⑩ ののしる，噛みつく，蹴る，唾をかける，つかむ，といった長期ケアにおける身体的な攻撃は，生活上のコントロールの喪失に対する反応である場合がある。クライエントが自由や選択を重視するほど，力ずくで反応するようになる。

■■ 小児への留意点

① 1994年，米国では24,547人が暴力の犠牲になっており，その2/3以上は25歳未満であった。1985～1994年で，15～19歳男子の殺人発生率は，166％増加した（Dowd, 1998）。
② 1985～1994年，15～24歳の銃による殺人発生率は，67％から87％に上がった（Dowd, 1998）。
③ アフリカ系アメリカ人とヒスパニック系の15～24歳の男性では，殺人が主要な死亡原因である（Dowd, 1998）。
④ 子どもの暴力的な動きは，特に6か月未満の子どもの場合，表面的な頭部損傷の徴候がなくても，頭蓋内の致命的な損傷で起きていることがある（Wong, 2003）。
⑤ 米国の殺人による死亡率は，先進国25か国の中

で，0〜4歳で4.3倍，5〜14歳で5.8倍である(Hennes, 1998)。
⑥生活共同体で暴力に曝された子どもたちは，そうでない子どもたちよりも，抑うつ，不安，恐怖，攻撃的な行為の表出を多く経験している(Veenema, 2001)
⑦2001年，米国では903,000人の子どもが児童虐待を受けていたか，その危険性が高い状態にあった。子どもの身体的な虐待は，理性的でない体罰や，泣くから乳児をたたくなど，正当化できない乱暴に起因する(Varcarolis, 2006)。

焦点アセスメント基準

(〈非効果的コーピング〉，〈家族コーピング妥協化〉，〈思考過程障害〉，〈不安〉の焦点アセスメント基準も参照)

■ 主観的データ
◎危険因子をアセスメントする。
①内科的既往
- ホルモンのバランス異常
- 頭部外傷
- 脳疾患
- 薬物乱用(アンフェタミン，PCP，マリファナ，アルコール)

②精神科的既往
- 入院歴がある。
- 外来治療

③クライエントか家族，あるいは両者の情緒的問題の前歴
- 精神発達遅滞
- 親の虐待
- 動物に対する虐待
- 放火癖

④相互作用のパターン(変化を注意する)
- 家族
- 同僚
- 友人
- 他人

⑤コーピングパターン(過去と現在)
⑥現在の環境におけるストレス源
⑦職歴または学校での経歴
- ストレス下でどのように機能しているか。
- 教育水準
- 学習障害
- 学校でのけんか
- 安定した就業
- 頻繁な転職
- 失業の期間

⑧法的な経歴
- 暴力犯罪者としての逮捕と有罪判決
- 暴力的行為に対する少年犯罪

⑨暴力行為の前歴
- 最近の暴力の回数や頻度をアセスメントする。
  ▶「あなたが今までに行った最も暴力的なことは何ですか」
  ▶「あなたが誰かを殴るようになったのはいつですか」
  ▶「どんな状況で誰かを叩いたり物を壊したりしたのですか」
  ▶「前回の暴力行為はいつでしたか」
  ▶「このような暴力行為の頻度は」
  ▶「このような暴力の際に，薬物やアルコールを使用していましたか」

⑩暴力についての現在の考え
- 被害者と凶器を使うの可能性を明らかにする。
  ▶「事件の後あなたはどう感じていますか」
  ▶「誰かに危害を加えることを現在考えていますか」
  ▶「あなたが危害を加えようと考えている特定人物がいますか」(被害者および被害者と接触している人を確認する)
  ▶「どのようにやり遂げるか，特別な計画をもっていますか」(計画，武器の種類，凶器の利用可能性を明確にする)

⑪思考内容
- 無力感
- 猜疑心または敵意
- 知覚された意図(例．ちょっとぶつかったことに対して「彼は私を突きとばした」)
- コントロール喪失の恐れ
- 被害妄想
- 見当識障害

⑫小児-青年期
- 葛藤処理-衝動コントロール
  ▶葛藤に対して子どもがどう反応するか。
  ▶殴りあったことがあるか。
  ▶いじめの被害者になったことがあるか。
- 人間関係

▶突きとばす，叩く，脅迫する，傷つける，性的関係を強要するといった経験があるか。
● 安全
  ▶安全だと思いますか。
  ▶知っている人で誰か怖い人はいますか。
  ▶この状況について大人に話したことがあるか。
  ▶虐待が疑わしい場合は〈家族コーピング妥協化〉を参照

■■ 客観的データ
⦿ 危険因子をアセスメントする。
①ボディランゲージ
  ● 姿勢（リラックスした，硬い）
  ● 手（リラックスした，硬い，握りしめた）
  ● 表情（平穏な，イライラした，緊張した）
②運動性の活動
  ● 正常範囲内
  ● 歩きまわる
  ● 動けない
  ● 動揺
  ● 増大
③感情
  ● 正常範囲内
  ● 平坦な
  ● 不安定な
  ● 不適切な
  ● 抑制的な

このほかの「焦点アセスメント基準」の情報は，http://thepoint.lww.com を参照

NOC
虐待の終止，虐待行動の自制，攻撃性の自己コントロール，衝動的行動の自己コントロール

目標 ▶
クライエントは，暴力的反応をあまりしなくなる。
指標 ▶
● 他者からの援助による行動のコントロールを示す。
● 原因と可能な予防方法を述べる。
● 介入が必要な理由を説明する。

NIC
虐待防護支援，怒りコントロール援助，環境管理：暴力予防，衝動コントロール訓練，危機介入，隔離，身体拘束

【一般的看護介入】

〈対他者暴力リスク状態〉の診断に対する看護介入は，関連因子に関係なく，暴力行為の可能性のあるどんな人にも適用となる。

⦿ クライエントの信頼感を高めるような相互作用をする。
① クライエントの感情を認める（例．「大変でしたね」など）。
  ■ 誠実さと共感を示す。
  ■ 看護師は，行動をコントロールできるように，また破壊的な行動をしないように援助することをクライエントに話す。
  ■ 直接的で率直な態度を示す（「あなたが怒っているのがわかります」）。
  ■ 一貫したゆるぎない態度を保つ。
② 他者への危険性がある場合，制限を加える。制限設定に関する介入については〈不安〉を参照
③ 選択肢と機会を与える。場合によっては，暴力によるけんかを避けるために要求を認める必要がある。
④「行動化」の代わりに，怒りと敵意を言語的に表現するように促す。
⑤ 攻撃性を発散させる活動として，散歩や運動を勧める。
⑥ クライエントのパーソナルスペースを維持する。
  ■ クライエントに触れない。
  ■ 個人またはスタッフが身体的な束縛を感じないようにする。
⑦ あなた自身の感じていることと反応を意識する。
  ■ 個人的に言語的な虐待をしない。
  ■ あなたが混乱状態にある場合，可能ならば他者の手にその状況を委ねることによって，平静を保つ。
  ■ 険悪な状況の場合，ほかのスタッフとあなたの感じていることについて話し合う。
⑧ 怒りがつのっている合図を観察する。
  ■ しびれ，嘔気，めまいの報告
  ■ 息詰まる感じ，寒け，ちくちく痛む感じ
  ■ 筋緊張の高まり，にぎりしめた拳，こわばったあご，眉を寄せしかめる。
  ■ 一文字に結んだ口
  ■ 顔が赤くなるか蒼くなる。
  ■ 鳥肌

- ■ぴくぴくひきつる
- ■発汗

R：暴力に至るパターンがある。そのパターンを発見し，変化させることで，暴力を排除できる。

R：スタッフの活動が暴力行為の管理に逆効果になる場合がある。「私はいつも平静で，リラックスしていなければならない」，「たとえどんな不安があっても，私は最良のアプローチを考え，決定できる」というような認識と態度を変えることによって，しばしば攻撃性が高まるのを防ぐことができる（Davies, 1989）。

R：クライエントは敵意のある脅しを言葉で表現し，防衛的な態勢をとるが，ほとんどはコントロールを失うことを恐れ，自分のコントロールを維持することを助けてほしいと思っている（Alvarey, 1998）。

R：制限を設けることで，規則やガイドライン，受容できる行動の基準が明確になり，規則に違反した場合の帰結を認めさせることができる（Alvarey, 1998）。

R：身体的活動により筋緊張を和らげることができる（Alvarey, 1998）。

◉ ハイリスクのクライエントに対する直接的なマネジメントを開始する。

① 急激な興奮状態のクライエントには，自己コントロール状態にあるクライエントの5倍の広さの空間を与える。信頼関係が成立していない限りクライエントに触れない。

② 当事者またはスタッフが身体的束縛を感じなくてすむようにする。

③ クライエントの感情を認めることによって，共感を伝える。看護師がクライエントのコントロールを奪おうとしているのではないことをわからせる。うまく自己コントロールできたことをクライエントに思い出させる。

④ 暴力行為のあるクライエントには1人で近づかない。クライエントにコントロールを奪おうとしているのではないと言って安心させるためには，たいてい3～4人のスタッフメンバーの存在が必要である。きっぱりとした態度を示す。問い詰めたり，おだてたりしない。

⑤ 別の方法を提案してクライエントにコントロールさせる（例. 歩行や会話）。

⑥ 感情ではなく行動に制限を設ける。簡潔で容易に理解できる表現を用いる。

⑦ アイコンタクトをとる。しかし，じっと注視してはならない。敵対的でない角度に立つ（斜め45度）。この角度は人がそばに立つ場合や座る場合に開放的な姿勢をとれるものである。

⑧ 守れない約束をしてはいけない。

⑨ 「いつも」や「決して」などの言葉を使用しないようにする。

⑩ 急激に暴力が起こった場合，すぐさま調整行動を起こすことが基本である。

⑪ 看護師の不安や恐れを悟られないよう，自信のある態度で落ちついてクライエントに近づく。

⑫ クライエントの無力感を増大させるので，できれば，力ずくで筋肉内注射を実施しないようにする。あきらかに他者または本人に危険が及ぶ場合にのみ使用する。

⑬ クライエントが凶器を持っている場合，それを無理に奪おうとしない。凶器を下に置くよう指示する。看護師自身に身体的危害が及ぶ危険性がない限り，クライエントを平静にさせるよう試みる。

R：4, 5人のスタッフがいることで，コントロールを奪おうとしているのではないことをクライエントに保証する。

R：暴力的行為はせわしない状況でまとまりがなく，スタッフの「要求した」活動をさせた場合に生じる傾向がある（Farrell ほか, 1998）。

R：クライエントが激しい脅しを言葉にし，防衛姿勢を示したとしても，ほとんどがコントロールを失うことを恐れ，自己コントロールを保てるよう援助を求めている（Alvarey, 1998）。

R：同じ目の高さにする（例. 両者が座っているか立っていると脅しの感情は起こらない）（Alvarey, 1998）。最も攻撃性の少ない姿勢は，相手に面と向き合うよりも45度の角度を保つことである（Davies, 1989）。

◉ 興奮を抑えるため環境を整える（Farrell ほか, 1998）。

① 騒音レベルを下げる。
② 短くて，簡潔な説明をする。
③ 一時期に一緒にいる人数を調整する。
④ 個室または2人部屋を提供する。
⑤ 個人的な所有物を入手することを許可する。

⑥暗闇は見当識障害を増強し，猜疑心を高めることに注意する。
⑦欲求不満の起こる状況を少なくする。
⑧クライエントが受け入れられるなら，音楽を流す。
　R：クライエントは興奮し，あるいは精神的に傷ついた状態にある。周囲の刺激が必要以上にその状態を増進させ，「境界を越え」させてしまう。

●**クライエントが行動のコントロールを維持できるよう援助をする**（Bauerほか，1994）。
①クライエントが自分の行動をコントロールできるという期待をもち，その期待の強化につなげる。どの行動が不適切なのか，またそれはなぜなのかを説明する。
②選択肢を3つ与える。2つが選択肢で，3つ目は暴力をふるった結果とする。
③選択をする時間を与える。
④抑制を示せたときには，肯定的なフィードバックを与える。
⑤必要であれば，因果関係を強化する。
⑥本人ができない場合には，スタッフがコントロールすることを伝えて安心させる〔「私はあなたのことを気にかけていて，（たくさんのスタッフや薬などで），あなたが衝動的に何かをすることから守ります」〕。
⑦クライエントが，自分または他者へ危害を加えようとしている場合，毅然とした，明確な制限を設定する（「その椅子を下に置きなさい」）。
⑧冷静な声で敬意をこめて本人の名前を呼ぶ。
⑨脅かさない。方針でも規則でも，スーパーバイザーでもなく，自分自身に言いきかせる。
⑩適切な怒りの言語的表現を認め，肯定的なフィードバックをする。
⑪言葉による虐待には制限をする。個人的な侮辱はしてはいけない。虐待の標的になっている人（クライエントやスタッフ）をサポートする。
⑫言葉による虐待をする人に注意はしてはいけない。何をしているのか，それはなぜかを聞く。
⑬必要に応じて，次のような外的なコントロールで援助する。
　■15〜30分ごとに観察を続ける。
　■凶器としてクライエントが使えるような物（例．ガラス類，鋭利な物）を取り除く。
　■病棟外での措置に耐えるクライエントの能力をアセスメントする。
　■急に興奮した場合には，熱いコーヒーのような物に用心する。
　R：危機管理の技法は攻撃性がエスカレートするのを予防し，自己コントロールできるように，クライエントを援助することである。安全で最も拘束性の低い効果的な方法が用いられなければならない（Alvarey，1998）。
　R：看護師とクライエントが協働して，攻撃を解決する方法や攻撃の代わりとなるものを見つけ出す。

●**予測できない暴力行為に対する計画を立てる。**
①攻撃性が高まっている徴候を観察する（Alvarey，1998）。
　■言語：むっつり黙り込む，どなって何度も要求を言う，筋の通らない反応，依頼に対し拒否反応，下品な言葉，あからさまな敵意，皮肉，疑念，脅す。
　■非言語的なもの，顔の表情：きっと口をむすぶ，にらみつける，歯をくいしばる，瞳孔が開く，口唇をかむ，頸動脈の怒張
　■非言語的なもの，ボディランゲージ：手をひねる，凍りついたまなざし，物に対する攻撃（ドアをバタンと閉める），対決姿勢，こぶしを握りしめる，握りしめない，叩く，蹴とばす，歩きまわる。
②暴力行為が現実化する前にスタッフがかかわれるか確かめる（身体的な抑制が必要なときに1人で援助しようとしてはいけない）。
③暴力が起きた場合，暴力行動に介入するために取締係を決めておく。
④自分を守る術を確保する（出ていけるようドアのそばにいる，顔を守るための枕）。
　R：危機管理の技法は攻撃性がエスカレートするのを予防し，自己コントロールできるように，クライエントを援助することである。安全で最も拘束性の低い効果的な方法が用いられなければならない（Alvarey，1998）。

●**必要があれば，隔離または拘束をする。**
①環境が攻撃行動の誘因になる場合，必要最小限のコントロールによって，その状況から本人を引き離す（例．ほかの人にその場から離れてもらう，本人を静かな部屋に連れて行く）。
②看護師は，その人の自己コントロールを援助しよ

うとしていることを伝える。
③外的コントロールを開始する前に，何をしようとしているのかを繰り返し本人に伝える。
④拘束や隔離*を通して自己や他者に傷害を加えないように保護する。
⑤隔離するときは，施設の方針によって特定のガイドラインが決められる。次のような項目が一般的である。
- 少なくとも15分ごとにクライエントを観察する。
- 危険な物を取り除くために，隔離する前にクライエントを調べる。
- 安全が維持されることを確認するために隔離室を調べる。
- 定期的に飲み物や食物を与える（壊れない容器で）。
- クライエントの隔離を行うときには，十分な数のスタッフをそろえる。
- どうしようとしているのかを簡潔に説明し（「あなたが行動をうまくコントロールできるまで，1人で部屋にいることになります」），クライエントに協力する機会を与える。
- 排泄行為と個人衛生に対する援助をする〔隔離していない場合のクライエントの能力を評価する。尿器またはコモード（椅子便器）の使用が必要となる場合もある〕。
- クライエントを隔離室から連れ出す場合には，誰かがずっと付き添う必要がある。
- 隔離中，言葉によるやりとりをする（クライエントのコントロールの程度をアセスメントするために必要な情報になる）。
- クライエントが隔離室から出ることを許されたときは，スタッフはクライエントが付加的な刺激を処理できるかどうかを判定するために，持続的に付き添う必要がある。

⑥拘束を用いる場合には，施設の方針によって行う。次の項目が一般的である。
- 4か所または2か所の拘束をされている人は，保護のために隔離または1対1の看護ケアが必要である。次の隔離のガイドラインを適応する。
  ▶ 拘束は1時間ごとに緩める必要がある（1回に腕または脚を片方ずつ）。
  ▶ 腰部の拘束は，飲食や喫煙ができるように，また転落から身を守れるように十分腕が動かせる程度にする。
  ▶ 拘束には柔らかいパッドを当てる必要がある。
  ▶ 拘束は，ベッド柵にではなく，ベッド枠に取り付ける。

⑦隔離の理由を明確に説明して，隔離終了後にクライエントの反応を話し合う。
R：隔離と拘束は，クライエントが深刻な攻撃性を持続して示している人に対する選択肢である。クライエントの安全性が常時守られなければならない。最小限の拘束を用いて，自己コントロールを取り戻す最良の機会をクライエントに与える（Farrellほか，1998）。

⦿ **入院クライエントの病棟における暴力事件の後，グループ討議を行う。**
①事件を目撃した人全員を討議に参加させる（クライエント，スタッフ）。
②可能ならば，暴力行為を起こした本人を討議に参加させる。
③何が起こり，どんななりゆきで，周囲の感情はどうだったかを話し合う。
R：暴力行為が起こった後で，その出来事，結果，感情についての話し合いをグループですることは，不安感を減らし，暴力の理解を深めることになる。

⦿ **危機が去り学習が可能になったとき，ほかのコーピング方法を習得できるようクライエントを援助する。**
①何によってコントロールできなくなったのかを調査する（「彼女を叩きたいと思い始める前に，何が起こっていましたか」）。
②怒りに伴う身体的徴候を思い出すよう援助する。
③一連の出来事の中で，どこで変更が可能であったかを評価するよう援助する。
- コミュニケーション技能を訓練するためにロールプレイを用いる。
- コントロールの問題がどのようにコミュニケーションを妨害しているかを話し合う。
- 否定的な思考パターンが自尊感情の低下に関係していることを認識できるよう援助する。
④重要他者や権限のある人と折衝する技能を訓練

---
*プライマリケア医の指示が必要な場合がある。

するよう援助する。
⑤レクリエーション活動を増やすよう励ます。
⑥孤独感を緩和させ，コミュニケーション技能を向上させるために集団療法を用いる。
- ■アサーティブトレーニング(自己主張訓練)のために指導または紹介をする。
- ■折衝技能を身につけられるよう指導または専門施設の紹介をする。
- R：暴力行為が起こった後で，その出来事，結果，感情についての話し合いをグループですることは，不安感を減らし，暴力の理解を深めることになる。

小児への看護介入

①親と子どものしつけ方について話し合う。子どもの虐待についてさらに情報が必要な場合，〈家族コーピング妥協化〉を参照。
②家にある銃の危険性について話し合う。銃の保管や安全装置について考える(例.鍵のかかる箱，引き金のロック)。
③暴力的なメディアのさまざまな原因について考える(例.テレビ，ビデオゲーム，音楽，映画)。
④暴力的なメディアの悪影響を防ぐ方法を説明する(Willisほか，1998)。
- ■子どもと一緒にテレビやビデオを見る。
- ■できれば，暴力表現のある番組を避ける。
- ■暴力的行為が罰せられている場面が出てきたら，それに合わせて工夫して説明する。
- ■暴力に代わる別のものを探す(例.「発砲する以外に何ができたか」)。
- ■番組を選ぶ場合，以下の点をよく考える。
  - ●善人が暴力を振るっているか
  - ●暴力が正当化されているか
  - ●暴力は否定的な結果につながっているか
- ■テレビ番組と映画を選ぶときには子どもの年齢をよく考える。
- ■脅えさせないようなやり方で年齢相応の暴力(例.叩く，いじめ，物を投げる，デートでのレイプ)について話し合うよう子どもと仲間を促す。
- ■葛藤と衝動のコントロールに焦点を当てた番組を探すために，学校職員に相談する。
- ■リスクの高い状況のロールプレイ
  - ●友人の家で銃を見つけた。
  - ●いじめられている被害者
  - ●性的な誘いを断る。
- R：暴力は学習された行動である。学習されたのであれば，社会行動はそれに代わる選択肢として教えることもできる(Daviesほか，1998)。
- R：両親は適切な問題解決方法のモデルになる。
- R：暴力的行動の現実的な視点と関連させた話し合いは，有意味である(Daviesほか，1998)。
- R：衝動コントロールと肯定的なコーピング技能をもつ子どもは，上手な対人関係の技能，効果的な問題解決能力，強い自律心，目的と将来をわきまえる力をもっている(Edariほか，1998)。
- R：カウンセリングとサポートを提供するような環境(家族，学校，コミュニティ)は子どもへの期待が高く，子どもに話し合いに参加する機会を提供するので，暴力に対する子どものたくましさと強靭さを強めている(Edariほか，1998)。

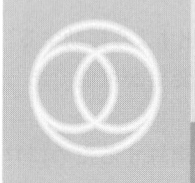

徘徊
Wandering

【定義】

徘徊：認知症の症状のある人が，とりとめもなく，目的なしに，繰り返し動き回ることによって，危険にさらされる状態。

【診断指標】

徘徊は，境界，制限あるいは障害物としばしば一致しない(Dochterman，2005)。

以下のような認知症の症状がある人(Algase，

1999；Ederly ほか，1998）
- 目的もなく長時間移動する。
- 繰り返しぐるぐる巡るように動き回る。
- 度々，速足で歩き回る。
- 危険もしくは許可されていない場所へ環境的制限をこえて，制止にかまわず移動する。
- 場所の失見当，もしくは方向感覚の欠如
- 自分がしようとしていることがわからない。

【関連因子】

■ 病態生理因子
- 脳血管障害，知的発達障害，アルツハイマー型認知症に続発する脳の機能障害と関連するもの*
- 生理的衝動と関連するもの（例．空腹感，口渇，疼痛，排尿，便秘）

■ 状況因子（個人・環境）
- 欲求不満，不安，退屈，抑うつ，あるいは興奮が増すことに関連するもの
- 刺激が過剰であるか，刺激のない環境に関連するもの
- 慣れ親しんだ人たちや場所からの分離に関連するもの

■ 発達因子
- 高齢者
  ▶ 運動および感覚障害や薬の服用に伴って生じる判断力の欠如に関連するもの

著者の注釈

この最近承認された NANDA の診断名は，以前使用されていた〈身体損傷リスク状態〉より有効である。〈身体損傷リスク状態〉は，外傷から身を守る方法に焦点を絞っていた。〈徘徊〉は，できる限り徘徊行動の理由に注意を向けたのに加え，人を外傷から守るための看護介入も示している。

診断表現上の誤り

⊙ 自宅の近所で，自分の"居場所がわからなくなる"出来事の繰り返しに関連した徘徊

ここに表現されている要因は，この診断の関連因子ではない。これらの関連因子は，徘徊の徴候である。徘徊を引き起こす要因が不明な場合，看護師は，「自宅近所で繰り返し居場所がわからなくなる出来事によって明らかなように，不明の原因に関連した〈徘徊〉」のように，診断を表現することができる。

重要概念

① 認知障害のあるナーシングホーム入居者の 39% 近くが，また，地域にいる患者の 79% 近くが徘徊している（Nelson，2004）。
② 徘徊行動は，前頭葉損傷や頭頂葉損傷が原因となって認知障害が起こると考えられている（Maier-Lorentz，2000）。認知症の重症度と持続期間は，徘徊と関連がある（Algase，1999）。
③ なぜ徘徊するのかは，明確には解明されていない。考えられる原因は以下のとおりである（Brown ほか，1999）。
  - 喪失感
  - 何かあるいは誰かを探している。
  - 過剰刺激
  - 不安
  - 退屈
  - 運動の必要性
④ 患者が徘徊することによる否定的な結果には，離院，転倒，その他の損傷に加え死亡さえある（Nelson，2004）。

焦点アセスメント基準

■ 主観的データ
⊙ 関連因子をアセスメントする。
① 情動傾向，コーピングパターン
  〈非効果的コーピング〉を参照
■ 客観的データ
⊙ 診断指標をアセスメントする。
- 行方不明になった回数
- 他人に迷惑をかける。
- 持続的な移動
- 歩き回る。
- 介護者の後をついて回る。
- 多動
- はっきりとした行き先のない移動

そのほかの「焦点アセスメント基準」の情報は，http://thepoint.lww.com を参照

---

*この関連因子は，存在していなければならない。同時に，他の関連要因も存在する可能性がある。

NOC
リスクコントロール，環境管理：安全，サポートグループ，家族の結束

目標 ▶
クライエントは，失踪したり道に迷ったりしなくなる。

指標（個人，家族）▶
- 安全に移動する。
- 徘徊行動を引き起こす要因を特定する。
- 徘徊行動を事前に察知する。

NIC
サーベイランス：安全性，環境管理：安全，委託，リスク確認

【一般的看護介入】

◉ **寄与因子をアセスメントする。**
- 不安
- 混乱
- 欲求不満
- 退屈
- 興奮
- 慣れ親しんだ人たちや場所からの分離
- 判断能力の欠如
- 生理学的衝動（空腹感，口渇，疼痛，排尿，便秘）

◉ **寄与因子をできる限り軽減あるいは取り除く。**

① 不安/興奮
　看護介入については〈不安〉を参照
　R：抑制するよりも，環境を変えたほうが，ストレスや興奮状態を軽減できる（Logsdon ほか，1998）。

② 馴染みのない環境における対処
- クライエントが見慣れた写真を選び，病室のドアに貼る。
- クライエントが道に迷ったら，道順を教えなおす。
- 安全な歩行順路を決めておく。
- 体を動かす活動を勧める（例．床を掃く，落ち葉などをかき集める）。
- 廊下に自然の景色を描く（Cohen-Mansfield, 1998）。
- 出口のドアに大きな張り紙を貼る。
- 出口のドアに，水平な縞模様を付ける。あるいはドアの幅に合わせて布製のパネルをはめ込む。
　R：周辺の環境が，壁画や写真などによってよりよいものになれば，認知症のクライエントが迷惑をかけたり，脱走したりすることが少なくなる（Cohen-Mansfield, 1998）。

③ 生理的衝動に対して
- 尿意を察知し，一定の時間に誘導する。
- 飲食の時間をスケジュールに組み込む。
- 何か痛みがないか評価する。

◉ **安全な環境を整える。**
① ドアと窓に鍵を取り付ける。
② ドアおよび施設の境界線に電子ブザーを取り付ける。
③ 感圧性のアラームを使用する（ドアマット，ベッド用センサー，椅子用センサー）。
④ クライエントが介護者と一緒に，もしくは安全な場所を散歩する機会を定期的に提供する。
　R：ドアの上に，水平に物を配置すると，クライエントの失踪回数が減るという報告がある（Algase, 1999）。
　R：認知障害があるクライエントを保護するためには，外的な統制が必要である。

◉ **クライエントの徘徊行動について他者（隣人，警察，居住地住民，スタッフ，地域の機関など）へ知らせておく。**
① 電子装置の使用を説明する（Altus, 2000）。
② 徘徊しているのを見つけた場合は，施設に知らせるよう具体的に示す。
③ 最近の写真と，身元を確認するための最新情報（年齢，身長，体重，髪の色，服装の種類，本人とわかる特徴）を提供する。
④ 地域のアルツハイマー病協会の安全プログラムに従って，連絡をとる。
　R：施設内外の道が安全であれば，徘徊の必要がなくなる（Logsdon ほか，1998）。

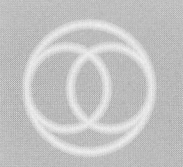

Part 2 家族/家事家政の看護診断
Family/Home Nursing Diagnoses

家族コーピング妥協化

家族コーピング無力化
- ▶ 家庭内虐待によって明らかなように，(特定の状況)に関連した
- ▶ 小児虐待やネグレクトによって明らかなように，(特定の状況)に関連した

家族コーピング無力化ハイリスク状態
- ▶ 高齢者のケアに伴う複数のストレッサーに関連した

家族コーピング促進準備状態

汚染：家族

　汚染リスク状態：家族

家族機能破綻

家族機能障害：アルコール症

家族機能促進準備状態

ペアレンティング促進準備状態

ペアレンティング障害

　親/乳児/子間愛着障害リスク状態

　親役割葛藤
- ▶ 子どもの病気や入院の影響に関連した

非効果的家族治療計画管理

家事家政障害

【概観】

本書(原著12版)におけるこの新しい章は家族と家事家政の看護診断を中心としている。これらの診断は病院や家庭など，どのような状況においても利用することができる。家族に関連した地域ウエルネスと健康維持の診断は，Part 4で述べられている。家族に関連した重要概念は，あらゆるタイプの家族と家事家政の看護診断に関連している。

重要概念

■ 一般的留意点

①各々の家族には，それぞれの特徴がある。
②家族の単位は以下のような性質をもつシステムとしてみなされる。

- ■ メンバー間の相互依存
- ■ メンバーに構造と支援を与える相互作用パターン
- ■ さまざまな透過度をもつ家族と環境の境界や家族メンバー同士の境界

③家族は時間とともに変化する。家族はメンバーのニーズから生じた特定の課題を達成する必要がある。表2-26は，家族の課題を示している。

④各々の家族メンバーは，家族の単位全体に影響を及ぼす。したがって，個人の健康は家族の健康に影響を及ぼす。家族の平衡は家族における役割のバランスと交換に左右される(Clemen-Stoneほか，2002；Duvall，1977)。

⑤ストレスは，それを生じさせた何らかの要求に対する体の反応と定義される。ストレスは，その

表2-26 家族のライフサイクルの段階別の危機的発達課題

家族のライフサイクルの段階	家族の立場	家族の危機的発達課題
1. 夫婦の結婚	妻 夫	・相互に満足のいく結婚を確立する ・妊娠や親になることに適応する ・親戚のネットワークに適応する
2. 子どもの誕生	妻-母親 夫-父親 娘/息子	・乳児の発達を理解し,適応し,促進させる ・親と乳児にとって満足な家庭を築く
3. 就学前の年代	妻-母親 夫-父親 娘-姉妹 息子-兄弟	・刺激を与え,成長を促すような方法で就学前の子どもの重要なニーズと興味を調整する ・親としてプライバシーの不足とエネルギー消耗に対処する
4. 学童	妻-母親 夫-父親 娘-姉妹 息子-兄弟	・学童期の家族のコミュニティに建設的なやり方で適応する ・子どもの学業成績を促進する
5. 10代	妻-母親 夫-父親 娘-姉妹 息子-兄弟	・10代としての自由と責任のバランスをとり,成熟と自主性をもたせる ・成長した親として職業と親役割を終えた後の関心を確立する
6. 巣立ち（青年期）	妻-母親-祖母 夫-父親-祖父 娘-姉妹-伯母 息子-兄弟-伯父	・適切な儀式と援助により,仕事,兵役,大学,結婚などに子どもを解き放す ・支持的な家庭基盤を維持する
7. 壮年期の親	妻-母親-祖母 夫-父親-祖父	・夫婦関係を再構築する ・老年と若い世代との親戚のつながりを維持する
8. 老年期の家族メンバー	寡婦/男やもめ 妻-母親-祖母 夫-父親-祖父	・死別やひとり暮らしに対処する ・家庭生活を終え,加齢に適応する ・退職に適応する

〔Duvall, E.M. (1977). Marriage and Family Development (5th ed.), Philadelphia：J.B.Lippincott, 許可を得て転載〕

人またはその家族が建設的に対処できないとき,危機となる可能性がある。危機とは,その人の通常の問題解決方法が現状の解決に不適切なときに生じる出来事である。

⑥「危機の解決は成長や現存する健康障害への適応の過程になる場合と,あるいは結果的に虐待*や病気,死などの不適応になる場合がある」（Allenderほか,2005,p.558）。

⑦家族は,危機への反応として,危機が生じた以前の機能に戻る,より適切な機能のレベルを開発する（適応）,破壊的な機能を形成する（不適応）。

⑧ストレスの危機に直面した家族の建設的,あるいは機能的なコーピングメカニズムは以下のとおりである（Clemen-Stoneほか,2002）。
- よりいっそう家族メンバーが相互に信頼し合う。
- ユーモアの感覚を維持する。
- 感情や思考の共有を強める。
- 各々のメンバーの個性を助長する。
- 問題の意味を正確に評価する。
- 問題についての知識と資源を求める。
- サポートシステムを利用する。

⑨ストレスの危機に直面した家族の破壊的,あるいは非効果的なコーピングメカニズムは以下の

*著者による追加

とおりである(Smith-DiJulio, 1998；Carson ほか, 2006)。
- 問題を否認する。
- 家族メンバーの1人もしくは複数の人を利用する(脅迫,暴力,無視,身代わり)。
- 別離(入院,施設入所,離婚,遺棄)。
- 権威主義(交渉はない)
- 親密にみえる(愛情不足の)家族,あるいは家族メンバーの偏見

⑩親であることは1つの危機である。以下のような共通の問題がある。
- 配偶者との意見の対立が増える。
- 日課から生じる倦怠感
- 社会生活の崩壊
- 性生活の崩壊
- 多数の喪失：実際の喪失もしくは知覚された喪失(例. 独立,経歴,外見,注目)

⑪危機に陥りやすい傾向がある家族の特徴は以下のとおりである(Fife, 1985；Smith-DiJulio, 1998；Carson ほか, 2006)。
- 無感動(人生のあきらめの状態)
- 貧弱な自己概念
- 低収入
- 金銭管理能力のなさ
- 非現実的な選択(実利主義)
- 技能や教育の不足
- 不安定な職歴
- 頻繁な移転
- 不適切な問題解決の繰り返し
- 適切な役割モデルの欠如
- 宗教もしくは地域活動への参加の不足
- 環境からの隔離(電話がない,不十分な公的交通機関)

⑫徴候を自覚し,援助を求める行動に移るまでには時間的なずれがある。以前に医療システムを利用したという経験,健康や病気の文化的な解釈,経済的な懸念などによって家族の間でもさまざまである。

⑬危機の後に新たな適応のレベルに達した家族の努力の成果は,以下のことによって左右される(Nugent ほか, 1992)。
- 過去のストレスに対する団結力
- サポートグループの中での他者との相互作用
- 家族が危機を克服できるという信念

■ 文化的考察

①米国の主要な文化は,家族に対して2つの目標を尊重する。すなわち,(1)個性を伸ばし,育てることと,(2)健康で自立した子どもに育成することである。夫婦は支え合い,考え方を共有することが求められている。その一方で,配偶者には,人格形成の自由もある。子どもはアイデンティティと人生の方向性を確立するよう勧められる(Giger ほか, 2003)。

②7つの少数民族では,家族は病気中の主な(第一義的な)サポート源とみなされていた(Giger ほか, 2003)。

③ラテン民族の家族の場合,家族のニーズは個人のニーズより重要である。父親は家族の扶養者であり,指揮者であり,意思決定者である(Andrews ほか, 2003)。

④アラブ系アメリカ人にとって家族は支持的なものと考えられている。家族のメンバーが精神科ケアが必要なために病院に送られると,家族の汚点として批判されることがある。アラブ系アメリカ人の家族は批判に対する埋め合わせとして,放任したり干渉したりする(Giger ほか, 2003)。

⑤日系アメリカ人は生まれた世代によって分けられる。第一および第二世代の日系アメリカ人は,家族を生活の最も重要な要素の1つとみなす。父親と男性家族員が最上の位置にいる。問題は家族の中で処理される。個々のメンバーの業績や失敗は家族全体を反映するものである。年老いた親の世話は通常,長男か未婚の子どもに期待される。成人した子どもは,親に物品や金銭,援助をすすんで提供する(Andrews ほか, 2003；Hashizume ほか, 1983)。

⑥ユダヤの大きなコミュニティと核家族はユダヤ文化の中心である。ユダヤ系の家族は密接に結びついており,子ども中心である。戒律によって親に対する態度や地域の中での行動が定められている(Giger ほか, 2003)。

⑦ベトナム人にとって,家族は何百年にもわたるつながりであり,引き継がれてきたものである。直接の家族は両親と未婚の子どもであり,時には夫の両親や,妻や子どものある息子を含むこともある。振る舞いや不品行は家族全体に影響する。家族メンバーは,個人的な望みや野望が家族の調和を乱すものであれば,断念することを期

待される。家族の忠節は"親孝行"で、それは死後でさえも自分たちの両親を敬い、従うことを子どもに強いるものである（Gigerほか、2003）。

家族危機

① 虐待とは、「基本的なケアや養育を提供する者が身体的傷害もしくは精神的苦痛を故意に加えたり、拒絶することである」（Smith-DiJulioほか、1998で引用されたVerwoerdt, 1976）。家族の悪い対処のパターンには多くの形があり、身体的虐待や傷害、性的虐待、精神的虐待、無視（身体的・精神的・教育的）、経済的虐待などである（Smith-DiJulioほか、1998；Cansonほか、2006）。

②「虐待は、他者を身体的、精神的、性的に攻撃したり傷つけたりしようと人が行う不協和で軽侮的で暴力的な行為である」（Willisほか、2004, p.271）。

③ 理由が何であろうと虐待は受け入れがたい反応であり、犯罪的な行為である。虐待された犠牲者がなぜそこにいたのかを訊ねることはしないで、その犯罪的な行為と犠牲者の保護に焦点をあてる。

④ 暴力と虐待は虐待者の選択肢である。

⑤ 家庭内暴力に巻き込まれた人はその後の人生において、高いレベルの抑うつや自殺念慮、自己虐待の傾向があり、人を信じられない、親密な人間関係を築くことができないといった傾向もある（Smith-DiJulioほか、1998；Carsonほか、2006）。

⑥ 5～6歳以降に家庭内虐待を目撃した子どもは、虐待者に親近感を抱き、犠牲者に対して敬意を示さなくなる（Smith-DiJulioほか、1998；Carsonほか、2006）。

⑦ 虐待家族には次のような特徴がある。
- 家族内の個人としての区別が乏しい。
- 自律性が欠如している。
- 他者の影響から隔離されている（社会的孤立）。
- 家族メンバーとの愛情やいたわりの獲得競争が激しい。
- 無力感と絶望感がある。
- 虐待や暴力が緊張を和らげる手段となっている。
- 刺激のコントロールが弱く、フラストレーションに対する耐性が低い。
- 親密さやいたわりが虐待や暴力と混乱している。
- 話す内容が支離滅裂になったり、あいまいになるといったコミュニケーションパターン
- 家族の課題を取り巻く高いレベルの葛藤
- 両親の連携がない。

⑧ 犠牲者の役割は子どもや配偶者の虐待の重要な因子である。その役割は社会的に身につき、絶望感という特徴がある。犠牲者が自分の生活をコントロールできないことを長期にわたって経験したときに絶望感が生じる。

⑨ 罪悪感は犠牲者にみられる共通の反応である。犠牲者はいつもその出来事に責任を感じている。そうすることによって、彼らは無気力感から自らを守っている。

配偶者虐待

①「家庭内暴力は虐待者が力（腕力、権力）を振るって、相手を支配するために用いられる行為である。虐待者が一方的に虐待行為や暴力的な行動をとることを決めている。虐待される側は、虐待者が支配する方法として暴力（虐待）を選んだので、暴力や虐待を止めることができない。虐待される側には加害者が暴力的になる誘因も刺激もない。虐待者にとって、アルコール摂取や薬物乱用は暴力の原因とはならない」（AWARE, 1994, p.1）。

② 社会文化的要因は性差と力のダイナミクス、犯罪的異常者、男性支配の構造的・組織的階層、父権社会、権利社会、家族構成、攻撃的行為、女性に対する固定観念、学習された行動としての暴力の世代間伝達などである虐待と結びついている（Willisほか、2004）。

③ 暴力としての配偶者虐待は全家族の1％で起こっている。米国では家族の50％が何らかの暴力によって崩壊している。救命救急室あるいは一次ケアの場に運ばれてくる女性の約20～35％が暴力を受けた女性である（医療研究・品質調査機構、2002）。1年間に男性100人中3人が親密な関係であるはずの配偶者に深刻な虐待をしている（CDC, 2003）。全殺人行為の15％が配偶者による殺人であり、犠牲者の50％は女性である。夫は妻を殴り殺すことが多いが、女性は普通、銃や刃物によって夫を殺してしまう（Chescheir, 1996；Novelloほか、1992）。

④ バタードワイフ症候群には、次の3つの主要な

```
          ┌──────────┐
          │ 平穏な時期 │
          └────┬─────┘
               ↓
┌────────┐ ┌──────────────┐ ┌────────┐
│ストレス因子│→│緊張増大期, コ │←│ストレス因子│
└────────┘ │ミュニケーショ│ └────────┘
           │ン欠如(重症化)│
           └──────┬───────┘
                  ↓
            ┌──────────┐
            │ 暴力的出来事│
            └─────┬────┘
                  ↓
            ┌──────────┐
            │  危機状況  │
            └─────┬────┘
```

図 2-4　暴力行為の循環

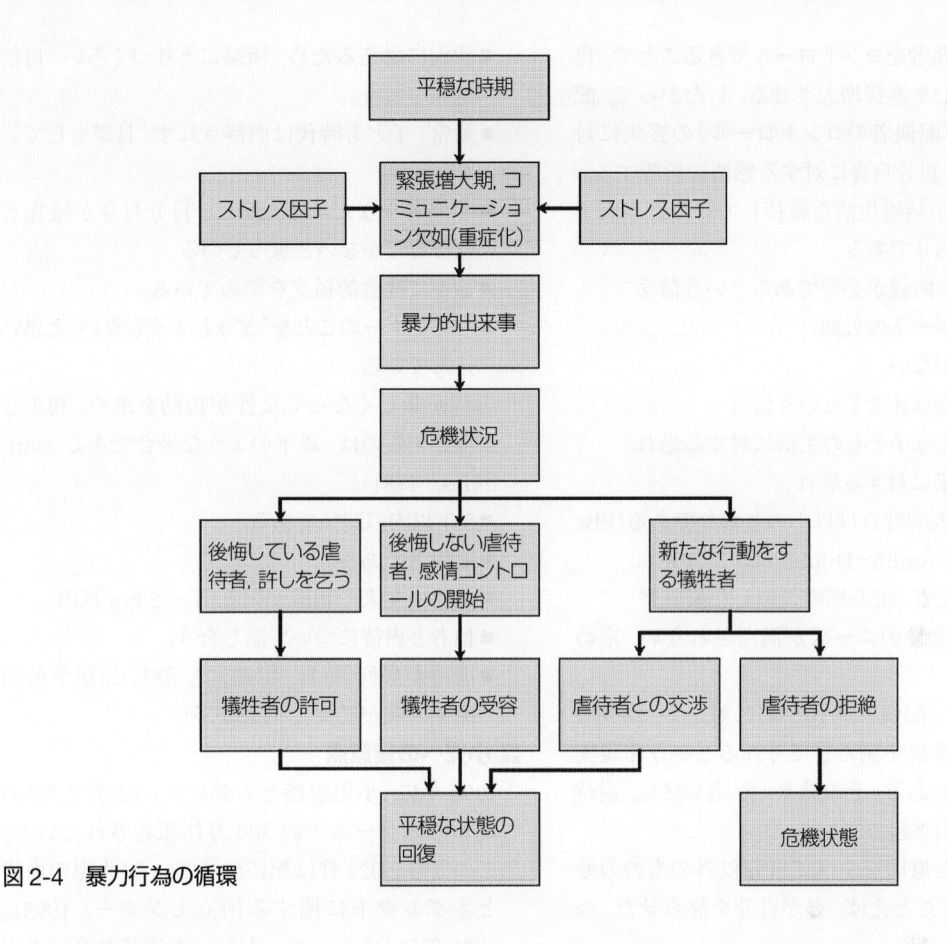

（以下、フローチャート続き）
- 後悔している虐待者, 許しを乞う → 犠牲者の許可 → 平穏な状態の回復
- 後悔しない虐待者, 感情コントロールの開始 → 犠牲者の受容 → 平穏な状態の回復
- 新たな行動をする犠牲者 → 虐待者との交渉 / 虐待者の拒絶 → 危機状態

概念がある。それは，暴力行為の循環（図2-4），絶望感の習得，予期的恐怖である（Blair, 1986）。

⑤絶望感は，虐待を目撃したり，実際に虐待を受けたという子ども時代の体験によるもの，すなわち暴力的関係によるものである（Blair, 1986）。

⑥虐待の犠牲者は，恐怖によって洗脳されている。虐待の犠牲者が相変わらず暴力的関係にある場合，否認や合理化を用いる（Blair, 1986）。

⑦被虐待女性は，医療提供者に出来事を報告しない場合が多いが，その代わりに不適当な説明をして，精神的・身体的状態（胸痛，息づまるような感覚，腹痛，疲労，胃腸障害，骨盤痛）や損傷に対する援助を求める（Greany, 1984）。犠牲者は，次のような理由から報告しようとしない（Blair, 1986）。
- 罪悪感や羞恥心
- 社会的非難に対する恐れ
- 虐待者への恐れ
- 暴力行為を普通であると考えている。
- ほかにとるべき資源の欠如

⑧暴力的出来事
- 時が経つにつれ，徐々に回数が増え，ひどくなっていく。
- 暴力の誘因となる出来事が徐々に必要でなくなる。
- 身体的虐待と同様，言語的虐待も含まれる。
- アルコール摂取により，さらに粗暴になる。

⑨Carlson-Catalano（1998）は研究の中で，被虐待女性のすべてが，夫以外の愛する対象（子どもやペット）を守るためにその場から逃れたと報告し，自分自身の安全や苦しみのためにその場を逃れたと言う女性が1人もいないことを明らかにしている。

⑩緊張が高まりつつある段階で自分自身を防衛しようとする女性は，暴力をうまく阻止できる。一方，暴力されている間に自分自身を防衛しようとする女性は，さらにひどい暴力を持続させることになる。

⑪虐待者は配偶者をコントロールできることで，自律心と自尊心を直接増大させる。したがって，配偶者（および配偶者のコントロール）の喪失に対する恐れは，自分自身に対する感情に影響する。

⑫被虐待女性が結婚生活を維持している寄与因子は以下のとおりである。
- 子どもには両親が必要であるという信念
- 経済的サポートの欠如
- 行く場所がない。
- いずれ虐待は止まるという信念
- 自分のまたは子どもの生活に対する恐れ
- 未知の将来に対する恐れ

⑬虐待者の個人的特性は以下のとおりである（Else ほか，1993；Smith-DiJulio ほか，1998）。
- 愛情や優しさ，安心感の欠如した家族歴
- 愛情や安全性のニーズが満たされない，求められない。
- 他者（通常，配偶者か子ども）に対して，幼少時代から空虚感を満たしてくれるという非現実的な期待がある。その結果，拒絶や怒り，虐待の感情を引き起こす。
- 悪くなった原因をすべて自分以外のもののせいにする。たとえば，妻が自分を怒らせた，など。
- 暴力を否定するか過小評価する。
- 衝動的である。
- 配偶者に極端に依存し，嫉妬する（配偶者は虐待者にとって常に重要な関係である）。
- 配偶者を失うことに対する恐れがある。それが自殺，殺人，抑うつ，怒りの原因となることもある。
- 男性のほうが優れていると信じている。

⑭被虐待女性の個人的特性は以下のとおりである。
- 自己尊重が低く，パートナーの言葉で自己を確認する。
- 変化に対する非現実的な希望を抱いている。
- 自分が刺激したため夫が暴力を振るったと信じ，自分を責める。
- 感情表現を抑える家庭で育った（怒り，抱擁など）。
- 型にはまった女性の性的役割を受け入れている。
- 拘束的，閉鎖的な家族から逃れるため何度も結婚する。
- 状況に耐えるため，極端にとりつくろい，自信過剰を装う。
- 通常，子ども時代は虐待されず，目撃もしていない。
- 配偶者をなだめるために，自分自身が犠牲者になるしかないと思っている。
- 徐々に社会的孤立を深めている。
- パートナーのことを"どうしようもない"と思い込んでいる。

⑮虐待が激しくなって女性が援助を求め，利用しようとするのは，以下のような場合である（Sammons, 1981）。
- 5年以内の関係である。
- 雇用者である。
- 近所に友人や親戚がいる（3〜5km以内）。
- 他者と虐待について話し合う。
- 虐待が頻回（毎日，毎週）で，激しく（医学的治療や入院が必要），回数が多い。

■ 小児への留意点

①1994年に，小児虐待とネグレクト（養育放棄）の疑わしいケースが約300万件報告されている。このうち2,022件は死に至っている（小児の虐待とネグレクトに関する国立センター，1995）。1986年にWestat, Inc.が行った連邦基金による調査では，性的虐待を受けた子どもの40%，致命的もしくは重大な身体的虐待を受けた子どもの30%，中等度の身体的虐待児の50%，ネグレクトの事例の70%が報告されていなかったことがわかった。同時に，同じように重大な問題は，子どもに対する不適切な対応の相当数が見逃されていることである（Besharov, 1990）。

②子どもの虐待とネグレクトが報告されたケースと推定される件数のくいちがいは，虐待あるいは無視を定義する法律，専門家が徴候を見落としていたこと，法に対する無知，裁判ざたになることへの恐れ，子どもの保護サービスに対する忠誠さの欠如などによる不一致からきている。専門家によって認められているケースのわずか1/3しか報告されていない（Wissow, 1994）。

③看護師は救急室や学校，医師の診察室で，あるいは個人的に被虐待児と接触することがある（Kauffman ほか，1986）。

④ネグレクトは，子どもの生活に基本的に必要不可欠なものを与えることを，経済的にも手段的

にも可能であるにもかかわらず，親あるいは養育者が実行していない状況と定義されている(Cowen, 1999, p.401)。基本的に必要不可欠なものとは住居，栄養，ヘルスケア，管理，教育，愛情，擁護である(Cowen, 1999)。
⑤ネグレクト傾向のある家族の家族内相互関係は，無秩序で葛藤が処理されにくく，結束力が低く，言葉での表現が少なく，温かさや共感的関係が少ない(Cowen, 1999, p.409)。
⑥ある研究によると，ネグレクトされた子どもの85％の親が無関心な親，忍耐力のない親，過剰不安な親である(Browne, 1989)。
⑦小児虐待は，家族危機または家族機能不全の徴候である。危機には病気や経済的困難，家族構成の変化(新しいメンバーの参加，家族メンバーの喪失，転居)が考えられる(Cowen, 1999：Kauffmanほか, 1986)。
⑧未熟児の場合など親子の分離は，子どもと母親の接触や哺乳行動を減らすことになる。虐待を受けている子どもには，未熟児または出生時に疾患があった子どもが多い(Kauffmanほか, 1986)。
⑨その子どもがよく知っている人，たとえば親，ベビーシッター，親戚の人，家族の友人などから虐待を受ける場合が多い。
⑩小児虐待の寄与因子は以下のとおりである(Wong, 2003)。
- 拡大家族ではない。
- 経済状態(例．インフレ，失業など)
- 子どもとしての役割モデルの欠如
- ハイリスクの子ども(例．望まれていない性別や期待どおりでない外見といった子ども，身体的・精神的障害のある子ども，多動のある子ども，末期の疾患のある子ども)
- ハイリスクの親(未婚の親，若年の親，情動障害のある親，アルコールや薬物依存の親，身体疾患のある親など)

⑪虐待者の性格的パターンの特性は，以下のとおりである(Kauffmanほか, 1986)。
- 明瞭な民族または社会経済的特徴はない。
- 自分も親から虐待された経験があり，親の思いやりや愛情がなかった。
- 社会的孤立(友人がない，緊張の発散ができない)
- 批判されることに弱く，自己尊重が欠如している。
- 情緒的に未熟で依存的
- 他者への不信
- 援助の必要性を認められない。
- 子どもに対する非現実的な期待
- 虐待者を喜ばすよう子どもに期待する。

⑫虐待はしないが，虐待に対して受動的で迎合的な親も治療計画に関与させる必要がある(Kauffmanほか, 1986)。
⑬虐待した親への影響は，親の権利の取り消し，専門家からの怒りの反応，司法手続きと処置，家族メンバーや地域の反応，経済的義務(医学的・法的負担)である。

■■ 妊産褥婦への留意点
①調査によれば，15〜25％の女性が妊娠中に虐待されている(Gazmararianほか, 2000)。
②新生児の低体重は胎児の外傷や虐待と関連性がある。

■■ 高齢者への留意点
①高齢者虐待は意図的または非意図的に不当な扱いをすることで，通常は介護者である他者の行為および介護しないことと定義されている。高齢者虐待には身体的・心理的な虐待，財産の乱用，人権侵害などがある(Miller, 2004)。高齢者は経済的・肉体的・社会的・感情的に依存するようになり，介護者の数が限定されてくるにつれ虐待を受けやすくなる。
②毎年，200万人の高齢者が虐待されていると推定される(米国心理学会, 2003)。その原因に関する説には家族内暴力，学習行動(家族内暴力の循環)，虐待者の精神病理，高齢者の依存，介護者の依存，ソーシャルサポートの欠如，介護者の負担，高齢者や介護者の虚弱な健康，物質乱用などがある。
③Miller (2004)によれば，報告の義務についての法律は，虐待もしくはネグレクトが引き起こされていることを知るために報告者が求められているのではなく，虐待が起こっている疑いがあれば報告することを求めている。

■■ 文化的考察
①家庭内暴力は通文化的な現象である。どんな文化にも共通してみられ，個人と家族の機能不全の徴候である。

②伝統的なアメリカ先住民の生活には配偶者や子どもに対する虐待はなかった。不幸にも家庭内暴力が現れたが，これはアルコールと関係がある。

特別なニーズのある小児

①子どもの欠陥や障害に適応するための親の課題は以下のとおりである。
- ■子どもの状態とケア提供者のニーズを現実的に知覚すること
- ■病院環境に適応すること
- ■主なケア提供者としての役割を引き受けること
- ■退院するためのケアに全責任をとること

②ペアレンティング行動は，役割モデルや役割練習，あるいは交友グループとの関係を通して学習される。外的因子が発生すると，発達因子（子どもの出生）や状況因子（子どもの病気やあるいは入院）によって，新しい行動の習得や現在の親行動の修正が必要になる。役割変化に伴って必要とされる行動を習得することは困難であり，役割緊張を引き起こす。すなわち，どのような行動が新しい役割に必要かについてはっきりしていなければ，役割の明瞭さを欠くことになる。また，新しい役割期待と，すでに抱いている期待が相反する場合は，役割葛藤を引き起こすことになる。

③急性あるいは慢性の疾患をもつ子どもの親は，一時的あるいは恒久的に，効果的なペアレンティングを続けるために，役割変化という難しい課題に直面することになる。親は健康な子どもの親役割をあきらめ，病気の子どもの親役割を受け入れる必要がある。

④役割葛藤は，子どもの在宅ケアを親が一人で行う場合や，親と医療専門家とが共同で行うような場合に出現しやすい。治療への侵害や，ケア提供者が家庭に入り込むことから生じてくる役割の混乱が，家族全体のストレスの原因となるので，親と専門職との間で役割に対する十分な話し合いが必要である（Hochstadt ほか，1989；Melnyk ほか，2001）。

⑤家族の危機に対する不適応から不健康な結果にいたるのは次のようなことである。
- ■親子関係の障害
- ■子どもの発達障害
- ■傷つきやすい子ども症候群
- ■結婚生活や家庭生活が不安定になる。
- ■子どもの虐待やネグレクト

⑥Clements ら（1990）は，慢性疾患の子どもがいる 30 家族を調査した結果，ある重大な時期，すなわち診断がついた初めのころや，身体症状の増強，再入院などでの子どもの移動，入学などの発達上の変化の時期，あるいは一方の親の身体的・情緒的不在（例．病気・妊娠）の状況では，ペアレンティングはより困難になると述べている。

⑦特別なニーズをもつ子どものケアは親に多くのエネルギーや時間，経済的資源を求める。

⑧特別なニーズをもつ子どもの父親は家族を守れなかったり，コントロールできない状況を余儀なくされている。父親は，将来の楽しみを喪失しているために，特別なニーズをもつ息子になじみづらい。

⑨急性疾患のため入院中の子どもの母親 45 名を調査した Schepp（1991）は，出来事の予測可能性と不安が母親のコーピング行動に影響を与えることを発見した。何が予想されるかわかっている母親は比較的不安が軽い。

⑩強い家族はすべての家族メンバーをよく理解し励ます。そこには，それぞれの家族メンバーと家族単位に対するかかわり合いが存在する。また，はっきりとした家族のルールと価値観，信念がある。

⑪家族は出産や養子縁組，再婚で子どもを授かる。場合によっては，親の死亡や親の薬物乱用，非効果的なペアレンティングの経歴などのために，祖父母が孫のペアレンティング役割を担うことがある（Clemen-Stone ほか，2002）。

⑫多くの親たちは，子どもの誕生を楽しみにしているが，大部分は子どもの誕生に伴う変化に対する用意ができていない。子どもが生まれた後からそれぞれに親としての自己像が形成される。多くの場合，女性にとっては，妻や個人としての役割が親としての役割の影で薄れてしまう。男性にとって親になることは，夫や働き手としての役割をさらに強める。つまり，ペアレンティングは，女性にとって主な役割になり，男性にとっては副次的な役割となる（Clemen-Stone ほか，

⑬虐待につながる状況は，たびたび個人あるいは家族の非効果的なコーピングに関連している〔「小児の虐待によって明らかなように〈家族コーピング無力化〉」を参照〕。

アルコール依存者の家族

①アルコール依存症は家族的な疾患である。米国には約1,300万人のアルコール依存者がおり，少なくとも400万の人が直接影響を受けている（APA，2000b）。

②アルコール依存者の家族は，アルコール依存の存在とその否認が特徴である。アルコールが家族の中心であれば，発達課題が妨げられたり，無視される。「家族全体をそのままにしておくため，各々のメンバーは飲酒を継続できるような家族の体制に合わせるように自分たちの認識を変えなければならないと同時に，それが問題であることを否定する」（Starlingほか，1990，p.16）。

③アルコール依存症の人々は，最初はストレスを緩和するためにアルコールを使用することを否認する。依存症になった後では，働くためにアルコールがいかに重要かを自分自身や他者に隠すために否認が使用される（Smith-DiJulio，1998）。

④建設的ではない相互作用が継続すると，家族メンバーとアルコール依存者はお互いに離れていく。家族がアルコール依存症から逃れる手段を見つけ出しても，アルコール依存者はアルコールに戻ってしまう（Collinsほか，1990）。

⑤「意味のある禁酒はアルコール依存者の単なる禁酒以上の特徴がある。家族メンバー全員にとって，望ましい機能を有する家族という目標に向かって協働するためには，成長過程を前進させることが必要である」（Grishamほか，1982，p.257）。

⑥Wegscheider（1981）は，アルコール症によって影響を受けた家族の6つの典型的な役割を以下のように述べている。
- アルコール依存症
- 主なエネブラー*：しばしば配偶者；アルコール依存者により空席になった義務を果たし，過度の責任をとる。
- 家族の英雄：家族の汚点を覆い隠すために家族に誇りを与える高度の達成者
- 身代わり：家族の焦点をアルコール依存から反抗や怒りに方向転換する。
- だめな子ども：役に立たない，無力
- マスコット：道化役，冗談；根底にある恐れを隠すための緊張感の緩和方法

⑦Wing（1991；1994）はアルコール依存症，回復および目標設定に関する4段階理論を述べている。
- Ⅰ期：否認　アルコール依存者を治療に強制する。彼らの目標は罰を避けること。飲酒を止めることを強く望まない。
- Ⅱ期：依存　アルコール依存者は自分に飲酒の問題があることを認め，仕事や関係を維持するために治療を求める。
- Ⅲ期：行動変容　アルコール依存者は不健康な行動を健康行動に置き換える努力をする。
- Ⅳ期：人生設計　アルコール依存者は家族，職業および教育の目標を禁酒と統合する。

⑧治療に関与している男性は，アルコールを彼らの問題の原因として認知している。女性は自分の問題のために飲酒をすると報告した（Kellett，ほか，2000）。

■■ 小児への留意点

①子どもは，生まれ育った家族から愛や親密さ，信頼の定義を学ぶ。アルコール依存者の家族の環境は，無秩序で予測不可能なものである。また，役割は不明瞭である。子どもは家族の中で親とアルコール依存者の傍観者になることがある。

②子どもは，親の飲酒よりむしろ親の言い争いに困っていると報告している。子どもはさまざまな形で反応する（例. 学校で仲裁役を果たしたり，逆に反抗したりする）。

③子どもの行動上の問題は，どのような目的で家族をケアするかを考えながらアセスメントする必要がある。

④アルコール依存者の子どもは，余分な責任や年齢に不釣り合いな責任を負うことに慣れている（Smith-DiJulio，1998）。

■■ 文化的考察

①アルコール依存症はアフリカ系アメリカ人居住

---

*訳者注）エネブラー：アルコール依存者を精神的に支える家族や知人

地域における最大の健康問題で，急性および慢性のアルコール関連疾患の発生率が高く，寿命を縮めている。失業がその主な要因として確認されている。地域や公的交通機関(公共運賃)の範囲内で治療プログラムが得られる必要がある。黒人教会は治療の集まりの場として，また紹介サービスとしての二重の役割を果たしている (Gigerほか，2003)。

②アルコールの消費は，メキシコ系アメリカ人にとって生活を祝う方法の1つである。アルコールは事故と暴力の一因になっている。家族は自尊心のゆえに，アルコール依存症の男性が家族を扶養する限りは保護しようとする(Gigerほか，2003)。

③アルコール依存症は，アメリカ先住民に非常に高率にみられる。それが暴力や自殺，胎児アルコール症の原因となっている。この集団のアルコールへの感受性の増大を示している研究もある (Gigerほか，2003)。

ペアレンティング

①昔は，子どもたちは多くの近親者の中で生活していたため，しばしば出産を目の当たりにしたり乳児のケアを手伝ったりした。今日の米国では，社会の変化と孤立した核家族の生活様式のために，若い男女が自分たちの子ども時代の不確かな記憶や出産の過程におけるほんの少しの知識，限られた乳児や子どものケア経験によって親役割に取り組んでいる。

親子のきずな

①きずなは，「特定の行動によってではなく，模範行動から」決定される(Gouletほか，1998, p.1072)。親子のきずなは相互関係によるものである。愛着は，密着，相互関係，コミットメントを必要とする(Gouletほか，1998)。

②「比較的一貫性のある，予測できる形で育てられた子どもは，自分の環境によい影響をもたらす能力に自信をもつことができ，愛情と安全が必要であることを表出しやすい」(Gouletほか，1998, p.1078)。

③母子関係は妊娠を計画するというところから始まり，次のようなステップで表される。すなわち，妊娠の計画，妊娠の確認，妊娠の受容，胎動の知覚，一個人としての胎児の受容，出産，赤ん坊の声を聞き姿を見ること，赤ん坊に触れたり抱いたりすること，その子どもの世話をすることである。

④アメリカ社会では，赤ん坊の世話に関与する父親が増えてきている。伝統的な役割を選択する父親(子どもの世話の全体的な責任は母親にあると考えている父親)は，社会文化的な背景に応じたアセスメントが必要である。

⑤MercerとFerketich(1990)は，親の愛着形成について121名のハイリスク状態の女性とそのパートナー61名，182名のリスクの低い女性とそのパートナー117名を対象に研究を行った。その結果，4グループすべてに，親としての愛着形成の主な予知要因が親としての能力であることを発見した。

焦点アセスメント基準

◉一般的

①家族構成(同居している人，いない人)
②家族の強み
③規則，しつけ
④経済的状態
⑤地域活動への参加
⑥近親者の有無

◉以下のことをアセスメントする。

①コミュニケーションのパターン
　● 直接的なメッセージ
　● ごまかしがない。
　● 肯定的感情や否定的な感情を自由に表出している。
②情緒/支持のパターン
　■ 建設的
　　● 問題を正確に評価する。
　　● お互いに信頼する。
　　● 楽観的である。
　　● 知識や資源を求める。
　　● 気持ちや考えを共有する。
　　● 問題に対処する。
　　● 支援システムを利用する。
　■ 破壊的
　　● 問題の否認
　　● 放棄
　　● 権威主義

- メンバーの利己的利用(脅迫, 暴力, 無視, 身代わり)
- 無感動

⊙ **最近の変化をアセスメントする。**
① 新たに家族メンバーが増える。
- 誕生
- 養子
- 結婚
- 高齢になった親戚

② 家族メンバーの喪失
- 移転
- 病気
- 死

③ 家族の役割の変化
- 経済的危機
- 災害
- 葛藤
- 対処の仕方に問題がある家族メンバー
- 移転歴

④ 子どもの病気や入院
- 病歴
  - 急性か慢性か
  - 事故によるものか
  - 先天性か後天性か
  - 最初の診断が下された時期
- 親の知識や経験
  - 親自身の入院の経験
  - その子ども, またはほかの子どものこれまでの入院経験
  - 家庭での医療的・看護的ケアとのかかわり合い
  - コミュニケーションの方法とそのレベル
  - 子どもの発達についての知識と入院による影響への理解
  - 入院の必要性の理解
  - 今回の入院から期待される結果
  - 知識や経験がある場合, 子どものケースマネジメントに対するかかわり

⑤ 今回の入院への対処計画
- 面会計画と病院までの交通手段
- ケアへの望ましい参加方法
- 子どもについての情報取得の計画
- セルフケアの計画
- 医療費と入院費の支払い計画
- 子どもの入院中にほかの役割を果たすための計画(例. 仕事や家事, ほかの子どもたちの世話)
- 病気の子どもの世話に要する時間とエネルギーに影響する, ほかの家族の緊急状況

⊙ **以下のことをアセスメントする。**
① 親子の相互作用(それぞれの親あるいはケア提供者に対する観察)
- 子どもの世話への関与
- 子どもの安楽
- 子どものしつけ
- 子どもへの入院や病気の説明
- 子どもの発達に対するサポート

② 親の行動(出産前, 出産後)
- 出産前
  ▶ 期待を口にする。
  ▶ 妊娠中のケアを求める。
  ▶ 子どもの名前を考える。
  ▶ 子どもの栄養法(母乳か人工栄養)を決める。
  ▶ 日常生活の諸注意を守る。
  ▶ 産着をそろえる。
- 出産時
  ▶ 出産の決断や出産の過程に参加する。
  ▶ 肯定的な感情を口にする。
  ▶ 出産後すぐに赤ん坊の顔を見ようとする。
  ▶ 肯定的な反応(幸福)あるいは否定的な反応(例. 悲しみ, 冷淡, 失望, 怒り, アンビバレント)を示す。
  ▶ 赤ん坊を抱き, 話しかける。
  ▶ 赤ん坊を名前で呼ぶ。
  ▶ 赤ん坊の父親か母親に話しかける。
- 産褥期
  ▶ 肯定的な感情を言葉で表す。
  ▶ 赤ん坊との緊密な触れ合いを求める:触れたり, 抱きしめたりする。
  ▶ 赤ん坊に微笑んだり, 見つめたりする:視線を合わせる。
  ▶ 家族と似ているところを探す(例.「私の目に似ているわ」,「眠っていると父親似だわ」)。
  ▶ 赤ん坊の名前や性別で呼ぶ。
  ▶ 育児法への関心を示す。
  ▶ 養育行動を行う(例. 授乳, おむつ交換)。

⊙ **家庭内暴力をアセスメントする**
① これまで配偶者, または重要他者から情緒的ま

たは身体的な虐待を受けたことがあるか．
②過去1年以内に，叩かれたり，殴られたり，蹴られたり，それ以外の身体的な危害を受けたことがあるか．
③現在妊娠しているか，妊娠の経験はあるか．もしあれば，叩かれたり，殴られたり，蹴られたり，それ以外の身体的な危害を受けたことがあるか，もしあれば，誰から，何回ぐらいか．
④過去1年以内に，誰かから性的交渉を強要されたことがあるか，もしあれば，誰から，何回ぐらいか．
⑤上記のこと以外に，配偶者またはほかの誰かについて心配事があるか．
⑥配偶者が以下のことをしたことがあるか．
- 窒息させようとする．
- 武器で脅す．
- 自殺をするように脅す．
- 子どもに暴力を振るう．
- 家庭以外で暴力を振るう．
- 殺すと言って脅す．

⑦配偶者は以下のことをするか．
- 過剰に飲酒する．
- 薬物を使用する．
- あなたの日常活動を制限しようとする．
- すべての金銭をコントロールする．
- 家計を破産させる．
- あなたの友人を制限しようとする．
- 銃を持っている．
- 暴力的な嫉妬を示す．

◉ **子どもの虐待の疑いをアセスメントする．**
- ■ 外傷（骨折，裂傷，挫傷，みみずばれ，熱傷，脱臼）
- ■ 説明できない損傷
- ■ 説明と一致しない損傷の性質と程度
- ■ 種々な治癒しかけの損傷
- ■ 顔の損傷
- ■ 腹部の損傷
- ■ 複数の打撲傷（体幹部，殿部，手首，足首，耳，頸部，口の周囲）
- ■ 骨折（肋骨，骨幹端，肩甲骨，鎖骨末端，3歳以下の子どもの上腕骨全骨折（顆上骨折以外の），椎骨骨折あるいは亜脱臼，中部尺骨骨折，両側骨折）
- ■ 打撲傷の色
  - 赤，黒，青 ………… 直後～5日
  - 緑 ………………… 5～7日
  - 黄 ………………… 7～10日
  - 茶 ………………… 10～14日
- ■ 性的虐待の身体的指標
  - 腟または陰茎の分泌物
  - 性器あるいは肛門の損傷や腫脹
  - 排尿時の痛み
  - 性病
  - 陰部の痛みまたはかゆみ
  - 歩行困難
- ■ 行動上の指標
  - 大人との接触を警戒する．
  - 親への恐れ
  - 人を喜ばすことに必要以上に努力する．
  - 帰宅恐怖
  - 疼痛の閾値が高い．
  - 過度の愛情要求
- ■ ネグレクトの指標（主観的・客観的）（Cowen, 1999；Heindl, 1979）
  - 飢え
  - 気温に適していない着衣
  - 指導がゆきとどいていない．
  - 内科的治療や歯科治療が受けられない．
  - 放棄
  - 貧弱な成長パターン
  - 怠惰
  - 成人としての責任を引き受ける．
  - 持続する疲労や無関心
- ■ 医学的ケアをすぐに求めたか．損傷後すぐ，または1日かそれ以上後か．
- ■ 医学的ケアは同じ施設で受けたのか，あるいは別の施設でか，その理由は？
- ■ 介護者と子どもの相互関係
  - 子どもは大人を恐れているか．
  - 大人が関係しているか．
  - 彼らはお互いに相互関係を保っているか．
  - 争っている間に何が起こっているか．
  - 子どもは兄弟姉妹に問題を訴えているか．

◉ **介護者の危険因子をアセスメントする**（Cowen, 1999）．
- 貧弱なコーピング方法
- 物質乱用
- 抑うつ

- 経済的の限界
- 心理的問題
- 脆弱な衝動コントロール
- 貧弱な家事管理能力
- 不十分なサポートシステム

◉アルコール乱用をアセスメントする。
①問題の否認
②家族メンバーの反応
- アルコール使用による意思決定への影響
- 恐れ
- 心配
- 当惑
- 各々の家族メンバーへの影響
- 全体的な感情
- 行動上の問題（小児）
- 罪悪感

③アルコール依存者の特徴
- 大酒飲みの友人
- アルコール使用の正当化
- 飲酒をやめるまたは減らす約束
- 言語的または身体的虐待
- 飲酒運転
- 後悔の期間
- 飲酒時の出来事を思い出せない。
- アルコールについての話を避ける。

④家族・社会機能
- 不満足, 緊張
- いつもアルコールがある。
- 経済的・法的問題
- 飲酒行動に関する他者の否定的な意見
- 必要に応じて線で符号をつなぐ。
  結婚・別離・離婚・同居
- 死亡を×, 流産を△, 中絶を×で記す。

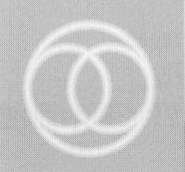

家族コーピング妥協化

Compromised Family Coping

【定義】

家族コーピング妥協化：通常，支援的に働くべき身近な人（家族メンバーまたは親友）が，クライエントの健康問題に関連した適応課題に対処したり，克服するためにクライエントが必要としている，支援や慰め，援助，励ましを不十分に，非効果的に，あるいは中途半端に提供している状態。

【診断指標】

■ 主観的データ

- クライエントが，自分の健康問題に対する重要他者の反応について心配や不満を表現したり，確信している。
- 重要他者が，クライエントの病気や障害，その他の状況・発達的危機に対する個人的な反応（例．恐れ，予期的悲嘆，罪悪感，不安）についての偏見を述べる。
- 重要他者が，有効な援助的あるいは支持的な行動を阻害するような不適切な理解，または知識の根拠を述べたり確信する。

■ 客観的データ

- 重要他者が，満足できない結果を招くような援助的または支持的行動を試みる。
- 重要他者が，必要なときに，クライエントとの個人的コミュニケーションを控えたり，限定したり，一時的なものにする。
- 重要他者が，自律に対するクライエントの能力やニードに不釣り合いな保護行動（過保護，放任）を示す。

【関連因子】

〈家族機能破綻〉を参照

著者の注釈

この看護診断は，〈家族機能破綻〉に類似した状態を表している。臨床研究によって，この診断がはっきり区別されるまでは，〈家族機能破綻〉を用いるとよい。

家族コーピング無力化

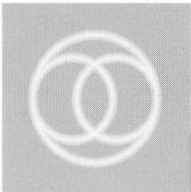

Disabled Family Coping

家族コーピング無力化
- ▶ 家庭内虐待によって明らかなように，(特定の状況)に関連した
- ▶ 小児虐待やネグレクトによって明らかなように，(特定の状況)に関連した

家族コーピング無力化ハイリスク状態
- ▶ 高齢者のケアに伴う複数のストレッサーに関連した

【定義】

家族コーピング無力化：家族が不適切な資質(身体的・心理的・認知的)のために，内的または外的ストレッサーをうまく処理できないことに対する反応として，破壊的な行動を示している状態，あるいはその危険性が高い状態。

【診断指標】

■■ 必須データ(1つは必ず存在)
- クライエントに対する虐待的または投げやりなケア
- 家族の安寧に有害な決定・行動
- 他の家族メンバーとの虐待的または投げやりな関係

■■ 副次的データ(おそらく存在)
- クライエントの健康問題の実態の歪んだ認識
- 拒絶
- 興奮
- 攻撃
- 家族ユニットを再構築することの障害
- 不寛容
- 放棄
- 抑うつ
- 敵意

【関連因子】

■■ 病態生理因子
- 役割責任を果たす能力の障害に関連するもの。以下のことに続発する。
  - ▶ 急性疾患または慢性疾患

■■ 状況因子(個人・環境)
- ストレッサーを建設的に管理する能力の障害に関連するもの。以下のことに続発する。
  - ▶ 物質乱用
  - ▶ アルコール依存
  - ▶ 否定的な役割モデル
  - ▶ 両親との非効果的な関係の経歴
  - ▶ 両親との虐待的な関係の経歴
- 両親の子どもに対する非現実的な期待に関連するもの
- 子どもの両親に対する非現実的な期待に関連するもの
- 両親が子どもの心理社会的なニーズを満たしていないことに関連するもの
- 子どもが両親の心理社会的なニーズを満たしていないことに関連するもの

著者の注釈

〈家族コーピング無力化〉は，ストレッサーに対する顕在的または潜在的な破壊行動や反応の既往のある家族を表している。この診断は，家族システムや虐待について高度な専門的教育を受けた，看護セラピストによる長期のケアを必要とする。

しかし，本書におけるこの診断を使用するのは，クライエントとのかかわりが短期間の一般看護師(救急病棟，精神科ではない病棟など)や，教育，カウンセリング，紹介を通して〈家族コーピング無力化〉を予防する立場にいる看護師であるため，彼らに適した看護介入に焦点を絞った。

診断表現上の誤り

⊙ **アルコール依存の夫による暴力の報告に関連した〈家族コーピング無力化〉**

　この診断表現は誤って作成されており，法的には看護師が使用することを勧められないものである。アルコール依存の夫による暴力の報告は，診断への寄与因子ではなくて，むしろ診断への手がかりである。この場合の診断は「"夫がアルコール依存者で頻繁に暴力を振るう"という妻の報告によって明らかなように，不確かな原因に関連した〈家族コーピング無力化〉」となる。この診断では，看護師の判断よりもむしろ妻によって報告された情報を表現している。

NOC
家族介護者の情動支援，家族コーピング，家族のノーマライゼーション

目標 ▶
　クライエントは，変化するための短期および長期の目標を設定する。

指標 ▶
- 家族メンバーにとって不健康なコーピング行動を査定する。
- 自分や家族に対する期待を話す。
- 利用可能な地域の資源を述べる。

NIC
介護者支援，紹介，情動支援，家族療法，家族関与促進

【一般的看護介入】

⊙ **家族メンバーが家族の行動を評価できるよう援助する。**

⊙ **個人や家族に及ぼす行動の影響について話し合う。**
- 感情
- 役割
- 支援
- 実践

　R：機能しなくなったメンバーのいる家族は（アルコール依存など）その人だけでなく，家族全体が機能していないことを理解できるよう援助が施される。

⊙ **家族が短期および長期の目標を設定できるよう援助する。**

　R：短期目標は家族ができるかぎり安定することに重点を置いている。長期目標では絶えず変化できるようなパターンを確立し，機能させる上で必要な変化に焦点が当てられる。

⊙ **家族の安定度を高める。**

① 各家族メンバーが，家族に追加してほしいと思っている活動を明らかにするように求める。

② 軽減したり，除去することができるストレッサーを明確にする。家族の各メンバーに自分でコントロールできた行動は何かを尋ねる。

③ 過去の強い恨みを克服できるようメンバーを援助する。

　R：各家族メンバーには過去と現在についての感情を共有する機会を与える（Smith-DiJulio ほか，1998）。

　R：看護介入は家族が相互関係および家族機能における役割とパターンを再び話し合えるようにすることに焦点が当てられる。

⊙ **家族の結束力を高める。**

① 家族メンバー全員が一緒に楽しめるレクリエーションを計画する。

　R：家族のレクリエーション活動は肯定的な経験により家族の団結力を育む。

⊙ **必要ならば専門機関を紹介する。**
- 支援グループ
- 家族療法
- 経済的支援

　R：機能不全の家族は孤立の経験がある。看護介入は彼らの社会性を高めることと，地域の資源を用いることに焦点が当てられる。

家族コーピング無力化

▶ 家庭内虐待によって明らかなように，（特定の状況）に関連した

　家庭内虐待は，相手を意図的に傷つける行動として定義されている（身体的・情動的・経済的・社会的・性的）。

NOC
家族コーピング，家族のノーマライゼーション，家族機能，虐待に対する防護，虐待の終止

目標▶
クライエントは，虐待的な行動に対する援助を求める。

指標▶
- 身体的暴行について話し合う。
- 暴力に寄与する要因を明らかにする。
- 虐待的な行動に対する援助を求める。法的にも精神的にも。
- 援助が必要な際に利用できる地域の資源をあげる。

NIC
介護者支援，情動支援，紹介，カウンセリング，意思決定支援，サポートグループ，怒りコントロール援助，虐待防護支援，家庭内パートナー，対立仲裁

【看護介入】

家庭内暴力に特有の複雑で重大な問題を処理することが看護介入に求められる。しかし，家庭内暴力は一般看護師の力量を超えるものである。ここに述べる看護介入は，クライエントと短期の関係をもつ看護師にとって役に立つものである。

◎**関係を築く。**
① 個人面接をする。共感する。
② クライエントが何を求めているのかを知っているふりをしない。
③ 「私はあなたにどんな援助ができますか」と尋ねる。
④ 些細なことでショックや驚きを表さない。
⑤ 電話によるコンタクトの場合，犠牲者との接触方法を見いだす。
　R：犠牲者は緊張し，恐れ，無力感，責任感を抱いている。そしてパートナーが変わってくれることを望んでいる（Carlson ほか，2006）。

◎**犠牲者や他者に対する危険の可能性を評価する。**
① 実際の身体的虐待をアセスメントする。
- 現在と過去における身体的あるいは性的虐待
- 前回の出来事はいつだったか。
- 今，傷害を受けているか。
- 子どもは傷害を受けているか。
- 子どもに対する危険を評価する。

② サポートシステムをアセスメントする。
- 安全な場所に行くことができるか。
- 警察を呼びたいと思っているか。
- 救急車を必要としているか。

③ 薬物やアルコールの使用をアセスメントする。
- 犠牲者が薬物あるいはアルコールを使用中であるか。
- 虐待者が薬物あるいはアルコールを使用中であるか。

　R：看護介入は安全と保護を中心とする。
　R：意思決定が早すぎると致命的な結果になりかねない。

◎**犠牲者が援助を求められないようにしている因子の存在をアセスメントする。**
① 個人的信念
- 自分自身または子どもの安全に対する恐れ
- 人に知られることによる羞恥心
- 低い自己尊重
- 罪悪感（虐待を正当化する）
- 作り話（「ごく普通のことです」，「いずれ収まります」）

② 知識不足
- 問題の深刻性
- 地域の資源
- 法的権利

③ 経済的自立の欠如

④ サポートシステムの欠如

　R：看護師は，暴力には理由があり許容できるものであるという俗説や，コントロールできるという幻想をもたらし理にかなったものとする作り話を完全に払拭する必要がある（Smith-DiJulio ほか，2006）。

◎**意思決定ができるようにする。**
① 虐待を確認し，感情を話す機会を与える。救急でやってきた被害者が，執拗に一緒にいようとする配偶者やケア提供者に同伴されてきた場合，本人だけに会うようにする（例．尿の検体が必要であると言ってトイレへ連れていく）。

② 率直で，判断を加えない態度をとる。
- あなたはストレスをどのように処理していますか。
- あなたの配偶者または介護者はストレスをどのように処理していますか。

- 配偶者と意見が合わないとき，どのような話し合いになりますか。
- あなたは夫を恐れていますか。
- あなたは過去に配偶者に殴られたり，押し倒されたりした経験や外傷を受けた経験がありますか。

③クライエントに選択権を与えるだけでなく，自分のペースで意思決定させる。
④罪悪感や迷信を追い払い，状況を現実的に受容できるよう支援する。
- 暴力はほとんどの家族にとって普通ではないこと
- 暴力行為はやむこともあるが，普通は徐々に悪化すること
- 犠牲者には暴力に対する責任はないこと

⑤安全なあるいは避難する計画を立てる（虐待についての専門家を紹介する）。

R：看護師は結論を早めて犠牲者にプレッシャーをかけないよう注意する必要がある。

R：安全な計画とは，犠牲者が"今こそ離れるときだ"と気づいたときの早期の逃げ道としての具体的な計画である。

◉殺人や自殺に関する危険因子をアセスメントする。
①次のような個人の要因について話し合う。
- 暴力の回数や激しさの上昇
- 息苦しさ
- 強制的なセックス
- 死の恐怖
- クライエントの活動のほとんど，あるいはすべてをコントロールする。
- 自殺の恐れあるいは計画
- 家庭以外での暴力
- 武器の使用あるいは武器による脅し
- 家の中で拳銃を撃つ。
- 薬物の使用
- 毎日あるいはほとんど毎日の酩酊
- 暴力的な嫉妬
- 子どもへの暴力

R：毎年，1500人の女性が亡くなっている（医療研究・品質調査機構；AHRQ, 2002）。

◉専門機関を紹介する。
①犠牲者と虐待者が利用できる地域の機関を知らせる（救急時および長期）。
- 電話相談
- 法的サービス
- 避難所
- カウンセリング取次事務所
- 報告義務

②援助のための社会福祉課の有効性を話し合う。
③地域の法的な資源と相談して，犠牲者に以下についての法律に習熟してもらう。
- 虐待者の追放
- カウンセリング
- 一時的な援助
- 保護命令
- 刑法
- 警察が介入するケース

④個人，グループ，夫婦のカウンセリングを紹介する。
⑤ストレスを緩和し，より建設的なストレス管理の方法を探究する（例：リラクセーション運動，ウォーキング，自己表現訓練）。

R：虐待介入は，虐待に対して地域と刑事裁判がうまく調整されている中で行われる必要がある。

◉調査結果と対話の記録を作成する（Carlson ほか，2006）。

◉必要に応じて，健康教育をする。
①配偶者や高齢者の虐待の問題について地域で教育をする（例．親学級，女性のクラブ，学童のためのプログラム）。
②家庭で高齢者を適切に世話する方法をケア提供者に教える（例．椅子への移動，設備の改造，見当識を維持する方法）。
③経済的援助と交通機関の調整を紹介する。
④アサーティブトレーニングを紹介する。
⑤高齢者市民センターまたはデイケアプログラムを家族に案内する。
⑥適切な地域サービスを虐待者に紹介する（援助を求めていたり，自分の虐待行為を認めている男性のみに紹介すること。妻が内部事情を打ち明けたと知らせると，さらに虐待を招くことになるので）。
⑦追加の情報を入手するためには，国立家庭内暴力情報センターに連絡する（http://www.ncodv.org）。

R：情報提供と専門機関への紹介は意思決定を奨励するために行われる。

家族コーピング無力化
▶ 小児虐待やネグレクトによって明らかなように，(特定の状況)に関連した

小児虐待は身体的・心理的傷害，養育放棄および性的虐待など，小児に傷害をもたらす行動または非行動的状況である。

NOC
家族コーピング，家族のノーマライゼーション，家族機能，虐待に対する防護，虐待の終止

目標▶
子どもは，障害あるいはネグレクトから自由になる。

指標▶
- ほかのケア提供者から癒しを得る。
- 親は虐待的な行為に対する援助を受け入れる。
- 虐待的な行動を認める。

NIC
介護者支援，情動支援，カウンセリング，意思決定支援，サポートグループ，怒りコントロール援助，虐待防護支援：幼児，対立仲裁，紹介

【看護介入】

◉小児虐待の危険性のある家族を明らかにする。
重要概念を参照

◉危険性のある家族に対して介入する。
①親との関係を成立させ，困難を共有できるようにする(「親であることは，実際厳しい"欲求不満になるような"役割ですね」)。
②親の子育て能力と子どもの発達についての情報を得る方法を親に与える(〈成長発達遅延〉を参照)。
③成長と発達に関連した予測される情報を与える(例．まだ生まれて日が浅いときは泣くことが必要であるということ，排泄訓練の必要性)。
④サポートシステムの重要性を強調する(例．ほかの親たちと体験を話し合うことを勧める)。
⑤親たち自身のニーズのために時間を費やすことを勧める(例．週3回の運動クラブへの参加)。
⑥いかに親自身が欲求不満に反応しているかを親たちと話し合う(ほかの親たちと感情を共有しているかどうか)，そして腹立たしいときでも子どもにあたらないよう親を教育する。
⑦身体的暴力以外のしつけの方法を検討する。
⑧専門家の援助を親たちに紹介する。
⑨地域サービスを親たちに案内する(電話相談，聖職者)。
　R：虐待者である親と効果的な対話をするには，彼らの低い自己尊重と拒絶への恐怖を埋め合わせるよう，受容と承認を与える必要がある(Wissow, 1994)。
　R：子どもの虐待は親に対して子どもの行動や適切な反応について解説し，理解するよう教えるプログラムを使って軽減することができる。

◉小児虐待が疑われるケースを明らかにする。
①アセスメントと評価をする。
- ■虐待の証言(焦点アセスメント基準を参照)
- ■事故か損傷の既往か傷害か。
  - 矛盾した話
  - 子どもの年齢にはありそうもない話
  - 傷害に対する一貫性のない話
- ■親の行動
  - ほかの傷害がみられる場合，軽い病気(例．風邪)に対してケアを求める。
  - 傷害に対する情動的反応が誇張される，または欠落する。
  - 質問に答えられない。
  - 子どもへの共感が見られない。
  - 傷害されている子どもに対して腹を立てるか批判的になる。
  - 質問に窮すると，家に子どもを連れて帰りたがる。
- ■子どもの行動
  - 楽になることを期待していない。
  - 入院生活にうまく適応できない。
  - 親を弁護する。
  - 憤怒をかき立てている親に対して自分自身を責める。
　R：小児虐待の証拠を示すには，看護師は身体的徴候や親の特定の行動，子どもの特定の行

動, 傷害経過の矛盾, 参考となる要因(家族的・環境的など)を見極める必要がある (Boyd, 2002；Kauffmanほか, 1986)。

◉ **小児虐待が疑われるケースを報告する。**
① 関連地域の小児虐待に関する法律と小児虐待を報告するための手続きを知る(例. 小児福祉事務所, 社会福祉省, 小児保護サービス)。
② 客観的な記録を保存する(Cowen, 1999)。
- 偶発的, 環境的傷害を含む既往歴
- 身体検査の項目(栄養状態, 清潔行動, 成長・発達状況, 認知・機能状態)
- 家庭環境のアセスメント(地域の状況)
- 傷害の記述
- 親と子どもの会話(逐語で)
- 解釈でなく行動の描写(例.「父親が怒っている」という表現は使わない。その代わりに「父親が"おまえがそんなに悪くなければこんな事態は起こらなかった"と子どもに大声で叫んだ」という表現を用いる)
- 親-子どもの相互関係の記述(例. 母親の接触を恐れて後ずさりする)
- R：看護師は小児虐待の報告について, 法の定義の特性, 報告しなかったときの罰則, 報告の手順, 報告のための法的保護などについて, 法律に委任することを考慮する(Kauffmanほか, 1986)。
- R：被虐待児に対する最優先のケアは, 第2の傷害を避けることである(Wong, 2003)。

◉ **治療的環境を整える。**
① 受容と愛情を子どもに与える。
- 不適切な行動を強めないで, 子どもに注意を払う。
- 子どもに自己表現をさせるために遊戯療法を実施する。
- 子どものケアには同じ人が担当し, 行動にある程度の制限を設ける。同情は避ける。
- 多すぎる質問ならびに親の行動の批判は避ける。
- 遊びと教育的ニーズが満たされるようにする。
- 日課や処置(治療)について年齢に合った説明をする。
② 養育ホームへの転移が必要な場合, 子どもの悲嘆に対して援助する。
- 子どもは虐待がどんなに深刻であっても, 親のもとを離れたくないということを認める。
- 子どもに感情を表出する機会を与える。
- 家に帰れない理由を子どもに説明する。家に帰れないことが罰であるという考えをもたせないようにする。
- 入院している子どもに面会するよう養父母に勧める。
③ 親の自己尊重と信頼感を高めるように介入する。
- 子どもを病院へ連れて来たことがよかったということを親に話す。
- 親の来所を歓迎し, 活動を親に説明する。
- 温かい, 援助的な態度を表し, 有能な親としての活動を認めることによって親の自信を高める。
- 子どものケアに参加する機会を親に与える(例. 食事, 入浴)。
- R：強度の否定的感情は看護師の判断と有効性の妨げとなる(Smith-DiJulioほか, 2006)。

◉ **子どもに対して安楽を高め, 恐怖心を減らす**
(Smith-DiJulioほか, 2006)
① 怒りや恐怖, ショックを表面にみせない。
② 虐待者を責めない。
③ 子どもに対して, その子どもが「悪い」わけでも欠点があったわけでもないことを保証する。
④ 子どもに答えを求めてプレッシャーをかけない。
⑤ 裸になるよう子どもに強要しない。
- R：自己中心的な子どもは虐待やネグレクトの責任は自分にあると考える。

◉ **必要に応じて, 健康教育と専門機関への紹介をする。**
① 危機状態にある家族に対して予期される事柄を指導する。
- 家族がストレスを認め, ストレスに対処する技術を実践できるよう援助する(例. 子どもから離れて1人になる時間を計画する)。
- 子どもの能力について現実的な期待が必要であることを話し合う。
- 子どもの発達と発達的問題を処理するための建設的な方法について教える(夜尿, 排泄訓練, 癲癇発作)。関係図書を紹介する。
- 体罰以外のしつけの方法を話し合う(例.「1日中自転車に乗らないように」や「ステレオを使わないように」など, 子どもの好きな気晴らしを奪うことについて)。
- 肯定的な行動についてはほめる。

②虐待している親に地域の事務所やカウンセリングの専門家を紹介する。
③小児虐待の問題についての地域の情報を教える（例．親学級，ラジオ，テレビ，新聞）。
- 親役割の問題を親や親にあたる人と話し合う。
- 将来虐待者になる危険性のある人たちを指導する。
- 建設的なストレス対処法について話し合う。
- 虐待の徴候や症状について，また報告の方法について教える。
- 親としての欠陥でなく，育児困難の結果として起こる問題として虐待に焦点を当てる。
- ストレスに対して看護師が理解していることを伝えるが，虐待を容認することは言わない。
- 親のニーズに焦点を当てる。命令的なアプローチを避ける。
- 子どもとともに作業するための適切な方法を示す機会をもつ（子どもの言うことに注意深く耳を傾け，子どもに選択させる）。
- 養育者および教育者としての親の技術を向上

させるために（予防的・調整的）親学級への参加を考慮する。毎週の題目として次のような例があげられる。
- 親役割とは何か。
- 子どもの発達と遊び
- しつけと排泄訓練
- 遊びと栄養
- しつけと共通の問題
- 期待と現実（Seditusほか，1988）
- 安全と健康
- 親のニーズ

R：1次予防（一般の人々の認識，地域教育，親の教室，栄養計画）は，不特定多数の人々に対して行われる。2次予防はハイリスク集団に対して行われる。家庭中心のプログラムやセンター中心のプログラムが肯定的な達成目標をもって計画されている（例．家庭訪問計画，物質乱用あるいは精神保健に関する紹介，危機介入；Cowan，1999）。

家族コーピング無力化ハイリスク状態
▶ 高齢者のケアに伴う複数のストレッサーに関連した

NOC
家族コーピング，家族のノーマライゼーション，家族機能，虐待に対する防護，虐待の終止

目標▶
介護者は，虐待的行動に対する支援を認識する。

指標▶
- 高齢者のケアによるストレッサーについて話し合う。
- ストレッサーを減らす方法を述べる。
- 利用可能な地域の資源を明らかにする。
- 高齢者は，虐待的行為を受けなくなる。
- 介護者以外の人との社交を向上させる方法を述べる。
- 援助を受けるための利用可能な資源を明らかにする。

NIC
介護者支援，情動支援，カウンセリング，サポートグループ，意思決定支援，怒りコントロール援助，虐待防護支援：高齢者，対立仲裁，紹介

【看護介入】

⊙**虐待の危険性の高い人物（介護者，高齢者）を明らかにする。**
①介護者
- 社会的孤立
- 高齢者への依存（経済的・情緒的），同居者
- 健康問題（身体的・精神的）
- 薬物乱用
- 高齢者との過去の貧弱な人間関係
- 経済的問題
- 世代にわたる暴力
- 対人関係上の問題

②高齢者

- 日常生活行動の他者への依存
- 孤立
- 経済的不安
- 認知機能の障害
- 抑うつ的な性格
- 介護者に対する過去の虐待
- 失禁

R：暴力あるいは無視をしている加害者は，ほかの誰よりも自分のニーズが重要であると考えている。日常生活行動を依存している高齢者は最も無防備である(Carlsonほか，2006)。

◉ストレッサーを減らせるよう介護者を援助する。
①介護者との関係を成立させ，困難を共有することを勧める。
②同じ状況にある他者と体験を共有するよう勧める。
③長期の在宅ケアを提供する介護者の能力を評価する。
④援助資源を調べる(例. 家計，給食サービス，デイケア，休息ケア，移送援助者)。
⑤ほかの家族メンバーと責任を共有することを話し合うよう介護者に勧める。
⑥ケアを代替してくれる資源について話し合う(例. ナーシングホーム，高齢者ホーム)。
⑦介護者が自分自身にとって必要なことをするためにどうやって時間を割くことができるかを話し合う。
⑧援助のための有効な地域の資源について話し合う(例. 危機相談，ソーシャルサービス，救急ケア提供ボランティアなど)。
⑨〈家族介護者役割緊張〉を参照

R：Steinmetz(1988)は，介護者のストレスの認識と負担の感情が高齢者虐待を強く意識すると報告している。
R：看護介入は介護者がストレスを減らし，建設的なコーピングの反応を選べるよう援助することに焦点が当てられる(Miller, 2004)。

◉虐待の危険を減らせるよう高齢者を援助する。
①親族とともに新しい場所に移転した場合，古い友だちや近隣者との接触を維持する。
②友だちや近隣者と週1回連絡をとるようにする。
③できるだけ多くの地域活動に参加する。
④自分自身の個人的ニーズに注意を払う。
⑤自分の電話をもつ。

⑥将来の起こりうる障害に備えて法的なアドバイスを受ける。
⑦法的なアドバイスなしで資産や財産の譲渡と引き替えの個人的なケアを受けない。
⑧暴力行為や物質乱用の経歴のある人と一緒に暮らさない。

R：ハイリスクな高齢者に対する方策には，接触とアセスメント，介入，フォローアップ，予防が含まれる。

◉高齢者虐待の疑いのあるケースを明らかにする(Fulmerほか，1998)。
①以下のことが見られる。
- 治療計画を守らず，生命を脅かす(例. インスリン管理，潰瘍形成状態)。
- 栄養障害や脱水症，排泄問題の顕在
- 打撲傷，腫脹，裂傷，熱傷，噛傷
- 褥瘡
- 看護師が高齢者と2人だけになることを許さない介護者

②虐待あるいはネグレクト(介護放棄)の徴候をアセスメントするために家庭訪問を計画することを訪問看護師に相談する(Smith-DiJulioほか，1998)。
- きちんと修繕されていない家
- 不十分な暖房，照明，家具，調理用品
- 不快な臭気
- 食料が入手できない状態
- 古くなった食料
- 寝たきり老人の汚れた物品(例. 尿，食品)
- 治療を受けていない状況
- ごみの散乱

R：被虐待高齢者は，通常仕返しまたは放棄されることを恐れて虐待を報告しない。むしろ，高齢者虐待は外部の者が見つけなければならない。

◉疑いのあるケースを報告する。
①虐待が疑われるケースを報告するための手続きについてスーパーバイザーに相談する。
②下記を含む客観的な記録をとる。
- 傷害の記述
- 高齢者と介護者との会話
- 行動の記述
- 栄養や脱水の状態

③高齢者に選択能力があれば，傷害を受ける危険

性のある生活を選択する権利を考慮する。
④高齢者の傷害や虐待者を敵対させる危険を高めるような活動を開始しないようにする。
⑤高齢者の秘密を守る権利と自己決定権を尊重する。
　R：各州には高齢者虐待の疑わしいケースを報告するための特別なガイドラインがある。
◉**必要に応じて,健康教育と専門機関への紹介をする。**
①ハイリスクの介護者のカウンセリングを紹介する。
②高齢者に選択肢を探すためのカウンセリングを紹介する。
③支援サービスを探す(例.介護者休暇,在宅ケア補助者,家事サービス)。
④予防に関する地域の情報を教える。
- 公共の支援サービス
- 介護をしている家族を援助するための情報を探る(例.コンパニオン,介護者休暇,デイケアセンター)。
- 依存している高齢者と毎週連絡をとるようにする。
- 介護者と高齢者が孤立しないよう計画する。
- 調査や公的教育のための手続きをする。

R：教育プログラムは高齢者を擁護し,地域への意識を高める助けとなる。

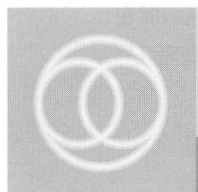

家族コーピング促進準備状態

Readiness for Enhanced Family Coping

【定義】

家族コーピング促進準備状態：クライエントの健康問題にかかわり,現在自己およびクライエントに関連した健康増進と成長に対して,願望とレディネス(準備が整っている状態)を示している家族メンバーが,適応課題を効果的に処理している状態。

【診断指標】

- 自分自身の価値観や優先事項,目標,対人関係に危機が及ぼす影響が成熟過程に関連することを,家族が表現しようとしている。
- 家族が,成熟過程を支持し,監視し,治療計画を審査して決定し,健康を最高にする方法を選択できるような健康増進と豊かなライフスタイルの方向に向かっている。
- 同じ状況を体験している他者と1対1の関係で,または互助グループの中で接触することに関心を示している。

【関連因子】

〈健康探求行動〉と〈家族機能破綻〉を参照

著者の注釈

この看護診断は,〈家族機能破綻〉と〈健康探求行動〉でみられる要素を表している。臨床研究によって,この診断がはっきりと区別されるまで,存在しているデータに基づいて〈家族機能破綻〉または〈健康探求行動〉を用いるとよい。

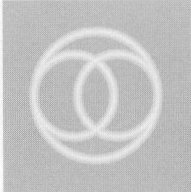

汚染：家族
Contamination : Family

【定義】
汚染：家族：健康に悪影響を及ぼすのに十分な量の環境汚染への曝露。

【診断指標】
〈汚染：個人〉や〈汚染：地域社会〉を参照

【関連因子】
〈汚染：個人〉や〈汚染：地域社会〉を参照

重要概念
〈汚染：個人〉や〈汚染：地域社会〉を参照

焦点アセスメント基準
〈汚染：個人〉や〈汚染：地域社会〉の診断指標を参照

NOC
〈汚染：個人，地域社会〉を参照

目標 ▶
家族への有害な環境汚染を最小限にする。

NIC
〈汚染：個人，地域社会〉を参照。また，家族の診断指標に基づいた適切な看護介入分類(NIC)による介入も参照

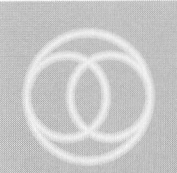

【看護介入】
〈汚染：個人〉や〈汚染：地域社会〉を参照

汚染リスク状態：家族
Risk for Contamination : Family

【定義】
汚染リスク状態：家族：健康に悪影響を及ぼすのに十分な量の環境汚染への曝露に関する危険性が高い状態。

【危険因子】
〈汚染：個人〉を参照

重要概念
〈汚染：個人〉を参照

焦点アセスメント基準
①危険因子をアセスメントする。
■〈汚染：個人〉の関連要因を調べる。

NOC
〈汚染リスク状態：個人〉を参照

目標 ▶
家族は有害な環境汚染の影響がない状態を保っている。

NIC
〈汚染リスク状態：個人〉を参照

【看護介入】
〈汚染リスク状態：個人〉を参照

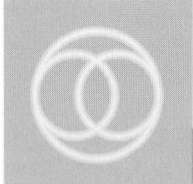

家族機能破綻

Interrupted Family Processes

【定義】

家族機能破綻：通常なら支え合っている家族が，以前有効であった家族機能に対して脅威となるストレス因子を経験している状態，またはその危険性の高い状態。

【診断指標】

■ 必須データ(必ず存在)
- 家族システムが以下のことをできない，またはしない。
  ▶ 危機に対して建設的に適応すること
  ▶ 家族の間で，開放的かつ効果的に意思を伝達すること

■ 副次的データ(おそらく存在)
- 家族システムが以下のことをできない，またはしない。
  ▶ 家族全員の身体的ニーズを満たすこと
  ▶ 家族全員の情動的ニーズを満たすこと
  ▶ 家族全員の精神(霊)的ニーズを満たすこと
  ▶ 感情の幅広い振幅を表現する，または受け入れること
  ▶ 援助を適切に求める，または受け入れること

【関連因子】

どのような要因であっても〈家族機能破綻〉を引き起こす可能性がある。以下によくみられる因子を列挙する。

■ 治療関連因子
- 以下の因子に関連するもの
  ▶ 多くの時間を要する治療のために，家族の日課が妨げられること(例．家庭透析)
  ▶ 病気の家族員の治療による身体的変化
  ▶ 病気の家族員の治療による家族全員の情動の変化
  ▶ 病気の家族員の治療による経済的負担
  ▶ 病気の家族員の入院

■ 状況因子(個人・環境)
- 家族員の減少に関連するもの
  ▶ 死
  ▶ 投獄
  ▶ 遠方の学校に行く。
  ▶ 遺棄
  ▶ 離別，別居
  ▶ 入院
  ▶ 離婚
- 家族員の増加に関連するもの
  ▶ 誕生
  ▶ 結婚
  ▶ 養子
  ▶ 高齢の親戚
- 以下の因子による喪失に関連するもの
  ▶ 貧困
  ▶ 経済的危機
  ▶ 家族の役割の変化：退職
  ▶ 障害のある子どもの誕生
  ▶ 移転
  ▶ 災害
- 葛藤(道徳的，目標，文化的)に関連するもの
- 家族間の信頼の破綻に関連するもの
- 家族による社会的逸脱(例．犯罪)に関連するもの

著者の注釈

〈家族機能破綻〉という診断は，通常は建設的に機能をしている家族が，最近ストレスを受け，その家族の機能に変調をきたしている状態を表している。家族はメンバー間で相互に依存し合う１つのシステムとみなされる。したがって，個々の家族メンバーに対する人生の難題は，その家族システムの難題でもある。ある状況は，家族機能に否定的な影響をもたらす可能性がある。たとえば，病気，年老いた親戚の転入，転居，別離または離婚などである。〈家族機能破綻リスク状態〉という診断は，そのような状況を表すことができる。

〈家族機能破綻〉は，〈家族介護者役割緊張〉とは異なる。身内の1人をケアする役割を引き受ける家族を必要とする状況がある。家族介護者の役割責任は，年老いた親に三度のバランスのとれた食事を確保することから，家族全員の衛生状態を保たせたり，成人や小児にセルフケアの活動を提供することまでさまざまである。〈家族介護者役割緊張〉は，ケアを提供する役割が提供者自身の精神的・身体的な負担になっていることを表している。家族介護者の共存関係と役割責任のすべてが影響される。〈家族介護者役割緊張〉は，特に多様で直接的なケアをする責任をもつ個人または複数の家族に焦点が当てられる。

診断表現上の誤り

◉状況を話し合わない家族に関連した〈家族機能破綻〉

家族が状況を話し合わないということは関連因子を表しているのではなく，むしろ問題の可能性を示している。このような状況がその家族にとって通常であれば，〈家族コーピング無力化〉の診断を検討する必要がある。家族メンバー相互のサポートの不足が家族システムに影響を及ぼすストレス源への反応であれば，「家族が状況について話し合わないという報告によって明らかなように，(具体的なストレス源)に関連した〈家族機能破綻〉」が適切な診断となる。

NOC
家族コーピング，家族の環境：内部的，家族のノーマライゼーション，ペアレンティング

目標▶
家族メンバーは，相互に支援する機能的なシステムを維持する。

指標▶
- 頻繁に，看護師や家族と相互に感情を言葉で表現する。
- 必要なときに，適切な外的資源を明確にする。

NIC
家族関与促進，コーピング強化，家族統合性促進，家族療法，カウンセリング，紹介

【一般的看護介入】

◉原因および寄与因子をアセスメントする。

①病気に関連した因子
- 突然で予想できない疾患
- 厄介な慢性的な問題
- 障害になる可能性のある疾患
- 身体的な外観に醜い変化を作り出す症状
- 病気と関連した社会的な恥辱
- 経済的な負担

②病気の家族メンバーの行動に関連した因子
- 必要な介入に協力することを拒否する。
- 病気と関連した，社会的に逸脱した行動をとる（例．自殺企図，暴力，物質乱用）。
- 家族から孤立する。
- 医療専門職および家族メンバーに対して行動化したり，言語的な虐待をする。

③家族全体に関連した因子
- 未解決な罪意識，非難，敵意，嫉みの存在
- 適切に問題解決ができない。
- 家族メンバー間の非効果的なコミュニケーションパターン
- 役割期待の変化とその結果として生じる緊張

④家族の病気に関連した因子（〈家族介護者役割緊張〉も参照）
- サポートに有効な家族メンバーの欠如
- 不十分な経済状態
- 家族介護者の知識不足
- 病気の家族メンバーと家族介護者との過去の対人関係の乏しさ
- 家族介護者の過度の負担

⑤医療環境に関連した因子
- 専門家の危機介入，カウンセリング，基本的なコミュニケーションスキルにおける経験不足
- 医療専門職が家族に費やすことのできる時間が不十分
- ケアの継続不能
- プライバシーや個別的なケアを確保できるような施設の物理的な設備の不足

⑥地域に関連した因子
- 精神な資源からのサポートの不足（哲学的および宗教的）
- 適切な健康教育の資源の不足
- 支えとなる友人の不足

- 適切な地域のヘルスケア資源の不足(例.長期のフォローアップケア,ホスピス,休養施設)

R：家族のストレスに共通する因子は次のとおりである(Carsonほか,2006)。
- 1人の家族メンバーが経験している外的なストレッサー（例.仕事または学校に関連するもの）
- その家族単位に影響を及ぼしている外的なストレッサー（例.家計,移転）
- 発達的なストレス源〔例.子どもの誕生,初めての赤ん坊,育児,思春期,新たな家族メンバー（年とった祖父母の同居,未婚の親の結婚），配偶者の喪失〕
- 状況的なストレス源(例.病気,入院,別離)

◉**家族の団結力を高める。**
① 温かい気持ちと尊敬,支持をもって家族にアプローチする。
② あいまいで混乱させるような助言や,「のんきに構えて,万事がうまくいく」といったような決まり文句は避ける。
③ 病人の状態の変化に対して,適切に家族メンバーが対応できるようにする。
④ 何が問題の原因かを話したり,非難することは避ける。
⑤ コミュニケーションを促進する。
⑥ 罪意識や怒り,非難,敵意を言葉で表現し,そのあと家族の感情について認識するように促す。

R：100%機能している家族はいない。しかし,健全な家族は,互いのニーズに関心をもち,感情を表出するよう働きかけている(Carsonほか,2006)。

◉**家族が状況を評価できるよう援助する。**
① 何が危機的状況か,正しい情報を提供し質問に答えることにより,家族が現実的な視点をもてるよう促す。
② どのような選択があるか,家族の統合性を維持しストレスを軽減するために,家庭での役割を再編成し,優先順位を設定できるよう援助する。
③ 在宅ケアのストレス源(身体的・情緒的・環境的・経済的)に関する話し合いを開始する。

R：問題解決は,家族が反応ではなく,活動に集中するうえで役に立つ。

◉**必要であれば,健康教育と専門機関への紹介をする。**
① 集団教育の講習会に家族メンバーを入れる。
② 家族に非専門職による支援グループやセルフヘルプグループを紹介する。
- Al-Anon（アルコール依存者の家族の会）
- Synanon
- アルコール依存防衛会
- 分かち合いとケアリングの会(米国病院協会)
- 人工肛門協会
- 回復への到達の会
- 米国皮膚結核基金
- 関節炎基金
- 全国多発性硬化症協会
- 米国癌協会
- 米国心臓協会
- 米国糖尿病協会
- 米国肺協会
- アルツハイマー病と関連疾患協会

③ 家族がソーシャルサポートとかかわるよう促進する。
- 家族メンバーが信頼できる友人(牧師,重要他者など)を見つけられるよう援助し,必要であれば援助(情緒的・技術的)を求めるように促す。
- ほかの専門職(ソーシャルワーカー,セラピスト,精神科医,養護教諭)の援助を求める。

家族機能障害：アルコール症

Dysfunctional Family Processes : Alcoholism

【定義】

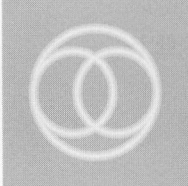

家族機能障害：アルコール症：アルコール乱用の影響で，家族メンバーと家族体制の心理社会的・精神的・経済的および生理的機能が慢性的な混乱に陥っている状態。

【診断指標】　（Lindeman ほか，1994）

■ 必須データ(80 ～ 100%)

- ●行動
  - ▶怒りの不適切な表出
  - ▶依存
  - ▶コミュニケーションの障害
  - ▶権力をふりかざす。
  - ▶家族メンバーの情動的ニーズを満たすことができない。
  - ▶アルコール依存症に対する理解や知識の不足
  - ▶飲酒に対するコントロールの喪失
  - ▶アルコール乱用
  - ▶非難
  - ▶約束を破る。
  - ▶操作(ごまかし)
  - ▶問題の否認
  - ▶援助を拒否
  - ▶合理化
  - ▶非効果的な問題解決スキル
  - ▶批判
- ●感情
  - ▶自尊感情の低下
  - ▶不幸
  - ▶無力感
  - ▶情緒的孤立
  - ▶怒りの抑制
  - ▶羞恥心
  - ▶アルコール依存症の行動に対する責任感
  - ▶精神的苦痛
  - ▶欲求不満
  - ▶無価値
  - ▶情緒の抑圧
  - ▶不信感
  - ▶困惑
  - ▶怒り
  - ▶罪悪感
  - ▶緊張感
  - ▶傷つきやすい状態
  - ▶不安感
  - ▶孤独
  - ▶拒絶
- ●役割と関係
  - ▶家族関係の悪化
  - ▶閉鎖的なコミュニケーションシステム
  - ▶配偶者間の非効果的コミュニケーション
  - ▶一貫性に欠ける子育て
  - ▶家族の否認
  - ▶病的な親密さ
  - ▶家族力動の障害
  - ▶配偶者間の問題
  - ▶家族役割の混乱

■ 副次的データ(70 ～ 79%)

- ●行動
  - ▶広範囲な感情の表出や受容ができない。
  - ▶適切に援助を求めたり，受けることができない。
  - ▶目標の達成より緊張感の緩和に向けた方向づけ
  - ▶非効果的な意思決定
  - ▶矛盾した逆説的なコミュニケーション
  - ▶家族の特別な祝い事などは飲酒が中心になる。
  - ▶葛藤に対処できない。
  - ▶荒削りな自己診断
  - ▶葛藤の急激な上昇
  - ▶孤立
  - ▶虚言
  - ▶明確なメッセージを送ることができない。

- ▶楽しむことができない。
- ▶未成熟
- ▶集中力の低下
- ▶無秩序な状態
- ▶変化に適応できない。
- ▶アルコール以外の物質乱用
- ▶ライフサイクルの転換期に対処できない。
- ▶権力闘争
- ▶配偶者や親の言語的虐待
- ▶ストレス性の身体的な病気
- ▶現在または過去の発達課題を達成できていない。
- ▶信頼性の欠如
- ▶子どもの学業成績の障害
- ●感情
  - ▶ほかの人たちとは違うという感情
  - ▶誤解
  - ▶恐怖
  - ▶気分のむら
  - ▶不満感
  - ▶同一性の欠如
  - ▶喪失感
  - ▶敵意
  - ▶愛情と憐れみとの混乱
  - ▶混乱
  - ▶愛されていないという感情
  - ▶未解決の悲嘆
  - ▶抑うつ状態
  - ▶自暴自棄
  - ▶他者による情動コントロール
  - ▶敗北感
  - ▶自責感
- ●役割と関係
  - ▶家族間の三角関係
  - ▶家族メンバーの精神(霊)的ニーズを満たすことができない。
  - ▶家族メンバーが互いに成長し成熟する関係をもつ能力の低下
  - ▶人間関係に必要な技能の欠如
  - ▶団結力の欠如
  - ▶家族の儀式的行事の崩壊
  - ▶メンバーの安全のニーズを満たすことができない家族
  - ▶メンバーの自律性と個性を尊重しない家族
  - ▶性的コミュニケーションの減少
  - ▶両親の援助に対する認識の低下
  - ▶拒絶的なパターン
  - ▶義務に対する怠慢

【関連要因】

この診断の原因は家族メンバーのアルコール乱用であるので、これ以上の関連因子は必要ない。

著者の注釈

アルコール依存症は家族的な疾患である。この看護診断は、家族メンバーのアルコール乱用に関連して家族力動が崩壊した結果を示している。〈家族機能破綻〉は、NANDAの定義によると、通常は効果的に機能している家族が機能不全を起こした状態である(NANDA, 1992, p.41)。アルコール依存者の家族には、過去に効果的に機能していたという経過がない。〈家族コーピング無力化〉は、アルコール依存症者の家族をかなり適切に説明した診断といえる。この診断は、〈非効果的な家族コーピング：アルコール症〉と記述することもできる。さらにアセスメントをすれば、アルコール依存症が家族全体の身体的・生理的・心理的・精神(霊)的・経済的・発達的側面に及ぼす影響を判断できるはずである。臨床研究によって、アルコール依存症がすべての、あるいはほとんどの家族メンバーのこれらの側面に影響を及ぼすと判断できれば、〈アルコール依存者家族シンドローム〉の診断が、非常に有効であることが証明される可能性もある。

診断表現上の誤り

⦿家族に及ぼすアルコールの影響に関連した〈家族機能障害：アルコール症〉

この診断の「関連した」は、診断記述の重複である。診断記述にアルコール依存症という用語が含まれているので、関連因子の必要性はなくなる。したがって診断は、「問題の強度な否認、罪悪感および情動の抑圧によって明らかなように〈家族機能障害：アルコール症〉」と述べることができる。

NOC
家族コーピング，家族機能，物質乱用の結果

目標 ▶
家族は、家族にアルコール依存症の問題がある

ことを認識する。
　短期目標および長期目標を設定する。

指標▶
- アルコール依存症が各家族メンバーや家族全体に及ぼす影響を述べる。
- 破壊的な反応パターンを明確にする。
- 個人および家族の治療に利用できる資源を説明する。

NIC
コーピング強化，紹介，家族機能維持，物質乱用対処，家族統合性促進，制限設定，サポートグループ

【一般的看護介入】

◉**信頼関係を確立する。**
①一貫性のある態度で接する。約束を守る。
②受容的であり，かつ批判的ではない。
③明らかになった事柄について判断を下さない。
④家族メンバーの反応に焦点を当てる。

◉**家族メンバーが個人的にも集団的にも，うっ積した感情を共有できるようにする。**
①その感情が普通であることを認める。
②間違った考え方を修正する。
　R：アルコール症によって，家族のコミュニケーションは損なわれている。失望した過去があるために，感情を分かち合うことはまれである。考えや感情の共有は減り，沈黙することで長期間にわたり家族が崩壊した状態が続く可能性がある。コミュニケーションは主に，家族メンバーがクライエントの飲酒行動をコントロールするために行おうとすることに焦点が当てられる(Grishamほか，1982)。

◉**家族にはクライエントの飲酒に対して責任がないことを強調する**(Starlingほか，1990，Carsonほか，2006)。
①「精神科的」な問題よりも情動的な困難が人間関係の基盤となることを説明する。
②家族のアルコール依存症に関連してしばしばみられる感情と経験を家族に教える。
　R：「家族メンバーを最初に助けることにより，アルコール依存者にまで援助の手が及ぶことの価値を軽視してはならない」(Grishamほか，1982，p.257)。家族が援助を受けていても，アルコール依存者に確かな結果が出るという約束はできないことを，家族と医療専門職が受け入れることが重要である。

◉**家族の置かれている状況と目標についての家族の考え方を探る。**
①アルコール依存症の特徴について話し合う。アルコール症の特徴を略述したスクリーニング検査(例．MASTまたはCAGE)の結果を検討する。
②誤った情報の原因を話し合って修正する。
③短期目標および長期目標を設定できるように援助する。
　R：Wing(1994)は，段階ごとに異なった理由から再発することを提起している。第1段階における再発は，処罰の脅威がなくなったときに生じる。第2段階における再発は，依存対象(例．結婚，仕事)が得られたとき，または失われたときに生じる。第3および第4段階における再発は，めったに生じることのない，予期できないストレスの大きい出来事によって生じる。第1段階および第2段階のクライエントに対する看護の相互作用は否認と向き合い，クライエントがもっと内面に目を向けられるように援助することが中心となる。第3および第4段階における回復中のクライエントには，予想できないストレスの大きい出来事に対して，アルコールなしでどのように対処するかを学ぶための援助が必要となる(Wing，1994)。

◉**家族が使用している非効果的な方法について話し合う。**
①アルコールや車のキーを隠す。
②怒り，沈黙，脅かし，泣く。
③仕事・家族・友人に対する言い訳をする。
④刑務所から保釈を受ける。
　R：看護介入は，非効果的なコミュニケーションと反応パターンを変えるために家族を援助することに焦点が当てられる(Smith-DiJulio，1998)。

◉**行動を洞察できるように援助する。**
①飲酒をやめない。
②家族の怒りが増強する。
③飲酒の責任をクライエントから免除する。
④自分の飲酒行動の結果にクライエントが苦しまないようにする。
　R：アルコール依存者を中心に平衡状態が保た

れているので，飲酒行動の中止は家族の脅威である(Smith-DiJulio, 2006)。

◉**アルコール依存者への援助は，まず家族自身の援助になることを強調する。**

①家族の反応を変えることに焦点を当てる。
②クライエントが自分の飲酒行動に責任を負えるようにする。
③個人的にも家族としても，自分たちの生活を改善できる活動を説明する。
④ストレス管理法を1つ開始する(例．エアロビック体操，自己主張訓練コース，散歩，瞑想，リラクセーション，呼吸法)。
⑤家庭外で家族が集う時間を計画する(例．美術館，動物園，ピクニック)。アルコール依存者も参加する場合，当人は活動中飲酒しないことを確約し，飲酒した場合の結果に同意させる。
R：問題を認めることの恥ずかしさや問題の原因に対処する必要があることを回避し，露見しなければ問題は消滅するという望みによって，家族は問題を否認する(Collinsほか，1990)。

◉**回復期間に，日常的な家族力動が劇的に変化することを，家族と話し合う。**

①アルコール依存者を注目の中心から外す。
②家族の役割をすべて見直す。
③家族メンバーは，アルコール依存者の代わりに自分自身に焦点を当てる。
④家族メンバーは，ほかの誰かを責めるのではなく，自らの行動に責任を負う。
⑤子どもの行動上の問題を話し合うことが家族の目的に役立つ。

◉**逆戻りする可能性とその寄与因子について話し合う。**

R：Wing (1994)は，各段階において異なる理由から再発することを提起している。第1段階における再発は，処罰の脅威がなくなったときに生じる。第2段階における再発は，依存対象(例．結婚，仕事)が得られたとき，または失われたときに生じる。第3および第4段階における再発は，めったに生じることのない，予期できないストレスの大きい出来事によって生じる。第1段階および第2段階のクライエントに対する看護の相互作用は否認と向き合い，クライエントがもっと内面に目を向けられるように援助することが中心となる。第3および第4段階における回復中のクライエントには，予想できないストレスの大きい出来事に対して，アルコールなしでどのように対処するかを学ぶための援助が必要となる(Wing, 1994)。

◉**家族または個人の追加すべき看護診断がある場合は，それぞれの看護診断の項を参照する**(例．小児虐待，家庭内暴力)。

◉**必要に応じて地域の資源について健康教育を行い，専門機関を紹介する。**

①Al-Anon（アルコール依存者家族の会）
②Alcoholics Anonymous（匿名アルコール依存者更生会）
③家族療法
④個別療法
⑤自助グループ(例．Adult Children of Alcoholics)
R：家族メンバーの一人がアルコール依存症であるときには，家族が治療の1つの単位となる。長期治療の専門機関への紹介が必要である。

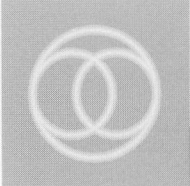

家族機能促進準備状態

Readiness for Enhanced Family Processes

【定義】

家族機能促進準備状態：家族メンバーの安寧を支えるために十分であり，かつ力を強化することができる家族機能のパターン。

【診断指標】

- 家族力動を促進したい意思の表明
- 家族機能が家族メンバーの身体的・社会的・心理的ニーズを満たしている。
- 活動が家族メンバーの安全と成長を支えている。
- コミュニケーションが十分にある。
- 人間関係は一般的に肯定的である。地域社会と互いに依存関係にある。家族の課題が達成されている。
- 家族役割が発達段階に応じて柔軟であり，かつ適切である。
- 家族メンバーへの敬意が認められる。
- 家族が変化に適応している。
- 家族メンバー間の境界が維持されている。
- 家族のエネルギーレベルが日常生活での活動を支えている。
- 家族の活気が認められる*。
- 自律性と凝集力とのバランスがよい。

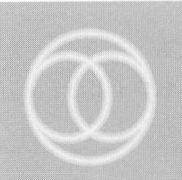

ペアレンティング促進準備状態

Readiness for Enhanced Parenting

【定義】

ペアレンティング促進準備状態：成長と発達を促すために十分であり，かつ力を強化することができる，子どもや依存的な人（たち）への環境を提供するパターン。

【診断指標】

- ペアレンティングを強化したい意思の表明
- 子どもや依存的な人（たち）が家庭環境への満足を表明する。
- 子どもや依存的な人（たち）への情緒的および無言の支援が認められる；きずなや愛着。
- 子どもや依存的な人（たち）の身体的および情緒的なニーズが満たされている。
- 子どもや依存的な人（たち）への現実的な期待が示されている。

---

*活気とは家族が積極的に対応する能力を示す。

ペアレンティング障害

Impaired Parenting

ペアレンティング障害
　親/乳児/子間愛着障害リスク状態
　親役割葛藤
　　▶ 子どもの病気や入院の影響に関連した

【定義】

ペアレンティング障害：1人またはそれ以上のケア提供者が，子どもの成長や発達を促す建設的な環境を，実際にあるいは潜在的に提供できない状態。

【診断指標】

■ 必須データ(必ず存在，1つまたはそれ以上)
- 親としてふさわしくない，あるいは養育的でない行動
- 親らしい愛着行動の欠如

■ 副次的データ(おそらく存在)
- 乳児/子どもに対する不満や失望を頻繁に述べる。
- 親役割に対する欲求不満を口にする。
- 不適格であると自覚している点，または実際に不適格である点を言葉にして言う。
- 乳児に対する不十分な，あるいは不適当な視覚，触覚，聴覚の刺激
- 子どもの虐待またはネグレクトの証拠
- 乳児/子どもの成長や発達の遅れ

【関連因子】

ペアレンティングの困難や，ペアレンティングの獲得にリスクの高いクライエントまたは家族
- 親
  - ▶ 片親
  - ▶ 薬物常用者
  - ▶ 未成年者
  - ▶ 終末期の病気
  - ▶ 虐待
  - ▶ 急な身体障害
  - ▶ 情動的な障害者
  - ▶ 事故の被災者
  - ▶ アルコール依存者
- 子ども
  - ▶ 望まれない妊娠による子ども
  - ▶ 好ましくない性格の子ども
  - ▶ 終末期の病気の子ども
  - ▶ 多動の子ども
  - ▶ 望まれなかった性別の子ども
  - ▶ 知能的ハンディキャップをもつ子ども
  - ▶ 身体的ハンディキャップをもつ子ども

■ 状況因子(個人・環境)
- 親と子のきずなを形成する過程の中断に関連するもの。以下の因子に続発する。
  - ▶ 病気(子ども，親)
  - ▶ 引っ越し
  - ▶ 服役
- 核家族からの分離に関連するもの
- 知識不足に関連するもの
- 養育者が一定していないこと，あるいは一貫性を欠いた養育方法に関連するもの
- 人間関係の問題に関連するもの(特定の)
  - ▶ 夫婦の不和
  - ▶ 継父母
  - ▶ 離婚
  - ▶ 同棲
  - ▶ 離別
  - ▶ 引っ越し
- 外部からの支援が少ないこと，あるいは社会的に隔離された家族に関連するもの
- 役割モデルがいないことに関連するもの

- ストレッサーに対する非効果的な適応に関連するもの
  - 病気
  - 経済的な問題
  - 初めての子ども
  - 薬物乱用
  - 高齢者の介護

発達因子
- 思春期
  - 子どもの欲求よりも親自身の欲求を満たすこととの葛藤に関連するもの
  - 親自身が自分の親と良好な親子関係を築けなかったという過去に関連するもの
  - 親自身が自分の親から虐待されたという過去に関連するもの
  - 親の，子どもに対する非現実的な期待に関連するもの
  - 親自身の自分に対する親としての非現実的な期待に関連するもの
  - 子どもの，親に対する非現実的な期待に関連するもの
  - 親が，子どもの心理社会的な欲求に応えないことに関連するもの

著者の注釈

　家庭環境は，子どもの身体的成長や発達のための基本的要求を提供する場である。すなわち，子どもの精神的・社会的・知的可能性への刺激，衝動のコントロールの習得に対する一貫したしつけ，判断力，人と感情を分かち合う柔軟さ，モラルの習得を提供するところである（Pfeffer, 1981）。Pfeffer（1981）が述べているように，このような家庭環境から「自律した個人として人生を歩み，家族から独立していく能力」を身につけた子どもが育つのである。そのような環境を与えることが親の役割である。子育ての難しさは，たいていの場合，知識不足やストレス要因を前向きにうまく対処できないことから起こってくる。子どもまたは親の病気や経済的な問題などの家族全体にストレスが生じると，親が親らしくあることは困難になる。
　〈ペアレンティング障害〉という診断は，親が子どものために養育的な環境を作り，それを継続していくことが困難な状態を示している。〈親役割葛藤〉という診断は，それまで親としての役割を十分に果たせていたのに，その能力が外的因子によって脅されている状態をいう。病気や離婚，再婚などの場合は，役割の混乱や葛藤が生じると予想される。親が自分の役割を外的要因に適応させようとしても，周囲の援助を受けることができなければ，〈親役割葛藤〉は〈ペアレンティング障害〉へと進行するおそれがある。

診断表現上の誤り

小児虐待に関連した〈ペアレンティング障害〉

　小児虐待は，家族の機能不全を示す1つの徴候である。通常，小児虐待の状況には，虐待する大人と，それを傍観する大人が必ず存在するものである。したがって，治療計画には両者を参加させる必要がある。そのため，〈家族コーピング無力化〉という診断名のほうがこの問題を正確に示している。〈ペアレンティング障害〉は，親が外的因子により脅かされている場合に，最も適切な診断名となる。外的因子が小児虐待を引き起こすのではなく，むしろ親の情緒的な障害や非効果的なコーピングが，それを引き起こしているのである。

NOC
小児の発達レベル（年齢を特定する），家族コーピング，家族の環境：内部的，家族機能，親-乳児間の愛着行動

目標▶
親・養育者が，ペアレンティングスキルの問題を認識する。

指標▶
- 子どもに安全な環境を提供する。
- 親の技能向上に役立つ援助のための利用可能な資源を述べる。

NIC
ペアレンティング促進，発達強化，予期ガイダンス，親教育，行動管理

【一般的看護介入】

親が自分の役割責任やペアレンティングに対する欲求不満を表現できるように促す。
①共感を伝える。
②判断を控える。

◉ **親の自分自身やパートナー，子どもに対する期待を確認する。**
①現実的な期待をもつよう援助する。
②達成されていない期待について自分たちの気持ちを話し合うよう促す。
③期待どおりになる可能性を高める方法を話し合う（例．パートナーや子どもと一緒に個人的な目標を立てることを話し合う）。
◉ **正常な成長や発達，年齢にふさわしい行動について親を教育する**（〈成長発達遅延〉参照）。
◉ **親と一緒に子どもの問題行動を探る。**
①問題行動の頻度や継続期間
②関連する状況（いつ，どこで，何が引き金か）
③問題行動との因果関係（親の対応，しつけ，矛盾する対応）
④親が望む行動
◉ **肯定的なペアレンティング方法を話し合う。**
①子ども自身が親に愛されていることを子どもに伝える。
②子どものよい行動を認める。見つめたり視線を合わせたりする。
③親が中断しないで子どもとともに過ごす時間を確保する「特別な時間」を作る。
④スキンシップやアイコンタクトがない，行動について話し合わないなどの場合でも些細な違反は無視する。
⑤子どもの話を積極的に聴く。子どもが何を言っているのかを述べ，子どもが感じていることを反復して返し，その内容に判断を加えないようにする。
⑥子どもの行動を批判する場合には，「私自身は」という表現を用いる。焦点を子どもにではなく望ましくない行動に当てるようにする。
◉ **非行をやめさせ，何がいけないかを伝え，親と子が新たな関係を構築していく「タイムアウト」訓練技法について説明する**（Christophersen, 1992；Herman-Staab, 1994）。
①方法の概略
■ 静かな気が散らない場所（子ども部屋や隔離された場所でないこと）に子どもを連れて行き，椅子に座らせる。
■ 子どもに椅子に座るように指示する。年齢と同じ分数の間，静かに座らせる。
■ 子どもが静かになってからタイマーをスタートする。
■ 子どもがよくない行動をしたり，泣いたり，椅子から立ち上がった場合はタイマーをリセットする。
■ 設定した時間が終了したら，子どもに椅子から立っていいことを伝える。
②次のことを子どもに説明する。
■ これはゲームではない。
■ 子どもが悪いことしていないときに一度練習しておく。
■ ルールを説明し，理解度を確めるために子どもの質問を聞く（3歳以上の場合）。
③注意事項
■ タイムアウトを設けることを事前に警告しない。タイムアウトをもつことが適切な場合にのみ実行し，それを子どもの脅しに使うことはしない。
■ その時間中に，子どもが笑ったりしても無視する。
■ テレビがついていない，あるいは見ることができないことを確認する。
■ タイムアウトのしつけをしている間は，子どもを見たり話しかけたり，また子どもについて話し合ったりしない。
■ 怒っている様子は見せないで，冷静であることを示す。
■ 親は自分のことをする。子どもに自分の姿を見せて，何が欠けているのかをわからせる。
■ 途中であきらめたり，子どもに降伏したりしない。
◉ **ほかに問題がある場合は，該当する看護診断を参照する**（たとえば〈家族介護者役割緊張〉，〈消耗性疲労〉，〈非効果的セクシュアリティパターン〉）。
◉ **効果的なペアレンティングスキルの役割モデルを利用する。関係がありそうなら，自分の子どもに対する欲求不満を正常化しようとした看護師自身の経験を親に話して，その経験を共有する。**
◉ **親や家族の強みを明確にする。**
◉ **援助を求めることや，子どものしつけについてのロールプレイを行う。**
◉ **一般的なペアレンティング指針を提供する。**
①開放的で，誠実な対話を行う。脅してはいけない（例．「もし，よい子にしてなかったら，映画に連れて行かないわよ」）。

②説教をしない。間違っていることだけを話し，それ以上に追求しない。また，楽しい体験について話す時間をとってあげる。
③子どもが達成できたことに対してはほめてあげる。子ども1人ひとりが大切で，また特別な存在であると感じさせる。特にいい子でいたときには，それを伝える。よくない行動ばかりに目を向けないようにする。
④抱いたり抱きしめたりするのをためらわない（女の子と同じく男の子にも）。
⑤制限を設け，それを守らせる。子どもに協力を期待する。子どもが親の価値観に合った活動に子どもを参加させる。「他のみんなはできるのに」などという言葉で子どもを追い込んではいけない。
⑥可能な限り子どもに手伝いをさせる。
⑦子どもの行動を制限することによってしつけを行う。幼い子どもは3～5分間は椅子に座らせる。もしその子が立ち上がったら，叱るか，一度叩いて座らせる。そして，決められた時間の間は，座っていられるようになるまで続ける。大きい子どもには，自転車乗りや映画を観に行くことを制限する（子どもにとって重要な行動を選びとる）。
⑧やってはいけない行動に対して，しつけをしているかどうか確認する。子どもは，過ちをおかしたり，怒りを言葉で表現したりする必要がある。
⑨自分をコントロールする。親がイライラしているときにしつけをしようとしない。
⑩詳しい説明が必要なときは，しつけをした後で話をする。
⑪親は子どものしつけをしていないときの自分が何をしているのかを忘れないようにする（例．子どもと楽しんだり，愛し合ったりしている）。
⑫他人（子どもでも大人でも）の前で子どもを叱ってはいけない。脇に連れて行って，話をして聞かせるようにする。
⑬子どもの破壊的な行動は，自分の手に負えないと決めつけてはいけない。親自身の現在の対応についてよく考える。子どもを脅すのか，罰を与えるのか，あるいはあきらめるのか，子どもは，親が言っていることが本当ではないということを見抜いていないか。
⑭よいお手本になるようにする（子どもは，親がそれを意図しているかどうかにかかわらず，親から学ぶものである）。嘘をつくことがよいと考えた場合でも，子どもに嘘を言ってはならない。子どもはそれがどんなことであっても，親が子どもに嘘をつかないということを学ぶものである。
⑮おもちゃを片づけるとか，ベッドを作るとか，皿を拭くなどそれぞれの子どもの年齢にふさわしい責任をもたせる。子どもにはその仕事を完全にやり終えることを求める。
⑯さまざまな感情を子どもと共有する（例．幸福，悲しみ，怒り）。そして子どもの感情や人間としての権利を尊重し，思いやりをもつ。

● **必要であれば，健康教育を行ったり専門機関を紹介する**
①地域資源：カウンセリング，社会的サービス，ペアレンティング講座
②サポートグループ：セルフヘルプグループ，教会
R：親たちは，自分の新しい役割が心地よいものであるために，技術だけでなく，自信も必要としている。看護師は，ペアレンティングについての情報を彼らに提供することによって，家族を援助する格好の立場にある。
R：親子の相互作用は，その相互作用を両方の側面に注目して観察する必要がある。子どもが求めているときに，親が応えることをしなかったり，子どもの行動が正常であっても，子どもに対する親の期待が非現実的であったり，相互の誤った組み合わせによって親行動が障害される。
R：ストレスがあるレベルを超えると，親の忍耐力や理解を示す能力に支障をきたす（Wong, 2003）。
R：親としての役割に対する期待を話し合うことを優先し，お互いの決定を支えることに理解を示す親は，家族間の緊張が比較的少ない（Wong, 2003）。
R：親が一貫性を示す場合のみ，行動の変容が効果的に実施できる（Wong, 2003）。
R：しつけの効果をあげるためには，望ましくない行動があった場合にのみ，しつけをすることである（Wong, 2003）。
R：相手の立場がわからない幼い子どもに対して，理屈で説明しようとすることは適当ではない（Wong, 2003）。
R：問題行動を無視することで，その行動が最小

限に抑えられたり，行動がみられなくなることもある(Wong, 2003)。
R：「タイムアウト」技法は，そのほかのしつけ方法がもつ問題の多くを避けることができる方法である(例．口論，体罰，自制心を失う)(Wong, 2003)。
R：子どものときに責任をもつことで，信頼できる大人になることを学べる。

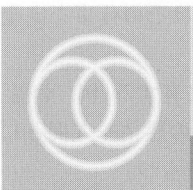

親/乳児/子間愛着障害リスク状態

Risk for Impaired Parent-Infant Attachment

【定義】

親/子/乳児間愛着障害リスク状態：親または主なケア提供者と子どもとの間に養育，保護，相互作用のプロセスに混乱を起こす危険性がある状態。

【危険因子】

関連因子を参照

【関連因子】

■ 病態生理因子
- 愛着過程の中断に関連するもの。以下の因子に続発する。
  - ▶親の病気
  - ▶子どもの病気

■ 治療関連因子
- 愛着の障害に関連するもの。以下の因子に続発する。
  - ▶プライバシーの欠如
  - ▶集中治療におけるモニタリング
  - ▶面会の規則
  - ▶医療機器
  - ▶面会者の制限

■ 状況因子(個人・環境)
- 非現実的な期待(子ども，自分に対する)に関連するもの
- 予定外の妊娠に関連するもの
- 子どもに対する失望(性別，容姿など)に関連するもの
- 新たに生まれた子どもと他の責任に伴う生活ストレス因子に関連するもの。以下の因子に続発する。
  - ▶健康問題
  - ▶薬物乱用
  - ▶精神疾患
  - ▶人間関係の問題
  - ▶経済的な問題
- 親役割についての知識不足や利用できる役割モデルの欠如に関連するもの
- 親の身体的障害(例．失明，麻痺，耳が聞こえない)に関連するもの
- 未熟児出産のために心の準備ができていないことに関連するもの

■ 発達因子
- 思春期
  - ▶子どもの満足を優先して自分の満足を先に延ばすのが困難であることに関連するもの

著者の注釈

この新しい診断は，親または養育者が自分の子どもへの愛着行動に困難をきたす危険性があることを表している。愛着行動の障害には，親や子どもの環境，知識，心配事，健康がある。この診断はリスク型，またはハイリスク型の診断が適切である。看護師が親子の愛着行動の問題を診断する場合，愛着行動の改善と破壊的なペアレンティング・パターンの予防に焦点を当てるので，「不適切な親の愛着行動に関連した〈ペアレンティング障害リスク状態〉」がより有効な診断と思われる。

診断表現上の誤り

●夫が子どもの生物学的な父親でないことに関連した〈親子(乳児)間愛着障害リスク状態〉

この関連因子は，確かに愛着の問題に関連する危険因子である。ただ，これは秘密情報であり，公開されないように注意を払う必要がある。看護師

は，アセスメントあるいは話し合いの中から，このことについて情報として得た場合には，看護経過記録には正確にその言葉どおりに記録すべきである。看護診断としては「父親が子どもを拒絶する可能性に関連した〈親／子／乳児間愛着障害リスク状態〉」と記録することができる。

NOC
〈ペアレンティング障害〉を参照

目標▶
親が，子どもを抱きしめたり，微笑みかけたり，話しかけたり，視線を合わせようとするなどの愛着行動が増していることを実際に示す。

指標▶
- 児のケアに参加したいと申し出るようになる。
- 児に対する肯定的な感情を言葉で表すようになる。

NIC
〈ペアレンティング障害〉を参照

【一般的看護介入】

◉ 原因または寄与因子をアセスメントする。

① 母親について
- 望まない妊娠
- 陣痛や出産が長引く，あるいは難産
- 産後の疼痛や疲労
- サポートシステム（母親，配偶者，友人）の欠如
- 役割モデル（母親，親戚，隣人）の欠如
- 望まない出産に対する精神的な準備ができていない。

② 親として不適切な対処行動（片方あるいは両方の親）について
- アルコール依存
- 麻薬中毒
- 夫婦関係に関する問題（別居，離婚，暴力）
- 新しい役割に関係したライフスタイルの変更
- 若年の親
- 職業上の変化（例．勤労者から母親に）
- 家族の病気

③ 乳児について
- 未熟児，欠陥のある子ども，病気の子ども
- 多胎児

◉ 可能であれば，寄与因子を減らしたり取り除いたりする。

① 病気，疼痛，疲労について
- 子どもに対してどのような世話行動が可能であるかを，母親とともに確定する。
- 母親が少なくとも1日のうち，昼間2時間，夜間4時間，じゃまされずに睡眠をとることができるようにする。
- 不快から解放されるようにする。
  ● 会陰切開
    ▶ 痛みの程度を評価する。
    ▶ 血腫や膿瘍をアセスメントする。
    ▶ 安楽な処置の実施（冷湿布または温湿布，鎮痛薬*）
  ● 痔疾患
    ▶ 便秘の予防と治療
    ▶ 安楽な処置の実施（ウィッチヘイゼルの湿布，座薬*，鎮痛薬*）
  ● 母乳栄養を行う母親の乳房の緊満
    ▶ できるだけ頻回に授乳をする。
    ▶ 授乳の前に温湿布（シャワー）を行う。
    ▶ 授乳の後で冷湿布を行う。
    ▶ 授乳と授乳の間に用手マッサージや用手搾乳を行ったり，搾乳器を使ってみる。
    ▶ 軽い鎮痛薬を与える。
    ▶ 〈非効果的母乳栄養〉を参照
  ● 母乳栄養を行わない母親の乳房の緊満
    ▶ 指示されている鎮痛薬の投与
    ▶ 氷のうの貼用
    ▶ 乳房全体を覆う適切なブラジャーの使用を勧める。

② 経験の欠如，あるいは母親役割モデルの欠如について
- 母親とともに，彼女自身の母親に対する感情や態度について検討する。
- よい母親と思われる人を見つけ，その人の援助を求めるように勧める。
- 入院中の母親に役立つ教育プログラムを大まかに説明する。
- 家庭で最初に助けてくれる人を確認する。
- 退院後に子どもの世話について，学習を深めることができる地域社会のプログラムや，参

---
*プライマリケア医の指示が必要

③良好なサポートシステムの欠如について
- 母親のサポートシステムを確かめ，その長所と短所をアセスメントする。
- カウンセリングの必要性をアセスメントする。
- 親の過去の経験や，将来について思うことを表現するように促す。
- 親に対して積極的な聞き手になる。
- 子どもに対する親のかかわり方を観察する。
- その家族に利用されている資源（経済的・情緒的）をアセスメントする。
- 病院と地域の両方で利用できる資源を知る。
- カウンセリングの結果を親に知らせ，助言する。
- 病院や地域のサービスを紹介する。

④入院中に家族に影響を及ぼす可能性のある文化的な信念を実行することに対する障害について
- 母子と家族の信念を支援する。
- 文化と伝統を日常のケアに取り入れる。
- 地域の資源を確認する。

⑤ケアの個別化を妨げる組織的な障害の除去
- 家族中心のケアの実施についてスタッフの認識を高め，敏感に対応できるようにする。
- 家族にケアの実施や方法の見直しに参加してもらう。
- スタッフの文化的な感性を促す。

◉**相互作用を行う機会を提供する。**

①分娩直後にきずなの形成を促進する。
- 出産後に乳児を抱くように勧める（短い疲労回復のために子どもを抱くまでに少し時間が必要な場合もある）。
- 希望すれば，肌と肌の触れ合いをさせる。部屋を暖かく保つ（22〜24℃くらい）か，乳児にヒートパネルを用いる。
- 出産直後に希望があれば母乳を与える機会を提供する。
- アイコンタクトが必要なときは，硝酸銀の点眼は後回しにする。
- スタッフからの妨害を最小限にして，できるだけ多くの時間を家族に与える（「感受期」は30〜90分続く）。
- 父親に乳児を抱くよう促す。

②産褥期の愛着の形成を促進する。
- 母親の疲労を定期的にチェックする。特に母親に麻酔を行った場合
- 臨機応変に母子同室にする。母親が初めに行うケアの量を本人と相談して決め，母親の援助の要請に応じるようにする。
- 乳児の世話に，将来父親を含めていくことについて話し合う（希望があれば，来院時に乳児の世話に，父親が参加する機会を作る）。

③親に援助を提供する。
- 母親の陣痛時や分娩時の経験に耳を傾ける。
- 感情を言葉にすることを受け入れる。
- 母親の気持ちに共感を示す。
- 乳児の長所や個性的な特徴を親に伝える。
- 乳児が親に反応していることを説明する。
- 退院後のフォローアップ体制を整える。特にリスクがあると考えられる家族には重要である（例．地域の保健師による家庭訪問や電話での相談）。
- 病院内や地域での役立つ資源やサポートグループを把握しておき，必要に応じて紹介する。

④表出された両親の育児に対する自信をサポートする必要についてアセスメントする。
- 乳児に対する親のかかわり方を観察する。
- それぞれの親の長所を支持する。
- 親が困っている領域について親を援助する（親の役割モデルになる）。
- 片手間に親が見ることができるようなプリントや視聴覚教材を用意する。
- 子どもの成長や発達についての知識レベルを評価し，必要な情報を与える。
- 親が乳児の合図や気分を理解できるよう助ける。
- 参考文献リストを参照。ペアレンティングや育児に関する本を推薦する。

⑤子どもが未熟児や病気のために，親からすぐに引き離す必要があるときは，可能な限り，きずなや愛着形成の経験をさせるようにする。
- できるだけ早い時期に，両親に子どもを見たり触ったりするよう促す。
- 両親に乳児と長時間過ごすように促す。
- スキンシップや抱くこと，隔離された中でも親の手で乳児を抱えること，その他の基本的なケア行動を支援する。
- 乳児が母親から離されたり，別の施設に移される場合

▶スタッフが頻繁に母親に電話するようにする。
  ▶家族にNICUで時間を過ごすように促したり，伝言や子どもの写真を渡すようにする。
  ▶母子ができるだけ早い時期に一緒になれる手段を提供できるように，家族や地域資源について検討する。

◉**養父母について**
①養子とのはじめての対面のときにさまざまな感情が生じることは，正常であることを養母に伝える。
②養子縁組が整った後に，憂うつな気分になる可能性があることを養母に助言する。
③養子を引き取る前に，ペアレンティング講座の受講を養父母に勧める。

◉**必要に応じて専門機関を紹介する。**
①必要があれば，訪問による継続ケアを地域機関と相談する。
②親を適切な組織に紹介する（参考文献参照）。

  R：新生児期の最初の数分間や数時間には，子どもが親と出会い相互に作用するために準備された「感受期」があることが，研究によって明らかになっている。この時期やその後の数日間に密接に接触することは，きずなの形成過程に最も有益である（Klaus ほか，1976）。
  R：出産後3日間は，父親と子どものきずなにとって重要な期間である。
  R：きずなは，乳児を見たり，触ったり，世話することによって強められる（Klaus ほか，1976）。
  R：ハイリスク状態の新生児の家族をケアをする場合，親は子どものケアに必要なパートナーであることを頻繁なコミュニケーションによって理解させる。そのことによって，愛着形成を促し，不安を軽減させる。
  R：49名の未熟児とその母親の相互作用についての縦断的調査で，Zahr（1991）は，子どもの気性に対する母親の評価とサポートシステムの有効性が，最も顕著な変化要因であり，産後4か月と8か月の母と子の積極的な触れ合いと関連していることを見い出した。
  R：親は病気の子どもに対して，その子どもを失うという不安があるために愛着を形成することに，あまり積極的になれない。このような気乗りがしない状態は，その親に強い罪の意識を生じさせる。
  R：病気や障害をもつ子どものケアでは，親は，愛着形成を始める前に悲嘆作業を行う機会を与えられなければならない。
  R：分娩室を使用すれば，あまりじゃまが入らないので，きずなの形成を高めることに役立つ。
  R：Koepke ら（1991）は，初めて養母になる24名の女性を調査したところ，養母は生みの母親と同じ時期にそれぞれ独自の方法で，子どもとの愛着を形成し始めることに気づいた。養母も生みの母親と同様，気分の落ち込みや産褥期の抑うつ状態になりやすい。

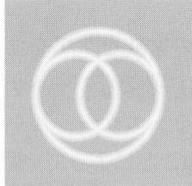

親役割葛藤

Parental Role Conflict

【定義】

親役割葛藤：親または主なケア提供者が，外的因子（例．病気，入院，離婚，別居）によって，役割の変化をきたしている状態，またはそう知覚している状態。

【診断指標】

■■ 必須データ（必ず存在，1つまたはそれ以上）
- 親が親役割の変化について心配する。
- 育児やその日課ができていない状態を示す。

■■ 副次的データ（おそらく存在）
- 親が，入院中あるいは家庭で，子どもの身体的・情緒的ニーズに十分応えられないという心配や感情を表現する。
- 親が子どもの病気やほかの子どもに与える影響について心配を述べる。
- 親が，家にいる兄弟姉妹の世話について心配を述べる。
- 親が，子どもに関する意思決定をコントロールできないと感じている心配を表現する。

【関連因子】

■■ 状況因子（個人・環境）
- 子どもとの離別に関連するもの。以下の因子に続発する。
  - 先天的欠陥あるいは慢性疾患をもった子どもの出生
  - 急性あるいは慢性疾患による子どもの入院
  - 病気の重症度，予後やケア環境の変化（例．ICUから，あるいはICUへの移送）
- 環境に対する恐怖に関連するもの。侵襲的な治療や活動を制限する治療法（例．隔離，挿管）に続発する。
- 家族生活の中断に関連するもの。以下の因子に続発する。
  - 特別なニーズをもつ子どもの在宅ケア（例．無呼吸のモニタリング，体位ドレナージ，高カロリー輸液）
  - 頻繁に見舞いに行く必要があること
  - 新しい家族員が加わること（高齢の親戚，新生児）
- 親役割の能力の変化に関連するもの。以下の因子に続発する。
  - 親の病気
  - 再婚
  - 行かざるをえない出張や旅行
  - 交際
  - 仕事上の責任
  - 死
  - 離婚

著者の注釈

〈ペアレンティング障害〉参照

NOC
家族介護者の適応：子どもの入院に対して，家族介護者のレディネス：在宅ケアに対して，コーピング，家族の環境：内部的，家族機能，ペアレンティング

目標 ▶
親と子が，意思決定過程をコントロールしていることを示す。

指標 ▶
- 状況について自分の感情を表現する。
- サポート源を明らかにする。

NIC
介護者支援，役割強化，予期ガイダンス，家族関与促進，カウンセリング，紹介

【一般的看護介入】

◉現状をアセスメントする。
①状況に対する親と子どもの認識と反応
②子どもに及ぼす影響と子どもの一般的反応についての親の理解
③子育てと日課（仕事や育児方法）の変化

④そのほかの関連ストレス因子(経済状況,仕事に関連した因子)
⑤夫婦間の葛藤レベル
⑥両方の親に対するソーシャルサポート

◉子どものケアに参加するよう父親を促す。
①父親の能力を高める。
②悲しむことのできる場所を提供する。
③悲しみを分かち合うように促す。
④父親を子どものケアに参加させる。

◉親が子どもの行動範囲を設定できるように支援する。
①許される行動範囲を説明する。
②可能であれば,年齢に適したセルフケア行動を子どもに求める。
③年齢に適した日課を与える。
④子どもが自分のケアを自分でできるようにする。

◉親が兄弟姉妹の反応を受け入れられるように促す。
①親が,子どもの状況について,兄弟姉妹と話し合えるように援助する。
②親が,兄弟姉妹との時間をもてるように促す。兄弟姉妹が感じる否定的な気持ちが正常であることを認め,病気の子どものケアに兄弟姉妹を参加させるようにする。
③患児のケアとは別の生活を兄弟姉妹ができるようにする。

◉家族が自分たちの決定能力を高められるよう援助する(Dunstほか,1988a;Smith,1999)
①親には,ニーズを満たしたり,問題を解決する責任があることを強調する。
②親の能力を形成することを強調する。
③親の話を積極的に聴き,熟慮する。
④親が考えるニーズに見合った援助を提供する。
⑤能力獲得を促進する。
⑥親と専門家が協力してニーズに応える態勢を作る。
⑦決定権が親にあることを認める。
⑧親の決定を受容し,支持する。

◉兄弟姉妹を支援する(Wong,2003)。
①兄弟姉妹の気持ちを聴く。適度な怒りを受け止める。兄弟姉妹が辛抱したときや,手伝ってくれたときにはほめてあげる。
②患児の状況を説明し,兄弟姉妹が世話をしてあげられる範囲を示してあげる。

◉感情表現を促す(Wong,2003)。
①行動を説明する。たとえば,「あなたはいつも怒っているようにみえますよ」と言う。
②理解を示す。たとえば「怒りを感じることは極めて自然なことです。」
③感情に焦点をあてるように手助けする。たとえば,「なぜこのようなことが,あなたのお子さん(あるいは,患児の兄弟姉妹)に起こっているか考えたことがありますか。」

◉親と看護師のパートナーシップを促す。
①専任スタッフの協力のもとに(Wong,2003),主要な看護を行うようにする。
②親としての全体的な能力と得意とすることを知らせるようにする。
③子どもの世話に関する事柄をすべて説明する。
④チームミーティングに親を参加させる。
⑤考えの違いを話し合い,柔軟に対応したり,息抜きができるようにする。

◉必要であれば,指導や専門機関の紹介をする。
①学校の養護教員が,子どもの状況を理解しているかどうかを確認する。
②必要に応じて,たとえば,在宅ケア,デイケア,息抜きのためのケアなどを紹介する。
③地元や国の支援機関を把握する。
④看護支援に関する詳細な情報は〈家族介護者役割緊張〉を参照

R:エンパワメントモデルに基づいた看護方法は,親の役割葛藤を解決し,役割変化を遂げていくことを援助するために,最も効果的である。

R:このような方法は,親が一時的にあるいは長期的に,病院あるいは在宅で病気の子どもの世話を行う場合に役立つものである。

R:親が子どもの世話の適任者であることを尊重することは,親に自信をもたせ専門家との間の協力も促進する(Baker,1994)。

R:状況に適応していくことには,罪悪感や自己非難,怒りや苦痛を伴うものである(Wong,2003)。

R:兄弟姉妹は,病児の状況について年齢にふさわしい説明が必要である。物理的な変化や起こりうる役割変更に備える必要があるためである(Wong,2003)。

R:兄弟姉妹のことが後回しにされたり,特別の

イベントが台なしになったりするような経験をすることがある。たとえば，休日や余暇の楽しみ。親は，心情的・物理的に兄弟姉妹を構ってあげられないからである（Wong, 2003）。

R：兄弟姉妹は，孤独感を味わったり，責任を重く感じたり，恐れや嫉妬，罪悪感や敵意をもつことがある（Wong, 2003）。

親役割葛藤
▶ 子どもの病気や入院の影響に関連した

NOC
〈ペアレンティング障害〉を参照

目標 ▶
親は，子どもに関する意思決定権をもち，医療専門家と一緒に子どもの保健医療に関する決定を下す。

指標 ▶
- 子どもの健康状態や治療計画に関する情報を述べる。
- 親が必要とする程度に応じて，家庭あるいは病院で子どものケアに参加する。
- 子どもの病気や入院について，気持ちを言葉で表す。
- 病気の子どものニーズに対処するための時間やエネルギーを与えてくれるサポートシステムを見つけて利用する。

NIC
〈ペアレンティング障害〉を参照

【看護介入】
● **病気の子どもの親役割に適応できるように援助する**（Newton, 2000）。
① 親が子どものニーズを満たせるように，親役割に適応できる役割の補助や役割の手がかりを提供する。
② 子どもの発達段階と医学的状態に適した親行動の役割モデルを用いる。
③ 制限がある場合でも世話行動をはっきり示す方法を続けるように，親を指導する（例．入院していたり，装具を着けている状況でも，触れたり抱きしめてやったりする）。
④ 入院中や慢性疾患など，子どもの状況に親役割を適応させられるように，親に情報を提供する。
⑤ 面会時間，食事時間，日課，治療または定期的な看護ケア，同室制などのような病院の決まりや方針について情報を提供する。
⑥ 子どものケアにかかわっている医療従事者を紹介し，チームのそれぞれのメンバーの役割を説明する。
⑦ 親に治療方法や検査を説明する。親が子どもに治療や検査について説明できるように援助する。子どもの年齢に応じた対応の仕方について話し合う。
⑧ 日常の親役割や，実際の，あるいは親が認識している親役割の解釈をアセスメントする。
⑨ 子どもの正常な成長や発達，安全性の問題に関する親の知識を評価し，適切な補足情報を提供する（〈成長発達遅延〉を参照）。
⑩ 子どもの身体的ニーズや治療ニーズに備えるために必要な特別の技術を親に教える。

● **子どもの健康状態や治療計画についてコミュニケーションを促す。**
① 看護師と親が率直なコミュニケーションをはかるようにし，質問の時間を設けて，繰り返し情報を与えるようにする。そして質問には率直で誠実な応答をする。
② 親と医療チームのメンバーとの間に率直なコミュニケーションをはかるよう促す。
③ 新しい情報はすぐ親に提供し，情報を求める責任が親にあると感じさせないようにする。
④ 親が子どもに付き添ってやれないときは，電話で情報を提供するように努める。親がプライマリナースや担当看護師に電話をかけることができるようにする。
⑤ 医療チーム全員が，家族と一致した一貫性のある情報を共有できるように，総合的な情報交換を促す。
⑥ 可能な限り，両親の待ち時間を最小限にする。

⑦子どもの病気に関する親の理解度をアセスメントする。
⑧子どもの状態についての親の理解を助けるために医学的な専門用語をわかりやすく説明する。
- 子どもの入院理由は何か。
- 入院中, 子どもにどんな治療が行われようとしているか。
- 子どもは治療処置を自覚しているのか。
- 子どもは痛みや不快感を感じるか。
- どこに痛みを感じるのか。
- 不快感に対して何をすればよいか。
- 子どもにはその処置の後, 何か変化があるだろうか, その変化は一時的なものか, 永久的なものか。
- 誰が子どもに面会をしてもよいか, それはいつがよいか。
- 家から病院に持ってきてよいものは何か。
- 子どもの入院期間はどのくらいか。
- 家庭では, 子どもに対して何か制限をしなければならないか。

⑨役割モデルを使って子どもに状況を説明する。親が子どもやほかの家族メンバーに状況を説明できるように援助する。
⑩情報の信頼性を重視し, 子どもについての情報は両親にだけ伝え, ほかの家族メンバーは親から情報を得るように指導する。

◉意思決定を継続できるように支援する。
①親に, 子どものケアについて一定の計画を立てる機会を与える。
②子どもについて, また子どもの通常の行動, 反応, 好みなどについて情報提供者として親を活用する。
③親を彼らの子どもの「専門家」として認める。
④治療や処置に両親が希望するならば立ち会うことができるようにする。
⑤子どものケアの決定に親を参加させ, 可能な限り親に選択権を与える。

◉親が望む範囲内で, 子どものケアに参加できるようにする。
①少なくとも親のどちらかが24時間付き添うことができるようにし, それ以外の家族が面会できる時間を延長する。
②病院で親が続けたいと思う仕事, 彼らが他人に引き受けてほしいと思う仕事, 彼らが分担したいと思う仕事, そしてできるようになりたいと思っている仕事について, 親と話し合う。
③子どもを快適にする親の能力を評価し, 子どものために親が行っていたその方法を用いるようにする。
④親が子どもとともに誰にもじゃまをされない時間をもつことができるようにする。
⑤プライマリナーシングを通じて, 家族のために一貫したケアを提供する。親と子どもに対するプライマリナースの役割と責任・義務を説明する。
⑥親と一緒に責任を検討する(例. 仕事のスケジュール, 兄弟姉妹の世話, 家事の責任, 他の家族への責任など)。親が別の役割責任を果たしながら, 欲求不満が起こらず, 子どものケアをできる時間や入院中の子どもの面会ができる時間が十分にとれるような計画を立てるように援助する(例. 夕方までに面会が可能でないときは, 子どもの入浴の時間を遅らせ, 親にその子の入浴をさせてあげるなど)。

◉病院と家庭の環境を普段どおりにできるよう支援する。
①できれば, 入院前あるいは転院に先立って, 病院の状況について親と子どもに説明をする。
②調理場, 遊戯室, 浴室, 処置室, 親の待合室などの病院の環境について, 親にあらかじめ説明しておく。
③親自身および子どもが必要な品物をどのようにして入手するのかを, 親にあらかじめ説明しておく。
④食堂, 教会, 売店, 図書室, ハンバーガーショップなどの病院内の施設をひととおり親に案内する。
⑤家から, 衣類やおもちゃを持ってくるように勧める。
⑥希望すれば親が病院で手作りの食べ物を準備したり, 家から食べ物を持ってきたりすることを許可する。
⑦家族が一緒に食事をする機会を与える。
⑧兄弟姉妹が面会する機会を与える。親が兄弟姉妹の面会を取り計らえるように援助する。
⑨家庭での日課を親から聞き, それを中心に病院での日課を設定する。
⑩親子の交流のためにプライバシーを保つようにする(例. 授乳に際してのプライバシー, 10代の

クライエントや親のための家族の時間）。
⑪できれば，親が子どもと気軽に接することができるように子どものベッドの脇に面会と睡眠のための快適な設備を用意する。
⑫安静や休息の時間を妨げる物理的なストレッサー（例．騒音レベル，病院職員の頻繁な出入り，計画外のクライエントケアなど）を最小限にするよう努める。
⑬ペアレンティングの機会を与えるために，子どもの発達段階（学年）に応じた，かつ気分転換になる活動を親に勧める。
⑭一時帰宅を含めて，できるだけ親が子どもを病院外に連れ出せる機会を作るように勧める。
⑮入院期間を最小限にするために，総合的なケア計画を立てる。

◉**子どもの病気や入院についての気持ちを，親が言葉で表現できるように援助する。**
①親が，子どもの病気や入院について，また親役割の変更が必要なことについて思っていることや，不安を表現できるように援助する。
②親が自分の感情や欲求不満，不安を自由に表現できるよう，子どものいないところで1人になれる機会を与える。
③親の気持ちを理解していることを伝える。
④親と治療的関係を築いたスタッフのメンバーを確認しておく。
⑤親が自分たち自身のことや，子どもの入院や病気に関連した出来事を話したり，一時的であれ永久的であれ，親役割について，実際の/あるいは感じている葛藤や役割変化について話せる機会を作る。

◉**親の身体的・情緒的ニーズを満たすようにする。**
①親のセルフケアニーズ（例．休息，栄養，活動，プライバシーなど）を満たす能力をアセスメントし，促進する。
②親が，自分のニーズに合ったスケジュールに応じて，ケア計画を決定する機会を与える。
③支援システム，すなわち夫婦間，家族，友人，牧師などのサポートシステムをアセスメントする。
④家族の強みをアセスメントし，熟知したうえで促進する。
⑤親が用いる効果的な対処法を促進し，補強する。
⑥子どものことや親役割に関する親の心配事に絶えず耳を傾ける。
⑦家族に加わるストレッサーを継続的にアセスメントする。

◉**必要に応じて，専門機関を紹介する。**
①礼拝堂，社会福祉団体，地域機関〔親の息抜きケア（respite care）〕，親の自助グループ
②親が自分で照会先を利用するための情報を提供する。
R：新しい効果的な親役割を獲得する際，不安や罪悪感，無力感，能力不足を感じること，情報の不足，病院のなじみのない環境や職員，システムに不慣れであることなどが妨げとなるおそれがある。
R：看護師は，病気の子どもの親に役割の手がかりや役割練習や役割モデルなど，役割を補う方法を提供することによって，親が効果的なペアレンティング技能を獲得できるように援助できる特別な立場にいる。
R：家族中心のケアの原則や家族に焦点を当てた考え方を基本とした看護過程によって，管理されている現場であれば，病気の子どもの親に役割変更を援助し，強化することは可能である。
R：自己決定，意思決定能力，自己効力を促進することを基本にした家族中心のエンパワメントモデルには，以下の3つの信念を必要とする。(1)親は，自分の子どものケアを行う適任者であり，あるいはそのようになれる力をもっている。(2)親には，自分の子どものケアを行うための適性があることを示す機会を与える。(3)親が医師の説明に基づいて決定をし，必要な資源を得て子どものケアを自分の管理下におけるようにするために，必要な情報を親に与える（Dunstほか，1988）。
R：看護介入は，母親が予測されるストレッサーに備えることで不安を軽減できるものであることでなければならない。また，母親が入院中の子どものために普通の環境を作るためのエネルギーをもっと費やせるものでなければならない。
R：親のストレスは以下のことによって和らげることができる。
▶自分は子どものケアをするチームの一員であり，子どもの状態についての情報はすべて知っていると親が思えるようにする。

- ▶ 親が子どもを快適にできるようにする。
- ▶ 親を快適にする。
- ▶ 子どもを名前で呼んだり，年齢に応じた態度で子どもと接したり，昏睡状態であっても子どもに話しかけたりすることによって子どもを一個人として扱う。
- R：Alexanderとその共同研究者ら(1988)は，入院中の子どもに親が付き添っていない場合，非常に強い不安が生じることを明らかにし，入院期間が長くなるとそれがいっそう顕著になると述べている。
- R：KnaflとDixon（1984）は，調査対象の24%の父親が，子どもの入院後に役割が増えたと報告したと述べている。増えた役割には，子どもの治療を観察する責任も含まれていた。
- R：Passら(1987)は，親の質問リストを用意し，親が子どもの入院について質問できるようにすべきだと提案している。
- R：Alexanderとその共同研究者ら(1988)は，家庭に多くの子どもを抱えていて，入院中の子どもに付き添えない父親が，かなり強い不安を抱いていることを明らかにし，家庭での親の責任の交替を提案している。

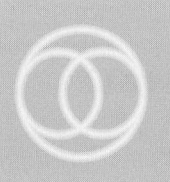

非効果的家族治療計画管理

Ineffective Therapeutic Regimen Management : Family

【定義】

非効果的家族治療計画管理：特定の健康目標を達成する疾患および合併症治療プログラムを，家族が日常生活に組み込むことが困難であったり，その危険性が高いパターン。

【診断指標】

■ 必須データ(必ず存在)
- 治療や予防プログラムの目標達成にそぐわない家族の活動

■ 副次的データ
- 家族の病状の急速な悪化（予想された，あるいは予想外の）
- 疾病と合併症に対する注意不足
- 疾病の治療と合併症の予防を管理したいと述べる。
- 疾病の治療とその影響を治療したり，合併症を予防するために処方された1つ，またはそれ以上の治療計画を調整したり，組み入れることが難しいと述べる。
- 家族が，疾病や合併症を悪化させる危険因子を少なくするための行動を取らなかったと述べる。

【関連因子】

〈非効果的治療計画管理〉を参照

著者の注釈

〈非効果的治療計画管理〉を参照

診断表現上の誤り

〈非効果的治療計画管理〉を参照

重要概念

〈非効果的治療計画管理〉を参照

焦点アセスメント基準

〈非効果的治療計画管理〉を参照

【一般的看護介入】

〈非効果的治療計画管理〉を参照

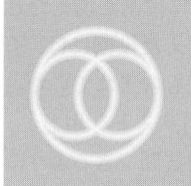

家事家政障害

Impaired Home Maintenance

【定義】

家事家政障害：クライエントまたは家族が安全で衛生的な家庭環境や，成長していけるような家庭環境を維持していくうえで，困難をきたしている状態，またはその危険性が高い状態。

【診断指標】

必須データ(必ず存在，1つまたはそれ以上)
- 以下のことを訴える，または以下のことが観察される。
  - 家庭内の清潔を維持するのが困難である。
  - 家庭の安全を維持するのが困難である。
  - 家庭を維持できない。
  - 十分な収入がない。

副次的データ(おそらく存在)
- 感染症を繰り返す。
- 害虫
- ゴミの蓄積
- 調理道具や食器を洗わず放置している。
- 悪臭
- 狭苦しい。

【関連因子】

病態生理因子
- 機能的能力の不全状態に関連するもの。慢性の消耗性疾患に続発する。
  - 糖尿病
  - 関節炎
  - 慢性閉塞性肺疾患(COPD)
  - 多発性硬化症
  - うっ血性心不全
  - 脳血管発作
  - パーキンソン病
  - 筋ジストロフィー
  - 癌

状況因子(個人・環境)
- (特定の家族メンバーの)機能的能力の変化に関連するもの。以下の因子に続発する。
  - 損傷(四肢の骨折，脊髄損傷)
  - 手術(切断，オストミー)
  - 精神状態の障害〔記憶障害，抑うつ状態，不安(強度のパニック)〕
  - 物質乱用(アルコール，薬)
- サポートシステムがないことに関連するもの
- 家族の喪失に関連するもの
- 知識不足に関連するもの
- 十分な収入がないことに関連するもの

発達因子
- 乳幼児
  - 多くのケアが必要なことに関連するもの ハイリスク児の誕生に続発する。
- 高齢者
  - 多くのケアが必要なことに関連するもの 障害のある家族(認知，運動，感覚)がいることに続発する。

著者の注釈

平均余命が伸び，死亡率が低下するにつれ，自宅で暮らす独居高齢者の数は増加している。65歳以上の高齢者の80％が慢性疾患を1つ以上もっている。65〜74歳の高齢者の20％が活動上に制限があり，15％が日常生活活動(ADL)の少なくとも1つは1人でできない(Miller, 2004)。入院期間を縮めるために，主として病院から地域へヘルスケアを移すことは，機能が衰えた多くの人々を退院させ家庭へ送り込む結果となる。クライエントが回復するまで，誰かが家事を担ってくれるだろうといった誤った考えがしばしばみられる。

〈家事家政障害〉は，クライエントまたは家族が家事を管理するために，指導や監視，援助を必要としている状況を表している。ほとんどの場合，家庭環境と家庭でのクライエントの機能のアセスメントは地域の保健師によってうまく行われている。したがって，救急現場の看護師は在宅訪問のアセスメントを参考にできる。

家事問題を防ぐため指導が必要であると判断した看護師はこのような状況を表すのに,「特定な状況についての知識の欠如に関連した〈家事家政障害リスク状態〉」という診断を用いることがある。

診断表現上の誤り

◉家族介護者の燃えつき症候群に関連した〈家事家政障害〉

家族介護者の燃えつき症候群は〈家事家政障害〉に対する徴候でも関連因子でもない。家族介護者の燃えつき症候群には,〈家族介護者役割緊張〉という診断がある。家族介護者が多くの責任で困惑している場合,〈家事家政障害〉が提示されることもある。このような状況では,介入が異なるため両方の診断が必要とされる。

重要概念

■ 小児への留意点

①子どもは在宅ケアの管理について家族に依存している。

②慢性疾患や障害をもつ子どもの治療には,在宅ケア,早期退院,発達年齢の重視,強みや特性のアセスメントがある。患児だけでなく家族全員に対して介入する(Wong, 2003)。

③新生児集中治療室(NICU)を出たハイリスク児は,技術的に複雑な在宅ケアを必要とする。費用の面からも,入院による幼児や家族システムへの悪影響を軽減するためにも,できるだけ早く退院の計画をする。

■ 高齢者への留意点

①高齢者は,若い人より慢性疾患や機能障害になる危険性が高い。また,収入が少なくなり,ソーシャルネットワークも小さい(Miller, 2004)。

②地域にいる75歳以上の高齢者のほとんどが1人で住んでいる。独居高齢者の60%は持ち家である(Miller, 2004)。

③機能的能力には,日常生活活動(ADL)と手段的日常生活活動(IADL)が含まれ,1人で暮らすのに必要とされている(例.食料調達,料理,電話の使用,家事,経済的対処)。IADLは身体的および認知的能力と完全に関連している。独居高齢者は,IADLができなくなった場合,施設収容の可能性が高い。このような障害に対応するソーシャルネットワークがない可能性も大きい(Miller, 2004)。

④高齢者の約10人に9人が機能にさまざまな影響を及ぼす慢性疾患を1つ以上もっている。慢性疾患は75歳以上の高齢者の約60%にみられ,ADLに制約を加えている(Holzatfil, 1998)。

⑤認知的・身体的能力の低下にともなって,高齢者は収入が減ったり,散在している血縁や隣人の社会的支援が少なくなることがしばしばある。そのような人は,住むところがなかったりクライエントの身体的・認知的障害に合わない住宅に住んでいることがある(Miller, 2004)。

⑥ある文化やある家族構成では,高齢者は,家事管理の分野で援助を求めることができるが,なお自立心を抱いている。このようなクライエントは,ニーズに合った手段を選択することによって家事管理の分野を判断し,長期間,独立した生活を維持できるようにする(Miller, 2004)。

NOC
家族機能

目標▶
クライエントまたはケア提供者は,家庭の状況に満足していることを表現する。

指標▶
● セルフケアや家事管理を制約する因子を明確にする。
● 在宅ケアに必要な技能を実践する能力を示す。

NIC
家事家政援助,環境管理:安全,環境管理

【一般的看護介入】

次の介入は,病因にかかわらず家事家政管理の障害をもつ多くのクライエントに適応できる。

◉原因や寄与因子をアセスメントする。

①知識不足

②資金の不足

③必要な器具や補助具の欠如

④家事活動の実施不可能(疾病,感覚障害,運動障害)

⑤認知的機能の障害

⑥情緒的機能の障害

- ◉**可能ならば，原因や寄与因子を軽減したり取り除く。**
① 知識不足
- 指導や学習に必要な情報をクライエントや家族と一緒に判断する。
  - 必要な技能のモニタリング（心拍数，血行，尿）
  - 薬物投与（処方，副作用，注意）
  - 治療・処置
  - 器具の使用・管理
  - 安全問題（例．環境）
  - 地域の資源
  - フォローアップケア
  - 事前のガイダンス（例．家族の情緒的・社会的ニーズ，在宅ケアの代替手段）
- 指導をするとともに，詳しく書かれた指示表を渡す。
- フォローアップについて地域看護機関を紹介する。

② 資金の不足
- 援助について，社会的サービス機関に相談する。
- 援助について，サービス協会に相談する。
  - 米国心臓協会（AHA）
  - 米国肺協会
  - 米国癌協会

③ 必要な器具や補助具の欠如
- 利用性や費用，耐久性を考慮しながら，必要な器具の種類を決める。
- 器具を貸している機関から援助を求める。
  - 使用時間の長い器具のケアや管理を指導する。
  - 費用を削減するため器具の適応を考慮する。

④ 家事活動が実施できない。
- 必要な援助の種類（例．食事，家事，移動）を決め，クライエントがそれらを取得できるよう援助する。
  - 食事
    ▶ 温めるだけで食べられる冷凍食品（例．スープを少量に分けたもの，シチュー，鍋物）の使用の可能性について関係者と話し合う。
    ▶ クライエントのための食事サービスの利用について決める（例．食事の宅配，教会グループ）。
    ▶ 簡単に調理でき，栄養のある食べ物について指導する（例．固ゆで卵）。
  - 家事
    ▶ 簡単な家事について思春期の子どもに手伝わせる。
    ▶ 援助については地域の機関を紹介する。
  - 移動
    ▶ 買い物やヘルスケアのための移動手段の利用性を判断する。
    ▶ 日ごろ車で行っている場所へは，隣人と一緒に行くようにする。

⑤ 認知機能の障害
- 安全に家事をするクライエントの能力を評価する。
- 危険の認識不足に関しては，〈身体損傷リスク状態〉を参照
- 適切な専門機関を紹介する。

⑥ 情緒的機能の障害
- 機能障害の重症度を評価する。
- さらにアセスメントと介入が必要な場合は，〈非効果的コーピング〉を参照

- ◉**必要に応じて，健康教育と専門機関への紹介をする。**
① サポートグループを紹介する（例．地域のアルツハイマー協会，米国癌協会）。
② 地域看護機関を紹介する。
③ 地域機関を紹介する（例．ボランティアの訪問，給食サービス，家政婦，デイケア）。

R：退院計画は入院時に始まり，退院後クライエントや家族が必要としていることを看護師が判断しながら行われる〔例．クライエントのセルフケア能力，サポートの利用性，家政婦派遣，器具の必要性，地域看護サービス，療法（理学，言語，作業；Green，1998）など〕。

R：退院前に家庭環境の安全性をアセスメントする必要がある。浴室の位置，水まわりのよさ，調理用具，環境障害（階段，狭い玄関）など。

R：家庭でのクライエントのセルフケア能力を知るため，1人で機能したり防御する能力をアセスメントする。たとえば，運動障害，感覚障害，精神的状態などをみる（Miller，2004）。

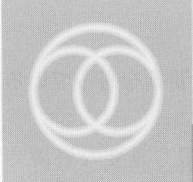

Part 3
地域社会の看護診断
Community Nursing Diagnoses

地域社会コーピング促進準備状態
非効果的地域社会コーピング
非効果的地域社会治療計画管理
汚染：地域社会
　　汚染リスク状態：地域社会

【概観】

ここでは，地域社会の看護診断の使用に焦点を当てる。NANDAは，明らかに1つにまとまった地域社会をクライエントとし，すべての看護診断を使用することを承認するであろう。

ここには，NANDAが承認したすべての地域社会の看護診断と，それ以外のNANDAが承認した地域に応用できる看護診断を掲載する。Part 1では，個人に焦点を置いているが，地域社会にも使える多くの診断が掲載されている。たとえば，「平均して週10～15回以上ファーストフードで食事を取っているという報告で証明されるように，高脂肪，高食塩の頻繁な摂取に関連した〈栄養摂取消費バランス異常〉」があげられる。また，地域社会で転居を強いられる場合，「怒ったり泣いたり，怯えたりしていることから明らかなように，アパートの売り出しや賃借人を無理に転居させることに関連した〈予期悲嘆〉」の看護診断が応用できる。

看護学生は，隣人や介護施設入所者，保護施設の女性集団など，小さな地理的集団を焦点にした地域看護について指導される。さらに，老人ホームや教会共同体，レイプと闘う女性の会の地域支部など，共通の利益を有する共同体の問題も取り扱う。

重要概念

①「地域では，一般に健康に直接的あるいは間接的に影響する疾患自体やその要因よりも，身体的・精神的健康に広く焦点が当てられる。すなわち，ライフスタイルや家族の相互関係パターン，地域資源（公共の交通機関や適切な住宅）などである」(Aroskar, 1979, p.36)。

②地域社会のヘルスケアは家庭のヘルスケアとは異なる。
　地域社会のヘルスケア：継続的
　■集団を対象にする。
　■医療を受けていないグループに焦点を置く。
　■健康であることと第1次予防を強調する。
　家庭のヘルスケア：一時的
　■個人，家族を対象にする。
　■ケアを受けている個人に焦点を置く。
　■急性疾患からの健康回復を強調する。

③地域社会の能力とは，総合的な集団単位の健康な機能のことである。優秀な地域社会には4つの重要な特質がある(Cattrell, 1976；Allenderほか, 2006)。
　■地域社会のニーズや問題を認識するために効果的に協力している。
　■目標と優先順位について同意し活動している。
　■同意された目標を実践するために方法と手段に関して賛同できる。
　■必要な行動に効果的に共働できる。

④地域社会の能力と医療のため必須条件(Cattrell, 1976；Allenderほか, 2006)
　■「私たちは地域共同体である」という意識が強い。
　■次世代のために天然資源を守りながら使っている。
　■下位集団の存在を認め，地域業務への参加を奨励している。
　■危機に遭遇するための準備が整っている。

- ■問題解決している：地域社会がニーズを明確にし，分析し，そのニーズを満たせるよう体制を調整している。
- ■開放的なコミュニケーション経路があり，情報を市民全体に浸透させている。
- ■地域社会のすべてのメンバーが，それぞれの資源を利用できるよう探求している。
- ■論争を解消するための合法的で効果的な方法を有している。
- ■できるだけ多くの市民が意思決定に参加するよう奨励している。
- ■地域メンバーすべてが高いレベルの健康を増進している。

⑤地域社会とは，「お互いに影響しあい，共通の関心や特徴が一体感や連帯感を形成する人々の集合」と定義される（Allenderほか，2006, p.6）。

⑥地域社会には3つのタイプがある（Allenderほか，2006, p.6）。
- ■共通の関心や目標をもって地元や広範囲に人々が集まる，共通の利益を有する地域社会
- ■はっきりとした地理的な境界にあるグループと定義づけられる，地理的地域社会
- ■地域全体に影響する問題を取り組むために人々が集まった，問題解決型の地域社会

⑦地域社会の各タイプの例

地理的地域社会
- ■都市
- ■町
- ■近所
- ■郡，州
- ■国，世界
- ■拘置所，刑務所

共通の利益を有する地域社会
- ■教会メンバー
- ■身体障害者
- ■10代の妊婦
- ■レイプと闘う女性の会
- ■飲酒運転を阻止する母親の会（MADD）
- ■ナースプラクティショナー

地域社会の問題解決組織
- ■郡水道局
- ■市の保健衛生局
- ■災害チーム
- ■環境予防機関
- ■救急車サービス
- ■医療機関

⑧地域社会は6つの共通な構成要素をもっている（Clemen-Stoneほか，2002）。
- ■人々：人々は，地域社会の最も重要な資源であり，地域社会の核である。機能的で結束力のある地域社会は価値を共有している。
- ■目的・ニーズ：地域社会に住む個人やグループの目標・ニーズは，その地域の目標やニーズを反映している。マズローのニーズの階層によれば，地域社会は尊重や自己実現の高次のニーズを満たす前に，生理的ニーズ，安全のニーズ，社会的所属のニーズを満たす必要がある。
- ■地域環境：環境は健康に強く影響する。（例．気候，天然資源，建築物，食物，水の供給，植物，動物，昆虫類，経済，保健福祉サービス，リーダーシップ，社会的なネットワーク，レクリエーション，宗教）
- ■サービスシステム：地域社会には，基本的なニーズ（社会福祉，教育，経済）と健康ニーズを満たすために支援する機関や組織体のネットワークがある。
- ■境界：地域は境界によってその範囲が限定されている。地理的境界や政治的境界（例．都市，州），あるいは状況の境界（例．家庭，学校，職場）などが具体例である。関心は，概念的境界を定義づけている（例．読書クラブ）。

⑨ヘルシーピープル2010（米国の健康対策）は，「米国の主な公衆衛生問題を反映した」9つの健康指標に焦点を当てている。「その指標は，行動を起こせる能力，市民の進歩を測定したデータの有用性，広範囲な公衆衛生の問題としての妥当性をもとに選択された」（USDHHS PHS，2000, p.11）。9つの健康指標を示した表2-27を参照。

⑩地域社会（地方，州）は，現在の健康状態を評価したり，長期間モニターするためにこの9の健康指標を使用することができる（Edelmanほか，2006）。

⑪地方の地域社会は住民数2,500人以下である。地方の人々は，比較的自己依存が強く，他人に援助を求めようとはしない。研究者によれば，地方の人々は，「健康を，仕事ができることや，何かをするのに必要とされる能力としている」（Bushy，

表2-27　米国の主な公衆衛生の関心事を反映した9つの健康指標

- 身体的活動
- 太りすぎと肥満
- タバコ使用
- 薬物乱用
- 責任ある性行為
- メンタルヘルス
- 怪我，暴力
- 環境の質
- 予防接種

1990, p.89)。つまり，安楽や美容上の問題，健康増進などを重視していない。医療サービスは働けなくなったときに必要とされる(Bushy, 1990)。

⑫地方の人々は，地域外の人の意見に抵抗することが多く，地元の医療従事者を好む。しかし，人々はお互いによく知っているので，近所の人々に知られることを恐れて，助けを求めたり，問題を分かち合ったりすることに躊躇する(Bushy, 1990)。

地域社会のアセスメント（Allenderほか，2006；Hunt，2001)

焦点を絞ってアセスメントすることを望む場合，地域社会のアセスメントは，全体的にも部分的にも使用することができる。このアセスメントは，効果的に機能しているか否かを判断するためにデータを収集できるようになっている。

データの情報源
- 個人
- グループ
- 地図
- 商工会議所
- 公立図書館
- 健康計画委員会
- 農業労働委員会
- ソーシャルサービスプログラム
- 保健局（地方，郡の保健局）
- 地方自治体
- 教育プログラム
- ウェブサイト（州を表すためには，wwwの次に2つの文字の略語がくる。例．www.ca.gov）
- 世界保健機構（WHO）
- 国立衛生研究所（NIH）
- 米国公衆衛生サービス
- 米国国勢調査局

データ収集の方法
- ウインドシールド調査
- 地域住民のインタビュー
- 参与観察
- 記述式疫学研究
- フォーカス・グループ法

地理的
①場所
- 近所，市，郡，州

②自然環境
- 自然災害の場所（例．洪水，地震，火山，ハリケーン，竜巻）

③レクリエーション機会

④気候
- 極端な暑さや寒さ
- 極端な雨や雪

⑤動植物
- 有毒植物，病気の動物，有毒動物，昆虫

⑥人工環境
- 家，ダム，給水，化学物質廃棄物，空気汚染
- 工場汚染，空気の質

人口統計
①規模

②密度
- 高/低

③構成
- 性別の割合
- 年齢分布
- 原民族
- 人種分布
- そのほか（例：結婚，独身，同性愛者）

④特徴
- 流動性
- 社会経済状態
- 失業率
- 教育レベル
- 雇用の種類
- 移住者，短期滞在者（例：移動労働者）

データ分析のための質問
- 集団の規模と年齢分布はどうなっているか。
- 性，種族，婚姻状態の分布はどうなっているか。
- 教育レベル，職業，そして収入の分布はどうな

っているか。

機能的健康パターン（Edelman ほか, 2006； Allender ほか, 2006；Hunt, 2005）

ここでは，機能的健康パターン（Gordon, 1994）を用いて地域社会の総合的なアセスメントを行う。また，1つの機能的健康パターン（例．地域の栄養状態）に基づいて焦点アセスメントができるようにもなっている。データ分析のための質問は，効果的な機能や問題，問題のリスク状態がある場合に，その判断ができるようそれぞれのパターンに沿って行う。

■ **健康知覚-健康管理パターン**
- 死亡率（年齢に関係した，母性，新生児）
- 10大死亡原因
- 罹患率〔癌，冠状動脈性心臓病，アルコール依存症，薬物乱用，伝染病（TB；結核，STD；性感染症，HIV；ヒト免疫不全ウイルス）〕
- メンタルヘルス
- 犯罪率とその種類
- 自動車事故，アルコール/麻薬に関して

◦ 環境災害
- 自然災害，極端な気候，毒素，有毒昆虫，爬虫類，動物，有毒な植物

◦ 保健医療サービス
- 病院のサービス，老人ホーム，介護生活施設，外来サービス，作業療法，学校保健，保健局，地域サービス，保健所，在宅ケアサービス

◦ 予防サービス
- 警察，消防署，災害対応計画，救急車サービス，環境保護サービス

◦ 可能な支援
- 経済，食料，住居，衣類，カウンセリング

データ分析のための質問
① 大きな健康問題は何か。
② その大きな健康問題に地域社会はどのように反応しているか。
③ 地域住民はその結果に満足しているか。
④ どのような健康促進プログラムが利用できるか，または無理なくできるか。
⑤ どのような健康サービスが必要とされるか。
⑥ 健康のニーズが扱われていないグループ（文化的，民族的，貧困，維持的な移住者）はいるか。
⑦ 失業者や保険未加入者はどのように医療サービスを利用しているか。
⑧ アルコールや麻薬による犯罪や事故の発生率はどうか。
⑨ 地域社会の安全性の関心はどうか。
⑩ 気候的な災害は何か。
⑪ 異常気象での傷害のリスクを地域社会はどのように軽減しているか。
⑫ 動植物の災害は何か。
⑬ そのほか，地域社会は損害のリスクをどのように軽減しているか。

■ **栄養-代謝パターン**
- 食へのアクセス
- 食品の費用
- 食料品店，マーケット，ファーストフード，栄養サービスの源（例．WIC：婦人児童向け栄養強化計画，食事の宅配サービス）
- 栄養失調，太りすぎ，肥満の発生率
- 給水（源，水質試験結果）

データ分析のための質問
① ほかの地域社会と比べ，食費はどうか。
② どれくらいファーストフードを利用しているか。
③ 子ども，高齢者，貧困者のための食事のプログラムはあるか。
④ 学校ではどのような食事形態なのか（例．カフェテリア，販売機）。

■ **排泄のパターン**
- 衛生：給水，下水処理，ごみや生ごみ処理，齧歯動物や害虫駆除
- エコロジー（生態環境）問題：リサイクル，危険廃棄物の種類

データ分析のための質問
① 危険廃棄物は管理されているか。
② ゴミ捨て場や処理器により水質汚染の危険があるか。
③ 災害計画は最新のものか。
④ 空気汚染の指標は何か。

■ **活動-運動パターン**
- 交通機関：選択肢，費用，利便性
- レクリエーション施設：種類，費用，利便性
- 散歩，自転車の頻度，遊び場：利便性，状態，安全性
- 住居：利用可能性，質，費用

データ分析のための質問
① 交通システムはどれくらい十分に整っているの

か。
②レクリエーション施設は使用されているか。
③これらの施設を使用するのに支障があるか(費用, 利便性, 障害者にとって使いやすい)。
④子どもにとって安全な遊び場であるか。
⑤住居は適切で, 安全でそして手ごろな価格であるか。

認知-知覚パターン
- 教育レベル
- 地域の意思決定過程
- 政策決定者：地域社会, ビジネス, 宗教的奉仕活動
- 教育施設：公立, 私立, 成人教育, 高等教育, 健康教育プログラム(質, 利便性, 費用)
- コミュニケーション：出版物, ラジオやテレビ局, 非公式のネットワーク

データ分析のための質問
①学校はどのように評価されているか(郡立, 州立, 国立)。
②中退率はどれくらいか。
③中退の理由は何か。
④成人教育は利用可能か。
⑤第二外国語として英語を使用している住民にとって, どのような教育プログラムが利用できるのか。
⑥健康に関する機関は連携して取り組んでいるか。

役割-関係パターン
- 地域主催イベント：宗教的奉仕活動, 高齢者センター, 育児教室, 子どもたちの活動
- 社会経済のグループ
- 民族-人種のグループ
- コミュニケーションの方法：新聞, 広告, 会報, ラジオ, テレビ

データ分析のための質問
①どのように住民へ告知しているか。
②市民集会はあるか。
③住民はお互いに交流しているか。
④なごやかな雰囲気があるか。
⑤家庭内暴力, 暴力, 児童虐待, 高齢者虐待の役割は何か。
⑥離婚率はどのくらいか。

睡眠-休息パターン
- 騒音(自動車, 飛行機, 工場)

データ分析のための質問
騒音のレベルはどれくらい抑えられているか。

コーピング-ストレス耐性パターン
- 援助プログラム：地方, 宗教的奉仕活動, 州, 連邦政府
- 危機介入プログラム：メンタルヘルスサービス, 危機センター, 電話相談ヘルプライン
- これまでも解決できなかった対立：人種, ギャング
- 犯罪：種類, 薬物に関した

データ分析のための質問
①支援プログラムはすべての住民に利用できるか。
②売春やポルノに関した問題はあるか。
③犯罪統計はどうか。
④住民は支援プログラムに満足しているか。
⑤危機に対して住民はどのような反応を示しているか。怒っているのか, 無関心なのか。仕方がないと思っているのか, がっかりしているのか。
⑥効果的なコーピングを妨げるものは何か。

セクシュアリティ-生殖パターン
- 家族の平均的規模
- 出産(出生率, 10代の妊婦, 出生前ケア, 人工妊娠中絶施設)
- 出生コントロールの情報源
- 教育プログラム(性教育, 出産教育クラス, 育児教室)

データ分析のための質問
①家族計画のサービスはすべての住民に利用できるのか。
②家族相談は利用しやすいのか。また, 料金は手ごろか。
③性教育は学校や地域社会で支援されているか。

価値-信念パターン
- 地域社会の起源
- 地域社会の習慣
- 地域社会の宗教
- ソーシャルプログラム

データ分析のための質問
①地域社会の優先することは何か。
②ほとんどの住民は, 地域社会で大事にされていると感じているか。
③すべての民族が受け入れられているか。
④すべての宗教団体が受け入れられているか。

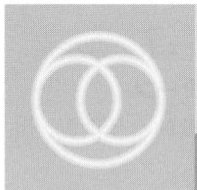

地域社会コーピング促進準備状態

Readiness for Enhanced Community Coping

【定義】

地域社会コーピング促進準備状態：適応と問題解決に対する地域社会のパターンが，その地域社会の要求やニーズを十分満たしているが，現在および未来の問題やストレス管理を向上させたいと望んでいる状態。

【診断指標】

■ 必須データ(必ず存在)

これまで危機にうまく対処している。

■ 副次的データ(おそらく存在)

- ストレス源を予測して，地域で積極的に計画を立てる。
- 問題に直面すると，地域で積極的に問題解決にあたる。
- 地域社会がストレス管理に責任をもっているという点に合意している。
- 地域社会メンバー間に肯定的なコミュニケーションがある。
- 地域社会集合体と広範囲の地域集団との間に肯定的なコミュニケーションがある。
- レクリエーションやリラクセーションのプログラムが利用できる。
- ストレスを管理する資源が十分ある。

【関連因子】

該当なし

著者の注釈

この診断は，すでにもっている効果的なコーピングパターンをさらに向上したいと望んでいる地域社会を説明するために用いられる。地域がより高度な機能レベルを目的とした援助を受けられるようになるためには，まず最初に食物，保護，安全，清浄な環境，援助のネットワークなどの基本的ニーズに取り組まなければならない。これらのニーズが満たされれば，プログラムの焦点をウエルネスや自己実現など，より高い機能レベルに向けることができる。地域社会プログラムは地域アセスメントの後に地域社会の要望に応じて立案される。最善の栄養状態や体重管理，定期的な運動プログラム，建設的なストレス管理，ソーシャルサポート，役割責任などと，退職やペアレンティング，妊娠など生活過程の出来事に対する準備とコーピングに関連した題目を用いて健康を増進することに焦点を当てる。

NOC
地域のコンピテンス，地域の健康状態，地域のリスクコントロール

目標 ▶

地域社会(地域社会を特定する。例. ○○町，××市北東近郊)は，良好な状態を向上させるためのプログラム(焦点を特定する。例. 栄養)を提供する。

指標 ▶

- 健康増進の必要性を明らかにする(特定する。例. 低脂肪食物の毎日の摂取量が少ない，果物と野菜の摂取量を増やす)。
- 必要な資源を入手する(特定する。例. その地域の専門家，栄養士，大学生)。
- 必要性をアセスメントすることに焦点を当てたプログラムを開発する(特定する。例. 健康フェア，学校食堂，印刷物)。

NIC
プログラム開発，リスク確認，地域保健開発，環境リスク防護

【一般的看護介入】

◉ 住民が発達課題に建設的に対処できるようなプログラムについて話し合うためフォーカスグループを指導する。

① 多様な集団を含む年齢別グループに従ってフォーカスグループを編成する。

R：フォーカスグループのアセスメントは，地域

のプログラムに参加する地域メンバーの数を増やすことができる(Clarkほか，2003)。
- ◎次のような対象となる特定の集団に対するプログラムの開発を計画する。
  - ①青年期(13〜18歳)
    - ■職業計画
    - ■ストレス管理
  - ②成人前期(18〜35歳)
    - ■職業選択
    - ■建設的な人間関係
    - ■安定した生活
    - ■親役割の問題
  - ③中年期(35〜65歳)
    - ■子どもの自立
    - ■相互的人間関係
    - ■高齢の両親
    - ■良質の余暇
  - ④成人後期(65歳以上)
    - ■退職の問題
    - ■安定した生活
    - ■予測される喪失
    - ■加齢の現実と神話
  - ⑤すべての年齢層
    - ■市民としての計画
    - ■地域メンバーすべてのニーズの充足
    - ■危機介入
    - ■悲嘆
    - ■地域社会への関与
  - R：ライフサイクルイベントは成人前期，中年期，成人後期の発達課題を予測することができる(具体的には重要概念を参照)。地域におけるプログラムはライフサイクルイベントにうまく適応できるよう人々を援助するために計画される(Clemen-Stoneほか，2002)。
- ◎高いレベルの健康増進プログラムについて話し合う。
  - ■最適の栄養
  - ■体重コントロール
  - ■運動プログラム
  - ■社会性プログラム
  - ■効果的な問題解決
  - ■損傷の予防
  - ■環境的資質
- ◎目標とする健康増進ニーズを明確にする。
  - ①地域のアセスメントを分析し，ニーズに優先順位をつける。
    - ■グループの反応に焦点をあてた構成にする。
    - ■成功の確率
    - ■経済的効率(例.利用可能な資源)
- ◎健康増進プログラムを選択する。
  - ①目標とする集団を明確にする(例.地域全体，成人後期，青年期)。
  - ②計画と実施段階の予定表を作成する。
    - R：フォーカスグループは住民の健康ニーズのアセスメントを明らかにし，地域の計画立案への参加を高めることができる(Clarkほか，2003)。
- ◎フォーカスグループの結果を見直し，協働のプログラム作成について話し合うために地域のグループ(保健センター，宗教関係グループ，政府の機関)との会合をもつ。
  - R：地域を開発することによって新しいリーダーシップを作り上げ，地域の組織や組織内の協働を強化することができる(McLeroyほか，2003)。
- ◎プログラムを計画する。
  - ①活用するために詳細なプログラムの目標と評価の枠組みを作成する。
    - ■内容
    - ■必要時間
    - ■対象集団にとって理想的な教育方法
    - ■教材(例.大量の印刷物)
  - ②必要とされる資源や供給源を作成する。
    - ■場所
    - ■交通機関
    - ■1週間のうちで最適の日
    - ■1年のうちで最適の時
    - ■供給物，視聴覚機器
    - ■経済的資源(予算，寄付)
  - ③プログラムを公開する。
    - ■メディア(例.新聞，テレビ，ラジオ)
    - ■ポスター(食品市場，駅)
    - ■ちらし(学校から家庭への配布物)
    - ■口コミ(宗教団体，地域のクラブ，学校)
    - ■特別講演の講師(地域のクラブ，学校)
    - R：保健師は地域の擁護者であり連携者であり，プログラムを成功させるうえで地域が必要

とするものと地域資源が一致するようほかの専門家や組織と協働している(Edelmanほか，2006)。

⦿ **プログラムを提供し，望ましい結果となったかどうかを客観的に評価する。**
①参加者の数
②否定的なフィードバック
③目標の達成度
④実際の消費と予算の関係
⑤統計(例.自転車事故)
⑥参加者の評価
⑦適切な計画
⑧将来の計画の修正
⑨責任の共有
R：評価は，目標を達成するうえで，プログラムが全面的に効果があったか，部分的に効果があったのか，あるいは効果がなかったのかが判断される(Edelmanほか，2006)。
⑩そのプログラムの強みと限界を判定し，明らかになったら新しいアプローチを計画する。
R：地域健康増進プログラムは，継続的な地域支援と経済的支援を得るために，その効果を証明しなければならない(Edelmanほか，2006)。

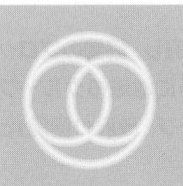

非効果的地域社会コーピング
Ineffective Community Coping

【定義】
非効果的地域社会コーピング：適応と問題解決に対する地域社会の活動パターンが，その社会の要求やニーズを十分に満たしていない状態。

【診断指標】
■■ 必須データ(必ず存在)
- 地域社会がそれ自体の期待に応じることができない。
- 地域社会の葛藤が解決されていない。
- 変更の要求を満たすのが困難である。
- 健康問題を起こしやすい。

■■ 副次的データ(おそらく存在)
- 怒り
- 無関心
- 無力感
- 不可抗力
- 恨みつらみ
- 無感情
- 絶望感
- 感情の激しい噴出

【危険因子】
危険因子の存在(関連因子を参照)

【関連因子】
■■ 状況因子
- 資源についての知識の欠如に関連するもの
- 不適切なコミュニケーションパターンに関連するもの
- 不十分な地域社会の凝集性に関連するもの
- 不十分な問題解決に関連するもの
- 不可抗力的な地域破壊に関連するもの。以下の因子に続発する。
  ▶ 洪水
  ▶ 地震
  ▶ なだれ
  ▶ ハリケーン
  ▶ 流行病
- 以下の心的外傷の影響に関連するもの*
  ▶ 飛行機事故
  ▶ 大火災
  ▶ 産業災害
  ▶ 環境事故
- 地域社会の安全に対する脅威に関連するもの

---
*これらの因子は〈非効果的地域社会コーピングリスク状態〉の危険因子に相当する。詳細は著者の注釈を参照

(例. 殺人, レイプ, 誘拐, 強盗)
- 地域社会の失業率の急激な上昇に関連するもの

発達因子
- 以下の因子に対する資源不足に関連するもの
  ▶ 子ども
  ▶ 青年
  ▶ 仕事をもつ親
  ▶ 高齢者

著者の注釈

〈非効果的地域社会コーピング〉は, 引き起こされる出来事や変化に対処するための適切な構造的システムをもっていない地域に対する診断である。その介入の焦点は, 地域の対話, 計画立案, 資源の明確化を促進することである。

地域が自然災害(例. ハリケーン, 洪水), 安全に対する脅威(例. 殺人, レイプ), 人為的災害(例. 航空機墜落, 大火災)を経験したとき, その焦点は予防的方法に向けられる。〈非効果的地域社会コーピングリスク状態〉の診断は, その地域が災害あるいは暴力的犯罪の犠牲者になるときに, 適切となる。

NOC
地域のコンピテンス, 地域の健康状態, 地域のリスクコントロール

目標 ▶
地域社会は, 効果的な問題解決を保証する。

指標 ▶
- 問題を明確にする。
- コーピングを向上させるための情報を入手する。
- 援助を利用するための意思伝達ルートを活用する。

NIC
地域保健開発, 環境リスク防護, プログラム開発, リスク確認

【一般的看護介入】

◉ **原因や寄与因子をアセスメントする。**
関連因子を参照

◉ **地域のメンバーが集まり, 状況について話し合う機会を提供する**(例. 学校, 教会, ユダヤ教の礼拝堂, 市民ホール)。
① 怒りや引きこもり, 拒絶を受容していることを示す。
② 必要に応じて間違った情報を修正する。
③ 責任転嫁をさせない。
　R：ある行動や信念(不安, 恐れ, 価値観の対立など)が問題解決を妨げる可能性がある。そのような要因は話し合いの中で見い出される(Clemen-Stone ほか, 2002)。

◉ **効果的なコミュニケーションを行う**(Allender ほか, 2006, p.453)。
① 質問を可能にしたり引き出したりする。
② 事実を伝える。
③ 重大性を伝える。
④ 明瞭で簡潔に, そして繰り返し伝える。
⑤ 解決方法を示し, 助言する。
⑥ 現実的で認識されているニーズに取り組む。
　R：効果的に活動を引き出せるようなコミュニケーションをとるには, コミュニケーション自体が信頼でき, 受け入れられ, 明確で, 権威があり, 将来の出来事を予想できるようなものでなければならない(Allender ほか, 2006)。

◉ **地域のコーピング能力を高める。**
① 個人でなく集団の目標に焦点を当てる。
② 集団の話し合いと計画に下位集団を活用する。
③ すべてのメンバーが利用できる資源を確保する(例. 仕事をもっているメンバーのために時間を融通させる)。
④ 不賛成を公的に示す方法を工夫する。
⑤ 個々の意思決定が地域のすべてのメンバーに及ぼす影響を評価する。
　R：地域が効果的に対処するためには, 個人としてではなく全体として機能しなければならない(Allender ほか, 2006)。

◉ **たとえば電話やオンラインなど, 情報や支援にアクセスできるよう地元の図書館に地域情報センターを設立する。**
　R：「公共の図書館はどんな衝突や危機状態にあっても, 緊急の必要性や信頼できる適切な情報を導き出す資源と技術をもっている」(Will, 2001)。

- 保健局，宗教団体，ソーシャルサービス，医療機関にアクセスできる共同の資源を明らかにする。
  R：組織内の協働はお互いの強みを増強し，地域への参加を高める(Zahner ほか，2004)。

- 進行中の活動と進捗状態を住民に知らせるために，地域の情報センター（例．地元の図書館）を利用する。
  R：開放的なコミュニケーションによって憶測や怒り，無関心を軽減できる(Allender ほか，2006)。

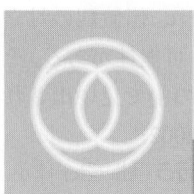

非効果的地域社会治療計画管理
Ineffective Community Therapeutic Regimen Management

【定義】

非効果的地域社会治療計画管理：疾病や合併症を治療したり危険な状況（安全性，公害）を軽減するプログラムを，地域レベルで調整することが困難であったり，その危険性が高いパターン。

【診断指標】

■ **必須データ**（必ず存在，1つまたはそれ以上）
- 地域の健康ニーズを満たすことが困難であると述べる。
- 疾病の急速な悪化（予想された，あるいは予想外の）
- 罹患率，死亡率が平均以上

【関連因子】

■ **状況因子**（環境）
- （特定の）地域プログラムを利用できる可能性に関連するもの
  ▶疾病予防
  ▶疾病のスクリーニング
  ▶免疫処置
  ▶歯科検診
  ▶事故防止
  ▶防火
  ▶禁煙
  ▶物質乱用
  ▶アルコール乱用
  ▶小児虐待
- プログラムにアクセスする過程の問題に関連するもの。以下の因子に続発する。
  ▶不適切なコミュニケーション
  ▶時間的制約
  ▶交通機関の欠如
  ▶資金不足
- 住民のニーズの複雑性に関連するもの
- 利用可能な資源の認識不足に関連するもの
- （特定の）健康上の問題を起こしやすい集団の多様なニーズに関連するもの
  ▶ホームレス
  ▶10代の妊婦
  ▶貧困（最低所得者）層
  ▶家に閉じこもっている人
- 利用できないあるいは不十分な保健医療機関に関連するもの

著者の注釈

この診断は，地域社会が健康問題にうまく対処できていない状況を示している。また，利用できる保健医療資源が不十分であったり，資源を利用する手段が不足していたり，資源についての知識が不足しているために，住民へのサービスが行き届いていないことが証明された地域を対象にしている。地域のアセスメントの結果を利用すると，保健師は危険性の高い集団と地域全体のニーズを明らかにできる。また，医療制度，交通機関，社会サービス，利用状況などもアセスメントする。

NOC
ヘルスケアの意思決定への参加，リスクコントロール，リスクの発見

目標 ▶

地域は,
- 必要な地域資源を明確にする。
- 健康問題のための地域資源の利用を促進する。

NIC
意思決定支援, ヘルスシステム案内, リスク確認, 地域保健開発, リスク確認

【一般的看護介入】

◉ **保健局のデータ(地元, 郡, 州, 国)を利用することは, 主要な健康問題と関係するリスクを明らかにする。** たとえば,
- ▶ 肥満
- ▶ 心疾患
- ▶ 喘息
- ▶ 交通事故

R:これらのデータは正確な統計をもたらす(Allenderほか, 2006)。

◉ **健康ニーズと資源をアセスメントするためにフォーカスグループを組織する。グループには異なる年齢集団, 民族・人種, 多様な居住歴をもつ住民を含む** (Clarkeほか, 2003)。

次のような話し合いを始める(Clarkeほか, 2003, p.458)。
- この地域に住むことをどのように感じるか。
- この地域での生活をよりよくさせるものは何か。
- この地域に住んでいる人々の健康をどんなことで増進させることができるか。
- 保健局がこの地域に住んでいる人々の健康増進のためにできることは何か。
- この地域の生活を向上させるためにあなたやあなたの知人は何ができると思うか。

R:「住民のあらゆる部分を対象とするフォーカスグループは, 健康ニーズと資源に関する広い地域の意見を引き出すために効果的な手段であることが判明した」(Clarkほか, 2003, p.462)。

◉ **フォーカスグループの結果を見直し, 協働の計画立案について話し合うために地域のグループ(保健センター, 宗教関係グループ, 政府の機関)との会合をもつ。**

R:地域を開発することによって, 新しいリーダーシップを作り上げ, 地域の組織や組織内の協働を強化することができる(McLeroyほか, 2003)。

◉ **回答データをまとめる。**
① サンプル全体の順位づけ
② 対象集団別の回答(例. 年齢, 性別, 所得レベル, 障害)

R:健康関連のプログラムの費用と限られた資源は優先的に確認すべき緊急の課題である(Edelmanほか, 2006)。

◉ **結果を分析する。**
① 報告された全般的な健康問題は何か。
② 次の人々の健康上の問題は何か。
- 高齢者集団
- 20歳までの子どもをもつ所帯
- 片親家族
- 45歳未満の回答者
- 貧困層以下の人々
- 無保険
- 青年期

R:医療プログラムの立案は, 地域の健康目標を成功させるための膨大なデータを整理するうえで, 正当なやり方である(Clemen-Stoneほか, 2002)。

◉ **地域資源を評価する。**
① 明確にされた健康問題のために利用可能な資源は何か。
② サービスの利用や入手に問題はないか。
③ 住民はサービスについてどの程度学習しているか。
④ 地域サービスが利用されていない問題を明確にする。

R:計画された活動と資源を一致させるために, またさらなる資源のために資金が必要かどうかを判断するために利用可能な資源の評価が必要とされる(Edelmanほか, 2006)。

◉ **利用可能サービスがない場合は, プログラムを開発する。**

他の地域の類似したプログラムを調べ, 評価

する。
- ■ 基礎情報
- ■ 目的,目標
- ■ 利用できるサービス
- ■ 資金
- ■ 参加費
- ■ サービスへの接近手段

◉ 適任者と会い,調査結果(サーベイ,現場訪問)を検討する。以下の問題に取り組む。
- ■ 地域支援の有無
- ■ 地域で利用可能な専門的知識や技術
- ■ 資金援助

◉ 援助についての適切な地域資源を確認する。
- ■ 病院各科
- ■ 保健行政機関
- ■ 宗教的奉仕活動の組織
- ■ 商工会議所
- ■ 保健医療専門家
- ■ 産業
- ■ 私的基金
- ■ 公的援助機関
- ■ 専門職の学会

◉ 助成金を得るための書類を大学教員と協働して作成する。

　R:医療プログラムの経済的支援は,しばしば個人あるいは公的機関から得られる。

◉ プログラムを計画する(地域の計画立案に対する介入については,〈地域社会コーピング促進準備状態〉を参照)。

◉ サービスが利用できるにもかかわらず,十分に活用されていない場合は,以下の点をアセスメントする(Bambergerほか,2000)。

① システムの障害
　▸ 実施時間(不便さ)
　▸ サービスの場所(アクセス,美しさ,距離)
　▸ 効率性と雰囲気
　▸ 費用
　▸ 複雑な予約制度
　▸ 不親切

② 人的障害
　▸ 信用できない。
　▸ 生活上の優先事項が競合している。
　▸ 無気力
　▸ 文字が読めない。

　▸ 資源不足(例.電話,交通機関,子どもの世話,財源)
　▸ 予測できない仕事のスケジュール
　▸ 英語が話せない。

　R:医療サービスを利用するうえでの障害が明らかにされ除去されなければ,サービスは十分に活用されない状態が続く(Bambergerほか,2000)。

◉ 健康問題を起こしやすい集団のヘルスケア利用方法と危険因子に関する知識を評価する。

① 田舎の家族,高齢者
② 移民労働者
③ 新しい移住者
④ ホームレス
⑤ 貧困層以下の集団

　R:ケアへのアクセスは社会の法的問題である(Allenderほか,2006)。

◉ 高次の健康上のニーズに取り組む前に,衣食住と安全の基本的ニーズを確実に満たせるよう優先順位を設定する。

　R:個人の安寧と健康探求行動のより高次のニーズを満たすことに焦点を当てる前に,生理的ニーズが満たされなければならない(Maslow,1970)。

◉ 健康問題を起こしやすい集団に,疾病予防,健康増進,医療サービスなどの情報を提供する。

① 資料が標的集団に適切かどうかを確認する(例.読解レベル,言語,絵)。
② ポスター,チラシを利用する。
③ 標的集団が定期的に利用できる場所を選ぶ。
- ■ 食料品店,コンビニエンスストア
- ■ デイケアセンター
- ■ スクール活動
- ■ 宗教的儀式
- ■ コインランドリー
- ■ 地域バザー
- ■ 会合
- ■ スポーツイベント

　R:脆弱な集団(貧困,無保険,少数民族)は一定の医療資源がなく,過去12か月間に外来受診もなく,非常に悪い健康状態であると報告している(USDHHS,2000)。このような集団は未熟児死亡率や罹患率が高く,機能状態が悪く,生活の質が良くない状態である(Leight,2003)。

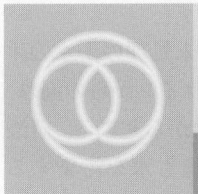

汚染：地域社会

Contamination : Community

汚染：地域社会
　汚染リスク状態：地域社会

【定義】

汚染：地域社会：健康に有害な作用を及ぼすには十分な量の環境汚染物質への曝露。

【診断指標】

- 同じ徴候や症状でケアを求める患者の集団
  ▶ 徴候や症状は病原因子による。病原因子には，殺虫剤（農薬），化学物質，生物製剤，廃棄物，放射線，公害が含まれる。
- 具体的な汚染関連の健康への影響については〈汚染：個人〉を参照
- 急激で致死的な疾患による大多数の患者
- 病気や死に瀕している，あるいは死んでいる動物や魚。虫がいなくなる。
- 許容量を超えた汚染物質の測定値

【関連因子】

■ 病態生理因子
- バクテリア，ウイルス，毒素の存在

■ 治療関連因子
- 汚染除去の手順が不十分，または手順がない。
- 防御服の不適切な使用，または使用していない。

■ 状況因子
- 生物テロの行為：洪水，地震，自然災害
- 下水管の漏れ
- 工場排出：工場，企業からの意図的な，または不慮の汚染物質の流出
- 物理的な因子：温度，風のような気候状態，地理的地域
- 社会的因子：人口密集，衛生，貧困，医療機関へのアクセス不足
- 生物学的因子：媒介生物（蚊，ダニ，齧歯動物）

■ 環境因子
- 浄化槽による帯水層の汚染
- 食物，給水の意図的な，または不慮の汚染
- 重金属や化学物質，大気汚染物質，放射線，生物テロ，災害；汚染または以前に被曝

■ 発達因子
- 地域社会の力の流れ（参加，権力や意思決定の構造，共同の努力）

重要概念

■ 一般的留意点

① 生物テロとは，人間や動物，私たちが依存している植物に死や病気をもたらすために，生物に由来する微生物や毒素を意図的に使うことである（Ashfordほか，2003）。

② 汚染から症状発症期間は，数時間から数週間とさまざまである。看護師は使用されるほとんどの物質やその結果をよく知っておく必要がある（Veenema，2002）。

③ 子どもは，農業や家庭で使用される殺虫剤や，食物や水の残留農薬の摂取で毒物にさらされることが多い。子どもは大人よりもその効果が遅れるために，被害を受けやすい。ある殺虫剤は，子どもの生理的な過程，たとえば，免疫系や呼吸系，神経系を妨げる（子どもの環境衛生ネットワーク，2004）。

④ 70,000以上の工業用化学薬品が，商業目的のために環境保護庁（EPA）に登録されている。そして，毎年約2,300種の新しい化学薬品が生産されている。すべての人間が現在，消費者製品や家庭殺虫剤（農薬）だけでなく，飲料水や空気，食料供給において人工的な汚染物質にさらされている（Thorntonほか，2002）。

⑤ 室内での殺虫剤の残留は，特に都市部の危険性

の高い妊婦において使用後数週間は体内に残留する。ニューヨーク市に住む妊婦の調査では，妊娠中の殺虫剤曝露に関して，70〜80％が陽性であった(Berkowitzほか，2003)。

⑥大気汚染と呼吸健康プログラムでは，健康に影響する室内外の空気の質を追跡調査している。特に懸念されることは，森林火災，自然災害に続くごみ火災，一炭化炭素の毒素，カビなどの影響である(http://www.cdc.gov/nceh/airpollution/about.htm)。

⑦世界保健機関(2005)は，疾病を世界の負担と考えたとき，室内空気汚染を最も重大な危険因子の第8位と評価している。開発途上国では，室内空気汚染が栄養失調，危険なセックス，水や衛生面での不足に続く最も致命的な死因となっており，肺炎や慢性呼吸器疾患，肺癌によって毎年160万人を死に追いやっている(http://www.who.int/mediacentre/factsheets/fs292/en/index.html)。

⑧被曝の量や期間は，健康に重大で，さまざまな悪影響をもたらす。体内の被曝は放射性物質(食物や水の汚染)の摂取で起こる。体外の被曝は，放射性物質を直接触れることで起こる。長い間の放射性被曝の主な健康への悪影響は癌をはじめ，DNAの突然変異，催奇性突然変異などがあげられる。急性の健康障害には，熱傷や放射線中毒がある。放射線中毒の症状は被曝の程度によりさまざまで，嘔吐，倦怠感，血液成分の変化，出血，中枢神経系の障害などがあり，最終的に死にいたる。子どもや胎児は，特に被曝の影響を受けやすい(環境保護庁，2004)。

⑨ラドンは土や水から家庭内に入り込む。ラドンガスは崩壊して，肺を封鎖する粒子に変わる。肺癌に関係するラドンの危険性は，特に喫煙者に高い。放射線によるある種の癌は，成人よりも子どもに多いと報告されているが，最近の研究では，ラドン被曝が，成人よりも子どものほうに危険性が高いかどうかの決定的なデータはないとしている(環境保護庁，2005)。

⑩土や動物の消化器系に住んでいる微生物，バクテリア，ウイルスが，直接，小川や池に排水を捨てる水の供給ラインに進入したり，森林地帯，牧草地，浄化槽，下水処理場から小川や地下水にしみ出して，水の供給ラインに入り込むことで，水や食物が汚染される。

⑪下水による飲料水の汚染は，未処理の下水のオーバーフロー，浄化槽，下水ラインからの漏れ，沼地利用，部分的な処理排水から起こる。硝酸塩，金属，毒性物質，さらに塩も水を汚染する(http://extoxnet.orst.edu/faqs/safedrink.sewage.htm)。

⑫汚染は，偶発的または意図的な行為の結果として起こる。生物学的な媒介物としてバクテリア，ウイルス，カビ，他の微生物，それに関する毒素が含まれる。それらは，医学的なアレルギーなどの軽症状態から死に至るまで，さまざまな状態で健康に影響している。有機体は自然界に広範囲に及んでおり，水，動物，植物の中にみられる(http://www.osha-slc.govSLTC/biologicalagents/index.html)。

⑬生物学的作用物質への曝露は，危険物質，液体(飛沫，噴霧)，水蒸気または噴霧の吸引，口からの摂取など，直接的な接触で起こる。病原菌の伝染ルートは，接触，飛沫，空気，公共の乗り物，生物媒介などにより運ばれる(米国陸軍感染症研究所，2004)。

⑭特定物質の伝達様式によって，使用される隔離予防策が分けられる(標準，空気感染，飛沫，接触の隔離)(Veenema，2003)。

⑮隔離予防は汚染の拡大を抑え予防するため，そして，汚染から医療従事者の健康を守るために使用されている(http://www.cdc.gov/ncidod/dhap/gl_isolation_ptII.htm/)。

⑯危険廃棄物とは，その量や性質により人間の健康や環境に脅威を与えると考えられる廃棄物(液体，汚泥，固体またはガス)のことである。工場や商業，企業(化学，電気メッキ，自動車工場，製材，クリーニング，写真処理，石油精錬，病院)が危険廃棄物を出している。また，家庭も危険廃棄物(殺虫剤，洗剤，ペンキと溶解液，蛍光灯)を出している(http://dnr.mo.gov/env/hwp/index.html)。

⑰娯楽施設の飲み水や地下水になったり，洪水後の地下に入った未処理の下水は，人間の健康や環境に大きな影響を及ぼす。下水があふれて汚染された水の中で泳いだために，毎年，180万人から350万人が病気にかかっている。さらに，汚水を飲んで50万人が病気になっている(http://www.nrdc.org.water/pollution/sewage.

asp）。

焦点アセスメント基準

主観的データ

◉診断指標をアセスメントする。
- 次のことを報告している地域集団を調べる。
  - ▶呼吸器/循環器：呼吸困難，咳，インフルエンザ症状，不整脈
  - ▶消化器：胃痛，下痢，胃痙攣，嘔気，嘔吐
  - ▶神経器官：筋脱力，関節と筋肉の痛み，視覚の変化
  - ▶皮膚：皮膚の損傷，吹き出物，皮膚のかぶれ，かゆみ，水ぶくれ，熱傷
  - ▶放射線被曝
  - ▶出生異常となった妊娠
  - ▶職場や家庭での異常な液体，スプレー，蒸気
  - ▶ある場所で死んでいる動物や死にかけている動物を見かける。
  - ▶爆発または爆弾
  - ▶工場，農場または企業の近くの職場や家庭

客観的データ

- 次のような地域集団を調べる。
  - ▶神経器官：幻覚，混乱状態，痙攣，意識レベルの低下，瞳孔の変化，目のかすみ
  - ▶肺：呼吸困難，チアノーゼ
  - ▶循環器：不整脈，高血圧，低血圧
  - ▶外皮：皮膚の損傷（発疹，吹き出物，かさぶた），水疱，潰瘍，熱傷，湿疹，乾燥または湿気，落屑，黄疸
  - ▶発熱
  - ▶癌（甲状腺，皮膚，白血病）
  - ▶出生時異常
  - ▶放射能疾患：だるさ，脱毛，血液成分の変化，出血，臓器機能低下

◉関連因子をアセスメントする。
　関連因子を参照

NOC
地域のコンピテンス，地域の災害準備状態，地域の健康状態，地域のリスクコントロール：伝染性疾患，地域のリスクコントロール：鉛害，悲嘆の解決，地域のリスクコントロール：暴力，感染の重症度。そのほかは，〈汚染：個人〉を参照

目標 ▶
- 地域社会は，汚染事故を監視する健康調査データシステムを利用する。
- 地域社会は，大災害や災害の訓練に参加する。
- 地域社会は，避難したり被害者をトリアージ（治療優先順位づけ）するために災害計画を利用する。
- 地域社会への汚染の曝露を最小限にする。
- 汚染による地域社会の健康への影響を最小限にする。

NIC
環境管理，環境リスク防護，地域保健開発，生物テロへの準備，伝染性疾患管理，危機介入，健康教育，健康政策モニタリング，感染コントロール，サーベイランス：地域社会，トリアージ（治療優先順位づけ）：救命救急センター

【看護介入】

一般的看護介入

◉健康調査データを使って汚染事故をモニターする。
　R：早期調査と早期発見は，起こりうる生物テロ攻撃に備えるための重要な要素である（Veenema，2006）。

◉リスクに関して，予防策や抗生物質やワクチンの使用を含んだ正確な情報を提供する。

①地域住民に恐怖心を誰かに話すよう促す。

②一般的な支援（例．食料，水，避難所）を提供する。
　R：地域社会の支援コーピングを目的とする介入では，危機状況での一般的な反応である恐れ，無力，コントロール感の喪失などの感情に対応する。

特定の看護介入

◉予防
- 地域社会の危険因子を認識し，災害発生を防ぐプログラムを作る。

◉準備
- コミュニケーションや避難，救助，被害者へのケアの計画を立てる。
- 大災害や災害への準備訓練を計画する。

◉反応
- 環境の汚染物質を明らかにする。
- 地域社会の人々に環境汚染物質について教育する。

- ほかの機関〔地域の保健局，環境管理システム（EMS），州や政府の機関〕と協力する。
- 被災地域住民を救助し，トリアージを行い（治療の優先順位をつけ），搬送し，処置をする。

◉ 回復
- 修繕や復興，移転などを行う。また，メンタルヘルスサービスによって精神的な回復を支援する（Allenderほか，2006より）。

◉ 汚染除去法
- 被曝者の汚染除去のため，まず原因物質を特定する。
  ▶ 汚染された衣服を取り除く。
  ▶ 大量の水，石鹸，0.5％に希釈した次亜塩素酸ナトリウムを使用する。
- 汚染された衣服や備品からの第二次汚染を防ぐため，適切な物理的防護を用いる。
  R：汚染除去法は，地域住民や医療従事者のさらなる汚染を防ぐ。
- 適切な隔離予防処置を実施する：一般的隔離，空気汚染，飛沫，接触の隔離
  R：予防処置は，原因物質による交差感染を防ぐ。

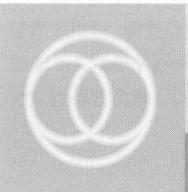

汚染リスク状態：地域社会

Risk For Contamination: Community

【定義】

汚染リスク状態：地域社会：健康に有害な作用を及ぼすには十分な量の環境汚染物質への曝露の危険が高まっている状態。

【危険因子】

〈汚染：地域社会〉の関連因子を参照

重要概念
〈汚染：地域社会〉の関連因子を参照

焦点アセスメント基準
関連因子をアセスメントする。
〈汚染：地域社会〉の関連因子を参照

NOC
地域の災害準備状態，地域の健康状態，地域のリスクコントロール：伝染性疾患。そのほかは〈汚染：地域社会〉を参照

目標 ▶
- 地域社会は，汚染事故を監視する健康調査データシステムを利用する。
- 地域社会は，大災害や災害準備訓練に参加する。
- 地域社会は，健康に影響する汚染を受けない状態を維持する。

NIC
環境管理，環境リスク防護，地域保健開発，生物テロへの準備，伝染性疾患管理，地域災害準備，健康教育，健康政策モニタリング，サーベイランス：地域社会

【看護介入】

■ 一般的看護介入

◉ 健康調査データを使って汚染事故をモニターする。
  R：環境汚染の早期発見は実際の汚染のリスクを下げる。

◉ 関与している危険因子や予防方法について正確な情報を提供する。
  地域住民に恐怖心を誰かに話すよう促す。
  R：地域社会の支援コーピングを目的とする介入では，危機状況での一般的な反応である恐れ，無力，コントロール感の喪失などの感情に対応する。

■ 特定の看護介入

◉ 地域社会の危険因子を明らかにし，災害発生を防ぐプログラムを開発する。
① その地域の環境汚染物質を予防する認定機関に知らせる。
② リスクを最小限にするために環境を修正する。
  R：環境修正は実際の汚染発生のリスクを下げる。

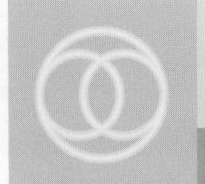

Part 4 ヘルスプロモーション/ウエルネス型看護診断

Health Promotion/Wellness Nursing Diagnoses

- 健康探求行動
- 効果的母乳栄養
- 母乳栄養促進準備状態
- 安楽促進準備状態
- 意思決定促進準備状態
- 体液量平衡促進準備状態
- 悲嘆促進準備状態
- 希望促進準備状態
- 免疫能促進準備状態
- 乳児行動統合促進準備状態
- 知識獲得促進準備状態(知識を特定する)
- 栄養促進準備状態
- パワー促進準備状態
- 信仰心促進準備状態
- セルフケア促進準備状態
- 自己概念促進準備状態
- 霊的安寧促進準備状態
- 効果的治療計画管理
- 治療計画管理促進準備状態
- 排尿促進準備状態

【概観】

本書(原書第12版)のこの新しい項では,個人に対するすべてのヘルスプロモーション・ウエルネス型看護診断をまとめている。そのような診断はいずれも〈健康探求行動〉のもとに成り立っている。〈健康探求行動〉は,特定のウエルネス型看護診断が対象としている健康課題に適用しない場合に使える幅広い診断である。

ウエルネス型看護診断は,「ウエルネスのある一定のレベルからより高いレベルに変わろうとする個人や集団,地域社会に対する臨床診断」である(NANDA, 2007, p.x.)。有効なウエルネス診断は,次の2つの条件が必要である。(1)クライエントがある特定の分野において健康を増進しようとする願望をもっている。(2)クライエントが現在,ある特定の分野において効果的に機能している。

ウエルネス型看護診断は,関連因子をもたない一文で示される。個人や集団が目標を設定することによって健康増進への行動を導く。

この診断の臨床的有効性はまだあいまいであるが,本書の著者は,これらの診断の中の,たとえば〈ペアレンティング促進準備状態〉,〈地域社会コーピング促進準備状態〉といった看護診断は,状況を向上させ,臨床的に有効であるという立場をとっている。しかし,たとえば〈体液量平衡促進準備状態〉や〈排尿促進準備状態〉,それ以外の似たような診断の臨床的有用性は疑わしい。クライエントが体液量と体液の化学成分との均衡が保たれており,身体ニーズを十分に満たしている場合,それをどのように強化することができるのだろうか。それは,〈体液量不足リスク状態〉という診断のもとで教育に焦点をあてれば,もっと効果的になるのではないだろうか。反対に,〈ペアレンティング促進準備状態〉は,家族の健全な状態を保つのに十分な家族機能が述べられており,それを強化することは可能である。

臨床的に,看護師にとって強みを示すデータを知ることは重要である。強みは,ほかの健康パターンの問題を縮小したり,防いだりするための介入を選択するうえで役に立つ。看護師が強みを指定したいと望むなら,アセスメント用紙やケア計画に強みとして記述する必要がある。クライエントが高い機能レベルの向上において援助を望んでいる場合,〈(特定の)促進準備状態〉は使える診断である。関心のある臨床家は,このようなヘルスプロモーション/ウエルネス型診断を用いることができる。さらに,NANDAや本書の著者とともに看護診断を作成する作業に加われるはずである。

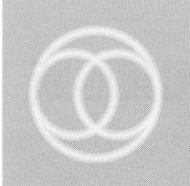

健康探求行動

Health-Seeking Behaviors

【定義】

健康探求行動：安定した健康状態*にある人が個人的な健康習慣を変容させる方法や，より高い健康レベルになるための環境を積極的に追い求める状態．

【診断指標】

■ 必須データ（必ず存在）
- 健康増進に関する情報が知りたいという望みを表明したり，そのための行動が観察される．

■ 副次的データ（おそらく存在）
- 健康管理をもっと高めたいという望みを表明したり，そのための行動が観察される．
- 健康状態に関する環境の現状を心配していると表明する．
- 地域の健康資源について，よく知らないと述べたり，そのことが観察される．
- 健康増進行動に関する知識が不足していることを示したり，そのことが観察される．

著者の注釈

この診断は，効果的で強化できる具体的な領域の個人またはライフスタイルの変化に焦点を当てる．特定のウエルネス型看護診断が，健康の具体的な領域を対象としていない場合，この診断はたとえば〈健康探求行動：クロストレーニング運動プログラム〉といった形で用いることができる．

重要概念

①ヘルシーピープル2010には，2つの主要な目標（2000）がある．
- 健康的な生活の質の向上と年数の延長
- 健康格差の排除

②健康増進は，人々ができるだけウエルビーイングの最も高いレベルにあるように援助するための方法である（Edelmanほか，2006）．

③すべての人は，動機づけられ知識を与えられれば，より健康的なライフスタイルを築くことができる．クライエントが，自分のライフスタイルに障害をもっている場合，〈健康行動不足〉や〈栄養摂取消費バランス異常〉など別の看護診断を用いることができる．

④ある人々は，健康によいことを定期的に選択する．このような人々は，意思決定や栄養など1つ以上の領域で，さらに健康であるようその選択の効果が増すことを望む．

⑤看護師は，より健康的なライフスタイルや個人的な行動に関する擁護者である．動機を与える必要のない人には，その代わりに，看護師は，クライエント本人が望む領域での健康を増進させるための方法や情報資源を伝える．

⑥看護師は，個人の全体の健康習慣を，特定の領域の健康増進への障害と判断しないよう注意しなければならない．たとえば，ある女性は喫煙している一方で，非常にバランスのとれた低脂肪で低糖ダイエット食をとっている．彼女が望んでいるならば，さらに栄養価の高いダイエットに改善できる．しかし，彼女の喫煙習慣は，〈健康行動不足〉と診断される．

ヘルスプロモーション/ウエルネス型アセスメント（Carpenito-Moyet, 2007; Gordon, 2003; Edelmanほか, 2006）

■ 主観的データ

健康知覚-健康管理パターン
- 定期的に観察するカテゴリーの前にチェックマークを入れる．カテゴリーに完全に一致する場合は，2つチェックマークを入れる（Breslow, 2004）．
  ▶ 1日3回決まった時間に食事をとり，間食を

---

*安定した健康状態とは，次のように定義される．年齢にふさわしい疾病予防方法を実施している．患者は健康状態が普通か，非常によいと述べる．病気の症状や徴候があったとしても，うまくコントロールされている．

しない。
- ▶毎日，朝食をとる。
- ▶1週間に2〜3回適度な運動をする。
- ▶睡眠時間は7〜8時間で，それ以上でもそれ以下でもない。
- ▶タバコは吸わない。
- ▶適正体重である。
- ▶お酒を飲まない，または適度にアルコールを摂取する。
- ●総合的な健康に関してクライエントや家族はどう認識しているか。
  - ▶どのような個人の習慣が健康を維持しているのか。
  - ▶健康的なライフスタイルを維持したり増進するため，クライエントや家族はどのような資源を入手しているのか。

栄養-代謝パターン
- ●BMIはどのくらいか。
- ●毎日の水分摂取量
- ●栄養補助食品（ビタミン，スナック菓子）
- ●全粒あるいは栄養強化のパン・シリアル・米・パスタの毎日の摂取
- ●毎日，2切れの果物
- ●生野菜や非でんぷん質の野菜の毎日の十分な摂取
- ●脱脂あるいは低脂肪製品の毎日の摂取
- ●脂肪や皮を除いた肉類や鳥肉類
- ●油で揚げていない食物／菓子
- ●ストレス，緊張や感情の混乱と食事や食習慣との関係を理解しているか。

排泄パターン
- ●排泄パターン（記入する）
  - 回数，性状
- ●排尿（記入する）
  - 性状（琥珀色，黄色，淡黄色）

活動-運動パターン
- ●運動パターンについて。タイプ，回数
- ●余暇の活動について。回数
- ●エネルギーレベル（最高，適度，妥当，最低水準）
- ●運動する際の障害があるか。
- ●やっている活動を5つ挙げる。
- ●どのようなことに快適に感じるのか。

睡眠-休息パターン
- ●満たされているか，休養がとれているか。
- ●平均的な睡眠時間
- ●リラックスできる時はいつか。どのくらいの回数で，時間はどれくらいか。

認知-知覚パターン
- ●次のことに満足できているか。
  - ▶意思決定
  - ▶記憶
  - ▶学習能力
- ●教育的な背景を簡潔に記入する。

自己知覚-自己概念パターン
- ●次のことをどのように感じるか記入する。
  - ▶自分自身
  - ▶自分の身体について。変化について
- ●怒り，悲しみ，幸福，愛情および／またはセクシュアリティを表現するうえで問題はあるか。
- ●主要な長所または個人的な特質は何か。
- ●短所または否定的な面は何か。
- ●今の生活で，何が最も有意義な活動であるか。
- ●どのくらい生きたいのか，そしてどのように死のうと考えているのか。
- ●どのように未来を想像しているのか。
- ●未来で何を完成したいか。完成するために変える必要のあることがあるか。
- ◉**人生で最も重要な出来事，危機，転機および／または変化（肯定的な，または否定的な）を挙げる。**
- ●それらが，どのように影響したか時間をかけてよく考える。
- ●特に重要であった1つまたは2つにアステリスクを記入する。

役割-関係パターン
- ●仕事によって満たされているか。変える必要があるか。
- ●役割責務（責任）によって満たされているか。
- ●家族／パートナーとの関係を記入する。
- ●交友関係を記入する。（公的な関係，私的な関係）
- ●今の生活で最も重要な人を挙げ，なぜ重要であるのかを説明する。

セクシュアリティ-生殖パターン
- ●性は人生の重要な面であるか。
- ●現在，性的な関係があるか。
- ●現在の性的な関係で何を変えたいか。

コーピング-ストレス耐性パターン
- 生活の中で必ずあるストレス源を挙げる。それらをどのように減らしているのか。
- いつもストレスの状況にどのように反応しているのか(怒る,引き下がる,心配なことを忘れる,病気になる,酒を飲む)。
- どんな状況が,あなたを平静で落ち着かせるのか。
- どんな状況が,あなたを不安で混乱させるのか。

価値-信念パターン
- 人生で最も価値のあることを10挙げる。
- 自身を宗教的またはスピリチュアルな人とみなしているか。
- 信念はどのように助けとなっているか。

NOC
順守,健康信念,健康増進行動,個人のウエルビーイング

一般的目標 ▶
クライエントは,健康から(特定の)もっと高い健康レベルになるため,たとえば栄養や意思決定のような望みを表明する。

指標 ▶
- ウエルビーイングを強化するために,2つの新しい方法(特定する)を明らかにする。

NIC
健康教育,リスク確認,価値明確化,行動変容,コーピング強化,知識:保健医療の資源

【一般的看護介入】

次の看護介入は,ライフスタイルの変化と選択に焦点をあてたヘルスプロモーション/ウエルネス型看護診断にも適切である。たとえば,栄養,ペアレンティング,睡眠,母乳栄養,家族コーピングおよび家族機能の促進準備状態である。

このような健康や健康増進の領域は,自助関連の文献やインターネットですぐ見い出せる。〈悲嘆〉や〈意思決定葛藤〉のようなウエルネス型看護診断の中には,その概念に特有の看護介入を有している。介入は,第2章 Part 1のそれぞれの看護診断に示した。たとえば,〈意思決定葛藤〉において,すでによい意思決定がされていても,よりよい意思決定を促進できる看護介入がある。

◉ **クライエントが望む場合,1つあるいはそれ以上またはすべてのパターンをアセスメントする。**
  R:この構造化されたアセスメントは,クライエントにとって健康の強化の希望や満足を判断するため,自らのライフスタイルや健康行動といった側面に焦点をあてる機会となる。

◉ **個人や集団のデータを更新する。**
  ①個人/グループは,よいまたは非常に健康であると報告しているか
  ②個人は特定のパターンで健康を極限まで強化する行動を学習する要望があるか
  R:毎日,クライアントは,何を食べるのか,運動をするかどうか,ほかのライフスタイルを選択するかを決めている(Bodenheimer ほか, 2005)。

◉ **個人/集団が1回に1つのウエルネス状態に焦点を絞るよう促す。**
  R:一度に複数の行動変容に対処することは,時間を浪費する(Bodenheimer ほか, 2005)。

◉ **特定の焦点について教材を参照する(印刷物,ウェブサイト)。たとえば,一般的なデータベース/ウェブサイトを以下にあげる。**

  www.seekwellness.com/welmess/
  www.cdc.gov/　米国防疫センター
  www.agingblueprint.org　健康な老化に焦点をあてている。
  www.wellness-community.org　癌の人々や家族への教育,サポート
  www.nhlbi.nih.gov　米国保健社会福祉局
  www.ahrq.gov　米国予防サービスタスク・フォースあるいは,米国予防サービスプロジェクト・チーム
  www.health.gov　さまざまな健康のトピックス
  www.nih.gov　米国国立衛生研究所
  www.fda.gov　米国食品医薬品局
  www.mbmi.org　米国精神身体医学研究所
  www.ahha.org　全米ホリスティック健康協会
  R:自律し意欲的な個人のための自己管理ツールには,コンピュータ化されたトレッドミル(体力測定などに使われる運動負荷装置),オンラインによる教育,サポートグループや一

人で利用できる自助関連の書籍などの支援技術がある（Barrett, 2005）。
- ◎電話やメールで情報源の検討結果について話し合うため，看護師に連絡するようクライエントに助言する。
  - R：意欲のある自律したクライエントは電話やメールで支援できる。そのような方法は，効率的で費用効果が高い（Piette, 2005）。
- ◎行動変容の方法を話し合う。かなり具体的に現実的な目標と時間的枠組みを記録する。たとえば，
  - ●目標：私は毎日の糖分（CHO）摂取量を減らす。
    ▶ 指標：毎日クッキーを5つから2つに減らす。
    ▶ パスタを混合穀物パスタに変える。
    ▶ ジャガイモの摂取を50％減らし，50％を根菜野菜と交換する。
  - R：自己効力感を増すには，成功する必要がある。目標と指標が具体的で達成可能であれば，成功はより予想できる（Bodenheimer ほか，2005）。
- ◎示された期間で連絡できるかどうかを人に尋ねる（毎月，4〜6か月，1年）。プログラムについて話し合うため電話かメールをする。
  - R：やる気があろうとなかろうと，すべてのクライエントがヘルスケア専門職のサポートから恩恵を受けている。
- ◎クライエントが別の機能的健康パターンを望めば，このプロセスは，繰り返し利用できることを助言する。
  - R：強化されたウエルネスは，旅行業者としてのヘルスケア専門職と案内役としてのクライエントとともに長年の行程を続けることができる。

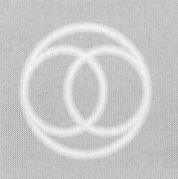

効果的母乳栄養

Effective Breast-feeding

【定義】

効果的母乳栄養：1組の母子が母乳栄養を行う過程で十分な上達と満足を示している状態。

【診断指標】

■ 必須データ（必ず存在）
- 乳児が乳房に上手に吸いつけるように，母親が児を抱くことができる。
- 授乳後，児が満足する。
- 授乳中の規則的で持続的な吸啜と嚥下
- 乳児の体重が月齢に見合っている。
- 効果的な母子のコミュニケーションパターン（乳児の合図と，それに対する母親の解釈と反応）

■ 副次的データ（おそらく存在）
- オキシトシンが分泌される徴候や症状（催乳反射の低下や促進）
- 月齢に見合った乳児の排泄パターン
- 母乳栄養に対する意欲
- 母乳栄養に満足しているという母親の言語的表現

著者の注釈

この診断は，最近NANDAが提案したウエルネス型看護診断である。ウエルネス型看護診断は，「一定の健康のレベルから，より高い健康のレベルへ移行する個人，家族，または地域社会についての臨床判断」と定義され，この看護診断の定義は，より高いレベルの母乳栄養を求める母子について述べているのではなく，むしろ「母乳栄養を行う中で得られる十分な上達と満足」について述べている。

母乳栄養を管理する中で，看護師は以下の看護診断で示される3つの状況に出会うと予想される。
〈非効果的母乳栄養〉
〈非効果的母乳栄養リスク状態〉
〈母乳栄養促進準備状態〉

〈非効果的母乳栄養〉という看護診断は，非効果的母乳栄養と潜在的な非効果的母乳栄養の両方に対して，母子の授乳期間の評価判断を表すために

使用される。この評価は診断指標にあげられた症状や徴候を母親が報告したり、看護師が観察した結果得られるものである。これらの症状や徴候は、より高いレベルの母乳栄養を示しているのではない。

看護師が母乳栄養のプロセスで上達と満足を母親が報告している状態で、さらにより高い満足と上達が得られるように母親に指導を行う場合は、〈母乳栄養促進準備状態〉という看護診断のほうが適切である。このような指導と継続的な援助の焦点は、非効果的母乳栄養を防ぐことや、十分な上達と満足を維持することにあるのではなく、さらにより質の高い母乳栄養を促進することにある。

この診断は、現在のNANDAの診断では有用ではない。その代わりに、看護師は〈非効果的母乳栄養〉や〈非効果的母乳栄養リスク状態〉を使用しなければならない。ウエルネス型看護診断を使いたい看護師は、〈母乳栄養促進準備状態〉を使うことができる。この診断はNANDAのリストには載っていないので、それを使用する看護師は自分たちの経験をNANDAに報告すべきである。

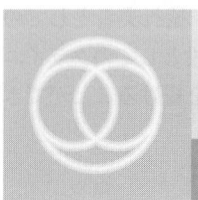

母乳栄養促進準備状態
Readiness for Enhanced Breast-Feeding

【定義】

母乳栄養促進準備状態:1組の母子が母乳栄養を行う過程で十分な上達と満足を示している状態。

【診断指標】

■ **必須データ**（必ず存在）
- うまく乳首に吸啜できるよう、母親が児を適切な位置で抱くことができる。
- 授乳後、児が満足している。
- 授乳中の規則的で持続的な吸啜と嚥下
- 月齢に相応した児の体重
- 母子の効果的なコミュニケーションパターン（児の合図と、それに対する母親の解釈と反応）

■ **副次的データ**（おそらく存在）
- オキシトシン分泌の徴候と症状（下降、射乳反射）
- 月齢に相応した児の排泄パターン
- 児が乳を飲みたがる。
- 母親が母乳栄養への満足感を言葉にする。

著者の注釈

この診断は、「ある一定の健康レベルからより高い健康レベルへ移行する個人や家族、地域社会に対する臨床判断」と定義されているウエルネス型看護診断である(NANDA, 2007)。上記の定義では、より高度の母乳栄養を探求する母子関係は述べられていないが、母乳栄養の過程における上達と満足が述べられている。

母乳栄養を管理するなかで、看護師は次の看護診断で示される3つの状況に遭遇する。
〈非効果的母乳栄養〉
〈非効果的母乳栄養リスク状態〉
〈母乳栄養促進準備状態〉

看護師は、非効果的と潜在的な非効果的母乳栄養の両方に対して、母子の母乳栄養期間の評価判断を述べるために〈非効果的母乳栄養〉の診断を用いることがある。看護師が、母乳栄養が上達し満足し、さらにより高い上達と満足感を得ようと指導を求めている母親をケアしている場合、〈母乳栄養促進準備状態〉の診断は適切である。このような指導と継続的な支援に焦点を合わせれば、非効果的母乳栄養の予防や、母乳栄養の上達と満足感の維持にはならないが、より高度の充実した母乳栄養を促進できる。

重要概念

〈非効果的母乳栄養〉を参照

焦点アセスメント基準

〈非効果的母乳栄養〉を参照

NOC
知識：母乳栄養

目標 ▶
母親は母乳栄養に自信と満足感が増したと報告する。

指標 ▶
- 母乳栄養を向上するための 2 つの新しい方法を明らかにする。

NIC
〈健康探求行動〉の介入を参照

【一般的看護介入】
① 母乳栄養に関する情報を得るためにインターネットサイトを参照
② 〈健康探求行動〉の看護介入を参照

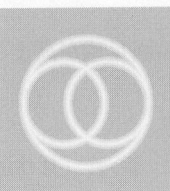

安楽促進準備状態
Readiness for Enhanced Comfort

【定義】
安楽促進準備状態：強化できる可能性のある身体的，心理霊的，環境的，そして/または，社会的な側面のくつろぎ，やすらぎ，超越のパターン。

【診断指標】
- 安楽を強化したいという意思を表明する。
- 満足感を高めたいという意思を表明する。
- リラクセーションを強化したいという意思を表明する。
- 不満の解決を強化したいという意思を表明する。

著者の注釈…………………………………
この診断名は非常に一般的であるため，具体的な介入法を示していない。この診断は，身体的，心理的，霊的，環境的，社会的側面を包含している。臨床では，〈霊的安寧促進準備状態〉のような特定の領域に焦点をあてるほうが有効である。

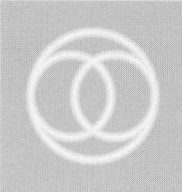

意思決定促進準備状態

Readiness for Enhanced Decision-Making

【定義】

意思決定促進準備状態：短期および長期の健康に関連した目標を十分に達成して強化できる行動方針を選択しようとするパターン。

【診断指標】

- 意思決定能力を高めたいという意欲を示す。
- 個人的／社会文化的価値観と目標が調和する意思決定能力を高めたいという意欲を示す。
- 決定に伴う危険性−受益性の分析能力を高めたいという意欲を示す。
- 選択肢と選択肢の意味について理解を深めたいという意欲を示す。
- 決定をするために信頼性の高い証拠を利用する能力を高めたいという意欲を示す。

重要概念

効果的な意思決定の理論的根拠は，〈意思決定葛藤〉を参照

焦点アセスメント基準

知覚−感覚パターンのヘルスプロモーション／ウエルネス型アセスメントを参照

NOC
意思決定，情報処理

目標 ▶

個人／集団は，意思決定に対する満足感が高まったと報告する。

指標 ▶

- 意思決定能力を高めるために，新たに（具体的な）対策を2つ明らかにする。

NIC
意思決定援助，共同目標設定

【看護介入】

①意思決定に関する資料と情報は，インターネットのサイトを参照
②〈健康探求行動〉と〈意思決定葛藤〉を参照

体液量平衡促進準備状態

Readiness for Enhanced Fluid Balance

【定義】

体液量平衡促進準備状態：身体的ニーズを十分に満たして強化できる，体液量と体液の化学的組成が平衡しているパターン。

【診断指標】

- 体液バランスを改善したいという意思を表明する。
- 安定した体重
- 適度に湿潤した粘膜
- 1日必要量を十分に満たす食物および水分摂取量
- 尿の色調が麦藁(淡黄)色で尿比重が正常範囲内
- 良好な組織トルゴール(緊張度)
- 過剰な口渇感なし
- 摂取量に対して適切な尿量
- 浮腫や脱水の徴候なし

重要概念

バランスのとれた栄養と体液量の重要概念は，〈栄養摂取消費バランス異常〉と〈体液量不足〉を参照

NOC
体液バランス，電解質バランス

目標▶
個人は，体液バランスに対する満足感が高まったと報告する。

指標▶
- 体液バランスを向上するために，新たに(具体的な)対策を2つ明確にする。

NIC
体液／電解質管理。〈健康探求行動〉も参照

【看護介入】

① 栄養に関する資料と情報は，インターネットのサイトを参照
② 〈健康探求行動〉，〈体液量不足〉，〈体液量平衡異常〉の介入も参照

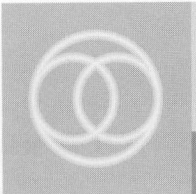

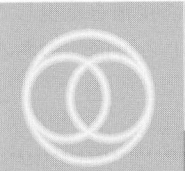

悲嘆促進準備状態

Readiness for Enhanced Grieving

【定義】

悲嘆促進準備状態：回復するのに十分であり，かつさらに強化する力をもっている，喪失に関連する感情や行動のパターン。

著者の注釈

看護診断〈悲嘆〉は，健全な悲嘆を表現している。看護介入は悲嘆を改善し，強化することに焦点をあてている。重要概念とアセスメントについては，〈悲嘆〉を参照

希望促進準備状態

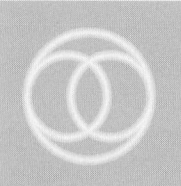

Readiness for Enhanced Hope

【定義】

希望促進準備状態：自分自身のためにエネルギーを動員するのに十分であり，かつさらに強化する力をもっている，期待や願望のパターン。

【診断指標】

- 願望と一致する期待を言葉で表す。
- 達成可能な目標を設定する。
- 目標を達成するため問題解決を行う。
- 実現すると信じていることを言葉で表す。
- 人生の意味と霊的な感覚を言葉で表す。
- 他者と相互に関係する。
- 希望を促進することを望んだり同意していることを言葉で表す。

重要概念

希望の原則については〈絶望〉を参照

焦点アセスメント基準

自己知覚-自己概念パターンについてヘルスプロモーション/ウエルネス型アセスメントを参照

NOC
〈絶望〉を参照

目標 ▶

個人/集団は，希望が強くなったことを報告する。

指標 ▶

- 希望を促進する2つの新しい方法（特定の）を明らかにする。

NIC
希望を促進する介入については〈絶望〉を参照。一般的看護介入については〈健康探求行動〉を参照

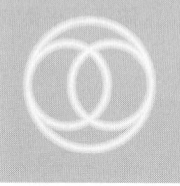

免疫能促進準備状態

Readiness for Enhanced Immunization Status

【定義】

免疫能促進準備状態：個人，家族，地域社会を防護するのに十分で，さらに強化される力をもっている感染性疾患を予防するための免疫能が，個人の，国家の，そして国際的な水準に一致しているパターン。

【診断指標】

- 年齢と健康状態に適した免疫能を獲得している。
- 予防接種の基準についての知識があると表明している。
- 感染性疾患を予防するための行動がみられる。
- 予防接種の記録を残している。
- 健康に重要なこととして予防接種を重視している。予防接種によって生じる可能性のある問題を述べる。

著者の注釈

この診断は，国家的・国際的基準によって予防接種を必要としている個人または集団に適用される。すべての個人が，自分の年齢や危険因子によって予防接種をする権利があるが，必ずしも特定の予防接種の対象であるとは限らない。予防接種が必要な個人や，乳房X線検査など年齢に関連するスクリーニングを必要とする個人を示すには，〈健康維持変調リスク状態〉の診断のほうが有用である。したがって，〈免疫能促進準備状態〉は臨床的に使えない診断である。

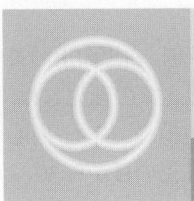

乳児行動統合促進準備状態(乳児行動組織化強化準備状態)*

Readiness for Enhanced Organized Infant Behavior

【定義】

乳児行動統合促進準備状態(乳児行動組織化強化準備状態):乳児の生理的・行動的なシステム(例.自律神経,運動器,ステート,器質,自己統制,注意集中-相互作用などのシステム)の機能はうまくいっているが,改善すれば外部環境の刺激に対する統合レベルがさらに向上できる調節パターン。

【診断指標】(Blackburn ほか,1993)

- 自律神経系
  - ▶ 皮膚の色調と呼吸の調節が可能
  - ▶ 内臓のシグナルの減少(例.平穏)
  - ▶ 振戦,ぴくぴくする状態の減少
  - ▶ 消化が機能している,授乳に耐えられる。
- 運動器系
  - ▶ スムーズで,うまく調節された姿勢と緊張度
  - ▶ 以下の動作のスムーズな同調運動:手・足の握る動作,吸啜・吸おうとする動作,つかむ動作,手で把持する動作,手を口に持っていく動作,叩く動作
- ステート系
  - ▶ ステートの区分をうまく識別できる。
  - ▶ 睡眠ステートがたっぷりとあることが明らか。
  - ▶ 意思によって焦点を定めて目を輝かしたり,顔が生き生きした表情を示す。
  - ▶ 積極的な自己鎮静
  - ▶ おどろきをなだめている。
  - ▶ 注意を引きつける微笑
  - ▶ "クック"とのどを鳴らして喜ぶ。

著者の注釈

この診断は,環境に対して安定性のある,予測可能な自律神経・運動器・ステートの手がかりを示して反応している乳児を表したものである。介入の焦点は安定した持続的な発達を促し,乳児のストレスになる可能性のある過剰な環境刺激を減らすことである。これはウエルネス型の診断であるので,関連因子を用いる必要はない。看護師は,「環境刺激に対して自律神経,運動器,ステートなどのシステムを調整することができることで証明されるように〈乳児行動統合促進準備状態〉」と診断を記述できる。

重要概念

■ 一般的留意点

〈乳児行動統合障害〉を参照

焦点アセスメント基準

■ 客観的データ

診断指標を参照

◉ 相互作用

- アイコンタクトを示す。
- 相互に見つめ合う。
- 相手に手を伸ばす。
- 探索行動
- なだめやすい。
- 社会的刺激に注目する。

NOC
小児の発達レベル(年齢を特定する),睡眠,安楽のレベル

目標 ▶
- 乳児は,過剰な環境刺激を経験することなく,年齢に合った成長と発達を継続する。
- (両)親は,安定性を促進するような乳児の扱い方をやってみせる。

指標 ▶
- 乳児の発達的ニーズを述べる。
- ストレスや疲労困憊の徴候を述べる。
- 以下のことを行動で示す。
  - ▶ やさしくなだめるタッチ

---

*303ページの訳者注を参照。

- ▶抑揚のある声, やさしい囁き
- ▶お互いに見つめ合う。
- ▶リズミカルな動作
- ▶乳児の喃語に関する認識
- ▶落ちつかせ方(あやし方)がわかっている。

NIC

発達ケア, 乳児ケア, 睡眠強化, 環境管理:安楽, 親教育:乳児愛着促進, 介護者支援, 鎮静法

【一般的看護介入】

- ⦿過剰な環境ストレスが乳児に及ぼす影響について親に説明する。
- ⦿自分の乳児のストレス徴候をリストにして渡す。〈乳児行動統合障害〉の徴候のリストを参照
- ⦿乳児にストレス徴候が現れたら, 刺激をさえぎるよう教える。
  - R:早産児は身体の器官が未発達なまま子宮外の環境に適応しなければならない(Vandenberg, 1999)。このような乳児は一度に1つのことをするだけなら耐えることができる(Blackburn, 1993)。
- ⦿模範となる発達上の介入を行う。
  - ■乳児が目覚めているときだけ行う(可能であれば, 乳児が目覚めているときとそうでないときの例を親に示す)。
  - ■一度に1つの刺激を与えることから始める(例. タッチ, 声かけ)。
  - ■短時間で介入する。
  - ■乳児の合図に応じた介入を増やす。
  - ■一度に長期間かけるよりも, 短期間の介入で頻度を多くする。
  - ■刺激(視覚, 聴覚, 前庭機能, 触覚, 嗅覚, 味覚)
  - ■覚醒時間
  - ■睡眠に必要なもの
  - R:親が刺激のタイプ・量, 強さ, タイミングを調整しなければならないことを親自身が理解する必要がある。乳児からの行動上の合図がその決定を導くべきである(Becker, 1977)。
- ⦿説明し, 役割モデルとなり, 発達上の介入における親のかかわりを観察する。
  ①視覚
  - ■目と目を合わす(アイコンタクト)。
  - ■顔と顔を向き合わせる体験
  - ■対照的な色彩や幾何学模様(例. 白黒の上のモビール)を与える。生後4週までの乳児には, 縞模様, チェス板などの四角模様, 黒丸, 同心円を描いた4枚の紙皿を, 乳児の目から30～40cm離れたところに吊るす。

  ②聴覚
  - ■調子の高い声で話す。
  - ■クラシック音楽を小さな音で流す。
  - ■音声にさまざまな抑揚をつける。
  - ■大声で話しかけない。
  - ■乳児を名前で呼ぶ。
  - ■一本調子な話し方を避ける。

  ③前庭機能(動き)
  - ■椅子に座って身体を揺り動かす。
  - ■ブランコやロッキングチェアを置く。
  - ■乳児の手の届く範囲に柔らかいおもちゃを置く。
  - ■処置の間はゆっくりと体位を変える。
  - ■頭を支える。

  ④触覚
  - ■最初のアプローチは, しっかりとしたやさしいタッチを行う。
  - ■暖かな部屋で肌と肌を接触させる。
  - ■マッサージをする場合は, ゆっくりとやさしく, 頭部から足趾に向かって行う。体幹部から始める。
  - ■さまざまな敷布を与える(例. ムートン, ベルベット, サテン)。

  ⑤嗅覚
  - ■軽い香りをつける。

  ⑥味覚
  - ■栄養目的ではない吸啜ができるようにする(例. おしゃぶり, 指しゃぶり)。
  - R:個別的な発達ケアは, 体重増加, 睡眠, 運動機能, 疼痛耐性, 哺乳などの発達における成果を向上できる。両親が自分の子どものニーズを理解することを助け, 愛着を増し恐怖を軽減するだろう(Alsほか, 2003)。

- ⦿ケア提供活動への適応と安定性を高める(Blackburnほか, 1991; Merensteinほか, 1998)。
  ①覚醒
  - ■部屋の中にそっと入る。
  - ■明かりをつけ, カーテンをゆっくり開ける。

■眠っている場合は起こさない。
②体位変換
■部屋を暖かく保つ。
■姿勢をそっと変える：動かす間手足を支える。
■乳児が神経過敏になっている場合は中止する。
③授乳
■覚醒状態のときに授乳をする。
■乳児をしっかり抱き，必要に応じてブランケットで覆う。
④沐浴
■腹部の露出はストレスになる場合がある。お湯につかっていない部分は覆う。
■ゆっくりと行い，休息をとる。
■おしゃぶりを与えたり，指しゃぶりができるようにする。
■不必要な雑音を取り除く。
■やさしく落ちついた声で話しかける。
R：日課としてのパターンは，ストレスを最小にしてエネルギーを保存するために守られるべきである(Blackburn ほか，1991)。

◉屋外に乳児を連れ出すときには，環境刺激を減らす必要があることを説明する。
■日光が目に当たらないようにする。
■手を口に持っていけるように新生児をくるむ。
■騒々しい雑音から保護する。
R：上記関連事項を参照

◉親の相互作用のパターンを評価する。乳児の応答を指摘する。
R：親としての自信がもてるようになり，家庭でのきずなや養育行動を強化できる(Lawhon, 2002)。

◉必要であれば，健康教育と専門機関への紹介を行う。
①発達上の介入が子どもの発達に応じて変わることを説明する。具体的な年齢別の発達上のニーズについては，〈成長発達遅延〉を参照
②親が家庭で援助を受けられるように資源を提供する(例．地域の資源)。
③早産児に関する情報と資源についてのインターネットサイトを参照
R：早産で生まれた乳児を持つ家族が NICU から家へとうまく移行するためには，継続的な支援と予期的な指導を必要としている(Vandenberg, 1999. Mouradian ほか，2000)。

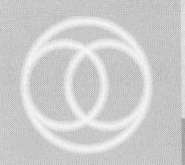

知識獲得促進準備状態(知識を特定する)

Readiness for Enhanced Knowledge (Specify)

【定義】

知識獲得促進準備状態(特定の)：特定の主題に関する認知的情報の獲得能力が，健康に関連した目標を達成するのに十分であり，さらに強化できる状態。

【診断指標】

●学習への関心を表現する。
●主題についての知識を説明する。
●説明した知識と行動が一致している。
●主題に関連した過去の経験を説明する。

著者の注釈

〈知識獲得促進準備状態〉はかなり広義の診断である。すべての看護診断(実存型，リスク型，ウエルネス型)は知識を強化しようとしている。知識を促進する具体的な領域は，たとえば〈栄養状態促進準備状態〉，〈悲嘆〉，〈非効果的ペアレンティングリスク状態〉，〈非効果的健康維持〉，〈非効果的治療計画管理〉などの看護診断を参照することで確認できる。〈知識獲得促進準備状態〉は，要望され，あるいは必要な知識の根拠が欠如しているため，当面必要とされない診断である。

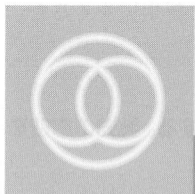

栄養促進準備状態

Readiness for Enhanced nutrition

【定義】

栄養促進準備状態：代謝必要量を満たすに足る十分な栄養摂取のパターンおよびそれを強化できる状態。

【診断指標】

- 栄養を強化する意欲を表明する。
- 規則的に食べる。
- 適切な食物と水分の消費
- 健康的な食べ物と飲み物を選択する知識の表出
- 摂取する際の適切な基準を守る(例．フードピラミッド，米国糖尿病学会ガイドライン)。
- 食物と水分の安全な保管と準備
- 食べることと飲むことに対する態度が健康目的に一致している。

重要概念

バランスのとれた栄養の原則は〈栄養摂取消費バランス異常〉を参照

焦点アセスメント基準

ヘルスプロモーション/ウエルネス型アセスメントの栄養-代謝パターンを参照

NOC
栄養状態，栄養指導

目標▶
個人/集団は栄養のバランスがとれるようになったと報告する。

指標▶
- 栄養強化のための(特別な)新しい方法を2つあげる。

NIC
栄養管理，栄養モニタリング

【一般的看護介入】

①栄養の情報および資源については以下のインターネットサイトを参照
- www.myopyramid.gov
- www.health.gov/dietaryguidelines
- www.lifestyleadvantage.org

②一般的看護介入については〈健康探求行動〉を参照

パワー促進準備状態

Readiness for Enhanced Power

【定義】

パワー促進準備状態：安寧のためには十分で，さらに強化される変化に意識的に参加するパターン。

【診断指標】

- 起こす可能性のある変化の自覚を強化するための準備が整っていることを表明する。
- 変化のための行動を起こす自由を強化する準備が整っていることを表明する。
- 変化のために行うことのできる選択肢の明確化

を強化する準備が整っていることを表明する。
- 変化を生み出すことへの関与を強化する準備が整っていることを表明する。
- 変化に参加するための知識を強化する準備が整っていることを表明する。
- 日常生活と健康のための選択肢への参加を強化する準備が整っていることを表明する。
- パワーを強化するための準備が整っていることを表明する。

重要概念

パワーの本質やローカス・オブ・コントロールについては〈無力〉を参照

焦点アセスメント基準

〈無力〉を参照

NOC
健康信念：コントロール力の認識，参加：ヘルスケアの意思決定への参加

目標 ▶
個人や集団がパワーが増強したと報告する。

指標 ▶
- パワーを増強する2つの新しい方法を明確にする。

NIC
意思決定支援，自己責任促進，教育：個別

【看護介入】

パワーを強化するための方法については〈無力〉，一般的看護介入については〈健康探求行動〉を参照

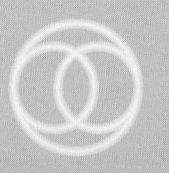

信仰心促進準備状態

Readiness for Enhanced Religiosity

【定義】

信仰心促進準備状態：宗教的信念への信頼，そして／または特定の教義の伝統による儀式への参列を増す能力。

【診断指標】

宗教的信念のパターンを強化したいと表明する。
- 過去における慰めや信仰
- 有害である信念パターンを疑問視する。
- 有害である信念パターンを拒絶する。
- 宗教的選択の範囲を広げられるよう援助を求める。
- 定められた宗教的信念への参加を増やすために援助を求める。
- 許しを求める。
- 和解を求める。
- 宗教指導者，宗教上の世話人と一緒に集会を求める。
- 宗教的用具や経験を求める。

著者の注釈

この看護診断は，さまざまな焦点を示している。許しを求めることは，〈悲嘆〉〈非効果的個人コーピング〉または〈家族コーピング妥協化〉といった実存型看護診断に関連する。看護介入を行うためにはさらにアセスメントが必要である。さらに情報が必要であれば，〈信仰心障害〉を参照

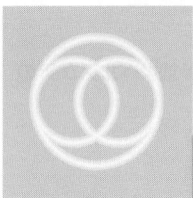

セルフケア促進準備状態
Readiness for Enhanced Self-Care

【定義】

セルフケア促進準備状態：健康に関連した目標の達成に役立てて強化することが可能な活動を，自力で遂行しようとするパターン。

【診断指標】

- 生活を維持する過程で自立を高めたいという意欲を示す。
- 健康を維持する過程で自立を高めたいという意欲を示す。
- セルフケア対策について知識を高めたいという意欲を示す。
- セルフケアの責任を強化したいという意欲を示す。
- セルフケアを向上したいという意欲を示す。

著者の注釈・・・・・・・・・・・・・・・・・・・・・・・・・・・・・・・・・

この診断は，セルフケア活動のさらなる向上が焦点になる。セルフケアを向上するための看護介入は，〈セルフケア不足〉を参照

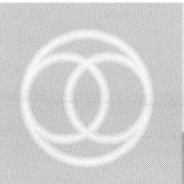

自己概念促進準備状態
Readiness for Enhanced Self-Concept

【定義】

自己概念促進準備状態：自己に対して，ウエルネスを十分に満たして強化できるという認識や考え方をするパターン。

【診断指標】

- 自己概念を向上したいという意欲を示す。
- 自己に対する考え方，価値観，役割遂行，ボディイメージ，自己のアイデンティティ（同一性）に満足感を表現する。
- 表現される感情および思考が行動と一致する。
- 能力に自信を示す。
- 強みと限界を受容する。

重要概念・・・・・・・・・・・・・・・・・・・・・・・・・・・・・・・・・・・

〈自己概念混乱〉を参照

焦点アセスメント基準・・・・・・・・・・・・・・・・・・・・・

自己知覚-自己概念パターンにもとづくヘルスプロモーション/ウエルネス型アセスメントを参照

NOC
クオリティ・オブ・ライフ，自己尊重，コーピング

目標 ▶

クライエントは（特定の状況の）自己概念が増したと報告する。

指標 ▶

- 自己概念を促進するための新しい方法（特定する）を2つ明らかにする。

NIC
希望注入，価値明確化，コーピング強化

【看護介入】

自己概念を改善するための介入については〈自己概念混乱〉を参照。一般的看護介入については〈健康探求行動〉を参照

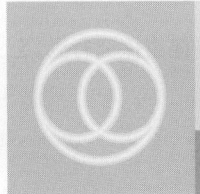

霊的安寧促進準備状態

Readiness for Enhanced Spiritual Well-Being

【定義】

霊的安寧促進準備状態：クライエントが（人間によって定義された）高次元のパワー，自己，地域社会，すべてを育み祝福する環境などと関係しながら生きることを肯定している状態。

【診断指標】(Carson, 1999)

- 以下の因子を育む内的な強さ
  - ▶意識の感覚
  - ▶内的安らぎ
  - ▶聖なる源
  - ▶一体化した力
  - ▶信頼関係
- 愛情や意味，希望，美，真実などの究極の価値観に方向性を定めた無形の動機と献身
- 生活体験に意味をもたせて希望を抱く基礎となり，人と人との関係の中で愛情を育む基礎となる超越的なもの（＝神）との信頼関係
- 存在することに意味と目的をもっている状態

重要概念

①「精神性の成長は人生における意味や目的，価値観に徐々に気づいていく流動的な過程である」(Carson, 1999)。精神性の成長には横断的なものと縦断的なものの2つの過程がある。「横断的な過程は人生の中にあるすべての関係と活動に本来備わっている超越的な価値観を認識していく過程である」(Carson, 1999)。縦断的な過程は人間が考える高次の存在（＝神）との関係を親密にしていく過程である。Carsonは縦断的な過程ではなく，横断的な過程によって精神性を身につけることができるという。たとえば，人は，ほかの道を通ることなく，自らの精神性を神に合わせることができるのと同じように，神との関係ぬきで，人間関係や芸術，音楽において，自分の精神性を規定することができる。

②信仰は，精神性の成長において，特に神との関係性において必要不可欠である。希望もまた，精神性の成長には決定的なものであり，精神性の成長の縦断的・横断的な過程を統合するためにきわめて重要である(Carson, 1999)。

③HIV陽性のクライエントは健康な精神を保ち人生の意義や目的を見つけることが難しいとの研究報告がある(Carsonほか, 1992)。

④クライエントの宗教とは関係なく，また信仰をもっていなくても，精神性の成長の過程は同じである。成長にいたる宗教の基礎はさまざまである。人は信仰が同じ場合，情緒レベルで触れ合い，このレベルではすべての人が1つになる。そこには1つの神の存在があり，人々の超越的な経験が同じであることは当然のことのように思われる。しかし，その経験が宗教の教義の中に再構成されると，不調和が始まる(Carson, 1999)。

⑤精神性が慢性疾患のクライエントにとりわけ重要であることは周知のことである。看護師はこのようなクライエントの霊的安寧を促進するよう働きかけることができる。

焦点アセスメント基準

価値−信念パターンにもとづくヘルスプロモーション／ウエルネス型アセスメントを参照

NOC
希望，スピリチュアルウエルビーイング

目標▶
クライエントは，宗教的な調和と一体化を続けていると表現する。

指標▶
- 高次の存在（＝神）との関係を今までどおり維持する。
- 健康に害のない宗教的習慣を続ける。

NIC
霊的成長促進，霊的支援，希望注入

【一般的看護介入】
①霊的健康に関する資源や情報はインターネットを参照
②一般的看護介入については,〈健康探究行動〉を参照

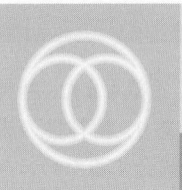

効果的治療計画管理
Effective Therapeutic Regimen Management : Individual

【定義】
効果的治療計画管理:個人:健康目標を適切に満たす疾病および合併症の治療プログラムを日常生活に組み込んでいるパターン。

【診断指標】
- 治療や予防プログラムの目標を満たす日常生活活動を適切に選択する。
- 症状が予想される正常範囲内
- 疾病の治療と合併症の予防を管理したいと言葉にする。
- 疾病や合併症を進行させる危険因子を減らす意思を言葉にする。

【関連因子】
著者の注釈を参照

著者の注釈
〈効果的治療計画管理〉は疾病や症状をうまく管理している人について説明した診断である。「強化された状態」という概念がよくあてはまる診断である。看護師はクライエントが自己管理を強化できるよう援助することができる。焦点は事前に指導することである(例.クライエントの管理に否定的な影響を与える出来事や,否定的な影響を少なくする方法を教えること)。

診断表現上の誤り
◉ 内的ローカス・オブ・コントロールに関連した〈効果的治療計画管理〉
この診断は関連因子を必要としない。書かれた関連因子は状態を良好に管理する人の診断指標を繰り返し表記しているにすぎない(例.意欲のある人,知識のある人)。

重要概念
〈非効果的治療計画管理〉を参照

焦点アセスメント基準
■■ 主観的・客観的データ
◉ 診断指標をアセスメントする。
①以下のことに関する知識
- 疾病・病状(重症度,合併症発症の可能性,予後,治癒力または疾病の進行をコントロールする力)
- 治療・診断検査
- 予防方法
②指示された健康行動や療養法を守る。
③進行や合併症などの病状を管理する能力を高めたいと述べる。
④症状が安定あるいは消失していると報告する。
このほかの「焦点アセスメント基準」の情報は,http://thepoint.lww.com を参照

NOC
コンプライアンス行動,知識:治療計画,ヘルスケアの意思決定への参加,リスクコントロール

目標▶
クライエントは,病状が悪化したり合併症が起こった場合,それに対処する方法を述べる。
指標▶
- 適切な管理を継続できる状況について話し合う。
- 必要なセルフケア技術について説明したり実施してみせる。

NIC
行動変容，共同目標設定，教育：個別，意思決定支援，ヘルスシステム案内，予期ガイダンス

【一般的看護介入】

◉疾病と日常の管理に影響を及ぼす可能性のあるクライエントの病状変化について話し合う。
①病状悪化
②合併症
③薬物の副作用

◉ケア提供者と早い時期に接触し，考えられる管理計画の変更について話し合うようアドバイスする。
R：慢性的な状態は常に変化するので，できる限り症状をコントロールしながら，生活のバランスを保つ方法について知っておく必要がある（Lubin, 1995）。

◉ストレスレベルの上昇がこれまでの効果的な管理に否定的な影響を与えたり，風邪やインフルエンザへの抵抗力を低下させる可能性があることについて話し合う。
①日常生活のストレスレベルについて，クライエントと一緒に探究する。
　■ストレスの通常のレベル
　■ストレスの過負荷の徴候
②生活上の望ましい出来事と望ましくない出来事に伴うストレスを予測するよう話し合う（例．結婚，離婚，出産，死，休暇，仕事）。
　■さらに介入が必要な場合は，〈ストレス過剰負荷〉を参照
R：ストレスの影響を実際に評価するよう援助することにより，ストレス緩和活動を促すことができる（Edelmanほか，2005）。

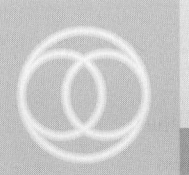

治療計画管理促進準備状態

Readiness for Enhanced Therapeutic Regimen Management

【定義】

治療計画管理促進準備状態：健康に関連した目標を達成するには十分であり，さらに強化できる状態で，病気とその後遺症の治療プログラムを日常生活の中で調整し，組み込んでいるパターン。

【診断指標】

●病気の治療と後遺症の予防を管理したいという意思を表明する。
●日常生活の選択が治療や予防の目標に適合している。
●病気の治療や後遺症の予防のために処方された計画を組み込む，あるいは調整するのにほとんど困難がないと言う。
●病気の進行や後遺症の危険因子を減弱する方法について述べる。
●症状の予期しない悪化はみられない。

重要概念

疾病管理の原則について〈非効果的治療計画管理〉を参照

焦点アセスメント基準

〈非効果的治療計画管理〉を参照

目標▶

クライエントは病気や健康状態を効果的に管理できるようになってきたと報告する。

指標▶

●管理を促進するために2つの新しい方法（特定の）を明らかにする。

【看護介入】

①特定の話題（例．四肢切断，糖尿病）に関する資源や情報に関するウェブサイトを紹介する。
②さらに介入が必要な場合は〈健康探求行動〉を参照

排尿促進準備状態

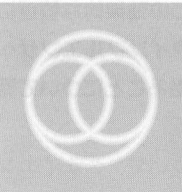

Readiness for Enhanced Urinary Elimination

【定義】

排尿促進準備状態：排尿のニーズを十分に満たして強化できる排尿機能のパターン。

【診断指標】

- 排尿を強化したいという意志表示。
- 尿は麦藁（淡黄）色で悪臭がない。
- 尿比重は正常範囲内
- 尿量は年齢およびその他の要因に照らして正常範囲内
- 排尿のためのポジショニングが可能
- 1日必要量を十分に満たす水分摂取量

重要概念

〈排泄パターン〉のヘルスプロモーション/ウエルネス型アセスメントを参照

焦点アセスメント基準

〈排尿障害〉を参照

NOC
体液バランス，体液の状態，電解質バランス

目標▶
個人は，排尿のバランスが向上したと報告する。

指標▶
- 排尿を促進するために，新たに（具体的な）対策を2つ明確にする。

NIC
教育：体液/電解質

【看護介入】

①体液バランスの資料と情報はインターネットを参照

www.health.gov/dietaryguidelines
www.seekwellness.com/wellness

②一般的看護介入は〈健康探求行動〉も参照

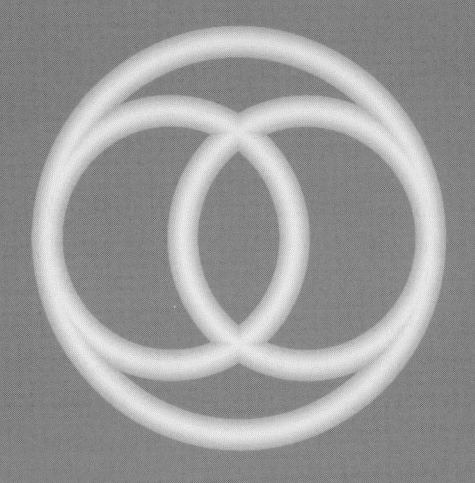

第 3 部

共同問題マニュアル

Manual of Collaborative Problems

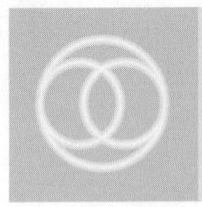

はじめに

　この共同問題（Collaborative Problems）のマニュアルは，9つの一般的な共同問題のカテゴリー別に分類された，52の共同問題を記載している。これらの問題は，発生頻度や罹患率が高いため選出されている。一般的な共同問題の各項目は，以下のような見出しをつけて情報が示されている。

- 定義
- 著者の注釈：臨床での使用を明確にするための問題の論点
- 重要な検査/診断アセスメント基準：モニタリングに有効な検査所見

　52の共同問題の各項目は，以下の見出しをつけて情報が示されている。

- 定義
- ハイリスク集団
- 看護目標：共同問題に対する看護の責務を特定する記述
- 一般的看護介入と理論的根拠：これらは特に看護師に以下のことを指示している。
  ▶ 状態の発現または変化をモニターする。
  ▶ 必要な場合，医師が処方した介入または上級看護師が処方した介入を行う。
  ▶ 必要な場合，看護師が処方した介入を行う。
  ▶ これらの介入の効果を評価する。

　看護介入の説明の後のカッコ内の記述は，なぜそのような徴候や症状があるのか，あるいはなぜその介入が期待される反応をもたらすのか，についての根拠を説明したものである。この第3部に記載してある共同問題の多くが，関連する看護診断が同時に存在していることを覚えておこう。たとえば，糖尿病のクライエントには，「（特定の状況）についての知識不足に関連した〈非効果的健康維持リスク状態〉」という看護診断と一緒に，共同問題「潜在的合併症（PC；Potential Complication）：低・高血糖」としてケアを行う。また，腎結石のクライエントには，共同問題「PC：腎結石」および看護診断「再発の予防，食事制限，水分必要量についての知識不足に関連した〈非効果的治療計画管理リスク状態〉」としてケアすることになる。

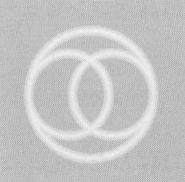

潜在的合併症：心臓/血管系機能障害

Potential Complication : Cardiac/Vascular Dysfunction

潜在的合併症：心臓/血管系機能障害
- PC：心拍出量減少
- PC：律動異常
- PC：肺水腫
- PC：深在静脈血栓症
- PC：血液量減少
- PC：筋区画症候群（コンパートメント症候群）
- PC：肺塞栓症

【定義】

PC：心臓/血管系機能障害：さまざまな心臓または血管系の機能障害をきたしている状態，またはその危険性の高い状態．

著者の注釈

看護師は，いくつかの心臓/血管系の問題の危険性を抱えているクライエントを表すために，この一般的な共同問題を使うことができる．たとえば，心臓/血管系の機能障害を受けやすい救急ケア病棟のクライエントに対して，「PC：心臓/血管系機能障害」を使うことは，看護師に焦点アセスメントの評価所見をもとにさまざまな問題に対する心臓/血管系の状態をモニターすることを示している．このクライエントに対する看護介入は，異常な機能の発見と診断に焦点を置いている．

心臓/血管系の合併症をもったクライエントに対して，看護師は，その問題に対する看護介入とともに，そのクライエントの問題リストに適用する共同問題をつけ加えることになる．たとえば，心筋梗塞後のクライエントに対するケアの基準には，看護師が心臓/血管系の状態をモニターすることを示している共同問題「PC：心臓/血管系機能障害」が入る．このクライエントがその後に不整脈を起こした場合は，看護師はたとえば，「PC：心筋梗塞に関連した不整脈」という具体的な看護管理上の情報とともに，問題リストに「PC：不整脈」をつけ加えることになる．たとえ，危険因子や病因が一次的な医学診断に直接関連していなくても，看護師はそのような因子をわかっていれば，たとえば，心筋梗塞のクラ

イエントに「PC：糖尿病に関連した低・高血糖」を付け加える．

そのほかの「焦点アセスメント基準」の情報は，http://thepoint.lww.com を参照

重要な検査／診断アセスメント基準

①心臓の酵素や蛋白〔心臓損傷の評価におけるクレアチニン・ホスホキナーゼ（CPK），乳酸脱水素酵素（LDH），血清グルタミン酸オキサロ酢酸トランスアミナーゼ（SGOT），あるいは血清グルタミン酸ピルピン酸トランスアミナーゼ（SGPT）の最新の総検査値は，相対的に低い．トロポニンと同様に同位酵素あるいは帯状組織は，通常使用される唯一のものである．心臓組織の損傷とともに上昇〕（例，心筋梗塞の時）
- クレアチニンキナーゼ（CK）
- クレアチニン・ホスホキナーゼ，イソ酵素（例，CK-MB，CK-BB，CK-MM）
- クレアチニンキナーゼ同形態（CK-MB，CK-MM，副次的形態）
- 乳酸脱水素（LDH），イソ酵素
- ミオグロビン（トロポニン）
- 脳型ナトリウム排泄増加性ペプチド（BNP）：心臓障害，たとえば心不全に対して末梢性反応として放出するホルモン
- C-反応性蛋白，P-セレクチン：炎症や壊死のマーカー

②血清カリウム：利尿促進療法，注射薬の流動な置換に伴う変動

③血清カルシウム，マグネシウム，リン酸

④白血球計算値：炎症により上昇
⑤赤血球分画比：炎症，組織の損傷により上昇
⑥動脈血ガス(ABG)値：酸素飽和度(SaO_2)の低下は低酸素症。pHの上昇はアルカローシス，低下はアシドーシスを示す。
⑦凝固試験：抗凝固あるいは血栓溶解療法，または凝固症に伴う上昇
⑧ヘモグロビンとヘマトクリット：多血症では上昇，貧血では低下
⑨ストレステストに伴う心電図
⑩ドプラー超音波流量計
⑪心カテーテル法
⑫脈管内超音波検査(IVU)
⑬電気生理学調査
⑭コンピュータ断層撮影(CT)，超高速コンピュータ断層撮影
⑮核磁気共鳴
⑯加算平均心電図検査法
⑰ストレステストに伴う，あるいは伴わない心エコー検査
⑱心電図検査法
⑲運動負荷心電図
⑳灌流イメージング
㉑梗塞イメージング
㉒血管心臓造影
㉓ホルターモニタリング
㉔可膨脹性ループモニタリング

PC：心拍出量減少
Decreased Cardiac Output

【定義】

PC：心拍出量減少：心臓が血液を十分に送り込まないために，組織に必要な血液を十分に供給できていない状態，またはその危険性が高い状態。

【ハイリスク集団】

冠状動脈疾患(CAD)や，狭心症あるいはもっと望ましい表現をすると急性心筋症候群(ACS)を含む，その既往
- 急性心筋梗塞
- 大動脈弁あるいは僧帽弁の疾患
- 心筋症
- 心タンポナーデ
- 低体温
- 敗血症性ショック
- 大動脈縮窄症
- 慢性閉塞性肺疾患(COPD)
- 先天性心疾患
- 循環血液量減少(例.重度の出血や熱傷による)
- 徐脈
- 頻脈
- うっ血性心不全
- 心原性ショック
- 高血圧

【看護目標】

看護師は，心拍出量減少の症状発現を管理し，最小限にする。

指標▶
- 覚醒状態で落ち着いており，見当識がある。
- 酸素飽和度　95%以上
- 正常洞調律
- 胸痛がない。
- 生命にかかわる律動異常がない。
- 皮膚が温かく乾燥
- 通常の皮膚の色(人種にふさわしい)
- 脈拍：規則正しいリズム，60〜100回/分の割合
- 呼吸：16〜20回/分
- 血圧 90/60 mmHg 以上，140/90 mmHg 以下，MAP 70 以上，あるいは CVP 11 以上
- 尿量　5 mL/kg/h
- 血清 pH　7.35〜7.45
- 血清 PCO_2　35〜45 mmHg
- SPO 目標　95%以上，肺疾患既往がない場合
  ▶ 呼吸音に新しい異常音(雑音)の徴候がみられない。
  ▶ 頸部静脈怒張の存在(JVD)

【一般的看護介入と理論的根拠】

①心拍出量・心係数の減少の徴候と症状をモニターする。
- 脈拍の減少あるいは不整
- 呼吸数の増加
- 血圧の低下，血圧の上昇
- 心音の異常
- 肺音の異常（破裂音）（3音）
- 尿量の減少（5 mL／kg／時以下）
- 精神機能の変化
- 冷たい，湿った，チアノーゼ様，まだらの皮膚
- 毛細血管再充満時間の減少
- 頸静脈の怒張
- 末梢脈拍の微弱
- 肺動脈圧の異常
- 腎動脈圧の異常
- 混合静脈酸素飽和度の減少
- 心電図（ECG）の変化
- 律動異常
- 動脈血酸素飽和度（SaO_2）の減少
- 静脈血酸素飽和度（$ScvO_2$）の減少

〔心拍出量・心係数の減少によって，組織の代謝必要量を満たすための酸素化された血液の供給が不十分になる。循環血液量減少は，腎臓への低灌流となり，四肢への血液循環の減少と脈拍・呼吸数の増加という代償性の反応を伴った組織灌流の減少となる。脳への低灌流の結果，精神機能の変調が生じることもある。下垂している部位（例．四肢）での血管収縮や静脈うっ血は，皮膚や脈拍に変調を生じさせる〕

②心室機能に影響を及ぼす問題の潜在的病因に基づいて適切なプロトコール，あるいは標準的な指示を開始する。（看護管理は病因によって異なる。たとえば，血液量減少に対しては心臓の前負荷を増やす措置，また損なわれた心室の収縮性に対しては心臓の前負荷を減らす措置をとる）

③心室の機能が障害されていない限り，クライエントの両足を挙上する体位をとらせる。（この体位によって心臓の前負荷が増え，心拍出量が増加する）

④急性の症状が発現している間は絶対安静を保ち，調節可能なストレス因子をすべて最小限に抑える。プロトコールに従って，適宜モルヒネの静脈注射を行う。（モルヒネは，多くのケースに好ましい物質である）
低血圧の場合は注意して行う。（この方法は代謝需要を減少させる）

⑤活動（例．食事，入浴）の前後に休息をとるなど，体力を温存してクライエントを援助する。（適切な休息は酸素消費量を減らし，低酸素症のリスクを減少させる）

⑥水分出納と体重をモニターする。（体重変動は体液うっ滞を示している）

⑦心室機能に障害のあるクライエントには，注意深く経静脈輸液を行う。指示された注入速度が125 mL／時以上である場合は医師に相談する。時間配分を計算する際は，必ず追加の経静脈輸液（例．抗生物質）も加算する。（心室機能が低下しているクライエントは，血液量の増加に耐えられない場合がある）

⑧心拍出量減少が，循環血液量の減少，敗血症性ショック，律動障害によるものであれば，該当する共同問題を参照。

⑨心臓収縮の改善のために処方された筋収縮薬や血管作用薬を投与する。（例．ジゴキシン，ドパミン，ドブタミン）

⑩指示があれば，人工心臓補助装置の装着や管理を援助する。（例．大動脈内バルーンパンピング，ヘマパンプ，心室補助装置）

PC：律動異常
Dysrhythmias

【定義】

PC：律動異常：異常な心拍数，または異常なリズム，あるいはその両方をもたらす心臓の興奮伝導系の障害をきたしている状態，またはその危険性が高い状態。

【ハイリスク集団】

A 型冠動脈疾患(CAD)
- 狭心症
- 心筋梗塞〔急性冠症候群(ACS)〕
- うっ血性心不全
- 内分泌の低下あるいは亢進状態
- 敗血症あるいは重症敗血症/敗血症性ショック
- 頭蓋内圧の亢進
- 電解質平衡異常(カルシウム，カリウム，マグネシウム，リン)
- アテローム硬化性心疾患
- 薬物の副作用(例．アミノフィリン，ドパミン，刺激薬，ジゴキシン，βブロッカー，ドブタミン，リドカイン，プロカインアミド，キニジン，利尿薬)
- 慢性閉塞性肺疾患(COPD)
- 心筋症，弁膜性心疾患
- 貧血
- 心臓外科手術後
- 広範囲にわたる麻酔の術後
- 外傷
- 睡眠時無呼吸

【看護目標】

看護師は，律動異常の症状発現を管理し，最小限にする。

指標 ▶
- 「PC：心拍出量減少」の指標を参照

【一般的看護介入と理論的根拠】

① 律動異常の徴候と症状をモニターする。
- 異常な心拍数，リズム(律動)
- 動悸，胸痛，失神
- 動脈血酸素飽和度の減少
- ECG の変化
- 低血圧

(虚血性組織は，電気的に不安定な状態にあり，律動異常を引き起こす。ある種の先天性心疾患，電解質平衡異常，薬物も心臓の興奮伝導系に障害を及ぼす)

② 律動異常のタイプに応じた適切なプロトコールを開始する。
- 発作性心房性頻拍症：迷走神経の刺激(直接あるいは間接の)，静注カルシウムチャネルブロック，ジゴキシン(静注)，アデノシン，ジルチアゼム，アデノカード，同期性除細動，過度のペーシング
- 心房細動：ジギタリス投与，電気的除細動，抗凝固療法
- 心室性期外収縮，心室性頻拍症：静注リドカイン，静注プロカインアミド，静注ブレチリウム，酸素
- 心室性頻拍症：酸素，リドカイン，プロカインアミド，ブレチリウム，アミオダロン，同期性除細動，前胸部強打
- 徐脈または心ブロック：アトロピン，ペーシング，ドパミンの注入，エピネフリンの注入
- 心室性細動：心肺蘇生(CPR)，除細動，エピネフリン，リドカイン，ブレチリウム
- 脈拍のない電気活動：CPR，エピネフリン(診断と原因の処置)
- 不全収縮：CPR，エピネフリン，アトロピン，ペーシング

③ 必要に応じて，追加酸素を与える。(追加酸素療法は，循環酸素レベルを高める)

④ 必要時，パルスオキシメーターや動脈血ガスによる酸素飽和度(SaO_2)をモニターする。

⑤ 血清電解質のレベルのモニター（例．ナトリウム，カリウム，カルシウム，マグネシウム；電解質レベルの高低は，律動異常を増悪させる場合がある）

⑥ ペースメーカーや自動植え込み式除細動器による治療をモニターする。

PC：肺水腫
Pulmonary Edema

【定義】

PC：肺水腫：左心不全に関連した体液の貯留によりガス交換が不十分な状態，またはその危険性が高い状態。

【ハイリスク集団】

- 高血圧
- 律動異常
- 心筋梗塞
- 急性心症候群
- 狭心症
- うっ血性心不全
- 心筋症
- ペースメーカー，リードワイヤー，ジェネレーターの故障
- 冠状動脈疾患
- 大動脈または僧帽弁膜症
- 糖尿病
- 毒素の吸入
- 薬物の過剰量
- 喫煙
- 先天性心臓欠損
- 神経学的外傷

【看護目標】

看護師は，肺水腫の症状発現を管理し，最小限にする。

指標 ▶

- 意識は覚醒していて落ち着いており，見当識もある。
- 対称性の，平易で周期的な呼吸
- 温かで乾燥した皮膚
- 全肺葉で聴かれる完全な呼吸
- ぱちぱち音（crackle）や喘鳴がない。
- 普通の色（人種として）
- 追加の指標として「PC：心拍出量減少」を参照

【一般的看護介入と理論的根拠】

① 肺水腫の徴候と症状をモニターする。

- 呼吸困難，チアノーゼ
- 頻呼吸，労作性呼吸
- 外膜性呼吸音，破裂音
- 持続的な咳または泡沫状，ピンク気味の痰を伴った湿性咳嗽
- 動脈血ガスの異常
- パルスオキシメーター（脈拍酸素濃度計）による酸素飽和度の減少
- 心拍出量・心係数の減少
- 肺動脈圧の減少
- 頻脈
- 心音（第Ⅲ心音）の異常
- 頸動脈の怒張（JVD）

〔心拍出量の減少や肺静脈圧や肺動脈圧の増加に伴った左心室の排出（ポンプ機能）障害は肺水腫を生じる〕

② 必要に応じて，処方された酸素を与える。

③ プロトコールに従って適切な治療を開始する。
- 利尿薬（前負荷を減少させるために）
- 血管拡張薬（後負荷を減少させるために）
- 筋収縮薬（例．ジギタリス）（心室の収縮力を増強するため）
- モルヒネ（不安を軽減するため，前負荷と後負荷を減少するため，代謝要求を低下するため）

④ 尿血流量パラメーター，尿比重，水分出納，体重，血清重量オスモル濃度値をモニターする。（これらの値は脱水を評価するのに役立つ）

⑤ 過剰な水分補給を避けながら，適切な水分補給を維持するように処置する。（適切な水分補給によって肺の分泌物を溶かすことができる。また，過剰な水分補給は前負荷を増やし，肺水腫を悪化させる可能性がある）

⑥ クライエントの体位を2時間ごとに変える。さまざまな体位のクライエントのパルスオキシメーターの酸素分圧あるいは動脈血ガス分析から，適切な酸素を供給できる体位を決める。（酸素補給を妨げるような体位で過ごす時間をなくすことで，動脈血の酸素分圧が改善する）

⑦ 重篤な呼吸困難がある場合は，足を下げた高フ

ァウラー位にする。(この体位は，静脈還流を低下させて，静脈貯留を増加し，前負荷を減少させるのに役立つ)
⑧2時間ごとにインセンティブ・スパイロメーターの使用，咳，深呼吸を勧める。
⑨調節可能なストレス因子(例．雑音，長い一連の検査や処置)を最小限にして，すべての処置や治療を説明する。(これらの対策は，不安を軽減し，代謝需要の低下に役立つ)
⑩心臓/血管系の状態(バイタルサイン，動脈血ガス値，心拍出量，体液バランス，体重)のモニタリングを続ける。(そうすることで，クライエントの治療に対する反応を評価する)

PC：深在静脈血栓症
Deep Vein Thrombosis

【定義】
PC：深在静脈血栓症：静脈うっ血，血管壁の損傷，凝固異常による静脈血塊の形成をきたしている状態。

【ハイリスク集団】(Porter, 2002)
- 72時間以上のベッド上安静
- 骨折
- 静脈の化学的刺激
- 血液疾患
- (術前，術中，術後が混合した)手術過程において全身麻酔や不動状態を含むすべての主要な手術
- 整形外科，泌尿器科，あるいは婦人科の手術
- 静脈不全の既往
- 肥満
- 経口避妊薬(エストロゲン)の使用(多量)
- 癌
- 心不全
- 下肢静脈瘤
- 炎症性腸疾患
- 妊娠分娩後
- 重度のCOPD
- 深在静脈血栓症(DVT)あるいは肺塞栓症の既往
- 30分以上の手術
- 年齢40歳以上

【看護目標】
看護師は，深在静脈血栓症(DVT)の合併症を管理し，最小限にする。

指標 ▶
- 足の痛みがない。
- 足の浮腫がない。
- 下肢の背屈時に痛みがない(ホッフマン徴候)。

【一般的看護介入と理論的根拠】
①静脈血栓症の状態をモニターし，以下のことを記録する。
- 末梢脈拍の減少あるいは消失(循環不全は痛みや末梢脈拍の減少の原因となる)
- 異常な暖かさと発赤，あるいは冷たさとチアノーゼ，足のむくみの増強(異常な暖かさと発赤は炎症の証拠であり，冷たさとチアノーゼは血管の閉塞を示している)
- 増強する下肢痛(下肢痛は組織の低酸素に起因する)
- 突然の激しい胸痛，呼吸困難の増強，頻脈(血栓の肺への移動を示している場合がある)
- ホーマン徴候陽性(ホーマン徴候が陽性の場合，循環不全により足の背屈で痛みをきたす)
- ハイリスクのクライエントの場合，抗塞栓ストッキングの使用または逐次圧迫器具，少量のデキストランまたは抗凝固薬療法について医師に相談する。(これらは静脈のうっ滞を軽快させる)

②ハイリスク集団の項を参照
③尿比重，水分出納，体重，血清重量オスモル濃度に基づいて水分補給状態を評価する。適切な水分補給が確保できるような手段をとる。(血液の粘性と凝固性が高まり，心拍出量が低下すると，血栓が生じやすくなる)

④等張性の下肢運動を行うようクライエントに促す。(等張性の下肢運動は静脈還流を促進する)
⑤目が覚めている間は，少なくとも5分間は歩行させる。足を下げた状態で長く座らせないようにする。(歩行は足の筋肉を収縮させ，静脈のポンプを刺激し，うっ滞を軽減する)
⑥罹患した四肢を心臓より高い位置に挙上する。(この体位は，静脈還流を促進することによって細胞間質の腫脹を軽減するのに役立つ)
⑦喫煙をやめさせるようにする。(ニコチンは血管痙攣の原因となる)
⑧医師の処方による抗凝固薬療法を行い，血液凝固の結果を毎日モニターする。(抗凝固薬療法は，血液の凝固時間の延長によって塞栓の進展を予防する)
⑨クライエントが抗凝固薬療法を受けている場合は，異常出血(例．血尿，歯肉出血，斑状出血，点状出血，鼻出血)の初期徴候をモニターする。(凝固時間の延長は，出血の危険性が増加している可能性がある)
⑩下肢に疼痛がある場合，処方どおりに鎮痛薬を投与する。
⑪抗塞栓ストッキングの使用が重要であることを説明する〔段階的な圧縮下肢弾性ストッキング，断続的な外部空気圧迫(IEPC)衝撃ブーツ〕。〔静脈還流が増加し，うっ血が減少する。IPCと衝撃ブーツは，静脈流の割合と速度を増加し，凝固の亢進を弱める(Mortonほか，2005)〕

PC：血液量減少
Hypovolemia

【定義】
PC：血液量減少：細胞の酸素不足および体液量の減少(例．出血，血漿の喪失，持続性の嘔吐，あるいは下痢)により代謝産物である老廃物の排出に障害をきたしている状態，あるいはその危険性の高い状態。

【ハイリスク集団】
- 手術中の状態
- 手術後の状態
  ▶ 特に大腿部血管のカテーテル挿入に起因する後腹膜の出血の危険性のみならず，動脈へのカテーテル挿入処置後
- アナフィラキシーショック
- 外傷
- 出血
  ▶ 出血性疾患あるいは機能不全の既往
  ▶ 市販のアスピリンあるいはNSAIDs(非ステロイド性消炎薬)の使用を含む抗凝固薬の使用
  ▶ ステロイド剤の習慣的な使用
  ▶ 肝臓機能不全を伴うアセトアミノフェン
  ▶ 貧血
  ▶ 肝臓病
- 糖尿病性ケトアシドーシス
- 持続性の嘔吐あるいは下痢
- 新生児，幼児，高齢者
- 急性膵炎
- 広範な火傷
- 播種性血管内凝固(DIC)
- 食道静脈瘤破裂
- 解離性動脈瘤
- 妊娠期間の延長
- 妊娠中の外傷
- 尿崩症
- 腹水
- 腹膜炎
- 腸閉塞

【看護目標】
看護師は，血液量減少性ショックの症状発現を管理し，最小限にする。

指標 ▶
- 「PC：心拍出量減少」の指標を参照

【一般的看護介入と理論的根拠】
①体液の状態をモニターし，評価する。
　■摂取量(非経口的と経口的)

- ■排出量とその他の喪失量(尿,排液,嘔吐)(体液不足の早期発見は,ショックを避けるための介入を可能にする)

②出血,裂開,および臓器摘出部位を観察する。(注意深く観察すれば,合併症を早期発見できる)

③咳をするとき,くしゃみをするとき,嘔吐のときには,枕で手術創を抑えるようクライエントに教える。(副子で保護することで,創部にかかる圧が均等化するので縫合線への圧迫が軽減する)

④ショックの徴候と症状をモニターする。
- ■正常のあるいは少しの血圧低下を伴う脈拍の増加,中央値すなわち中心動脈圧(MAP)が減少し,脈圧の幅が狭まる。
- ■排尿量が5 mL/kg/時以下
- ■落ちつきのなさ,興奮,精神機能の低下
- ■呼吸数の増加,口渇
- ■末梢脈拍の減退
- ■皮膚の冷感,蒼白,湿潤,チアノーゼ
- ■酸素飽和度(動脈血,静脈血),肺動脈圧の減少
- ■ヘモグロビン・ヘマトクリット値の低下,心拍出量・心係数の低下
- ■中心静脈圧の減少
- ■右心房圧の減少
- ■楔入圧の減少

〔循環血液量の減少に対する代償性の反応は,心拍数と呼吸数の増加,および末梢循環の減少(末梢脈拍の減少と皮膚の冷感によって明らかにわかる)によって酸素供給を増加しようとする。脳への酸素供給の減少は精神機能の変調をきたす。腎臓への循環血液の減少は,排尿量の減少を招く。著しい出血が起こった場合,ヘモグロビンとヘマトクリットの値が低下する〕

⑤ショックが起こった場合には,禁忌(例.頭部傷害)でない限り,下肢を挙上して仰臥位にする。〔この体位は,心臓への血液灌流(前負荷)を増加する〕

⑥静脈ラインを挿入する。輸血が予測されるときは,内腔の大きいカテーテルを使う。ショックに対する適切なプロトコールを開始する(例.バソプレシン療法)。さらに情報が必要であれば,「PC:アシドーシス」あるいは「PC:アルカローシス」も参照。(このプロトコールの目的は,末梢血管抵抗を高めて,血圧を上昇させることである)

⑦尿量を0.5 mL/kg/時以上に維持するのに適切な速度で,喪失した体液を補給するため,医師と協力する(例.生食あるいはリンゲル乳酸塩)。(この手段は,最善の組織灌流を促進する)

⑧クライエントの動作と活動を制限する。(これは組織の酸素需要を減らすのに役立つ)

⑨不安を軽減するために,励ましたり,簡潔に説明したり,情緒的な支援を与える。(不安が大きいと,酸素に対する代謝性の需要が増える)

⑩指示されたとおりに酸素を投与する。

PC:筋区画症候群(コンパートメント症候群)
Compartmental Syndrome

【定義】

PC:筋区画症候群:筋膜などの限定された区画の圧迫が上昇している状態。通常,上腕や下肢の循環や機能が低下する(Bryant, 1998;Mortonほか,2006)。危険因子は,内的圧縮または外的圧縮のどちらかである(Tumbarello, 2000)。

【ハイリスク集団】

内的因子
- ●骨折
- ●筋骨格系の手術
- ●損傷(挫滅,電気的,血管性)
- ●アレルギー反応(ヘビ・昆虫の咬傷)
- ●重度の浮腫
- ●熱傷
- ●血管閉塞
- ●筋肉内出血

外的因子
- ●静脈内容液の漏出
- ●診断あるいは介入による血管カテーテル挿入処置
- ●ギプス

- 圧迫帯使用の延長
- 固くしめた包帯
- 筋膜感知のきつい閉鎖
- 手術中の体位
- 長期間,手足を横たえる。

【看護目標】

看護師は,筋区画症候群の症状発現を管理し,最小限にする。

指標▶

- 足の脈拍2＋,同等
- 毛細血管再充満時間3秒以下
- 四肢の温かさ
- 感覚異常(しびれ感)刺すような痛みの訴えがない。
- 最小限の腫脹
- 足の指あるいは手指の可能性

【一般的看護介入と理論的根拠】

①四肢のアセスメントと筋区画症候群の予防の実際については,看護診断〈末梢性神経血管性機能障害リスク状態〉を参照

②筋区画症候群の徴候をモニターする。
  ■初期の徴候
  - 緩和しない,あるいは増強する疼痛
  - つま先や手指の他動運動に伴う疼痛
  - 斑状またはチアノーゼ状の皮膚
  - 過剰な腫脹
  - 毛細血管再充満の遅延
  - 感覚異常
  - つま先または手指を動かすことができない。
  (疼痛や感覚異常は,神経の圧迫や筋区画内圧の増加を示唆するものである。筋肉の他動的伸展は,筋区画を減少させるので疼痛が増強する。毛細血管再充満の遅延や,斑状またはチアノーゼ状の皮膚は,毛細血管の血流閉塞を示している)
  ■後期の徴候
  - 蒼白
  - 脈拍の減退,または欠如
  - 冷たい皮膚
  (動脈の閉鎖は,このような後期の徴候を生じる)

③最初の24時間は1時間ごとに末梢神経機能をアセスメントする。〔末梢神経血管の損傷が真っ先にみられる場合がある(Tumbarello,2000)〕

④いつもと違う感覚や新たな感覚を報告するようクライエントを指導する(例.しびれ感,無感覚,つま先や指の運動能力の低下)。〔機能の低下などの早期発見により重度の障害を予防することができる(Pellinoほか,1998；Mortonほか,2006)〕

⑤筋区画症候群の徴候が現れた場合,医師に知らせて以下のことを行う。
  ■ 四肢の挙上と冷湿布を中止する。
  ■ 周径の包帯,スプリント,ギプスは,プロトコールに従って緩める。(挙上すると灌流を妨げる)

⑥侵襲的な区画モニターシステムを使用する場合は,仕様書に従う。

⑦プロトコールに従って,区画内圧をモニターし記録する。内圧の上昇がみられたら直ちに報告する。

⑧注意深く水分補給を維持する。(血液量減少は体液量の変動によって生じる可能性がある)

⑨心血管系と腎臓の状態を評価する。脈拍数,呼吸数,血圧,尿量
〔体液の8Lが四肢に溢出することがあり,血液量減少,腎機能低下,ショックを引き起こす(Pellinoほか,1998)〕

⑩神経血管性障害の,初期のあらゆる徴候と症状について医師に報告する。〔医師は原因を評価し,必要な治療を決定する。例.ギプスや副木の着用,抗ショックズボン(MAST)の除去,大動脈内バルーンパンピングの除去,手術(例.筋膜切除術)〕

PC：肺塞栓症
Pulmonary Embolism

【定義】

PC：肺塞栓症：血塊や空気，脂肪の塞栓により1つ以上の肺動脈に閉塞をきたしている状態，またはその危険性が高い状態。

【ハイリスク集団】

- 感染症
- 身体不動状態の持続
- 長時間の座位・旅行
- 静脈の怒張
- 血管の外傷
- 腫瘍
- 血小板数の増加（例．赤血球増加症，脾臓摘出術）
- 血栓性静脈炎
- 血管疾患
- 異物の存在（例．静脈注射，中心静脈カテーテル）
- 心疾患（特にうっ血性心不全）
- 手術または外傷（特に殿部，骨盤，脊椎，下肢）
- 手術後の状態
- 妊娠
- 分娩後の状態
- 糖尿病
- 慢性閉塞性肺疾患（COPD）
- 肺塞栓や血栓性静脈炎の既往
- 喫煙
- 肥満
- 経口避妊薬の使用，エストロゲン療法
- 下肢，骨盤骨折，外傷
- 凝固性亢進（例．癌）
- 鎌状赤血球症
- 熱傷
- 多血症
- 急性脊髄外傷
- 心臓除細動や細菌性心内膜炎，心房細動，心筋梗塞による心臓における血栓形成

空気塞栓症に対して
- 中心ラインの装着，除去
- 中心ラインのチューブ交換，操作または切断

【看護目標】

看護師は，肺塞栓症の合併症を管理し，最小限にする。

指標▶
- 意識状態に変化がない。
- 胸痛がない。
- 呼吸困難がない。
- 個人の範囲内での心拍数
- 正常洞調律
- 体温：36.6〜37.5℃

【一般的看護介入と理論的根拠】

予防法を選定し，プロトコール（治療計画）ごとに疾病予防法を開始する。

①歩行可能になるまで，ハイリスクのクライエントに対する低濃度のヘパリン療法について医師に相談する（「PC：薬物治療の副作用における抗凝固療法」を参照）。（ヘパリン療法は，血液粘度と血小板の粘着性を減少させるので，塞栓症の危険性が弱まる）

②深在静脈血栓症を予防するための情報に関しては，〈非効果的末梢血管組織循環リスク状態〉を参照

③肺塞栓症の徴候と症状をモニターする。
- 突然の，鋭い胸痛
- 呼吸困難，情動不安，チアノーゼ
- 酸素飽和度の低下（動脈血酸素飽和度，静脈血酸素飽和度）
- 頻脈
- 頸静脈怒張
- 低血圧
- 実質性疾患を伴わない急性右室拡張（胸部X線上）
- 錯乱
- 心律動異常
- 微熱
- うっすら血の混じった痰を伴う頻回な咳

- ■胸膜摩擦音
- ■ぱちぱち音（crackle）

（肺動脈の閉塞は，末梢肺への血流を阻害して，低酸素状態をもたらす）

④これらの症状がみられたら，ショックに対するプロトコールを直ちに開始する。
- ■静脈ラインを留置する。（薬物や輸液の投与のため）
- ■プロトコールに従って補液療法を実施する。
- ■尿（フォリー）カテーテルを留置する。（排尿量から循環血液量をモニターする）
- ■心電図監視と侵襲性の血行動態のモニタリングを（律動異常を検出して，治療法を決めるために）始める。
- ■末梢抵抗を増加し，血圧を上昇させるために，バソプレシンを投与する。
- ■（代謝性アシドーシスを補正するために）必要に応じて重炭酸ナトリウムを投与する。
- ■必要に応じて，ジギタリス配糖体や経静脈的利尿薬および抗不整脈薬を投与する。
- ■（不安の減少や代謝需要の減少をはかるために）少量のモルヒネを静脈的に投与する。
- ■追加の看護介入に関しては，「PC：血液量減少」を参照
- ■（診断を確定し，無気肺の程度を検出するために）血管造影あるいは肺灌流スキャンを準備する。（肺塞栓症による多くの死亡例は，通常，発症後2時間以内に起こるので，即時の介入が極めて重要である）

⑤鼻腔カニューレでの酸素療法を開始し，酸素飽和度をモニターする。（この処置は，早急に循環酸素レベルを上昇させる）

⑥血清電解質レベル，動脈血ガス値，血液尿素窒素，全血球計算値の結果をモニターする。（これらの検査値は，灌流と容量状態を判断するのに役立つ）

⑦血栓溶解療法（例．ウロキナーゼ，ストレプトキナーゼ）を医師の指示に従って開始する。（血栓溶解療法は，塞栓を溶解し，肺毛細管の灌流を増加させる）

⑧血栓溶解薬の注入後，指示されたならば，ヘパリン療法を（持続あるいは間欠的な点滴で）開始する。ヘパリン療法中は，凝固時間をモニターする。（ヘパリンは，血栓の形成を遅延または停止させるので，血塊の拡張や再発を予防するのに役立つ）

⑨クライエントが血栓溶解薬や抗凝固療法を受けている場合，異常な出血の徴候をモニターする（例．血尿，出血性歯肉，斑状出血，点状出血，鼻出血）。

PC：空気塞栓症に対して

①中心ラインカテーテルの挿入や管の交換の前に，クライエントをトレンデレンブルグ位にして，処置の間バルサルバ操作を行うよう指導する。（これらの措置は，胸腔内圧を増加し，カテーテルに空気が入るのを予防するのに役立つ）

②中心ラインの注意規定に従う。

③静脈注射カテーテルを抜去する前に，クライエントをトレンデレンブルグ位にして，クライエントにバルサルバ操作を行わせるか，少なくとも処置中は息を止めるよう指導する。抜去の後，直ちにカテーテル挿入部に直接圧迫法を用い，無菌の非透過性の包帯をする。包帯は24〜48時間の間に適宜はずす。（これらの措置は，空気の進入を予防するのに役立つ）

④包帯や静脈注射管の交換中と静脈注射の接続部が偶発的にはずれた後は，空気塞栓症の徴候と症状をモニターする。
- ■挿入の吸引音
- ■呼吸困難
- ■過呼吸
- ■喘鳴
- ■胸骨下の胸痛
- ■不安

〔空気塞栓症は，静脈注射の管を交換する際に，不慮に管がはずれたり，カテーテルの挿入や切り放しに際して生じる可能性がある（たとえば，クライエントは鎖骨下管を抜く際の深呼吸により，200 mLの空気を吸い込む可能性がある）。肺動脈系への空気の流入は血流を妨げ，その結果，肺の患側の気管収縮を招く〕

⑤空気塞栓症が疑われる場合
- ■クライエントを左側の急勾配のトレンデレンブルグ位にする。〔この体位は，肺動脈弁からの空気の流出を可能にし，さらに空気が流入するのを予防する〕。
- ■プロトコールに従って，フェイスマスクで酸素を投与する。（これは窒素の拡散を促進し，約

80％の症例で空気塞栓症を抑制する）
- 適応があれば，呼吸または心停止のためのプロトコールを開始する。

■■ PC：脂肪塞栓症に対して

①脂肪塞栓の徴候と症状をモニターする。
- 30回／分以上の頻呼吸
- 胸痛または呼吸困難の突発
- 落ちつきがない，不安
- 混乱
- 39.4℃以上の体温の上昇
- 140回／分以上の脈拍の上昇
- 皮膚の点状出血斑（術後12〜96時間）

〔このような変化は低酸素によって生じる。脂肪酸は赤血球や血小板が微小凝固し，脳などの生体器官の循環不全を招くのを防ぐ。脳血管系を通る脂肪乳球は化学反応を起こし，肺コンプライアンスや換気・循環比を低下させ，体温を上昇させる。発赤は毛細血管の脆弱化によるものである。通常，結膜，腋窩，胸部，頸部といった部位に生じる（Pellinoほか，1998）〕

②受傷後3日間は，骨折した四肢をできるかぎり動かさない。〔動かさないことで，さらに組織が損傷されるのを防ぎ，塞栓の移動を抑えることができる（Pellinoほか，1998）〕

③適切な水分補給を確保する。〔適切な水分状態は脂肪酸が組織を刺激するのを抑える（Pellinoほか，1998）〕

④水分出納，尿の色，尿比重をモニターする。（これらのデータは水分補給の状態を示している）

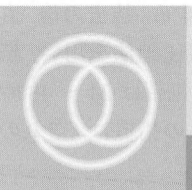

潜在的合併症：呼吸器系機能障害

Potential Complication : Respiratory Dysfunction

潜在的合併症：呼吸器系機能障害

- ▶PC：低酸素血症
- ▶PC：無気肺，肺炎
- ▶PC：気管気管支狭窄
- ▶PC：気胸

【定義】

PC：呼吸器系機能障害：さまざまな呼吸器系の問題をきたしている状態，またはその危険性が高い状態。

著者の注釈

看護師は，いくつかの呼吸器系の問題の危険性を抱えているクライエントを記述するために，また異常な機能を発見し，診断するために呼吸の状態をモニターするといった，看護の焦点を明確にするために，一般的な共同問題「PC：呼吸器系機能障害」を使う。個々の呼吸器系合併症の看護管理は，その合併症に対する適切な共同問題のもとに記述される。たとえば，低酸素血症のクライエントに「PC：呼吸器系機能障害」を使用している看護師は，その後症状が進めば，「PC：低酸素血症」をクライエントの問題に追加する。危険因子や病因が初期の医学的診断に直接関連していない場合，看護師はこの情報を診断記述に付け加える。たとえば，胃手術後に呼吸の問題をきたしている慢性閉塞性肺疾患（COPD）を伴ったクライエントに対しては，「PC：COPDに関連した低酸素血症」となる。

身体不動状態や過度に粘稠な分泌物によって呼吸器系に問題を受けやすいクライエントに対しては，「PC：呼吸器系機能障害」ではなく「身体不動状態に関連した〈呼吸機能障害リスク状態〉」の看護診断を適用する。

このほかの「焦点アセスメント基準」の情報は，http://thepoint.lww.com を参照

重要な検査／診断アセスメント基準

①血液pH（アルカローシスであれば上昇，アシド

ーシスであれば下降)
② 動脈血ガス(ABG)値
- pH（アルカリ血症であれば上昇, 酸血症であれば下降）
- PCO_2（肺疾患であれば上昇, 過換気であれば下降）
- PO_2（肺疾患であれば下降）
- CO_2 含量(COPD であれば上昇, 過換気であれば下降)

③ 痰の染色と培養
④ 胸部 X 線
⑤ 肺動脈撮影
⑥ 気管支鏡
⑦ 胸腔穿刺
⑧ 肺機能検査
⑨ 換気灌流スキャニング
⑩ 脈拍酸素測定（パルスオキシメーター）
⑪ 呼気終末二酸化炭素モニター（$ETCO_2$）

PC：低酸素血症
Hypoxemia

【定義】

PC：低酸素血症：肺胞の低換気や肺シャント, 換気-血流不均衡による血漿酸素飽和度の低下（年齢に対して正常より酸素分圧が少ない）をきたしている状態, またはその危険性が高い状態。

【ハイリスク集団】

- 慢性閉塞性肺疾患（COPD）
- 肺炎
- 無気肺
- 肺水（浮）腫
- 成人呼吸促迫症候群
- 中枢神経系機能低下
- 髄質または脊髄の損傷
- ギラン・バレー症候群
- 重症筋無力症
- 筋ジストロフィー
- 肥満
- 胸壁運動の低下（例. 外傷）
- 薬物過剰投与
- 頭部外傷
- 溺死に近い状態
- 多発性外傷
- 貧血または/および血液量減少

【看護目標】

看護師は, 低酸素血症の合併症を管理し, 最小限にする。

指標 ▶
- 血清 pH　7.35～7.45
- 血清 PCO_2
- 脈拍：規則的なリズム, 60～100 回/分の割合
- 呼吸：16～20 回/分
- 血圧 140/90 mmHg 以下, 90/60 mmHg 以上〔平均動脈圧（MAP）70 以下〕（CVP 11 以下）
- 尿量 30 mL/時：体重を基本にした標準量を使用, たとえば, 5 mL/kg/時以下

【一般的看護介入と理論的根拠】

① 酸塩基不均衡の徴候をモニターする。
- 動脈血ガス分析：pH＜7.35, $PaCO_2$＞48 mmHg（動脈血ガス分析は, 肺でのガス交換を評価するのに役立つ。軽度から中程度の COPD では, $PaCO_2$ の上昇に対して髄質の化学受容器が反応し, 換気を増加することによって, クライエントは $PaCO_2$ を正常レベルに維持している。しかし, 重症の COPD の場合, クライエントはこの過換気を維持していくことができなくなり, $PaCO_2$ 値は徐々に増加する）
- 最初に脈拍数が増加したり不規則になり, 呼吸数が増加し, その後その増加した呼吸数が次第に減少していく。（呼吸性アシドーシスは過度の CO_2 貯留により進行する。慢性疾患から呼吸性アシドーシスとなったクライエントは, 酸素供給の減少を補うために最初は心拍数と呼吸数が増加する。しばらくすると, クラ

イエントはゆっくり呼吸し，遅延性の呼気となる．最終的には，呼吸中枢が高 CO_2 レベルに反応しなくなり，呼吸が突然停止することがある）
- 精神機能の変化：傾眠，混乱，過敏状態；脳組織が低酸素状態となり，精神機能に変化が生じる．
- 尿量の減少（5 mL／kg／時以下）：冷感，蒼白，チアノーゼ様の皮膚〔循環酸素量の減少に対する代償性の反応は，心拍数や呼吸数を増加したり，腎臓や四肢への循環を減少（脈拍の減弱や皮膚の変化などの特徴がある）することである〕

②必要であれば，マスクや鼻腔カニューレによって低流量（2 L／分）の酸素を投与する．（酸素療法は循環酸素量のレベルを増加する．COPDのクライエントには，高流量の酸素投与は CO_2 の貯留をもたらす．マスクよりもカニューレを使うほうが，クライエントの窒息に対する不安を軽減するのに役立つ）

③指針として動脈血ガス分析値を用いて，酸素投与中の体位の効果を評価する．酸素化を妨げる体位を避けるために，2時間ごとにクライエントの体位を変換する．（この処置で，最適の換気を促進できる）

④確実に適切な水分補給を行う．脱水を招く飲み物を避けるようクライエントに指導する（例．カフェインの入った飲み物，グレープフルーツジュース）．（最適な水分補給は，分泌物を溶かすのに役立つ）

⑤クライエントに効果的な咳の仕方を指導する．（効果的に咳をすることで，粘液を下気道から気管へ移動させ喀出する）

⑥クライエントが分泌物を喀出できない場合は，気管から分泌物を移動させて吸引するため，咳嗽あるいは胸部理学療法を行う．（吸引は，気管レベルにおいてのみ効果的である）

⑦吸引の前後に酸素を追加投与する．（この処置は吸引による PO_2 の減少を予防するのに役立つ）

⑧培養や感受性試験およびグラム染色試験のために喀痰の検体を採取する．（喀痰培養や感受性試験によって，感染が症状に関与しているかどうかを判断する）

⑨クライエントの部屋から煙や強い臭いを除去する．（呼吸気道の刺激は症状を増悪させる可能性がある）

⑩酸素投与の変更に伴う律動異常を心電図でモニターする．（低酸素血症は，心律動異常を促進する可能性がある）

⑪右心系のうっ血性心不全の徴候をモニターする．
- 拡張期圧の上昇
- 頸静脈の怒張
- 末梢の浮腫
- 中心静脈圧の上昇

（動脈性低酸素血症と呼吸性アシドーシスの組み合わせは，肺血管に対する強度の血管収縮薬として局所的に働く．これは，肺動脈性高血圧や右心室の収縮期圧の上昇を招き，最終的には，右室肥大と右心不全をもたらす）

⑫慢性呼吸不全のクライエントを指導するための具体的な方法については，第2部の看護診断〈活動耐性低下〉を参照

PC：無気肺，肺炎
Atelectasis, Pneumonia

【定義】
PC：無気肺，肺炎：肺炎になり得る，肺胞虚脱による呼吸機能の低下をきたしている状態*．

【ハイリスク集団】
- 肺浮腫
- 術後の状態（腹部あるいは胸部の手術）
- 身体不動状態
- 意識レベルの低下
- 経鼻胃栄養
- 慢性肺疾患（COPD，気管支拡張症，嚢胞性線維症）
- 衰弱
- 表面活性物質の産生低下

- 肺組織の圧迫（例．癌，腹部膨満，肥満，気胸による）
- 気道閉塞

【看護目標】

看護師は，無気肺あるいは肺炎の合併症を管理し，最小限にする。

指標 ▶
- 意識は覚醒し落ちついており，見当識もある。
- 呼吸：16 ～ 20/分
- 呼吸は落ちついていて周期的
- 通常の皮膚の色で変化なし

（呼気終末二酸化炭素モニターだけでなく，肺疾患の有無かかわらず，パルスオキシメトリー値を測る）

【一般的看護介入と理論的根拠】

①呼吸状態をモニターし，炎症の徴候と症状をアセスメントする。
- 呼吸数の増加（頻呼吸）
- 発熱と悪寒（突発性あるいは潜行性の）
- 痰を伴う咳
- 呼吸音の減少あるいは消失
- 胸膜性の胸痛
- 頻脈
- 顕著な呼吸困難
- チアノーゼ
- 傾眠

〔気管気管支の炎症，肺胞毛細血管膜機能の障害，浮腫，発熱，痰の増加は，呼吸機能および血液の酸素結合能力を阻害する。高齢者の場合，胸壁のコンプライアンスの低下が呼吸労作の質に影響を及ぼす。高齢者の1分間に26回以上の頻呼吸は，肺炎の初期徴候の1つであり，診断が確定される3～4日前に生じる場合が多い。せん妄や精神状態の変調は高齢者の場合，しばしば肺炎の初期にみられる（Porth，2002；Mortonほか，2006）〕

②炎症の徴候と症状をモニターする。

---

*看護師は，無気肺や肺炎を起こす危険性の高いクライエントに対して，予防に焦点を当てるために看護診断〈呼吸機能障害リスク状態〉を用いる。共同問題「PC：無気肺，肺炎」は，その状況が起こった場合にのみ適用される。

- 39℃以上の発熱
- 悪寒
- 頻脈
- ショックの発現：情動不安や無力感，錯乱状態，収縮期血圧の低下

〔内因性の発熱物質が放出され，視床下部を熱性レベルにする。体温が「冷えすぎた状態」として認識されるため，振戦や血管収縮が生じ，熱が出たり高くなったりする。中心部の温度があらたなレベルにまで上昇し，発熱する。白血球が放出され病原体を壊す。呼吸器系の障害は補正できず，組織低酸素が生じる（Porth，2002；Mortonほか，2006）〕

③発熱が生じたら，冷却処置を行う（例．衣服やベッドの掛け物を減らす，微温湯浴，水分摂取量の増加，低体温ブランケット）。（体温を下げることは，代謝率を低下するために，また酸素消費量を減少するために必要である）

④敗血症の徴候と症状をモニターする。
- 体温の変調（38℃以上または36℃以下）
- 低血圧/90，90/60 mmHg 以上（MAP 70 以上）（CVP ＞ 11）
- 意識レベルの低下
- 微弱な頻脈
- 早くて浅い呼吸，または CO_2 の値が 32 以下（パルスオキシメトリーで酸素飽和が減少しているのが観察される）
- 冷たくじっとりとした皮膚
- 尿量減少（5 mL/kg/時以下）

〔敗血症性ショックは全身性炎症反応症候群（SIRS）であり，微生物やそのほかの物質による感染に随伴し，体液組成や昇圧薬の投与にもかかわらず，低血圧と循環異常を招く〕

⑤咳嗽抑制薬や去痰薬の効果を評価する。（乾性の短い空咳は睡眠を妨げ，体力に影響する。しかし，咳嗽抑制薬は慎重に使用すべきである。咳嗽反射の完全な抑制は気管気管支の分泌物の動きを妨げるので，無気肺になる可能性がある）

⑥処方により酸素療法を継続し，その効果をモニターする。（酸素療法は呼吸困難を予防し，肺浮腫の危険性を抑えるのに役立つ）

⑦気管気管支にある濃厚な粘稠性の分泌物を動かすために，肺の理学療法（例．胸部打診，体位ドレナージ）を行う。（肺胞の浸出液や気管支肺区域

の分泌物の増加に連鎖した気管支痙攣は，換気力を低下させ，ガス交換を阻害する可能性がある）
⑧クライエントに横隔膜呼吸の方法を教える。（この技術は横隔膜の下降を最大にして，1回換気量を増加させる）
⑨さらに介入が必要な場合は，「PC：低酸素血症」を参照
〔挿管した場合，人工呼吸器関連肺炎（VAP）の予防のための一連の介入を実施〕常時ベッドの頭部30度挙上，2時間ごとの口腔ケア，DVT（深部静脈血栓）やPUD（消化性潰瘍）の予防，打診，振動，側臥位〕

PC：気管気管支狭窄
Tracheobronchial Constriction

【定義】
PC：気管気管支狭窄：喘息，気管支炎，肺気腫もしくはアレルギー反応により気管気管支樹状構造の気流制限をきたしている状態，またはその危険性の高い状態。

【ハイリスク集団】
- 慢性閉塞性肺疾患（COPD）
- アレルギー
- 喘息
- 慢性気管支炎
- ウイルス感染（生後6か月以上）
- 嚢胞性線維症
- 気管または気管支の狭窄

【看護目標】
看護師は，気管気管支の閉塞の症状発現を管理し，最小限にする。

指標 ▶
- 「PC：低酸素血症」の指標を参照

【一般的看護介入と理論的根拠】
①急性増悪中，継続的に呼吸状態をモニターし，以下の評価をする。
- 呼吸補助筋の使用
- 呼吸数，脈拍数，血圧
- 呼吸音（例．喘鳴）
- 動脈血ガス分析値
- 末梢循環（皮膚の色，脈拍）
- 意識レベル

（クライエントの呼吸状態は，治療，倦怠感の程度および発現症状の重症度に応じて特異的な変化を伴って，急激に変化する可能性がある）
②2～3L/分程度に鼻腔カニューレから酸素を投与する。（酸素療法は低酸素血症の影響を軽減する。マスクよりカニューレのほうが，窒息感を軽減するのに役立つ）
③経口あるいは経静脈的に適切な水分補給を行う。（適切な水分補給は，粘稠性粘液の詰まりを予防するのに役立つ）
④急性の症状が発現している間，クライエントのそばにいて，口すぼめ呼吸あるいは横隔膜呼吸をさせる。（パニック状態にある呼吸困難のクライエントが自分の呼吸を調節するには，看護師の継続的な援助が必要である）
⑤クライエントを直立位にする。（直立位は，最適の肺拡張を促進する）
⑥医師または上級実践看護師の処方による介入を開始する。介入は，気管支拡張薬，β-アドレナリン作動薬やテオフィリン製剤，コルチコステロイドの投与などである（全身性または吸入）。
⑦呼吸運動がクライエントにとって徐々に困難になってくる場合，挿管の可能性について医師や上級実践看護師に相談する。（過度の努力呼吸によってもたらされる消耗は，呼吸停止を導くことがある）
⑧必要であれば，看護診断「（特定の状況）についての知識不足に関連した〈非効果的健康維持リスク状態〉」を用いて，健康教育を行う。

■ 小児への看護介入
①前述の看護介入を参照する。
②呼吸状態をモニターする。

- ■脈拍, 呼吸数
- ■呼吸補助筋, 収縮筋, 鼻翼の使用
- ■発汗, チアノーゼ
- ■喘鳴, 咳

(脈拍と呼吸数の増加は低酸素を示している。喘息は喘鳴よりも咳が顕著に現れる)

③脱水の徴候をアセスメントする。(呼吸困難を伴う小児は水分補給を拒否する場合がある)

④適切な水分補給を確保する。(水分が適切に補給されている状態は粘着や強い粘稠状態を予防するのに役立つ)

⑤状況, きっかけ, 観察ならびに治療について子どもと親の理解を評価する。

⑥子どもや親に, 吸入器やスペイサー, ネブライザーを使ってみせるよう指導する。(薬物治療の失敗の多くは, 器具の不適切な使用により起こる)

⑦毎日の治療前後や, 1日2回のPEFR（最高呼気流量）のモニター方法を指導する。
- ■その子ども特有の最良値を定める。
- ■PEFRがその子どもの最高値の50〜80％に落ちた場合, 薬剤増量を指示する。
- ■流量が50％以下に落ちた場合, 直ちに気管支拡張薬を使用し, すぐに改善しなければ救急治療を受けるよう指示する。(PEFRモニターは, 小児の中等度から重症喘息の急性増悪を効果的に予防するのに不可欠である)

PC：気胸
Pneumothorax

【定義】
PC：気胸：肺の外傷のために胸膜腔に空気が蓄積している状態, またはその危険性が高い状態。

【ハイリスク集団】
- ●重症の鈍的あるいは貫通性の胸部外傷
- ●術後状態（心臓または胸部の手術）
- ●PEEP（終末呼気陽性）をかけた人工換気
- ●間質性肺疾患
- ●中心静脈カテーテルの挿入
- ●経気管支的生検
- ●胸腔穿刺

(鎖骨下より進入し中心ラインを留置した処置後)

【看護目標】
看護師は, 気胸の合併症を管理し, 最小限にする。

指標 ▶
- ●「PC：低酸素血症」の指標を参照

【一般的看護介入と理論的根拠】
①気胸の徴候と症状をモニターする(Hollowayほか, 2000)。
- ■急性の胸膜性の胸痛
- ■呼吸困難, 過呼吸, 頻脈
- ■患側胸部に呼吸音の消失を伴った過共鳴性の打診音
- ■気管の偏位

(早期発見と即刻の介入が重篤な合併症を予防するために必要である)

②必要であれば酸素を投与する。慢性の二酸化炭素貯留が起こる場合は, 酸素の流量を2L/分以下に制限する。(高流量は換気運動を抑制する可能性がある)

③胸部X線と動脈血ガスの緊急検査, また胸腔チューブ留置を予測して, その準備をする。

④胸部痛を抑えるために鎮痛薬の必要性を評価する。(胸部痛は吸気の際の肺の拡張を妨げ, 酸素化を低下させる)

⑤2時間ごとに体位を変換することによって, 患側肺が影響されないようにする。(この体位は痛みを抑制し, 換気と血流をより良く均等化して酸素供給を改善する)

⑥最大吸気を保持する深呼吸法について説明し, 管理する。〔深呼吸は肺を拡張し, 胸膜腔から空気を胸部ドレナージ装置（装着してあれば）へ排出する〕

⑦分泌物を排出する必要があるとき以外は, 咳嗽を避けるようクライエントに指導する。(咳嗽は痛みを増強する)

⑧環境刺激を最小限にし, 情緒的サポートを与え,

すべての医療処置について簡単に説明する。(この措置は，呼吸数を増やす原因となる不安感を軽減するのに役立つ)

⑨胸部ドレナージ装置を使う必要があれば，準備，アセスメント，管理について施設のプロトコールに従う。

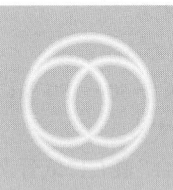

潜在的合併症：代謝/免疫/造血器系機能障害
Potential Complication : Metabolic/Immune/Hematopoietic Dysfunction

潜在的合併症：代謝/免疫/造血器系機能障害

- ▶PC：低・高血糖
- ▶PC：負の窒素平衡
- ▶PC：電解質平衡異常
- ▶PC：敗血症
- ▶PC：アシドーシス(代謝性，呼吸性)
- ▶PC：アルカローシス(代謝性，呼吸性)
- ▶PC：アレルギー反応
- ▶PC：血小板減少症
- ▶PC：日和見感染
- ▶PC：鎌状赤血球症クリーゼ

【定義】

PC：代謝/免疫/造血器系機能障害：さまざまな内分泌，免疫，または代謝機能障害をきたしている状態，またはその危険性の高い状態。

著者の注釈

看護師は，いくつかの代謝および免疫系の問題の危険性があるクライエントを記述するためにこの一般的な共同問題を用いることができる。たとえば，下垂体機能障害で，さまざまな代謝の問題をもっているクライエントに対して「PC：代謝/免疫系機能障害」を用いることで，看護師に焦点アセスメントの所見に基づいて，特異的な問題について下垂体系機能のモニタリングを指示することができる。この共同問題の場合，看護介入は異常な機能の発見と診断のために代謝状態をモニターすることに焦点が当てられる。クライエントになんらかの合併症が生じた場合，そのクライエントの問題リストに看護管理の情報とともに，適切な合併症を追加する。糖尿病のクライエントに対して，看護師は診断記述に「PC：低・高血糖」を付け加える。化学療法を受けているクライエントに対して，看護師は白血球減少症，血小板減少症，および赤血球減少症を包含する共同問題「PC：免疫不全」を使う。

血小板減少症が単独の問題であれば，それを単独に取り上げた診断記述，すなわち「PC：血小板減少症」を使用する。

免疫抑制を生じる状態あるいは治療を受けている状態〔後天性免疫不全症候群(AIDS)，移植片対宿主病，免疫抑制療法〕にあるクライエントに対しては，共同問題「PC：免疫抑制」が適切である。状態が血液凝固に影響する，あるいはその可能性がある(慢性腎不全，アルコール乱用，抗凝固療法)場合には，共同問題「PC：溶血」あるいは「PC：赤血球減少症」が適用される。危険因子あるいは病因が直接的に一次的な医学診断と関連していなければ，それらは，たとえば，心筋梗塞のクライエントにおける「PC：習慣的なコルチコステロイド療法に関連した免疫抑制」として追加することができる。

このほかの「焦点アセスメント基準」の情報は，http://thepoint.lww.com を参照

重要な検査／診断アセスメント基準

①血清アミラーゼ：急性膵炎であれば上昇，慢性膵炎であれば低下
②血清アルブミン：栄養失調であれば低下
③リンパ球数：栄養失調であれば低下
④血清カルシウム：副甲状腺機能亢進症，ある種

の癌，急性膵炎であれば上昇，副甲状腺機能低下症であれば低下
⑤血液 pH：アルカローシスであれば上昇，アシドーシスであれば低下
⑥血清グルコース：糖尿病，膵機能不全であれば上昇，膵島細胞腫であれば低下
⑦血清抗利尿ホルモン（ADH）：抗利尿ホルモン不適合症候群（SIADH）であれば上昇，中枢性尿崩症であれば低下
⑧尿比重：腎の尿濃縮や希釈能を反映
⑨血清重量オスモル濃度：血液の粒子濃度を表す。
⑩尿重量オスモル濃度：尿の濃度を測定する。アジソン病，SIADH，脱水，腎臓病であれば上昇，尿崩症，心因性多飲症であれば低下
⑪血清グリコシル化ヘモグロビン：この2～3か月のグルコースレベルの平均を反映
⑫尿中アセトン，尿糖：糖尿病の存在
⑬尿中ケトン体：コントロール不良の糖尿病であれば存在
⑭血小板：赤血球増加症，慢性顆粒球性白血病であれば上昇，貧血，急性白血病であれば低下
⑮免疫グロブリン：自己免疫疾患であれば上昇
⑯凝固テスト：血小板減少症，紫斑病，血友病であれば上昇
⑰プロトロンビン時間：抗凝固療法，肝硬変症，肝炎であれば上昇
⑱赤血球（RBC）数：貧血，白血病，腎不全であれば低下
⑲標的臓器の CT，MRI
⑳診断病理学のための骨髄穿刺
㉑適切な分析や培養，感受性のための脊髄穿刺

PC：低・高血糖
Hypo/Hyperglycemia

【定義】
PC：低・高血糖：血糖値が，代謝機能のためにはあまりにも低すぎるか，高すぎる状態，またはその危険性が高い状態*。

著者の注釈
2006年に NANDA は新しい看護診断〈血糖不安定リスク状態〉を承認した。本書の著者はこの状態を共同問題として定義する。看護師はどちらか好きな用語を選択することができる。学生は方向性について指導者に相談する必要がある。

【ハイリスク集団】
- 糖尿病
- 非経口栄養法
- 敗血症
- 経腸栄養法
- コルチコステロイド療法

*その患者に両方の危険性がなければ，診断は問題を特定する必要がある（例.「PC：コルチコステロイド療法に関連した高血糖」）。

- 母親が糖尿病の新生児
- 在胎月齢の割に小さい新生児
- 母親が麻薬中毒の新生児
- 熱性損傷（重度）
- 膵炎（高血糖），膵臓癌
- アジソン病（低血糖）
- 副腎機能亢進
- 肝臓病（低血糖）

【看護目標】
看護師は，低血糖あるいは高血糖の症状発現を管理し，最小限にする。

指標▶
- 意識明瞭で落ちついており，見当識もある。
- めまいの訴えがない。
- 温かく乾いた皮膚
- 倦怠感，嘔気，腹痛，発汗の訴えがない。
- 脈拍：顕著な増加はみられない。
- 呼吸：顕著な増加はみられない。

【一般的看護介入と理論的根拠】
多くの研究室や団体が，「クリティカルラボ評価」

の治療の妥当性について再度検証するよう要求している。組織はそれらを定義し，血糖値でさえもPOC（ポイント・オブ・ケア）検査をするよう要求している。

低血糖に対して
① 血糖降下薬の投与前や，食事・睡眠時間の前にベッドサイドで血清グルコース値をモニターする。（血清グルコースは，尿グルコースよりも正確な指標である。尿グルコースは，腎臓の閾値や機能によって影響される）
② 低血糖の徴候と症状をモニターする。
- 血糖値が規定値以下で，通常 50～60 mg/dL
- 青白く，湿潤した，冷たい皮膚
- 頻脈，発汗
- いらいら，怒りっぽい
- 無自覚の低血糖
- 協調不能
- 嗜眠状態，錯乱状態

〔低血糖（血糖値の低下）は，過剰インスリンや食物摂取の不足，過度の身体的活動によって起こる。血糖値の急激な低下は，アドレナリンを産出するよう交感神経系を刺激する。それは，発汗，冷たい皮膚，頻脈，神経過敏の原因となる〕
③ クライエントが飲める場合は，コップ半分のオレンジジュース，コーラ，ジンジャーエールを血糖値が 69 mg/dL 以上になるまで 15 分ごとに与える。（単糖類は短時間で代謝される）
④ クライエントが飲めない場合は，プロトコールに従って，グルカゴンハイドロクロライドを皮下投与するか，あるいは 50％グルコース液 50 mL を静注投与する。（グルカゴンは，適切なグリコーゲンの貯蔵があれば，肝臓でグリコーゲン分解を引き起こす。ある時間昏睡状態にあった危篤状態のクライエントでは，グリコーゲンの貯蔵はほとんど使われてしまっていると考えられるので，グルコースの静脈注射が唯一の効果的な治療法になる）
⑤ 最初の 69 mg/dL 以上の血糖値測定の 1 時間後に，血糖値を再度測定する。（定期的に測定することで血糖値の高・低レベルの初期の徴候を発見できる）
⑥ 必要であれば，就寝前に複合炭水化物の軽食を提供するために栄養士と相談する。（就寝前の軽食で夜間の低血糖を予防できる）

高血糖に対して
① ケトアシドーシスの徴候と症状をモニターする。
- アニオンギャップ
- 血糖値 300 mg/dL 以上
- 血清ケトン，アセトン臭陽性
- 頭痛
- クスマウル呼吸
- 食欲不振，嘔気，嘔吐
- 頻脈
- 血圧の低下
- 多尿，多飲
- 血清ナトリウム，カリウム，リン酸塩の減少

〔インスリンが欠乏すると血糖値は上がり，体はエネルギー産出のケトン体により脂肪を代謝する。過剰のケトン体は，頭痛，嘔気，嘔吐，腹痛をもたらす。CO_2 の排出を増加してアシドーシスを軽減させるために，呼吸数が増え呼吸が深くなる。グルコースは，糸球体における水分の再吸収を抑制するので，水分，ナトリウム，カリウム，リン酸の重大な喪失を伴う浸透圧利尿をもたらす。糖尿病性ケトアシドーシスは 1 型糖尿病の場合に生じる〕
② ケトアシドーシスが起こった場合には，脱水を改善し，インスリン・グルカゴン比を回復し，循環虚脱，ケトアシドーシスおよび電解質平衡異常を治療する適切なプロトコールを開始する。
③ 30 分ごとに水分補給の状態のモニターを続け，皮膚の湿潤と緊張感，排尿量と尿比重，水分摂取をアセスメントする。〔急性期（最初の 10～12 時間）には，正確なアセスメントが水分補給の過剰や不足を予防するために必要である〕
④ プロトコールに従って血糖値のモニターを続ける。（注意深くモニターすることによって，薬物誘引性の低血糖や持続性の高血糖を早期に発見できる）
⑤ 血清ナトリウム，カリウム，リン酸値をモニターする。（アシドーシスは高カリウム血症と低ナトリウム血症を引き起こす。インスリン療法は，カリウムとリン酸を細胞に返すのを促進し，血清低カリウム血症や低リン酸血症をもたらす）
⑥ 毎時間，神経学的状態をモニターする。（グルコース値の変動，アシドーシス，水分移動は神経学的機能に影響を与える可能性がある）
⑦ 微生物の侵入，外傷，大型鋏による皮膚損傷を

起こさぬよう注意深く保護する。1〜2時間ごとに体位を変換する。(脱水と組織の低酸素は皮膚の易損性を高める)

⑧回復期のクライエントに多量の水を飲ませてはいけない。口渇を癒すために，意識のあるクライエントには氷片を与える。(過度の水分摂取は腹部膨満と嘔吐の原因になる可能性がある)

⑨高浸透圧性非ケトン性糖尿病(HHNK)昏迷の徴候と症状をモニターする。
- 血糖が 600〜2,000 mg/dL
- 血清ナトリウム，カリウムは正常あるいは上昇
- ヘマトクリット，BUN の上昇
- 嘔気，嘔吐
- 低血圧，頻尿
- 脱水，体重減少，皮膚の弾力性の低下
- 傾眠，昏迷，昏睡
- 尿糖の上昇(2＋以上)
- 尿中ケトン陰性あるいは 2＋以下
- 多尿

〔HHNK は，インスリン不足に関連した結果として生じる。高血糖や高浸透圧が存在するが，重要なケトンを欠いている。HHNK 昏迷は，急性ストレスの反応の 1 つとして生じる可能性がある(例．心筋梗塞，熱傷，重症感染，透析，高カロリー栄養などから)。2 型糖尿病(インスリン非依存型)で顕著な脱水をきたしているクライエントは，特に危険性が高い。グルコースは，腎糸球体での水分の再吸収を抑制し，水分，ナトリウム，カリウム，リン酸を喪失し，浸透圧利尿となる。脳障害は，脳の細胞内脱水によって起こる(Porth，2002；Morton ほか，2006)〕

⑩心機能と循環状態をモニターする。
- 拍数，リズム(心臓の，呼吸の)
- 皮膚の色
- 毛細管再充満時間，中心静脈圧
- 末梢の脈拍
- 血清カリウム

(重症の脱水は心拍出量の減少と代償性の血管収縮の原因となる。心原性不整脈はカリウム平衡異常により引き起こされることがある)

⑪必要であれば，ケトアシドーシスに対してプロトコールにそったケアをする。

⑫看護診断「(特定の状況)についての知識不足に関連した〈非効果的治療計画管理〉」(第 2 部参照)を用いて，ケトアシドーシスあるいは低血糖の原因を調査し，予防と早期管理を教育する。

■ 小児への看護介入と理論的根拠

①前述の一般的看護介入も参照

②栄養管理について栄養士に相談する。(目標は正常な成長・発達をもたらす一貫してバランスのとれた食事をとることである)

③子どもの成長・発達を評価する。(血糖値がうまくコントロールできないと成長に影響を及ぼす)

④体の状態，インスリン療法，血糖の自己モニタリング，栄養，運動，合併症の予防などについて指導する。学校での管理について養護教諭に相談する。(効果的に管理するにはチームを組んで行動する必要がある)

PC：負の窒素平衡
Negative Nitrogen Balance

【定義】

PC：負の窒素平衡：摂取量で補強されるよりも多くの窒素が組織分解に必要とされ，異化作用をきたしている状態，またはその危険性の高い状態。

【ハイリスク集団】

- 重度の栄養失調
- 長期の絶飲食状態
- 慢性疾患の高齢者
- コントロールできていない糖尿病
- 消化障害
- グルコースや生理食塩水の静注療法の持続
- 不適切な腸置換
- 過度の異化作用(例．癌，感染，火傷，手術，過剰ストレスによる)
- 神経性食欲不振，過食
- 重大な疾患
- 化学療法

- 敗血症

【看護目標】

看護師は，負の窒素平衡を管理し，最小限にする。

指標 ▶

- 体温：36.6〜37.5℃
- 白血球数：4,300〜10,800／mm³
- 四肢に浮腫がない
- 血清プレアルブミン：20〜50 g/dL
- 血清アルブミン：3.5〜5 g/dL

【一般的看護介入と理論的根拠】

①クライエントの身長に対する最適の体重を設定する。(これは，基本目標を設定することである)

②毎日，同じ時刻に，同じ衣服を着て，同じ計量器で，同じ寝具でクライエントの体重を測定する。(体重の観察は，過度の異化作用の発見につながる)

③負の窒素平衡の徴候をモニターする。
- 体重減少
- 24時間の尿窒素平衡がゼロ以下

(悪液質は，代謝需要の増加，代償不全，食欲不振によって生じる。炭水化物代謝障害は脂質と蛋白質の代謝を増加し，特に，代謝性アシドーシスがあると，負の窒素平衡と体重減少を助長する)

④低アルブミン血症の徴候と症状をモニターする。低アルブミン血症には，急速性あるいは潜行性の発症になる可能性がある。
- 抑うつ，倦怠感(エネルギー供給の減少から生じる)
- 筋肉の消耗(組織の修復に必要な蛋白質の不足によって生じる)
- 創部の治癒力の低下(組織の修復に必要な蛋白質の不足によって生じる)
- 浮腫(血管浸透圧の低下により，血漿が間質液へ移動することで起こる)

⑤検査値をモニターする。
- 血清アルブミンとトランスフェリン(これらの数値で内臓蛋白質を評価する。プレアルブミンはアルブミンの前駆物質であり，内臓蛋白質に対して感受性がある)
- 血中尿素窒素(この値は，腎臓のクリアランス能力を測定する)
- 24時間尿中窒素測定〔腎糸球体は濾過された尿の99%を再吸収しているため，蛋白質代謝による老廃物である尿中窒素を測定すると，窒素バランスを算定するためのデータが得られる〕
- 電解質，浸透圧(これらの値で腎臓機能をアセスメントできる)
- 全リンパ球数(リンパ球の産出は蛋白質を必要とする)

⑥クライエントのエネルギー・蛋白質必要量を継続的に評価する。評価については栄養士に相談する(例. 間接的熱量測定試験，人体測定)。(クライエントのカロリー・蛋白質所要量は，代謝需要により変化する。たとえば，ストレス，発熱，感染によって所要量は増減する)

⑦医師の処方に従って，また適切な手順とプロトコールに従って，非経口的輸液，イントラリピッド脂肪乳濁液，経腸性調合液を投与する。(クライエントの組織修復に要するカロリー必要量の増加には，ルーチンの静脈療法では対処できない)

⑧経口栄養摂取の増加をはかるための具体的な看護介入については，看護診断〈栄養摂取消費バランス異常：必要量以下〉を参照

PC：電解質平衡異常*
Electrolyte Imbalances

- ■低カリウム血症に関連するもの
- ■低リン酸血症に関連するもの
- ■高カリウム血症に関連するもの
- ■高リン酸血症に関連するもの
- ■低ナトリウム血症に関連するもの
- ■低マグネシウム血症に関連するもの
- ■高ナトリウム血症に関連するもの
- ■高マグネシウム血症に関連するもの
- ■低カルシウム血症に関連するもの
- ■低塩素血症に関連するもの
- ■高カルシウム血症に関連するもの
- ■高塩素血症に関連するもの

【定義】
PC：電解質平衡異常：1つ以上の電解質の欠乏あるいは過剰をきたしている状態，またはその危険性の高い状態。

【ハイリスク集団】
∷ 低カリウム血症に対して
- 急激な減食（糖尿病性ケトアシドーシス）
- 代謝性または呼吸性アルカローシス
- 過度のカンゾウ（甘草）の摂取
- 利尿促進療法
- 胃腸（GI）液の喪失（過度の経鼻胃吸引や嘔気，嘔吐，下痢による）
- ステロイドの使用
- エストロゲンの使用
- 高アルドステロン症
- 重度の熱傷
- カリウム摂取の低下
- 腹水を伴った肝臓病
- 尿細管性アシドーシス
- 吸収不良
- 重度の異化作用
- 塩分喪失
- 溶血
- 低アルドステロン症
- 横紋筋融解症
- 緩下薬の乱用
- 絨毛腺腫

- 高血糖
- 重度のマグネシウム喪失

∷ 高カリウム血症に対して
- 腎不全
- 過度のカリウム摂取（経口あるいは静注）
- 細胞損傷（例．熱傷，外傷，手術による）
- 挫滅損傷
- カリウム保持性利尿薬の使用
- 副腎機能不全
- 狼瘡（lupus）
- 鎌状赤血球症
- 移植後
- 化学療法
- 代謝性アシドーシス
- 古い血液の輸血
- 内出血
- 低アルドステロン症
- アシドーシス

∷ 低ナトリウム血症に対して
- 水中毒（経口または経静脈的）
- 腎不全
- 胃液の吸引
- 嘔吐，下痢
- 熱傷
- 強い利尿薬の使用
- 過度の発汗療法
- 過度の創部ドレナージ
- うっ血性心不全（CHF）
- 高血糖
- 吸収不良症候群
- 囊胞性線維症
- アジソン病

---

*単一の電解質の欠乏または過剰をきたしている，またはその危険性の高い患者に対しては，その問題を特定する（たとえば，「PC：利尿促進療法に関連した低カリウム血症」）。

- 心因性煩渇多飲症
- オキシトシン投与
- AVP 分泌不適合分泌症候群(SIADH):中枢神経系(CNS)障害,大きな外傷,悪性疾患,あるいは内分泌障害による。
- 副腎機能不全症
- 慢性疾患(例. 肝硬変)
- 甲状腺機能低下症(中等度, 重症)

高ナトリウム血症に対して
- 高齢者, 乳児
- 不十分な水分摂取
- 熱射病
- 下痢
- 重度の不感蒸泄(例. 過換気, あるいは発汗による)
- 尿崩症
- 過度のナトリウム摂取(経口, 静注)
- 高張性の経管栄養
- 昏睡
- 不適当な水分摂取を伴う高蛋白摂取

低カルシウム血症に対して
- 腎不全(リンの増加)
- 蛋白質の栄養障害(例. 吸収不良による)
- 不十分なカルシウム摂取
- 下痢
- 熱傷
- 悪性疾患
- 副甲状腺機能低下
- ビタミン D 欠乏
- 骨芽細胞性腫瘍

高カルシウム血症に対して
- 慢性腎不全
- サルコイドーシスや肉芽腫症
- 過度のビタミン D の摂取
- 副甲状腺機能亢進
- 低リン酸血症の減少
- 骨腫瘍
- 癌(ホジキン病, 骨髄腫, 白血病, 骨腫瘍)
- サイアザイド利尿薬(降圧利尿薬)の継続使用
- パジェット病
- 副甲状腺ホルモン分泌性腫瘍(例. 肺, 腎)
- 血液透析
- 複雑骨折
- 長期のベッド上安静

- 過度のカルシウム含有制酸薬

低リン酸血症に対して
- 糖尿病性ケトアシドーシス
- 静注ブドウ糖液の継続使用
- 吸収不良障害
- リン酸の腎臓性消耗
- 低リン酸栄養(経口, 非経口)
- くる病
- リン酸塩結合薬の過度の使用
- 骨軟病
- アルコール中毒

高リン酸血症に対して
- 過度のビタミン D の摂取
- 腎不全
- 骨折の治癒
- 骨腫瘍
- 副甲状腺機能低下
- 低カルシウム血症
- リン酸塩緩下薬
- 過度のリン酸塩の経口あるいは静脈的使用
- 化学療法
- 異化作用
- 乳酸アシドーシス

低マグネシウム血症に対して
- 栄養失調
- 利尿薬の長期使用
- 慢性アルコール中毒
- 過度の乳汁分泌
- 重症の下痢, 経鼻胃吸引
- 肝硬変
- 重症の脱水
- 潰瘍性腸炎
- 中毒症
- 熱傷
- シスプラチンの使用
- 甲状腺機能亢進症/クッシング病
- マグネシウムを欠いた長期の静脈輸液療法

高マグネシウム血症に対して
- アジソン病
- 腎不全
- 乏尿を伴った重症の脱水
- マグネシウム保持性制酸薬・緩下薬の過剰摂取
- サイアザイド利尿薬(降圧利尿薬)の使用

■ 低塩素血症に対して
- 胃腸液の喪失（嘔吐，下痢，吸引による）
- 代謝性アルカローシス
- 糖尿病性アシドーシス
- 静注ブドウ糖の持続使用
- 過度の発汗療法
- 過度の利尿薬の使用
- 潰瘍性の腸炎
- 発熱
- 急性感染症
- 重度の熱傷

■ 高塩素血症に対して
- 代謝性アシドーシス
- 重症の下痢
- 過度の非経口的等張性食塩水注射
- 尿路変更（術）
- 腎不全
- クッシング症候群
- 過換気
- 子癇
- 貧血
- 心代償不全

【看護目標】

看護師は，電解質平衡異常の症状発現を管理し，最小限にする。

指標 ▶
- 血清マグネシウム：1.3〜2.4 mEq/L
- 血清ナトリウム：135〜145 mEq/L
- 血清カリウム：3.8〜5 mEq/L
- 血清カルシウム：8.5〜10.5 mEq/dL
- 血清リン酸塩：125〜300 mEq/dL
- 血清塩化物：98〜108 mEq/L

【一般的看護介入と理論的根拠】

クライエントが障害を受けやすい電解質平衡異常を確認し，以下のように介入する（電解質平衡異常のハイリスク集団を参照）。

■ PC：低・高カリウム血症

①高カリウム血症の徴候と症状をモニターする。
- 脱力感から弛緩性麻痺
- 筋肉過敏症
- 感覚異常症
- 嘔気，腹部痙攣，下痢
- 乏尿
- 心電図変化：高位，テントT波，ST（間）の下降，PR間隔の延長（0.2秒以上），第1度の心ブロック，徐脈，QRS群の拡張，偶発的な心室細動，心停止（Porth, 2002）

（高カリウム血症は，腎臓のカリウム排泄能力の低下あるいは過剰なカリウムの摂取により引き起こされる。アシドーシスは，細胞からのカリウムの放出を増やす。カリウム濃度の変動は，神経筋の伝達に影響を与え，心律動異常をもたらし，また胃腸の平滑筋の活動を抑える）

②高カリウム血症のクライエントに対して
- カリウムの豊富な食事，水分，およびカリウムの静脈注入を制限する。（高カリウムレベルではカリウム摂取を減らす必要がある）
- 四肢の可動域（ROM）訓練を行う。（可動域訓練は筋緊張を増加して痙攣を抑える）
- 医師の指示あるいはプロトコールに従って，血清カリウム値を減少するための与薬をする。
    - カルシウムの静脈注入（一時的に心筋への作用を遮断するため）
    - 重炭酸ナトリウム，グルコース，インスリン（カリウムを細胞内へ戻すため）
    - 陽イオン交換樹脂（例．ケイキサレート®，血液透析）（カリウムを排泄させるため）

③低カリウム血症の徴候と症状をモニターする。
- 四肢の脱力感や弛緩麻痺
- 深部腱反射の減弱あるいは消失
- 低換気，意識の変化
- 多尿
- 低血圧
- 麻痺性イレウス
- 心電図の変化：U波，T波の低電圧あるいは逆転，律動異常，QT間隔の延長
- 嘔気，嘔吐，食欲不振

〔低カリウム血症は，嘔吐，下痢，利尿薬療法に伴うカリウム喪失，あるいはカリウム摂取の不足によって起こる。低カリウム血症は，神経筋の伝導を損ない，呼吸筋の効力を弱める。腎臓は，抗利尿ホルモンにほとんど反応せず，したがって，大量の希釈された尿を排泄する。胃腸の平滑筋の活動も減退する。異常な低カリウム濃度は，心臓の電気伝導も障害する（Porth, 2002）〕

④低カリウム血症のクライエントに対して

- カリウムの豊富な食べ物の摂取を増やすよう指導する。(食事でカリウム摂取量を増やすと，カリウム補給を確保できる)
- 非経口的カリウム補給(必ず希釈されたもの)を行う場合は，成人では 10 mEq/時を超えてはならない。補給中は血清カリウム濃度をモニターする。(過剰な濃度は，心臓の律動異常の原因となる可能性がある)
- 静注部位の浸潤を観察する。(カリウムは，組織に対して非常に腐食性である)

■ PC：低・高ナトリウム血症

①低ナトリウム血症の徴候と症状をモニターする。
- 中枢神経系(CNS)は，嗜眠傾向から昏睡，頭痛まで幅広く影響する。
- 脱力感
- 腹痛
- 筋攣縮あるいは痙攣
- 嘔気，嘔吐，下痢
- 不安

(低ナトリウム血症は，嘔吐，下痢，利尿薬療法によるナトリウムの喪失の結果起こる。つまり，過度の水分摂取や塩分摂取の不足によって低ナトリウム血症は生じる。浸透現象による細胞浮腫は，脳浮腫，脱力感，筋攣縮を生じる)

②低ナトリウム血症のクライエントに対して，指示どおり，塩化ナトリウム液を静注し，利尿薬療法を中止する。(これらの介入は，それ以上のナトリウム喪失を防止する)

③水分過負荷を伴う高ナトリウム血症の徴候と症状をモニターする。
- 口渇，尿量排泄量の減少
- CNS は，興奮から痙攣まで幅広く影響する。
- 血清浸透圧の上昇
- 体重増加，浮腫
- 血圧の上昇
- 頻脈

(高ナトリウム血症は，過度のナトリウム摂取あるいはアルドステロン排出の増加の結果起こる。水分が細胞から引き出され，細胞の脱水が生じて CNS 症状を呈する。口渇は，ナトリウムが希釈されることに対する代償性の反応である)

④高ナトリウム血症のクライエントに対して
- 指示どおり，血清浸透圧レベルに対応して体液補給を開始する。(血清浸透圧の急速な低下は，脳浮腫と発作を引き起こす)
- 発作をモニターする。(ナトリウムの過剰は，脳浮腫を引き起こす)
- 摂取量と排泄量，体重をモニターする。(水分バランスを評価する)

■ PC：低・高カルシウム血症

①低カルシウム血症の徴候と症状をモニターする。
- 精神状態の変化
- 指や足趾の麻痺あるいはしびれ感
- 筋痙攣
- 発作
- 心電図の変化：QT 間隔の延長，ST 域の延長，および律動異常
- クヴォステック徴候またはトルソー徴候
- テタニー

〔低カルシウム血症は，腎臓が(カルシウムの吸収作用にとって必要な)ビタミン D を代謝できないことで起こる。リンの貯留は，血清カルシウム濃度の代償的な低下の原因となる。血清低カルシウム濃度は神経の興奮性を高め，結果として筋(心臓，顔面，四肢)の痙攣および CNS の過敏症(発作)を生じる。また，心電図の変化によってわかる心筋の活動亢進の原因となる〕

②低カルシウム血症のクライエントに対して
- 急性の低カルシウム血症に対して，医師の指示に従って，急速静注法にてカルシウムを投与する。
- 高カルシウム・低リン酸食に関して栄養士に相談する。(血清カルシウム濃度の低下は食事で補う必要がある)
- 高リン酸血症や低マグネシウム血症をアセスメントする。(高リン酸血症はカルシウム吸収を抑制する。低マグネシウム血症の場合，腎臓はマグネシウムを保持するためにカルシウムを排出する)
- 心電図の変化をモニターする：QT 間隔の延長，刺激反応性の律動異常，および房室伝導障害(カルシウム不均衡は心筋の活動亢進の原因となる可能性がある)

③高カルシウム血症の徴候と症状をモニターする。
- 精神状態の変化
- 食欲不振，嘔気，嘔吐，便秘
- 指や足趾の麻痺あるいはしびれ感
- 筋痙攣，低毒性

- ■深部の骨痛
- ■房室ブロック(心電図)

(カルシウム濃度の低下は神経筋の興奮性を抑え,結果として筋緊張の低下,痙攣,食欲不振,無気力をもたらす)

④高カルシウム血症のクライエントに対して
- ■指示によって,生理的食塩水の静脈注射療法と尿細管利尿薬の投与を始める。サイアザイド利尿薬(降圧利尿薬)は避ける。〔静脈注射液は血清カルシウムを希釈する。尿細管利尿薬はカルシウムの排泄を増強し,サイアザイド利尿薬(降圧利尿薬)はカルシウムの排泄を抑制する〕
- ■医師の指示に従って,リン製剤とミトラマイシン(腎不全のクライエントには禁忌)を与える。(これらはカルシウムの骨沈着を増加する)
- ■腎結石をモニターする(「PC:腎結石」を参照)。

PC:低・高リン酸血症

①低リン酸血症の徴候と症状をモニターする。
- ■筋脱力感,痛み
- ■出血
- ■白血球機能の低下
- ■錯乱状態
- ■食欲不振

(リン酸不足は細胞エネルギー源と組織への酸素運搬を障害し,また血小板凝集を減少する原因ともなる)

②低リン酸血症のクライエントに対して,医師の指示に従って,経口投与でゆっくりリンを補給する。リン酸結合剤は中止する。(これはカルシウムの沈殿を防ぐのに役立つ)

③高リン酸血症の徴候と症状をモニターする。
- ■テタニー
- ■指や足趾の麻痺あるいはしびれ感
- ■軟部組織の石灰化
- ■グヴォステック徴候,トルソー徴候
- ■きめの粗い,乾いた皮膚

(高リン酸血症は,腎臓のリン酸排泄機能の低下の結果として起こる。リン酸の増加自体は症状を呈さないが,短期的にはテタニーやその他の神経筋症状に,長期的には軟部組織の石灰化の原因となる)

④高リン酸血症のクライエントに対してリン酸塩結合の制酸薬,カルシウム剤あるいはビタミンDの投与を開始し,リン酸を豊富に含む食物を制限する。〔サプリメントはビタミンDの欠乏を補い,カルシウムの乏しい食事を補うために必要である。高リン酸塩濃度はカルシウムを減らし,副甲状腺ホルモン(PTH)を増やす。PTHは腎不全によるリン酸の除去には無効であるが,骨からのカルシウム再吸収の原因となり,尿細管でのリン酸塩の再吸収を抑制する〕

PC:低・高マグネシウム血症

①低マグネシウム血症をモニターする。
- ■嚥下困難,嘔気,食欲不振
- ■筋脱力感
- ■顔面チック
- ■アテトーシス様運動(遅い,不随意のうごめくような運動)
- ■心律動異常,T波の平坦化または逆転,QT間隔の延長,頻脈,ST群の下降
- ■錯乱状態

(マグネシウム不足は,神経筋の変化と興奮性の亢進の原因となる)

②低マグネシウム血症のクライエントに対して,指示に従って,(軽度の不足に対して食事で,重度の不足に対して非経口的に)硫酸マグネシウムの補給を行う。

③発作の予防処置を開始する。(外傷から守るためである)

④高マグネシウム血症をモニターする。
- ■血圧の下降,徐脈,呼吸数の減少
- ■紅潮
- ■嗜眠,筋脱力感
- ■先のとがったT波

(マグネシウム過剰は中枢および末梢の神経筋機能を抑制して,血管拡張を引き起こす)

⑤呼吸の抑制が生じた場合には,血液透析の可能性を医師に相談する。(マグネシウムを取り除く透析は排泄をもたらす)

PC:低・高塩素血症

①低塩素血症をモニターする。
- ■高過敏性
- ■緩慢な呼吸
- ■血圧の下降

(低塩素血症は代謝性アルカローシスによって起こる。代謝性アルカローシスはカルシウムとカリウムの喪失を招き,症状が発現する)

②低塩素血症のクライエントに対する介入については「PC：アルカローシス」を参照。
③高塩素血症のモニターをする。
- 脱力感
- 嗜眠
- 深い，速い呼吸
（代謝性アシドーシスは塩素イオンの喪失の原因となる）

④高塩素血症のクライエントに対する介入については「PC：アシドーシス」を参照

PC：敗血症
Sepsis

【定義】
PC：敗血症：病原細菌，ウイルス，真菌，あるいはその毒素によって全身性の反応をきたしている状態，あるいはきたす危険性が高い状態。微生物が血流に存在する場合もあれば，存在しない場合もある。

【ハイリスク集団】
- 高齢者，乳幼児
- 薬物依存，アルコール中毒
- 熱傷，多発性外傷
- 感染（尿路，呼吸器，創傷）
- 免疫抑制
- 侵襲性のライン（尿路，動脈，あるいは中心静脈カテーテル）
- 後天性免疫不全症候群（AIDS）
- 播種性血管内（血液）凝固
- 褥瘡
- 広範囲にわたる遅延性の創傷
- 外科的処置（消化管，胸腔，心臓）
- 糖尿病
- 栄養不良
- 癌
- 肝硬変，膵炎
- 移植

新生児・小児
- ウイルス性上気道感染症
- 細菌性腸炎
- 熱傷
- 尿路感染症
- 噛傷（例．犬，人）
- 頭蓋顔面手術
- 宿主の抵抗力の低下

【看護目標】
看護師は，敗血症の合併症を観察し，管理する。

指標 ▶
- 体温：36.6～37.5℃
- 脈拍：60～100回/分
- 動脈血酸素飽和℃（パルスオキシ）：95％以上
- 動脈血二酸化炭素：35～45 mmHg
- 尿量：5 kg/mL/時
- 尿比重：1.005～1.030

【一般的看護介入と理論的根拠】
①敗血症の徴候と症状をモニターする（AAACP/SCCM協議会委員会，1992）。
- 体温：38℃以上あるいは36℃以下
- 心拍：毎分90回以上
- 呼吸数：毎分20回以上，あるいは動脈血二酸化炭素濃度32以下（4.3 kPa以下）
- 白血球数 12,000 個/mm^3 以上，4,000 個/mm^3 以下，あるいは未熟細胞（band）型 10％以下

②高齢者の場合，精神状態の変調をモニターする。衰弱，落ちつかない気持ち，正常体温あるいは低体温，食欲不振
〔高齢者は典型的な感染の徴候が現れない。通常出現する所見，たとえば発熱，悪寒，過呼吸，頻脈，白血球増加症などは重大な感染のある高齢者にみられないことが多い〕

③医師の指示ごとに，抗生物質，酸素消費量と供給量，免疫調整，栄養支援についての管理とモニターが開始される。（敗血症のクライエントのこの4つの領域を管理することで，罹患率と死亡率を抑制できる）

④処置が必要であれば，「PC：循環血液量減少性シ

小児への看護介入

① 体温をモニターする（体温 41℃ 以上は細菌感染を意味する）。新生児は低体温になりやすい。
② 行動の変化をモニターする。
- 泣き方の質
- 両親の刺激への反応
- 状態の変化
- 社会的な刺激への反応

（これらの変化は脳循環の障害を示している）

③ 呼吸パターンをモニターする。（過呼吸，先端チアノーゼは末梢循環不全を示している）
④ 血圧，末梢脈拍，毛細血管充満時間をモニターする。〔循環不全は，正常の血圧でも起こる〕
⑤ 皮膚変化をモニターする。（四肢末端の点状出血，斑状出血や散在性の紅斑症は敗血症を伴ってみられる）
⑥ 酸素飽和度をモニターする。（パルスオキシメーターで酸素レベルをモニターする）

PC：アシドーシス（代謝性，呼吸性）*
Acidosis(Metabolic, Respiratory)

【定義】

PC：アシドーシス：酸の生産増加あるいは過度の塩基喪失により酸・塩基平衡異常をきたしている状態，またはその危険性の高い状態。

【ハイリスク集団】

呼吸性アシドーシスに対して
- 低換気
- 急性肺浮腫
- 気道閉塞
- 気胸
- 鎮静薬の過剰投与
- 重症の肺炎
- COPD
- 喘息
- 中枢神経系の損傷
- 呼吸器系，筋肉や胸壁の障害（重症筋無力症，筋萎縮性側索硬化症，ギラン・バレー症候群）

代謝性アシドーシスに対して
- 糖尿病
- 乳酸アシドーシス
- 末期のサリチル酸（エステル）中毒
- 尿毒症
- メタノールあるいはエチレングリコール摂取

- 下痢
- 腸瘻，吸収不良
- 大量の等張性生理的食塩水あるいはアンモニウム塩の摂取
- 腎不全（急性または慢性）
- 大量の横紋筋融解
- 中毒
- 薬物中毒

【看護目標】

看護師は，アシドーシスの合併症を管理し，最小限にする。

指標▶
- 指標として電解質不均衡を調べる
- 血中尿素窒素（BUN）：10 〜 20 mg/dL
- クレアチニン：0.2 〜 0.8 mg/dL
- アルカリホスファターゼ：30 〜 150 IU/mL
- 血清プレアルブミン：1 〜 3 g/dL
- 筋の痙攣がない

【一般的看護介入と理論的根拠】

代謝性アシドーシスに対して
① 代謝性アシドーシスの徴候と症状をモニターする。
- 速い，浅表性呼吸
- 頭痛，傾眠，昏睡
- 嘔気や嘔吐
- 血漿重炭酸塩の低下と動脈血の pH の低下

---

*必要であれば，看護師は「PC：代謝性アシドーシス」または「PC：呼吸性アシドーシス」のどちらかの診断を特定すべきである。

- ■ 行動変化，嗜眠状態
- ■ 血清カリウムの増加
- ■ 血清塩化物の増加
- ■ PCO_2 35〜40 mmHg 以下
- ■ HCO_3 の減少

(代謝性アシドーシスは，腎臓が水素イオンやリン酸塩，硫酸塩，ケトン体を排泄することができないために起こる。重炭酸塩の喪失は腎臓の重炭酸塩の再吸収が減ったときに起こる。代謝性アシドーシスは，高カリウム血症，高リン酸血症，重炭酸塩濃度の低下によって増悪する。ケトン体の過剰は，頭痛，嘔気，嘔吐，腹痛の原因となる。呼吸の数と深さは，CO_2 排出を増加しアシドーシスを減少するために増加する。アシドーシスは中枢神経系に影響し，細胞内の水素とカリウムの交換によって神経筋の過敏性を増強する)

②代謝性アシドーシスのクライエントに対して
- ■ 根本的な病因に応じて，指示された経静脈的補液療法を開始する。(脱水が胃液や尿による体液喪失から起きる場合がある)
- ■ 病因が糖尿病である場合の介入については「PC：低・高血糖」を参照
- ■ 低カルシウム血症，低カリウム血症，アルカローシスの徴候と症状のアセスメントをアシドーシスの補正に伴って行う。(アシドーシスの急速な補正は，急速なカルシウムやカリウムの排泄および反動性アルカローシスを引き起こすことがある)
- ■ 医師の指示に従って，すべての電解質平衡異常を補正する。各種の電解質平衡異常に対する介入については「PC：電解質平衡異常」を参照
- ■ 動脈血ガス(ABG)値，尿 pH をモニターする。(これらの値は治療効果を評価するのに役立つ)

呼吸性アシドーシスに対して

①呼吸性アシドーシスの徴候と症状をモニターする。
- ■ 頻脈，律動異常，跳躍脈
- ■ かすみ目，乳頭水腫
- ■ 発汗療法
- ■ 嘔気，あるいは嘔吐
- ■ 落ちつきのない状態，頭痛
- ■ 呼吸困難，低換気
- ■ 努力性呼吸の増加
- ■ 呼吸数の減少
- ■ PCO_2 の増加
- ■ PO_2 は正常あるいは減少
- ■ 血清カルシウムの増加
- ■ 塩化ナトリウムの減少
- ■ 反射の減少
- ■ 意識レベルの減少

(呼吸性アシドーシスは，呼吸系が障害によって CO_2 を除去できないとき，あるいは過剰の CO_2 を除去するために心臓や呼吸努力の増加を刺激する代償機制に過度の負担がかかったときに起こる。PCO_2 の上昇が主な基準である。PCO_2 の上昇は，脳血流量を増加し，心臓，腎臓，消化管への循環を低下させる)

②呼吸性アシドーシスのクライエントに対して
- ■ 下記の方法によって換気を改善する。
  - ● ベッド上で頭部挙上の体位をとる。(横隔膜の下降を促進するため)
  - ● 呼気を長くした深呼吸の指導をする。(CO_2 の呼出を増加させるため)
  - ● 必要であれば，吸引によって粘液の喀出を援助する。(換気灌流を改善するため)
- ■ 上記の介入を行った後にも改善がみられなければ，換気機器の使用について医師と相談する。
- ■ クライエントの呼吸が改善されてきたら，酸素を投与する。〔クライエントが効果的に呼吸をしていなければ，酸素の使用は意味がなく，さらに悪化したり，死亡に至る可能性がある〕
- ■ 適度な水分補給を促進する。(分泌物を溶かしたり，粘液が詰まるのを予防するのに役立つ)
- ■ 鎮静薬や精神安定薬の使用を最小限にする。(両者は呼吸抑制の原因となる)
- ■ 代謝性アシドーシスを補正するため，呼吸性アシドーシスに対する上記の介入を開始する。

PC：アルカローシス(代謝性，呼吸性)*
Alkalosis(Metabolic, Respiratory)

【定義】
PC：アルカローシス：過剰の重炭酸塩あるいは水素イオン喪失により酸・塩基平衡異常をきたしている状態，またはその危険性の高い状態．

【ハイリスク集団】
呼吸性アルカローシスに対して
- 肺疾患
- 中枢神経系障害・損傷
- 過換気
- 重症感染症，発熱
- 喘息
- 過度の強制的な機械的換気
- 横隔膜の動きの制限(例.肥満，妊娠による)
- 吸気の酸素不足
- うっ血性心不全
- アルコール中毒
- 肝硬変
- 甲状腺中毒症
- パラアルデヒド(催眠薬)，エピネフリン，初期サリチル酸塩の過剰投与
- 代謝性アシドーシスの急速な補正

代謝性アルカローシスに対して
- 嘔吐，胃液の吸引，下痢の持続
- 水素やカリウムの喪失を伴う強い利尿薬(例.サイアザイド)の使用
- コルチコステロイド療法
- カリウム非結合IV溶液を静脈注射で補充
- 原発性あるいは二次性の高アルドステロン症
- 副腎皮質ホルモンの疾患
- 高カルシウム血症と低カリウム血症の持続
- 代謝性アシドーシスの過度の補正

【看護目標】
看護師は，アルカローシスの合併症を管理し，最小限にする．

指標▶
- 「PC：アシドーシス」の指標を参照

【一般的看護介入と理論的根拠】
代謝性アルカローシスに対して
① 代謝性アルカローシスの初期の徴候と症状をモニターする．
  - 指のしびれ感，めまい
  - 筋の過緊張(振戦)
  - 低換気(炭酸を保つため)
  - HCO_3^-の増加
  - PO_2のわずかな増加
  - 血清塩化物，血清カリウム，血清カルシウムの減少
  - 低換気
  - 多渇症
  (イオン化カルシウムの減少はより多くの症状を呈する)
② 代謝性アルカローシスのクライエントに対して
  - 非経口的補液に関する医師の指示を開始する．(ナトリウム，水，塩化物の不足を補正するため)
  - 指示されたら，注意深く塩化アンモニウムの投与をモニターする．(塩化アンモニウムは，水素イオンの循環量を増加させる．その結果としてpHが低下する．治療は，あまりにも急速なpHの低下と赤血球の溶血の原因となる)
  - 塩化アンモニウムの投与に先だって，腎臓や肝臓の機能を評価する．(腎臓や肝臓の機能障害は，溶血の増加を調整することができない)
  - 指示されたら，鎮静薬や精神安定薬を注意深く投与する．(どちらの薬も呼吸機能を抑制する)
  - 動脈血ガス値，尿pH，血清電解質濃度，血中尿素窒素(BUN)をモニターする．(これらの値は，治療に対する反応を評価したり，あまりにも急速な補正の結果としての反動性の代謝性アシドーシスを発見するのに役立つ)

---
*必要であれば，看護師は「PC：代謝性アルカローシス」または「PC：呼吸性アルカローシス」のどちらかの診断を特定する．

呼吸性アルカローシスに対して

①呼吸性アルカローシスをモニターする。
- 軽度の頭痛
- しびれ感, 刺痛
- 手足痙縮
- 筋脱力感
- HCO_3 は正常あるいは減少
- PCO_2 の低下
- 血清カリウムの減少
- 血清塩化物の増加
- 血清カルシウムの減少
  (血漿炭酸含有量の減少は, 血管収縮, 脳血流量の減少, イオン化カルシウムの減少の原因となる)

②呼吸性アルカローシスのクライエントに対して
- 過呼吸の原因を確認する。〔病因の相違によって介入を変える必要がある(例. 不安に対する不適正な機械的換気)〕
- クライエントとアイコンタクトを維持し, クライエントのそばにいることでクライエントの不安を静める。(不安は呼吸数や CO_2 貯留を増加する)
- 看護師と一緒にゆっくりと呼吸することをクライエントに指導する。(ゆっくりと呼吸することは CO_2 の貯留を増加する)
- 不安なクライエントには, 紙袋の中へ呼気をさせ, それを吸気で吸い込むようにさせる。(クライエントが自分の吐いた CO_2 を再吸入することで, $PaCO_2$ を増加させる)
- 不安が原因として働いている場合, 追加の看護介入について第2部の看護診断〈不安〉と〈非効果的呼吸パターン〉を参照
- 必要に応じて, 鎮静薬の使用について医師と相談する。(鎮静薬は呼吸数や不安を抑えるのに役立つ)
- 動脈血ガス値と電解質レベルをモニターする(例. カリウム, カルシウム)。(これらの値を測定することは, クライエントの治療に対する反応を評価するのに役立つ)
- 必要に応じて, 電解質平衡異常の特別な管理に関して「PC：電解質平衡異常」を参照

PC：アレルギー反応
Allergic Reaction

【定義】

PC：アレルギー反応：特別な物質(抗原)に対する過敏性および媒介物質の放出をきたしている状態, またはその危険性の高い状態。

【ハイリスク集団】
- アレルギーの既往
- 喘息
- 免疫治療
- ハイリスク抗原にさらされたクライエント
  ▶ 昆虫刺傷(例. ミツバチ, スズメバチ科のハチ, スズメバチ, アリ)
  ▶ 動物咬傷(例. アカエイ, ヘビ, クラゲ)
  ▶ 放射性ヨウ素造影剤(例. 動脈撮影, 静脈性腎盂撮影において使用される)
  ▶ 血液や血液製剤の輸血
- 下記のことにさらされたハイリスクのクライエント
  ▶ 危険性の高い薬の服用(例. アスピリン, 抗生物質, 破傷風, アヘン剤, 局所麻酔, 動物のインスリン, キモパパイン)
  ▶ 危険性の高い食品(例. ピーナッツ, チョコレート, 卵, 魚貝類, 貝類, イチゴ, 牛乳)
  ▶ 化学薬品(例. 床ワックス, ペンキ, 石けん, 香水, 新しい絨毯)

【看護目標】

看護師は, アレルギー反応の合併症を管理し, 最小限にする。

指標▶
- 意識明瞭で落ちついており, 見当識もある。
- じんましん, あるいはかゆみの訴えがない。
- のどの逼迫感の訴えがない。
- 短息呼吸あるいは喘鳴の訴えがない。

【一般的看護介入と理論的根拠】

①アレルギー反応の既往歴を注意深くアセスメントする(例.発疹,呼吸困難)。(ハイリスクのクライエントにアナフィラキシーを避けるための予防措置を考慮に入れることを指導する)

②クライエントにアレルギー反応の既往歴がある場合は,必要に応じて,皮内試験に関して医師と相談する。(皮内試験により過敏症を確認できる)

③局所的なアレルギー反応の徴候と症状をモニターする。
- 膨疹,発赤(ヒスタミンの放出による)
- かゆみ
- 非外傷性浮腫(口周囲の,眼窩骨膜の)

(これらの初期症状は,アナフィラキシーショックに対する全身性反応が始まる前の一連の局所反応を示している)

④過敏症の最初の徴候に際して,抗ヒスタミン薬などの薬物治療に関して医師に相談する。(抗ヒスタミン薬は,ヒスタミン放出を抑制することで軽度の局所反応を治療するために,普通よく使われる)

⑤全身性のアレルギー反応とアナフィラキシーの徴候と症状をモニターする。
- 軽い頭痛,皮膚の紅潮,軽度の低血圧(ヒスタミン誘導の血管拡張の結果による)
- 咽喉や口蓋の詰まり感,喘鳴,嗄声,呼吸困難,胸部圧迫感(プロスタグランジン放出による平滑筋の収縮のため)
- 不整脈の増加や血圧の低下(気道や冠状血管を収縮するロイコトリエンの放出による)
- 意識状態の低下,呼吸困難,ショック(重度の低血圧,呼吸不全,組織低酸素の結果起こる)

(数分以内に,これらの反応は重度の低血圧,意識レベルの低下,呼吸困難に進展し,急速な致死状態となる可能性がある)

⑥敏速に,アナフィラキシーに対して救急のプロトコールを開始し,必要に応じて医師を呼ぶ。
- 静脈ラインを開始する。(直ちに与薬を開始するため)
- エピネフリンを静脈注射あるいは気管内に投与する。(末梢血管収縮を引き起こすために,血圧を上昇させ,気管支平滑筋の緩和を促進するための,また変力および変時性心活動を高めるためのβ-拮抗薬として作用する)
- 酸素を投与する。必要であれば,クライエントの気道を確保する。口腔咽頭挿管が必要となる場合もある。(喉頭浮腫は呼吸を妨げる)

⑦指示に従って,そのほかの与薬を開始する。それには以下の薬物が含まれる。
- コルチコステロイド(酵素や白血球の反応を抑制し,気管支狭窄を減らすため)
- アミノフィリン(気管支拡張を促進するため)
- バソプレシン(重度の低血圧に対抗するため)
- ジフェンヒドラミン(抗ヒスタミン薬)
 (さらに抗原・抗体反応を予防するため)

⑧治療に対する反応を頻回に評価し,下記のアセスメントをする。
- バイタルサイン
- 意識のレベル
- 肺音,ピークフロー(最大流量)
- 心機能
- 水分出納
- 動脈血ガス値

(ショックの合併症の発見および追加の介入の必要性を確認するために注意深くモニターすることが必要である)

⑨回復後,クライエントや家族とともにアナフィラキシーに対する予防法やアナフィラキシー・キットの携帯の必要性を話し合う。キットには,アレルギー反応を自己治療するためのエピネフリン注射薬や経口ヒスタミン薬が含まれている。

PC:血小板減少症
Thrombocytopenia

【定義】

PC:血小板減少症:循環している血小板が不足している状態(150,000以下),またはその危険性が高い状態。血小板産生の減少,血小板分布の変化,

血小板破壊, 血管の希釈などが原因で血小板が減少する。

【ハイリスク集団】

◎クローン病や関節リウマチ（エンブレル群）など, ある慢性疾患に対する治療による血小板産生の減少
- 化学療法
- 放射線療法
- 腫瘍による骨髄浸潤
- 白血病
- ヘパリン療法
- 毒素
- 重症感染症
- アルコール症
- 再生不良性貧血
- ヒト免疫不全ウイルス（HIV）

◎以下の理由による血小板破壊の増加
- 抗生物質
- アスピリン
- アルコール
- キニーネ, キニジン
- ジゴキシン
- スルホンアミド（サルファ薬）
- 絞扼性肥大脾臓
- 感染（細菌, 後ウイルス性感染症）
- 腎疾患
- 輸血後状態
- 高血圧
- 低体温
- ウイルス感染（例. EBウイルス）
- HIV

◎以下の理由による血小板の利用の増加
- 播種性血管内凝固（DIC）
- 血栓性血小板減少性紫斑病
- 肝疾患
- 非血小板含有溶液の数単位の投与

【看護目標】

看護師は, 血小板減少症の合併症を管理し, 最小限にする。

指標▶
- 血小板値が150,000以下

【一般的看護介入と理論的根拠】

①全血球算定（CBC）, ヘモグロビン, 凝固検査, 血小板数をモニターする。（これらの値は, 出血に対する治療の反応および出血の危険性を評価するのに役立つ。血小板数＜20,000/mm^{3}は頭蓋内出血のハイリスクを示している）

②一次性の原因に加えて, それ以外の血小板数の減少をきたす要因をアセスメントする。
- 異常な肝機能
- 異常な腎機能
- 感染, 発熱
- 抗凝固薬の使用
- アルコールの使用
- アスピリンの使用
- 非血小板含有溶液の数単位の投与（例. 赤血球濃厚液）

〔アセスメントによって調整可能な要因を確認できる〕

③特発性あるいは過度の出血の徴候と症状をモニターする。
- 特発性点状出血, 斑状出血, 血腫
- 鼻あるいは歯茎からの出血
- 静脈穿刺あるいは骨髄吸引のような侵襲性の処置による持続性の出血
- 吐血あるいはコーヒー残渣様の嘔吐
- 喀血
- 血尿
- 腟出血
- 直腸出血
- 肉眼的な便出血
- 黒い, タール便
- バイタルサインの変化
- 神経状態の変化（視力障害, 頭痛, 見当識障害）
- 尿, 便, 嘔吐の潜血の陽性
- 月経中の女性のパッド数の増加

〔出血の症状発現を早期に発見するために, 継続的なモニタリングが必要とされる〕

④出血と循環血液量減少の全身的な徴候のアセスメントをする。
- 脈拍数の増加, 呼吸数の増加, 血圧の低下
- 神経状態の変化（例. 微妙な精神状態の変化, 視力障害, 頭痛, 見当識障害）

（循環酸素レベルの変化は, 心・血管・神経系機

能の変化を生じる)
⑤出血が疑われる場合の介入については「PC：血液量減少症」を参照。血小板輸血を前もって考慮する。
⑥直接圧迫を5～10分間行ってから，すべての静脈穿刺部位に圧迫包帯をする。24時間注意深くモニターする。(これらの処置は凝固を促進し，失血を抑える)
⑦嘔吐を予防するために積極的に嘔気を治療する。(重症の嘔吐は，消化管出血の原因となりうる)
⑧直腸診は最小限にする。(これは，直腸組織の損傷と出血を避けるのに役立つ)
⑨看護診断「出血傾向に関連した〈身体損傷リスク状態〉」を用いて，看護介入を実行し，外傷の危険性を低くするための指導をする。

PC：日和見感染
Opportunistic Infections

【定義】

PC：日和見感染：免疫系障害が存在する場合にのみ疾患を起こすことができる微生物によって感染をきたしている状態，あるいはその危険性が高い状態。

【ハイリスク集団】

- 免疫支持療法(化学療法，抗生物質)
- 悪性
- 敗血症
- AIDS
- 栄養不足
- 熱傷
- 外傷
- 褥瘡
- 放射線療法(長骨，頭蓋，胸骨)
- 慢性疾患をもった高齢者
- 薬物・アルコール中毒

【看護目標】

看護師は，免疫不全の合併症を管理し，最小限にする。

指標▶

- 体温　36.6～37.5℃
- 呼吸　16～20回/分
- 咳なし
- 落ちついており，見当識がある。
- 発作なし。頭痛なし
- 規則的で形のある便
- ヘルペスあるいは帯状病変がない。
- 嚥下時の訴えがない。
- 視野の変化がない。
- 体重減少がない。
- たとえば口などに，新しい病変がみられない。
- リンパ節障害がない。

【一般的看護介入と理論的根拠】

① CBC，WBC分画(好中球，リンパ球)と絶対的な好中球数(WBC×好中球)をモニターする。(これらの値によって治療に対する反応を評価できる)
② 1次感染あるいは2次感染の徴候と症状をモニターする。
- 体温のわずかな上昇
- 悪寒
- 嚥下障害
- 不定な呼吸音
- 混濁尿あるいは悪臭のする尿
- 頻尿，切迫尿，排尿障害の訴え
- 尿中蛋白や細菌の存在
- 過去，あるいは最近の穿刺部位を含む，皮膚統合性の破壊による発赤，皮膚温の変化，腫脹
- 口腔粘膜の過敏，潰瘍
- 会陰部や直腸の痛み，および異常な腟・直腸排液の訴え
- 痔核痛，発赤，出血の悪化
- 痛み，かゆみのある皮膚(帯状ヘルペス)，特に頸部・胸部領域
- WBC数の変化，特に未熟な好中球
(重症の好中球減少のクライエントの場合，通常

の炎症反応が少ないか，まったくない）
③指示に従って培養検体を採取する（例．尿，腟，直腸，口腔，痰，便，血液，皮膚）。（検査で原因菌の種類を判断し，治療法を決める）
④敗血症の徴候と症状をモニターする。〔グラム陽性菌とグラム陰性菌は開放創に侵入し，敗血症の原因となる可能性がある。衰弱したクライエントは敗血症のリスクが高くなる。敗血症は進行性の血管拡張を生じ，結果として低循環血流症とさらに引き続いて組織の低酸素が起こる。低酸素は腎機能と心拍出量の低下を招き，低酸素とアシドーシスを補充しようとし，過呼吸と頻拍という代償性反応の引き金となる。尿や血液内の細菌は感染を示している（Morton ほか，2005）〕
⑤抗生物質の治療効果と非治療効果をモニターする。
⑥原虫類の日和見感染症の徴候と症状をモニターする。
- ニューモシスチス肺炎：乾性，非生産的な咳，発熱，緩やかから重症な呼吸困難
- トキソプラズマ脳炎：頭痛，傾眠，発作
- クリプトスポリジウム腸炎：水様便，嘔気，腹部痙攣，倦怠感

（免疫不全のクライエントは 2 次的な日和見感染症のリスクがある。原虫性感染は最もよくみられ重症である）
⑦ウイルス性の日和見感染症の徴候と症状をモニターする。
- 単純ヘルペスの口内または直腸周囲の膿瘍：ひどい痛み，出血，直腸からの排液
- サイトメガロウイルス網膜炎，腸炎，肺炎，脳炎，あるいはそれ以外の臓器の疾患
- 進行性多病巣性白質脳炎：頭痛，精神機能の低下
- 帯状疱疹，播種性（帯状ヘルペス）

⑧真菌性の日和見感染症の徴候と症状をモニターする。
- カンジダ菌胃炎と食道炎：滲出液，口内の異常な味覚の訴え
- クリプトコッカス髄膜炎：発熱，頭痛，かすみ目，頸部硬直，混乱

⑨通常は肺系統に影響を及ぼす細菌性日和見感染症の徴候と症状をモニターする。
- マイコバクテリウム・アビウム（細胞内に散在する）
- ヒト結核菌（肺外と肺内）

⑩すぐに症状を報告する必要があることを指導する。〔有害な症状発現の早期治療により重症な合併症を予防することができる（例．敗血症）。また，治療に対して有効な反応をもたらす可能性も高くなる〕
⑪活動と休息のバランスをとることと栄養のある食事をとる必要があることを説明する。（休息と栄養のある食事はクライエントに回復のエネルギーと体の免疫系の増強を促す）
⑫侵襲的な処置はできるかぎり避ける（尿カテーテル，動脈あるいは静脈穿刺，注射，直腸チューブ，座薬）。（このような予防処置によって微生物の侵入を予防できる）
⑬薬物療法に固執することの重要性を説明する（予防と抗ウイルス性の）。
⑭微生物の侵入予防と抵抗性増加の介入が必要な場合は，第 2 部の看護診断〈感染リスク状態〉を参照する。

PC：鎌状赤血球症クリーゼ
Sickling Crisis

【定義】

PC：鎌状赤血球症クリーゼ：鎌状赤血球症のクライエントが，鎌状赤血球によって脈管閉塞を起こしている，すなわち細胞，組織の損傷や溶血性貧血，脾臓肥大，循環血液量減少性ショック，急性胸部症候群，脳血管性障害をきたしている状態（Jekins, 2002）。

【ハイリスク集団】

以下のような促進因子を伴う鎌状赤血球症のク

ライエント
- 高い標高(海抜 2,100 m 以上)
- 正常に気圧を保てない飛行機
- 脱水(例. 発汗, 下痢, 嘔吐)
- 激しい身体的活動
- 低気温(例. 冷たい水分)
- 感染(例. 呼吸, 尿路, 腔)
- アルコール摂取
- 喫煙

【看護目標】

看護師は鎌状赤血球症の発症を管理し,最小限にする。

指標▶
- あらかじめ確立された受け入れ可能なレベルまで痛みをコントロールする。
- 酸素飽和度：95％以上
- 骨の痛みが最小またはない。
- 腹部痛が最小またはない。
- 胸部痛が最小またはない。
- 倦怠感が最小またはない。
- 頭痛が最小またはない。
- 尿量：5 mL/kg/時以上

【一般的看護介入と理論的根拠】

①貧血の徴候と症状をモニターする。
- 傾眠傾向
- 無力
- 倦怠感
- 蒼白の増大
- 労作性呼吸困難

〔貧血はこの疾患のクライエントの場合,よくみられる症状であり,低ヘモグロビンは比較的耐性があるため,クライエントの基準値や急性の症状を参考にしながら変調を記述する(Rauschほか,1998)〕

②網状赤血球数と CBC を含む検査値をモニターする。〔網状赤血球(通常レベルは約1％)の上昇は活性赤血球生成を示す。貧血がある場合,上昇しないのは問題があることを示している場合がある(Newcombe, 2002)〕

③急性胸部症候群の徴候と症状をモニターする。
- 発熱
- 急性胸部痛

〔急性胸部症候群は,症状群(急性胸膜炎胸部痛,発熱,白血球増加症,胸部 X 線写真上の浸潤)を示すために使われる用語であり,鎌状赤血球症においてみられる(Rauschほか, 1998)。この場合,医療的に緊急事態であり,「鎌状赤血球」によって肺浸潤を引き起こす場合もある〕

④感染の徴候と症状をモニターする。
- 発熱
- 疼痛
- 悪寒
- 白血球数の増加

〔細菌性感染は罹患状態や死亡率の主な原因の1つである。脾臓機能の低下によって鎌状赤血球貧血症が起こる。ウイルス感染菌が破壊し,脾臓の濾過活動を喪失されると感染のリスクが増大する(Porth, 2002)〕

⑤神経学的機能の変化をモニターする。
- 会話の障害
- 急激な頭痛
- 無力感,しびれ感

〔脳梗塞や頭蓋内出血は鎌状赤血球症の合併症である。脳動脈への栄養動脈の閉塞は進行性の血管壁損傷と突発的な主血管の閉塞の原因となる。頭蓋内出血は,2次的に血管壁の低酸素壊死となる場合もある(Rauschほか, 1998)〕

⑥脾臓機能不全をモニターする。(脾臓は血液を濾過し,古い細菌を取り除く働きがある。緩慢な循環や鎌状赤血球の粘稠性が高くなると,脾臓障害を招く。脾臓における通常のアシドーシスや無酸素状態は,鎌状赤血球化を刺激し,血流閉塞を増加させる(Porth, 2002)〕

⑦脾臓の壊死分離発症をモニターする。
- 急激に発症する疲労
- 非常に蒼白,無関心
- 頻脈
- 浅呼吸(表在呼吸)
- 低血圧

〔急激な鎌状赤血球化に伴って脾臓からの血液が閉塞されると,突然,脾臓に血液がたまる。これは血管内低循環血液や低酸素やショックを進行させる(Rauschほか, 1998)〕

⑧以下のことを報告するよう指導する。
- 急性疾患
- 重症の関節痛あるいは骨痛

- ■胸痛
- ■腹痛
- ■頭痛，めまい
- ■胃部不快
- ■持続性勃起症
- ■反復性嘔吐

〔これらの症状は，鎌状赤血球化によってさまざまな部位での血管閉塞を示していると考えられる。疾患によってはクライエントは脱水を起こしやすくなる（Rauschほか，1998）〕

⑨医師の処方に従って治療を開始する（例．抗鎌状赤血球抗体，鎮痛薬，輸血）。

⑩以下を避ける。
- ■床上安静（ベッドレスト）
- ■葉酸を多量に含む水分や食物
- ■疼痛部分の温湿布

⑪鎌状赤血球症の発症に伴う疼痛の管理と介入については，看護診断〈急性疼痛〉を参照（第2部）

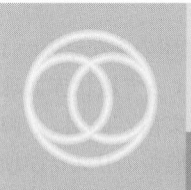

潜在的合併症：腎/泌尿器系機能障害

Potential Complication : Renal/Urinary Dysfunction

潜在的合併症：腎/泌尿器系機能障害
- ▶PC：急性尿閉
- ▶PC：腎不全
- ▶PC：腎結石

【定義】

PC：腎/泌尿器系機能障害：種々の腎や尿路系の機能不全をきたしている状態，またはその危険性の高い状態。

著者の注釈

看護師は，さまざまなタイプの腎あるいは泌尿器の問題を抱える危険性のあるクライエントを記述するためにこの一般的な共同問題を使うことができる。たとえば，CCUのクライエントで，腎/泌尿器のさまざまな問題を生じやすいクライエントに対して，「PC：腎/泌尿器系機能障害」を使うことで，看護師に腎や泌尿器の状態を，焦点アセスメントをもとに異常機能を検出して診断するためのモニタリングを指示することができる。個別の腎・泌尿器系合併症の看護管理は，その合併症の共同問題として取り扱われる。たとえば，血管バイパス術から回復中のクライエントに対する標準ケアは，看護師に腎や泌尿器系の状態のモニタリングを指示する共同問題「PC：腎/泌尿器系機能障害」にある。このクライエントが尿閉を起こした場合，看護師はこの問題を管理するための看護介入とともに，問題リストに「PC：尿閉」を追加する。危険因子あるいは病因が一次的医学診断に関連していなければ，看護師は診断記述に，たとえば「PC：心筋梗塞のクライエントの慢性腎不全に関連した腎機能不全」として因子を特定する。

看護診断（例．失禁，慢性尿閉）として看護師によって独自に治療する膀胱機能の問題と，看護師による処方と医師による処方の両方に基づく介入（例．急性尿閉）を使って看護師が管理する問題とを区別しなければならないことに留意する。

重要な検査／診断アセスメント基準

①血液
- ■プレアルブミン，アルブミン：腎疾患であれば低下
- ■アミラーゼ：腎機能不全であれば上昇
- ■pH，塩基過剰，重炭酸塩：代謝性アシドーシスであれば低下，代謝性アルカローシスであれば上昇
- ■カルシウム：尿毒症性アシドーシスであれば低下
- ■塩化物：尿細管性アシドーシスであれば上昇

- クレアチニン：腎疾患であれば上昇
- マグネシウム：慢性腎炎であれば低下
- リン：慢性糸球体疾患であれば上昇，尿細管性アシドーシスであれば低下
- カリウム：腎不全であれば上昇，慢性利尿療法，尿細管性アシドーシスであれば低下
- 蛋白質(全体の，アルブミン，グロブリン)：ネフローゼ症候群であれば低下
- ナトリウム：腎炎であれば上昇，慢性腎機能不全であれば低下
- 血中尿素窒素(BUN)：急性あるいは慢性腎不全であれば上昇
- 尿酸：慢性腎不全であれば上昇
- 白血球(WBC)数：急性あるいは慢性感染であれば上昇，低下

②尿（中間尿）
- 血液：血性膿瘍，腎結石，腎・膀胱腫瘍で存在
- クレアチニン：急性/慢性糸球体腎炎，腎炎で上昇，腎臓の進行性変性で低下
- pH：代謝性アシドーシスで上昇，代謝性アルカローシスで低下
- 比重：脱水で上昇，水分過剰，尿細管性疾患で低下
- 白血球(WBC)数：尿路感染症で上昇
- ミオグロブリン
- 尿ナトリウムとオスモル濃度
- 培養と感受性
- 24時間尿クレアチニンクリアランス

③腎の超音波検査，MRI検査
④腎臓，子宮，膀胱のX線検査
⑤腎生検
⑥腎血管造影

PC：急性尿閉
Acute Urinary Retention

【定義】
PC：急性尿閉：膀胱での急性の尿の異常な蓄積，および一次的な状況(例．術後状態)，あるいは手術(例．前立腺摘出術)または薬物に伴う可逆的な状態によって排尿できない状態，またはその危険性の高い状態。

【ハイリスク集団】
- 手術後状態（例．会陰部，下腹部の手術）
- 産褥期
- 不安
- 前立腺肥大，前立腺炎
- 薬物副作用（例．アトロピン，抗うつ薬，抗ヒスタミン薬）
- 動脈造影後の状態
- 膀胱流出口の閉塞（炎症，腫瘍）
- 排尿筋収縮の障害

【看護目標】
看護師は，急性尿閉の症状発現を管理し，最小限にする。

指標▶
- 尿量：5 mL/kg/時以上
- 膀胱充満感を言語化できる。
- 腹部圧の低さの訴えがない。

【一般的看護介入と理論的根拠】
①手術後のクライエントの尿閉をモニターする。〔排尿筋の外傷や術中の骨盤内神経の損傷は，膀胱機能を抑制する可能性がある。不安や痛みは，括約筋反射の痙攣の原因となる。膀胱頸部浮腫もうっ滞の原因となる。鎮静薬や麻薬は，中枢神経系や平滑筋の作用に影響する(Porth, 2002)〕
②膀胱膨満の徴候（過膨張など）に対する恥骨上部領域の触診，打診により尿閉を早期に発見する。クライエントに，膀胱不快感や排尿困難があれば報告するよう指導する。（これらの問題は，尿閉の初期徴候である場合がある）
③褥婦の尿閉をモニターする。（分娩は一時的に膀胱壁の緊張を緩める可能性があるので，尿閉の原因となる）
④出産後6～8時間以内に排尿するようクライエ

ントを指導する。(出産後腹部内圧の減少による膀胱容量の増加によって尿意が弱まっている場合がある)
⑤産後のクライエントでは膀胱膨満と子宮増大とを区別し，以下のことに留意する。
- 膨満した膀胱は恥骨結合上に突出する。
- 正中線位で子宮復古のために子宮のマッサージをすると，膀胱はさらに突出する。
- 打診と触診により，反跳している膀胱(水分のため)と固い子宮とが区別できる。

(膨満した膀胱は子宮を上方や横に押しやり，子宮弛緩の原因となる)
⑥術後8〜10時間以内にクライエントが排尿あるいは膀胱不快感を訴えない場合は，以下の手順を踏む。
- 床上式便器を暖める。
- 可能であれば，ベッドを出てトイレを使うようクライエントを促す。
- 可能であれば，男性クライエントは排尿時に立つよう指導する。
- クライエントが尿意を催すように，洗面所に水を流す。
- クライエントの会陰部に温湯を注ぐ。

(これらの処置は尿道括約筋の弛緩を促進し，排尿を容易にする)
⑦手術後あるいは産褥後の最初の排尿の後，1時間ほどして再度排尿するようクライエントを促し，モニタリングを続ける。(この最初の排尿は通常，完全に膀胱を空にしていない)
⑧10時間後もなおクライエントが排尿できない場合は，医師によって指示されたストレートカテーテルに関するプロトコールに従う。(ストレートカテーテルは留置カテーテルより望ましい。それは上行性の病原体による尿路感染のリスクが少ないからである)
⑨慢性の尿閉のクライエントに関しては，〈溢流性尿失禁〉を参照
⑩排尿が少量の場合は，ストレートカテーテルを用いる。排尿後，残尿が200 mL以下であれば，カテーテルを留置し，医師あるいは上級実践看護師に知らせる。

PC：腎不全
Renal Insufficiency

【定義】

PC：腎不全：乏尿や無尿症を引き起こす糸球体濾過率の減少をきたしている状態，またはその危険性の高い状態。

【ハイリスク集団】

- 虚血性の原因による腎尿細管の壊死
  - 利尿薬の過度の使用
  - 肺塞栓
  - 熱傷
  - 腎血栓症
  - 横紋筋融解症
  - 腎感染症
  - 腎動脈の狭窄，血栓症
  - 腹膜炎
  - 敗血症
  - 血液量減少
  - 低血圧
  - うっ血性心不全
  - 心筋梗塞
  - 動脈瘤
  - 動脈瘤修復
- 毒性による腎尿細管の壊死(Lancaster, 2001)
  - 非ステロイド性抗炎症薬
  - 痛風
  - 高カルシウム血症
  - 違法な薬物
  - グラム陰性菌感染症
  - 放射線造影剤
  - アミノグリコシド系抗生物質
  - 抗腫瘍薬
  - メタノール，四塩化炭素
  - ヘビ毒，毒きのこ
  - フェナセチン系鎮痛薬

▶重金属
▶殺虫剤，殺菌剤
▶アミノグリコシド
●糖尿病
●本態性高血圧症
●溶血(例．輸血反応から)

【看護目標】

看護師は，腎不全の合併症を管理し，最小限にする。

指標▶

- ●尿比重：1.005～1.030
- ●尿量：5 mL/kg/時以上
- ●尿ナトリウム：130～200 mEq/24時間
- ●血中尿素窒素(BUN)：10～20 mEq/dL
- ●血清カリウム：3.8～5 mEq/L
- ●血清ナトリウム：135～145 mEq/L
- ●リン：2.5～4.5 mEq/dL
- ●クレアチニンクリアランス：100～150 mL/分

【一般的看護介入と理論的根拠】

①腎不全の初期の徴候と症状をモニターする。
- ■尿比重の上昇，尿中ナトリウムレベルの上昇の持続
- ■尿排泄不全(＜5 mL/kg/時)，血圧上昇の持続
- ■BUN，血清クレアチニン，カリウム，リン，およびアンモニアの上昇，クレアチニンクリアランスの減少
- ■下垂部浮腫(眼窩骨膜，足，脛骨前方，仙骨)
- ■夜間頻尿
- ■傾眠
- ■かゆみ
- ■嘔気，嘔吐

〔血液量減少と低血圧はレニン・アンギオテンシン系を活性化し，結果的に腎血管抵抗を増加し，腎血流量と糸球体濾過率を減少させる。糸球体濾過率の減少は，最終的には尿量の減少をもたらし，レニンの産生を刺激し，その結果腎臓への血流量を増加させるため血圧が上昇する。尿素とクレアチニンの尿中への排泄の減少は，BUNとクレアチニンレベルを上昇させる。下垂部浮腫は，血漿静水圧の増加，塩分および水分の貯留の増加，血漿蛋白喪失によるコロイド浸透圧の減少によって生じる(Porth, 2002)〕

②必要であれば，少なくとも1日1回，できればもっと頻回にクライエントの体重を測定する。同量の衣類を着たクライエントを，同じ計測器で，同じ時間に測定することで正確な測定値を得る。(毎日の体重，摂取量，排泄量の記録は水分バランスを評価し，水分摂取所要量を指導するのに役立つ)

③正確な水分の摂取量と排泄量の記録を維持する。正味の水分バランスを決定し，毎日の体重の増減を補正のために比較する。(1 kgの体重増加は，1 Lの過剰水分摂取と相関する)

④処方された水分管理の目標を説明する。(クライエントと家族が理解していると，協力しながら治療に取り組める)

⑤クライエントの毎日の水分摂取量を調整する。水分喪失量に300～500 mL/日を加算して概算する。(補液療法は，水分過負荷を避けるため慎重を要する)

⑥昼夜全体を通して，水分摂取量を全体に平均化する。クライエントが重大な不均衡状態であれば，8時間ごとあるいは毎時間にでも，喪失に対応した水分摂取を行う必要がある。(大きな変動なしに，一定の水分バランスを保持することが重要である)

⑦肯定的なフィードバックを与えて，クライエントの感情やフラストレーションを表現するように促す。(水分や食事の制限は，過度のフラストレーションとなる。情緒的な支援は不安を減らすのに役立つ。また，治療計画に対するコンプライアンスを増進する)

⑧水分や食事の計画に関して栄養士に相談する。(水分管理で重要な点は，専門家の配慮が必要であるが，固形食の水分含有量，適切な量と種類の水分，水分の好み，ナトリウムの含量が含まれる)

⑨可能であればいつでも，食事と一緒に経口薬を投与する。薬物服用が食間に必要なときは，必要最小限の水分量で飲ませる。(不必要な水分摂取を避けるため)

⑩可能であれば，持続的な静脈注射は必ず避ける。静注投与に安全な最小限の溶液量ですべての必要な静注薬を希釈する。可能なら，大量の溶液が偶発的に注入されるのを防ぐために小さな静注バッグと静注調節器，あるいはポンプを使用する。(溶液過負荷を避けるには厳密な溶液注入

⑪代謝性アシドーシスの徴候と症状をモニターする。
- 急速な浅表性呼吸
- 頭痛
- 嘔気や嘔吐
- 血漿 pH の低下
- 行動の変化，嗜眠状態，傾眠

〔アシドーシスは，腎臓の水素イオン，リン，硫酸塩，ケトン体の排泄機能不全によって起こる。重炭酸塩の喪失は，腎の再吸収の低下によって起こる。代謝性アシドーシスは，高カリウム血症，高リン酸血症，重炭酸塩レベルの減少によって悪化する。過剰なケトン体は，頭痛，嘔気，嘔吐，腹痛の原因である。CO_2 排出量を増加させアシドーシスを軽減させるために呼吸の数と深さが増す。アシドーシスは中枢神経系に影響を及ぼし，細胞の水素とカリウム交換によって神経筋の過敏性を増強する可能性がある（Lancaster, 2001）〕

⑫代謝性アシドーシスのクライエントに対して，脂肪や蛋白質の摂取を制限しながら，適切なカロリー摂取を確保する。適切な食事のために栄養士と相談する。（脂肪や蛋白質を制限することは，酸の終末産物の蓄積を予防するのに役立つ）

⑬アシドーシスの補正に際して，低カルシウム血症，低カリウム血症，アルカローシスの徴候と症状をアセスメントする。
（アシドーシスの急速な補正は，カルシウムとナトリウムの急速な排泄をもたらし，反動性のアルカローシスを引き起こすことがある）

⑭上記の方法で代謝性アシドーシスが補正されなければ，重炭酸塩・酢酸塩透析を開始するために医師に相談する。
- 重症アシドーシスのための重炭酸塩透析：透析物質－ $NaHCO_3$ = 100 mEq／L
- 中程度のアシドーシスのための重炭酸塩透析：透析物質－ $NaHCO_3$ = 60 mEq／L

（肝臓で重炭酸塩に変換された酢酸塩陰イオンは，代謝性アシドーシスに拮抗するために透析物質として使われる。重炭酸塩透析は，肝障害，乳酸アシドーシス，重症の酸・塩基平衡異常のあるクライエントに対して適用される）

⑮体液過負荷を伴う高ナトリウム血症の徴候と症状をモニターする。
- 極端な口渇
- 中枢神経系は，興奮から痙攣に至る範囲に影響する。

（高ナトリウム血症は，過剰なナトリウム摂取あるいはアルドステロン排出の増加の結果起こる。水分が細胞から引き出され，細胞の脱水や中枢神経系症状を引き起こす。口渇はナトリウムを希釈するための代償性反応である）

⑯指示されたナトリウム制限を維持する。（高ナトリウム血症は中枢神経系の変質を最低限にするために，ゆっくりと補正しなければならない）

⑰電解質平衡異常をモニターする。
- カリウム
- ナトリウム
- カルシウム
- マグネシウム
- リン

（具体的な徴候や症状および介入については「PC：電解質平衡異常」を参照）。（腎不全は高カリウム血症，高ナトリウム血症，低カルシウム血症，高マグネシウム血症，高リン酸血症を起こす可能性がある）

⑱消化管出血をモニターする（さらに詳しい情報および介入に関しては，「PC：消化管出血」を参照）。（出血は，虚弱な血小板凝集や，窒素老廃物の高血清レベルに関連する毛細血管脆弱によって悪化する場合がある。胃潰瘍のクライエントに透析中必要とされるヘパリン化が，消化管出血を促進することがある）

⑲貧血の症状発現をモニターする。
- 呼吸困難
- 倦怠感
- 頻脈，動悸
- 爪床や粘膜の蒼白
- ヘモグロビンとヘマトクリットレベルの低下
- 易挫傷

（慢性腎不全は尿毒素の増加による赤血球の産生と生存期間の減少を引き起こす）

⑳不必要な血液検体の採取は避ける。（採血をするたびに血液がなくなる）

㉑クライエントに柔らかい歯ブラシを使用すること，また力強く鼻をかむ，便秘，相手と体が接触するスポーツを避けることを指導する。（外傷は出血や感染のリスクを高めるので避ける）

㉒出血が起こったときに，それを調整する圧迫方法を実践して示す。（出血箇所に直接一定の圧迫を

加えることは,過度の失血を避けるのに役立つ)
㉓低アルブミン血症の発現をモニターする。
- 血清アルブミンレベル＜3.5 g/dL；蛋白尿（＜100〜150 mg 蛋白/日）
- 浮腫形成：足，顔，仙骨
- 循環血液量減少
- ヘマトクリットとヘモグロビンレベルの上昇（さらに詳しい情報と介入については「PC：負の窒素平衡」を参照）。（糸球体の電解質障壁の変化や，腹膜透析のために尿中にアルブミンが漏出するときは，肝臓は血漿蛋白の産生を増加することで反応する。しかし，喪失が大きい場合，肝臓は代償できず，低アルブミン血症となる）

㉔循環血液量減少をモニターする。毎日，以下の項目を評価する。
- 体重
- 水分摂取量と排泄量の記録
- 浮腫部分の周囲
- 検査データ：ヘマトクリット，血清ナトリウム，および血清アルブミン中の血漿蛋白

（糸球体濾過率が減少し，機能しているネフロン塊が減少し続けると，腎臓は尿を濃縮したり，ナトリウムと水分を排出する能力を失い，結果として循環血液量減少となる）

㉕うっ血性心不全と心拍出量減少の徴候と症状をモニターする。
- 心拍数の緩やかな増加
- 呼吸困難の増強
- 呼吸音やラ音の減少
- 収縮期血圧の減少
- S_3 あるいは S_4 心音の存在，あるいは増強
- ギャロップリズム
- 末梢浮腫
- 頸静脈の怒張

（うっ血性心不全は心拍出量の増加，循環血液量増加，律動異常，高血圧によって生じ，左室の血液駆出能力を低下させ，その結果心拍出量の低下をもたらし，肺うっ血を増悪させる）

㉖水分制限を厳格に守るよう促す：800〜1,000 mL/日，あるいは24時間の尿量プラス500 mL〔水分制限は尿量を基礎にしている。無尿のクライエントの制限は一般的に 800 mL/日で，代謝，消化管，発汗（蒸散），呼吸による不感蒸泄で失われる量である〕

㉗適切な食事計画について医師や栄養士と協力する。低ナトリウム食を忠実に実行する（2〜4 g/日）。（ナトリウム制限は尿へのナトリウム排泄に基づいて調整する）

㉘血液透析や腹膜透析を開始する場合，施設のプロトコールに従って行う。

■ 小児への看護介入

①腎不全の小児に特徴的な徴候と症状をアセスメントする(Kohaut, 1999)。
- 成長不全
- 骨奇形
- 異常な歯の成長
- 説明のつかない脱水
- 異常な食塩欲求

（腎機能障害をもった小児は大人とは異なる）

②運動に対する子どもの反応を両親に説明する。〔傾眠傾向や運動耐性の低下は腎機能障害の初期の徴候である(Wong, 2003)〕

③医師の指示ごとに，貧血，高血圧，アシドーシス，腎臓性骨形成異常症の治療を開始する。
（これらは非透析療法の重要な目標である）

④栄養士に相談する。〔腎機能低下の小児は成長と発達にとって必要な蛋白質を摂取しなければならない。それは,腎機能の悪化を予防する(Wong, 2003)〕

PC：腎結石
Renal Calculi

【定義】
PC：腎結石：尿路に結石が発生している状態,またはその危険性の高い状態。

【ハイリスク集団】
- 腎結石の既往
- 尿路感染

- 尿のうっ滞
- ベッド上安静
- 高カルシウム血症(食物性)
- 高カルシウム血症をきたす状態
  - ▶副甲状腺機能亢進症
  - ▶尿細管性アシドーシス
  - ▶骨髄増殖性疾患(白血病, 赤血球増加症, 多発性骨髄腫)
- 過度の尿酸排泄
- 炎症性腸疾患
- 痛風
- 脱水

【看護目標】

看護師は, 腎結石の合併症を管理し, 最小限にする。

指標▶

- 体温：36.6～37.5℃
- 尿量：5 kg／mL／時
- 尿比重：1.005～1.030
- 血中尿素窒素：5～25 mg／dL
- 清明な尿
- 脇腹の痛みがない

【一般的看護介入と理論的根拠】

①結石の徴候と症状をモニターする。
- 尿量の増加あるいは減少
- 尿沈殿物
- 側腹部あるいは腰部の痛み
- 血尿
- 腹痛, 腹部膨満, 嘔気, 下痢

(尿路の結石は閉塞, 感染, 浮腫を起こし, 側腹部痛や腰部痛, 血尿, 排尿障害の症状がみられる。腎盂の結石は尿の産生を増加させる。消化管の症状は, 結石が腎-腸管反射を刺激する結果として起こる)

②尿を培養と感受性を調べるため, つまりシュウ酸カルシウム, リン, 尿酸を調べるため24時間尿を検査室に送る。(検査は, 結石と感染のタイプを判断するために必要とされる)

③尿を濾過して結石のサンプルを採取し, 分析のために検査室に送る。(結石のサンプルを入手することで, 確実に結石の構成要素が分析できる)

④クライエントが痛みを訴えている場合, 積極的な治療について医師に相談する(例. 麻薬, 鎮痙薬)。(結石は近接の神経叢や痙攣から重度の疼痛を生じる可能性がある)

⑤部位, 放射性, 持続時間, 強さを(痛みの評点スケール0～10を用いて)記録して痛みの追跡をする。(この方法は結石の移動を評価するのに役立つ)

⑥禁忌でなければ, 水分摂取を増やすようクライエントを指導する。(水分摂取量の増加は排尿を促進し, 結石の通過を容易にして, 尿路からの細菌や血液の流出に役立つ)

⑦腎尿管膀胱部単純撮影(KUB), 排泄性尿路造影法, 腎超音波のために対象者を準備する。

⑧腎盂腎炎の徴候と症状をモニターする。
- 発熱, 悪寒
- 肋骨脊柱角の痛み(第12肋骨下の重い持続的な背部痛)
- 白血球増加症
- 尿中の細菌や膿
- 排尿困難, 尿意頻繁

〔尿路感染は尿のうっ滞や結石による組織の過敏状態の結果引き起こされる。徴候と症状はさまざまな機序を示している。細菌はプロスタグランディンによって媒介される, 内因性の発熱物質の産生を通して視床下部のサーモスタットを上昇させることによって, 発熱因子として作用する。悪寒は視床下部の体温の設定点が急激に変化するときに生じる。肋骨脊柱角の痛みは腎被膜の拡張の結果生じる。白血球増加症は細胞の食作用を通して, 感染と戦う白血球の増加を示している。尿中の細菌と膿は尿路感染を示す。細菌は膀胱組織を刺激し, 痙攣と頻尿の原因となる(Porth, 2002)〕

⑨腎不全の初期の徴候と症状をモニターする(「PC：腎不全」を参照)。

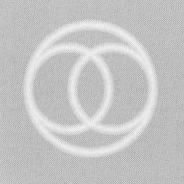

潜在的合併症：神経/感覚器系機能障害

Potential Complication : Neurologic/Sensory Dysfunction

潜在的合併症：神経/感覚器系機能障害

- ▶PC：頭蓋内圧(脳圧)亢進
- ▶PC：痙攣発作
- ▶PC：眼圧亢進
- ▶PC：神経遮断薬悪性症候群
- ▶PC：アルコール離脱症状

【定義】

PC：神経/感覚器系機能障害：さまざまな神経系あるいは感覚系の機能障害をきたしている状態，またはその危険性の高い状態。

著者の注釈

看護師はこの一般的な共同問題を，さまざまな神経系あるいは感覚系の問題(例. 頭蓋手術からの回復期，多発外傷)をきたす可能性のあるクライエントを表現するために使用することができる。このようなクライエントに対して，「PC：神経/感覚器系機能障害」を使用することで，看護師に焦点アセスメント所見に基づいて神経/感覚機能をモニターするよう指示することができる。合併症が生じたときには，看護師はその合併症に関する看護管理を記述するために，このクライエントの問題リストに，該当する具体的な共同問題〔例.「PC：頭蓋内圧(脳圧)亢進」〕を付け加える。

危険因子や原因が医学的診断や治療と直接関連がなければ，看護師は診断記述にこの情報を付け加えることができる。たとえば，腹部手術のために入院した発作障害のあるクライエントに対して，看護師は「PC：てんかんに関連した痙攣発作」と問題リストに付け加える。

共同問題に加えて，看護師は機能を障害する可能性のある顕在的あるいは潜在的反応についてもアセスメントする。これらの反応のいくつかは，看護診断で表現できる場合もある(例.「意識低下による環境的危機に気づかないことに関連した〈身体損傷リスク状態〉」)。

このほかの焦点アセスメント基準の情報は，http://thepoint.lww.com を参照

重要な検査／診断アセスメント基準

① 髄液
- 混濁：感染を暗示
- 蛋白質：髄膜炎であれば増加
- 白血球数：髄膜炎であれば増加
- アルブミン：脳腫瘍であれば上昇
- グルコース：細菌性髄膜炎であれば減少

② 血液
- 白血球数：細菌感染であれば増加，ウイルス感染であれば減少
- アルコールレベル
- グルコースカルシウム
- 指示があれば水銀，鉛濃度

③ 放射線画像
- 頭蓋骨，脊柱 X 線
- CT
- MRI
- 脳血管造影
- PET（陽電子放出型断層撮影）：神経系における生理学的で生化学プロセスを測定することで，腫瘍，血管疾患，認知症あるいは統合失調症などの行動障害を発見することができる。
- ミエログラフィ

④ その他
- ドプラー
- 腰椎穿刺
- 脳波（EEG）
- 持続的ベッドサイド脳血流量モニタリング

PC：頭蓋内圧(脳圧)亢進
Increased Intracranial Pressure

【定義】

PC：頭蓋内圧(脳圧)亢進：脳室あるいはくも膜下腔への脳脊髄液の貯留により、脳圧亢進(15 mmHg 以上)をきたしている状態、またはその危険性の高い状態。

【ハイリスク集団】
- 頭蓋内腫瘤(損傷, 血腫, 腫瘍, 膿瘍)
- 血栓
- 静脈血流出の妨害
- 頭部外傷
- ライ症候群
- 髄膜炎
- 早産
- 頭部の手術

【看護目標】

看護師は、頭蓋内圧(ICP)亢進の症状発現を管理し、最小限にする。

指標▶
- 覚醒, 平静あるいは通常と変わらない認知状態
- 痙攣発作がない
- 適切な会話
- 瞳孔不同がない：対光反射と視力調節
- 完全な眼球運動
- 脈拍数 60～100 回/分
- 呼吸数 16～20 回/分
- 血圧 90/60 mmHg 以上, 140/90 mmHg 以下
- 安定した脈圧(収縮期と拡張期の差)
- 嘔気, 嘔吐がない
- 頭痛が軽い, あるいはまったくない
- ICP モニタリングで指示された値を維持している

【一般的看護介入と理論的根拠】

① ICP 亢進の徴候と症状をモニターする。
- ■以下についてアセスメントする。
  - 最良の開眼反応：自発的, 話しかけに対して, 疼痛刺激に対して, あるいは無反応
  - 最良の運動反応：口頭指示に従う。疼痛に対して限局性に動く。屈曲-離脱姿勢反応, 屈曲-除皮質姿勢反応, 屈曲-除脳姿勢反応, あるいは無反応
  - 最良の口頭での反応：人や場所, 時間に対する見当識, 混乱した会話, 不適切な話し方, 理解できない声, 無反応

(出血, 血腫, 脳浮腫, 血栓, 塞栓によって脳の血液供給が不足し脳組織が障害される。上記の反応によって、クライエントの意識活動や不随意運動の統合された制御能力を評価することができる。大脳皮質機能は目の開きや運動反応をアセスメントすることによって評価できる。無反応は中脳の損傷を示すことがある)

- ■バイタルサインの変化をアセスメントする。
  - 脈拍数の変化：60 回/分以下に減少, あるいは 100 回/分以上に増加(徐脈は, 脳幹部虚血の末期徴候である。頻脈は, 視床下部虚血や交感神経刺激を示すことがある)
  - 呼吸の不規則性：無呼吸の間隔が長くなり, 呼吸数が少なくなる。〔呼吸パターンは損傷部位によって影響される。チェーン・ストークス呼吸(呼吸が徐々にゆっくりになり、次いで徐々に減少して無呼吸期となる)は, 大脳両半球や中脳, 橋上部の損傷を示す。失調性呼吸(深い呼吸と浅い呼吸が不規則に連続)は脳橋の機能障害を示す。低換気や無呼吸は延髄の障害によって起こる〕
  - 血圧の上昇, 脈圧の増加
  - 徐脈, 収縮期血圧の上昇, 脈圧の増加(これらは脳幹部虚血の末期徴候であり, 脳ヘルニアを引き起こす)

- ■瞳孔反応をアセスメントする。(瞳孔の変調は動眼神経や視神経にかかる圧を示している)
  - 瞳孔に光を当てて瞳孔の大きさや形, 対光反射を検査する。〔瞳孔は脳幹部から発する

動眼神経(第Ⅲ脳神経)によって調節されている〕
- 注視(凝視)が共同しているか(そろっているか,一緒に動くか),あるいは眼球運動が異常かどうかを判定するため,凝視をアセスメントする。(共役眼球運動は,大脳皮質と脳幹の一部で調節されている)
- 眼球の内転,外転の能力を評価する。〔第Ⅵ脳神経(外転神経)が眼の内転と外転を調節している。第Ⅳ脳神経(滑車神経)も眼球運動を調節している〕

■ほかの徴候や症状にも注意する。
- 嘔吐:嘔吐は髄質に対する圧により,脳の嘔吐中枢を刺激して起こる。
- 頭痛:一定,増強,あるいは動作やいきみにより悪化
- 緊張:神経細胞の圧迫はICPを亢進させ,疼痛を引き起こす。
- 微妙な変化(例.嗜眠状態,情動不安,努力呼吸,無意味な動作,精神状態の変化):これらの徴候は脳圧変化の最も初期の指標となることがある。

②禁忌でなければ,ベッドの頭側を30~45度挙上する。(わずかな頭部挙上は脳血管の充血を軽減させるための静脈還流を促進して,ICPを低下させる)

③以下の状況や処置はICPを亢進させるので避ける(Porth, 2002)。
- 頸動脈マッサージ:心拍数を減少させ,体循環が減少する。これは突然の循環増加を引き起こす。
- 頸部屈曲あるいは極端な頸部の回転:頸静脈還流を抑制し,脳血管の充血とICPの亢進をもたらす。
- 用指による肛門の刺激,息こらえ,いきみ:これらはバルサルバ操作を行い,頸静脈を締めることで静脈還流を障害しICPが亢進する。
- 腰部や膝の極端な屈曲:屈曲は胸腔内圧を亢進させ,頸静脈の還流を抑制して,脳血管が充血することでICPが亢進する。
- 急激な体位変換

④体位変換の間,息を吐き出すようクライエントに指導する。(これはバルサルバ操作を防ぐのに役立つ)

⑤必要に応じて,便軟化薬について医師またはナースプラクティショナーに相談する。(便軟化薬は,バルサルバ操作の誘因となる便秘や排便中のいきみを防ぐ)

⑥静かで穏やかな温和な環境を維持する。毎日中断されない一定の休息時間を予定に組み込む。中断をできるだけ少なくするため,必要な処置や活動を集中させる。(これらの方法は休息を促進し刺激を軽減するので,ICPの低下に役立つ)

⑦ICPを亢進させる連続した行動を避ける(例.咳,吸引,体位変換,入浴)。研究によると,このような連続した行動はICPの累積的な亢進を引き起こす可能性がある(Porth, 2002)。

⑧体温をモニターする。必要に応じて,医師の指示や規定のプロトコールに従って低体温あるいは高体温を測定する。(視床下部機能の障害では体温調節が妨げられることがあるので,介入が必要となる。低体温はICPを低下させることがあるが,高体温はICPを亢進させることがある)

⑨1回の吸引は10秒以内に制限する。吸引の前後にはクライエントを高酸素や過呼吸にする。(これらの処置は脳血管を拡張し,ICPを亢進させる高炭酸ガス血症を予防するのに役立ち,さらに脳の虚血を引き起こす低酸素症を防ぐのに役立つ)

⑩吸引前に,リドカインの予防的投与について医師または上級実践看護師に相談する。〔この処置は,急性頭蓋内高血圧を予防するのに役立つ(Mortonほか, 2006)〕

⑪適切な体位と規則的な吸引によって最適な換気を維持する。(これらは,低酸素血症や高炭酸ガス血症を予防するのに役立つ)

⑫動脈血ガス(ABG)分析をモニターする。(ABGの測定は肺のガス交換をアセスメントして,循環酸素レベルや動脈血中のCO_2を判定するのに役立つ。脳虚血を予防し,ICPを亢進させる脳血管の充血を防ぐためには,動脈血中のO_2濃度は90~100 mmHgの範囲内に,また動脈血中のCO_2濃度は25~30 mmHgの範囲内に維持することが勧められている)

⑬指示により,以下にあげる薬物治療について医師または上級実践看護師と協力して始める(Mortonほか, 2006)。
- 鎮静薬,バルビツール酸塩:これらの薬物は,

脳の代謝率を低下させ，ICPを低下させる。
- 抗痙攣薬：脳の代謝率を増加させる痙攣の出現を予防するのに役立つ。
- 浸透圧性利尿薬：脳浮腫を軽減するために，脳組織から血漿へと水を除去する。
- 非浸透圧性利尿薬：脳浮腫を軽減するために，浮腫のある部位からナトリウムと水を除去する。
- ステロイド薬：毛細血管透過性を低下させて脳浮腫を抑える。

⑭注意深く水分補給の状態をモニターする：水分出納や血清オスモル濃度，尿比重とオスモル濃度を評価する。(利尿薬治療による脱水は低血圧を引き起こし，心拍出量を低下させることがある)

⑮輸液療法が処方された場合は，インフュージョンポンプを使って注意深く輸液を投与する。(輸液の投与は，ICPを亢進させる水分過剰を予防しながら慎重に行う必要がある)

⑯ICPモニター装置を使用する場合はマニュアルを参考にしながら実施する(例.脳室内切開術，くも膜下精査，硬膜外モニター)。

PC：痙攣発作
Seizures

【定義】
PC：痙攣発作：不随意な筋肉の収縮(強直性)と弛緩(間代性)の発作性の症状を発現している状態，またはその危険性の高い状態。

【ハイリスク集団】
- 周産期の損傷
- 痙攣発作性疾患の家族歴
- 大脳皮質の病変
- 頭部外傷
- 感染性病変(例.髄膜炎)
- 脳循環障害(例.脳性麻痺，脳卒中)
- 脳腫瘍
- アルコールの過剰飲用あるいは禁断状態
- 薬物の過剰投与あるいは禁断状態(例.テオフィリン)
- 電解質の平衡異常
- 低血糖
- 高熱
- 子癇
- 代謝異常：腎性，肝性，電解質
- 中毒：水銀，鉛，一酸化炭素

【看護目標】
看護師は，痙攣発作の症状発現を管理し，最小限にする。

指標▶
- 痙攣発作がない

【一般的看護介入と理論的根拠】
①痙攣発作が始まる前，クライエントが前兆を感じているかどうか把握する。前兆を感じるときは，安全措置を講じる(例.臥床する，車を道路わきに止めてエンジンを切る)。

②痙攣発作が起こったときは，以下について観察し記録する(Hickey, 2002)。
- 発作が始まった部位
- 動きの型，関連部位
- 瞳孔のサイズ，あるいは位置の変化
- 尿，あるいは便失禁
- 持続時間
- 意識不明(持続時間)
- 発作後の行動
- 脱力感，発作後の麻痺
- 発作後の睡眠(発作後の時間)
  (発作の経過は，発作の解剖学的病巣の確認に役立つことがある)

③発作中そして発作後はプライバシーを守る。(クライエントが当惑しないように保護する)

④発作の間，十分な換気を確保するための処置を講じる(例.衣服をゆるめる)。歯をくいしばっている間，無理に気道挿管をしたり舌圧子を挿入しない。(強い間代性・強直性痙攣では，気道閉

塞を引き起こすことがある。無理な気道挿管は気道の損傷を引き起こす）
⑤発作の間，損傷を防ぐために動きを優しく誘導する。動きを制限しないようにする。（身体抑制は筋骨格系の損傷を起こすことがある）
⑥発作が出現したとき，クライエントが座位をとっていればそっと臥床させ，頭の下に柔らかい物を置く。（これらの処置は損傷を防ぐのに役立つ）
⑦発作が治まった後，クライエントを側臥位にする。（この体位は分泌物の誤飲を防ぐのに役立つ）
⑧発作後，クライエントを眠らせ，覚醒後に再見当識づけをする。（クライエントは健忘症をきたしていることがあり，見当識を再度つけさせることは，調節感覚を取り戻し不安を軽減するのに役立つ）
⑨クライエントに全身性の痙攣が持続して出現したときは，医師に報告し，以下の手順で処置を行う。

- 気道確保
- 必要に応じて吸引
- 経鼻カテーテルによる酸素投与
- 静脈ラインの確保

〔てんかん性痙攣は死亡率10％で医学的に緊急事態である。呼吸障害は組織や脳の低酸素症を引き起こすことがある。速効性の抗痙攣薬（例，ジアゼパム）の静脈内投与が必要とされる(Hickey, 2002)〕

⑩ベッドは柵を上げて低い位置にして，柵を毛布で覆う。（これらの処置は転落や外傷による損傷を防ぐのに役立つ）
⑪クライエントの状態が慢性の場合は，自己管理技法の指導の必要性について評価する。看護診断「病態，薬物療法，安全処置，および社会資源についての知識不足に関連した〈非効果的治療計画管理リスク状態〉」を使用する（第2部を参照）。

PC：眼圧亢進
Increased Intraocular Pressure

【定義】

PC：眼圧亢進：視神経円板（乳頭）の神経線維や血管の圧迫を引き起こす，眼球水様液の産生の増加や流出の抵抗の増大をきたしている状態，またはその危険性の高い状態(Schremp, 1995a)。

【ハイリスク集団】
- 緑内障
- 角膜移植
- 放射線治療
- 眼外傷
- 眼科手術

【看護目標】

看護師は，眼圧亢進の症状発現を管理し，最小限にする。

指標▶
- 眉の疼痛があるという訴えがない。
- 悪心の訴えがない。
- 光源のまわりに輪が見えるという訴えがない。

【一般的看護介入と理論的根拠】

①指示された手術後の活動制限を強化するため以下のことを避ける。
- 腰を曲げる。
- 突然，頭を動かす。
- バルサルバ操作：例，排便中にいきむ。
（これらの活動は眼圧を亢進させることがある）

②眼を保護するもの（パッチ，シールド）を当てる。（これらは外傷から目を保護する）

③出血，裂開，眼球摘出後の状態をモニターする。（眼組織は血管性に富んでいるが，もろい血管であるため，これらの問題により損傷を受けやすい）

④眼圧亢進の徴候や症状をモニターする。
- 眉の疼痛
- 悪心
- 光源のまわりに輪が見える。
（外科的手術やステロイド点眼などの薬物療法に反応して，眼圧が亢進することがある）

⑤嘔気が出現する場合は制吐薬を与える。（嘔吐は

眼圧を亢進させるので避けなければならない)
⑥視覚を注意深くモニターして変化がないか記録する(例.光の周囲の光輪)。(視力を低下させる因子には,硝子体の出血,切開からの出血,感染,レンズ挿入の脱却,網膜の再剥離,および眼圧の亢進がある)
⑦頭を挙上した仰臥位にする。健側に向ける。(この体位は患側の眼圧を低下させるのに役立つ)
⑧静かな環境を維持して,外部からの刺激や活動を制限する。(これらの処置はストレスを軽減して眼圧低下を促進するのに役立つ)
⑨指示がある場合,体位制限を守ることの重要性について,患者が理解しているか確認する。(ガスを目に注入する術式において,手術後に特定の体位をとる場合がある)
⑩点眼薬容器や眼の汚染を防ぐため,点眼にあたっては注意して使用する。(手術後の眼の感染は手術の不成功と失明をもたらす場合がある)

PC：神経遮断薬悪性症候群
Neuroleptic Malignant Syndrome

【定義】

PC：神経遮断薬悪性症候群(NMS)：クライエントが,神経遮断薬によって生命を脅かす急性の反応をきたしている状態,またはその危険性の高い状態。NMSの病態生理は十分に解明されていないが,中枢神経システム(CNS),特に脳幹部神経節や視床下部における神経弛緩を誘導するドパミン作用の中断や,ドパミン作用除去によってさまざまな症状を引き起こす。突然出現する重度の筋肉の硬直,自律神経失調,高体温,精神状態の悪化などの特徴がある。神経弛緩薬療法を受けているクライエントの1％に出現する。

【ハイリスク集団】

- 神経遮断薬の使用,特にハロペリドール,フルフェナジン,クロルプロマジンといった強力な薬
- 長期作用性のデポー製剤の神経遮断薬
- 神経遮断薬の以下の状態での併用
  ▶リチウム療法
  ▶生理的ストレス
  ▶栄養失調
  ▶器質性脳症候群
  ▶身体的消耗
  ▶脱水
  ▶後天性免疫不全症候群(AIDS)
  ▶抑制
  ▶抗コリン薬
  ▶興奮
  ▶情緒障害
  ▶高温多湿状態
- 神経弛緩薬の多量投与
- 2つ,あるいはそれ以上の神経弛緩薬の同時投与
- NMSの既往
- 40歳以下の男性(症例の80％)
- 「急速神経弛緩薬療法」,特に注射による投与
- 治療開始後の2週間。しかし,神経弛緩薬療法中,どの期間にも起こりうる(例：24時間監視下で16％)。
- 抗パーキンソン病薬の中断

【看護目標】

看護師は,NMSの症状発現を管理し,最小限にする。

指標 ▶

- 筋肉痛,痙攣,硬直の訴えがない。
- 通常の皮膚色
- 呼吸困難の訴えがない。
- 尿失禁の訴えがない。
- 血圧 90/60 mmHg 以上,140/90 mmHg 以下
- 心拍数 60～100 回/分
- 発汗多量がみられない。
- 正常な深部腱反射
- 薄い琥珀色の尿

【一般的看護介入と理論的根拠】

①神経弛緩薬や抗コリン作用のある薬はすべて投与を中止して，医師に報告する。
②気道確保を行う。静かな環境を提供する。（意識レベルに障害のあるクライエントは，気道障害や低換気の危険性がある。胸壁の筋肉の硬直もこれらに寄与する）
③迅速な判断と，心律動異常や血圧不安定に対する治療の必要性を認識し，実施する。
④徴候と症状をモニターする。
- ■重度の錐体外路症状をモニターする。
    - ●筋硬直
    - ●構語障害
    - ●嚥下障害（嚥下困難）
    - ●過剰な唾液分泌
    - ●ミオグロビン尿（赤くなった尿）
    - ●運動不能症
    - ●歯車様硬直
    - ●口がきけない。
    - ●ろう屈症
    - ●深部腱反射の異常
- ■自律神経機能障害
    - ●頻脈
    - ●発汗
    - ●尿失禁
    - ●不安定な，あるいは持続性の高血圧
    - ●低血圧（異常な血圧）
    - ●呼吸困難
    - ●頻呼吸
    - ●蒼白
    - ●心律動異常
- ■37℃以上の発熱
- ■行動の変化または変異（例．混乱，せん妄，興奮，緊張性姿勢，闘争的）
- ■脱水
- ■栄養障害

〔原因となる病態生理はよくわかっていないが，中枢神経系の神経伝達物質であるドパミンの遮断または喪失と関連があるように思われる。つまり，神経遮断薬悪性症候群の徴候と症状は，ドパミン遮断の部位と程度に関係するようである。たとえば，筋硬直は，黒質線条体路でのドパミン遮断によって起こる。発熱は，体温を調節する前視索視床下部でのドパミン障害によって，また自律神経機能障害は，脊髄でのドパミン障害によって生じる〕

⑤異常な検査所見をモニターする。
- ●クレアチンホスホキナーゼの上昇
- ●白血球数の増加
- ●肝機能の上昇
- ●動脈血ガス
- ●電解質

（体がドパミン喪失に反応すると白血球数は増加し，クレアチンホスホキナーゼは骨格筋の微小壊死によって上昇し，肝酵素は上昇する。血液ガス測定値は自律神経の不安定性の程度を示す。電解質は自律神経の不安定性の影響を示し，微小壊死は身体系統に影響を及ぼす）

⑥呼吸器系と心臓血管系の代謝不全の徴候をモニターするため，バイタルサイン（血圧，体温，脈拍，呼吸，心電図）を頻回に測定する。

⑦深部腱反射によって硬直の程度をモニターする。硬直が悪化していく場合，生命維持に必要な器官の筋肉に影響を及ぼすので，さらに測定する必要がある。（深部腱反射は硬直が悪化しているか，改善しているかを客観的に示す）

⑧発症への対処法について指導する。

⑨水分出納および腎の代償不全の徴候をモニターする。〔過度の筋肉の損傷（微小壊死）はミオグロビン尿症と腎不全を引き起こす〕

⑩肺のうっ血と塞栓に関して肺を聴診し，評価する。（嚥下障害は，吸引性肺炎を引き起こす。身体不動状態は，クライエントに肺のうっ血や塞栓の危険性を与える）

⑪筋硬直の低下に有効な筋弛緩薬の投与が処方された場合は以下に注意を払う。
- ■肝毒性
- ■静脈炎あるいは組織侵襲（静脈内投与の場合）

（筋弛緩薬であるダントロレンは，ドパミン作用物質の影響を補って筋小胞体を水準にまで作用させる）

⑫冷却用毛布，解熱薬，冷却スポンジ清拭などを用いる。（発熱を抑えるため）

⑬嚥下障害がある場合
- ●食物摂取を綿密にモニターする。
- ●軟食または流動食を与える。
- ●栄養状態の悪化が続く場合，経管栄養あるい

は完全静脈栄養法〈TPN〉が必要となることもある。
- さらに，看護診断〈嚥下障害〉を参照
⑭褥瘡を予防するため，看護診断〈皮膚統合性障害リスク状態〉を参照（多量の発汗，脱水，尿失禁，皮膚損傷によって収縮した四肢の状態）
⑮必要に応じて，口腔ケアと吸引を行う。（嚥下障害は唾液分泌の増加をもたらす）
⑯必要に応じて，眼帯や潤滑剤を使用する。（まばたきの低下による角膜炎を予防するため）
⑰回復後

- クライエントと重要他者に，適切な栄養，睡眠，運動を維持することの重要性を教える。（生理的な欠乏は，クライエントをNMSにかかりやすくする）
- NMSの症状を確認して，硬直や発熱，過度の発汗，頻脈が出現した場合は直ちに医療援助を求めるよう指導する。〔早期発見によって重度の合併症を予防できる。NMSの死亡率は，11.6％である〕
- 疾病の予防法を実施する。

PC：アルコール離脱症状
Alcohol Withdrawal

【定義】
PC：アルコール離脱症状：クライエントが，アルコール離脱症状の合併症を経験している状態，または経験する危険性が高い状態（例．振戦せん妄，自律神経の機能亢進，痙攣，アルコール性幻覚，高血圧）。

【ハイリスク集団】
- アルコール中毒

【看護目標】
看護師は，アルコール離脱症状の合併症の出現を管理し，最小限にする。
指標▶
- 痙攣発作がない。
- 平静
- 華氏体温98〜99.5℃
- 脈拍数60〜100回/分
- 血圧90/60 mmHg以上，140/90 mmHg以下
- 幻覚症の報告がない。
- 振戦がない。

【一般的看護介入と理論的根拠】
①クライエントがアルコールを乱用しているかどうかを慎重に判断する。飲酒に対する認識に関して，家族から意見を聞く。正確な情報が必要な理由を説明する。〔離脱症状の徴候は予防できるので，ハイリスク集団を明確にすることが重要である〕
②アルコール離脱症状の既往歴を得る。
- ■振戦せん妄
  - 出現時間
  - 症状
- ■痙攣
  - 出現時間
  - タイプ

〔離脱症状は，飲酒中止後6〜96時間の間に出現する。離脱症状は社交的飲酒家（3〜4週間，毎日180 mLの飲酒）と考えられている人に出現することがある。離脱症状のパターンは，過去の出来事と似ていることがある。痙攣パターンが過去のエピソードとは違う場合には，それ以外の原因が考えられる〕
③処方された薬剤と処方されていない薬剤の完全な履歴を入手する。（ベンゾジアゼピンやバルビツールの離脱症状はアルコール離脱症状と似ていることがある）
④クライエントのリスクについてプライマリケア医に相談し，アセスメントした所見によって決定された1回投薬量をもとにベンゾジアゼピン療法を開始する。（アルコール離脱症状に対するベンゾジアゼピンの必要条件はさまざまで，クライエント固有である。決定された計画が過剰鎮静

や鎮静不足になることがある）

⑤ベンゾジアゼピン療法が望ましい効果を発揮しているかモニターする。
- 離脱症状の軽減
- 目を覚ますことのできる安眠

（ベンゾジアゼピンは離脱症状を調節するための第一選択の薬剤である。神経弛緩薬は低血圧を引き起こし，痙攣閾値を低くする。バルビツールは離脱症状の徴候を効果的に調節するが，ベンゾジアゼピンほど有効ではない）

⑥指示された薬剤の滴下量を血中アルコール濃度でモニターし，以下の症状の出現時間を測定する。
- 不安
- 不眠
- 軽度の頻脈
- 振戦
- 知覚過敏
- 低めの体温
- 失見当識
- 脱水

（クライエントの標準レベルより100 mg/dL下がると，一般に離脱症状が出現する。このような症状は5日間ほど続く。アドレナリン過剰分泌による機能亢進とプロスタグランディンE_1レベルの変調の結果，離脱症状が出現する）

⑦離脱発作をモニターする。
- 発症時期を調べる。
- 「PC：発作」を参照

（離脱症状発作は禁酒後6〜96時間に出現することがある。発作は通常全身性で，数分間持続し，単一あるいは2〜6回連続して出現する）

⑧てんかん発作が出現した場合，症状をモニターして迅速に処置を行う。既往の救急プロトコールに従う。（てんかん発作は直ちにジアゼパムの静脈内投与で調節しなければ，生命を脅かすことになる）

⑨振戦せん妄をモニターする。
- せん妄の構成因子（幻覚，混乱，極度の失見当識，意識レベルの変化）
- 過剰な高アドレナリン作用性の刺激（頻脈，高血圧あるいは低血圧，重度の振戦，興奮，過度の発汗，発熱）

（振戦せん妄は，禁酒後4〜5日目に出現し，5日以内に消失する）

⑩アルコール性幻覚の出現を注意深くモニターする。視覚，聴覚，触覚の幻覚を含む（しかし，クライエントは幻覚が現実のものでないことを感じており，自分の周りの環境に気づいている）。（アルコール性幻覚は禁酒後6〜96時間に出現し，3日間持続することがある）

⑪2時間ごとにバイタルサインをモニターする。
- 体温，脈拍，呼吸
- 血圧

〔離脱症状があるクライエントは心拍数や呼吸数，体温が上昇する（Lernerほか，1988）。振戦せん妄があるクライエントは体温が低くなることがあるが，37.5℃以上の直腸温は感染の可能性の手がかりとなる〕

⑫クライエントに行われる静脈内注入を継続的に管理する。〔これは輸液とブドウ糖，チアミンボーラス，ベンゾジアゼピン，マグネシウムの硫酸塩の管理に必要である。塩酸クロルジアゼポキシドやジアゼパムは，予測できない吸収が起こるため筋肉注射による投与はしない〕

⑬物質乱用に対しては，看護診断〈非効果的治療計画管理〉を参照

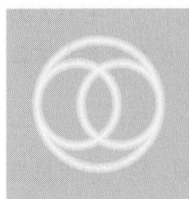

潜在的合併症：消化管/肝臓/胆道系機能障害

Potential Complication : Gastrointestinal/Hepatic/Biliary Dysfunction

潜在的合併症：消化管/肝臓/胆道系機能障害

- ▶PC：麻痺性イレウス
- ▶PC：消化管出血
- ▶PC：肝機能障害
- ▶PC：高ビリルビン血症

【定義】

PC：消化管/肝臓/胆道系機能障害：消化管（GI）や肝臓，胆道系に機能障害をきたしている状態，またはその危険性の高い状態。（注：この３つの系統は，同じグループに分類されている。臨床上，看護師は，「PC：消化管機能障害」，「PC：肝臓機能障害」，「PC：胆道系機能障害」のいずれかを使って，該当する系統を特定する）

著者の注釈

看護師は，消化管や肝臓，胆道系を障害するさまざまな問題の危険性のあるクライエントの状態を表すために，これらの共同問題を使用することができる。したがって，看護介入は異常な機能を発見して診断するために，消化管，肝臓，胆道の状態をモニターすることが中心となる。クライエントが合併症を併発した場合，看護師は適切な看護管理を特定して，該当する具体的な共同問題（例．「PC：消化管出血」，「PC：肝機能障害」）を問題リストに付け加えることができる。

ほとんどの場合，これらの共同問題とともに，看護師はほかの関連した反応を看護診断（例．「ビリルビン色素や胆汁塩蓄積に関連した〈安楽障害〉」）を使用しながら取り扱う。

このほかの「焦点アセスメント基準」の情報は，http://thepoint.lww.com を参照

重要な検査／診断アセスメント基準

① 尿検査（膵機能不全を示す低アミラーゼ値を検出するため）
② 血清ヘリコバクターピロリ：十二指腸潰瘍の危険因子があれば陽性
③ 血清アルブミン：慢性肝疾患であれば低下
④ 血清アミラーゼ：胆管疾患であれば上昇
⑤ 血清リパーゼ：膵炎があれば上昇
⑥ 血清カルシウム：肝臓，膵臓および他の臓器癌であれば上昇
⑦ 便検査：血液，寄生虫，脂肪を検出することができる。
⑧ ビリルビン肝疾患，新生児高ビリルビン血症であれば上昇
⑨ カリウム：腹水を伴う肝疾患，嘔吐，下痢であれば低下
⑩ 血中尿素窒素（BUN）：肝不全であれば増加
⑪ プロトロンビン時間：肝硬変，肝炎であれば延長
⑫ ヘモグロビン，ヘマトクリット：出血を伴う場合は減少
⑬ ナトリウム：脱水を伴う場合は低下
⑭ 血小板：肝疾患や出血に伴い低下
⑮ 肝不全であれば血清アンモニア値が上昇
⑯ 肝疾患の初期の鑑別診断のための肝炎検査
⑰ 腹部 X 線検査
⑱ 超音波（腫瘤，閉塞，胆管結石を調べるため）
⑲ CT スキャン，MRI（膿瘍，腫瘍，出血を知るため軟部組織を査定する）
⑳ 結腸鏡検査，バリウム浣腸
㉑ 内視鏡，上部消化管系
㉒ 内視鏡的逆行性胆道膵管造影（ERCP）

PC：麻痺性イレウス
Paralytic Ileus

【定義】

PC：麻痺性イレウス：神経因性あるいは機能性の腸閉塞をきたしている状態，またはその危険性の高い状態。

【ハイリスク集団】

- 腸間膜血栓症または塞栓
- 腹部の手術，全身麻酔による手術後の可動制限
- 手術後状態（腸，後腹膜，あるいは脊髄手術）
- 電解質の変調（例．低カリウム血症）
- 高カリウム血症
- ショック後状態
- 循環血液量減少
- 外傷後（例．脊髄損傷）
- 絞扼性ヘルニア
- 先天性腸奇形
- 尿毒症
- 脊髄障害

【看護目標】

看護師は，麻痺性イレウスの合併症を管理し，最小限にする。

指標 ▶
- 腸音の聴取
- 嘔気，嘔吐がない
- 腹部膨大がない

【一般的看護介入と理論的根拠】

①手術後のクライエントでは，腸の機能をモニターする。
- 手術後，24〜48時間以内，腹部全4区画の腸蠕動音
- 手術後2日，あるいは3日目より胃腸ガスと排便の再開

〔手術や麻酔により腸の刺激が低下し，腸蠕動が減退して一時的な麻痺性イレウスをもたらす可能性がある（Porth, 2002）〕

②腸音が聴取できるまでは，流動物の摂取を許可しない。指示があれば少量から始める。流動物や食事摂取の再開に対するクライエントの反応をモニターして，吐物や便の性状と量を記録する。（クライエントは，腸音が再開するまで流動物の摂取をがまんできない場合がある）

③麻痺性イレウスの徴候をモニターする：初期における疼痛は，一般的に限局した，鋭い，間欠的な痛みである。（開腹手術による腹部臓器の処置や麻酔の腸蠕動への抑制効果は，麻痺性イレウスを引き起こすことがある。一般に手術後3日目から5日目に出現する）

④麻痺性イレウスが循環血液量減少に関連している場合は，その情報や具体的な介入に関して「PC：血液量減少症」を参照

PC：消化管出血
GI Bleeding

【定義】

PC：消化管出血：消化管出血をきたしている状態，またはその危険性の高い状態。

【ハイリスク集団】

- 長期の機械的人工換気
- 消化管，肝臓，および胆道系の障害
- 5単位（あるいはそれ以上）の輸血
- 最近のストレス（例．外傷，敗血症）
- 食道静脈瘤
- 消化性潰瘍
- 潰瘍性大腸炎
- 血小板減少
- 凝固障害

- ショック，低血圧
- 大手術(3時間以上の)
- 頭部外傷
- 重度の血管疾患
- 熱傷(全身の35％以上)
- アスピリン，あるいは非ステロイド性抗炎症薬(NSAID)の連日使用

乳幼児・学童児(Wong, 2003)
- 新生児：母体の血液の嚥下，出血性疾患，肛門裂，ストレス潰瘍，腸炎，血管奇形
- 6か月児：肛門裂，ストレス潰瘍，腸炎，血管奇形，腸重積症，結節型リンパ管腫，過形成
- 6か月～5歳：肛門裂，ストレス潰瘍，腸炎，血管奇形，鼻出血，食道炎，静脈瘤，胃炎，メッケル憩室，ヘノッホ・シェーンライン紫斑病，ポリープ
- 5～18歳：肛門裂，ストレス潰瘍，腸炎，血管奇形，マロリー・ワイス裂傷，消化性潰瘍，急性潰瘍性大腸炎，クローン病，痔核

【看護目標】
看護師は，消化管出血の合併症を管理し，最小限にする。

指標▶
- 便潜血陰性
- 小康状態，見当識あり
- 「PC：体液量増多」を参照

【一般的看護介入と理論的根拠】
① 人工換気中の患者に対して予防プロトコールを開始する。(消化管出血に対するハイリスク状態にある)
② 消化管出血の徴候や症状をモニターする。
  - 嘔気
  - 吐血
  - 血便
  - ヘマトクリット値，あるいはヘモグロビン値の低下
  - 低血圧，頻脈
  - 下痢あるいは便秘
  - 食欲不振
  (臨床上の徴候は，消化管出血の量や持続期間による。早期発見は，合併症を最小限にするための迅速な介入を可能にする)
③ 胃内吸引により潜血と腸蠕動をモニターする。
④ 2～4時間ごとに胃内のpHをモニターする。(胃のpHを5.0以下に維持することによって，出血の合併症を89％まで減少させる)
  - 0～7.5の範囲で測定可能なpH試験紙を使用する。十分な明るさの照明のもとでpH試験紙の色を識別する。
  - クライエントを左側臥位の姿勢にする。(左側臥位の姿勢にすることで，経鼻胃管チューブや胃瘻チューブの先端部分が，胃大彎部内に移行しやすくなり，たいてい胃液面が下がる)
  - 2個のシリンジ(30 mL以上)を用いて吸引を行う。1本目のシリンジで胃液を吸引し，捨てる。2本目のシリンジで胃液検体を採取する。(最初の吸引でチューブ内の制酸薬を取り除くことで，胃液サンプルのpHを変えることができる)
⑤ それ以外にpHの判別に影響を与える因子についてアセスメントする。
  - 薬物療法(例．シメチジン)
  - 経管栄養
  - 洗浄
  (吸引中に含まれる物質によっては，偽陽性または偽陰性の所見が出ることがある。研究者の多くは，3.5～5.0の範囲としている)
⑥ バイタルサイン，特に血圧と脈拍を頻回にモニターする。(注意深くモニターすることで，血液量の変調を早期に発見できる)
⑦ 医師または上級実践看護師に相談し，pHの範囲測定や制酸薬の管理をするための処方を行う。
⑧ NGチューブが指示された場合は，太い内径(18 G)のチューブを使用し，挿入法やクライエントケアに対するプロトコールを実施する。(NGチューブは，刺激性の胃分泌物，血液，および凝血を除去して，腹部膨満を軽減させる)
⑨ 指示があれば，胃洗浄に対するプロトコールを実施する。(胃洗浄は，局所的な血管収縮をもたらし，消化管出血を調節するのに役立つことがある)
⑩ ヘモグロビン，ヘマトクリット，赤血球数，血小板数，PT，PTT，BUN値をモニターする。(これらの値は，治療の有効性を反映している)
⑪ 循環血液量減少が起こった場合，さらに詳しい情報と具体的な介入に関しては，「PC：血液量減

⑫医師または上級実践看護師の指示により輸血を準備する。(血液量の状態を回復するため。血液を温める装置を使用することで,安全性と耐用性が高まる)

⑬患者に,血液製剤の注入について,あらかじめ教育を行い,同意を得る。(輸血が必要になった際に患者の不安を軽減し,輸血の実施を容易にすることができる。あらかじめ得た同意は,実施前に再認識しなければならない)

PC：肝機能障害
Hepatic Dysfunction

【定義】

PC：肝機能障害：進行性の肝機能障害をきたしている状態,またはその危険性の高い状態。

著者の注釈

2006年,NANDAは新たな看護診断として,〈肝機能障害リスク状態〉を追加した。ここではこの診断は共同問題として扱っている。看護師は,どちらの用語を用いるか選択することができる。学生は使用にあたって教員に相談する必要がある。

【ハイリスク集団】

- 感染
  - A, B, C, D, E, 非A, 非B, 非C 型肝炎
  - 単純ウイルス性ヘルペス(タイプ1と2)
  - エプスタイン・バーウイルス
  - 水痘,帯状疱疹(ヘルペス)
  - デング熱ウイルス
  - リフトバレー熱ウイルス
- 薬剤/毒素
  - 産業物質：塩素性炭化水素,リン
  - タマゴテングダケ(キノコ)
  - アフラトキシン(ハーブ)
  - 薬剤：イソニアジド,リファンピン,ハロセイン(halothane),メチルドパ,テトラサイクリン,バルプロ酸,モノアミンオキシダーゼ阻害薬,フェニトイン,ニコチン酸,三環系抗うつ薬,イソフルラン,ケトコナゾール,コトリメソプリム(cotrimethoprim),スルファサラジン,ピリメタミン,オクトレオチド,抗ウイルス剤
  - アセトアミノフェン毒性
  - コカイン
  - アルコール
- 低灌流(ショック肝)
  - 静脈閉塞
  - バッド・キアリ症候群
  - 肝静脈閉塞症
  - 虚血
- 代謝障害
  - 高ビリルビン血症
  - ウィルソン病
  - チロシン血症
  - 熱中症
  - ガラクトース血症
  - 栄養不足
- 手術
  - 外傷肝
  - 食回腸バイパス
  - 部分的な肝臓切除術
  - 肝臓移植の失敗
- その他
  - ライ症候群
  - 妊娠による急性脂肪肝
  - 広範囲の癌浸潤
  - 自己免疫性肝炎
  - Rh 不適合
  - 汚染された生魚の摂取
  - サラセミア

【看護目標】

看護師は,肝機能障害の合併症を管理し,最小限にする。

指標▶

- プロトロンビン時間(PT)：11〜12.5秒
- 部分プロトロンビン時間(PTT)：60〜70秒

- アスパラギン酸トランスフェラーゼ(AST)：男性7～21 U/L，女性6～18 U/L
- アラニンアミノトランスフェラーゼ(ALT)：5～35 U/L
- アルカリホスホキナーゼ：30～150 U/L
- 正常範囲内の血清電解質

【一般的看護介入と理論的根拠】

① 肝機能障害の徴候や症状をモニターする。
- 食欲不振，消化不良：胃腸は毒素の循環に影響される。
- 黄疸：過度のビリルビン産生によって皮膚や結膜が黄色化する。
- 点状出血，紫斑：これらの皮膚の変化は凝固因子の合成障害を示している。
- 粘土色の便：便中の胆汁減少により生じる。
- 肝機能の上昇の検査(例．血清ビリルビン，血清トランスアミラーゼ)：上昇値は広範囲な肝臓の損傷を示している。
- PTの延長：延長した場合，凝固因子の産生低下を示している。

② 肝機能障害とともに，出血をモニターする。〔肝臓は止血に関して中心的役割をもつ。血小板減少の結果，骨髄での新たな血小板産生に障害を生じる。網細胞系による古い血小板浄化の低下も同様の結果を生じる。さらに，凝固因子(Ⅱ，Ⅴ，Ⅶ，Ⅸ，Ⅹ)の結合が障害されると，出血を引き起こす。出血が最も起こりやすい部位は上部消化管である。そのほかに出血しやすい部位は，鼻咽腔，肺，後腹膜腔，腎臓，頭蓋内，皮膚穿刺部位である(Porth, 2002)〕

③ 異常な出血があれば報告するようクライエントを指導する(例．歯みがき後の口腔内出血)。(粘膜は特に表在性の血管であるために傷つきやすい)

④ 以下のアセスメントにより，門脈体循環性脳症を注意深くモニターする。
- 全身状態と行動
- 見当識
- 発語パターン
- 検査値：血液pHとアンモニア濃度

(肝不全状態では，血中のアンモニアやそれ以外の毒性代謝産物の蓄積を引き起こす。血液脳関門内の透過性が増加すると，毒素と血清蛋白の両方が毛細管から細胞外へと漏出し，脳浮腫を引き起こす)

⑤ 以下の病態の徴候や症状をモニターする。(個々の電解質の徴候や症状については，索引を参照)
- 低血糖(低血糖は肝臓で損傷を受けた細胞によってグリコーゲンの貯蔵が低下し，糖，インスリン，成長ホルモンの血清濃度が低下することによって生じる)
- 低カリウム血症(嘔吐，経鼻胃内吸引，利尿，あるいは過度の腎機能低下から低カリウム血症を生じる)
- 低リン酸血症(カリウムイオンの低下に比例して，マグネシウムイオンの低下が生じる。リン酸塩喪失量の増加，細胞内移動，リン酸塩の摂取の減少が低リン酸血症の原因となる)

⑥ 酸塩基平衡の異常をモニターする。肝細胞の壊死によって有機陰イオンの蓄積が生じ，代謝性アシドーシスを引き起こす。(腹水のあるクライエントは遠位尿細管でのナトリウム/水素の交換が増加する結果，重炭酸イオン濃度が上昇し，代謝性アルカローシスを生じる)

⑦ 薬物療法の副作用をアセスメントする。クライエントがアンモニア産生の影響を受けないよう，麻酔薬や鎮静薬，トランキライザーの投与を避ける。〔肝機能障害は，ある種の薬物の代謝作用の低下をもたらし(例．麻酔薬，鎮静薬，トランキライザー)，高い薬物血中濃度によって毒性の危険性が増加する。クライエントはすでに高い血清アンモニア濃度にあるため，アンモニアの産生を避ける必要がある〕

⑧ 腎不全の徴候や症状をモニターする(さらに詳しい情報に関しては「PC：腎機能不全」を参照)。(肝血流の閉塞は，肝臓への血液量を減少させ，糸球体濾過を障害し，水分貯留および尿量減少をもたらす)

⑨ 高血圧をモニターする。(水分貯留や過負荷は高血圧を引き起こすことがある)

⑩ 以下にあげる合併症の徴候や症状を報告するようクライエントや家族に指導する。
- 腹囲の増大：腹囲の増大は門脈圧亢進の悪化を示すことがある。
- 急激な体重減少あるいは増加：急激な体重減少は負の窒素平衡を示し，体重増加は水分貯留を示す。

- 出血：異常な出血はPTや凝固因子の低下を示す。
- 振戦：解毒酵素に対する肝臓の機能不全によって神経伝達が障害されることから，振戦が生じる。
- 錯乱状態：錯乱状態が生じるのは，肝臓でのアンモニアを尿素に転換させる能力が障害され，アンモニア濃度が高くなり，脳が低酸素状態になるからである。

PC：高ビリルビン血症
Hyperbilirubinemia

【定義】

PC：高ビリルビン血症：過剰の血清ビリルビン濃度(0.15 mg/dL以上)をきたしている状態，またはその危険性の高い状態。

【ハイリスク集団】(Simpsonほか，2001)

新生児
- 出生体重1500 g以下
- 早産
- 男性
- 低体温
- 窒息
- 低アルブミン血症
- 敗血症
- 髄膜炎
- 多赤血球症(Hct65％以上)
- アルブミン結合に影響する薬剤
- 先天性甲状腺機能低下症
- 皮下出血
- 栄養欠乏
- 先天性代謝性疾患

母体
- 子宮収縮剤
- 鉗子あるいは吸引分娩
- 血液不適合
- 糖尿病
- 東アジア特有の疾患
- 妊娠性高血圧
- 黄疸，肝疾患，貧血，脾摘出術についての家族歴

【看護目標】

看護師は，高ビリルビン血症の合併症を管理し，最小限にする。

指標▶

- ビリルビン値が0.15 mg/dL以下になる。

【一般的看護介入と理論的根拠】

①寒冷ストレスを予防する。(褐色脂肪組織の代謝作用は，遊離脂肪酸を放出し，アルブミン結合部位でビリルビンと拮抗する)
②適切な水分状態と水分摂取を確実に行う。(最適な水分バランスによりビリルビン排泄が促される)
③生理学的黄疸と病的黄疸を区別する。生理学的黄疸は治療が必要でないが，病的黄疸は治療が必要である。
- 生理学的黄疸
  ▶良性
  ▶生後3～6日目の発症(直接母乳による黄疸)
  ▶生後5～15日の発症(母乳性黄疸)
- 病的黄疸
  ▶急速な増強
  ▶生後24時間以内の発症
④ハイリスク新生児をスクリーニングする。
- 黄疸の出現を評価する。
  ▶顔：ビリルビン値5 mg/dL以上が初期の徴候
  ▶体幹/腹部：ビリルビン値10 mg/dL以上でみられる。
  ▶下腿：ビリルビン値15 mg/dL以上でみられる。
- 皮下出血，擦過傷，点状出血をアセスメントする。(組織内から遊出したヘモグロビンは，正常なヘモグロビンを破壊し，ビリルビンを産出

させる）
⑤ビリルビンが引き起こす神経異常をモニターする。（神経節基部や神経終末のビリルビンの沈殿は，早産児の25％と満期出産児の2％に脳障害を引き起こす）
- 行動の変化：嗜眠。嗜眠は痙攣や昏睡へと進行する。
- 筋緊張異常
- 金切り声，かん高い泣き声
- 吸啜力の低下

⑥指示があればプロトコールに従って光線療法を始める。（光線療法はビリルビンを水溶性産物に分解し排泄する）
⑦光線療法を実施するときは，最適な水分補給を確実に行う。水分状態をアセスメントするため，毎日新生児の体重測定を行う。（光線療法は発汗をもたらし，水分喪失を亢進させる）
⑧光線療法中，新生児の目を保護する。プレキシガラスシールドを使用し，シールドを当てる前に眼瞼が閉じていることを確認する。光線を当てていない間は，目のシールドを外しておく。（これらの処置は安全な治療を確実にするのに役立つ）
⑨眼脂，眼瞼への過度の圧迫，角膜刺激をモニターする。（これらの合併症は目のシールドの使用によって生じることがある）
⑩光線療法中，新生児を頻回に体位変換する。（光線が当たらなかった部位は黄疸が残る）
⑪最低4時間ごとに体温をモニターする。（裸の新生児は低体温になりやすい。暖熱装置の使用は高体温の危険性を高める）
⑫在宅での光線療法を準備する。（ビリルビン値が14 mg／dL 以上，18 mg／dL 以下の状態が48時間以上経過した新生児の場合）
- 手順を説明する。
- 神経毒徴候について指導する。
- 使用説明書を提供する。
- 訪問看護師を手配する。

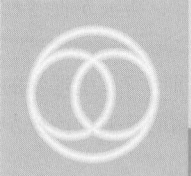

潜在的合併症：筋骨格系機能障害

Potential Complication : Muscular/Skeletal Dysfunction

潜在的合併症：筋骨格系機能障害
▶PC：病的骨折　　　　　　　　　　▶PC：関節脱臼

【定義】

PC：筋骨格系機能障害：さまざまな筋骨格系の障害をきたしている状態，またはその危険性の高い状態。

著者の注釈

看護師は，さまざまな筋骨格系の障害の危険性を抱えているクライエント（例．多発外傷のクライエント）の状態を表現するために，この一般的な共同問題を使用することができる。この共同問題は，異常を見つけ出し診断するために，筋骨格系の状態をアセスメントすることに看護管理の焦点を当てている。

筋骨格系の問題を表すクライエントに対して，看護師は問題リストに適切な共同問題（例．「PC：病的骨折」）を付け加えることができる。危険因子あるいは原因が初期の医学診断に直接関連していない場合は，診断表現に，たとえば，「PC：骨粗鬆症に関連した病的骨折」として付け加えることができる。

筋骨格系の障害は，クライエントの日常生活機能に影響を及ぼすため，看護師はクライエントの機能パターンをアセスメントし障害を明らかにしなければならない。障害の所見は重要な意味をもつことがある。たとえば，ギプスを装着した足は，自分の好む睡眠の肢位をとるのを妨げたり，女性

の場合，家事の遂行能力を障害する。このような問題を確認した後，看護師は顕在的あるいは潜在的な機能変調の反応を表現するために看護診断を使用する。

このほかの「焦点アセスメント基準」の情報は，http://thepoint.lww.com を参照

重要な検査／診断アセスメント基準 …………

①検査
- 血清カルシウム（骨粗鬆症であれば低下）
- 血清リン（骨粗鬆症であれば低下）
- 血液沈降速度（炎症性疾患であれば亢進）

②診断検査
- 骨密度検査（DXA）
- X線検査
- CTスキャン
- MRI
- 骨スキャン
- 吸引

PC：病的骨折
Pathologic Fractures

【定義】

PC：病的骨折：骨組成の障害によって起こる外傷とは関係ない骨折をきたしている状態，またはその危険性の高い状態。

【ハイリスク集団】

- 骨減少症
- 骨粗鬆症
- クッシング症候群
- 栄養不良
- 長期間のステロイド療法
- 骨形成不全症
- 骨腫瘍（原発性，転移性）
- パジェット病
- 長期の不動状態
- 放射線骨折
- くる病
- 骨軟化症
- 上皮小体機能亢進症
- 多発性骨髄腫
- リンパ性白血病
- 嚢胞性骨疾患
- 感染

【看護目標】

看護師は，病的骨折の合併症を管理し，最小限にする。

指標 ▶

- 新たな疼痛がない。
- 身長の変化がない。

【一般的看護介入と理論的根拠】

①病的骨折の徴候や症状をモニターする。
- 持続し，弱まることがない局所の疼痛（背部，頸部，四肢）
- 目でわかる骨の変形
- 運動時の関節の摩擦音
- 関節の動きや働きの低下
- 限局性軟部組織の浮腫
- 皮膚の変色

（病的骨折の発見によって，合併症の進展を防いだり最小限にするための介入を迅速に行うことができる）

②骨粗鬆症のクライエントの以下のような脊椎，大腿，手首部骨折の徴候や症状をモニターする。
- 腰部，頸部，手首の疼痛
- 限局性の圧痛
- 腹部やわき腹への放散痛
- 脊椎傍筋の痙攣

〔多数の線維帯を伴う骨（例．大腿部，脊椎，手首）は，進行性の骨粗鬆症によってさらに影響を受けやすくなる〕

③できるだけ早く体重配分の動作を促す。（この動作は骨の脱ミネラル化を予防する）

④以下の損傷予防や体重配分の促進に役立つ方法

を指導する。
- 四肢を引っ張ったり圧迫したりしないようスムーズな動きをする。
- 寝返りをするときは四肢を支える。
- 足や腕に対して体重配分を行うために，座るときは殿部を少し持ち上げる。

⑤X線所見や血清カルシウム濃度をモニターする。（これらの診断的所見は，クライエントの骨折に対する危険性をアセスメントするのに有効である）

⑥骨折が疑われる場合は適切な姿位にクライエントを保ち，その部位を枕や副木で固定して，直ちに医師または上級実践看護師へ連絡する。（早期の適切な介入は，軟部組織の損傷を予防したり最小限にするのに役立つ）

⑦骨の脱ミネラル化の予防法について，看護診断〈健康探求行動：骨粗鬆症の管理〉を使用して，クライエントと家族を指導する。

⑧医師の指示があればカルシウム補完剤を与える。

⑨医師の指示があればビタミンD補完剤を与える。

PC：関節脱臼
Joint Dislocation

【定義】
PC：関節脱臼：関節内で骨の転位をきたしている状態，またはその危険性の高い状態。

【ハイリスク集団】
- 全股関節置換術
- 全膝関節置換術
- 大腿部，膝，肩の骨折

乳幼児・学童児
- 分娩外傷（例．骨盤位出産，第1子）
- スポーツ
- 脳神経麻痺（殿部）

【看護目標】
看護師は，関節脱臼の合併症を管理し，最小限にする。

指標 ▶
- 股関節を外転あるいは中間位に保持する。
- 患側の四肢が一直線になるように配置する。

【一般的看護介入と理論的根拠】
①正しい姿勢を維持する。
- 股関節：外転，あるいは軽い外旋位に保持する。
- 股関節：60度以上の股関節の屈曲を避ける。
- 膝関節：殿部から軽く挙上する。膝のギャッチアップや膝の下に枕を置かないようにする（屈曲拘縮予防のため）。枕はふくらはぎの下に置く。（人工関節の脱臼を予防するために特別な姿勢にする）

②関節（股関節，膝関節）脱臼の症状についてアセスメントする。
- 股関節
  - 手術をした股関節側で急激に出現する鼠径部の疼痛
  - 外旋位での下肢の短小化
- 股関節，膝関節，肩関節
  - クライエントの体から聴かれる"ポキン"とはじける音
  - 動かすことができない。
  - 手術部位の膨隆
  - 動きに伴う疼痛

（筋肉や関節を覆っている被膜が回復するまで，膝の屈曲，過伸展，45度以上の股関節の外旋といった人工関節置換の範囲を超えた姿勢にすると，関節の脱臼が起こることがある）

③指示どおりの安静を維持する。巻き軸包帯や枕，あるいは特定の装具を使用して，関節を中立の位置に保持する。（ベッド上安静は，一般に人工置換関節が安定するまで，手術後1～3日間指示される）

④禁忌でなければどちらの方向にもクライエントの向きを変える。体位を変えるときは，常に外転枕を用いて保持し，ファウラー位を制限する。（外転枕を用いた適切な体位が保持されれば，手術側あるいは非手術側のどちらの方向にもクライ

エントの体位を安全に変えることができる。これで血行を促進し，身体不動状態によって生じる潜在的褥瘡の形成を抑える。長時間のファウラー位で人工関節の脱臼を起こすことがある）
⑤肩関節脱臼・亜脱臼をモニターする。（全人工関節置換術は，肩関節が3面（屈曲・伸展，外転・内転，内旋・外旋）での動きが可能である）

■ 小児への看護介入
①新生児の股関節の発達上の形成異常について評価する（Sponsellar, 1999）。
　■亜脱臼や脱臼が起こったときの"ガクン"という音（バルローテスト）
　■脱臼が起こった部位の外転位や股関節の後方へのもちあがり（オルトラニテスト）
　（これらは関節の不安定さに対する手技的方法である）
②6か月以上の乳幼児に対して，以下のアセスメントを行う（Sponsellar, 1999）。
　■不均衡
　■脱臼や完全な伸展制限
　■短く屈曲した股関節形成部の長さ
　（6か月を過ぎると，関節のゆるみがなくなるためにバルローテストやオルトラニテストはしばしば偽陰性を示す）

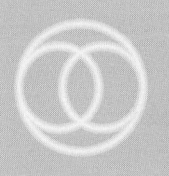

潜在的合併症：生殖系機能障害
Potential Complication : Reproductive Dysfunction

潜在的合併症：生殖系機能障害
▶PC：出産前出血
▶PC：切迫早産
▶PC：妊娠高血圧
▶PC：Nonreassuring Fetal Status
▶PC：産後出血

【定義】
PC：生殖系機能障害：生殖系の機能に問題をきたしている状態，またはその危険性の高い状態。

著者の注釈
この一般的な共同問題は，生殖系に影響を及ぼす具体的な共同問題をその下位診断として分類するためのカテゴリーである。他の系統の一般的な共同問題とは異なり（例．「PC：呼吸器系機能障害」，「PC：心臓/血管系機能障害」），これ自体臨床で使用することは少ない。したがって，この一般的な共同問題をクライエントの問題リストに加える代わりに，看護師は，たとえば「PC：Noureassuring Fetal Status」や「PC：産後出血」などの適切な個別の共同問題を使用すべきである。
このほかの「焦点アセスメント基準」の情報は，http://thepoint.lww.com を参照

重要な検査／診断アセスメント基準
①全血球算定（CBC）と分画
②ヘモグロビンとヘマトクリット（H/H）
③血小板（Plt）
④プロトロンビン時間（PT），部分トロンボプラスチン時間（PTT），フィブリノーゲン，分解産物（出血している場合）
⑤血液型とRh
⑥淋病とクラミジアに対する培養
⑦ヒトパピローマウィルス（HPV），子宮頸癌陽性反応
⑧双球菌に対するグラム染色
⑨B群溶連菌培養（尿路感染，腎盂腎炎，絨毛羊膜炎，切迫早産，前期破水，分娩後の感染，新生児の感染に対するリスクの増加があれば）
⑩梅毒RPR法定量（梅毒脂質抗原使用検査）：梅毒で陽性
⑪子宮頸部，尿道スメア：感染で陽性

⑫パパニコロースメア：異形成や癌で陽性
⑬胎児のpH：低酸素症で低下
⑭ウエスタンブロット検査：ヒト免疫不全ウイルスで陽性
⑮放射線画像撮影
⑯超音波画像撮影
⑰ドップラー
⑱電気的な胎児のモニタリング

PC：出産前出血
Prenatal Bleeding

【定義】
PC：出産前出血：妊娠中に出血をきたしている状態，またはその危険性の高い状態。

【ハイリスク集団】
- 頸管無力症
- 自然流産
- 子宮外妊娠
- 妊娠栄養膜疾患(胞状奇胎)
- 子宮頸部癌
- 子宮頸管炎
- 生殖器系の損傷
- 播種性血管内凝固

前置胎盤について(妊娠後期)(Simpsonほか，2001)
- 前置胎盤の既往
- 帝王切開の既往
- 吸引法による内容除去術を含む人工妊娠中絶や自然流産
- 多胎妊娠
- 子宮奇形
- 高齢出産(35歳以上)
- 喫煙
- 経産
- 胎児水腫
- 大きな胎盤
- 子宮の奇形
- 線維肉腫
- 子宮内膜炎
- アフリカ系アメリカ人かアジア系の民族

胎盤剝離について(妊娠後期)(Simpsonほか，2001)
- 高血圧
- 短い臍帯

- 外傷
- 急産
- 子宮奇形
- 栄養不良，葉酸欠乏症
- 現妊娠の部分剝離
- (早期)剝離の既往
- 34週未満の早期産での前期破水
- 前回帝王切開
- 頻産
- オキシトシン誘発分娩による子宮過剰刺激
- コカイン，アンフェタミンの使用
- 喫煙
- 多胎児で先進している子どもの出産や羊水過多など，子宮が急激に減圧する場合
- 胎盤着床部位での子宮の線維化
- 分娩中での子宮内圧測定用カテーテルの使用

【看護目標】
看護師は，出産前出血の合併症を管理し，最小限にする。

指標▶
- 「PC：血液量減少」を参照

【一般的看護介入と理論的根拠】
①不正出血を即座に報告するようクライエントに指導する。
②出血が生じた場合，医師か助産師に知らせ，以下の事項をモニターする。
  - 量
  - 痙攣，子宮収縮，疼痛，圧痛の有無
  - バイタルサイン，ヘマトクリット値
  - 尿量
③出血しているか循環血液量の減少があれば，手順に従って太い(16-18ゲージ)静脈を2か所確

保し点滴を始める。
④胎児心拍動をモニターする(ガイドラインについては,「PC:Nonreassuring Fetal Status」を参照)。
⑤前置胎盤が疑われている場合は,腟内診や直腸診は行ってはならない。(このような検査によって,胎盤を剝離し生命にかかわるような出血を引き起こす可能性がある)
⑥クライエントを側臥位にする。(この体位により下大静脈圧迫を減少させ,母体の心拍出量を改善し,胎児への血液循環を増加させる)
⑦必要な場合,8L/分のマスクによる酸素投与を行う。(酸素療法を追加することによって,母体の胎児への酸素循環が増加する)
⑧ショックの徴候が生じた場合,看護管理についての詳しい情報は,「PC:血液量減少」を参照
⑨サポートするための介入については,看護診断〈悲嘆〉を参照

PC:切迫早産
Preterm Labor

【定義】
PC:切迫早産:妊娠20週以降36週未満の生存可能な胎児の娩出をきたしている状態,またはその危険性の高い状態。

【ハイリスク集団】(Simpsonほか,2001;Gilbert, 2007;ACOG, 2001)
- 切迫早産の既往
- 前期破水
- 多胎妊娠
- 年齢(17歳以下,または35歳以上)
- 羊水過多
- 子宮奇形
- 子宮頸管が32週までに2cm開大
- 子宮内でのジエチルスチルベストロール(DES)の曝露
- 頸管無力症
- 頸管が32週で1cm未満に短縮
- コカイン・アンフェタミンの乱用
- 早期出血
- 子宮がよく張る。
- 生殖器感染
- 社会経済的にレベルの低い人
- 母体の内科的疾患(例.感染症,腎疾患,高血圧,貧血,心疾患)
- 妊娠中期の流産の既往
- 妊娠と妊娠の間が短い。
- 低体重,低身長の母親
- 身体的な虐待,損傷
- 家庭外での重労働,長時間の立位
- 不十分な体重増加
- 喫煙
- 細菌による腟炎
- 非白色人種

【看護目標】
看護師は,切迫早産の合併症を管理し,最小限にする。
指標▶
- 張りや痛みがない。
- 腰痛がない。
- 骨盤への圧迫感がない。
- 腟分泌物に変化がない。
- 腟からの出血がない。
- 尿検査は正常範囲

【一般的看護介入と理論的根拠】
①以下についてクライエントの注意を促し,報告するよう教育する(Mattsonほか,2004)。
- 子宮収縮月経のような腹痛と腹部の張り
- 腰痛
- 腰部圧迫感と充実感
- 腟分泌物の量および性状の変化
- 嘔気,嘔吐,下痢
- 腟出血
- 尿路感染
- 不快感や不安

(切迫早産の早期発見は,介入によって出産を安

全なものにし，合併症の危険を減少させること ができる）
②分娩が開始すれば，クライエントのそばに付き添い，精神的支援をする。（安心感と支援によってクライエントは早産の覚悟をし，対処できるようになる）
③クライエントの不安のレベルと経済的ストレッサーや家族のストレッサーについてアセスメントする。
④一定期間，床上安静にする。〔床上安静は子宮頸部への胎児先進部の圧迫を軽減し，子宮の血流を改善すると考えられる〕
⑤ドメスティック・バイオレンス（家庭内暴力）についてアセスメントし，必要であれば適切な介入や紹介をする。
⑥適切な水分補給を確保する（経口／IV）。〔研究によると水分補給は下垂体後葉からの抗利尿ホルモンとオキシトシンの分泌を抑制し，子宮の血流量を増やし，子宮内膜のリソゾームを維持している（Gilbert, 2007）〕
⑦胎児心拍数をモニターする。
⑧起きている間は，患者は2時間毎に膀胱を空にする（これは膀胱充満を防ぐ）。
⑨子宮収縮防止薬の静脈点滴療法（例．硫酸マグネシウム，リトドリン，ニフェジピン，インドメタシン）が処方された場合，準備についてプロトコールを参照する（例．基礎臨床検査，ECG，与薬）。
⑩子宮収縮防止薬の静脈点滴療法中（Mandevilleほか，2002；Gilbert, 2007）
- 基準値を決定し，その後，脈拍，呼吸数，血圧，呼吸音をアセスメントする。与薬中，与薬量が増えるたびに，または不安定なバイタルサインのときは15分おき，安定している間は1時間おき（子宮収縮防止薬療法の心肺の合併症は致命的である。綿密なモニタリングが基本である）
- 硫酸マグネシウムを用いる場合，深部腱反射と意識レベルを1時間おきにアセスメントする。解毒剤のグルコン酸カルシウムはベッドで使用できることを説明する。（高マグネシウム血症は中枢神経系の低下を招く）
- 常に胎児心拍数と子宮の活動をモニターし記録する。（この情報は，治療の効果を評価するうえで必要である）
- 薬物療法に対する反応を追跡するために全血球算出と分画，血糖値，尿素窒素，電解質を含む検査をする。
- リトドリンを用いる場合，1時間毎に，または排尿のたびに尿のケトンをアセスメントする。呼吸音を聴診し，咳嗽，胸痛，息切れを2時間おきにアセスメントする。
- 過剰な負荷を避けるために水分摂取量は2,500 mL／日未満を保つ。
- 絶食（NPO）状態を維持し，点滴中は1時間おきに水分出納をつける。
- 外側横臥位で床上安静を保つ。（子宮灌流はこの体位で増加する）

⑪以下のことが生じた場合，医師か助産師に知らせる。
- 1分間に12回以下，または24回以上の呼吸数
- 異常な呼吸音，呼吸困難の徴候と症状，軽い咳嗽
- 120回／分以上の脈拍数，90 mmHg以下の収縮期血圧，または50 mmHg以下あるいは90 mmHg以上の拡張期血圧
- 深部腱反射の低下，または意識レベルの低下
- 児心音が1分間160以上か不安定な状態
- 1分間に6回以上の子宮収縮（陣痛）
- 心電図（ECG）の変化
- 尿量は30 mL／時
- 硫酸マグネシウム中毒を疑う
- 常位胎盤早期剥離の徴候
- $SaO_2 < 95\%$

PC：妊娠高血圧
Pregnancy-Associated Hypertension

【定義】

PC：妊娠高血圧：妊娠中に血管攣縮を伴う複数組織の疾患，高血圧(140 mmHg 以上の収縮期血圧，または 90 mmHg 以上の拡張期血圧)，蛋白尿，および浮腫をきたしている状態，またはその危険性の高い状態。

【ハイリスク集団】

- 初妊婦
- 年齢 19 歳以下
- 年齢 35 歳以上
- 妊娠高血圧の既往
- 慢性高血圧疾患
- 腎臓病の既往
- 糖尿病
- 血管疾患
- 多胎妊娠
- 胎児水腫
- 胞状奇胎
- 子癇前症または子癇の家族歴
- 肥満

【看護目標】

看護師は，高血圧の合併症を管理し，最小限にする。

指標▶
- 血圧(BP) 90/60 から 140/90 mmHg 未満
- 腱反射 2＋
- 頭痛の訴えはない。
- 尿量 30 mL/時
- 嘔気や嘔吐の訴えはない。
- 眼症状の訴えはない。
- 呼吸困難の訴えはない。
- 胃痛の訴えはない。
- 意識レベルに変化はない。

【一般的看護介入と理論的根拠】

①血圧をモニターし，妊娠初期の血圧値と比較する。〔妊娠中期，一般的に通常の血圧値よりも低くなる。したがって，たとえ血圧値が現在正常範囲内であっても，わずかな血圧値の上昇に注意する必要があると考えられる(Reederほか，1997)〕

②毎日の体重をモニターする。(急激に，体重が 1 kg 以上に増加した場合，組織の浮腫あるいは潜在的な浮腫を示している)

③浮腫を注意してモニターする。特に足首，指，顔(浮腫は糸球体濾過の低下と関連したナトリウムの貯留によって生じる)

④蛋白尿の検査結果，血中尿酸値の上昇をモニターする。(末梢動脈血管収縮が糸球体濾過の低下を招く)

⑤胎児の成長を推定するために定期的な超音波法を用い，胎児のウエルビーイングをモニターし，子宮胎盤灌流をアセスメントするために羊水量インデックス(AFI)を調べ，ノンストレステストでバイオフィジカルプロフィール(BPP)と，毎日の胎動回数をモニターする(Gibert, 2007)。

⑥以下のことをアセスメントするために，クライエントに報告するよう教育する(Mandevilleほか，2002)。
- 頭痛
- 浮腫の急激な発生
- 呼吸困難
- 排尿量の減少
- 嘔気および嘔吐
- 意識レベルの変化
- 上腹部または右上腹部の疼痛

(これらは脳水腫，肺浮腫，胃腸障害，腎障害，肝障害の指標となる)

⑦軽度の浮腫や蛋白尿を伴うか，あるいは全く浮腫や蛋白尿を伴わない軽症高血圧を示しているクライエントに対し，以下を指導する。
- 活動を制限し 1 日の大部分を安静臥床とする。
- 尿からの蛋白喪失を補うため，蛋白質の摂取を増やす。
- 水分の摂取量と排泄量，および体重を毎日測定し記録する。

⑧進行性や重症の高血圧および/または蛋白尿が

あるクライエントは，以下により入院が必要となることがある。
- 左側臥位での床上絶対安静
- 毎日の体重，水分の出納のチェック
- 蛋白や尿円柱に関して，毎日の尿検査
- 肝機能検査，尿酸値，BUN，血清クレアチニン，血小板数，ヘマトクリット
- 硫酸マグネシウム療法，鎮静

⑨クライエントが，できるだけじゃまされずに休息が保てるようにする。（適切な休息をとることは，リラクセーションをもたらし，血圧を下降させることがあり，発作の危険性を減少させる）

⑩二頭筋および四頭筋の深部腱反射をアセスメントし，両側の反応を比較する（Reederほか，1997）。（CNSの興奮により反射反応が亢進する）

⑪痙攣が切迫している徴候と症状をアセスメントする。
- 上胃部または右上腹部の疼痛
- 頭痛やかすみ目
- 反射亢進
- クローヌスの発症または悪化（収縮と弛緩の変調，例．引きつること）

（痙攣は脳出血の徴候である）

⑫胎児の心音をアセスメントし，心音が徐々に遅発性徐脈，LTVの消失，徐脈がないかを調べる。〔胎盤灌流量の低下によって後発性減速が生じ，低酸素症により徐脈が起こる（Mandevilleほか，2001）〕

⑬ハイリスクの妊婦の場合，低用量アスピリン療法やカルシウム補助剤について医師や上級実践看護師に相談する。〔このような療法によりハイリスクの女性の妊娠による高血圧が抑えられたと，研究で明らかにされている〕

⑭発作が起こった場合の看護介入については，「PC：痙攣発作」を参照

⑮硫酸マグネシウム療法による看護介入については，「PC：切迫早産」を参照

PC：Nonreassuring Fetal Status*

【定義】

PC：Nonreassuring Fetal Status：栄養，酸素，代謝産物の交換の途絶，またはその危険性の高い胎児の状態（ACOG，2005；Simpsonほか，2001，Feinsteinほか，2003，Gilbert，2007）。

【ハイリスク集団】

胎児因子
- 未熟性
- 子宮内発育遅延
- 臍帯閉塞
- 臍帯圧迫
- 胎盤機能不全
- Rh疾患
- 感染
- 多胎妊娠
- 先天奇形
- 成熟異常
- 急性溶血疾患

母体因子
- 慢性高血圧，妊娠高血圧
- 糖尿病
- 妊娠末期の出血
- 母体低酸素症（例．呼吸不全）
- 母体感染
- 低血圧
- 発作
- 遷延性微弱陣痛
- 長時間の子宮収縮
- 胎盤剝離
- 心血管疾患
- 薬物中毒
- 栄養不良

【看護目標】

看護師は，Nonreassuring Fetal Statusの症状の出現を管理し，最小限にとどめる。

指標▶
- 介入におけるアセスメント基準を参照

---

*訳者注　「Fetal distress（胎児仮死）」→「胎児時ストレス」→「Nonreassuring fetal status」と表現方法が変わってきている。関連学会では「新生児仮死」との混同を避けるべく，「Nonreassuring fetal status」の邦訳が検討されている。現時点では原語で表記しておく。

【一般的看護介入と理論的根拠】

①胎児心拍音の基準値を決定して，以下のことを再確認のため評価する。
- 心拍数110～160回/分
- 正常なリズム
- 拍動と拍動の間の変動(正常な胎児心拍は6～25回/分以上のわずかな変動がある)
- 一過性頻脈(acceleration)の存在
- 基線から心拍数が落ちているところがない。
- 早発性徐脈(子宮収縮の圧迫による副交感神経刺激で胎児心拍数が一過性にゆっくりになる)

②以下のような安心できない胎児の心音やリズムをモニターする。
- 基線変動の減少：1分間5拍以下
- 頻脈：1分間160拍以上
- 徐脈：1分間110拍以下
- 遅発性徐脈：基準心拍数を下まわる徐脈が視覚的にみえ，その落ちはじめが，子宮収縮のはじまりよりも遅く，収縮のピークやピークを超えてからおこり，最低値を示して回復する。
- 変動性徐脈，臍帯が圧迫されることにより引き起こされる。
- 正弦曲線(サインカーブ)のパターン：なめらかな基準値の反復的な変動

〔胎児の低酸素，母体の薬物，母体の貧血，不整脈が胎児心拍数の変化の原因である場合がある(Merensteinほか，1998)〕

③頻脈がある場合，次のことをアセスメントする。
- 母体体温：母体の深部体温が上昇すると，胎児頻脈が発生する。これは，母親の体温が口腔，あるいは肛門で測定される前に上昇することがある。
- 母体の水分出納と尿比重：母体の脱水により胎児頻脈が発生する可能性がある。
- 母体の不安のレベル：極度の不安により胎児心拍数が増加することがある。
- 母体の薬物使用：ある種の薬を母体が服用した場合，胎児心拍数が増加することがある(例．アトロピン，リトドリン塩酸塩，スコポラミンなど)。
- 母体の水分補給量を増やす。(母体の脱水により胎児頻脈が生じることがある)

④医師または上級実践看護師にクライエントの状態とアセスメント所見を報告する。

⑤母体を左側臥位とする。(この体位をとることにより，子宮による下大静脈への圧迫が軽減され，心臓への静脈還流が促進される)

⑥基線変動が減少している場合，考えられる原因を評価する。原因には以下のものがある。
- 胎児が睡眠中
- 麻酔，鎮静薬の影響
- 胎児の低酸素
- 母体の体位

⑦nonreassuringな胎児心拍パターンが持続する場合，医師に報告し次のような処置をとる(Feinsteinほか，2003)。
- 母体を側臥位から反対側臥位に体位変換する。
- プロトコールに従い，フェイスマスクで8～10L/分にて酸素を投与する。(これにより，胎児への酸素供給が増加する)
- 静脈点滴量に伴う水分補給処置に関連した羊水量に注意する。処置に関連した早産防止薬に注意する。
- プロトコールに従い，胎児頭部血を採取する。(胎児血pH，および代謝状態を評価するため)
- 胎児頭部血の監視がすぐにできない場合，手袋をはめた指で胎児頭部を刺激する。〔酸素がうまくとり込めている胎児は15秒以上15bpmの振幅のある一過性頻脈を示し，pHが7.0以上であることを通常は反映している。(Feinsteinほか，2003)〕
- 必要な場合，プロトコールに従い，オキシトシン静脈点滴を中止する。

⑧必要な場合，プロトコールに従い，胎児監視装置を始める。

⑨母親とそのパートナーを呼び，情報を提供し，心配事や恐怖心を共有する機会を与える。(このことにより，持続的な観察を確実に行い，また母親の不安を軽減できる)

⑩不安を軽減し，過呼吸をおさえるために呼吸法について，母親を指導する。

⑪母体の状態が悪化したり，胎児血のpHが7.2を下回るようなことがあれば，前もって帝王切開の手配を行い，指示に従って援助する。

⑫軽度の変動性徐脈が生じた場合，母体の体位を

仰臥位から側臥位に，また一側から他側臥位に変える。(体位の変換は臍帯圧迫を緩和する)
⑬重度の変動性徐脈が生じた場合，次のような処置をとる。
- 医師もしくは上級実践看護師に報告する。
- プロトコールに従い，オキシトシン静脈点滴注射を中止する。
- 臍帯脱出をアセスメントするために腟内診を行う。
- 母体を左側臥位にし，胎児心拍数を評価する。胎児心拍数が改善しない場合，右側臥位に体位変換する。
- このような体位変換によって胎児心拍数が改善しない場合，あるいは臍帯脱出がある場合，母体に膝胸位をとるように介助する。(これにより臍帯の圧迫を減らし，胎児への酸素供給を増やす)
- プロトコールに従い，フェイスマスクで8〜10 L/分にて酸素を投与する。(そうすることで胎児への酸素供給を増やす)
- 1分以内に胎児の心拍数が回復しているかをアセスメントする。

⑭母体の状態が悪化したり，臍帯脱出が生じたり，胎児血のpHが7.2を下回るようなことがあれば急遂分娩か帝王切開の手配をする。

PC：産後出血
Postpartum Hemorrhage

【定義】
PC：産後出血：分娩後24時間以内に，あるいは24時間以降6週間以内に経腟分娩後で500 mL以上，帝王切開で1,000 mL以上の急性出血をきたしている状態，またはその危険性の高い状態。

【ハイリスク集団】
- 分娩第3期の問題
- 子宮筋の過度の伸展(例．羊水過多，巨大児，多胎妊娠)
- 遷延分娩
- 急産
- オキシトシンによる誘発
- 経産
- 母体の疲労衰弱
- 器具による分娩
- 子宮弛緩症の既往
- 子宮線維腫
- 血液疾患の既往
- 過度の鎮痛薬の使用
- 子癇前症
- 胎盤片の遺残
- 生殖器の外傷
- 母体系疾患(白血病，血小板減少症，血液疾患)
- 絨毛羊膜炎
- アジア系もしくはヒスパニック系

【看護目標】
看護師は，産後出血を管理し，最小限にとどめる。

指標▶
- 「PC：血液量減少」を参照
- 硬い子宮

【一般的看護介入と理論的根拠】
①分娩後1時間は，5分ごとに子宮収縮状態をモニターし，その後，24時間は必要に応じてアセスメントする。次の評価をする。
- 子宮底の高さ：一般的に，分娩後は臍の位置になる。
- 大きさ：収縮時は，リンゴ位の大きさにならなければならない。
- 硬度：硬く感じられなければならない。(弛緩子宮は子宮筋線維の収縮による止血ができない)

②子宮が弛緩しているかやわらかい場合，収縮が良くなるまで子宮底のしっかりと，しかしやさしく輪状マッサージを行う。(マッサージは子宮筋の収縮を促進する)

③ルーチンとしてのマッサージや過剰なマッサー

ジは避ける。(不必要なマッサージは続発性子宮弛緩に伴う痛みや筋肉疲労を引き起こすことがある)

④分娩後1時間は15分ごと、その後1時間は30分ごとに血圧と脈拍をモニターし、その後は母体の状態が安定するまで、1時間ごとに測定する。(注意深くバイタルサインをモニターすることで、血液循環動態の正確な評価を提供できる)

⑤会陰部からの出血量をモニターする。使用したパッドの総数と出血量の記録を続ける。(子宮収縮が良いにもかかわらず、出血が持続する場合、頸管か腟壁の裂傷が考えられる。分娩後24時間以降の子宮出血は、胎盤片、卵膜の子宮腔内遺残か子宮収縮不全が考えられる)

⑥ヘモグロビンとヘマトクリットの値を調べる。低下していれば医師または助産師に報告する。(1.0〜1.5 g/dL のヘモグロビン値の低下やヘマトクリット値の4ポイント低下は、450〜500 mL の出血があることを示している)

⑦バイタルサインと同様、膀胱の大きさや尿量を頻回にモニターする。(充満した膀胱は、子宮を押し上げ、子宮筋を弛緩させる)

⑧出血が多い場合、子宮が収縮しない場合、バイタルサインに変化が生じた場合、医師もしくは上級実践看護師に報告する。

⑨ショックの徴候がある場合の看護介入については、「PC:血液量減少」を参照

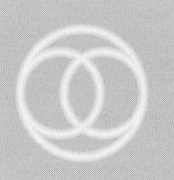

潜在的合併症:薬物療法の有害反応*

Potential Complication : Medication Therapy Adverse Effects

潜在的合併症:薬物療法の有害反応
- ▶PC:抗凝固薬療法の有害反応
- ▶PC:抗不安薬療法の有害反応
- ▶PC:副腎皮質ステロイド薬療法の有害反応
- ▶PC:抗腫瘍薬療法の有害反応
- ▶PC:抗痙攣薬療法の有害反応
- ▶PC:抗うつ薬療法の有害反応
- ▶PC:抗不整脈薬療法の有害反応
- ▶PC:抗精神病薬療法の有害反応
- ▶PC:降圧薬療法の有害反応

【定義】

PC:薬物療法の有害反応:薬物療法に関連して、潜在的に重篤な作用や反応を起こしているクライエント、あるいはその危険性が高いクライエントを対象にした診断。

著者の注釈

看護師はこれらの共同問題を使用すると、薬物療法の有害反応を起こしているクライエントや、その危険性があるクライエントを説明することがで

きる。副作用(side effect)は、厄介で悩まされはするがめったに重篤にはならないのに対して、有害反応は異常で、意外なほど重篤になるおそれのある反応である。有害な薬物反応とは、薬物誘発性の中毒反応である(Arcangelo ほか、2001)。有害反応の例は、律動異常、胃潰瘍、血液疾患、アナフィラキシー反応などである。副作用の例は、嗜眠状態、口渇、嘔気、脱力感などである。副作用は、通常は投与量、投与方式、投与経路、食事などを変更したり、予防措置を用いて管理すれば、薬物療法を継続できる(Arcangelo ほか、2005)。有害反応が起きた場合は、薬物療法を中止しなければならないこともある。ケアプランには、クライエントが服用している薬物のすべてを対象にした共同問題を

---

*この項は、薬物療法の有害反応に対する看護責務の概説を意図したもので、薬理学の教科書やマニュアルで調べられる個々の薬物の情報を、もれなく読者に提供することは意図していない。

含めるわけではない。看護師は日常的に薬の副作用についてクライエントの訴えを聞き，ケア基準の一環としていずれのクライエントの副作用もモニターしている。

　ここに示す共同問題は，薬物療法の持続期間，高い確率で出現が予測できる，出現すると重篤になるおそれがある，有害反応の既往などの理由で，有害な作用や反応の危険性が高いクライエントを対象にしている。学生はこれらの共同問題をケアプランに加えることもできる。臨床看護師は，主な薬物を対象にした「薬物療法の有害反応」の標準ケアプランへのアクセスも可能である。

【ハイリスク集団】
- 長期の薬物療法
- 過敏症の既往
- 有害反応の既往
- 大量の1回または1日投与量
- 複数の薬物療法
- 精神的不安定
- 肝不全
- 腎不全
- 特定の有害反応の危険性を高める疾病，または状態（例．胃潰瘍の既往）

PC：抗凝固薬療法の有害反応
Anticoagulant Therapy Adverse Effects

【有害反応のハイリスク集団】
- 糖尿病
- 甲状腺機能低下症
- 消化管出血
- 出血傾向
- 高脂血症
- 高齢女性
- ビタミンK欠乏症
- 衰弱
- うっ血性心不全
- 小児
- 軽度の肝不全または腎不全
- 結核
- 妊娠
- 分娩直後

【看護目標】
　看護師は，クライエントと家族が有害反応を確認して最小限にできるようモニターし，援助する。
指標▶
- 直ちに報告が必要な徴候と症状を明確にする。

【一般的看護介入と理論的根拠】
　各種薬物の具体的な情報は，薬理学の教科書を参照

① 抗凝固薬療法の禁忌をアセスメントする。
- 過敏症の既往
- 創傷
- 活動性出血の存在
- 血液疾患
- 手術予定，または最近手術を受けた。
- 消化管潰瘍
- 亜急性細菌性心内膜炎
- 心膜炎
- 重度の高血圧症
- 腎機能障害
- 肝機能障害
- 出血性脳血管発作
- 血小板形成に影響を及ぼす薬物の使用（例．サリチル酸塩，ジピリダモール，NSAIDs）
- 排液チューブの存在
- 子癇
- 出血傾向
- 切迫流産
- アスコルビン酸欠乏症
- 脊椎穿刺
- 局所麻酔
- 妊娠〔ワルファリンナトリウム（抗凝固薬）〕

② 考えられる有害反応について説明する。
- 全身性
  - 過敏性（発熱，悪寒，鼻水，頭痛，嘔気，嘔吐，

発疹，瘙痒，流涙
　●出血
■消化器系
　●嘔吐
　●下痢
■心血管系
　●高血圧
　●胸部痛
■腎臓
　●腎機能障害
③有害反応の重症度をモニターし，軽減する。
■ヘパリン療法の場合は活性化部分トロンボプラスチン時間(APTT)の検査値を，経口療法の場合はプロトロンビン時間(PT)の検査値と国際標準比(INR)をモニターする。数値が治療範囲の目標値を超えている場合は報告する。〔PTの治療範囲は，1.3～1.5×にコントロールされているか，INRが2.0～3.0（Arcangeloほか，2005）〕
■出血の徴候をモニターする（例. 歯肉出血，皮膚の打撲傷，タール様便，血尿，鼻出血）。
■ヘパリン療法を受けているクライエントには，投与している間は硫酸プロタミンを常備する。ワルファリンの解毒薬は，ビタミンKである。（硫酸プロタミンは，ヘパリンの作用を中和して消去する解毒薬である）。
■高齢のクライエントは細心の注意を払ってモニターする。〔高齢者は，成人よりも抗凝固薬の作用に敏感である（Arcangeloほか，2005）〕
■抗凝固作用を高める薬物〔例. 抗生物質，シメチジン，サリチル酸塩，フェニトイン，アセトアミノフェン，抗真菌薬，非ステロイド性抗炎症薬(NSAIDs)〕や抑制する薬物（例. 制酸薬，バルビタール酸塩，経口避妊薬）については，薬剤師に相談する。
④ヘパリン誘発性血小板減少症の徴候（発熱，脱力感，会話困難，発作，皮膚・眼球結膜の黄変，濃色尿または血尿，点状出血）をモニターする。〔抗生物質はヘパリンが存在すると血小板膜へ向かうので，血小板の消耗率が高くなる（Arcangeloほか，2005）〕
⑤注射部位の血腫と出血を軽減する。
■細い針を使用する。
■注射後に部位を揉まない。
■注射部位を変える。
■皮下注射にする。
■注射後に1～2分間（部位を）しっかり圧迫する。
〔このようなテクニックによって組織の損傷を少なくし，血管の多い部位（例. 筋肉）を避ける〕
⑥クライエントに，剃刀や電気剃刀を使用しないよう指示する。
⑦クライエントに，薬物療法中は妊娠を避けるよう指示する。(ワルファリンは胎児に有毒である)
⑧有害反応を予防したり重症度を軽減する方法をクライエントと家族に指導する。
■出血の徴候をモニターし，報告するよう指示する。
■侵襲性の処置を受ける前に，医師，歯科医，その他の医療提供者に抗凝固療法を受けていることを知らせるよう，クライエントと家族に忠告する。(出血を防ぐために予防措置が必要になる場合もある)
■発熱や発赤が出現したら直ちに医師または上級実践看護師に連絡するよう指示する。(それらは，感染やアレルギー反応を示している可能性がある)
■ワルファリン（クマリン系；抗凝固薬）を中止してから，PTが正常値に戻るまでに2～10日かかることをクライエントや家族に伝える。
■ある種の薬物には抗凝固作用を高めたり，抑制する性質があることを説明し，どのような処方薬や市販薬〔アスピリン，抗生物質，イブプロフェン（抗炎症薬），利尿薬〕も，服用する前に薬剤師に相談するようアドバイスする。ビタミンK含有量の多い食物は控えるよう指導する。この類の食物は，かぶの葉，アスパラガス，ブロッコリー，クレソン，キャベツ，牛レバー，レタス，緑茶などである。(ビタミンKにより抗凝固作用が低下する)
■クライエントに飲酒をしないよう指導する。アルコールは抗凝固作用を増強するので，肝疾患がある場合には特に注意する。
■クライエントにメディクアラート(Medic-Alert)の身分証明書を携帯するよう指示する。
■定期的なフォローアップケアの重要性を強調する。
⑨クライエントと家族に，次のような徴候や症状が

現れたら報告するよう指示する(Porter, 2002)。
- 出血
- タール様便
- 発熱
- 悪寒
- 咽頭痛, 会話困難
- 瘙痒
- 濃色尿
- 皮膚や眼球結膜の黄変
- 口内痛
- 激しい頭痛
- 新たな発疹
- 重症疾患
- 持続性の腹痛
- 失神

PC：抗不安薬療法の有害反応
Antianxiety Therapy Adverse Effects

【有害反応のハイリスク集団】
- 小児
- 高齢者
- 肝機能または腎機能障害
- 精神病
- 抑うつ状態
- 妊娠, または母乳栄養中
- 重度の筋力低下
- 肺予備力の低下

【看護目標】
看護師は, クライエントと家族が有害反応を確認して最小限にできるようモニターし, 援助する。

指標 ▶
- 直ちに報告が必要な徴候と症状を報告できる。

【一般的看護介入と理論的根拠】
各種薬物の具体的な情報は, 薬理学の教科書を参照。

① 抗不安薬療法の禁忌をアセスメントする。
- 過敏性
- 意識障害
- 呼吸機能不全
- ショック
- ポルフィリン症
- 薬物乱用やアルコール(ベンゾジアゼピンに対して)乱用の既往
- 診断未確定の神経障害
- 緑内障, 麻痺性イレウス, 前立腺肥大(ベンゾジアゼピンに対して)
- 妊娠, または母乳栄養中
- 飲酒
- コントロールされていない激痛
- 狭(隅)角緑内障

② 考えられる有害反応について説明する。
- 全身性
  - 過敏性(瘙痒, 発疹, 低血圧)
  - 脱毛
  - 薬物依存症
  - 睡眠障害
- 心血管系
  - 心拍数, 血圧の低下
  - 一過性頻脈, 徐脈
  - 浮腫
- 中枢神経系
  - 判断力障害
  - 逆説(奇異性)興奮
  - 過度の嗜眠傾向
  - 振戦
  - めまい
  - 不明瞭言語
  - 混乱状態
  - 嚥下困難
  - 頭痛
- 呼吸器系
  - 呼吸抑制
- 血液系
  - 白血球減少症
- 眼
  - かすみ目

- 泌尿生殖器系
  - 尿閉
- 肝臓
  - 黄疸

③有害反応の重症度をモニターし，軽減する。
- 与薬前にクライエントの精神状態を評価する。クライエントに混乱状態や過度の嗜眠傾向が認められる場合は，医師または上級実践看護師に相談する。
- クライエントの損傷の危険性を評価する。詳しい情報は〈身体損傷リスク状態〉を参照
- 過剰投与の徴候をモニターする（例．不明瞭言語，持続性傾眠，呼吸抑制，混乱状態）。
- 耐性の徴候をモニターする［例．不安増強，覚醒（不眠）状態］。

④有害反応を予防したり重症度を軽減する方法を，クライエントと家族に指導する。
- 長期間服用後に，突然服薬を中止しないようにクライエントに指示する（突然に中止すると嘔吐，振戦，痙攣などを起こすことがある）。
- 家族や重要他者に，過剰投与の徴候を指導する（例．不明瞭言語，持続性傾眠，呼吸抑制，混乱状態）。
- アルコールや鎮静薬は薬物の作用を強化する性質があることを，クライエントや家族に気づかせる。
- 眠気を感じるときは車の運転や危険な活動を避けるようクライエントに指示する。
- 長期服用による薬物耐性と依存症の可能性について話し合う。

⑤クライエントと家族に，次のような徴候や症状を報告するよう指示する。
- 不明瞭言語
- 持続性傾眠
- 混乱状態
- 呼吸不全
- 敵意，怒り
- 筋痙攣
- 鮮明な夢
- 多幸感
- 幻覚
- 咽頭痛
- 発熱
- 口内潰瘍

PC：副腎皮質ステロイド薬療法の有害反応
Adrenocorticosteroid Therapy Adverse Effects

【有害反応のハイリスク集団】
- 後天性免疫不全症候群（AIDS）
- 血栓性静脈炎
- うっ血性心不全
- 糖尿病
- 甲状腺機能低下症
- 緑内障
- 骨粗鬆症
- 重症筋無力症
- 出血性潰瘍
- 発作性疾患，または精神疾患
- 高齢者
- 妊娠，または母乳栄養中
- 重度のストレス，外傷，または疾患

【看護目標】

看護師は，クライエントと家族が有害反応を確認して最小限にできるようモニターし，援助する。

指標▶
- 直ちに報告が必要な徴候と症状を明確にできる。

【一般的看護介入と理論的根拠】

各種薬物の具体的な情報は，薬理学の教科書を参照

①ステロイド薬療法の禁忌をアセスメントする。
- 過敏症の既往
- 高血圧
- 活動性の消化性潰瘍疾患
- 活動性結核
- 活動性真菌感染

- ■ ヘルペス
- ■ 心疾患

② 考えられる有害反応について説明する。
- ■ 全身性
  - ● 過敏性：発疹，蕁麻疹，低血圧，呼吸窮迫，アナフィラキシー
  - ● 感染に対する感受性の上昇
  - ● 急性副腎不全：2週間の薬物療法後，突然中止した場合に起こる反応
  - ● 低カリウム血症
  - ● 創傷治癒の遅延
  - ● 高トリグリセリド血症
- ■ 中枢神経系
  - ● 幻覚
  - ● 頭痛
  - ● 抑うつ状態
  - ● 精神病
  - ● うっ血乳頭
- ■ 眼
  - ● 緑内障
  - ● 白内障
- ■ 心血管系
  - ● 血栓性静脈炎
  - ● 塞栓症
  - ● 律動異常
  - ● 高血圧症
  - ● 浮腫
- ■ 消化器系
  - ● 出血
  - ● 潰瘍
  - ● 膵炎
- ■ 筋骨格系
  - ● 骨粗鬆症
  - ● 筋肉の消耗
  - ● 小児の成長遅滞
  - ● 野牛肩

③ 有害反応をモニターする。
- ■ 基礎アセスメントデータを設定する。
  - ● 体重
  - ● 全血球算定（CBC）
  - ● 血圧
  - ● 血清カリウム
  - ● 血糖
  - ● 血清ナトリウム
- ■ 以下をモニターする。
  - ● 体重
  - ● CBC
  - ● 血圧
  - ● 血清カリウム
  - ● 血糖
  - ● 血清ナトリウム
  - ● 便潜血反応
- ■ モニターしたデータの変化を報告する。

④ クライエントと家族に有害反応を予防したり，重症度を軽減する方法を指導する。
- ■ 食物やミルクと一緒に服薬するよう指示する。（胃の不快感を軽減できる）
- ■ 毎日，同じ時刻に同じ服装で体重を測るようアドバイスする。（体重増加は体液貯留を示している可能性がある）
- ■ 感染症の人との接触は避けるよう指示する。（クライエントは免疫系が低下しているので，感染症に罹患しやすい）
- ■ 市販薬は，医師，上級実践看護師，薬剤師などに相談してから服用するようアドバイスする。（深刻な薬物相互作用が起こることがある）
- ■ 侵襲的な処置の前に，医師や歯科医，それ以外の医療スタッフに薬物療法を受けていることを知らせるよう指示する。（出血を予防するため，予防措置をとる必要がある）
- ■ 感染の徴候が現れたら，医師または上級実践看護師に連絡するよう指示する。
- ■ 抗凝固薬は午前中に服用するよう指導する。（これは副腎の機能抑制を軽減するのに役立つ）
- ■ メディックアラート（Medic-Alert）の身分証明書を携帯させる。（クライエントは緊急時に，さらに多くの与薬が必要になる場合もある）
- ■ 副作用について医師や上級実践看護師に相談せずに，薬物療法を絶対に中断しないよう警告する。（副腎機能は徐々に回復するので時間を要する）
- ■ 塩分摂取量を1日6gに制限する。（塩分を過剰に摂取すると，体液の貯留が増強する）
- ■ 体重増加とナトリウム貯留について考えられる問題を話し合う（詳しい情報は，〈栄養摂取消費バランス異常：必要量以上〉および〈体液量過剰〉を参照）。

- ■考えられる薬物誘発性の外観の変化について説明する(例. ムーンフェイス, 多毛, 異常な脂肪分布)。
- ■服用を忘れたり二重に服用する事故を予防するシステムを設けるよう, クライエントに勧める(例. チェックシート, 事前に1日量を服用時間ごとに分けて準備できる容器)。
- ■高血糖症の危険性を説明する。(ステロイド薬には糖代謝を妨げる作用がある)

⑤クライエントと家族に次のような徴候や症状が現れたら報告するよう指示する。
- ■胃痛
- ■黒色様の便
- ■異常な体重増加
- ■嘔吐
- ■咽頭痛, 発熱
- ■副腎機能不全:疲労, 食欲不振, 動悸, 嘔気, 嘔吐, 下痢, 体重減少, 気分の変動
- ■月経不順
- ■視力の変化, 眼痛
- ■持続性の激しい頭痛
- ■下肢の疼痛, 痙攣
- ■過度の口渇, 空腹, 排尿
- ■下痢
- ■精神状態の変化
- ■めまい
- ■動悸(心悸亢進)
- ■疲労, 脱力感

PC:抗腫瘍薬療法の有害反応
Antineoplastic Therapy Adverse Effects

【有害反応のハイリスク集団】
- ●衰弱
- ●骨髄機能抑制
- ●腎臓の悪性浸潤
- ●骨髄の悪性浸潤
- ●肝機能障害
- ●腎機能障害
- ●高齢者
- ●小児

【看護目標】
看護師は, クライエントと家族が有害反応を確認して最小限にできるようモニターし, 援助する。

指標▶
- ●直ちに報告が必要な徴候と症状を明確にできる。

【一般的看護介入と理論的根拠】
各種薬物の具体的な情報は, 薬理学の教科書を参照
①抗腫瘍薬療法の禁忌をアセスメントする。
- ■薬物過敏性
- ■過去4週間以内の放射線療法
- ■重度の骨髄機能抑制
- ■母乳栄養中
- ■妊娠第1期(初期)

②考えられる有害反応について説明する。
- ■全身性
    - ●過敏性:瘙痒感, 発疹, 悪寒, 発熱, 呼吸困難, アナフィラキシー
    - ●免疫抑制
    - ●脱毛
    - ●発熱
- ■心血管系
    - ●うっ血性心不全
    - ●律動異常
- ■呼吸器系
    - ●肺線維症
- ■中枢神経系
    - ●混乱状態
    - ●頭痛
    - ●脱力感
    - ●抑うつ状態
    - ●めまい
    - ●神経毒性
- ■血液系
    - ●白血病
    - ●出血

- 血小板減少症
- 顆粒球減少症
- 貧血
- 高尿酸血症
- 電解質平衡異常
- 消化器系
  - 下痢
  - 食欲不振
  - 嘔吐
  - 粘膜炎
  - 腸炎
  - 腸潰瘍
  - 麻痺性潰瘍
- 肝臓
  - 肝臓中毒症(肝細胞毒)
- 泌尿生殖器系
  - 腎不全
  - 精子数減少
  - 無月経
  - 出血性膀胱炎
  - 不妊症
  - 腎結石

③発疱薬(血管から組織へ漏れると,重症の壊死を起こす薬品)の滲出を抑える処置をとる。発疱薬の例は,アムサクリン,ビサントレン(bisantrene),ダクチノマイシン,ダカルバジン(DTIC),ダウノルビシン,エストラムスチン,ナイトロジェンマスタード,プリカマイシン(plicamycin),ビンブラスチン,ビンクリスチン,ビンデシンなどがある。

④予防処置は,次のとおりである。
- 関節,骨隆起部,腱,神経血管束,肘窩部周辺への発疱薬の注入は避ける(Goodmanほか,2001)。
- 24時間以内に同じ静脈への複数の穿刺は避ける。
- 長期留置用静脈カテーテルから薬物を投与する。
- 浮腫が出現したり,血液が逆流しない場合は,薬物を投与しない。
- 末梢静脈から注入する場合は,穿刺部の状態と穿刺後24時間以内か否か評価する。
- 末梢静脈から注入する場合は,注入状態を継続的に観察する。
- 中心静脈ラインから注入し,1〜2時間ごとにチェックする。
- 発疱薬は,ほかのどの薬物よりも先に注入する。抗嘔吐薬も例外ではない。

⑤薬物注入中は,モニターを継続する。
- IV注入ラインの開通性をアセスメントする。
- IV穿刺部の組織に次の徴候がないか,30分ごとに観察する。
  - 腫脹(最も一般的に起こる)
  - 漏出
  - 灼熱感・疼痛(必ずしも起こるとは限らない)
  - 炎症
  - 紅斑(最初はみられない)
  - 過度の色素沈着

⑥血質外遊出が起きた場合は,次の処置をとる。
- 薬物の投与を中止する。
- 穿刺針はそのまま留置する。
- チューブや注射針の内部に残っている薬物と血液を静かに吸引する。
- 穿刺部を直接圧迫しない。
- 医師の指示や施設の方針に従って,解毒薬を投与する。
- 植物性アルカロイドが血管外に滲出した場合は,温湿布を15〜20分間,1日4回,24時間行う。
- アントラサイクリンが血管外に滲出した場合は,氷で15〜20分間,3〜4時間おきに24〜48時間冷やす。
- 局所ケアを指示する。
  - 患肢を48時間挙上する。
  - 48時間以後は,患肢をふだんどおりに使用するよう促す。

⑦有害反応の重症度をモニターし,軽減する。
- バイタルサイン,心律動,体重をアセスメントして基準値を記録する。これらを毎日モニターする。(これにより,その後の有害反応のアセスメントが容易になる)
- 初回の投与前に,基準値を設定するための電解質,血液化学,骨髄,および腎・肝機能検査が行われているか確認する。(これにより,有害反応のモニターが可能になる)
- 必要十分な水分補給,少なくとも1日2Lを確保する。(十分な水分補給は,細胞の急速な破壊による腎障害の予防に役立つ)

- 感染の初期徴候をモニターする。(骨髄機能が抑制されると,感染の危険性が高くなる)
- ナトリウム,カリウム,マグネシウム,リン,カルシウムなどの電解質平衡異常をモニターする。(電解質平衡異常は,一般に腎機能障害,嘔吐,下痢によって悪化する)
- 腎不全の徴候(尿量不足,尿比重上昇,尿ナトリウムレベルの上昇など)をモニターする。(ある種の抗腫瘍薬は,腎糸球体や尿細管に中毒作用がある)
- 腎結石の症状側腹部痛,嘔気,嘔吐,腹痛などをモニターする。出現した場合は,「PC:腎結石」を参照(腫瘍細胞の急速な溶解により,高尿酸血症が起こる)
- 神経毒性の症状(感覚異常,歩行障害,見当識障害,混乱状態,下垂足または下垂手,巧緻運動性活動障害など)をモニターをする。(腎伝導を障害する抗腫瘍薬もある)

⑧クライエントと家族に有害反応を予防したり,重症度を軽減する方法を指導する。
- フォローアップアセスメントと臨床検査の重要性を強調する。(これは,有害反応の早期発見に役立つ)
- 群衆や感染症の人々との接触は避けるよう指示する。(抗腫瘍薬療法を受けているクライエントは,感染症に非常に罹患しやすい)
- 毎日,体重および摂取量と排泄量をモニターするよう指導する。(定期的なモニターにより,有害反応を早期に発見できる)
- 市販薬を服用する前に,担当の医療提供者に相談するよう指示する。(深刻な薬物相互作用が起こることもある)
- ワクチンは避けるようアドバイスする。(免疫系が低下すると,疾病を発症する危険性が高くなる)
- 一部の反応については,適切な看護診断を参照する。たとえば,〈栄養摂取消費バランス異常〉,〈口腔粘膜障害〉など。

⑨クライエントや家族に,次のような徴候や症状が現れたら報告するよう指示する。
- 発熱(37.8℃以上)
- 悪寒,発汗
- 下痢
- 激しい咳嗽
- 咽頭痛
- 異常出血
- 排尿時灼熱感
- 筋痙攣
- 流感様症状
- IV注入部の疼痛,浮腫
- 腹痛
- 混乱状態,めまい
- 尿量減少

PC:抗痙攣薬療法の有害反応
Anticonvulsant Therapy Adverse Effects

【有害反応のハイリスク集団】
- 肝不全
- 腎不全
- 凝固性疾患
- 甲状腺機能亢進症
- 糖尿病
- 高齢者
- 衰弱
- 心機能障害
- 緑内障
- 心筋不全

【看護目標】
看護師は,クライエントと家族が有害反応を確認して最小限にできるようモニターし,援助する。

【一般的看護介入と理論的根拠】
各種薬物の具体的な情報は,薬理学の教科書を参照

①抗痙攣薬療法の禁忌をアセスメントする(Arcangeloほか,2001)。
- 過敏性
- 骨髄機能抑制

- ■心(臓)ブロック, 洞(性)徐脈〔ダイランチン(Dilantin)〕
- ■妊娠
- ■肝不全〔デパコテ(Depakote)〕
- ■血液疾患
- ■呼吸障害

②考えられる有害反応について説明する。
- ■全身性
  - ●過敏症(過剰な副作用, 発疹)
  - ●狼瘡様反応
  - ●葉酸欠乏
- ■中枢神経系
  - ●抑うつ状態
  - ●被刺激性
  - ●運動失調
  - ●パーソナリティの変化
  - ●振戦
  - ●認知障害
- ■血液系
  - ●白血球減少症
  - ●骨髄機能の抑制
  - ●貧血
  - ●血小板減少症
- ■消化器系
  - ●歯肉肥厚(ヒダントインによる)
- ■肝臓
  - ●肝炎
- ■泌尿生殖器系
  - ●アルブミン(蛋白)尿
  - ●尿閉
  - ●性不能症
  - ●腎結石

③有害反応の重症度をモニターし, 軽減する。
- ■発作についての基礎情報を記録する。タイプ, 頻度, 通常時間, 前兆の有無, 悪化因子
- ■一定の間隔で, 薬物を投与する。(規則的な投与は, 血清薬物濃度の変動の予防に役立つ)
- ■血清薬物をフローチャートに記入する。治療範囲外のレベルは報告する。(低レベルになると発作が起こり, 高レベルになると中毒を起こす)
- ■肝機能検査値と血球計算値をモニターする。(これらの検査で, 血液疾患と肝機能障害を発見できる)
- ■咽頭痛, 持続性疲労, 発熱, 感染をモニターする。(これらの徴候と症状は, 血液疾患を示している可能性がある)
- ■非経口与薬の前後にバイタルサインを測定する。(バイタルサインにより, 心機能に及ぼす薬物の影響が明らかになる)
- ■薬物をIV投与する場合は, バイタルサインを綿密にモニターし, 薬液をゆっくり注入する。(綿密なモニターにより, 徐脈, 低血圧, 呼吸抑制を早期に発見できる)

④クライエントや家族に, 有害反応を予防したり重症度を軽減する方法を指導する。
- ■用量を変えたり, 薬物療法を突然中止しないよう強調する。(治療計画を変更すると, 重篤な発作を起こしやすくなる)
- ■必要な場合は, 昼夜を問わず時間どおりに服用することの重要性を強調する。(時間どおりの服薬は, 薬物の治療レベルの維持に役立つ)
- ■どのような薬物(例. アスピリン, 経口避妊薬, 葉酸)も, 服用する前に薬剤師に相談するよう指示する。(抗痙攣薬の効果を低下する薬物もある)
- ■適切な食事を維持することの重要性を強調する。薬剤師や上級実践看護師に相談して, サプリメント(補助食品)の必要性を判断するよう勧める。(ビタミンやミネラルの吸収を妨げる抗痙攣薬もある)

PC:抗うつ薬療法の有害反応
Antidepressant Therapy Adverse Effects

【有害反応のハイリスク集団】
- ●眼圧の上昇
- ●腎機能障害
- ●肝機能障害

- 尿閉
- 糖尿病
- 発作性疾患
- 甲状腺機能亢進症
- パーキンソン病
- 妊娠，または母乳栄養中
- 電気痙攣療法
- 心血管系疾患
- 統合失調症，精神病
- 高齢者

【看護目標】

看護師は，クライエントと家族が有害反応を確認して最小限にできるようモニターし，援助する。

【一般的看護介入と理論的根拠】

各種薬物の具体的な情報は，薬理学の教科書を参照

①抗うつ薬療法の禁忌をアセスメントする。
- 過敏性
- 狭(隅)角緑内障
- 心筋梗塞後の急性回復期
- 重度の腎機能障害
- 重度の肝機能障害
- 前立腺肥大
- 脳血管疾患
- 心血管疾患
- 統合失調症〔モノアミンオキシダーゼ(MAO)阻害薬に対して〕
- 過去1～2週間以内の麻酔薬投与(MAO阻害薬に対して)
- 高血圧(MAO阻害薬に対して)
- MAO阻害薬と三環系薬との併用
- 発作性疾患(三環系薬に対して)
- チラミン含有食品の摂取(MAO阻害薬に対して)
- MAO阻害薬，交感神経作用薬，麻薬，鎮静薬，催眠薬，バルビツレート，フェノチアジン，アルコール，不正に入手した麻薬，降圧薬などの併用

②考えられる有害反応について説明する。
- 全身性
  - 過敏性(発疹，点状出血，蕁麻疹，光線過敏症)
  - 発汗
- 中枢神経系
  - 悪夢
  - 振戦
  - 運動失調
  - 幻覚
  - 発作
  - 興奮
  - 感覚異常
  - 軽躁
  - 錐体外路系症状
  - 混乱状態
  - 妄想
- 心血管系
  - 起立性低血圧(MAO阻害薬による)
  - 高血圧クリーゼ(MAO阻害薬による)
  - 頻脈
  - 律動異常(MAO阻害薬による)
- 血液系
  - 血液疾患
  - 骨髄機能抑制
- 消化器系
  - 麻痺性イレウス
  - 嘔吐
  - 下痢
- 肝臓
  - 肝中毒症(肝細胞毒)
- 泌尿生殖器系
  - 尿閉
  - 前立腺肥大
  - 急性腎不全
  - 性不能症
  - 夜間多尿
  - 陰茎強直症(MAO阻害薬による)
- 内分泌系
  - 血糖レベルの変化

③有害反応の重症度をモニターし，軽減する。

④クライエントが服用している他の薬との相互作用の可能性について薬剤師に相談する。(MAO阻害薬は，多くの有害な相互作用を引き起こす)

⑤心拍数，心律動，血圧の基準値を記録する。(抗うつ薬は，心機能に深刻な影響を及ぼす。基準値をアセスメントすると，薬物療法中の正確なモニタリングが可能になる)

⑥基準値になる血液検査，腎および肝機能検査が行われているか確認する。(基準値を使用すると，変化をモニターできる)

⑦治療を開始する前に，抑うつ状態の徴候と症状を記録する。(この情報により，治療に対するクライエントの反応の評価が容易になる)

⑧体重，摂取量，排泄量をモニターし，浮腫をアセスメントする。(体液貯留や食欲不振を起こす抗うつ薬もある)

⑨有害反応を予防したり重症度を軽減する方法を，クライエントと家族に指導する。

⑩アルコールは薬物の作用を強化することを強調する。

⑪市販薬はすべて，服用する前に薬剤師に相談するよう指導する。(抗うつ薬と相互作用を起こす薬物が多い)

⑫医師や看護師に相談せずに用量を変えたり，服薬を中止しないよう，クライエントに警告する。

⑬MAO阻害薬を服用しているクライエントには，チラミン含有食品を控えることの重要性を強調する。チラミン含有食品は，アボカド，バナナ，ソラマメ，レーズン，イチジク，熟成チーズ，サワークリーム，赤ワイン，サクランボ，ビール，イースト，ヨーグルト，にしんの酢漬け，鶏レバー，熟成肉，発酵ソーセージ，チョコレート，カフェイン，しょう油，甘草などである。(これらの食品には昇圧作用があるので，高血圧反応を起こすことがある)

⑭薬物を中止してから数週間は，引き続き危険性のある食品や薬物を避けるよう，クライエントに指導する(MAO酵素は再生に数週間かかる)

⑮クライエントに軽躁の徴候や過剰反応の症状がないか注意し，現れたら報告するよう家族に助言する。

⑯MAO阻害薬は，麻酔を投与する1週間前に中止しなければならないことを説明する。(MAO抑制薬は，麻酔薬や催眠薬と重篤な相互作用を起こす可能性がある)

⑰選択的セロトニン再取り込み抑制物質の使用に伴う発汗に関連した電解質喪失に対して，以下の指示をする。
- カフェインを避ける。
- 暑い気候のときは活動を避ける。
- 30分ごとに電解質入り飲料を200〜250 mL摂取する。

⑱次のような徴候と症状が現れたら報告するよう，クライエントに指導する。
- 高血圧反応(頭痛，項部硬直，動悸，発汗，嘔気，羞明)
- 視覚障害
- 皮膚，眼球結膜の黄変
- 発疹
- 腹痛
- 瘙痒
- 排尿障害
- 発作
- 精神状態の変化

PC：抗不整脈薬療法の有害反応
Antiarrhythmic Therapy Adverse Effects

【有害反応のハイリスク集団】
- 高血圧
- 糖尿病
- 小児
- 高齢者
- 肝機能障害
- 腎機能障害
- 心肥大
- 肺の病変
- 甲状腺中毒
- 末梢血管疾患
- 房室伝導異常
- うっ血性心不全
- 低血圧
- ジギタリス中毒
- カリウム平衡異常

【看護目標】

看護師は，クライエントと家族が有害反応を確認して最小限にできるようモニターし，援助する．

【一般的看護介入と理論的根拠】

各種薬物の具体的な情報は，薬理学の教科書を参照

①抗不整脈療法の禁忌についてアセスメントする（Arcangeloほか，2005）．
- 過敏性
- 重症筋無力症
- 心室細動（ジゴキシン）
- 心・腎・肝不全
- 心（臓）ブロック（ジルチアゼム，メトプロロール，プロプラノロール）
- 血小板減少性紫斑病
- 心室性頻脈（ジゴキシン）

②考えられる有害反応について説明する．
- 全身性
  - 過敏性：発疹，呼吸困難，副作用の増強
  - 狼瘡様反応
- 心血管系
  - 不整脈の悪化または発症
  - 低血圧
  - 心臓毒性：25%を超えるQRS群の拡大，心室性期外収縮，P波の消失
- 中枢神経系
  - めまい
  - 不安
- 血液系
  - 顆粒球減少症

③有害反応の重症度をモニターし，軽減する．
- 血圧，心拍数，呼吸数，末梢脈拍数，肺音，摂取量と排泄量の基礎アセスメントをして，基準値を設定する．（基礎アセスメントをすると，薬物療法に対する有害反応の評価が容易になる）
- 電解質平衡異常，酸-塩基平衡異常，酸素付加の問題を漏れなく報告する．（律動異常は，これらの状態によって悪化する）
- 与薬後に著しい血圧低下，徐脈，律動異常の悪化などが起きたり，新たに律動異常が出現した場合は，与薬を控えて医師や上級実践看護師に相談する．（これらの徴候は有害反応を示していることがある）
- 非経口与薬中は，救急薬品（例．昇圧薬，強心配糖体，利尿薬）を用意し，蘇生装置を常備する．微量滴下点滴注入器を用いて，静脈内注入速度を厳密に調節できるようにする．

④有害反応を予防したり，重症度を軽減する方法をクライエントと家族に指導する．
- 担当の医療提供者による継続的なフォローアップの重要性を強調する．
- 時間どおりに服薬し，二重服薬を避ける必要性を力説する．（定時に服用すると，血中毒性レベルを予防できる）
- 食物と一緒に服用するよう指示する．（これは胃腸の不快を最小限にするのに役立つ）
- 脈拍と血圧を毎日モニターするよう指導する．（注意深くモニターすると，有害反応を早期に発見できる）
- 市販薬は服用する前に薬剤師に相談するよう助言する．（薬物相互作用が起こると，心臓の安定性が変調することもある）

⑤次のような徴候や症状が現れたら，報告するようクライエントと家族に指導する．
- めまい，失神
- 動悸
- 視覚障害
- 幻覚
- 混乱状態
- 頭痛
- 0.5～1kgの体重増加
- 四肢の冷感としびれ感

PC：抗精神病薬療法の有害反応
Antipsychotic Therapy Adverse Effects

【有害反応のハイリスク集団】
- 緑内障
- 前立腺肥大
- てんかん
- 糖尿病
- 重度の高血圧
- 潰瘍
- 心血管系疾患
- 慢性呼吸障害
- 肝不全
- 妊娠，または母乳栄養中
- 炎熱，リン殺虫剤，農薬への曝露

【看護目標】
看護師は，クライエントと家族が有害反応を確認して最小限にできるようモニターし，援助する。

【一般的看護介入と理論的根拠】
各種薬物の具体的な情報は，薬理学の教科書を参照

①抗精神病薬療法の禁忌をアセスメントする。
- ■ 骨髄機能抑制
- ■ 血液疾患
- ■ パーキンソン病
- ■ 肝不全
- ■ 腎不全
- ■ 脳動脈硬化
- ■ 冠動脈疾患
- ■ 循環虚脱
- ■ 僧帽弁閉鎖不全
- ■ 重度の低血圧
- ■ アルコール中毒，薬物乱用
- ■ 皮質下脳損傷
- ■ 昏睡状態

②考えられる有害反応について説明する。
- ■ 全身性
  - 過敏性(発疹，腹痛，黄疸，血液疾患)
  - 光線過敏症
  - 発熱
- ■ 心血管系
  - 高血圧
  - 動悸
  - 起立性低血圧
- ■ 中枢神経系
  - 錐体外路(急性失調症，座位不能症，偽性パーキンソン病)
  - 反射亢進
  - 脳浮腫
  - 睡眠障害
  - 遅発性ジスキネジア
  - 神経遮断薬性悪性症候群
  - 奇異な夢
- ■ 消化器系
  - 便秘
  - 麻痺性イレウス
  - 宿便
- ■ 血液系
  - 顆粒球減少症
  - 白血球減少症
  - 白血球増加症
  - 貧血
  - 血小板減少症
  - 紫斑
  - 汎血球減少症
- ■ 眼
  - 下垂症
  - 色素性網膜障害
  - 水晶体混濁
- ■ 呼吸器系
  - 喉頭痙攣
  - 気管支痙攣
  - 呼吸困難
- ■ 泌尿生殖器系
  - 尿閉
  - 遺尿
  - 失禁
  - 性不能症
- ■ 内分泌系

- ●女性化乳房
- ●リビドーの変調
- ●無月経
- ●糖尿
- ●高血糖症

③有害反応の重症度をモニターし，軽減する。
- ■血圧（座位，立位，臥位），脈拍，体温の基礎アセスメントをして基準値を記録する。（基礎アセスメントをすると，有害反応のモニタリングが容易になる）
- ■最初の与薬前に，基準値を設定するための骨髄，腎，肝機能検査が行われているか確認する。（これらの検査結果を利用すると，変化をモニターできる）
- ■非経口与薬後，クライエントを仰臥位にして，血圧をモニターする。（この処置は，低血圧作用の軽減に役立つ）
- ■初回の治療中は血圧を注意深くモニターする。（血圧をモニターすると，低血圧の影響を早期に発見できる）
- ■排便および排尿機能をアセスメントする。（抗コリン作用薬や抗アドレナリン作用薬には，腸や膀胱への感覚刺激を低下する作用がある）
- ■舌に微細な蠕虫様の動きが現われていないか観察する。（遅発性ジスキネジアを早期に発見すると，迅速に介入ができるので，経過を逆行できる可能性がある）
- ■急性ジストニー反応，頸部痙攣，眼球の回転，嚥下困難，痙攣をモニターする。（これらの徴候が早期に発見される場合は，用量減少の必要性を示す指標になることがある）
- ■最適な水分補給を確保する。尿比重を定期的に評価する。（脱水症になると，ジストニー反応を起こしやすくなる）
- ■次のような血液疾患の徴候と症状をモニターする。白血球・血小板・赤血球の減少，咽頭痛，発熱，倦怠感（抗精神病薬により，骨髄機能が抑制されることがある）
- ■体重をモニターする。（抗精神病薬により，一般に体重増加を特徴とする甲状腺機能低下が起こることがある）
- ■神経遮断薬性悪性症候群をモニターする。介入は，「PC：神経遮断薬悪性症候群」を参照（神経遮断薬悪性症候群は，抗精神病薬療法の危険な有害反応である）

④有害反応を予防したり，重症度を軽減する方法を，クライエントと家族に指導する。
- ■市販薬は，服用する前に薬剤師に相談するよう指導する。（重度の薬物相互作用が，さまざまな市販薬によって起こることがある）
- ■薬物治療計画を処方どおりに続ける必要性と，勝手に中止するようなことは絶対にしてはならないことを強調する。（突然服用をやめると，嘔吐，振戦，精神病的行動が起こることがある）
- ■服装，帽子，サングラス，サンスクリーンなどを用いて直射日光から身を守るよう，クライエントに注意をする。（光線過敏症は，抗精神病薬療法の一般的な副作用である）
- ■アルコール，バルビツレート，鎮静薬を使用しないよう警告する。（これらは，抗精神病薬と結合して相乗作用を起こす）

⑤次のような徴候や症状が現れたら報告するよう，クライエントや家族を指導する。
- ■尿閉
- ■視覚障害
- ■発熱
- ■咽頭痛
- ■感染の徴候
- ■振戦
- ■腹痛
- ■微細な蠕虫様の舌の動き
- ■頸部痙攣
- ■嚥下困難
- ■眼球の回転
- ■不随意的な咀嚼，口をすぼめる動作
- ■ぷっと息を吐く動作

PC：降圧薬療法の有害反応
Antihypertensive Therapy Adverse Effects

■β-アドレナリン遮断薬療法の有害反応
■カルシウムチャンネル遮断薬療法の有害反応
■アンギオテンシン変換酵素（ACE）阻害薬療法の有害反応

著者の注釈……………………………………

降圧薬は9グループに分類される。すなわち，中枢性アドレナリン作動薬，神経節遮断薬，末梢作用性カテコラミン排出薬，α-アドレナリン遮断薬，カルシウム拮抗薬，β-アドレナリン遮断薬，血管性平滑筋弛緩薬，ACE阻害薬，利尿薬である。これらは作用部位に大きな相違があるので，一般的な共同問題「PC：降圧薬療法の有害反応」を提示することは有効でない。「β-アドレナリン遮断薬」，「カルシウムチャンネル遮断薬」，「アンギオテンシン変換酵素（ACE）阻害薬」の3つに分類して扱うことができる。それ以外の分類についての情報は薬理学の教科書を参照

PC：β-アドレナリン遮断薬療法の有害反応
β-Adrenergic Blocker Therapy Adverse Effects

【有害反応のハイリスク集団】
- 糖尿病
- 重度の肝疾患
- 妊娠，または母乳栄養中
- 慢性気管支炎，気腫
- 末梢血管不全
- アレルギー性鼻炎
- 腎不全
- 肝不全
- 重症筋無力症

【看護目標】

看護師は，クライエントと家族が有害反応を確認して最小限にできるようモニターし，援助する。

【一般的看護介入と理論的根拠】

各種薬物の具体的な情報は，薬理学の教科書を参照

①β-アドレナリン遮断薬療法の禁忌をアセスメントする（Arcangeloほか，2005）。
  - ■過敏性
  - ■洞性徐脈
  - ■第2度または3度の心ブロック
  - ■ECGで0.24秒をこえるPR波の間隔
  - ■心（疾患）（カルベシロール，メトプロロールを除く）
  - ■心原性ショック
  - ■MAO阻害薬，または三環系抗うつ薬療法
  - ■気管支喘息（非選択的β-アドレナリン遮断薬に対して）
  - ■糖尿病
  - ■高脂血症
  - ■末梢（疾患）
  - ■動脈不全
  - ■妊娠初期

②考えられる有害反応について説明する。
  - ■全身性
    - 過敏性（発疹，瘙痒）
    - トリグリセリドの増加
    - 高比重リポ蛋白（HDL）の減少
  - ■中枢神経系
    - 抑うつ状態
    - 感覚異常
    - 不眠
    - 行動の変化
    - めまい

- ●記憶喪失
- ●奇異な夢
- ●幻覚
- ●緊張病
■心血管系
- ●徐脈
- ●浮腫
- ●低血圧
- ●うっ血性心不全
- ●脳血管発作
- ●頻脈
- ●末梢動脈不全
■血液系
- ●顆粒球減少症
- ●血小板減少症
- ●好酸球増加症
■消化器系
- ●下痢
- ●虚血性大腸炎
- ●嘔吐
- ●胃痛
■肝臓
- ●肝肥大
■呼吸器系
- ●気管支痙攣
- ●ラ音
- ●呼吸困難
■内分泌系
- ●低血糖症，または高血糖症
■泌尿生殖器系
- ●排尿困難
- ●血液尿素窒素および血清トランスアミラーゼの上昇
■眼
- ●かすみ目

③有害反応の重症度をモニターし，軽減する。
- ■脈拍，血圧（臥位，座位，立位），肺野，および末梢脈拍をアセスメントして基準値を設定する。（基準値のアセスメントにより，有害反応のモニタリングが容易になる）
- ■薬物療法を開始する前に基準値を設定するための腎，肝，ブドウ糖および血液検査が行われているか確認する。（これらの検査結果を利用すると，変化をモニターできる）
- ■与薬を控える場合のパラメータ（血圧，脈拍）を，医師や上級実践看護師と設定する。（低血圧や徐脈が起こると，心拍出量が減少する）
- ■摂取量と排泄量，および体重をモニターし，浮腫をアセスメントする。（心拍出量が減少すると，体液が貯留する）
- ■うっ血性心不全をモニターする。（β-アドレナリン遮断薬には，心機能を低下する作用がある）
- ■糖尿病のクライエントの低血糖をモニターする。（β-アドレナリン遮断薬には，β-アドレナリンレセプター部位を占拠することによって，グリコーゲンのブドウ糖への転換を妨げる作用がある）

④有害反応を予防したり重症度を軽減する方法をクライエントに指導する。
- ■薬物治療計画を指示どおりに継続することの重要性を強調し，決して勝手に服薬を中止しないよう警告する。（突然に服薬を中断すると，律動異常や狭心症が突発することがある）
- ■毎日，脈拍と血圧をモニターする必要性を強調する。脈拍と血圧の測定値は，服薬中止の必要性を示す指標になることを説明する。
- ■毎日，同じ時間に同じ服装で体重を測定するよう指導する。500 g以上の体重増加は，必ず報告させる。（体重増加は，心拍出量の減少による体液貯留を示していることがある）
- ■手足を長時間寒冷にさらさないようにする必要性を説明する。（β-アドレナリン遮断薬には，皮膚や四肢の循環を低下する作用がある）
- ■運動の前に，担当の医療提供者に相談するよう指導する。（薬物療法により，ストレスに対する身体の適応反応が阻害される）
- ■フォローアップ検査の重要性を強調する。（肝機能や腎機能の検査値，血球計算値に有意な異常がみられることがある）

⑤次のような徴候や症状が現れたら，報告するようクライエントと家族に指導する。
- ■0.5～1 kgの体重増加
- ■浮腫
- ■呼吸困難
- ■事前に設定したパラメータを逸脱する脈拍数の増加と減少，あるいは血圧の上昇と下降
- ■濃色尿

- ■排尿困難
- ■視覚障害
- ■咽頭痛
- ■発熱
- ■睡眠障害
- ■記憶喪失
- ■精神的変化
- ■行動の変化

PC：カルシウムチャンネル遮断薬療法の有害反応
Calcium Channel Blocker Therapy Adverse Effects

【有害反応のハイリスク集団】
- 腎不全
- 肝不全
- 低体温
- 左心室機能低下
- 妊娠，または母乳栄養中
- ジギタリス療法
- β-アドレナリン遮断薬療法

【看護目標】
看護師は，クライエントと家族が有害反応を確認して最小限にできるようモニターし，援助する。

【一般的看護介入と理論的根拠】
各種薬物の具体的な情報は，薬理学の教科書を参照

①カルシウム拮抗薬療法の禁忌をアセスメントする。
- ■重度の左心室機能障害
- ■洞機能不全症候群
- ■2度または3度の心ブロック
- ■心原性ショック
- ■急性心筋梗塞（ジルチアゼムによる）
- ■ベラパミルおよびβ-アドレナリン遮断薬の静脈内注射
- ■症候性低血圧
- ■進行期うっ血性心不全

②考えられる有害反応について説明する。
- ■全身
  - 過敏性（発疹，瘙痒，極度の低血圧）
  - 脱毛
  - 発汗，悪寒
- ■中枢神経系
  - 振戦
  - 混乱状態
  - 気分の変動
  - 不眠
  - 頭痛
- ■心血管系
  - 動悸
  - 心筋梗塞
  - 低血圧
  - 心不全
  - 徐脈
  - 3度の心ブロック（ベラパミルによる）
- ■消化器系
  - 下痢
  - 痙攣
- ■肝臓
  - 肝酵素の上昇
- ■呼吸器系
  - 呼吸困難
  - 喘鳴
  - 肺浮腫
- ■筋骨格系
  - 筋痙攣
  - 関節硬直
  - 炎症
- ■泌尿生殖器系
  - 性不能症
  - 月経不順

③有害反応の重症度をモニターし，軽減する。
- ■脈拍，血圧，心律動，および肺野をアセスメントして基準値を設定する。（基礎データを利用すると，有害反応の発見が容易になる）
- ■薬物療法を開始する前に，基準値を設定するための肝機能検査が行われているか確認する。（カルシウムチャンネル遮断薬を使用する

と，肝酵素が上昇することがある)
- 治療の初期段階中は，血圧および心拍数を注意深くモニターする。(徐脈や低血圧が起こることがある)
- うっ血性心不全をモニターする。(心拍出量が減少すると，心機能が低下することがある)
- 与薬を控える場合のパラメータ(血圧，脈拍)を，医師または上級実践看護師と設定する。(低血圧や徐脈が起こると，心拍出量が減少することがある)
- 摂取量と排泄量，および体重をモニターし，浮腫をアセスメントする。(心拍出量が減少すると，体液が貯留することがある)

④有害反応を予防したり重症度を軽減する方法を，クライエントと家族に指導する。具体的な介入は，「PC：β-アドレナリン遮断薬療法の有害反応」を参照

⑤次のような徴候や症状が現れたら報告するようクライエントと家族に指導する。
- 0.5～1 kg の体重増加
- 浮腫
- 呼吸困難
- 事前に設定したパラメータを逸脱する脈拍数の増加と減少，あるいは血圧の上昇と下降
- 睡眠障害
- 精神的変化

⑥服薬を中止したり忘れたりしないよう指導する。(服薬を中止すると，高血圧が起こることがある)

⑦薬物をかみ砕いたり，割ったり，潰して服用しないよう指導する。(薬物が急速に吸収される)

PC：アンギオテンシン変換酵素(ACE)阻害薬療法の有害反応
Angiotensin-Converting Enzyme Therapy Adverse Effects

【有害反応のハイリスク集団】
- 重度の腎機能障害
- 全身性狼瘡様症候群
- 白血球数の減少
- 弁狭窄症
- 糖尿病
- 妊娠，または母乳栄養中
- 自己免疫疾患(カプトプリルに対して)
- 冠動脈疾患(カプトプリルに対して)
- 脳血管疾患(カプトプリルに対して)
- 白血球減少，または顆粒球減少の原因になる薬物療法
- 膠原血管病(エナラプリルに対して)

【看護目標】
看護師は，クライエントと家族が有害反応を確認して最小限にできるようモニターし，援助する。

【一般的看護介入と理論的根拠】
各種薬物の具体的な情報は，薬理学の教科書を参照

① ACE 阻害薬療法の禁忌をアセスメントする。
- 有害反応の既往
- 腎狭窄(両側性，片側性)
- 過敏症の既往
- 妊娠

②考えられる有害反応について説明する。
- 全身性
  - 過敏性：蕁麻疹，発疹，顔面・咽頭・四肢の血管性浮腫，呼吸困難，喘鳴
  - 光線過敏症
  - 脱毛症
- 中枢神経系
  - めまい
  - 失神
  - 不眠
  - 頭痛
- 心血管系
  - 頻脈
  - うっ血性心不全
  - 低血圧
  - 心膜炎
  - 狭心症
  - 胸痛
  - 動悸
  - 紅潮

- ●レイノー病
- ■消化器系
  - ●味覚消失
  - ●嘔吐
  - ●食欲不振
  - ●下痢
  - ●消化性潰瘍
- ■血液系
  - ●好中球減少
  - ●無顆粒球症
  - ●溶血性貧血
  - ●好酸球増加症
  - ●高カリウム血症
- ■筋骨格系
  - ●関節痛
- ■泌尿生殖器系
  - ●蛋白尿
  - ●多尿
  - ●乏尿
  - ●頻尿
  - ●腎不全
- ■呼吸器系
  - ●咳嗽

③有害反応の重症度をモニターし，軽減する。
- ■脈拍，血圧（臥位，座位，立位），心律動，肺野をアセスメントして基準値を設定する。（基礎アセスメントデータは，治療に対する反応を評価し，有害反応を明確にするために必要不可欠である）
- ■基準値を設定するための電解質，血液，腎機能，肝機能検査が行われているか確認する。（この薬物療法により，肝酵素の上昇と低カリウム血症が起こることがある）
- ■治療開始時は，血圧と心拍数を注意深くモニターする。（徐脈や低血圧が起こることがある）
- ■うっ血性心不全をモニターする。（心拍出量が減少すると，心機能が低下することがある）
- ■与薬を控える場合のパラメータ（血圧，脈拍）を，医師または上級実践看護師と設定する。（低血圧や徐脈が起こると，心拍出量が減少することがある）
- ■摂取量，排泄量，体重をモニターし，浮腫をアセスメントする。（心拍出量が減少すると，体液が貯留することがある）

④有害反応を予防したり重症度を軽減する方法を，クライエントと家族に指導する。
- ■「PC：β-アドレナリン遮断薬療法の有害反応」を参照
- ■フォローアップ検査の重要性を強調する。（尿蛋白と血球数に有意な異常が起こることがある）

⑤次のような徴候や症状が現れたら，報告するようクライエントと家族に指導する。
- ■0.5～1 kg の体重増加
- ■浮腫
- ■呼吸困難
- ■事前に設定したパラメータを逸脱する脈拍数の増加と減少，あるいは血圧の上昇と下降
- ■濃色尿
- ■排尿困難
- ■視覚障害
- ■咽頭痛
- ■発熱
- ■睡眠障害
- ■記憶喪失
- ■精神的変化
- ■行動の変化

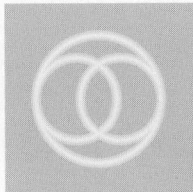

付録A. 機能的健康パターンに基づく看護診断グループ*

Nursing Diagnoses Grouped Under Functional Health Patterns

① 健康自覚-健康管理パターン
　転倒リスク状態
　成長発達遅延
　　成人気力体力減退
　　成長不均衡リスク状態
　　発達遅延リスク状態
　　リスク傾斜健康行動**
　健康維持障害（Health Maintenance, Impaired）
　　（以前は Inefective Health Maintenance：非効果的健康維持）
　　術後回復遅延**
　健康探究行動
　免疫能促進準備状態**
　坐位中心ライフスタイル
　効果的治療計画管理
　治療計画管理促進準備状態
　非効果的治療計画
　非効果的治療計画：地域社会
　非効果的治療計画：家族
　ノンコンプライアンス
　身体損傷リスク状態
　　窒息リスク状態
　　中毒リスク状態
　　身体外傷リスク状態
　周手術期体位性身体損傷リスク状態
　　徘徊**
　新生児突然死シンドロームリスク状態**

② 栄養-代謝パターン
　体温平衡異常リスク状態
　低体温
　高体温
　非効果的体温調節機能
　体液量不足
　体液量過剰
　体液量不足リスク状態
　体液平衡促進準備状態**
　感染リスク状態
　感染仲介リスク状態***
　ラテックスアレルギー反応
　ラテックスアレルギー反応リスク状態
　栄養摂取消費バランス異常：必要量以下
　　効果的母乳栄養
　　非効果的母乳栄養
　　母乳栄養促進準備状態
　　母乳栄養中断
　　歯生障害
　　非効果的乳児哺乳パターン
　　嚥下障害
　栄養摂取消費バランス異常：必要量以上
　栄養摂取消費バランス異常：必要量以上リスク状態
　栄養促進準備状態**
　非効果的抵抗力
　　組織統合性障害
　　口腔粘膜障害
　　皮膚統合性障害

③ 排泄パターン
　便秘
　便秘リスク状態
　知覚的便秘
　下痢
　便失禁
　排尿障害
　排尿促進準備状態**
　溢流性尿失禁
　持続性尿失禁

---

*出典：Gordon, M. の著書『看護診断：プロセスと応用（Nursing Diagnosis: Process and Application）』(1982)で明らかにされた機能的健康パターンを基に，著者が多少の変更を加えて掲載した．
**これらは，2006年に北米看護診断協会（NANDA）で承認された診断である．
***これらは，現在，NANDAのリストに掲載されていないが，明瞭で有効な診断なので本書に掲載した．

機能性尿失禁
反射性尿失禁
切迫性尿失禁
切迫性尿失禁リスク状態
腹圧性尿失禁
成熟性遺尿症***

④活動-運動パターン
活動耐性低下
頭蓋内許容量減少
心拍出量減少
不使用性シンドローム
気分転換活動不足
家事家政障害
乳児行動統合障害
乳児行動統合障害リスク状態
乳児行動統合促進準備状態
身体可動性障害
 床上移動障害
 歩行障害
 車椅子移動障害
 車椅子移乗障害
末梢神経血管性機能障害リスク状態
非効果的呼吸機能リスク状態***
 人工換気離脱困難反応
 非効果的気道浄化
 非効果的呼吸パターン
 ガス交換障害
 自発呼吸維持障害
セルフケア不足シンドローム***(以下の種類を特定する)：(道具使用***, 摂食, 入浴/清潔, 更衣/整容, 排泄)
セルフケア促進準備状態**
非効果的組織循環(特定領域：腎, 脳, 心肺, 腎, 消化管)

⑤睡眠-休息パターン
睡眠パターン混乱
睡眠剝奪
睡眠促進準備状態**

⑥認知-知覚パターン
安楽障害

急性疼痛
慢性疼痛
悪心(嘔気)
安楽促進準備状態
混乱
急性混乱
慢性混乱
意思決定葛藤
意思決定促進準備状態
レフレキシア機能障害(Dysreflexia)または自律神経反射異常亢進(「NANDA-I　看護診断　定義と分類 2007-2008」
自律神経反射異常亢進リスク状態
状況解釈障害性シンドローム
知識不足(特定の)
知識促進準備状態**
誤嚥リスク状態
感覚知覚混乱(特定の)：(視覚, 聴覚, 運動覚, 味覚, 触覚, 嗅覚)
思考過程混乱
 記憶障害
片側無視

⑦自己知覚-自己概念パターン
不安
 死の不安
消耗性疲労
恐怖
 希望促進準備状態**
絶望
 パワー促進準備状態**
無力
無力リスク状態
自己概念混乱***
 ボディイメージ混乱
 自己同一性混乱
  自己尊重混乱
   自己尊重慢性的低下
   自己尊重状況的低下
   自己尊重状況的低下リスク状態
自己概念促進準備状態
ストレス過剰負荷

⑧ 役割-関係パターン

コミュニケーション障害***
    言語的コミュニケーション障害
コミュニケーション促進準備状態
家族機能破綻
    家族機能障害：アルコール症
家族機能促進準備状態**
悲嘆**
    予期悲嘆
    悲嘆複雑化**
    悲嘆促進準備状態
    慢性悲哀**
孤独感リスク状態
母子(乳児)間愛着障害リスク状態
ペアレンティング障害
ペアレンティング促進準備状態**
親役割葛藤
非効果的役割遂行
社会的相互作用障害
社会的孤立

⑨ セクシュアリティ-生殖パターン

性的機能障害
セクシュアリティパターン障害(Sexuality Patterns, Altered)
（以前は Ineffective Sexuality Pattern：非効果的セクシュアリティパターン）

⑩ コーピング-ストレス耐性パターン

家族介護者役割緊張

非効果的コーピング
    防御的コーピング
    非効果的否認
家族コーピング妥協化
家族コーピング促進準備状態
非効果的地域社会コーピング
コーピング促進準備状態**
地域社会コーピング促進準備状態
家族コーピング無力化
エネルギーフィールド混乱
心の外傷後反応
    レイプ-心的外傷シンドローム
心的外傷後シンドロームリスク状態
移転ストレスシンドローム
移転ストレスシンドロームリスク状態
自己損傷リスク状態*
    自己虐待リスク状態
    自己損害(自傷行動)
    自己損害(自傷行動)リスク状態
    自殺リスク状態
    対他者暴力リスク状態

⑪ 価値-信念パターン

道徳的苦悩**
霊的苦悩
霊的苦悩リスク状態
霊の安寧促進準備状態
    信仰心障害
    信仰心促進準備状態**
    信仰心障害リスク状態

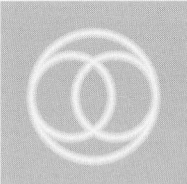

付録B. 入院時看護データベース

Nursing Admission Data Base

入院日 _____ 入院時刻 _____ 連絡先 _____ 電話 _____
入院以前の居住状態：　　_____ 独居　　　_____ ホームレス　　_____ 救命救急部
　　　　　　　　　　　　_____ 親族と同居　　_____ [　　　]と同居
　　　　　　　　　　　　_____ 長期ケア施設　_____ その他 _____
入院方法：_____ 車椅子　　_____ 救急車　　_____ ストレッチャー
入院理由：_____
_____
_____

前回入院：年月日 _____ 理由 _____
_____
_____

既往歴：_____
_____

薬物療法：

薬物（処方薬/市販薬）	用量	前回服薬量	服用回数

■ 健康自覚−健康管理パターン
　タバコ：　　_____ なし　_____ 禁煙（日付　　　　）_____ パイプ　_____ 葉巻
　　　　　　_____ 〈1箱/日　_____ 1〜2箱/日　_____ 〉2箱/日　喫煙歴（箱数/年）_____
　アルコール：飲酒の最終日 _____ 量/種類 _____ 1か月当たりの飲酒日数 _____
　その他の薬物：_____ なし　_____ あり　種類 _____ 用法 _____
　アレルギー（薬物，食物，絆創膏，染料）_____
　反応 _____

■ 活動−運動パターン
　セルフケア能力：
　　0＝自立　　　　　　　1＝援助器具が必要　　　　2＝他者の援助が必要
　　3＝人と器具による援助が必要　　　　　　　　　4＝依存・不能

	0	1	2	3	4
摂食/飲水					
入浴					
更衣/整容					
排泄					
ベッド上での可動性					
移動					
歩行					
階段の昇降					
買い物					
調理					
家事					

　援助器具：　_____ なし　_____ 松葉杖　_____ ベッド脇に簡易便器（コモード）_____ 歩行器
　　　　　　　_____ 杖　　_____ スプリント（副木）・固定具　_____ 車椅子　_____ その他 _____

コード：1＝該当せず　　2＝入手不能　　3＝現在は優先事項でない　　4＝その他（理由を記録する）

—— 1ページ ——

■栄養−代謝パターン
　治療食，サプリメント：＿＿＿＿＿＿＿＿＿＿＿＿＿＿＿＿＿＿＿＿＿＿＿＿
　以前の食事指示：＿＿＿＿＿あり　＿＿＿＿＿なし
　食欲：＿＿＿＿＿普通　＿＿＿＿＿亢進　＿＿＿＿＿低下　＿＿＿＿＿味覚の低下　＿＿＿＿＿悪心　＿＿＿＿＿嘔吐
　最近6か月間の体重変動：＿＿＿＿＿なし　＿＿＿＿＿＿＿＿＿＿kg増/減
　嚥下困難：＿＿＿＿＿なし　＿＿＿＿＿固形物　＿＿＿＿＿流動物
　義歯：＿＿＿＿＿上顎（＿＿部分義歯　＿＿総義歯）　＿＿＿＿＿下顎（＿＿部分義歯　＿＿総義歯）
　　　　＿＿＿＿＿持参している　＿＿＿＿＿持参していない
　皮膚・創傷治癒の問題の既往：＿＿＿＿＿なし　＿＿＿＿＿異常な治療　＿＿＿＿＿発赤　＿＿＿＿＿乾燥
　　　　　　　　　　　　　　＿＿＿＿＿発汗過剰

■排泄パターン
　排便習慣：排便回数＿＿＿回/日　最終排便日＿＿＿月＿＿＿日　＿＿＿＿＿正常範囲内
　　　　　＿＿＿＿＿便秘　＿＿＿＿＿下痢　＿＿＿＿＿失禁
　　　　　＿＿＿＿＿人工肛門：タイプ＿＿＿＿＿装具　＿＿＿＿＿セルフケア＿＿可能＿＿不可能
　排尿習慣：＿＿＿＿＿正常範囲内　＿＿＿＿＿回数　＿＿＿＿＿排尿障害　＿＿＿＿＿夜間頻尿・夜尿
　　　　　＿＿＿＿＿尿意切迫　＿＿＿＿＿血尿　＿＿＿＿＿尿閉
　尿失禁：＿＿＿＿＿あり　＿＿＿＿＿なし　＿＿＿＿＿総回数　＿＿＿＿＿昼間　＿＿＿＿＿夜間　＿＿＿＿＿時々
　　　　　＿＿＿＿＿排尿の遅延が困難　＿＿＿＿＿トイレの往復が困難
　援助器具：＿＿＿＿＿間欠的導尿　＿＿＿＿＿留置カテーテル　＿＿＿＿＿体外カテーテル
　　　　　＿＿＿＿＿失禁用パンツ

■睡眠−休息パターン
　睡眠習慣：＿＿＿＿＿時間/夜間　午前仮眠＿＿＿＿＿　午後仮眠＿＿＿＿＿
　　　　　睡眠後の熟睡感　＿＿＿＿＿あり　＿＿＿＿＿なし
　問題：＿＿＿＿＿なし　＿＿＿＿＿早期覚醒　＿＿＿＿＿不眠症　＿＿＿＿＿悪夢

■認知−知覚パターン
　精神状態：＿＿＿＿＿清明　＿＿＿＿＿感覚失語症　＿＿＿＿＿記憶障害　＿＿＿＿＿見当識　＿＿＿＿＿混乱
　　　　　＿＿＿＿＿好戦的　＿＿＿＿＿反応遅延
　会話：＿＿＿＿＿正常　＿＿＿＿＿不明瞭　＿＿＿＿＿しどろもどろ　＿＿＿＿＿表現的失語症
　　　　口語（母国語）：＿＿＿＿＿＿＿＿＿＿　通訳＿＿＿＿＿＿＿＿＿＿
　日常会話（母国語）：＿＿＿＿＿英語　＿＿＿＿＿スペイン語　＿＿＿＿＿その他＿＿＿＿＿＿＿＿
　英語の読解力：＿＿＿＿＿あり　＿＿＿＿＿なし
　コミュニケーション能力：＿＿＿＿＿あり　＿＿＿＿＿なし
　理解力：＿＿＿＿＿あり　＿＿＿＿＿なし
　不安レベル：＿＿＿＿＿軽度　＿＿＿＿＿中程度　＿＿＿＿＿強度　＿＿＿＿＿パニック
　相互作用能力：＿＿＿＿＿適切　＿＿＿＿＿その他＿＿＿＿＿＿＿＿＿＿＿＿＿
　聴覚：＿＿＿＿＿正常範囲内　＿＿＿＿＿聴力障害（＿＿右＿＿左）　＿＿＿＿＿聴力喪失（＿＿右＿＿左）
　　　　＿＿＿＿＿補聴器
　視覚：＿＿＿＿＿正常範囲内　＿＿＿＿＿めがね　＿＿＿＿＿コンタクトレンズ
　　　　＿＿＿＿＿視力障害（＿＿右＿＿左）　＿＿＿＿＿視力喪失（＿＿右＿＿左）
　　　　＿＿＿＿＿義眼（＿＿右＿＿左）
　めまい：＿＿＿＿＿あり　＿＿＿＿＿なし　記憶は正常：＿＿＿＿＿はい　＿＿＿＿＿いいえ
　不快感/疼痛：＿＿＿＿＿なし　＿＿＿＿＿急性疼痛　＿＿＿＿＿慢性疼痛（詳述）＿＿＿＿＿＿
　　　　　　　＿＿＿＿＿＿＿＿＿＿＿＿＿＿＿＿＿＿＿＿＿＿＿＿＿＿＿＿＿＿＿＿＿＿＿
　　　　　　　＿＿＿＿＿＿＿＿＿＿＿＿＿＿＿＿＿＿＿＿＿＿＿＿＿＿＿＿＿＿＿＿＿＿＿
　疼痛管理：＿＿＿＿＿＿＿＿＿＿＿＿＿＿＿＿＿＿＿＿＿＿＿＿＿＿＿＿＿＿＿＿＿＿
　　　　　＿＿＿＿＿＿＿＿＿＿＿＿＿＿＿＿＿＿＿＿＿＿＿＿＿＿＿＿＿＿＿＿＿＿＿
　　　　　＿＿＿＿＿＿＿＿＿＿＿＿＿＿＿＿＿＿＿＿＿＿＿＿＿＿＿＿＿＿＿＿＿＿＿

■コーピング−ストレス耐性/自己知覚−自己概念パターン
　入院または疾患に関する主な心配事（経済的，セルフケア）＿＿＿＿＿＿＿＿＿＿＿＿＿＿
　＿＿＿
　過去における主な喪失，変化：＿＿＿＿＿なし　＿＿＿＿＿あり
　暴力に対する恐怖心：＿＿＿＿＿あり　＿＿＿＿＿なし　加害者＿＿＿＿＿＿＿＿＿
　将来への展望（1＝乏しい　から　10＝非常に楽天的）＿＿＿＿＿＿＿＿＿＿＿＿＿＿＿

コード：1＝該当せず　　2＝入手不能　　3＝現在は優先事項でない　　4＝その他（理由を記録する）

―― 2ページ ――

■ セクシュアリティ−生殖パターン
　最終月経：_____　妊娠回数____　分娩回数____　受胎調節_____
　月経/ホルモン障害：_____　あり_____　なし_____
　最終子宮頸部癌検診（細胞診）：_____　細胞診の異常歴_____
　月間乳房自己検診，精巣自己検診：_____　あり_____　なし　最終乳房撮影検査_____
　性的心配事：_____
　_____

■ 役割−関係パターン
　結婚歴：_____　同居者：_____
　職業：_____
　雇用状態：_____　雇用中_____　短期障害_____　長期障害_____　失業中
　支援システム：_____　配偶者_____　隣人・友人_____　なし_____
　　　　　　　　_____　同居家族_____　別居家族_____　その他_____
　入院に関する家族の心配事：_____
　_____
　_____

■ 価値−信念パターン
　宗教：_____
　宗教的制約：_____　なし_____　あり（詳述）_____
　病院付き牧師の訪問：_____　必要_____　必要なし

■ フィジカルアセスメント（客観的情報）
　1. 臨床データ
　　年齢_____歳　身長_____cm　体重_____kg（実際/およそ）BMI_____　体温_____℃
　　脈拍：_____　強_____　微弱_____　整_____　不整
　　血圧：右上腕_____mmHg　左上腕_____mmHg　_____座位_____臥位
　2. 呼吸−循環系
　　呼吸数_____回/分
　　性状：_____正常範囲内_____浅呼吸_____頻呼吸_____努力呼吸_____
　　その他_____
　　咳嗽：_____なし_____あり（詳述）_____
　　聴診：
　　　右上葉_____正常範囲内_____減弱_____消失_____異常音_____
　　　左上葉_____正常範囲内_____減弱_____消失_____異常音_____
　　　右下葉_____正常範囲内_____減弱_____消失_____異常音_____
　　　左下葉_____正常範囲内_____減弱_____消失_____異常音_____
　　右足背動脈脈拍：_____強_____微弱_____触知不能
　　左足背動脈脈拍：_____強_____微弱_____触知不能
　3. 代謝−外皮系
　　皮膚：
　　　色調：_____正常範囲内_____蒼白_____チアノーゼ_____灰色_____黄疸
　　　　　　_____その他
　　　皮膚温：_____正常範囲内_____温かい_____冷たい
　　　浮腫：_____なし_____あり（詳述/部位）_____
　　　病変：_____なし_____あり（詳述/部位）_____
　　　挫傷：_____なし_____あり（詳述/部位）_____
　　　発赤：_____なし_____あり（詳述/部位）_____
　　　瘙痒：_____なし_____あり（詳述/部位）_____
　　　チューブ類：（詳述）_____
　　　_____
　　　　　変化：_____なし　あれば説明/部位_____
　　口腔：
　　　歯肉：_____正常範囲内_____白斑_____病変_____その他
　　　歯牙：_____正常範囲内_____その他_____
　　腹部：
　　　腸音：_____あり_____消失

— 3ページ —

4. 神経−感覚器系
    瞳孔：　＿＿＿＿左右相同　　＿＿＿＿不同
        左：・・・●●●●●
        右：・・・●●●●●
対光反射：
        左：　＿＿＿あり　　＿＿＿なし（詳述）＿＿＿＿＿＿＿＿＿＿＿＿＿＿＿＿＿＿＿＿＿
        右：　＿＿＿あり　　＿＿＿なし（詳述）＿＿＿＿＿＿＿＿＿＿＿＿＿＿＿＿＿＿＿＿＿
    眼球：　＿＿＿透明　　＿＿＿排液　　＿＿＿発赤　　＿＿＿その他＿＿＿＿＿＿＿＿＿＿＿

5. 筋・骨格系
    可動域：　　　　　＿＿＿最大限可　　＿＿＿その他＿＿＿＿＿＿＿＿＿＿＿＿＿＿＿＿＿＿
    バランスと歩行：　＿＿＿安定　　＿＿＿不安定
    握力：　　　　＿＿＿左右同　　＿＿＿強　　＿＿＿弱・麻痺（＿＿＿右　＿＿＿左）
    足の筋力：　　＿＿＿左右同　　＿＿＿強　　＿＿＿弱・麻痺（＿＿＿右　＿＿＿左）

■ 退院計画
    生活：　＿＿＿独居　　＿＿＿同居者＿＿＿＿＿＿＿＿＿＿＿＿＿＿＿＿＿＿＿＿住居不定
    退院先：　＿＿＿自宅　　＿＿＿未定　　＿＿＿その他＿＿＿＿＿＿＿＿＿＿＿＿＿＿＿
    過去の地域資源利用状況：
        ＿＿＿在宅ケア，ホスピス　　＿＿＿成人デイケア　　＿＿＿教会グループ　　＿＿＿給食サービス
        ＿＿＿家政婦，ヘルパー　　＿＿＿地域支援グループ　＿＿＿その他＿＿＿＿＿＿＿＿＿＿

    退院後の移送手段：　＿＿＿自家用車　　＿＿＿救急車　　＿＿＿バス/タクシー　　＿＿＿未定
    退院後の経済援助の予定：　＿＿＿なし　　＿＿＿あり
    退院後に予想されるセルフケア上の問題：　＿＿＿なし　　＿＿＿あり
    退院後に必要な援助器具：　＿＿＿なし　　＿＿＿あり
    紹介：（紹介日を記録する）
        退院コーディネーター＿＿＿＿＿＿＿＿＿＿＿＿＿＿＿　在宅医療＿＿＿＿＿＿＿＿＿＿＿＿＿＿＿
        ソーシャルサービス＿＿＿＿＿＿＿＿＿＿＿＿＿＿＿
        コメント：＿＿＿＿＿＿＿＿＿＿＿＿＿＿＿＿＿＿＿＿＿＿＿＿＿＿＿＿＿＿＿＿＿＿＿＿＿＿＿
        ＿＿＿
        署名/職位＿＿＿＿＿＿＿＿＿＿＿＿＿＿＿＿＿＿＿＿＿　日付＿＿＿＿＿＿＿＿＿＿＿＿＿

―― 4 ページ ――

参考文献

全般的な文献

Abdellah, F. G., & Levine, E. (1965). *Better patient care through nursing research*. New York: Macmillan. ＊1）

Abrams, A. C. (2004). *Clinical drug therapy* (8th ed.). Philadelphia: Lippincott Williams & Wilkins.

Alfaro-LeFevre, R. (2005). *Applying nursing process: A step-by-step guide* (6th ed.). Philadelphia: Lippincott Williams & Wilkins. ＊2）

Allender, J., & Spradley, B. (2006). *Community health nursing* (5th ed.). Philadelphia: Lippincott Williams & Wilkins.

American Nurses Association. (1980). *ANA social policy statement*. Washington, DC: Author. ＊3）

American Psychiatric Association. (2000). *DSM IV-TR: Diagnostic and statistical manual of mental disorders* (4th ed., text revision). Washington, DC: Author.

Andrews, M., & Boyle, J. (2003). *Transcultural concepts in nursing* (4th ed.). Philadelphia: Lippincott Williams & Wilkins.

Aspinall, M. J., & Tanner, C. (1981). *Decision-making in patient care*. New York: Appleton-Century-Crofts.

Bellack, J. P. (1984). *Nursing assessment: A multidimensional approach*. Monterey, CA: Wadsworth.

Bennett, J. V., & Brachman, P. S. (Eds.). (1995). *Hospital infections* (3rd ed.). Boston: Little, Brown.

Bickley, B. (2003). *A guide to physical examination and history taking* (8th ed.). Philadelphia: Lippincott Williams & Wilkins.

Block, G. J., & Nolan, J. W. (1986). *Health assessment for professional nursing: A developmental approach* (2nd ed.). New York: Appleton-Century-Crofts.

Bower, C. (1993, September). *Patient outcomes and nursing diagnosis: Expanding the value of critical paths*. Workshop. Pasadena, California.

Boyd, M. A. (2005). *Psychiatric nursing: Contemporary practice* (3rd ed.). Philadelphia: Lippincott Williams & Wilkins.

Bulechek, G. M., & McCloskey, J. C. (Eds.). (1985). *Nursing interventions: Treatments for nursing diagnoses*. Philadelphia: W. B. Saunders.

Bulechek, G. M., & McCloskey, J. (1989). Nursing interventions: Treatments for potential nursing diagnoses. In R. M. Carroll-Johnson (Ed.), *Classification of nursing diagnoses: Proceedings of the eighth national conference*. Philadelphia: J. B. Lippincott.

Carnevali, D., & Thomas, M. (1993). *Diagnostic reasoning and treatment decision making in nursing*. Philadelphia: J. B. Lippincott.

Carpenito, L. J. (2004). *Nursing care plans and documentation: Nursing diagnoses and collaborative problems* (4th ed.). Philadelphia: Lippincott Williams & Wilkins. ＊4）

Carpenito, L. J. (1995). *Nurse practitioner and physician discipline specific expertise in primary care*. Unpublished manuscript.

Clemen-Stone, E., Eigasti, D. G., & McGuire S. L. (1997). *Comprehensive family and community health nursing* (5th ed.). St. Louis: Mosby Year Book.

Curtin, L., & Flaherty, M. J. (1982). *Nursing ethics*. Bowie, MD: Brady Communications.

Dudek, S. (2006). *Nutrition handbook for nursing practice* (5th ed.). Philadelphia: Lippincott Williams & Wilkins.

Edelman, C.H. & Mandle, C. (2006). *Health Promotion throughout the life span* (6th ed.) St. Louis: Mosby Year Book.

Giger, J., & Davidhizar, R. (2004). *Transcultural nursing: Assessment and intervention* (5th ed.). St. Louis: Mosby Yearbook.

Gordon, M. (1994). *Nursing diagnosis: Process and application*. St. Louis: Mosby Yearbook. ＊5）

Gordon, M. (1982). Historical perspective: The National Group for Classification of Nursing Diagnoses. In M. J. Kim & D. A. Moritz (Eds.). *Classification of nursing diagnoses: Proceedings of the fourth national conference*. New York: McGraw-Hill.

Grondin, L., Lussier, R., Phaneuf, M., & Riopelle, L. (1990). *Planification des soins infirmiers*. Montreal: Les Editions de la Cheneliere.

Henderson, U., & Nite, G. (1960). *Principles and practice of nursing* (5th ed.). New York: Macmillan.

Hickey, J. (2002). *The clinical practice of neurological and neurosurgical nursing* (5th ed.). Philadelphia: Lippincott Williams & Wilkins.

Jackson, D. B., & Saunders, R. B. (1993). *Child health nursing*. Philadelphia: J. B. Lippincott.

Johnson, B. S. (1995). *Child, adolescent and family psychiatric nursing*. Philadelphia: J. B. Lippincott.

Kritek, P. (1986). Development of a taxonomic structure for nursing diagnosis. In M. Hurley (Ed.), *Classification of nursing diagnoses: Proceedings of sixth NANDA national conference*. St. Louis: C. V. Mosby.

Lubkin, J. M. (1995). *Chronic illness: Impact and interventions* (3rd ed.). Boston: Jones & Bartlett. ＊6）

Luis, M. T. (1995). *Diagnostico de enfermeria* (2nd ed.). Barcelona: Doyma.

Matteson, M. A., & McConnell, E. S. (1988). *Gerontological nursing: Concepts and practices*. Philadelphia: W. B. Saunders.

May, K. A., & Mahlmeister, L. R. (1994). *Maternal and neonatal nursing: Family-centered care* (3rd ed.). Philadelphia: J. B. Lippincott.

McCafferty, M. (1980). *Nursing management of the patient with pain* (2nd ed.). Philadelphia: J. B. Lippincott.

McCafferty, M., & Beebe, A. (1989). *Pain: Clinical management for nursing practice*. St. Louis: C. V. Mosby.

McCafferty, M., & Pasera, C. (1999). *Pain: Clinical manual*. St. Louis: C. V. Mosby.

McCourt, A. (1991). Syndromes in nursing. In R. M. Carroll-Johnson (Ed.), *Classification of nursing diagnoses: Proceedings of the ninth NANDA national conference*. Philadelphia: J. B. Lippincott.

McMillan, J., De Angelis, C., Feigin, R., & Waishaw, J. (1999). *Oski's pediatrics*. Philadelphia: Lippincott Williams & Wilkins.

Miller, C. (2004). *Nursing for wellness in older adults* (4th ed.). Philadelphia: Lippincott Williams & Wilkins.

Mohr, W. K. (2003). *Psychiatric-mental health nursing: Adaptation and growth* (5th ed). Philadelphia: Lippincott Williams & Wilkins.

Morton, P., Fontaine, D., Hudak, C., & Gallo, B. (2005). *Critical care nursing* (8th ed.). Philadelphia: Lippincott Williams & Wilkins.

Norris, J., & Kunes-Connell, M. (1987). Self-esteem disturbance: A clinical validation study. In A. McLane (Ed.), *Classification of nursing diagnoses: Proceedings of the seventh NANDA national conference*. St. Louis: C. V. Mosby.

North American Nursing Diagnosis Association. (2002). *Nursing diagnosis: Definitions and classification 2001–2002*. Philadelphia: Author. ＊7）

North American Nursing Diagnosis Association. (1992). *Taxonomy of nursing diagnoses*. Philadelphia: Author.

Oski, F. (1999). *Principles and practice of pediatrics* (3rd ed.). Philadelphia: Lippincott Williams & Wilkins.

Pillitteri, A. (2003). *Maternal and child health nursing* (4th ed.). Philadelphia: Lippincott Williams & Wilkins.

Popkess-Vawter, S. (1984). Strength-oriented nursing diagnoses. In M. J. Kim, G. McFarland, & A. McLane (Eds.), *Classification of nursing diagnoses*. St. Louis: C. V. Mosby.

Porth, C. (2007). *Pathophysiology* (7th ed.). Philadelphia: Lippincott Williams & Wilkins.

Reeder, S. J., Martin, L. L., & Koniak, D. (1997). *Maternity nursing: Family, newborn and women's health care* (18th ed.). Philadelphia: J. B. Lippincott.

Smeltzer, S., & Bare, B. (2004). *Brunner and Suddarth's textbook of medical-surgical nursing* (10th ed.). Philadelphia: Lippincott Williams & Wilkins.

Stolte, K. M. (1996). *Wellness: Nursing diagnosis for health promotion*. Philadelphia: J. B. Lippincott.

Stuart, G. W., & Sundeen, S. (2002). *Principles and practice of psychiatric nursing* (6th ed.). St. Louis: Mosby–Year Book.

Taylor, C., Lillis, C., & LeMone, P. (2001). *Fundamentals of nursing: The art and science of nursing care* (4th ed.). Philadelphia: Lippincott Williams & Wilkins.

＊邦訳のある文献

Varcarolis, E. (2006). *Foundations of psychiatric mental health nursing* (4th ed.). Philadelphia: W. B. Saunders.
Weber, J., & Kelley, J. (2003). *Health assessment in nursing* (2nd ed.). Philadelphia: Lippincott Williams & Wilkins.
Wilson, H. S., & Kneisel, C. R. (1996). *Psychiatric nursing* (5th ed.). Redwood City, CA: Addison-Wesley Nursing.
Wong, D. (2003). *Nursing care of infants and children* (7th ed.). St. Louis: Mosby-Year Book.

第1部 看護過程における看護診断

Carlson-Catalino, J. (1998). Nursing diagnosis and interventions for post-acute-phase battered woman. *Nursing Diagnosis, 9*, 101–110.
Clark, J., & Lang, N. (1992). Nursing's next advance: An international classification for nursing practice. *International Nursing Review, 39*(4), 109–112.
Florida Board of Nursing. (1988). *Administrative policies pertaining to certification of advanced registered nurse practitioners.* Rule chapter 210–11, pp. 15–17.
Fry, V. S. (1953). The creative approach to nursing. *American Journal of Nursing, 53*, 301–302.
Gleit, C., & Tatro, S. (1981). Nursing diagnoses for healthy individuals. *Nursing Health Care, 2*, 456–457.
Gordon, M. (1990). Towards theory-based diagnostic categories. *Nursing Diagnoses, 1*(1), 5–11.
Leininger, M. (1990). Issues, questions, and concerns related to the nursing diagnosis cultural movement from a transcultural nursing perspective. *Journal of Transcultural Nursing, 2*, 23–32.
Levin, R. F., Krainovitch, B. C., Bahrenburg, E., & Mitchell, C. A. (1989). Diagnostic content validity of nursing diagnoses. *Image: The Journal of Nursing Scholarship, 21*(1), 40–44.
Miskowski, C., & Nielson, B. (1985). A cancer nursing assessment tool. *Oncology Nursing Forum, 12*(6), 37–42.
Mitchell, G. J. (1991). Nursing diagnosis: An ethical analysis. *Image: The Journal of Nursing Scholarship, 23*, 99–103.
Nelms, B. C. (1991). Nursing diagnosis: Opinions please [editorial]. *Journal of Pediatric Health Care, 5*, 1.
Pearson, L. (2001). Annual update of how each state stands on legislative issues affecting advanced practice. *Nurse Practitioner, 26*(1), 26, 47–57.
Seahill, L. (1991). Nursing diagnosis vs. goal oriented treatment planning in inpatient child psychiatry. *Image: The Journal of Nursing Scholarship, 23*, 95–97.
Wallace, D., & Ivey, J. (1989). The bifocal clinical nursing model: Descriptions and application to patients receiving thrombolytic or anticoagulant therapy. *Journal of Cardiovascular Nursing, 4*(1), 33–45.

第2部 看護診断マニュアル

Part 1 個人の看護診断

〈活動耐性低下〉

Cohen, J., Gorenberg, B., & Schroeder, B. (2000). A study of functional status among elders at two academic nursing centers. *Home Care Provider, 5*(3), 108–112.
Corcoran, P. J. (1991). Use it or lose it—the hazards of bed rest and inactivity. *Western Journal of Medicine, 154*, 536–538.
Magnan, M. A. (1987, September). *Activity intolerance: Toward a nursing theory of activity.* Paper presented at the Fifth Annual Symposium of the Michigan Nursing Diagnosis Association, Detroit, Michigan.
Rees, K., Taylor, R.S., Singh, S. et al (2004) Exercise based rehabilitation for heart failure. *Cochrane Database Systems Review* (3), CD003331.
Sarna, L. & Bialous, S. A. (2004). Why tobacco is a women's health issue. *Nursing Clinics of North America, 39*(1), 165–180.

肺疾患

Bauldoff, G., Hoffman, L., Sciurba, F., & Zullo, T. (1996). Home based upper arm exercises training for patients with chronic obstructive pulmonary disease. *Heart and Lung, 25*(4), 288–294.
Breslin, E. H. (1992). Dyspnea-limited response in chronic obstructive pulmonary disease: Reduced unsupported arm activities. *Rehabilitation Nursing, 17*, 12–20.
Klesges, R. C., Eck, L. H., Mellon, M. W., Fulliton, W., Somes, G. W., & Hanson, C. L. (1989). The accuracy of self-reports of physical activity. *Medicine and Science in Sports and Exercise, 22*, 690–697.

〈不安〉

Blanchard, C. M., Courneya, K. S. & Larng, D. (2001). Effects of acute exercise on state anxiety in breast cancer survivors. *Oncology Nursing Forum, 28*(10) 1617–21.
Brant, J. M. (1998). The art of palliative care: Living with hope, dying with dignity. *Oncology Nursing Forum, 25*(6), 995–1004.
Christman, N., & Kirchhoff, K. (1992). Preparatory sensory information. In G. Bulechek & J. McCloskey (Eds.), *Nursing interventions.* Philadelphia: W. B. Saunders.
Courts, N. F., Barba, B. E. & Tesh, A. (2001). Family Caregivers attitudes towards aging, caregiving, and nursing home placement. *Journal of gerontological Nursing, 27*(8) 44–52.
DeMarco-Sinatra, J. (2000). Relaxation Training as a holistic nursing intervention. *Holistic Nursing Practice, 14*(3), 30–39.
DeVito, A. (1990). Dyspnea during hospitalization for acute phase of illness as recalled by patients with chronic obstructive pulmonary disease. *Heart and Lung, 19*, 186–191.
Grainger, R. (1990). Anxiety interrupters. *American Journal of Nursing, 90*(2), 14–15.
Grealish, L., Lomasney, A., & Whiteman, B. (2000). Foot massage. A nursing intervention to modify the distressing symptoms of pain and nausea in patients hospitalized with cancer. *Cancer Nursing, 23*, 237–243.
Hunt, B., & Rosenthal, D. (2000). Rehabilitation counselors' experiences with client death and death anxiety. *Journal of Rehabilitation, 66*(4), 44–50.
Jones, P. E., & Jakob, D. F. (1984). Anxiety revisited from a practice perspective. In M. J. Kim, G. K. McFarland, & A. M. McLane (Eds.). *Classification of nursing diagnoses: Proceedings of the fifth national conference.* St. Louis: C. V. Mosby.
Keegan, L. (2000). Protocols for practice: Applying research at the bedside. Alternative and complementary modalities for managing stress and anxiety. *Critical Care Nurse, 20*(3), 93–96.
Krietemeyer, B. C., & Heiney, S. P. (1992). Storytelling as a therapeutic technique in a group for school-aged oncology patients. *Children's Health Care, 21*, 14–19.
Lancaster, K. A. (1997). Care of the pediatric patient in ambulatory surgery. *Nursing Clinics of North America, 32*(2), 441–456.
Leske, J. (1993). Anxiety of elective surgical patients, family members. *AORN Journal, 57*, 1091–1103.
Lugina, H. I., Christenson, K., et al. (2001). Change in maternal concerns during midwifery 6 weeks postpartum period. *Journal of Midwifery and Women's Health, 46*(4), 248–257.
Lyon, B.A. (2002). Cognitive self-care skills: A model for managing stressful lifestyles. *Nursing Clinics of North America, 37*(2), 285–294.
May, R. (1977). *The meaning of anxiety.* New York: W. W. Norton.
Maynard, C. K. (2004). Assess and manage somatization. *Holistic Nursing Practice, 18*(2), 54–60.
Nelson, K. A., Walsh, D., Behrens, C., Zhukovsky, D. S., Lipnickey, V., & Brady, D. (2000). The dying cancer patient. *Seminars in Oncology, 27*(1), 84–89.
Redman, B., & Thomas, S. (1992). Patient teaching. In G. Bulechek & J. McCloskey (Eds.). *Nursing interventions: Essential nursing interventions* (2nd ed.). Philadelphia: W. B. Saunders.
Stephenson, N. L., Weinrich, S. P., & Tavakoli, A. S. (2000). The effects of foot reflexology on anxiety and pain in patients with breast and lung cancer. *Oncology Nursing Forum, 27*, 67–72.
Tarsitano, B. P. (1992). Structured preoperative teaching. In G. Bulechek & J. McCloskey (Eds.). *Nursing interventions: Essential nursing interventions.* Philadelphia: W. B. Saunders.
Taylor, E. J. (2000). Spiritual and ethical end-of-life concerns. In C. H. Yarbro, M. H. Frogge, M. Goodman, & S. L. Groenwald. *Cancer nursing: Principles and practice* (5th ed.). Boston: Jones and Bartlett.
Taylor-Loughran, A., O'Brien, M., LaChapelle, R., & Rangel, S. (1989). Defining characteristics of the nursing diagnoses fear and anxiety: A validation study. *Applied Nursing Research, 2*, 178–186.
Tusaie, K. & Dyer, J. (2004). Resilience: A historical review of construct. *Holistic Nursing Practice, 18*(1), 3–8.
Whitley, G. (1994). Concept analysis in nursing diagnosis research. In R. Carroll-Johnson & M. Paquette. *Classification of nursing diagnosis: Proceedings of the tenth conference.* Philadelphia: J. B. Lippincott.
Wong, H. L. C., Lopez-Nahas, V. & Molassiotis, A. (2001). Effects of music therapy on anxiety in ventilator dependent patients. *Heart Lung Journal of Acute Critical Care, 30*(5), 376–87.
Yokom, C. J. (1984). The differentiation of fear and anxiety. In M. J. Kim,

Lung *Journal of Acute Critical Care, 30*(5), 376–87.
Yokom, C. J. (1984). The differentiation of fear and anxiety. In M. J. Kim, G. K. McFarland, & A. M. McLane (Eds.). *Classification of nursing diagnoses: Proceedings of the fifth national conference.* St. Louis: C. V. Mosby.

〈死の不安〉

Silveira, M.J., DiPiero, A., Garrity, M.S. et al (2000). Patients' knowledge of options at the end of life. Ignorance in the face of death. *JAMA, 284*(19), 2483–2488.

〈体温平衡異常リスク状態〉

Bernthal, E. (1999). Inadvertent hypothermia prevention: The anaesthetic nurse's role. *British Journal of Nursing, 8*(1), 17–18, 20–25.
Carroll, S. M. (1989). Nursing diagnosis: Hypothermia. In R. M. Carroll-Johnson (Ed.). *Classification of nursing diagnoses: Proceedings of the eighth conference.* Philadelphia: J. B. Lippincott.
DeFabio, D. C. (2000). Fluid and nutrient maintenance before, during and after exercise. *Journal of Sports Chiropractic and Rehabilitation, 14*(2), 21–24, 42–43.
Edwars, S.L. (1999). Hypothermia. *Professional Nurse, 14*(4), 253.
Erickson, R., & Yount, S. (1991). Comparison of tympanic and oral temperatures in surgical patients. *Nursing Research, 40*(2), 90–93.
Giuliano, K. K., Giuliano, A. J., Scott, S. S., et al. (2000). Temperature measurement in critically ill adults: A comparison of tympanic and oral methods. *American Journal of Critical Care, 9*(4), 254–261.
Howell, R., Macrae, L., Sanjines, S., Burke, J., & DeStefano, P. (1992). Effects of two types of head coverings in the rewarming of patients after coronary artery bypass graft surgery. *Heart and Lung, 21*, 1–6.
Hunsberger, M. (1989). Principles and skills adapted to the care of children. In R. L. Foster, M. M. Hunsberger, & J. J. T. Anderson (Eds.). *Family-centered nursing care of children.* Philadelphia: W. B. Saunders.
Mahoney, C. B., & Odom, J. (1999). Maintaining intraoperative normothermia: A meta-analysis of outcomes with costs. *AANA Journal, 67*(2), 155–164.
Smith, L. S. (2004). Temperature measurement in critical care adults: A comparison of thermometry and measurement routes. *Biological Research for Nursing, 6*(2), 117.

〈非効果的体温調節機能〉

Peterec, S. (2007). The premature newborn. In F. Oski (Ed.). *Principles and practices of pediatrics* (5th ed.). Philadelphia: Lippincott Williams & Wilkins.
Varda, K. E., & Behnke, R. S. (2000). The effect of timing of initial bath on newborn temperature. *JOGNN, 29*(1), 27–32.

〈便失禁〉

Chassagne, P., Jego, A., & Gloc, P. (2000). Does treatment of constipation improve fecal incontinence in institutionalized elderly patients? *Aging, 29*(2), 159–164.
Demata, E. (2000). Faecal incontinence. *Journal of Wound Care and Enterostomal Therapy, 19*(4), 6–11.
Maas, M., & Specht, J. (1991). Bowel incontinence. In M. Maas, K. Buckwalter, & M. Hardy (Eds.). *Nursing diagnoses and interventions for the elderly.* Redwood City, CA: Addison-Wesley Nursing.
Weeks, S. K., Hubbartt, E., & Michaels, T. K. (2000). Keys to bowel success. *Rehabilitation Nursing, 25*(2), 66–69.

〈効果的および非効果的母乳栄養〉

Auerbach, K. G. (1990). Assisting the employed breastfeeding mother. *Journal of Nurse Midwifery, 35*(11), 26–34.
Bell, K. & Rawlings, N. (1998). Promoting breastfeeding by managing common lactation problems. *Nurse Practitioner, 23*(6), 102, 104, 106, 109, 114, 119–123.
Ertem, I. O., Votto, N., & Leventhal, J. M. (2001). The timing and predictors of the early termination of breastfeeding. *Pediatrics, 107*(3), 543–548.
Ortiz, J., McGilligan, K. & Kelly, P. (2004). Duration of breast milk expression among working mother's enrolled in an employer-sponsored location program. *Pediatric Nursing, 30*(2), 111–119.
Shirago, L., & Bocar, D. (1990). The infant's contribution to breastfeeding. *Journal of Obstetric, Gynecologic and Neonatal Nursing, 19*, 209–215.

〈家族介護者役割緊張〉

Clipp, E., & George, L. (1990). Caregiver needs and patterns of social support. *Journal of Gerontology, 45*(3; Suppl), 102–111.
Corcoran, M. A., & Gitlin, L. N. (2001). Family caregiver acceptance and use of environmental strategies provided in an occupational therapy intervention. *Physical Occupational Therapy in Geriatrics*, 1911–1920.
Flaskerud, J. H., Carter, P. A., & Lee, P. (2000). Distressing emotions in female caregivers of people with AIDS, age-related dementias and advanced stage cancers. *Perspectives in Psychiatric Care, 36*(4), 121–130.
Gaynor, S. (1990). The effects of home care on caregivers. *Image: The Journal of Nursing Scholarship, 22*, 208–212.
Hagen, B. (2001). Nursing home placement. *Journal of Gerontological Nursing, 27*(2), 44–53.
Irvin, B., & Acton, G. (1997). Stress, hope and well-being of women caring for family member with Alzheimer's disease. *Holistic Nursing Practice, 11*(2), 69–79.
Lazarus, R. S., & Folkman, S. (1984). *Stress, appraisal and coping.* New York: Springer.
Miller, B., & McFall, S. (1991). Stability and change in the informal task support network of frail older persons. *The Gerontologist, 31*, 735–745.
O'Connor, P., Vander Plaats, S., & Betz, C. L. (1992). Respite care services to caretakers of chronically ill children in California. *Journal of Pediatric Nursing, 7*, 269–275.
Pearlin, L., Mullan, J., Semple, S., & Skaff, M. (1990). Caregiving and the stress process: An overview of concepts and their measures. *The Gerontologist, 30*, 583–594.
Shields, C. (1992). Family interaction and caregivers of Alzheimer's disease patients: Correlates of depression. *Family Process, 31*(3), 19–32.
Smith, G., Smith, M., & Toseland, R. (1991). Problems identified by family caregivers in counseling. *The Gerontologist, 31*(1), 15–22.
Tusaie, K. & Dyer, J. (2004). Resilience: A historical review of construct. *Holistic Nursing Practice, 18*(1), 3–8.
Winslow, B., & Carter, P. (1999). Patterns of Burden in wives who care for husbands with dementia. *Nursing Clinics of North America, 34*(2), 275–287.
Wong, D. L. (1991). Transition from hospital to home for children with complex medical care. *Journal of Pediatric Oncology, 8*(1), 3–9; www.alz.org.
Young, M. G. (2001). Providing care for the caregiver. *Patient Care for the Nurse Practitioner, 2*, 36–47.

情報資源の連絡先

Alzheimer's Disease and Related Disorders, Inc., National Headquarters, 70 East Lake Street, Chicago, IL 60601-5997 (800-621-0379).
American Association of Retired Persons, 1909 K Street NW, Washington, DC 20049.
Children of Aging Parents (CAPS), 2761 Trenton Road, Levittown, PA 19056.
National Association for Home Care, 519 C Street, NE, Stanton Park, Washington, DC 20002.
National Association of Area Agencies on Aging, 600 Maryland Avenue, SW, Suite 208, Washington, DC 20024 www.patientcarenp.com (information on caregiving).

〈安楽障害〉

Agency for Health Care Policy and Research. (1992). *Acute pain management: Operative or medical procedures and trauma.* Rockville, MD: Author.
Agency for Health Care Policy and Research. (1994). *Management of cancer pain.* Rockville, MD: Author.
American Pain Society. (2003). Opioid analgesics. In *Principles of analgesic use in the treatment of acute pain and cancer pain* (5th ed., pp. 13–41). IL: American Pain Society.
Beyer, J. E. (1984). *Ultra: A user manual and technical report.* Evanston, IL: Hospital Play Equipment Co.
Carr, D. B. (Ed.). (2005). Genetics, pain, and analgesia. *Pain Clinical Updates (International Association for the Study of Pain), 13*(3).
Davis, D. C. (1996). The discomforts of pregnancy. *JOGNN, 25*(1), 73–81.
DeLeon-Cassasola, et al, (1993). A comparison of postoperative epidural analgesia between patients with chronic cancer taking high doses of oral opioids versus opioid-naice patients. *Anesthesia and Analgesia, 76*, 302–307.
DeWitt, S. (1990). Nursing assessment of skin and dermatological lesions. *Nursing Clinics of North America, 25*(1), 235–245.
Eckert, R. M. (2001). Understanding anticipatory nausea. *Continuing Education, 28*(10) 1553–1560.
Ezzone, S., Baker, C., Rosselet, R., & Terepka, E. (1998). Music as an adjunct to antiemetic therapy. *Oncology Nursing Forum, 25*(9),

1551–1556.
Ferrell, B. R. (1995). The impact of pain on quality of life. *Nursing Clinics of North America, 30,* 609–624.
Field, T., Peck, M., Hernandez Reif, M., et al. (2000). Postburn itching, pain and psychological symptoms are reduced with massage therapy. *Journal of Burn Care Rehabilitation, 21*(3), 189–193.
Fishbain, D., Rosomoff, H., & Rosomoff, R. (1992). Drug abuse, dependence and addiction in chronic pain. *Clinical Journal of Pain, 8,* 77.
Foltz, A. T., Gaines, G., & Gullatte, M. (1996). Recalled side effects and self-care actions of patients receiving inpatient chemotherapy. *Oncology Nursing Forum, 23*(4), 679–683.
Gaston-Johansson, F. (2000). The effectiveness of the comprehensive coping strategy program on clinical outcomes in breast cancer autologous bone marrow transplantation. *Cancer Nursing, 23*(4), 277–285.
Herr, K. et al. (2006). Pain assessment in the nonverbal patient: Position statement with clinical practice recommendations. *Pain Management Nursing,* (2), 44–52.
Hester, N. (1979). The preoperational child's reaction to immunization. *Nursing Research, 28,* 250–255.
Jarzyna, D. (2005). Opioid tolerance: A perioperative nursing challenge, *MEDSURG Nursing, 14*(6), 371–378.
Lowe, N. K. (1996). The pain and discomfort of labor and birth. *JOGNN, 25*(1), 82–92.
Ludwig-Beymer, P. (1989). Transcultural aspects of pain. In J. Boyle & M. Andrews (Eds.). *Transcultural concepts in nursing.* Glenview, IL: Scott, Foresman.
Malseed, R., Goldstein, F., & Balkan, N. (1995). *Pharmacology: Drug therapy and nursing considerations* (4th ed.). Philadelphia: J. B. Lippincott.
Markham, J., and Oaklander, A. (2002). Neuropathic pain syndromes. In J. Ballantyne (Ed.), *The Massachusetts General Hospital handbook of pain management* (2nd ed., p. 339). Philadelphia: Lippincott, Williams and Wilkins
McCaffrey, M. and Portenoy, R. (1999). Acetaminophen and nonsteroidal anti-inflammatory drugs (NSAIDs). In M. McCaffrey & Pasero, C. (Eds.). *Pain: Clinical manual* (2nd ed., pp. 129–160). New York: Mosby.
McGuire, D., Sheidler, V., & Polomano, R. C. (2000). Pain. In S. Groenwald, M. Frogge, M. Goodman, & C. Yarbo (Eds.). *Cancer nursing: Principles and practice* (5th ed.). Boston: Jones and Bartlett.
Mitra, S. and Sinatra, R. (92004). Perioperative management of acute pain in the opioid-dependent patient. *Anesthesiology, 101*(1), 212–227.
Pasero, C. & McCaffery, M. (2004). Pain control: Comfort-function goals. *AJN, 104*(9), 77.
Pasero, C., Paice, J., & McCaffery, M. (0000). Basic mechanisms underlying the causes and effects of pain. In McCaffery, M. & Pasero, C. (Ed.). *Clinical pain manual* (pp. 15–34). New York: Mosby.
Perkins, F. & Kehlet, H. (2000). Chronic pain as an outcome of surgery: A review of predictive factors. *Anesthesiology, 92*(4), 123–133.
Porter, J., & Jick, H. (1980). Addiction rate in patients treated with narcotics. *New England Journal of Medicine, 302,* 123.
Rothley, B. & Therrion, S. (2002). Acute pain management. In St. Marie, B. (Ed.). *Core curriculum for pain management nursing* (pp. 239–272). Philadelphia: W.B. Saunders Company.
Savage, S. et al. (2001). *Definitions related to the use of opioids for the treatment of pain: A consensus document from the American Academy of Pain Medicine, the American Pain Society, and the American Society of Addiction Medicine.* Glenview, IL: Author.
Seiz, A. M., & Yarbro, C. H. Pruritus. In S. L. Groenwald, M. Goodman, M. H. Frogge, & C. H. Yarbro (Eds.). (1996a). *Cancer symptom management.* Boston: Jones & Bartlett.
Seiz, A. M. & Yarbro, C. H. Pruritus: A self-care guide. In S. L. Groenwald, M. Goodman, M. H. Frogge, & C. H. Yarbro (Eds.). (1996b). *Cancer symptom management.* Boston: Jones & Bartlett.
Sherman, R. (1989). Stump and phantom limb pain. *Neurological Clinics, 1,* 249–263.
Sloman, R. (1995). Relaxation and relief of cancer pain. *Nursing Clinics of North America, 30,* 697–709.
Stannard, C. & Booth, S. (2004). *Pain* (2nd ed.). London: Elsevier, Churchill-Livingstone.
Thorns, A., & Edmonds, P. (2000). The management of pruritus in palliative care patients. *European Journal of Palliative Care, 7*(1), 9–12.
Voda, A., & Randall, M. (1982). Nausea and vomiting of pregnancy. In C. Norris (Ed.). *Concept clarification in nursing.* Rockville, MD: Aspen Systems.
Weber, S. E. (1996). Cultural aspects of pain in childbearing women. *JOGNN, 25*(1), 67–72.
Zborowski, M. (1952). Cultural components in response to pain. *Journal of Social Issues, 8,* 16–30.
Zubieta, J. K., et al. (2003). COMT val158met genotype affects mu-opioid neurotransmitter responses to a pain stressor. *Science, 299,* 1240–1243.

〈小児〉
Chapman, L. (1991). Searching: Expectant fathers' experiences during labor and birth. *Journal of Perinatal and Neonatal Nursing, 4*(4), 21–29.
Eland, J. M., & Anderson, J. (1977). The experience of pain in children. In A. K. Jacox (Ed.). *Pain: A source book for nurses and other health professionals.* Boston: Little, Brown.

〈コミュニケーション障害〉
Iezzoni, L. F., O'Day, B., Keleen, M. A., & Harker, H. (2004). Improving patient care: Communicating about health care: Observations from persons who are deaf or hard of hearing. *Annals of Internal Medicine, 140*(5), 356–362.
Koester, L. S., Karkowski, A. M., & Traci, M. A. (1998). How do deaf and hearing-impaired mothers regain eye contact when their infants look away? *American Annals of the Deaf, 143*(1), 5–13.
Lindeblade, P. O., & McDonald, M. (1995). Removing communication barriers for the hearing-impaired elderly. *Med-Surg Nursing, 4*(5), 379–385.
Underwood, C. (2004). How can we best deliver an inclusive health service? *Primary Health Care, 14*(9), 20–21.

〈混乱〉
Anderson, C. (1999). Delirium and confusion are not interchangeable terms [letter to editor]. *Oncology Nursing Forum, 26*(3), 497–498.
Foreman, M. D., Mion, L. C. Tyrostad, L., & Flitcher, K. (1999). Standard of practice protocol: Acute confusion/delirium. *Geriatric Nursing, 20*(3), 147–152.
Gerdner, L. (1999). Individualized music intervention protocol. *Journal of Gerontological Nursing, 25*(10), 10–16.
Hall, G. R. (1991). Altered thought processes: Dementia. In M. Maas, K. Buckwalter, & M. Hardy (Eds.). *Nursing diagnoses and interventions for the elderly.* Menlo Park, CA: Addison-Wesley.
Hall, G. R. (1994). Caring for people with Alzheimer's disease using the conceptual model of progressively lowered stress threshold in the clinical setting. *Nursing Clinics of North America, 29,* 129–141.
Hall, G. R., & Buckwalter, K. C. (1987). Progressively lowered stress threshold: A conceptual model for care of adults with Alzheimer's disease. *Archives of Psychiatric Nursing, 1,* 399–406.
Katzman, R. (1988). *Alzheimer's disease as an age dependent disorder, research and the aging population* (CIBA Foundation Symposium 1334). New York: John Wiley & Sons.
Rasin, J. (1990). Confusion. *Nursing Clinics of North America, 25,* 909–918.
Rateau, M. R. (2000). Confusion and aggression in restrained elderly persons undergoing hip repair surgery. *Applied Nursing Research, 13*(1), 50–54.
Roberts, B. L. (2001). Managing delirium in adult intensive care patients. *Critical Care Nurse, 21*(1), 48–55.
Young, M. G. (2001). Providing care for the caregiver. *Patient Care for the Nurse Practitioner,* 36–48.

情報資源の連絡先
Alzheimer's Association (ADRDA), 919 North Michigan Avenue, Suite 100, Chicago, IL 60611; Tel. (800) 272-3900
• 24-hour hotline to provide information about Alzheimer's disease
• Free publications and newsletter
• Information about local chapters of the Alzheimer's Association
Alzheimer's Disease Education and Referral (ADEAR) Center, P.O. Box 8250, Silver Spring, MD 20907-8250; Tel. (301) 495-3311

〈便秘〉
DiPiro, J., Talbert, R., Hayes, P., Yee, G., Matzke, G., & Posey, L. M. (2001). *Pharmacotherapy* (4th ed.). Norwalk, CT: Appleton & Lange.
McLane, A., & McShane, R. (1991). Constipation. In M. Maas, K. Buckwalter, & M. Hardy (Eds.). *Nursing diagnoses and interventions for the elderly.* Redwood City, CA: Addison-Wesley Nursing.
Schaefer, D. & Cheskin, L. (1998). Constipation in the elderly. *American Family Physician, 58*(4), 907–914.
Shua-Haim, J. Sabo, M., & Ross, J. (1999). Constipation in the elderly: A practical approach. *Clinical Geriatrics, 7*(12), 91–99.
Weeks, S. K., Hubbartt, E., & Michaels, T. K. (2000). Keys to bowel success. *Rehabilitation Nursing, 25*(2), 66–80.

〈非効果的コーピング〉

Arrendondo, R., Weddige, R., Justice, C., & Fitz, J. (1987). Alcoholism in Mexican-Americans: Intervention and treatment. *Hospital and Community Psychiatry, 38*, 180–183.

Barry, K.L. (1999). *Brief interventions and brief therapies for substance abuse.* Center for Substance Abuse Treatment Protocol (TIP) Series 34. Rockville, MD: Dept. of Health & Human Services.

Byrne, C., & Hunsberger, M. (1989). Concepts of illness: Stress, crisis, and coping. In R. L. Foster, M. M. Hunsberger, & J. J. T. Anderson (Eds.). *Family-centered nursing care of children.* Philadelphia: W. B. Saunders.

Calarco, M., & Krone, K. (1991). An integrated nursing model of depressive behavior in adults. *Nursing Clinics of North America, 26*, 573–583.

Captain, C. (1989). Family recovery from alcoholism. *Nursing Clinics of North America, 24*, 55–67.

Comfort, M., Sockloff, A., Loverro, J., & Kaltenbach, K. (2003). Multiple predictors of substance abuse, women's treatments and outcomes: A prospective longitudal study. *Addiction Behavior, 28*(2), 199–224.

Depression Guideline Panel. (1993, April). *Depression in primary care: Detection, diagnosis and treatment quick reference guide for clinicians, no. 5.* AHCPR Pub. No. 93-0552. Rockville, MD: U.S. Department of Health Care Policy and Research.

Finkelman, A. W. (2000). Self-management for psychiatric patient at home. *Home Care Provider, 5*(6), 95–101.

Flaskerud, J. H. (1984). A comparison of perceptions of problematic behavior by six minority groups and mental health professionals. *Nursing Research, 33*, 190–197.

Folkman, S., Lazarus, R., Pimley, S., & Novacek, J. (1987). Age differences in stress and coping processes. *Psychology and Aging, 2*, 171–184.

Hamburg, D. A., & Adams, J. E. (1953). A perspective on coping behavior. *Archives of General Psychiatry, 17*, 1–20.

Henderson, G., & Primeaux, M. (1981). *Transcultural health care reading.* Boston: Addison-Wesley.

Kovalesky, A. (2004). Women with substance abuse concerns. *Nursing Clinics of North America, 39*(1), 97–115.

Lazarus, R. (1985). The costs and benefits of denial. In A. Monat & R. Lazarus (Eds.). *Stress and coping: An anthology* (2nd ed.). New York: Columbia.

Lazarus, R., & Folkman, S. (1984). *Stress, appraisal and coping.* New York: Springer. *8)

Lyon, B. L. (2002). Cognitive self-care skills: A model for managing stressful lifestyles. *Nursing Clinics of North America, 37*(2), 285–294.

Miller, P. (1983). Family health and psychosocial response to cardiovascular diseases. *Health Values, 7*(6), 10–15.

Monat, A., & Lazarus, R. (Eds.). (1985). *Stress and coping: An anthology.* New York: Columbia.

Nyamathi, A. (1989). Comprehensive health seeking and coping paradigm. *Journal of Advanced Nursing, 14*, 281–290.

Potocki, E., & Everly, G. (1989). Control and the human stress response. In G. Everly (Ed.). *A clinical guide to treatment of human stress response.* New York: Plenum Press.

Prochasaska, J., DiClemente, C.C., & Norcross, J.C. (1982) In search of how people change. *American Psychology* 47(8), 1102–04.

Selye, H. (1974). *Stress without distress.* Philadelphia: J. B. Lippincott.

Simons, R. L., & West, G. E. (1984). Life changes, coping resources and health among the elderly. *International Journal of Aging and Human Development, 20*, 173–189.

Tweed, S. H. (1989). Identifying the alcoholic client. *Nursing Clinics of North America, 24*(1), 13–32.

Vincent, K. G. (1985). The validation of a nursing diagnosis. *Nursing Clinics of North America, 20*, 631–639.

Willis, L., Thomas, P., Garry, P. J., & Goodwin, J. (1987). A prospective study of response to stressful life events in initially healthy elders. *Journal of Gerontology, 42*, 627–630.

物質乱用

Chychula, M. M. (1990). The cocaine epidemic: A comprehensive review of use, abuse and dependence. *Nurse Practitioner, 15*(7), 31–39.

Ewing, J. A. (1984). Detecting alcoholism: The CAGE questionnaire. *Journal of the American Medical Association, 252*, 1905–1907.

Flagler, S., Hughes, & Kovalesky, A. (1997). Toward understanding of addiction. *JOGNN, 26*(4), 441–448.

Kappas-Larson, P., & Lathrop, L. (1993). Early detection and intervention for hazardous ethanol use. *Nurse Practitioner, 18*(7), 50–55.

Lynch, C. S., & Phillips, M. W. (1989). Nursing diagnosis: Ineffective denial. In R. M. Carroll-Johnson (Ed.). *Classification of nursing diagnoses: Proceedings of the eighth conference.* Philadelphia: J. B. Lippincott.

Metzger, L. (1988). *From denial to recovery: Counseling problem drinkers, alcoholics, and their families.* San Francisco: Jossey-Bass.

Miller, W. R. (1989). Evaluation and motivation. In R. K. Hester & W. R. Miller (Eds.). *Handbook of alcoholism treatment approaches: Effective alternatives.* New York: Pergamon Press.

Smith-DiJulio, K. (1998). People who depend on alcohol. In E. M. Varcarolis (Ed.). *Foundations of psychiatric mental health nursing* (3rd ed.). Philadelphia: W. B. Saunders.

Tweed, S. H. (1989). Identifying the alcoholic client. *Nursing Clinics of North America, 24*, 13–32.

〈意思決定葛藤〉

Blackhall, L. J., Murphy, S. T. Frank, G., Michel, V., & Azen, S. (1995). Ethnicity and attitudes toward patient autonomy. *JAMA, 74*(3), 1820–1825.

Cicirelli, V., & MacLean, A. P. (2000). Hastening death: A comparison of two end-of-life decisions. *Death Studies, 24*(3), 401–419.

Davis, A. J. (1989). Clinical nurses' ethical decision making in situations. *Advanced Nursing Science, 11*(3), 63–69.

Geary, C. M. B. (1987). Nursing grand rounds: The patient with viral cardiomyopathy. *Journal of Cardiovascular Nursing, 2*(1), 48–52.

Hiltunen, E. (1987). Decisional conflict: A phenomenological description from the points of view of the nurse and the client. In A. M. McLane (Ed.). *Classification of nursing diagnosis: Proceedings of the seventh conference.* St. Louis: C. V. Mosby.

Hiltunen, E. (1989). Nursing diagnosis: Decisional conflict (specify). In R. M. Carroll-Johnson (Ed.). *Classification of nursing diagnoses: Proceedings of the eighth conference.* Philadelphia: J. B. Lippincott.

Hiltunen, E. (1994). Validation of decisional conflict by critical care nurses. In R. M. Carroll-Johnson & Paquette M. (Eds.). *Classification of nursing diagnoses: Proceedings of the tenth conference.* Philadelphia: J. B. Lippincott.

Janis, I. L., & Mann, L. (1977). *Decision making: A psychological analysis of conflict, choice, and commitment.* New York: The Free Press.

Kelly-Powell, M. L. (1997). Personalizing choices: Patients' experiences with making treatment decisions. *Research in Nursing and Health, 20*(3), 219–227.

Minogue, J. P., & Reedy, N. J. (1988). Companioning parents in perinatal decision making. *Journal of Perinatal and Neonatal Nursing, 1*(3), 25–35.

Sims, S. L., Boland, D. L., & O'Neill, C. A. (1992). Decision making in home health care. *Western Journal of Nursing Research, 14*, 186–200.

Simon, S. B., Howe, L. W., & Kirschenbaum, H. (1978). *Values clarification: A handbook of practical strategies for teachers and students.* New York: A & W Publishers.

Soholt, D. (1990). *A life experience: Making a health care treatment decision.* Unpublished master's thesis. Brookings, SD: South Dakota State University.

Taylor, E. J. (1993). Managing cancer pain at home: The decisions and ethical conflicts of patients, family caregivers, and homecare nurses. *Oncology Nursing Forum, 20*, 919–927.

Unpublished master's thesis. Brookings, SD: South Dakota State University.

Taylor, E. J. (1993). Managing cancer pain at home: The decisions and ethical conflicts of patients, family caregivers, and homecare nurses. *Oncology Nursing Forum, 20*, 919–927.

〈下痢〉

Bennett, R. (2000). Acute gastroenteritis and associated conditions. In L. R. Barker, J. Burton, & P. Zieve (Eds.). *Principles of ambulatory medicine.* Baltimore: Williams & Wilkins.

Brown, K. C. (1991). Dietary management of acute childhood diarrhea: Optimal timing of feeding and appropriate use of milk and mixed diets. *Journal of Pediatrics, 118*, S92–S98.

Duggan, C., Lasche, J., McCarty, C. et al. (1999). Oral rehydration solution for acute diarrhea prevents subsequent unscheduled follow-up visits. *Pediatrics, 102*(104), 55–63.

Fuhrman, M. P. (1999). Diarrhea and tube feeding. *Nutritional Clinical Practice, 14*(2), 83–84.

Goepp, J., & Santosham, M. (2001). Oral rehydration therapy. In F. Oski (Ed.). *Principles and practice of pediatrics.* Philadelphia: J. B. Lippincott.

Larson, C. E. (2000). Evidence-based practice. Safety and efficacy of oral rehydration therapy for treatment of diarrhea and gastroenteritis in pediatrics. *Pediatric Nursing, 26*(2), 177–179.

〈不使用性シンドローム〉
Caswell, D. (1993). Thromboembolic phenomena. *Critical Care Nursing Clinics of North America, 5*, 489–497.
Christian, B. J. (1982). Immobilization: Psychosocial aspects. In C. Norris (Ed.). *Concept clarification in nursing*. Rockville, MD: Aspen Publications.
Maher, A. Salmond, S., & Pellino, T. (1998). *Orthopedic nursing* (2nd ed.). Philadelphia: W. B. Saunders.
Maklebust, J., & Sieggreen, M. (1996). *Pressure ulcers: Guidelines for prevention and nursing management* (2nd ed.). Springhouse, PA: Springhouse.
McKinley, W. O., Jackson, A. B., Cardenas, D. D., & Devivo, M. J. (1999). Long-term medical complications after traumatic spinal cord injury. *Archives of Physical Medical Rehabilitation, 80*(11) 1402–1410.
Wright, S. (1989). Nursing strategies: Altered musculoskeletal function. In R. L. Foster, M. M. Hunsberger, & J. J. T. Anderson (Eds.). *Family-centered nursing care of children*. Philadelphia: W. B. Saunders.
Zubek, J. P., & McNeil, M. (1967). Perceptual deprivation phenomena: Role of the recumbent position. *Journal of Abnormal Psychology, 72*, 147.

〈気分転換活動不足〉
Barba, B. E., Tesh, A. S., & Courts, N. F. (2002) Promoting thriving in nursing homes. *The Eden Alternative Journal of Gerontological Nursing, 28*(3), 7.
Longino, C. F., & Kart, C. S. (1982). Explicating activity theory: A formal replication. *Journal of Gerontology, 37*, 713–722.
Rantz, M. (1991). Diversional activity deficit. In M. Maas, K. Buckwalter, & M. Hardy (Eds.). *Nursing diagnoses and interventions for the elderly*. Redwood City, CA: Addison-Wesley Nursing.

〈自律神経性反射異常亢進〉
Black, K., & DeSantis, N. (1999). Medical complications common t spinal-cord injury and brain injured patients. *Topics in Spinal Cord Injur Rehabilitation, 5*(2), 47–75.
Bennett, C. (2003). Urgent urological management of the paraplegic quadriplegic patient. *Urologic Nursing, 23*(6), 436–437.
Kavchak-Keyes, M. A. (2000). Autonomic hyperreflexia. *Rehabilitatio Nursing, 25*(1), 31–35.
McClain, W., Shields, C., & Sixsmith, D. (1999). Autonomic dysreflexi presenting as a severe headache. *American Journal of Emergen Medicine, 17*(3), 238–240.
Silver, J. R. (2000). Early autonomic dysreflexia. *Spinal Cord, 38*, 229–23
Teasell, R., Arnold, J., & Delaney, G. (1996). Sympathetic nervous sys tem dysfunction in high level spinal cord injuries. *Physical Medicin and Rehabilitation, 10*(1), 37–55.
Travers, P. (1999). Autonomic dysreflexia: A clinical rehabilitation prob lem. *Rehabilitation Nursing, 24*(1), 9–23.

〈エネルギーフィールド混乱〉
Bradley, D. B. (1987). Energy fields: Implications for nurses. *Journal of Holistic Nursing, 5*(1), 32–35.
Denison, B. (2004). Touch the pain away. *Holistic Nursing Practice, 18*(3), 142–151.
Krieger, D. (1975). Therapeutic touch: The imprimatur of nursing. *American Journal of Nursing, 75*, 784–787.
Krieger, D. (1979). *The therapeutic touch: How to use your hands to help or to heal*. Englewood Cliffs, NJ: Prentice-Hall. ＊9）
Krieger, D. (1981). *Foundations of holistic health nursing practices: The Renaissance nurse*. Philadelphia: J. B. Lippincott.
Krieger, D. (1987). *Living the therapeutic touch: Healing as a lifestyle*. New York: Dodd, Mead.
Macrae, J. (1988). *Therapeutic touch: A practical guide*. New York: Knopf.
Meehan, T. C. (1991). Therapeutic touch. In G. Bulechek & J. McCloskey (Eds.). *Nursing interventions: Essential nursing treatments*. Philadelphia: W. B. Saunders.
Meehan, T. C. (1998). Therapeutic touch as nursing intervention. *Journal of Advanced Nursing, 28*(1), 117–125.
Quinn, J. F. (1989). Therapeutic touch as energy exchange: Replication and extension. *Nursing Science Quarterly, 2*(2), 79–87.
Quinn, J., & Strelkauskas, A. (1993). Psychoimmunologic effects of therapeutic touch on practitioners and recently bereaved recipients: A pilot study. *Advances in Nursing Science, 15*(4), 13–26.
Straneva, J. A. (2000). Therapeutic touch coming of age. *Holistic Nursing Practice, 14*(3), 1–13.
Umbreit, A. W. (2000). Healing touch: Applications in the acute care setting. *ACCN Clinical Issues of Advanced Practice in Acute Critical Care, 11*(1), 105–119.

〈消耗性疲労〉
Crosby, L. (1991). Factors which contribute to fatigue associated with rheumatoid arthritis. *Journal of Advanced Nursing, 16*, 974–981.
Dzurec, L. C. (2000). Fatigue and relativeness experiences of inordinately tired women: Fourth quarter. *Journal of Nursing Scholarship, 32*(4), 339–345.
Gardner, D. L. (1992). Fatigue in postpartum women. *Applied Nursing Research, 4*(5), 57–62.
Gardner, D. L., & Campbell, B. (1991). Assessing postpartum fatigue. *Maternal–Child Nursing Journal, 16*, 264–266.
Greenberg, D., Sawicka, J., Eisenthal, S., & Ross, D. (1992). Fatigue syndrome due to localized radiation. *Journal of Pain and Symptom Management, 7*(1), 38–45.
Hargreaves, M. (1977). The fatigue syndrome. *Practitioner, 218*, 841–843.
Jiricka, M. K. (2002). Alterations in activity tolerance. In C. M. Porth (Ed.), *Pathophysiology: Concepts of altered health states* (6th ed.). Philadelphia: Lippincott Williams & Wilkins.
Longino, C. F., & Kart, C. S. (1982). Explicating activity theory: A formal replication. *Journal of Gerontology, 37*, 713–722.
Nail, L., & Winningham, M. (1997). Fatigue. In S. Groenwald, M. Frogge, M. Goodman, & C. Yarbo (Eds.). *Cancer nursing: Principles and practice* (4th ed.). Boston: Jones and Bartlett.
Rhoten, D. (1982). Fatigue and the postsurgical patient. In C. Norris (Ed.). *Concept clarification in nursing*. Rockville, MD: Aspen Systems.
Tilden, V. P., & Weinert, C. (1987). Social support and the chronically ill individual. *Nursing Clinics of North America, 22*, 613–620.

〈恐怖〉
Broome, M. E., Bates, T. A., Lillis, P. P., & McGahee, T. W. (1990). Children's medical fears, coping behaviors, and pain perceptions during a lumbar puncture. *Oncology Nursing Forum, 17*, 361–367.
Cesarone, D. (1991). Fear. In M. Maas, K. Buckwalter, & M. Hardy (Eds.). *Nursing diagnoses and interventions for the elderly*. Redwood City, CA: Addison-Wesley Nursing.
Kuntz, N., Adams, I., Zahr, I., et al. (1996). Therapeutic play and bone marrow transplantation. *Journal of Pediatric Nursing, 11*(6), 359–367.
Nicastro, E., & Whetsell, M. V. (1999). Children's fears. *Journal of Pediatric Nursing, 14*(6), 392–402.

〈体液量不足および過剰〉
Maughan, R., Leiper, J., & Shirreffs, S. (1997). Factors influencing the restoration of fluid and electrolyte balance after exercise in the heat. *British Journal of Sports Medicine, 31*(3), 175–182.
Parkash, R., & Burge, F. (1997). The family's perspective on issues of hydration in terminal care. *Journal of Palliative Care, 13*(4), 23–27.
Powell, A., & Armstrong, M. (1997). Peripheral edema. *American Family Physician, 55*(5), 1721–1726.
Sansevero, A. (1997). Dehydration in the elderly: Strategies for prevention and management. *Nurse Practitioner: American Journal of Primary Health Care, 22*(4), 41–42, 51–52, 54–57.
Terry, M., O'Brien, S., & Derstein, M. (1998). Lower-extremity edema: Evaluation and diagnosis. *Wounds: A Compendium of Clinical Research and Practice, 10*(4), 118–124.
Zembruski, C. (1997). GN management. A three-dimensional approach to hydration of elders: Administration, clinical staff, and in-service education. *Geriatric Nursing: American Journal of Care for the Aging, 18*(1), 20–26.

〈悲嘆〉
Bateman, A. L. (1999). Understanding the process of grieving and loss: A critical social thinking perspective. *Journal of American Psychiatric Nurses Association, 5*(5), 139–149.
Caserta, M. S., Lund, D. A., & Dimond, M. F. (1985). Assessing interviewer effects in a longitudinal study of bereaved elderly adults. *Journal of Gerontology, 40*, 637–640.
Cutcliffe, J. R. (2004) The inspiration of hope in bereavement counseling. *Issues in Mental Health Nursing, 25*(2), 165–190.
Engle, G. (1964) Grief and grieving. *American Journal of Nursing, 64*, 93–97.
Kaprio, J., & Koskenvuo, R. H. (1987). Mortality after bereavement: A prospective study of 95,647 widowed persons. *American Journal of Public Health, 77*, 283–287.
Kübler-Ross, E. (1975). *Death: The final stage of growth*. Englewood Cliffs, NJ: Prentice-Hall. ＊10）
Kübler-Ross, E. (1983). *On children and death*. New York: Macmillan.
＊11）

Mallinson, R. K. (1999). The lived experience of AIDS-related multiple losses by HIV-negative gay men. *Journal of the Association of Nurses in AIDS Care, 10*(5), 22–31.

Mina, C. (1985) A program for helping grieving parents. *Maternal–Child Nursing Journal, 10,* 118–121.

Nadeau, J. W. (1998). *Families making sense of death.* Thousand Oaks, CA: Sage.

Pallikkathayil, L., & Flood, M. (1991). Adolescent suicide. *Nursing Clinics of North America, 26*(3), 623–630.

Rando, T. A. (1984). *Grief, dying, and death: Clinical interventions for caregivers.* Champaign, IL: Research Press.

Ransohoff-Adler, M., & Berger, C. S. (1989). When newborns die: Do we practice what we preach? *Journal of Perinatalogy, 9,* 311–316.

Rosenblatt, P.C. (2000). *Parent grief: Narratives of loss and relationship.* Philadelphia: Taylor & Francis.

Vanezis, M. & McGee, A. (1999). Mediating factors in the grieving process of the suddenly bereaved. *British Journal of Nursing, 8*(14), 932–937.

Vickers, J. L. & Carlisle, C. (2000). Choices and control: Parental experiences in pediatric terminal home care. *Journal of Pediatric Oncology Nursing, 17*(1), 12–21.

〈成長発達遅延〉

Bergland, Adel (2001). Thriving-a useful theoretical perspective to capture the experience of well-being among frail elderly in nursing homes? *Journal of Advanced Nursing* 36(3), 426–432.

Gosline, M.B. (2003). Client participation to enhance socialization for frail elders. *Geriatric Nursing, 24*(5), 286–289.

Haight, B. K. (2002). Thriving: A life span theory. *Journal of Gerontological Nursing, 28*(3), 14–22.

Kimball, M. J., & Williams-Burgess, C. (1995). Failure to thrive: The silent epidemic of the elderly. *Archives of Psychiatric Nursing, 9*(2), 99–105.

Kono, A., Kai, I., Sakato, C., et al. (2004). Frequency of going outdoors: A predictor of functional and psychosocial change among ambulatory frail elders living at home. *Journals of Gerontology Series A: Biological Sciences and Medical Sciences,* 59(3), 275–280.

Loeher, K.E., Bank, A.L., & MacNeill, S.E. (2004). Nursing home transition and depressive symptoms in older medical rehabilitation patients. *Clinical Gerontology, 27*(1/2), 59–70.

Loughlin, A. (2004). Depression and social support: Effective treatments for homebound elderly adults. *Journal of Gerontological Nursing, 30*(5), 11–15.

Newbern, V. B., & Krowchuk, H. V. (1994). Failure to thrive in elderly people: A conceptual analysis. *Journal of Advanced Nursing,* 840–849.

Wagnild, G. & Young H. M. (1990) Resilience among older women. *Image: Journal of Nursing Scholarship, 22,* 252–255.

〈非効果的健康維持〉

Hanson, S. M., & Boyd, S. T. (1996). *Family health care nursing: Theory, practice and research.* Philadelphia: W. B. Saunders. ＊12)

Moore, S. M., & Charvat, J. M. (2002). Using the CHANGE intervention to enhance long-term exercise. *Nursing Clinics of North America, 37*(2), 273–281.

U.S. Department of Health and Human Services, Public Health Service. *Healthy people 2000.* Washington, DC: U.S. Government Printing Office.

U.S. Department of Health and Human Services. (1994). *Clinician's handbook of preventive services.* Washington, DC: U.S. Government Printing Office.

喫煙

Andrews, J. (1998). Optimizing smoking cessation strategies. *Nurse Practitioner, 23*(8), 47–48, 51–52, 57, 61, 64, 67.

Centers for Disease Control and Prevention (2000). Selected cigarette smoking initiation and quitting behaviors among high school students–US. *MMWR, 47,* 386.

Centers for Disease Control and Prevention. (2004). www.cdc.gov/health/tobacco.htm.

Cinelli, B., & Glover, E. (1988). Nurses' smoking in the work-place: Causes and solutions. *Journal of Community Health Nursing, 5,* 255–261.

DuRant, R., & Smith, J. (1999). Adolescent tobacco use and cessation. *Primary Care, 26*(3), 553–576.

Koepke, D., Flay, B., & Johnson, C. A. (1990). Health behaviors in minority families: The case of cigarette smoking. *Family and Community Health, 13,* 35–43.

McAndrew, M. (1998). People who depend on substances other than alcohol. In E. M. Varcarolis (Ed.). *Foundations of psychiatric–mental health nursing.* (3rd ed.). Philadelphia: W. B. Saunders.

Mitchell, B., Sobel, H. L., & Alexander, M. H. (1999). The adverse health effects of tobacco and tobacco-related products. *Primary Care, 26*(3), 463–498.

Mullen, P. D. (1999). Maternal smoking during pregnancy and evidence-based intervention to promote cessation. *Primary Care, 26*(3), 557–590.

Pletsch, P. K. (2002). Reduction of primary and secondary smoke exposure for low-income black pregnant women. *Nursing Clinics of North America, 37*(2), 315–326.

Buiten, C., & Metzger, B. (2000). Childhood obesity and risk of cardiovascular disease: A review of the science. *Pediatric Nursing* 26(1), 13–18.

Dennis, K. (2004). Weight management in women. *Nursing Clinics of North America, 39*(14), 231–241.

Keller, C., & Stevens, K. (1996). Assessment, etiology and intervention in obesity in children. *Nurse Practitioner, 21*(9), 31–32, 34–36, 38, 41.

Roberts, S. O. (2000). The role of physical activity in the prevention and treatment of childhood obesity. *Pediatric Nursing, 26*(1), 33–43.

Wiereng, M. E., & Oldham, K. K. (2002). Weight control: a lifestyle-modification model for improving health. *Nursing Clinics of North America, 37*(2), 303–311.

骨粗鬆症

Eastell, R., Boyle, I., Compston, J., et al. (1998). Management of male osteoporosis: Report of UIC Consensus Group. *Quarterly Journal of Medicine, 91*(2), 71–92.

Lindsay, R. (1989). Osteoporosis: An updated approach to prevention and management. *Geriatrics, 44*(1), 45–54.

Woodhead, G., & Moss, M. (1998). Osteoporosis: Diagnosis and prevention. *Nursing Practitioner, 23*(11), 18, 23–24, 26–27, 31–32, 34–35.

インターネットによる参考資料

www.cdc.gov/tobacco
www.endsmoking.org
www.tobaccofreekids.org
www.tobacco.org

〈絶望〉

Aish, A.M., Wasserman, D., and Renberg, E.S. (2004). Does Beck's Hopelessness Scale really measure several components? *Psychology Medicine,* 34(4), 762.

Benzein, E.G., and Berg, A.C. (2005). The level of a relation between hope, hopelessness and fatigue in patients and family members in palliative care. *Palliative Medicine,* 19(3): 234–40.

Chen, M.L. (2003). Pain and hope in patients with cancer: a role for cognition. *Cancer Nursing, 26*(1), 61–7.

Christman, N. J. (1990). Uncertainty and adjustment during radiotherapy. *Nursing Research, 39*(1), 17–20, 47.

Coulter, M. A. (1989). The needs of family members of patients in intensive care units. *Intensive Care Nursing, 5,* 4–10.

Cutcliffe, J.R., and Herth, K.A. (2002). The concept of hope in nursing 5: Hope and critical care nursing. *British Journal of Nursing, 11*(8), 1190–1195.

Davies, H. N. (1993). Hope as a coping strategy for the spinal cord injured individual. *Axone, 15*(2), 40–45.

Drew, B. L. (1990). Differentiation of hopelessness, helplessness and powerlessness using Erikson's "Roots of Virtue." *Archives of Psychiatric Nursing, 14,* 332–337.

Engel, G. (1989). A life setting conducive to illness: The giving up–given up complex. *Annals of Internal Medicine, 69,* 293–300.

Freda, M. C., Devine, K. S., & Semelsberger, C. (2003). The lived experience of miscarriage after infertility. *American Journal of Maternal Child Nursing, 28*(1), 16–23.

Goldston, D. B., Reboussin, B. A., & Daniel, S. S. (2006). Predictors of suicide attempts: state and trait components. *Journal of Abnormal Psychology, 115*(4), 842–849.

Hinds, P., Martin, J., & Vogel, R. (1987). Nursing strategies to influence adolescent hopefulness during oncologic illness. *Journal of the Association of Pediatric Oncology Nurses, 4*(1/2), 14–23.

Holt, J. (2001). A systematic review of the congruence between people's needs and nurses' interventions for supporting hope. Retrieved January 3, 2007 from *Online Journal Knowledge Synthesis Nursing, 8,* 1.

Jackson, B. S. (1993). Hope and wound healing. *Journal of Enterostomal Therapy in Nursing, 20*(2), 73–77.

Jennings, P. (1997). The aging spirit. Faith and hope—therapeutic tools for case managers. *Aging Today, 18*(2), 17.

Johnson, L. H., Roberts, S. L., & Cheffer, N. D. (1996). A hope and a hopelessness model applied to the family of multi-trauma injury patient. *Journal of Trauma Nursing, 3*(3), 72–85.

Korner, I. N. (1970). Hope as a method of coping. *Journal of Consultation and Clinical Psychology, 34*, 134–139.

Kübler-Ross, E. (1975). *Death: The final stage of growth.* Englewood Cliffs, NJ: Prentice-Hall. ＊10)

Kylma, J. (2005). Dynamics of hope in adults living with HIV/AIDS: a substantive theory. *Journal of Advanced Nursing, 52*(6), 620–30.

Kylma, J. (2005). Despair and hopelessness in the context of HIV—a meta-synthesis on qualitative research findings. *Journal of Clinical Nursing, 14*(7), 813–821.

Kylma, J., Vehvilainen-Julkunen, K., & Lahdevita, J. (2001). Hope, despair, and hopelessness in living with HIV/AIDS: A grounded theory study. *Journal of Advanced Nursing, 33*(6), 764–775.

Kylma, J., Vehvilainen-Julkunen, K., & Lahdevita, J. (2001). Voluntary caregivers' observations on the dynamics of hope across continuum of HIV/AIDS: A focus group study. *Journal of the Association of Nurses AIDS Care, 12*(2), 88–100.

LeGresley, A. (1991). Validation of hopelessness: Perceptions of the critically ill. In R. M. Carroll-Johnson (Ed.). *Classification of nursing diagnoses: Proceedings of the ninth conference.* Philadelphia: J. B. Lippincott.

Leininger, M. (1978). *Transcultural nursing: Concepts, theories, and practices.* New York: John Wiley & Sons.

Lin, H.R., and Bauer-Wu, S.M. (2005). Psycho-spiritual well being in patients with advanced cancer: an integrative review of the literature. *Journal of Advanced Nursing, 44*(1), 69–80.

Lohne, V., and Severinsson, E. (2006). The power of hope: Patients' experiences of hope a year later after acute spinal cord injury. *Journal of Critical Nursing, 15*(3), 315–23.

McGill, J. S. (1992). Functional status as it relates to hope in elders. *Kentucky Nurse, 40*(4), 6.

McMillan, D., Gilbody, S., Baresford, E., & Neilly, L. (2007) Can we predict suicide and non-fatal self-harm with the Beck Hopelessness Scale? A meta-analysis. *Psychology Medicine*, 1–10 [Epub ahead of print] PMID: 17202001.

Mickley, J.R., Soeken, K., & Belcher, A. (1992) Spiritual well-being, religiousness, and hope amoung women with breast cancer. IMAGE: *Journal of Nursing Scholarship, 24*(4), 267–272.

Miller, J. F. (1989). Hope inspiring strategies of the critically ill. *Applied Nursing Research, 2*(1), 23–29.

Mok, E., Cahn, F., Chan, V., and Yeung, E. (2003). Family experience caring for terminally ill patients with cancer in Hong Kong. *Cancer Nursing, 26*(4), 267–75.

Notewotney, M. L. (1989). Assessment of hope in patients with cancer: Development of an instrument. *Oncology Nursing Forum, 16*, 57–61.

Okkonen, E. and Vanhanen, H. (2006) Family support, and subjective health of a patient in connection with coronary artery bypass surgery. *Heart Lung, 35*(4), 234–44.

Owen, D. C. (1989). Nurses' perspectives on the meaning of hope in patients with cancer: A qualitative study. *Oncology Nursing Forum, 16*, 75–79.

Parse, R. R. (1990). Parse's research methodology within an illustration of the lived experience of hope. *Nursing Science Quarterly, 3*(3), 9–17.

Plummer, E. M. (1988). Measurement of hope in the elderly hospitalized institutionalized person. *New York State Nurses' Association, 19*(3), 8–11.

Poncar, P. J. (1994). Inspiring hope in the oncology patient. *Journal of Psychosocial Nursing, 32*(1), 33–38.

Popovish, J.M., Fox, P.G., and Burns, K.R. (2003). "Hope" in the recovery from stroke in the U.S. *International Journal of Psychiatric Nursing Research, 8*(2), 905–920.

Raleigh, E.H., and Boehm (1994). Development of the multidimensional Hope Scale, *Journal of Nursing Measurement, 2*(2), 155–167.

Reed, P. G. (1986). Developmental resources and depression in the elderly. *Nursing Research, 35*, 368–373.

Stotland, E. (1969). *The psychology of hope.* San Francisco: Jossey-Bass.

Tollett, J. H. & Thomas, S. P. (1995). A theory-based nursing intervention to instill hope in homeless veterans. *Advanced Nursing Science, 18*(2), 76–90.

Watson, J. (1979). *Nursing: The philosophy and science of caring.* Boston: Little, Brown.

〈人間の尊厳毀損リスク状態〉

Haddock, J. (1994). Towards further clarification of the concept "dignity." *Journal of Advanced Nursing, 24*(5), 924–931.

Mairis, E. (1994). Concept clarification of professional practice—dignity. *Journal of Advanced Nursing, 19*(5), 947–953.

Reed, P., Smith, P., Fletcher, M., & Bradding, A. (2003). Promoting the dignity of the child in hospital. *Nursing Ethics, 10*(1), 67–78.

Shotton, L. & Seedhouse, D. (1998). Practical dignity in caring. *Nursing Ethics, 5*(3), 246–255.

Walsh, K. & Kowanko, I. *(2002).* Nurses' and patients' perceptions of dignity. *International Journal of Nursing Practice, 8*(3), 143–151.

Watson, J. (195). *Nursing and the philosophy and science of caring.* Niwot, CO: University of Colorado Press.

〈乳児行動統合障害〉

Acute Pain Management Guideline Panel (1992a). *Acute pain management in infants, children, and adolescents: Operative and medical procedures.* Quick Reference Guide for Clinicians, AHCPR Pub. No. 92-0020. Rockville, MD: Agency for Health Care Policy and Research, Public Health Service, U.S. Department of Health and Human Services.

Acute Pain Management Guideline Panel (1992b). *Acute pain management: Operative or medical procedures and trauma.* Clinical Practice Guideline, AHCPR Pub. No. 92-0032. Rockville, MD: Agency for Health Care Policy and Research, Public Health Service, U.S. Department of Health and Human Services.

Aita, M. & Snider, L. (2003). The art of developmental care in NICU: A concept analysis. *Journal of Advanced Nursing, 41*(3), 223.

Als, H., Gilkerson, L., Duffy, F. H., et al. (2003). A three-center, randomized, controlled trial of individualized developmental care for very low birth weight preterm infants: medical, neurodevelopmental, parenting and caregiving effects. *Journal of Developmental and Behavioral Pediatrics, 24*(6), 399.

Als, H. (1986). A synactive model of neonatal behavioral organization: Framework for the assessment of neurobehavioral development in the premature infant and for the support of infants and parents in the neonatal intensive care environment. *Physical and Occupational Therapy in Pediatrics, 6*, 3–53.

Blackburn, S. (1993). Assessment and management of neurologic dysfunction. In C. Kenner, A. Brueggemeyer, & L. Gunderson (Eds.). *Comprehensive neonatal nursing.* Philadelphia: W. B. Saunders.

Blackburn, S., & Vandenberg, K. (1993). Assessment and management of neonatal neurobehavioral development. In C. Kenner, A. Brueggemeyer, & L. Gunderson (Eds.). *Comprehensive neonatal nursing.* Philadelphia: W. B. Saunders.

Harrison, L., et al. (1996). Effects of gentle human touch on preterm infants: Pilot study results. *Neonatal Network, 15*(2), 35–41.

Merenstein, G. B., & Gardner, S. L. (1998). *Handbook of neonatal intensive care* (4th ed.). St. Louis: Mosby–Year book.

Thomas, K. A. (1989). How the NICU environment sounds to a preterm infant. *MCN: American Journal of Maternal–Child Nursing, 14*, 249–251.

Williamson, P. S., & Williamson, M. L. (1983). Physiologic stress reduction by local anesthetic during newborn circumcision. *Pediatrics, 7*, 36–40.

Yecco, G. J. (1993). Neurobehavioral development and developmental support of premature infants. *Journal of Perinatal and Neonatal Nursing, 7*(1), 56–65.

〈感染リスク状態／感染仲介リスク状態〉

Bertin, M. L. (1999). Communicable diseases: Infection prevention for nurses at work and at home. *Nursing Clinics of North America, 34*(2), 509–526.

Centers for Disease Control and Prevention. (2000). Guidelines for prevention of transmission of human immunodeficiency virus and hepatitis B virus to health-care and public safety workers. *MMWR, 49*, 5–15.

Centers for Disease Control and Prevention. (1995). Guidelines for handwashing and hand antisepsis in health care settings. *MMWR, 44*, 1–17.

Centers for Disease Control and Prevention: HIV/AIDS Surveillance. (2001). *U.S. HIV and AIDS cases reported through December 2001.* Atlanta, GA: Department of Health and Human Services.

Kovach, T. (1990) Nip it in the bud: Controlling wound infection with preoperative shaving. *Today's O.R. Nurse, 9*, 23–26.

Owen, M., & Grier, M. (1987). *Infection risk assessment guide.* Orange, CA: Unpublished.

Sharbaugh, R. J. (1999). The risk of occupational exposure and infection with infectious disease. *Nursing Clinics of North America, 34*(2), 493–508.

インターネットによる参考資料

www.cdc.gov—Centers for Disease Control and Prevention
www.apic.org—Association for Professionals in Infection Control
www.cdc.gov/ncidod/nicid.htm—National Center for Infectious Disease

〈身体損傷リスク状態〉

Baumann, S. L. (1999). Defying gravity and fears: The prevention of falls in community-dwelling older adults. *Clinical Excellence for Nurse Practitioners, 3*(5), 254–261.

Green, P. M. (1989). Potential for injury. In G. McFarland & E. McFarlane (Eds.). *Nursing diagnosis and interventions*. St. Louis: C. V. Mosby.

Lipsitz, L. A., & Fullerton, K. J. (1986). Postprandial blood pressure reduction in health elderly. *Journal of the American Geriatrics Society, 34*, 267–270.

Schoenfelder, D. P. (2000). A fall prevention program for elderly individuals. *Journal of Gerontological Nursing, 26*(3), 43–45.

子どもの安全

American Medical Association Board of Trustees. (1991). Use of infant walkers. *American Journal of Diseases of Children, 145*, 933–934.

周手術期

AORN. (2004). *Recommended practices for positioning the patient in the perioperative practice settings. AORN standards and recommended practices for perioperative nursing*. Denver: Association of Perioperative Registered Nurses

Fairchild, S. (1993). *Perioperative nursing: Principles and practice*. Boston: Jones and Bartlett.

Martin, J. T. (2000). Positioning aged patients. *Geriatric Anesthesia, 18*, 1.

Rothrock, J. (1996). *Perioperative nursing care planning* (11th ed.). St. Louis: Mosby-Year Book.

Rothrock, J.C. (2003). *Alexander's care of the patient in surgery* (12th ed.). St. Louis: Mosby.

Smith, K. (1990). Positioning principles. *AORN Journal, 52*, 1196–1198, 1200–1202.

Stanley, M., & Beare, P. G. (1995). *Gerontological nursing*. Philadelphia: F. A. Davis.

〈不眠〉

Blissit, P. (2001). Sleep, memory and learning. *Journal of Neurosurgical Nursing, 33*(4), 208–215.

Cureton-Lane, R. A., & Fontaine, D. K. (1997). Sleep in pediatric ICU. *American Journal of Critical Care, 6*(1), 56–63.

Dines-Kalinowski, C. M. (2000). Dream weaver. *Nursing Management, 33*(4), 48–49.

Hammer, B. (1991). Sleep pattern disturbance. In M. Maas, K. Buckwalter, & M. Hardy (Eds.). *Nursing diagnoses and interventions for the elderly*. Redwood City, CA: Addison-Wesley Nursing.

Hayashi, Y., & Endo, S. (1982). All-night sleep polygraphic recordings of healthy aged persons: REM and slow-wave sleep. *Sleep, 5*, 277–283.

Landis, C. & Moe, K. (2004). Sleep and menopause. *Nursing Clinics of North America, 39*(1), 97–115.

Larkin, V., & Butler, M. (2000). The implications of rest and sleep following childbirth. *British Journal of Midwifery, 8*(7), 438–442.

〈ラテックスアレルギー反応〉

Kleinbeck, S., English, L., Sherley, M. A., & Howes, J. (1998). A criterion-referenced measure of latex allergy knowledge. *AORN, 68*(3), 384–392.

Reddy, S. (1998). Latex allergy. *American Family Physician, 57*(1), 93–100.

〈坐位中心ライフスタイル〉

Allison, M., & Keller, C. (1997). Physical activity in the elderly: Benefits and intervention strategies. *Nursing Practice, 22*(8), 53–54.

Lee, K. A. (2001). Sleep and fatigue. *Annual Review of Nursing Research, 19*, 249–273.

Nies, M. A., & Chruscial, H. L. (2002). Neighborhood and physical activity outcomes in women: Regional comparisons. *Nursing Clinics of North America, 37*(2), 295–301.

Resnick, B., Orwig, D., Magaziner, J. (2002). The effect of social support on exercise behavior in older adults. *Clinical Nursing Research, 11*(1), 52.

Rogers, L. Q., Matevey, C., Hopkins-Price, P., et al. (2004). Exploring social cognitive theory constructs for promoting exercise among breast cancer patients. *Cancer Nursing, 27*(6), 462–473.

Taggart, H. M. (2002). Effects of Tai Chi exercise on balance, functional mobility, and fear of falling among older women. *Applied Nursing Research, 15*(4), 235–242.

Young, H. M., & Cochrane, B. B. (2004). Healthy aging for older women. *Nursing Clinics of North America, 39*(1), 131–143.

〈孤独感リスク状態〉

Bidwell, R. J., & Deisher, R. W. (1991). Adolescent sexuality: Current issues. *Pediatric Annals, 20*, 293–302.

Elsen, J., & Blegen, M. (1991). Social isolation. In M. Maas, K. Buckwalter, & M. Hardy (Eds.). *Nursing diagnoses and interventions for the elderly*. Redwood City, CA: Addison-Wesley Nursing.

Longino, C. F., & Karl, C. S. (1982). Explicating activity theory: A formal replication. *Journal of Gerontology, 37*, 713–722.

Mallinson, R. K. (1999). The lived experience of AIDS-related multiple losses by HIV-negative gay men. *Journal of Association of Nurses in AIDS Care, 10*(5), 22–31.

Maslow, A. H. (1968). *Towards a psychology of being* (2nd ed.). New York: Van Nostrand. ＊13)

Stanley, M., & Beare, P. G. (1994). *Gerontological nursing*. Philadelphia: W. B. Saunders.

〈非効果的治療計画管理〉

Bandura, A. (1982). Self-efficacy mechanism in human agency. *American Psychology, 37*(3), 122–147.

Bodenheimer, T., Lorig, K., Holman, H., et al. (2002). Patient self-management of chronic disease in primary care. *JAMA, 288*(19), 2469.

Gallant, M. H., Beaulieu, M. C., & Carnevale, F. A. (2002). Partnership: An analysis of the concept within the nurse-client relationship, *Journal of Advanced Nursing, 40*(2), 149.

Leske, J. (1993). Anxiety of elective surgical patients, family members. *AORN Journal, 57*, 1091–1103.

Prochasaska, J., DiClemente, C. C., & Norcross, J. C. (1992). In search of how people change. *American Psychology, 47*(8), 1102–1104.

Rakel, B. (1991). Knowledge deficit. In M. Maas, K. Buckwalter, & M. Hardy (Eds.). *Nursing diagnoses and interventions for the elderly*. Redwood City, CA: Addison-Wesley Nursing.

Rakel, B. A. (1992). Interventions related to teaching. In G. Bulecheck & J. McCloskey (Eds.). *Nursing interventions* (2nd ed.). Philadelphia: W. B. Saunders.

Redman, B., & Thomas, S. (1996). Patient teaching. In G. Bulecheck & J. McCloskey (Eds.). *Nursing interventions* (3rd ed.). Philadelphia: W. B. Saunders.

Zerwich, J. (1992). Laying the groundwork for family self-help: Locating families, building trust and building strength. *Public Health Nursing, 9*(1), 15–21.

Zimmerman, G., Olsen, C. & Bosworth, M. (2000). A "Stages of Change" approach to helping patients change behavior. *American Family Physicians, 61*(5), 1409–1416.

〈身体可動性障害〉

Addams, S. & Clough, J. A. (1998) Modalities for mobilization. In A. B. Mahler, S. Salmond, & T. Pellino (Eds.). *Orthopedic nursing*. Philadelphia: W. B. Saunders.

Berg, K., Hines, M., & Allen, S. (2002). Wheelchair users at home: Few modifications and many injurious falls. *American Journal of Public Health, 92*(1), 48.

Defloor, T., & Grypdonck, M. H. (1999). Sitting posture and prevention of pressure ulcers. *Applied Nursing Research, 12*(3), 136.

Hoeman, S.P. (2002). Movement, functional mobility, and activities of daily living. In Hoeman, S. P. (Ed.).*Rehabilitation nursing: Process, application, and outcomes* (3rd ed.). St. Louis: Mosby.

Kasper, C. E. (1993). Alterations in skeletal muscle related to impaired physical mobility: An empirical model. *Research and Nursing Health, 16*, 265–273.

Minkel, J. L. (2000). Seating and mobility considerations for people with spinal cord injury. *Physical Therapy, 80*(7), 701.

Pellino, T., Polacek, L. P., Preston, A., Bell, N., & Evans, R. (1998). Complications of orthopedic disorders and orthopedic surgery. In A. Maher, S. Salomond, & T. Pellino (Eds.). *Orthopaedic nursing* (2nd ed.). Philadelphia: W. B. Saunders.

Wound, Ostomy, and Continence Nurses Society (WOCN). (2003). *Guideline for prevention of management of pressure ulcers* (WOCN clinical practice guideline, no. 2). Glenview, IL: Author.

〈ノンコンプライアンス〉

Cassells, J. M., & Redman, B. K. (1989). Preparing students to be moral agents in clinical nursing practice. *Nursing Clinics of North America, 24*, 463–473.

Hussey, L., & Gilliland, K. (1989). Compliance, low literacy and locus of control. *Nursing Clinics of North America, 24*, 605–611.

Kavanagh, D. J., & Gooley, S. (1993). Prediction of adherence and con-

trol in diabetes. *Journal of Behavioral Medicine, 16,* 509–522.
Redland, A. R., & Stuifbergen, A. K. (1993). Strategies for maintenance of health-promoting behaviors. *Nursing Clinics of North America, 28,* 427–442.
Whatley, J. H. (1991). Effects of health locus of control and social network on adolescent risk taking. *Pediatric Nursing, 17*(2), 239–240.

〈栄養摂取消費バランス異常：必要量以下〉

Foltz, A. (2001). Nutritional disturbances. In S. Groenwald, M. Frogge, M. Goodman, & C. Yarbo (Eds.). *Cancer nursing: Principles and practices* (4th ed.). Boston: Jones and Bartlett.
Mahan, L. K., & Arlin, M. T. (1996). *Food, nutrition and diet therapy* (9th ed.). Philadelphia: W. B. Saunders.
National Research Council, Committee on Diet and Health of Food and Nutrition Board. (1989). Diet and health: Implications for reducing chronic disease risk. *Nutrition Reviews, 47,* 142–149.
Overfield, T. (1985). *Biologic variation in health and illness: Race, age, and sex differences.* Menlo Park, CA: Addison-Wesley.
White, R., & Ashworth, A. (2000). How drug therapy can affect, threaten and compromise nutritional status. *Journal Human Nutrition and Dieting, 13,* 119–129.

〈嚥下障害〉

Emick-Herring, B., & Wood, P. (1990). A team approach to neurologically based swallowing disorders. *Rehabilitation Nursing, 15,* 126–132.
Grober, M. (Ed.). (1984). *Dysphagia.* Oxford, UK: Butterworth-Heinemann.

〈末梢性神経血管性機能障害リスク状態〉

Bourne, R. B., & Rorabeck, C. H. (1989). Compartmental syndrome of the lower leg. *Clinical Orthopaedics and Related Research, 240,* 97–104.
Fahey, V., & Milzarek, A. (1999). Extra-anatomic bypass surgery. *Journal of Vascular Nursing, 17*(3), 71–75.
Kracun, M. D., & Wooten, C. L. (1998). Crush injuries: A case of entrapment. *Critical Care Nursing Quarterly, 21*(2), 81–86.
Peck, S. (1991). Crush syndrome. *Orthopaedic Nursing, 9*(3), 33–40.
Pellino, T., Polacek, L. P., Preston, A., Bell, N., & Evans, R. (1998). Complications of orthopedic disorders and orthopedic surgery. In A. Maher, S. Salomond, & T. Pellino (Eds.). *Orthopaedic nursing* (2nd ed.). Philadelphia: W. B. Saunders.
Ross, D. (1991). Acute compartmental syndrome. *Orthopaedic Nursing, 10*(2), 33–38.

〈心的外傷後シンドローム〉

American Bar Association (2004-July). Commission on domestic violence. American Bar Association, 14(3).
Charron, H. S. (1998). Anxiety disorders. In E. M. Vararolis (Ed.). *Foundations of psychiatric mental health nursing* (3rd ed.). Philadelphia: W. B. Saunders.
Goldstein, M.Z. (2005). *Comprehensive textbook of psychiatry, Vol. 2* (8th ed., pp. 3828–3834). Philadelphia: Lippincott Williams & Wilkins.
Horowitz, M. J. (1986b). Stress response syndromes: A review of posttraumatic and adjustment disorders. *Hospital and Community Psychiatry, 37,* 241–248.
Kagawa-Singer, M. (2005). The cultural context of death rituals and mourning practices. *Oncology Nursing Forum, 25*(10), 1752–1756.
Pfefferbaum, B., Gurwich, R. H., McDonald, N. B., et al. (2000). Posttraumatic stress among young children after the death of a friend or acquaintance in a terrorist bombing. *Psychiatric Services, 51*(3), 386–388.
Rotter, J.C. (2000). Family grief and mourning. *Family Journal, 8*(3), 275–279.
Rape Abuse and Incest National Network (RAINN) (2002). www.RAINN.org/news/ncvs2002. Retrieved February 10, 2007.

〈レイプ-心的外傷シンドローム〉

Adams, C., & Fay, J. (1989). *Free of the shadows.* Oakland: New Harbinger.
Burgess, A. W. (1995). Rape trauma syndrome: A nursing diagnosis. *Occupational Health Nursing, 33*(8), 405–410.
Burgess, A. W., Dowdell, R. N., & Prentley, R. (2000). Sexual abuse of nursing home residents. *Journal of Psychosocial Nursing, 38*(6), 10–18.
Ellis, G. M. (1994). Acquaintance rape. *Perspectives in Psychiatric Care, 30,* 11–16.
Fielo, S. (1987). How does crime affect the elderly? *Geriatric Nursing, 8*(2), 80–83.
Foley, T., & Darvies, M. (1987). *Rape: Nursing care of victims.* St. Louis: C. V. Mosby.
Foubert, J. D. (2000). The longitudinal effects of a rape-prevention program on fraternity men's attitudes, behavioral intent and behavior. *Journal of American College Health, 48*(1), 158–163.
Francis, S. (1993). Rape and sexual assault. In B. S. Johnson (Ed.). *Psychiatric–mental health nursing: Adaptation and growth.* Philadelphia: J. B. Lippincott.
Heinrich, L. (1987). Care of the female rape victim. *Nursing Practitioner, 12*(11), 9.
Peter, L. & Whitehill, D. C. (1998). Management of female sexual assault. *American Family Physician, 58*(4), 920–926.
Smith-DiJulio, K. (1998). Evidence of maladaptive responses to crisis: Rape. In E. Varcarolis (Ed.). *Foundations of psychiatric–mental health nursing* (3rd ed.). Philadelphia: W. B. Saunders.
Symes, L. (2000). Arriving at readiness to recover emotionally after sexual assault. *Archives of Psychiatric Nursing, 14*(1), 30–38.

〈無力〉

Aujoulat, I., d'Hoore, W., & Deccache, A. (2006). Patient empowerment in theory and practice: Polysemy or cacophony? *Patient Education and Counseling, 66*(1), 13–20.
Burkhart, P.V., & Rayens, M.K. (2005). Self-concept and health focus of control: Factors related to children's adherence to recommended asthma regimen. *Pediatric Nursing, 31*(5), 404–09.
Chang, B. (1978). Generalized expectancy, situational perception and morale among the institutionalized aged. *Nursing Research, 27,* 316–324.
Eklund, M. & Backstrom, M. (2006). The role of perceived control for the perception of health by patients with persistent mental illness. *Scandinavian Journal of Occupational Therapy, 13*(4), 249–56.
Fuller, S. (1978). Inhibiting helplessness in elderly people. *Journal of Gerontological Nursing, 4,* 18–21.
Johansson, K., Salantera, S. & Katajisto, J. (2006, Dec 9). Empowering orthpaedic patients through preadmission education: Results from a clinical study. Patient Education Counseling. Available at http://www.ncbi.nlm.nih.gov/entrez/query.fcgi?CMD=search&DB=pubmed. Accessed February 5, 2007.
Klam, J., McLay, M., & Grabke, D. (2006). Personal empowerment program: Addressing health concerns in people with schizophrenia. *Journal of Psychosocial Nursing and Mental Health Services, 44*(8), 20–8.
Lambert, V. A., & Lambert, C. E. (1981). Role theory and the concept of powerlessness. *Journal of Psychosocial Nursing and Mental Health Services, 19*(9), 11–14.
O'Heath, K. (1991). Powerlessness. In M. Maas, K. Buckwalter, & M. Hardy (Eds.). *Nursing diagnoses and interventions for the elderly.* Redwood City, CA: Addison-Wesley Nursing.
Seligman, M. (1975). *Helplessness: On depression, development, and death.* San Francisco: W. H. Freeman. ＊14）
Simmons, R., & West, G. (1984–85). Life changes, coping resources and health among the elderly. *International Journal of Aging and Human Development, 20,* 173–189.
Weaver, T., & Narsavage, G. (1992). Physiological and psychological variables related to functional status in chronic obstructive pulmonary disease. *Nursing Research, 41,* 286–291.

〈非効果的抵抗力〉

Agency for Health Care Policy and Research [AHCPR] Panel for the Prediction and Prevention of Pressure Ulcers in Adults. (1992, May). *Pressure ulcers in adults: Prediction and prevention.* Clinical Practice Guidelines Number 3, AHCPR, Bulletin No. 92-0047. Rockville, MD: Agency for Health Care Policy & Research, Public Health Services, U.S. Department of Health and Human Services.
Bates-Jensen, B. M. (1999). Chronic wound assessment. *Nursing Clinics of North America, 34*(4), 799–846.
Boynton, P. R., Jaworski, D., & Paustian, C. (1999). Meeting the challenges of healing chronic wounds in older adults. *Nursing Clinics of North America, 34*(4), 921–932.
Maklebust, J. (1998). Caring for homecare patients with pressure ulcers. *Home Healthcare Nurse, 17*(5), 307–315.
Maklebust, J., & Sieggreen, M. (2000). *Pressure ulcers: Guidelines for prevention and nursing management* (3rd ed.). Springhouse, PA: Springhouse.
Wysocki, A. (1999). Skin anatomy, physiology and pathophysiology. *Nursing Clinics of North America, 34*(4), 777–798.

〈口腔粘膜障害〉

Beck, S. L. (2001). Mucositis. In S. L. Groenwald, M. Goodman, M. H. Frogge, C. H. Yarbro, (Eds.). *Cancer symptom management* (4th ed.). Boston: Jones & Bartlett Publishers.

Kemp, J., & Brackett, H. (2001). Mucositis. In R. A. Gates, R. M. Fink (Eds.). *Oncology nursing secrets* (pp. 245–249). Philadelphia: Hanley & Belfus.

〈移転ストレスシンドローム〉

Adshead, H., Nelson, H., Gooderally, V., & Gollogly, P. (1991). Guidelines for successful relocation. *Nursing Standard*, 5(28), 32–35.

Anderzén, I., Arnetz, B. B., Söderström, T., & Söderman, E. (1997). Stress and sensitization in children: A controlled prospective psychophysiological study of children exposed to international relocation. *Journal of Psychosomatic Research*, 43(3), 259–269.

Armer, J. M. (1996). An exploration of factors influencing adjustment among relocating rural elders. *Image*, 28(1), 35–39.

Beirne, N. F., Patterson, M. N., Galie, M., & Goodman, P. (1995). Effects of a fast-track closing on a nursing facility population. *Health and Social Work*, 20, 117–123.

Davies, S., Nolan, M. (2004). Making the move: relatives' experiences of the transition to a new home. *Health Soc Care Community*, 12(6), 517–523.

Flanagan, V., Slattery, M. J., Chase, N. S., Meade, S. K., & Cronenwett, L. R. (1996). Mothers' perceptions of the quality of their infants' back transfer: Pilot study results. *Neonatal Network*, 15(2), 27–33.

Fried, T. R., Gillick, M. R., & Lipsitz, L. A. (1997). Short-term functional outcomes of long-term care residents with pneumonia treated with and without hospital transfer. *Journal of American Geriatrics Society*, 45(3), 302–306.

Gass, K. A., Gaustad, G., Oberst, M. T., & Hughes, S. (1992). Relocation appraisal, functional independence, morale, and health of nursing home residents. *Issues in Mental Health Nursing*, 13, 239–253.

Harkulich, J., & Brugler, C. (1991). Relocation and the resident. *Activities, Adaptation and Aging*, 15(4), 51–60.

Harkulich, J. T., & Brugler, C. J. (1992). Relocation stress. In K. Gettrust & P. Brabec (Eds.). *Nursing diagnosis in clinical practice: Guides for care planning*. Louisville, KY: Delmar.

Hulewat, P. (1996). Resettlement: A cultural and psychological crisis. *Social Work*, 41(2), 129–135.

Johnson, R. A. (1996). The meaning of relocation among elderly religious sisters. *Western Journal of Nursing Research*, 18(2), 172–185.

Johnson, R. A., & Hlava, C. (1994). Translocation of elders: Maintaining the spirit. *Geriatric Nursing*, 15, 209–212.

Kaisik, B. H. & Ceslowitz, S. B. (1996). Easing the fear of nursing home placements: The value of stress inoculation. *Geriatric Nursing*, 17(4), 182–186.

Kosasih, J. B., Borca, H. H., Wenninger, W. J., & Duthie, E. (1998). Nursing home rehabilitation after acute rehabilitation: Predictors and outcomes. *Archives of Physical Medical Rehabilitation*, 79(6), 670–673.

Lander, S. M., Brazill, A. L., & Landrigan, P. M. (1997). Intrainstitutional relocation. Effects on residents' behavior and psychosocial functioning. *Journal of Gerontological Nursing*, 23(4), 35–41.

Lethbridge, B., Somboom, O. P., & Shea, H. L. (1976). The transfer process. *Canadian Nurse*, 72, 39–40.

Loeher, K.E., Bank, A.L., McNeil, S.E., et al. (2004). Nursing home translation and depressive symptoms in older medical rehabilitation patients. *Clinical Gerontology*, 27(12), 59–70.

McDonald Gibbins, S. A., & Chapman, J. S. (1996). Holding on: Perceptions of premature infants' transfers. *Journal of Obstetric, Gynecologic, and Neonatal Nursing*, 25(2), 147–153.

Meacham, C. L., & Brandriet, L. M. (1997). The response of family and residents to long-term care placement. *Clinical Gerontologist*, 18(1), 63–66.

Miles, M. S. (1999). Parents who received transfer preparation had lower anxiety about their children's transfer from the pediatric intensive care unit to a general pediatric ward. *Applied Nursing Research*, 12(3), 114–120.

Miller, S. (1995). *After the boxes are unpacked*. Denver: Focus on the Family.

Minckley, B. B., Burrows, D., Ehrat, K., Harper, L., Jenkin, S. A., Minckley, W. F., Page, B., Schramm, D. E., & Wood, C. (1979). Myocardial infarct stress-of-transfer inventory: Development of a research tool. *Nursing Research*, 28, 4–9.

Mitchell, M. G. (1999). The effects of relocation of elderly. *Perspectives in Gerontological Nursing*, 23(1), 2–7.

Mitchell, M.L., Courtney, M., Coyer, F. (2003). Understanding uncertainty and minimizing families' anxiety at the time of transfer from intensive care. *Nursing Health Science*, 5(3): 207–211.

Osborne, O. H., Murphy, H. Leichman, S. S., Griffin, M., Hagerott, R. J., Ekland, E. S., & Thomas, M. D. (1990). Forced relocation of hospitalized psychiatric patients. *Archives of Psychiatric Nursing*, 4, 221–227.

Puskar, K. R. (1986). The usefulness of Mahler's phases of the separation-individuation process in providing a theoretical framework for understanding relocation. *Maternal–Child Nursing Journal*, 15(1), 15–22.

Puskar, K. R. (1990). Relocation support groups for corporate wives. *American Association of Occupational Health Nurses Journal*, 38(1), 25–31.

Puskar, K. R., & Dvorsak, K. G. (1991). Relocation stress in adolescents: Helping teenagers cope with a moving dilemma. *Pediatric Nursing*, 17, 295–298.

Puskar, K. R., & Rohay, J. M. (1999). School relocation and stress in teens. *Journal of School Nursing*, 15(1), 16–22.

Reinardy, J. R. (1995). Relocation to a new environment: Decisional control and the move to a nursing home. *Health and Social Work*, 20(1), 31–38.

Smider, N. A., Essex, M. J., & Ryff, C. D. (1996). Adaptation to community relocation: The interactive influence of psychological resources and contextual factors. *Psychology of Aging*, 11(2), 362–372.

Tracey, J. P., & DeYoung, S. L. (2004). Moving to an assisted living facility: The transitional experience of elderly individuals. *Journal of Gerontology Nursing*, 30(10), 26–32.

Vernberg, E. M. (1990). Experiences with peers following relocation during early adolescence. *American Journal of Orthopsychiatry*, 60, 466–472.

Wilson, S. A. (1997). The transition to nursing home life: A comparison of planned and unplanned admissions. *Journal of Advanced Nursing*, 26(5), 864–871.

〈非効果的呼吸機能リスク状態〉

Chan, L. (1998). Effectiveness of a music therapy intervention on relaxation and anxiety for patients receiving ventilation assistance. *Heart and Lung*, 27(3), 169–176.

Change, V. (1995). Protocol for prevention of complications of endotracheal intubation. *Critical Care Nurse*, 13(4), 19–26.

Curley, M., & Fackler, J. (1998). Weaning from mechanical ventilation: Patterns in young children recovering from acute hypoxemic respiratory failure. *American Journal of Critical Care*, 7(5), 335–345.

Geisman, L. K. (1989). Advances in weaning from mechanical ventilation. *Critical Care Nursing Clinics of North America*, 1, 697–705.

Henneman, E. A. (2001). Liberating patients from mechanical ventilation, a team approach, *Critical Care Nursing*, 21(3), 25.

Huckabay, L., & Daderian, A. (1989). Effect of choices on breathing exercises post open heart surgery. *Dimensions of Critical Care Nursing*, 9, 190–201.

Jenny, J., & Logan, J. (1998). Caring and comfort metaphors used by critical care patients. *Image*, 30(2), 197–208.

Jenny, J., & Logan, J. (1991). Analyzing expert nursing practice to develop a new nursing diagnosis: Dysfunctional ventilatory weaning response. In R. M. Carroll-Johnson (Ed.). *Classification of nursing diagnoses: Proceedings of the ninth conference*. Philadelphia: J. B. Lippincott.

Jenny, J., & Logan, J. (1994). Promoting ventilator independence. *Dimensions of Critical Care Nursing*, 13, 29–37.

Logan, J., & Jenny, J. (1990). Deriving a new nursing diagnosis through qualitative research: Dysfunctional ventilatory weaning response. *Nursing Diagnosis*, 1(1), 37–43.

Logan, J., & Jenny, J. (1991). Interventions for the nursing diagnosis Dysfunctional Ventilatory Weaning Response: A qualitative study. In R. M. Carroll-Johnson (Ed.). *Classification of nursing diagnosis: Proceedings of the ninth conference*. Philadelphia: J. B. Lippincott.

Mannino, D. M., Homa, D. M., Pertowski, C. A. et al. (1999). Surveillance for asthma—United States, 1960–1995. *Morbidity and Mortality Weekly Report CDC Surveillance Summaries*, 47, 1–27.

Marini, J. J. (1991). Editorials. *New England Journal of Medicine*, 324, 1496–1498.

McCarley, C. (1999). A model of chronic dyspnea. *Image*, 31(3), 231–236.

Owen, C. (1999). New directions in asthma management. *American Journal of Nursing*, 99(3), 26–34.

Schmierer, T. (2000). Prevention of allergies and asthma starts in pregnancy. Accessed October 4, 2000, from http://www.advancefornurses.com/pastarticles/aug28_00cover.html

Slutsky, A. S. (1993). ACCP consensus conference: Mechanical ventilation. *Chest, 104,* 1833–1859.

Tobin, M. J. (1994). Mechanical ventilation. *New England Journal of Medicine, 330,* 1056–1061.

Treloar, D. M., & Stechmiller, J. K. (1995). Use of a clinical assessment tool for orally intubated patients. *American Journal of Critical Care, 4,* 355–360.

Truesdell, C. (2000). Helping patients with COPD manage episodes of acute shortness of breath. *MedSurg Nursing, 9*(4), 178–182.

インターネットによる参考資料

Agency for Healthcare Research and Quality (http://www.ahrq.gov/)
Allergy and Asthma Web Page (http://www.cs.unc.edu/~kupstas/FAQ1.html)
Asthma and Allergy Foundation of America (http://www.aafa.org/)
Asthma Management Model (http://www.nbibisupport.com/asthma/research.html)
Global Initiative for Obstructive Lung Disease (http://www.coldcopd.com)
Joint Council of Allergy, Asthma, and Immunology (http://www.icaai.org/)
Quitting Smoking Guidelines (http://www.surgeongeneral.gov/tobacco/default.htm)
QuitNet (http://www.quitnet.org/qn_main.itml)

〈セルフケア不足シンドローム〉

Maher, A. B., Salmond, S. W., & Pellino, T. (1998). *Orthopedic nursing* (2nd ed.). Philadelphia: W. B. Saunders.

Mosher, R. B., & Moore, J. B. (1998). The relationship of self-concept & self-care in children with cancer. *Nursing Science Quarterly, 11*(3), 116–122.

Tracey, C. (1992). Hygiene assistance. In G. Bulechek & J. McCloskey (Eds.). *Nursing interventions: Essential nursing treatments.* Philadelphia: W. B. Saunders.

〈自己概念混乱〉

Bergamasco, E. C., Rossi, L., da Amancio C. G., & Carvalho, E. C. (2002). Body image of patients with burn sequellae. *Burns, 28,* 47–52.

Camp-Sorrell, D. (2000). Chemotherapy: toxicity management. In Yarbro, C., Frogge, M. H., Goodman, M., & Groenwald, S. *Career Nursing* (5th ed.). Boston: Jones and Bartlett.

Carscadden, J. S. *Above the cutting edge: A workbook for people who want to stop self-injury.* London, Ontario: London Psychiatric Hospital.

Friedman-Campbell, M., & Hart, C. A. (1984). Theoretical strategies and nursing interventions to promote psychological adaptation to spinal cord injuries and disability. *Journal of Neurosurgical Nursing, 16,* 335–342.

Hunter, K., Linn, M., & Harris, R. (1981–82). Characteristics of high and low self-esteem in the elderly. *International Journal of Aging and Human Development, 14,* 117–126.

Leuner, J., Coler, M., & Norris, J. (1994). Self esteem. In M. Rantz & P. LeMone (Eds.). *Classification of nursing diagnosis: Proceedings of the eleventh conference.* Glendale, CA: CINAHL.

Morse, K. (1997). Responding to threats to integrity to self. *Science, 19*(4), 21–36.

Murray, M. F. (2000). Coping with change: Self-talk. *Hospital Practice, 31*(5), 118–120.

Norris, J., & Kunes-Connell, M. (1985). Self-esteem disturbance. *Nursing Clinics of North America, 20,* 745–761.

Norris, J., & Kunes-Connell, M. (1987). Self-esteem disturbance: A clinical validation study. In A. McLane (Ed.). *Classification of nursing diagnoses: Proceedings of the seventh conference.* St. Louis: C. V. Mosby.

Pierce, J., & Wardle, J. (1997). Cause and effect beliefs and self esteem of overweight children. *Journal of Child Psychology and Psychiatry and Allied Disciplines, 38*(6), 645–650.

Price, B. (1990). A model for body-image care. *Journal of Advanced Nursing, 5,* 585–593.

Scipien, G. M., Chard, M. A., Howe, J., & Barnard, M. U. (1990). *Pediatric nursing care.* St. Louis: C. V. Mosby.

Specht, J. A., King, G. A., & Francis, P. V. (1998). A preliminary study of strategies for maintaining self-esteem in adolescents with physical disabilities. *Canadian Journal of Rehabilitation, 11*(3), 109–116.

Van-Dongen, C. J. (1998). Self-esteem among persons with severe mental illness. *Issues in Mental Health Nursing, 19*(1), 29–40.

Winkelstein, M. L. (1989). Fostering positive self-concept in the school-age child. *Pediatric Nursing, 15,* 229–233.

〈自己損傷リスク状態〉

Carscadden, J. S. (1993a). *On the cutting edge: A guide for working with people who self injure.* London, Ontario: London Psychiatric Hospital.

Carscadden, J. S. (1993b). *Above the cutting edge: A workbook for people who want to stop self injury.* London, Ontario: London Psychiatric Hospital.

Carscadden, J. S. (1997). *Beyond the cutting edge: A survival kit for families of self-injurers.* London, Ontario: London Psychiatric Hospital.

Carscadden, J. S. (1998). *Premise for practice (relationship management team).* London, Ontario: London Psychiatric Hospital.

Dawson, D. F., & MacMillan, H. L. (1993). *Relationship management of the borderline patient: From understanding to treatment.* New York: Brunner/Mazel Publishers.

Egan, M. P., Rivera, S. G., Robillard, R. R., & Hanson, A. (1997). The no suicide contract: Helpful or harmful? *Journal of Psychosocial Nursing, 35*(3).

Hatton, C., & Valente, S. (1977). Assessment of suicidal risk. In C. Hatton (Ed.). *Suicide: Assessment and intervention.* New York: Appleton-Century-Crofts.

Luoma, J. B., Martin, C. E., & Pearson, J. L. (2002). Contact with mental health and primary care providers before suicide: A review of the evidence. *American Journal of Psychiatry, 159,* 909–916.

Mallinson, R. K. (1999). The lived experiences of AIDS-related multiple losses by HIV-negative gay men. *Journal of the Association of Nurses in AIDS Care, 10*(5), 22–31.

Mellick, E., Buckwalter, & Stolley (1992). Suicide among elderly white men: Development of a profile. *Journal of Psychosocial Nursing, 30*(2), 29–34.

McIntosh, J. L. (1985). Suicide among the elderly: Levels and trends. *American Journal of Orthopsychiatry, 55*(4), 288–293.

Ortiz, M. (2006). Staying alive: A suicide prevention overview. *Journal of Psychosocial Nursing and Mental Health Services, 44*(12), 43–49.

Schultz, J.M., & Videbeck, S.L. (2002). *Lippincott's manual of psychiatric care plans.* Philadelphia: Lippincott Williams & Wilkins.

Seigel, K., & Meyer, I. (1999). Hope and resilience in suicide ideation and behavior of gay and bisexual men following notification of HIV infection. *AIDS Education & Prevention, 11*(1), 53–64.

〈感覚知覚混乱〉

Drury, J., & Akins, J. (1991). Sensory–perceptual alterations. In M. Maas, K. Buckwalter, & M. Hardy (Eds.). *Nursing diagnoses and interventions for the elderly.* Menlo Park, CA: Addison-Wesley Nursing.

Wilson, L. D. (1993). Sensory perceptual alteration: Diagnosis, prediction and intervention in the hospitalized adult. *Nursing Clinics of North America, 28,* 747–765.

〈非効果的セクシュアリティパターン〉

Alteneder, R., & Hartzekk, D. (1999). Addressing couples' sexuality concerns during the childbearing period: Use of the PLISSIT model. *Journal of Obstetric, Gynecologic, and Neonatal Nursing, 26*(6), 651–658.

Annon, J. S. (1976). The PLISS + model: A proposed conceptual scheme for the behavioral treatment of sexual problems. *Journal of Sex Education and Therapy, 2,* 211–215.

Barclay, L., Donoron, J., & Genovese, A. (1996). Men's experiences during their partner's first pregnancy: A grounded theory analysis. *Australian Journal of Advanced Nursing, 13*(3), 12–24.

Donoran, J. (1995). The process of analysis during a grounded theory study of men during their partners' pregnancies. *Australian Journal of Advanced Nursing, 21*(4), 708–715.

Gilbert, E., & Harmon, J. (1998). *Manual of high risk pregnancy and delivery* (2nd ed.). St. Louis: Mosby-Year Book.

Gray, J. (1995). *Mars and Venus in the bedroom: A guide to lasting romance and passion.* New York: HarperCollins. *15)

Horn, B. (1993). Cultural beliefs and teenage pregnancy. *Nurse Practitioner, 8*(8), 35, 39, 74.

Katzun, L. (1990). Chronic illness and sexuality. *American Journal of Nursing, 90,* 57–59.

Polomeno, V. (1999). Sex and babies: Pregnant couples' postnatal sexual concerns. *Journal of Prenatal Education, 8*(4), 9–18.

Smith, M. (1993). Pediatric sexuality: Promoting normal sexual development in children. *Nurse Practitioner, 18,* 37–44.

Waterhouse, J. (1993). Discussing sexual concerns with health care professionals. *Journal of Holistic Nursing, 11,* 125–134.

Waterhouse, J., & Metcalfe, M. (1991). Attitudes toward nurses discussing sexual concerns with patients. *Journal of Advanced Nursing, 16,* 1048–1054.

Wilmoth, M. C. (1993). Development and testing of the sexual behaviors questionnaire. *Dissertation Abstracts International, 54,* 6137B–6138B.

Wilmoth, M. C. (1994a). Strategies for becoming comfortable with sexual assessment. *Oncology Nursing News, 12*(2), 6–7.

Wilmoth, M. C. (1994b). Nurses' and patients' perspectives on sexuality: Bridging the gap. *Innovations in Oncology Nursing, 10,* 34–36.

〈社会的相互作用障害〉

Maroni, J. (1989). Impaired social interactions. In G. McFarland & E. McFarlane (Eds.). *Nursing diagnosis and interventions.* St. Louis: C. V. Mosby.

McFarland, G., Wasli, E., & Gerety, E. (2004). *Nursing diagnoses and process in psychiatric mental health nursing* (5th ed.). Philadelphia: J. B. Lippincott.

〈慢性悲哀〉

Burke, M. L., Hainsworth, M. A., Eakes, G. G., & Lindgren, C. L. (1992). Current knowledge and research on chronic sorrow: A foundation for inquiry. *Death Studies, 16*(3), 231–245.

Eakes, G. G., Burke, M. L., & Hainsworth, M. A. (1998). Middle-range theory of chronic sorrow. *Image: Journal of Nursing Scholarship, 30,* 179.

Eakes, G. G. (1995). Chronic sorrow: The lived experience of parents of chronically mentally ill individuals. *Archives of Psychiatric Nursing, 9*(2), 77–84.

Gamino, L. A., Hogan, N. S., & Sewell, K. W. (2002). Feeling the absence: A content analysis from the Scott and White grief study. *Death Studies, 26*(10), 793.

Kearney, P. M., & Griffin, T. (2001). Between joy and sorrow: being a parent of a child with developmental disability. *Journal of Advanced Nursing, 34*(5), 582–592.

Lindgren, C. L., Burke, M. L., Hainsworth, M. A., & Eakes, G. G. (1992). Chronic sorrow: A lifespan concept. *Scholarly Inquiry for Nursing Practice, 24*(6), 27–42.

Mallow, G. E., & Bechtel, G. (1999). Chronic sorrow: The experience of parents with children who are developmentally disabled. *Journal of Psychosocial Nursing, 37*(7), 31–35.

Melnyk, B., Feinstein, N., Moldenhouer, Z., & Small, L. (2001). Coping of parents of children who are chronically ill. *Pediatric Nursing, 27*(6), 548–558.

Monsen, R. B. (1999). Mothers' experiences of living worried when parenting children with spina bifida. *Journal of Pediatric Nursing, 14*(3), 157–163.

Northington, L. (2000). Chronic sorrow in caregivers of school age children with sickle cell disease: A grounded theory approach. *Issues in Comprehensive Pediatric Nursing, 23*(3), 141–154.

Teel, C. (1991). Chronic sorrow: Analysis of the concept. *Journal of Advanced Nursing, 16*(11), 1311–1319.

〈霊的苦悩〉

Bearon, L., & Koenig, H. (1990). Religious cognitions and use of prayer in health and illness. *The Gerontologist, 30,* 249–253.

Brennan, M.R. (1994). *Spirituality in the homebound elderly.* Doctoral dissertation, The Catholic University of America. Ann Arbor, MI: UMI.

Burkhart, L., & Solari-Twadell, A. (2001). Spirituality and religiousness: Differentiating the diagnoses through a review of the nursing diagnosis. *12*(2), 44–54.

Burkhart, M. A. (1994). Becoming and connecting: Elements of spirituality for women. *Holistic Nursing Practice, 8,* 12–21.

Cameron, M. E. (1998). Clinical sidebar. *Image, 30*(3), 275–280.

Carson, V. B. (2000). *Mental health nursing: The nurse-patient journey* (2nd ed.). Philadelphia: W.B. Saunders.

Carson, V. B., & Green, H. (1992). Spiritual well-being: A predictor of hardiness in patients with acquired immunodeficiency syndrome. *Journal of Professional Nursing, 8,* 209–220.

Corbett, K. (1998). Patterns of spirituality in persons with advanced HIV disease. *Research in Nursing and Health, 21*(2), 143–153.

Emblen, J. D., & Halstead, L. (1993). Spiritual needs and interventions: Comparing the views of patients, nurses and chaplains. *Clinical Nurse Specialist, 7,* 175–182.

Fowler, J. W. (1981). *Stages of faith development.* New York: HarperCollins.

Halstead, H. L. (1995). Spirituality in the elderly. In M.Stanley & P.G. Beare (Eds), *Gerontological nursing* (pp. 415–425). Philadelphia: F.A. Davis.

Hinton, J. (1999). The progress of awareness and acceptance of dying assessed in cancer patients and their caring relatives. *Palliative Medicine, 13*(1), 19–35.

Kemp, C. (2001). Spiritual care interventions. In B. Ferrell & N. Coyle (Eds.), *Textbook of palliative nursing* (pp. 440–455). New York: Oxford.

Kendrick, K. D., & Robinson, S. (2000). Spirituality: Its relevance and purpose for clinical nursing in the new millennium. *Journal of Clinical Nursing, 9*(5), 701–705.

Millison, M. B. (1995). A review of the research on spiritual care and hospice. *The Hospice Journal, 10,* 3–17.

Mindel, C. H., & Vaughan, C. E. (1978). A multidimensional approach to religiosity and disengagement. *Journal of Gerontology, 33,* 103–108.

Moberg, D. O. (1984). Subjective measures of spiritual well-being. *Review of Religious Research, 25,* 351–364.

O'Brien, M.E. (2003). *Spirituality in nursing: Standing on holy ground* (2nd ed.). Boston: Jones and Bartlett.

Piles, C. L. (1990). Providing spiritual care. *Nurse Educator, 15*(1), 36–41.

Quintero, C. (1993). Blood administration in pediatric Jehovah's Witness. *Pediatric Nursing, 19*(1), 46–48.

Ryan, E. (1985). Selecting an instrument to measure spiritual distress. *Oncology Nursing Forum, 12*(2), 93–94, 99.

Ryan, M. C., & Patterson, J. (1987). Loneliness in the elderly. *Journal of Gerontological Nursing, 13*(5), 6–12.

Seymour, R. E. (1995). *Aging without apology: Living the senior years with integrity and faith.* Valley Forge, PA: Judson Press.

Sodestrom, K. E., & Martinson, I. M. (1987). Patients' spiritual coping strategies: A study of nurse and patient perspectives. *Oncology Nursing Forum, 14*(2), 41–46.

Stoll, R. I. (1984). Spiritual assessment: A nursing perspective. In R. Fehring (Ed.). *Proceedings of the conference on spirituality.* Milwaukee: Marquette University.

Taylor, E. Spiritual assessment. In B. Ferrell B & N. Coyle (Eds), *Textbook of palliative nursing* (pp. 397–406). New York: Oxford.

Wald, F. S., & Bailey, C. (1990). Nurturing the spiritual component in care for the terminally ill. *CARING Magazine, 9*(11), 64–68.

〈道徳的苦悩〉

Angus, D. C., Barnato, A. E., & Linde-Zwirbe, W. T., et al. (2004). Use of intensive care at end of life in US: An epidemiological study. *Critical Care Medicine, 32,* 638–48.

Caswell, D. & Cryer, H. G. (1995). Case study: When the nurse and physician don't agree. *Journal of Cardiovascular Nursing, 9,* 30–42.

Corley, M., Minick, P., Elswick, R. & Jacobs, M. (2005). Nurse moral distress and ethical work environments. *Nursing Ethics, 12*(4), 381–389.

Corley, M., Elswick, R., Gorman, M. & Clor, T. (2001). Development and evaluation of a moral distress scale. *Journal of Advanced Nursing, 33*(2), 250–256.

Elpern, E., Covert, B., & Kleinpell, R. (2005). Moral distress of staff nurses in a medical intensive care unit. *American Journal of Critical Care, 14*(6), 523–530.

Hanna, D. (2004). Moral distress: The state of the science. *Research and Theory for Nursing Practice: An International Journal, 18*(1), 73–93.

〈乳児突然死症候群リスク状態〉

American Academy of Pediatrics. (2000). Task force on infant sleep position and Sudden Infant Death Syndrome: Changing concepts of Sudden Infant Death Syndrome; Implications for infants' sleeping environment and sleep position. *Pediatrics, 105*(3), 650–656.

Anderson, J. E. (2000). Co-sleeping: Can we ever put the issue to rest? *Contemporary Pediatrics, 17*(6), 98–102, 109–110, 113–114.

Moon, R. Y. (2001). Are you talking to parents about SIDS? *Contemporary Pediatrics, 18*(3), 122–131.

Poyser, K. (2000). Cot death: Reducing the risk and reaching out to the public. *Community Practice, 73*(12), 878–880.

Sherratt, S. (1999). The pros & cons of movement monitors. *British Journal of Midwifery, 7*(9), 569–572.

〈思考過程混乱〉

Baker, P. (1995). Accepting the inner voices. *Nursing Times, 91*(31), 59–61.

Maier-Lorentz, M. (2000). Effective nursing interventions for the management of Alzheimer's disease. *Journal of Neuroscience Nursing, 32*(3), 153–157.

〈非効果的組織循環〉

Burch, K., Todd, K., Crosby, F., Ventura, M., Lohr, G., & Grace, M. L. (1991). PVD: Nurse patient interventions. *Journal of Vascular Nursing*, 9(4), 13–16.

Sieggreen, M. (1987). Healing of physical wounds. *Nursing Clinics of North America*, 22, 439–448.

Sieggreen, M. (1999). Assessment of clients with vascular disorders. In S. Black, P. Hawkes, & A. Keene (Eds.). *Medical surgical nursing* (6th ed.). Philadelphia: W. B. Saunders

〈片側無視〉

Kalbach, L. R. (1991). Unilateral neglect: Mechanisms and nursing care. *Journal of Neuroscience Nursing*, 23(2), 125–129.

Lin, K. (1996). Right-hemispheric activation approaches to neglect rehabilitation post stroke. *American Journal of Occupational Therapy*, 50(7), 504–514.

Mitchell, P. H., Hodges, L. C., Muwaswes, M., & Walleck, C. A. (1992). *AANN's neuroscience nursing* (2nd ed.). Norwalk, CT: Appleton & Lange.

〈排尿障害〉

Carpenter, R. O. (1999). Disorders of elimination. In J. McMillan, C. D. DeAngelis, R. Feigin, & J. B. Warshaw (Eds.), *Oski's pediatrics: Principles and practice* (3rd ed.). Philadelphia: Lippincott Williams & Wilkins.

Dougherty, M. (1998). Current status of research on pelvic muscles strengthening techniques. *Journal of Wound, Ostomy and Continence*, 25(3), 75–83.

Fanti, J. A., Newman, D. K., & Colling, J. (1996). *Urinary incontinence in adults: Acute and chronic management, Clinical practice guidelines No. 2*. Rockville, MD: U.S. Department of Health and Human Services.

Kelleher, R. (1997). Daytime and nighttime wetting in children: A review of management. *Journal of the Society of Pediatric Nurses*, 2(2), 73–82.

Macauley, M., Pettersen, L., Fader, M., Brooks, R., & Cottenden. (2004). A multicenter evaluation of absorbent products for children with incontinence and disabilities. *Journal of WOCH*, 31(4), 235–244.

Morison, M. (1998). Family attitudes to bed-wetting and their influence on treatment. *Professional Nurse*, 13(5), 321–325.

Sampselle, C., & DeLancey, J. (1998). Anatomy of female continence. *Journal of Wound, Ostomy and Continence Nursing*, 25(3), 63–74.

Scardillo, J., & Aronovitch, S. A. (1999). Successfully managing incontinence-related irritant dermatitis across the lifespan. *Ostomy Wound Management*, 45(4), 36–44.

〈対他者暴力リスク状態〉

Alvarey, J. (1998). Communication with angry and aggressive clients. In E. M. Varcarolis (Ed.). *Foundations of psychiatric–mental health nursing* (3rd ed.). Philadelphia: W. B. Saunders.

Davies, W. H., & Flannery, D. (1998). Post-traumatic stress disorder in children and adolescents exposed to violence. *Pediatric Clinics of North America*, 45(2), 341–353.

Dowd, M. D. (1998). Consequences of violence. *Pediatric Clinics of North America*, 45(2), 333–339.

Edari, R., & McManus, P. (1998). Risk and resiliency factors for violence. *Pediatric Clinics of North America*, 45(2), 293–303.

Farrell, S., Harmon, R., & Hastings, S. (1998). Nursing management of acute psychotic episodes. *Nursing Clinics of North America*, 33(1), 187–200.

Veenema, G. (2001). Children's exposure to community violence. *Journal of Nursing Scholarship*, 33(2), 167–173.

Willis, E., & Strasburger, V. (1998). Media violence. *Pediatric Clinics of North America*, 45(2), 319–331.

〈徘徊〉

Algase, D. L. (1999). Wandering in dementia. *Annual Review in Nursing Research*, 17(2), 185–217.

Altus, D. E., Mathews, R. M., Xaverius, P. K., Engelman, K. K., & Nolan B. D. (2000). Evaluation of an electronic monitoring system for people who wander. *American Journal of Alzheimer's Disease*, 15(2), 121–125.

Brown, J. B., Bedford, N. K. & White, S. J. (1999). *Gerontological protocols for nurse practitioners*. Philadelphia: Lippincott Williams & Wilkins.

Cohen-Mansfield, J. (1998). The effects of an enhanced environment on nursing home residents who pace. *Gerontologist*, 38(2), 199–208.

Logsdon, R. G., McCurry, T. L., Gibbons, L. E., Kukuli, W. A., & Larson, E. B. (1998). Wandering: a significant problem among community-residing individuals with Alzheimer's disease. *Journal of Gerontological Behavioral, Psychological and Social Science*, 53B(5), 294–299.

Maier-Lorentz, M. M. (2000). Effective nursing interventions for the management of Alzheimer's disease. *Journal of Neuroscience Nursing*, 32(2), 117–125.

Meiner, S. E. (2000). Wandering problems need ongoing nursing planning: A case study. *Geriatric Nursing*. 21(2), 101–106.

Pack, R. (2000). The "ins and outs" of wandering. *Nursing Homes*, 49(8), 55–59.

Part 2 家族／家事家政の看護診断

〈家族コーピング無力化〉

Aiken, M. M. (1990). Documenting sexual abuses in prepubertal girls. *American Journal of Maternal–Child Nursing*, 15, 176–177.

Blair, K. (1986). The battered woman: Is she a silent partner? *Nurse Practitioner*, 11(6), 38.

Browne, K. (1989). The health visitor's role in screening for child abuse. *Health Visitor*, 62(3), 275–277.

Bullock, L. F., & McFarlane, J. (1989). Higher prevalence of low birth-weight infants born to battered women. *American Journal of Nursing*, 89, 1153–1155.

Bullock, L. F., McFarlane, J., Bateman, L., & Miller, V. (1989). Characteristics of battered women in a primary care setting. *Nursing Practitioner*, 14, 47–55.

Centers for Disease Control and Prevention. (2003). Male batterers. www.edc.gov/ncipc/factsheets/malebat.htm.

Carlson-Catalano, J. (1998). Nursing Diagnoses and interventions for post–acute phase battered women. *Nursing Diagnosis*, 9(3), 101–109.

Cowen, P. S. (1999). Child neglect: Injuries of omission. *Pediatric Nursing*, 25(4), 401–418.

Else, L., et al. (1993). Personality characteristics of men who physically abuse women. *Hospital and Community Psychiatry*, 44(10), 54–62.

Patterson, M. M. (1998). Child abuse: Assessment and interventions. *Orthopedic Nursing*, 17(1), 49–56.

Sammons, L. (1981). Battered and pregnant. *Maternal-Child Nursing Journal*, 6, 246–250.

Smith-DiJulio, K., & Holzapfel, S. K. (1998). Families in crises: Family violence. In E. M. Varcarolis (Ed.). *Foundations of psychiatric mental health nursing* (3rd ed). Philadelphia: W. B. Saunders.

Willis, D. & Porche, D. (2004). Male battering of intimate partners: Theoretical underpinnings, approaches and interventions. *Nursing Clinics of North America*, 39(1), 271–282.

児童虐待

Besharov, D. J. (1990, Spring). Gaining control over child abuse reports: Public agencies must address both under reporting and over reporting. *Public Welfare*, 34–40.

Kauffman, C. K., Neill, M. K., & Thomas, J. N. (1986). The abusive parent. In S. H. Johnson (Ed.). *High-risk parenting: Assessment and nursing strategies for families at risk*. Philadelphia: J. B. Lippincott.

Wissow, L. (1994). Child maltreatment. In F. Oski (Ed.). *Principles and practice of pediatrics* (2nd ed.). Philadelphia: J. B. Lippincott.

高齢者虐待／ネグレクト

Anetzberger, G. J. (1987). *The etiology of elder abuse by adult offspring*. Springfield, IL: Charles C. Thomas.

Fulmer, T. & Paveza, G. (1998). Neglect in the elderly. *Nursing Clinics of North America*, 33(3), 457–466.

Steinmetz, S. K. (1988). *Duty bound: Elder abuse and family care*. Newberry Park, CA: Sage.

Winslow, B. W. (1998). Family caregiving and the use of formal community support services: A qualitative case study. *Issues in Mental Health Nursing*, 19(1), 11–27.

〈家族機能破綻〉

Clark, J., & Gwin, R. (2001). Psychological responses of the family. In S. Groenwald, M. Frogge, M. Goodman, & C. Yarbo (Eds.). *Cancer nursing: Principles and practice* (3rd ed.). Boston: Jones and Bartlett.

Craft, M. J., & Craft, J. L. (1989). Perceived changes in siblings of hospitalized children: A comparison of sibling and hospitalized and parent

reports. *Children's Health Care, 18*(1), 42-48.
Duvall, E. M. (1977). *Marriage and family development* (5th ed.). Philadelphia: J. B. Lippincott.
Fife, B. L. (1985). A model for predicting the adaptation of families to medical crisis: An analysis of role integration. *Image: Journal of Nursing Scholarship, 18*(4), 108-112.
Harkulich, J., & Calamita, B. (1986). *A manual for caregivers of Alzheimer's disease clients in long-term care* (2nd ed.). Beachwood, OH: Nursing Home Training Center, Menorah Park Center for the Aged.
Hashizume, S., & Takano, J. (1983). Nursing care of Japanese American patients. In M. S. Orque, B. Bloch, & L. S. A. Monroy (Eds.). *Ethnic nursing care: A multicultural approach*. St. Louis: C. V. Mosby.
Kurnat, E., & Moore, C. (1999). The impact of a chronic condition on the families of children with asthma. *Pediatric Nursing, 25*(3), 288-292.
Nugent, K., Hughes, R., Ball, B., & Davis, K., (1992). A practice model for pediatric support groups. *Pediatric Nursing, 18*(1), 11-16.

〈アルコール症〉

Captain, C. (1989). Family recovery from alcoholism. *Nursing Clinics of North America, 24*, 55-67.
Collins, R. L., Leonard, K., & Searles, J. (1990). *Alcohol and the family: Research and clinical perspectives*. New York: Guilford Press.
Grisham, K., & Estes, N. (1982). Dynamics of alcoholic families. In N. Estes & M. E. Heinemann (Eds.). *Alcoholism: Development, consequences and interventions*. St. Louis: Mosby-Year Book.
Kellett, S. K. (2000). Do women carry more emotional baggage? Gender difference in contact length to a community alcohol treatment alcohol treatment service. *Journal of Substance Use, 5*(3) 211-7.
Smith-DiJulio, K. (1998). People who depend on alcohol. In E. M. Varcarolis (Ed.). *Foundations of psychiatric mental health nursing* (3rd ed.). Philadelphia: W. B. Saunders.
Starling, B. P., & Martin, A. C. (1990). Adult survivors of parental alcoholism: Implications for primary care. *Nursing Practice, 15*(7), 16-24.
Vanicelli, M. (1987). Treatment of alcoholic couples in outpatient group therapy. *Group 11, 4*, 247-257.
Wegscheider, S. (1981). *Another chance*. Palo Alto, CA: Science and Behavior Books.
Wing, D. M. (1991). Goal setting and recovery from alcoholism. *Archives of Psychiatry in Nursing, 5*, 178-184.
Wing, D. M. (1994). Understanding alcoholism relapse. *Nurse Practitioner, 19*(4), 67-69.

〈ペアレンティング障害〉

Ahmann, E. (2002). Promoting positive parenting: An annotated bibliography. *Pediatric Nursing, 28*(4), 382.
Christopherson, E. R. (1992). Discipline. *Pediatric Clinics of North America, 39*, 395-411.
Herman-Staab, B. (1994). Screening, management and appropriate referral for pediatric behavior problems. *Nurse Practitioner, 19*(7), 40-49.
Klaus, M., & Kennell, J. (1976). *Maternal-infant bonding*. St. Louis: C.V. Mosby.
Koepke, J., Anglin, S., Austin, J., & Delesalle, J. (1991). Becoming parents: Feelings of adoptive mothers. *Pediatric Nursing, 17*(4), 337-340.
Merenstein, G., & Gardner, S. (1998). *Handbook of neonatal intensive care* (4th ed.). St. Louis. Mosby-Year Book.
Rivera-Adino, J. & Lopez, L. (2000). When culture complicates care. *RN, 63*(7), 47.

〈親/乳児/子間愛着〉

Brown, W., Pearl, L., & Carrasco, R. (1991). Evolving models of family-centered services in neonatal intensive care. *Children's Health Care, 20*, 50-52.
Goulet, C., Bell, L., & Tribble, D. (1998). A concept analysis of parent-infant attachment. *Journal of Advanced Nursing, 28*(5), 1071-1081.
Lawhon, G. (2002). Integrated Nursing Care: vital issues important in the humane care of the newborn. *Seminars in Neonatology, 7*, 441.
Mercer, R., & Ferketich S. (1990). Predictors of parental attachment during early parenthood. *Journal of Advanced Nursing, 15*(3), 268-280.

〈親役割葛藤〉

Baker, N. A. (1994). Avoid collisions with challenging families. *Maternal-Child Nursing Journal, 19*, 97-101.
Clements, D., Copeland, L., & Loftus, M. (1990). Critical times for families with a chronically ill child. *Pediatric Nursing, 16*(2), 157-161.

Dunst, C. J., Trivette, C. M., Davis, M., & Wheeldreyer, J. C. (1988). Enabling and empowering families of children with health impairments. *Children's Health Care, 17*, 71-81.
Gallo, A. (1991). Family adaptation in childhood chronic illness. *Journal of Pediatric Health Care, 5*, 78-85.
Melnyk, B., Feinstein, N., Moldenhouer, Z., & Small, L. (2001). Coping in parents of children who are chronically ill. *Pediatrics, 27*(6), 548-558.
Schepp, K. (1991). Factors influencing the coping effort of mothers of hospitalized children. *Nursing Research, 40*, 42-45.
Smith, L. (1999). Family-centered decision-making: A model for parent participation. *Journal of Neonatal Nursing, 5*(6), 31-33.
Thurman, K. (1991). Parameters for establishing family-centered neonatal intensive care services. *Children's Health Care, 20*(1), 34-40.

〈家事家政障害〉

Green, K. (1998). *Home care survival guide*. Philadelphia: Lippincott.
Holzapfil, S. (1998). The elderly. In E. Varcarolis (Ed.). *Foundations of psychiatric mental health nursing* (3rd ed.). Philadelphia: W. B. Saunders.

Part 3　地域社会の看護診断

〈地域社会コーピング促進準備状態〉

Archer, S. E. (1983). Marketing public health nursing services. *Nursing Outlook, 31*, 49-53.
Bushy, A. (1990). Rural determinants in family health: Considerations for community nurse. *Family and Community Health, 12*(4), 89-94.

〈非効果的地域社会コーピング〉

Allender, J., & Spradley, B. (2005). *Community health nursing* (6th ed.). Philadelphia: Lippincott Williams & Wilkins.
Aroskar, M. (1979). Ethical issues in community health nursing. *Nursing Clinics of North America, 14*, 35-44.

〈汚染〉

Allender, J.A.& Spradley, B.W. (2005). *Community health nursing. Promoting and protecting the public's health*. Philadelphia: Lippincott Williams & Wilkins.
Allender, J., & Spradley, B. (2005). *Community health nursing* (6th ed.). Philadelphia: Lippincott Williams & Wilkins.
Aroskar, M. A. (1979). Ethical issues in community health nursing. *Nursing Clinics of North America, 14*(1), 35-44.
Ashford, D.A., Kaiser, R.M., Bales, M.E., Shutt, K., Patrawalla, A., McShan, A., Tappero, J.W., Perkins, B.A., & Dannenberg, A.L. (2003). Planning against biological terrorism: Lessons from outbreak investigations. *Emerging Infectious Diseases*, [serial online] 2003 May. Retrieved July 20, 2006 from www.cdc.gov/ncidod/EID/vol19no5/02-0388.htm
Bamberger, J. D., Unick, J., Klein, P., et al. (2000). Helping the urban poor stay with antiretroviral HIV drug therapy. *American Journal of Public Health, 90*(5), 699-701.
Berkowitz, G.S., Obel, J., Deych, E., Lapinski, R., Godbold, J., & Liu, Z. (2003). Exposure to indoor pesticides during pregnancy in a multiethnic, urban cohort. *Environmental Health Perspectives, 111*(1), 79-84.
Children's Environmental Health Network. (2004). Resource Guide on children's environmental health. Retrieved June 28, 2006 from www.cehn.org
Centers for Disease Control. Air pollution and respiratory health. Retrieved July 15, 2006 from www.cdc.gov.nceh/airpollution/about.htm
Centers for Disease Control. Emergency preparedness & response. Retrieved July 15, 2006 from http://www.bt.cdc.gov.agent
Centers for Disease Control. Guideline for isolation precautions in hospitals. Retrieved August 6, 2006 from http://www.cdc.gov.ncidod/dhap/gl_isolation_ptII.htm/
Clark, M. J., Cary, S., Diemert, G., et al. (2003). Involving communities in community assessment. *Public Health Nursing, 20*(6) 456-448.
Clemen-Stone, E., Eigasti, D.G., & McGuire, S.L. (2003). *Comprehensive family and community health nursing* (6th ed.). St. Louis: Mosby Year Book.
Dochterman, J.M. & Bulechek, G.M. (2004). *Nursing interventions classification (NIC)* (4th ed.). St.Louis: Mosby. ＊15)
Edlelman, C.L., Mandle, C. (2006). *Health promotion throughout the life-span* (6th ed.). St. Louis: Mosby Year Book.

Environmental Protection Agency. (2005). A citizen's guide to radon: The guide protecting yourself and your family from radon. Pub. No. EPA 402-K-02-006. Retrieved July 15, 2006 from www.epa.gov/iaq/radon/pubs/citguide

Environmental Protection Agency. (2004). Understanding radiation health effects. Retrieved June 28, 2006 from www.epa.gov

International Council of Nurses. Terrorism and bioterrorism: Nursing preparedness. *Nursing Matters Fact Sheet*. Retrieved July 14, 2006 from http://www.icn.ch/matters_bio.htm

Leight, S. B. (2003). The application of a vulnerable populations conceptual model to rural health. *Public Health Nursing*, 20(6), 440–448.

McLeroy, K. R., Norton, B. L., Kegler, M. C., et al. (2003). Community-based interventions. *American Journal of Public Health*, 93(4), 529–533.

Moorhead, S., Johnson, M., & Maas, M.L. (2004). *Nursing outcomes classification (NOC)*. St. Louis: Mosby. ＊16)

Thornton, J.W., McCally, M. & Houlihan, J. (2002). Biomonitoring of industrial pollutants: Health and policy implications of the chemical body burden. *Public Health Reports*, 117, 315–23.

U.S. Army Medical Research Institute of Infectious Diseases. (2004). *USAMRIID's medical management of biological casualties handbook* (5th ed.). Frederick, MD: Author.

U.S. Department of Health and Human Services (2000). *Healthy people 2010*. Retrieved January 13, 2007 from http://www.healthypeople.gov

Veenema, T. & Toke, J. (2006). Early detection and surveillance for biopreparedness and emerging infectious diseases. *Online Journal of Issues in Nursing*, 11(1). Retrieved July 20, 2006 from http://nursingworld.org/ojin/topic29/tpc29_2.htm

Veenema, T. G. (2002). Chemical and biological terrorism: Current updates for nurse educators. *Nursing Education Perspectives*, 23(2), 62–71.

Vennema, T.G. (2003). *Disaster nursing and emergency preparedness for chemical, biological and radiological terrorism and other hazards*. New York: Springer.

World Health Organization. (2005). Indoor air pollution and health. Fact sheet No. 292. Available at www.who.int/mediacentre/factsheets/fs292/en/index.html

Zahner, S. J. & Corrado, S. M. (2004). Local health department partnerships with faith-based organizations. *Journal of Public Health Management Practice*, 10(3), 258–265.

Part 4　ヘルスプロモーション／ウエルネス型看護診断

〈健康探求行動〉

See also References/Bibliography for *Ineffective Health Maintenance*.

Leon, L. (2002). Smoking cessation—developing a workable program. *Nursing Spectrum*, FL9(18), 12–13.

Nyamathi, A. (1989). Comprehensive health seeking and coping paradigm. *Journal of Advanced Nursing*, 14, 281–290.

Tusaie, K. & Dyer, J. (2004). Resilience: A historical review of construct. *Holistic Nursing Practice*, 18(1), 3–8.

Woodhead, G. (1996). The management of cholesterol in coronary heart disease. *Nurse Practitioner*, 21(9), 45, 48, 51, 53.

その他の文献

Bodenheimer, T., MacGregor, K., & Sharifi, C. (2005). Helping patients manage their chronic conditions. Retrieved January 10, 2007 from www.chef.org/publications

Butler, C., Rollnick, S., Cohen, D., et al. (1999). Motivational consulting versus brief advice for smokers in general practice: A randomized trial. *British Journal of General Practice*, 49, 611–616.

Cutilli, C. C. (2005). Health literacy? What you need to know. *Orthopaedic Nursing*, 24(3), 227–231.

Kalichman, S. C., Cain, D., Fuhel, A., et al. (2005). Assessing medication adherence self-efficacy among low-literacy patients: Development of a pictographic visual analogue scale. *Health Education Research*, 20(1), 24–35.

Murphy, S. A. (1993). Coping strategies of abstainers from alcohol up to three years post-treatment. *Image: Journal of Nursing Scholarship*, 25(2), 87.

Piette, J. D. (2005). Using telephone support to manage chronic disease. California Healthcare Foundation. Retrieved January 6, 2007 from http://www.chef.org/topics/chronicdisease/index.cfm.

Rollnick, S., Mason, P., & Butler, C. (2000). *Health behavior change: A guide for practitioners*. Edinburgh: Churchill Livingstone.

第3部　共同問題

Arcangelo, V., & Peters, J. (2001). *Pharmacology for nurse practitioners*. Philadelphia: Lippincott Williams & Wilkins.

Byrne, B. (2002). Deep vein thrombosis prophylaxis. *Journal of Vascular Nursing*, 20(2), 53–59

Newcombe, P. (2002). Pathophysiology of sickle cell disease crisis. *Emergency Nurse*, 9(9), 9–22.

Rausch, M., & Pollard, D. (1998). Management of the patient with sickle cell disease. *Journal of Intravenous Nursing*, 21(1), 27–40.

Tumbarello, C. (2000). Acute extremity compartment syndrome. *Journal of Trauma Nursing*, 7(2), 30–36.

■ 邦訳のある文献

1) 渡辺章子ほか訳：アブデラの看護研究 よりよい患者ケアのために．メヂカルフレンド社，1993．

2) 江本愛子ほか訳：基本から学ぶ看護過程と看護診断 第6版．医学書院，2008．

3) 髙橋三郎ほか訳：DSM-IV-TR 精神疾患の診断・統計マニュアル 改訂版．医学書院，2004

4) 柴山森二郎監訳：看護診断にもとづく成人看護ケアプラン 第2版．医学書院，2002．

5) 松木光子ほか訳：看護診断 その過程と実践への応用．医歯薬出版，1998．

6) 黒江ゆり子監訳：クロニックイルネス 人と病いの新たなかかわり．医学書院，2007．

7) 日本看護診断学会監訳：NANDA-I 看護診断 定義と分類 2007-2008．医学書院，2007．

8) 木明寛ほか訳：ストレスの心理学 認知的評価と対処の研究．実務教育出版，1991．

9) 上野圭一・菅原はるみ訳：セラピューティック・タッチ あなたにもできるハンド・ヒーリング．春秋社，1999．

10) 鈴木晶訳：続・死ぬ瞬間―死，それは成長の最終段階．読売新聞社，1999．

11) 早川東作訳：新・死ぬ瞬間．読売新聞社，1985．

12) 村田惠子ほか監訳：家族看護学 理論・実践・研究．医学書院，2001．

13) 上田吉一訳：完全なる人間 魂のめざすもの．誠信書房，1968．

14) 平井久ほか監訳：うつ病の行動学 学習性絶望感とは何か．誠信書房，1985．

15) 大島渚訳：愛が深まる本 ほんとうの歓びを知るために．三笠書房，2001．

16) 中木高夫・黒田裕子訳：看護介入分類(NIC)．南江堂，2006．

17) 江本愛子訳：看護成果分類(NOC) 第3版．医学書院，2005．

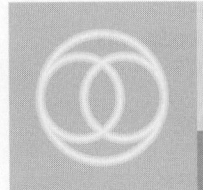

索引

Index

記号

β-アドレナリン遮断薬療法の禁忌　828

数字

1次感染　777
1次予防　274, 278, 676
2次感染　777
2次予防　274, 278, 676
3次予防　278

欧文

A

ACE 阻害薬療法の禁忌　831
ACS　744
ADHD　174
ADL　492, 622, 703
　――のレベル　494
AIDS　320, 321, 324, 443
　――の原因　320
AIDS 関連症候群　321
AIDS ホットライン　325
ANA　12

B

BMI　279, 397

C

CAD　744
CAGE　685
CISC　646
COPD　58, 62, 489, 754

D

DIC　443
DVWR　478, 479

H

HHNK　763
HHNK 昏迷　763
HIV　320, 321, 324, 325
HIV 薬物療法　391
HIV 陽性者　531

I

IADL　503, 703
ICP 亢進の徴候と症状　788

M

MAST　685

N

NANDA　7
　――の公式の定義　23
NANDA インターナショナル　13
NANDA 看護診断分類法 I　14
NANDA 分類　7
NICU の騒音レベル　308
NMS　792
　――の死亡率　794
　――の症状　794
NPO　231
NREM　353
NSAIDs　120

P

PC　25
PC：β-アドレナリン遮断薬療法の有害反応　828
PC：ACE 阻害薬療法の有害反応　831
PC：GI 出血　615
PC：ICP 上昇　615
PC：Ⅳ度褥瘡　445
PC：悪性高体温　83
PC：アシドーシス　771
PC：アルカローシス　773
PC：アルコール離脱症状　794
PC：アレルギー反応　774
PC：鎌状赤血球クリーゼ　444, 615, 778
PC：カルシウムチャンネル遮断薬療法の有害反応　830
PC：眼圧亢進　791
PC：肝機能障害　36, 799
PC：関節脱臼　804
PC：気管気管支狭窄　758
PC：気管支肺炎　343
PC：気胸　759
PC：急性低酸素血症　473
PC：急性尿閉　781
PC：筋区画症候群　750
PC：筋骨格系機能障害　802
PC：空気塞栓症　753
PC：痙攣発作　790
PC：血液量減少　749
PC：血小板減少症　775
PC：血栓症　615
PC：ケトアシドーシス　396, 473
PC：降圧薬療法の有害反応　828
PC：抗うつ薬療法の有害反応　822
PC：抗凝固薬療法の有害反応　814
PC：抗痙攣薬療法の有害反応　821
PC：抗腫瘍薬療法の有害反応　819
PC：抗精神病薬療法の有害反応　826
PC：抗不安療法の有害反応　816
PC：抗不整脈薬療法の有害反応　824
PC：呼吸器系機能障害　754
PC：呼吸器系機能障害（合併症），熱傷に関連した　473
PC：コンパートメント症候群　421
PC：産後出血　812
PC：脂肪塞栓症　754
PC：出血，凝固因子の障害に関連した　328
PC：消化管/肝臓/胆道系機能障害　796
PC：消化管出血　797
PC：食道静脈瘤出血　615
PC：自律神経反射異常亢進　212
PC：神経/感覚器系機能障害　787
PC：神経遮断薬悪性症候群　792
PC：腎結石　786
PC：深在静脈血栓症　748
PC：心臓・血管系機能障害　99
PC：心臓系機能障害　114
PC：心拍出量減少　58, 744
PC：――，不整脈に関連した　99
PC：腎/泌尿器系機能障害　780
PC：腎不全　782

PC：睡眠時無呼吸　353
PC：生殖系機能障害　805
PC：脊髄性ショック　99
PC：切迫早産　807
PC：体液・電解質平衡異常　231, 626
PC：代謝性アシドーシス　626
PC：代謝/免疫/造血器系　760
PC：低カリウム血症　237
PC：低・高塩素血症　769
PC：低・高カリウム血症　768
PC：低・高カルシウム血症　768
PC：低・高血糖症　48, 89, 396, 761
PC：低・高ナトリウム血症　767
PC：低・高マグネシウム血症　769
PC：低・高リン酸血症　769
PC：低酸素血症　755
PC：低体温・高体温　87
PC：電解質平衡異常　396, 765
PC：頭蓋内圧（脳圧）亢進　615, 788
PC：尿路閉塞　626
PC：妊娠高血圧　809
PC：敗血症　83, 312, 615, 770
PC：肺水腫　473, 747
PC：肺塞栓症　752
PC：病的骨折　803
PC：日和見感染症　444, 777
PC：腹腔内尿流出　626
PC：副腎皮質ステロイド薬療法の有害反応　817
PC：腹水　237
PC：負の窒素バランス　237, 396, 763
PC：麻痺性イレウス　797
PC：無気肺，肺炎　756
PC：薬物療法の有害反応　813
PC：律動異常　745
PC：流動物/電解質/栄養のバランス異常，下痢に関連した　196
PCA　123
PLISSIT モデル　551

R

REM　353
ROM　377

S

SIDS　475, 599
SIRS　757
spirituality　575
STD　551

T

TENS　125

V

VAP　758
VO_2max　59

和文

あ

アイコンタクト　134
愛着　666
愛着行動の障害　692
哀悼　243
悪液質　764
アクセレレーション　811
アシドーシス　762, 784
アセスメント　26, 51
遊び　210
圧迫　452, 453
圧迫性潰瘍　386, 447
圧迫性潰瘍（褥瘡）予防の原則　449
アディクション　115
アディクションリスク　115
後戻り段階　371, 375
アナフィラキシー　775
アナフィラキシーショック　775
アラインメント　380, 487
アルコール　186, 357
アルコール依存者家族シンドローム　684
アルコール依存者の家族　665
アルコール依存者の特徴　669
アルコール依存症　186, 665, 684, 685
アルコール性幻覚　795
アルコール乱用　760
アルツハイマー病　147, 154
アンギオテンシン変換酵素　831
アンビバレンス　255
安楽障害　83, 108, 396, 408
安楽障害リスク状態　109
安楽促進準備状態　727
アンラフリング　217

い

医学診断　26
怒り　75, 247, 248, 252, 255
　――の置き換え　173
　――の加害者　431
　――の投影　173
　――の抑制　173
維持期　186
意識化　510
意思決定　190
　――の障壁　191
　――の前提条件　190
意思決定葛藤　188
　――の誘因　188
意思決定促進準備状態　728
維持段階　371, 375
異常性愛加害者　431
移乗能力障害　387
依存的行動　173
胃腸管チューブ　344
一過性の失禁　627
一過性頻脈　810
溢流性尿失禁　631, 645
移転　464
移転した子どものストレス　465
移転ストレス　464, 465, 467
移転ストレスシンドローム　19, 463
移転プロセス　464
遺尿症　631
　――の病因　631
祈り　577, 593
イメージチェンジ　509
インスリン療法　762
咽頭期　409
院内感染　315
インフォームドコンセント　389
飲料水の汚染　168

う

ウイルス性の日和見感染症　778
ウエルネス　575
ウエルネス型アセスメント　722
ウエルネス型看護診断　17, 721
　――の目標　17
右心系のうっ血性心不全の徴候　756
うっ血性心不全　785, 829, 831, 832
うっ乳　96
運動　362, 477
　――の利点　288, 363
運動感覚　543
運動プログラム　279, 363

え

栄養失調　267
栄養所要量　398, 403
　――に影響する因子　397
栄養摂取消費バランス異常　262, 395, 408, 543, 600, 626, 705
栄養摂取消費バランス異常：必要量以下　394
栄養摂取消費バランス異常：必要量以上　417
栄養摂取消費バランス異常：必要量以上の潜在的状態　420
栄養摂取消費バランス異常リスク状態：必要量以下　109
栄養促進準備状態　734
栄養－代謝パターン　32

エース・バンド　381
腋窩温　80, 89
壊死　445
壊死組織　454, 455
壊死組織除去　454
エネブラー　665
エネルギー必要量　400, 403
エネルギーフィールド混乱　215
エネルギーフィールドのアセスメント　216
エラスチン　447
嚥下　343, 409
嚥下過程　409
嚥下障害　342, 408, 409, 793
炎症性の反応　313
援助の探求　179
エンパワメントモデル　700

お

横隔膜呼吸　487
嘔気　405
嘔吐　129, 405
嘔吐反射　409
悪寒　80
　――を伴わない熱産生　81
悪心　128
汚染　165, 718
汚染：家族　679
汚染：地域社会　717
汚染リスク状態：家族　679
汚染リスク状態：個人　170
汚染リスク状態：地域　720
オピオイド　120
親/乳児/子間愛着障害リスク状態　692
親子のきずな　666
親子の相互作用　691
親役割葛藤　689, 696
音楽療法　155, 209

か

解決されない悲嘆　366
介護　100
外国語の障壁　141
介護者　100
　――のストレス　101
介護放棄　677
開示できない悲嘆　254
咳嗽　759
咳嗽訓練　487
咳嗽反射　409
咳嗽法　62
回想療法　155, 245
外的統制傾向　438, 442
介入　28, 52
外皮　79, 446

回避行動　73
回復力　267
開放創　454
解離性障害　611
化学療法　760
　――に伴う変化　517
過換気　474, 488
過換気症候群の原因　488
過換気症候群の症状　488
学際的なカンファレンス　46
学際的なケア計画　46
拡散作用　473
学習　375
　――に影響を及ぼす社会経済的因子　371
　――や学習者に影響を及ぼす個人的因子　371
　――や学習者に影響を及ぼす身体的因子　371
核心　80
角膜組織統合性障害リスク状態　445
隔離　648, 652, 653
隔離予防　168, 718
鵞口瘡　456
過呼吸　474
家事家政障害　702
家事家政障害リスク状態　490
加湿　477
下垂体機能障害　760
ガス交換障害　479
家族　2, 657
　――の危機的発達課題　658
　――のストレス　682
　――の単位　657
　――のライフサイクルの段階別の危機的発達課題　658
　――のレクリエーション活動　671
家族介護者の燃えつき症候群　103, 703
家族介護者の役割責任　681
家族介護者役割緊張　99, 681, 703
家族介護者役割緊張リスク状態　100, 106
家族危機　660
家族機能障害　7, 683
家族機能促進準備状態　687
家族機能破綻　669, 678, 680, 684
家族機能破綻リスク状態　680
家族コーピング機能不全　353
家族コーピング促進準備状態　678
家族コーピング妥協化　669, 735
家族コーピング無力化　426, 647, 648, 670, 681, 684
家族コーピングリスク状態：妥協化　300
過体重　289
価値観　296
　――の葛藤　191, 193
価値－信念パターン　32
葛藤　490

活動－運動パターン　32
活動期　186
活動強度　61
活動耐性　61
活動耐性低下　57, 99, 219
　――のアセスメント　59
葛藤のある悲嘆　254
活動頻度　61
家庭環境　689
家庭内虐待　671
家庭内暴力　660, 663, 667
家庭のヘルスケア　705
可動性　380
可能性型看護診断　16
　――の目標　40
過敏性大腸症候群　158
カフェイン　355, 357
かゆみ　109
カルシウムチャンネル遮断薬療法の禁忌　830
カローン　446
カロリー所要量　414
カロリー摂取量　232
眼圧亢進の徴候や症状　791
感覚運動期　544
感覚記憶　612
感覚訓練　155
感覚障害　543
感覚知覚混乱　542, 543
　――による症状発現　544
　――の行動学的特徴　544
　――の発生率　545
感覚知覚混乱リスクアセスメントツール　546
換気　473
肝機能障害リスク状態　364
環境　24, 706
環境解釈障害性シンドローム　19
間欠的な自己導尿法　642, 646
間欠的な導尿法　628, 642
緩下薬　158, 162
看護　2, 12, 24
　――における道徳的苦悩　589
看護アセスメント　31
看護以外の専門領域に有用な看護診断　5
看護介入　27, 40
　――の主な焦点　41
看護活動　11
看護過程の実践　43
看護指示　42
看護実践の基準　12
看護診断　2, 3, 8, 12
　――の定義　12
　――の評価　30, 43
　――の目標　38
看護目標　27, 37, 38, 54, 742
感受期　695
感情段階　536
冠状動脈疾患　744

関節可動域運動　377
間接接触　320
感染　147
　──の徴候と症状　779
　──の蔓延　319
　──への抵抗　312
感染仲介リスク状態　300, 312, 319
完全尿失禁　626
感染微生物源　319
感染リスク状態　300, 311, 396, 443, 444, 445, 626, 627
浣腸　158
肝不全状態　800
灌流　473
関連因子　15
緩和ケア　591

き

記憶　612
記憶障害　611
記憶喪失　602
気化　80
気管カニューレ　344
気管切開術　344
気管内吸引　474
　──の必要性を示す臨床指標　474
危機　173, 658
　──のカウンセリング　435
危機段階　536
気胸の徴候と症状　759
危険因子　16, 51, 53
危険廃棄物　168
義肢　381, 383
疑似アディクション　115
儀式　593
器質的疼痛　115
希釈尿　635
きずな　666, 695
犠牲者　660
基線変動　811
帰属　173
基礎代謝量　403
期待感　296
喫煙　279, 284
　──のマイナス面　284
気力体力の減退　267
機能性尿失禁　627, 633
機能的健康パターン　31, 32, 708
機能的なコーピングメカニズム　658
機能的便秘　159
機能の変調　31
機能不全　535
ギプス　381, 450
気分転換活動不足　206, 544
希望　293, 295, 299
　──の6つの側面　294
　──のレベル　294
　──を鼓舞する方法　294

希望促進準備状態　730
虐待　660
虐待者　662
　──の個人的特性　662
　──の性格的パターンの特性　663
　──の犠牲者　661
吸引性肺炎　793
嗅覚　543
急性の下痢　196
急性胸部症候群　779
　──の徴候と症状　779
急性混乱　144, 146
急性心筋症候群　744
急性疼痛　114, 115, 600
急性疲労　220
急性不安　70, 71
境界　706
仰臥位　350
境界型人格障害　529
狭心症　744
胸痛　114
　──に対する看護援助　114
共同問題　2, 25, 26, 52, 742
　──のアセスメント　26
　──の看護目標　38
　──の診断表現　25
　──の評価　30, 43
　──の目標　27, 38
恐怖　69, 70, 114, 132, 225, 226, 252, 256, 438, 648
恐怖症　226
胸部痛　759
極小化　173
虚血　423
拒絶　252
起立性低血圧　328, 340
禁飲食　231
禁煙　285
　──の準備　285
筋区画症候群　421
　──の徴候　751
筋量の低下　59
筋力　59
筋力・柔軟性の低下　333

く

空気感染　315, 320
空気感染性疾患　322
空気塞栓症　753
　──の徴候と症状　753
口すぼめ呼吸　63, 489
クライエント　2, 23
クライエント教育の目標　371
クライエント目標　37, 38, 43
グリーフワーク　243
クリティカルパスウェイ　34
グループ音楽療法　208
車椅子移動障害　386

クレーデ操作　638
クレーデ法　627, 646

け

ケア計画　4, 34, 45, 52, 53
　──の評価　44
ケア計画システム　47
ケアの基準　46, 47
経過記録　43, 45
計画段階　371, 375
経管栄養　344
　──の副作用　197
頸静脈の怒張　237
経腸栄養　414
経皮的電気神経刺激　124
ケーゲル運動　640
外科的創傷　316
外科的デブリードマン　454
血液量減少　783
血質外遊出　820
血小板減少症　760
結石の徴候と症状　785
血栓溶解療法　753
血糖不安定リスク状態　89, 761
ケトアシドーシス　762
　──の徴候と症状　762
下痢　195
　──を誘発する薬物　196
牽引　380
原因　456
幻覚　529, 603
限局性疼痛　115
健康　2, 24, 273, 277, 281, 282
健康維持変調リスク状態　730
健康教育　371
健康識字力　270
健康指標　706, 707
健康増進　722
健康探求行動　273, 678, 721, 722
健康知覚-健康管理パターン　31
言語的コミュニケーション障害　132, 142
現実検討　602
健全なパーソナリティの資質　524
減量　279, 287
減量プログラムの焦点　418

こ

降圧薬　214, 828
更衣/整容セルフケア不足　500
更衣セルフケア不足　491
抗うつ薬療法の禁忌　823
高塩素血症　767, 770
構音障害　133
口蓋裂　345
口渇感　233

効果的治療計画管理　738
効果的なケア提供者　605
効果的なコーピング　179
効果的なコミュニケーション　132
効果的な社会的相互作用　565
効果的母乳栄養　725
高カリウム血症　765, 767
　──の徴候と症状　767
高カルシウム血症　766, 769
　──の徴候と症状　768
交感神経系の反射刺激　212
後期低酸素症　473
抗凝固薬療法　749, 760
　──の禁忌　814
口腔運動障害　414, 416
口腔衛生　459
　──の目的　461
　──を行う頻度　459
口腔温　80, 89
口腔期　409
口腔ケア　461, 486
口腔疾患　456
　──を誘発する要因　460
口腔内の健康状態　460
口腔粘膜障害　445, 455
口腔粘膜のアセスメント　456
口腔粘膜の変化，加齢による　456
口腔のカンジダ症　456
口腔の健康状態　456
抗痙攣薬療法の禁忌　821
攻撃的な行動　648
高血糖　762
膠原質　447
抗腫瘍薬療法の禁忌　819
高浸透圧性非ケトン性糖尿病昏迷　763
口唇裂　345
抗精神病薬療法の禁忌　826
高繊維性食物　161
光線療法　802
拘束　652, 653
高体温　80, 81, 83, 89
　──を誘発しやすい問題　82
交通事故　328
後天性免疫不全症候群　320
行動化　70, 73
行動段階　371, 375, 536
行動的なコントロールの方法　607
行動変容　271
　──の段階モデル　370
口内炎　456
口内乾燥症の原因　456, 462
高ナトリウム血症　766, 768, 784
　──の徴候と症状　768, 784
抗ヒスタミン薬　775
高ビリルビン血症　801
抗不安薬療法の禁忌　816
抗不整脈薬療法の禁忌　825
興奮を抑えるため環境　651
高マグネシウム血症　766, 769

高リン酸血症　766, 768, 769
　──の徴候と症状　769
高齢者の虐待　432, 663, 677
高齢者の恐怖　227
高齢者の健全なコーピング　295
高齢者のコーピング　175
高齢者の自尊感情　511
高齢者の社会的孤立を助長している要因　367
高齢者の消耗性疲労　221
高齢者の心拍出量　59
高齢者の心理社会的問題　174
高齢者のストレッサー　295
高齢者の性的機能　553
高齢者の転倒・転落事故の危険性を高める要因　329
高齢者の悲嘆　245
誤嚥　328
誤嚥リスク状態　342, 473
コーピング　70, 173
コーピング行動　150, 173
コーピング-ストレス耐性パターン　32
呼吸　58
呼吸器系の特徴，幼児および年少児の　475
呼吸器系の変化，加齢による　475
呼吸性アシドーシス　755, 756, 771, 772
　──の徴候と症状　772
呼吸性アルカローシス　773
呼吸法　63
呼吸リハビリテーション　62
骨折部位の浮腫　423
骨粗鬆症　280, 281, 803
　──の一因　280
骨盤筋運動　639
骨盤高位　350
孤独　365, 571
孤独感　366
孤独感リスク状態　365, 571
子どもの虐待→小児虐待
子どもの死への反応　244
子どもの肥満　281
コミュニケーション　132, 137
コミュニケーション障害　131, 543
コラーゲン　447
孤立　248, 252, 255, 366
コンタクトレンズ　450
コントロール喪失に対するクライエントの反応　438
コンパートメント症候群　421, 750
コンピテンス　510
コンプライアンス　388, 389
混乱　144, 146

さ

サービスシステム　706
罪悪感　255, 660
再イメージ化　509
細菌性感染　779
細菌性日和見感染症　778
砕石位　350
最大酸素消費量　59
最大酸素能　281
最大心拍数　281, 288, 363
在宅ケア　101
坐位中心ライフスタイル　362
再動機づけ療法　155
催乳反射　93, 95
細胞の酸素付加　617
催眠薬　354
サインカーブ　811
錯覚　603
殺虫剤　167
酸塩基不均衡の徴候　755
酸塩基平衡の異常　800
産後の便秘　159
産褥期における女性の消耗性疲労　221
酸性尿　635
酸素付加　473
酸素量減少の徴候と症状　493
酸素療法　756, 757, 758

し

指圧　130
視覚　543
視覚障害　499, 501, 506, 544
時間再焦点化法　299
子宮収縮防止薬の静脈点滴療法　808
持久力　493
資源　530
思考　602
歯垢　459
思考過程混乱　132, 146, 543, 601
思考過程障害　564
思考段階　536
自己概念　494, 496, 500, 506, 508
自己概念混乱　207, 296, 490, 507
自己概念混乱リスク状態　490
自己概念促進準備状態　736
自己観察法　178
自己管理支援　269
自己虐待　528, 532
自己虐待リスク状態　537
自己効力　371, 390, 438
　──の主要な決定要因　374
　──を高める要因　374
自己効力感　725
自己傷害(自傷)　528, 532, 538

自己傷害リスク状態　538
自己像　442, 514
自己損傷　529
　── の切迫の程度　536
自己損傷リスク状態　426, 527
自己尊重混乱　508, 520
自己尊重状況的低下　508, 524
自己尊重状況的低下リスク状態　526
自己尊重慢性的低下　180, 508, 520, 522
自己知覚-自己概念パターン　32
自己調整鎮痛　123
自己同一性　508, 509
自己同一性混乱　520
自己認識　597
自己破壊的な行動　536
自己理想　509
自殺　147, 177, 245, 528, 532
　── の危険性が高い人　530
　── の危険性のレベル　530
　── のリスクのアセスメント表　540
自殺企図　530
自殺行動　540
自殺リスク状態　528, 539, 647
ジサリチル酸ビスマス　197, 198
四肢障害　506
四肢切断　499
四肢喪失　497, 506
自傷シンドローム　529
自傷リスク状態　538
自助具　503
歯生障害　408
持続性疼痛　115
持続性尿失禁　628, 640
自尊感情　496, 500, 506, 508, 509, 510
　── の低下　510
　── への脅威　229
歯苔　459
失禁　626, 627
　── の原因　628
失語症　133, 139
実在型看護診断　15
実践に必要な技能と知識　43
失調性呼吸　788
自転車事故　328
自動ROM　377, 380
自動介助ROM　377
自動車事故の予防法　335
自動抵抗ROM　377
死の不安　77
嗜癖行動　186
脂肪塞栓の徴候と症状　754
シムズ位　350
社会的技能　568
社会的孤立　114, 296, 365, 366, 404, 537, 543, 563, 564, 570, 628
　── の危険性が高い子ども　366
社会的孤立リスク状態　196, 443
社会的相互作用障害　180, 206, 207,

261, 563
社会的能力　564
社会的不利　496
尺骨神経損傷　351
灼熱痛　110
視野欠損　497
ジャックナイフ位　350
就下性静脈血貯留　238
宗教　575, 586
宗教的活動　585
宗教的信念の概観　578
周産期のHIV感染　314
周手術期体位性身体損傷リスク状態　347
修正腹臥位　350
集団　2
重炭酸塩透析　784
集団療法　567
従犯性交　431
宿主の感受性　319
宿主の防御機構　313
宿主の免疫反応に影響する因子　312
熟達　179
宿命論　191
宿命論的諦観　191
手術体位　348
手段的日常生活活動　503, 703
出血の徴候と症状　776
術後回復遅延　600
出産後の性交疼痛症　561
出産前後の変化　559
出産前出血　806
授乳　400
　── の促進に特有の看護介入　416
受容性失語症　133
循環血液量減少　745, 776, 785
準備期　186
準備段階　375
障害　100
消化管出血の徴候や症状　798
状況因子　15
状況的無力感　437
上行性感染　627
床上安静による影響　58
床上移動障害　384
上昇段階　536
蒸泄　80
状態不安　70, 71
焦点アセスメント　31, 33
情動中心型　173
情動中心型コーピング行動　185
衝動のコントロール不足　570
小児期の恐怖　227
小児虐待　427, 662, 663, 668, 674, 689
　── の寄与因子　663
小児の疼痛評価　122, 123
小児の発熱　81
小児の不安の徴候　71
小児の便秘　159
蒸発　80, 88

情報の探求　179
静脈圧迫の影響　422
静脈の血流　619
静脈不全　618
消耗性疲労　58, 218, 219, 443
　── の可能性　220
消耗性疲労尺度　222
消耗性疲労症候群　220
初期アセスメント様式　31, 32
初期段階　536
初期低酸素症　473
食行動　498
食事への勧告　397
褥瘡　386, 445
　── の進行段階　453
食道期　409
食物繊維　158
食物ピラミッド　396
食欲不振　404
徐呼吸　474
消耗性疲労, 癌に関連した　220
触覚　543
　── の感受性低下　333
ショック　510
　── の徴候と症状　750
徐脈　811
自律神経系　212
自律神経反射異常亢進　211, 637
自律神経反射異常亢進リスク状態　215
止痢薬　198
視力障害　332
心因性疼痛　115
腎盂腎炎の徴候と症状　786
人格障害　529, 543
心機能障害　65
心筋梗塞　743, 760
真菌性の日和見感染症　778
神経因性膀胱障害　646
神経遮断薬悪性症候群　827
　── の徴候と症状　793
神経性過食症　518
神経性食欲不振症　518
神経痛　120
神経毒性　821
腎結石　821
信仰　576, 737
人工換気離脱困難反応　478
人工換気離脱困難反応リスク状態　484
人工呼吸器関連肺炎　758
信仰心障害　575, 592
信仰心障害リスク状態　595
信仰心促進準備状態　735
信仰心の発達段階　576
進行性認知症　152
深呼吸　486, 759
新生児の感染症　321
新生児の正常な呼吸の特徴　475
振戦せん妄　795

心臓/血管系 743
身体化 70, 73, 75
身体外傷 328
身体外傷リスク状態 347
身体活動 362
身体可動性 201, 377, 496
身体可動性障害 27, 114, 376
身体可動性障害リスク状態 237
身体区画 421
身体診査 32
身体障害 100, 511
身体障害者集団 511
身体損傷 328
身体損傷リスク状態 326, 377, 543, 544, 602, 612, 655
　── の看護介入 328
身体的現実 509
身体的ストレッサー 154
身体的理想 509
身体の不動状態 472
身体表現 509
身体不動性が身体系統に及ぼす悪影響 202
身体不動性の心理社会的影響 202
診断 12
診断クラスター 35
診断指標 15
診断の優先順位 35
診断表現のしかた 20
診断表現の種類 20
心的外傷 426, 535
心的外傷後シンドローム 19
心的外傷後反応 425
心的外傷後反応リスク状態 429
心的外傷性出来事 426
心的外傷に対する子どもの反応 427
人道主義 190
シンドローム型看護診断 18, 200, 621
浸軟 451, 453
心拍出量減少 98, 785
心拍出量・心係数の減少 745
　── の徴候と症状 745
真皮 446
腎不全 626, 784, 800, 821
　── の小児 785
　── の初期の徴候と症状 783

す

錐体外路症状 793
水難事故 328
　── への対応法 336
水分摂取量 232
水分排泄量 232
水分補給 477
水分補給量 84
睡眠 353
　── を促すもの 356

睡眠-休息パターン 32
睡眠時間 355
睡眠周期 353, 355
睡眠障害 353, 354
睡眠日誌 358
睡眠剥奪 358
睡眠不足 353
睡眠薬 356, 357
スキャニング 217
　── の課題 278
スクリーニングアセスメント 31
スクリーニング検査 278, 685
スターブライトワールド 210
ステロイド薬療法の禁忌 817
ストレス 174, 596, 597, 657
ストレス過剰負荷 353, 596
ストレス試験 639
ストレッサー 493

せ

性感染症 551
正期産児 304
性教育 552
清潔 496
正弦曲線 811
性交渉 552
性行動 550
成熟性遺尿症 631
正常体温 80
正常な乳児の哺乳パターン 414
正常な排便 158
正常な排便パターン 161
青少年の否定的な自己概念 511
成人気力体力減退 266
精神疾患 511
精神障害 100, 543
精神性 575, 585, 737
　── の成長 737
　── のニーズ 575, 576
精神内部のメカニズム 70
成長 262
成長発達遅延 256
成長不均衡リスク状態 266
性的機能 550
性的機能障害 550, 562
性的健康 550
性的ストレス状態 431
性的に健全な人の特徴 551
性的表現 551
性的暴行の犠牲者 431
青年期(10代)の希望 295
　── に影響する看護介入 295
生物テロ 167, 717
性役割のアイデンティティ 552
生理学的黄疸 801
生理的なコントロールの方法 607
脊髄損傷 544, 628, 637
セクシュアリティ 550

── についての話し合いにおける看護師の役割 551
── を変調させる疾患 556
── を変調させる薬物 549
セクシュアリティ-生殖パターン 32
切石位 350
摂取量 231
接触感染 315, 319
摂食セルフケア不足 491, 496
切迫性尿失禁 627, 643
絶望 192, 291, 294, 297, 528
絶望感 294, 438, 660, 661
　── の原因 292
セルフイメージ 514
セルフケア 492, 493, 496
セルフケア活動 492
セルフケア促進準備状態 736
セルフケア不足 377, 492, 543, 600, 612
　── に対する看護 492
セルフケア不足シンドローム 491
前計画段階 370, 375
潜在的合併症 25
潜在的な悲嘆機能障害 366
全身性炎症反応症候群 757
センタリング 217
剪断力 349, 449, 452, 453
前置胎盤 806
先天性感染症 314
せん妄 144, 146
前予期期 186

そ

騒音 305
早産児 304, 307
喪失 243
　── に対する看護 492
に対する反応 243, 517
創傷 313
創傷感染 313
　── に関連する危険因子 313
創傷治癒 316, 446, 453, 454
早発性徐脈 811
瘙痒感 109, 110, 113
ソーシャルサポート 101
側臥位 350
足部のケア 620
組織 445
組織循環 614
組織統合性障害 444
組織破壊の原因 446
咀嚼機能 409
卒中発作 622
尊厳 301

た

退院計画　704
体液喪失　424
体液量過剰　236
体液量不足　230
体液量不足リスク状態　721
体液量平衡異常　232
体液量平衡異常リスク状態　241
体液量平衡促進準備状態　721, 729
体温調節　80
体温平衡異常リスク状態　79
耐久力　58
胎児心拍音の基準値　811
代謝性アシドーシス　764, 771, 784
　──の徴候と症状　771, 784
代謝性アルカローシス　773
　──の徴候と症状　773
対人関係のパターン　70
対他者暴力リスク状態　647
大腸性便秘　158
大腸性便秘亜型　158
大腸性便秘リスク状態　114
胎盤剥離　806
「タイムアウト」訓練技法　690
対流　80, 88
唾液分泌が減少する原因　456
脱水症　84, 196, 233, 267, 424, 635, 636, 642
　──の徴候　196
達成基準　37, 43, 54
タッチ　134
他動 ROM　377, 380
短期記憶　612
短期目標　38, 671
短縮された悲嘆　254
炭水化物代謝障害　764
断続性疼痛　115
弾力素　447

ち

地域環境　706
地域健康増進プログラム　712
地域資源　569
地域社会　706
　──のアセスメント　707
　──のニーズ　706
　──の能力　705
　──のヘルスケア　705
　──の目標　706
地域社会コーピング促進準備状態　710, 721
地域社会プログラム　710
チェーン・ストークス呼吸　788
知覚　544
知覚的便秘　158, 164

力の加害者　431
知識獲得促進準備状態　733
父親的温情主義　190
窒息　328
窒息死　329
窒息リスク状態　346
遅発性徐脈　811
チャイルド・ライフ・スペシャリスト　207
着衣失行症　622
注意欠陥・多動性障害　174
中枢神経系の発達　305
中毒　328, 329
　──の予防法　337
中毒リスク状態　346
聴覚　543
長期記憶　612
長期目標　38, 671
長期療養施設への入所　469
長期療養施設への高齢者の移転　466
調合乳　414
腸内細菌薬　197, 198
聴力障害　133
聴力喪失　133
直接接触　319
直腸温　80
治療関連因子　15
治療計画管理促進準備状態　739
治療計画を管理する能力　371
治療的コミュニケーション　133
治療的タッチ　216
鎮痛薬　306

つ

椎弓切除術　350
罪意識　252, 255
強み　18, 51, 721
吊り包帯　381
つわり　130

て

手洗い　324
低アルブミン血症　785
　──の徴候と症状　764
低塩素血症　767, 769
低カリウム血症　765, 767, 800
　──の徴候と症状　767
低カルシウム血症　766, 768
　──の徴候と症状　768
低換気　474, 788
定義　15
定期的な運動　279
定期的な運動プログラム　282, 290
低血圧　783
低血糖　762, 800
　──の徴候と症状　762

低酸素血症　473, 474, 617, 754
低酸素症　473, 474
低体温　80, 81, 85, 88
　──を誘発しやすい問題　82
低ナトリウム血症　765, 768
　──の徴候と症状　768
低マグネシウム血症　766, 768, 769
低リン酸血症　766, 800
　──の徴候と症状　769
データ収集　31
適応障害　67, 172, 269
溺死　328
鉄欠乏性貧血　400
転院　465
電解質平衡異常　784
てんかん発作　795
転倒　147
伝導　80, 88
転倒・転落恐怖症　329
転倒・転落事故　329
転倒・転落の危険性　329
転倒の予防と管理の目的　333
転倒リスク状態　300, 345
天然ゴムラテックス　359

と

動機　389
道具使用セルフケア不足　491, 502
統合失調症　535
瞳孔反応　788
橈骨神経損傷　351
等尺性運動　377
統制の所在　190
同側性半盲　622
頭頂葉損傷　622
疼痛　110, 114, 115, 127, 306, 353, 374, 404
　──の閾値　115
疼痛管理　120
疼痛耐性　115
疼痛評価　122, 123
道徳的苦悩　7, 588
　──にある看護師の対処行動　589
道徳的行動に従おうとする強制力　590
糖尿病　443, 628, 760
動物感染　315
動脈血ガス分析　755
動脈性低酸素血症　756
動脈の血流　617, 619
動脈不全　618
登録ナースプラクティショナー　6
読唇　138
読唇術　133
特性的無力感　438
特性不安　70, 71
毒性物質　327
独居　366

ドレッシング 453, 454
トレンデレンブルグ体位 350

な

ナーシングホームへの移転 466
ナースプラクティショナー 6
内因性抑うつ 174
内的統制傾向 438, 442
慣れない環境 332
難聴 133, 137

に

ニコチン 280, 355, 474, 620
── の禁断症状 285
二重焦点臨床実践モデル 2, 23, 24
日常生活活動 492, 622, 703
乳児行動組織化強化準備状態 731
乳児行動組織化障害 303
乳児行動組織化障害リスク状態 310
乳児行動統合障害 303
乳児行動統合障害リスク状態 310
乳児行動統合促進準備状態 731
乳児突然死症候群 475, 599
乳児突然死症候群リスク状態 598
乳児の行動 304
乳汁うっ滞 96
乳汁の産生 93
乳汁分泌 95
乳腺炎 96
乳幼児突然死症候群 280
入浴/清潔セルフケア不足 498
入浴セルフケア不足 491
尿道の長さ 627
尿比重 232
尿閉 781
尿路感染 317, 786
── の予防法 636
尿路造設 626
尿路の結石 786
人間関係 564
人間の尊厳 389
人間の尊厳毀損リスク状態 300
認識過程 602
認識機能 602
妊娠 560
妊娠性歯肉腫 461
妊娠中に起こる浮腫の原因 240
妊娠中の悪心の原因 129
妊娠中の喫煙 279, 281
妊娠中の性交疼痛症 560
妊娠中の浮腫 240
妊娠中の便秘 159
認知再構成法 299
認知症 103, 147, 150, 266, 494, 654
認知障害 146, 498, 500, 501, 504, 506, 602, 628, 635

認知-知覚パターン 32
認知的なコントロールの方法 607
妊婦の恐怖 227

ね

ネグレクト 662, 674
── の指標 668
熱産生 80
熱傷 329
── の予防法 335
熱中症 81, 84
熱転移 80
粘膜 446
粘膜炎 456
── の予防的治療 458
粘膜損傷 456
年齢別の栄養所要量 398

の

ノーコード 591
ノンコンプライアンス 269, 388
ノンレム睡眠 353

は

肺炎 757
徘徊 654
媒介感染 315
媒介動物による感染症 320
媒介物質による感染症 320
肺機能障害 473
── の徴候や症状 800
配偶者虐待 660
敗血症 312, 778
── の徴候と症状 757, 770
敗血症性ショック 757
肺水腫の徴候と症状 747
排泄セルフケア不足 491, 505
排泄パターン 32
排泄量 231
肺塞栓症の徴候と症状 752
バイタルサイン 59
肺動脈の閉塞 753
排尿筋機能不全の原因 645
排尿筋機能不全の特徴 645
排尿筋不安定性の特徴 643
排尿自制 627, 639
排尿自制訓練プログラム 641
── の必須項目 641, 642, 644
排尿障害 625
排尿促進準備状態 721, 740
肺の衛生法 62
排便 158
排便促進方法 91
排便パターン 158

播種性血管内凝固 443
バタードワイフ症候群 661
パターナリズム 190
発達 262
── に関連する仮説 262
発達因子 15
発達課題 258, 262, 263
発達遅延リスク状態 265
発熱 80
鍼治療 130
バルサルバ法 646
パワー（活力）源 439
パワー促進準備状態 734
反射性神経因性膀胱 637
反射性尿失禁 637
反射性膀胱 637
ハンディキャップ 496
反応性抑うつ 174
半盲 622

ひ

被介護者 100
皮下脂肪 447
皮下組織 446
引きこもり行動 70
被虐待女性 661
── の個人的特性 662
非効果的家族機能 490
非効果的家族コーピング 689
非効果的家族コーピングリスク状態 114
非効果的家族治療計画管理 701
非効果的気道浄化 472, 479, 486
非効果的健康維持 115, 269, 272, 418
非効果的健康維持リスク状態 273, 420, 615, 626
非効果的コーピング 7, 171, 207, 277, 296, 353, 418, 508, 528, 602, 647, 648
非効果的呼吸機能リスク状態 472, 479
非効果的呼吸パターン 473, 479, 488
非効果的個人コーピング 735
非効果的セクシュアリティパターン 114, 548
非効果的組織循環 614
── の診断例 614
── の目標 614
非効果的体温調節機能 87
非効果的地域社会コーピング 712
非効果的地域社会コーピングリスク状態 713
非効果的地域社会治療計画管理 714
非効果的治療計画管理 369, 493
── の可能性 396
非効果的治療計画管理リスク状態 370, 389
非効果的抵抗力 443

非効果的なコーピングメカニズム　658
非効果的な乳児哺乳パターン　413
非効果的な乳児哺乳パターンリスク状態　414
非効果的否認　173, 182, 508
非効果的母乳栄養　92, 98, 725, 726
非効果的母乳栄養リスク状態　93, 98, 725, 726
非効果的末梢血管組織循環　616
非効果的末梢血管組織循環リスク状態　615
非効果的役割遂行　490
皮脂欠乏症　110
非侵襲的疼痛緩和法　118, 124
非ステロイド性抗炎症薬　120
ビタミン，ミネラル類の1日摂取量　446
悲嘆　9, 98, 172, 173, 242, 366, 490, 735
　── の課題　243
　── の遅延　254
　── の抑圧　254
悲嘆過程　510
悲嘆機能障害　572
悲嘆作業　243, 247
悲嘆促進準備状態　729
悲嘆反応　247, 572
悲嘆複雑化　243, 254
　── のリスクが高い人　248
悲嘆プロセス　243
必須データ　15
ヒト免疫不全ウイルス　320
否認　75, 183, 185, 248, 252, 255, 510
避妊　551
被曝　167
皮膚　446
　── の過度な乾燥　110
　── の過度な乾燥を防ぐ　112
皮膚統合性障害　200, 445, 450
皮膚統合性障害リスク状態　196, 237, 627
飛沫感染　315
飛沫接触　320
肥満　279, 287, 348, 397, 418, 511, 620
　── の危険性　289
肥満度指数　279, 397
ヒューマニズム　190
評価　29, 43
表現性失語症　133
表出しない悲嘆　254
標準ケア計画　34, 46, 48
標準計画　52
病態失認　622
病態生理因子　15
病的黄疸　801
病的骨折の徴候や症状　803
病的悲嘆　366
　── の徴候　249

── の反応　253
病棟の一般ケア基準　47
表皮　446
　── の再生　446
日和見感染症，原虫類の　778
疲労　130, 154, 219, 374, 405
疲労感　102
疲労性消耗　114
貧血　779, 784
　── の徴候と症状　779
頻呼吸　474, 757
頻脈　811

ふ

ファウラー位　350
不安　68, 69, 70, 115, 132, 151, 220, 226, 438, 490, 550, 602, 647, 648
フィジカルアセスメント　32
フォーカスグループ　710, 711, 715
フォローアップカウンセリング　435
不感蒸泄　232
腹圧性尿失禁　638
　── の程度　639
腹臥位　350
副作用　813
腹式呼吸　63
副次的データ　15
輻射　80
浮腫　236, 237, 239, 421, 424
不使用性シンドローム　19, 109, 199, 377, 445, 473, 615
不整脈　743
物質乱用　183, 508
不動状態　348, 445
負の窒素バランスの徴候　764
不眠　352
　── の原因　357
フローチャート　43
分類法　14
分類法Ⅱの領域と定義　14

へ

ペアレンティング　664, 666
ペアレンティング技能　570
ペアレンティング行動　664
ペアレンティング障害　688, 689
ペアレンティング障害リスク状態　692
ペアレンティング促進準備状態　687, 721
平均睡眠時間　353
閉経前後の女性の睡眠障害　354
米国看護師協会　12
ベッド上安静　341
ペットセラピー　209
ヘパリン誘発性血小板減少症　815

ヘパリン療法　752, 815
ヘルスプロモーション　722
便失禁　90, 159
　── の原因　90, 91
片側性の浮腫　237
片側無視　621
片側無視シンドローム　621
ベンゾジアゼピン療法　794
ベンチレーター　479
変動性徐脈　811
便軟化薬　158
便秘　157
　── を引き起こす薬剤　162
片麻痺　622

ほ

防衛機制　70
防衛的機能　181
防御的コーピング　15, 173, 180
膀胱拡張　213
膀胱の過拡張　644
膀胱容量　627
　── の減少　644
放射　80, 88
暴力　528, 648, 654, 660
暴力行為　510
暴力の出来事　661
暴力の段階的拡大　661
暴力リスク状態　528
　──，自分自身に対する　528
ホーマン徴候　748
北米看護診断協会　7
保健医療施設への転院　469
保健師　711
歩行器　383
歩行器使用による損傷　328
歩行障害　385
歩行プログラム　288
ホスピス　576
補聴器　138
ボディイメージ　508, 509
　── の発達の特徴　510
ボディイメージ混乱　508, 515
ボディイメージ混乱リスク状態　626
母乳栄養　199, 693, 725, 726
　── の欠点　93
　── の利点　93
母乳栄養促進準備状態　725
母乳栄養中断　98
哺乳機能障害　415
哺乳経験　307
母乳促進準備状態　726

ま

摩擦　452, 453
麻酔薬　348, 349, 351

末期状態　292
末梢性神経血管性機能障害リスク状態　420
末梢の浮腫　237
松葉杖　383
麻薬の副作用　120, 124
マルチモーダル療法　116
慢性混乱　146, 152
慢性疾患　292, 511
　——のクライエント　441
慢性腎不全　760
慢性精神疾患　564, 565, 572
　——の特徴　564
慢性疼痛　115, 126, 127
慢性疼痛症候群　121
慢性の下痢　196
慢性悲哀　571
慢性悲嘆　254
慢性疲労　221
慢性不安　70, 71
慢性閉塞性肺疾患　62, 489, 754

み

未解決の悲嘆　254
味覚　543
　——に影響を及ぼす可能性がある薬物　418
未熟児の行動特性　305
民間療法　372, 447

む

無気力　70, 73, 296
無呼吸　788
無抑制性神経因性膀胱障害　643
無抑制性膀胱収縮　644
無力　7, 180, 192, 293, 437
　——に対する看護介入の目的　442
無力感　261, 437, 648

め

迷走神経への刺激　212, 213
メディケイド　503
免疫能促進準備状態　730
免疫不全　317

も

妄想　529, 602

目標　27, 39, 52, 54
目標心拍数　363
目標設定　179
目標達成　39
　——のための期間　39
目標の要素　38
モニタリング　28
問題解決法　179
問題中心型　173
問題リスト　50

や

薬剤耐性　115
薬物　551
薬物依存　115, 118
薬物性精神病　535
薬物乱用　186
役割葛藤　664
役割－関係パターン　32
役割緊張　664
役割遂行（能力）　508, 509
役割変化　664
夜尿症　632

ゆ

有害な薬物反応　813
遊戯療法　133, 205, 230, 429, 434, 519
ユニバーサル・プレコーション　320, 324

よ

養育放棄　662
擁護　190
予期期　186
予期しない悲嘆　254
予期的準備　173
予期悲嘆　243, 251, 705
抑うつ　147, 151, 153, 178
　——の認知理論　174
抑うつ状態　220, 221, 248, 252, 255, 267, 602, 628
予防　28, 277
　——の目的　277
予防接種　730

ら

ライフサイクルイベント　711

ライフスタイルを変容するための介入　375
ラテックスアレルギー反応　359
　——を起こすリスク集団　359
ラテックスアレルギー反応リスク状態　361
ラテックス製品　360
ラテックスの代替品　360
ラベル　15

り

リスク型看護診断　15
リスク傾斜健康行動　269, 353
離脱　479, 485
　——の準備状態　480, 484
　——の成功　482
律動異常の徴候と症状　746
リビングウィル　195
利用者優先主義　190
両側性の浮腫　237
リラクセーション技法　179
リンパ液　239
　——の排液機能　239
リンパ浮腫　239

れ

霊　575
霊的アセスメント　577
霊的安寧状態　576
霊的安寧促進準備状態　737
霊的苦悩　9, 192, 296, 574
霊的苦悩リスク状態　588
霊的な信条　586
霊的な側面　575
レイプ　430, 431
　——の被害者　431
　——の被害者への介入　433
レイプ－心的外傷シンドローム　19, 426, 430
　——に対する看護介入　436
レクリエーション療法　155
レム（睡眠）　353

ろ

老化　201
老人性健忘症　612
ローカス・オブ・コントロール　190, 296
ロールプレイ　517, 555, 568